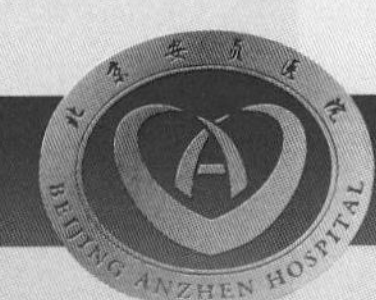

安贞心血管临床医学丛书

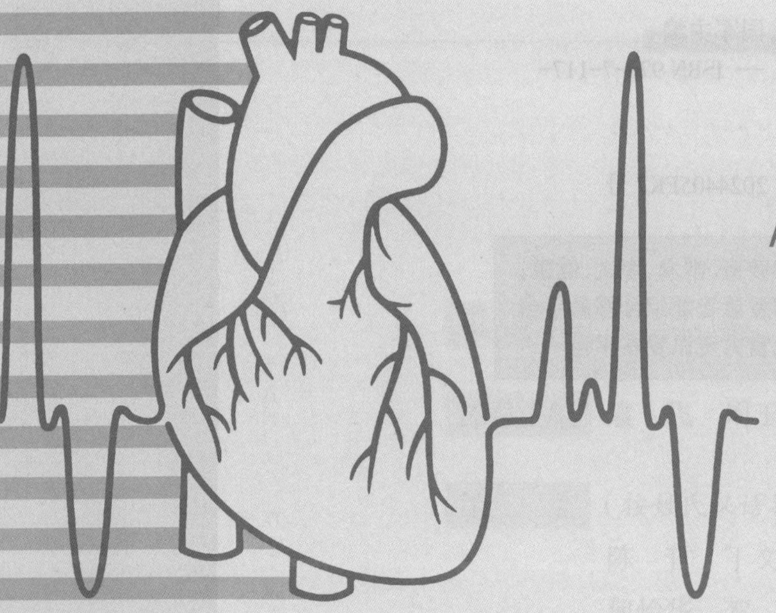

Anzhen Clinical Practice in

Pediatric Cardiology

安贞儿童心脏病临床实践

主编　王　强　闫　军

人民卫生出版社
·北　京·

《安贞儿童心脏病临床实践》

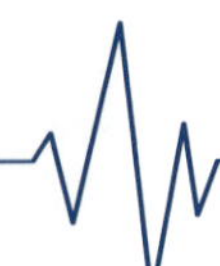

编写委员会

主　编　王　强　闫　军

副主编　王霄芳　赵　举　丁文虹　贺　彦　林　霖　陈　哲

编　者（按姓氏笔画排序）

上官文　王　栋　王　晟　王　璇　王执一　王红帅　王志远
王佳露　毛　俊　叶文倩　冯　昱　冯建辉　邢鑫欣　吕力知
吕震宇　朱　燕　刘　扬　刘亚光　刘炘翰　刘爱军　许路遥
许耀强　孙跃坤　李　刚　李　伟　李　淼　李　斌　李晓锋
李强强　李嘉晨　杨　尧　杨　明　杨　爽　杨　静　肖燕燕
吴　江　吴永涛　吴金晶　何　缘　汪晓南　张　陈　张　晗
张汀洲　张红胜　张欣欣　张晓娟　张倩倩　张靖怡　陈方圆
陈艳春　陈凌霄　金　戈　金　灿　金　梅　孟　琪　赵雪婷
荣　敬　段蔚然　姜小坤　顾　虹　顾　燕　徐冠一　高天月
郭保静　黄　敬　曹跃丰　康红玲　渠亚伦　梁云婷　梁永梅
景小勇　程梦佩　焦　萌　缪　娜　樊　星　戴辰程　魏　敏

编写秘书　陈　哲　上官文　杨　静　黄　敬　李　淼　缪　娜　张红胜

绘　图　王伊然

超声供图　杨　静　杨　爽　吴　江

丛书总序

我与北京安贞医院的渊源始于我的恩师翁心植教授。

1981 年 3 月，吴英恺教授带领的胸部及心血管外科教研室团队，与翁心植教授带领的呼吸疾病研究室在北京朝阳医院联合创建北京市心肺血管医疗研究中心。1982 年 2 月，两位教授又联合创刊《心肺血管学报》，也就是现在的《心肺血管病杂志》。1983 年，心肺血管医疗研究中心迁入原北京结核病院，1984 年北京安贞医院成立后两者结成一个医疗科研联合体。

吴英恺教授和翁心植教授深厚的情谊一直延续。1984 年北京安贞医院建院后，翁心植教授几乎每周到内科查房教学，帮助和带动了安贞的学科发展。两位济世大医为了中国医学事业的发展，惺惺相惜，携手前行。

我常常思索医学、卫生、健康这三者之间的关系，《安贞医院四十年：1984—2024》以及《安贞心血管临床医学丛书》的出版，恰恰提供了一些基于安贞实践的生动答案。

关于医学。医学是人学，不但要关注个体，亦要关注群体。吴英恺教授可谓先行者，他开创了中国胸心血管外科学和心血管流行病学，在关注个体疾病医疗的同时积极开展心血管病人群防治。观《安贞医院四十年：1984—2024》，吴英恺院士的远见卓识和奋斗精神令人感佩。吴英恺院士将其关于医学的发展、对于人民健康的思考融入北京安贞医院最初的“DNA”中，使得医院起步之初就有了科学的定位和鲜明的文化基因，因而有了如今的成就和声誉。

关于卫生。卫生是依据医学及相关学科的原理，为恢复、维护、增强人的健康所采取的行动。北京安贞医院成立于改革开放之初，其诞生是我国医学发展史上的一个重要事件。经过四十年的发展，其心血管及共患病医疗优势明显，居国内一流水准，使无数患者重归健康。可以说，北京安贞医院的发展历程，是在党的领导下，中国医疗卫生事业及公立医院发展的一个缩影，《安贞医院四十年：1984—2024》呈现了北京安贞医院艰苦奋斗、敢打硬仗、勇于担当、以人为本的发展图景。

关于健康。“生命至上”“人类卫生健康共同体”“把人民健康放在优先发展的战略地位”，体现了党和国家对于人民健康的重视。心血管病学事业发展与人民健康息息相关。北京安贞医院发展的 40 年，是中国心血管病防治水平不断进步的 40 年，也是人民健康水平不断提升的 40 年。《安贞心血管临床医学丛书》源于医院 40

年的学科发展和几代安贞人的实践探索，是本着科学的态度和专业主义精神，为中国心血管病事业发展和人民健康做出的安贞贡献。

始于初心，得于实践。《安贞医院四十年：1984—2024》及《安贞心血管临床医学丛书》由医院众多专家精心打磨，合力著成，可谓北京安贞医院40年集体智慧的用心之作、倾心之作，必将为公立医院管理及心血管病医学实践提供难能可贵的参考。特此作序。

中国工程院院士

中国医学科学院学部委员

中国工程院副院长

中国医学科学院院长

北京协和医学院校长

2024年3月4日

主编简介

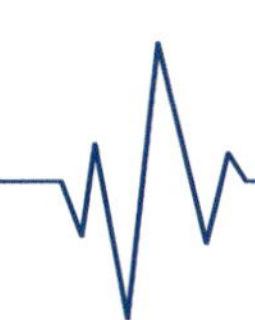

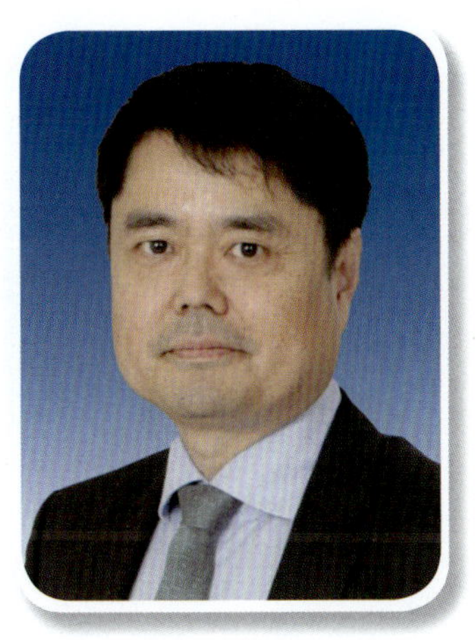

王　强

首都医科大学附属北京安贞医院小儿心脏中心主任，主任医师、教授、博士研究生导师。

精通复杂、重症先天性心脏病的外科手术治疗，最擅长各类复杂先天性心脏病的新生儿期手术、肺动脉闭锁的单源化（融合）手术和法洛四联症的外科不跨环治疗，在国内外最早提出复杂先天性心脏病生后即刻手术（产时手术）的治疗理念，截至 2023 年 12 月已成功开展 7 例复杂先天性心脏病的产时手术，开辟了外科治疗新领域。成功完成最小体重 1.6kg 新生儿体外循环下主动脉弓成形手术；自 2011 年起主刀的不跨环治疗法洛四联症根治手术无死亡，远期效果良好；2023 年完成新生儿手术已达 89 人（非人次），涵盖主动脉弓中断、各型梗阻型肺静脉畸形引流、肺动脉闭锁矫治、完全大动脉转位、左心发育不良等各类复杂畸形。

2005 年入选北京市科技新星，承担国家自然基金项目 4 项、北京市科委及卫健委项目 5 项、中国医学科学院临床与转化医学研究基金 2 项，近五年以通讯作者发表 SCI 论文 13 篇，发明专利 2 项，实用新型专利 2 项，获国家科学技术进步奖二等奖 1 项，云南省科学技术进步奖一等奖 1 项，北京市和中华医学科技进步奖二等奖 2 项。现任国家卫健委胎儿心脏病母胎医学一体化管理专家组成员，北京医学会小儿外科学分会常务委员，中国医师协会小儿外科医师分会委员，中国志愿服务基金会“关爱健康”专项基金管委会主任。

主编简介

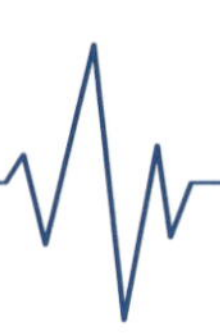

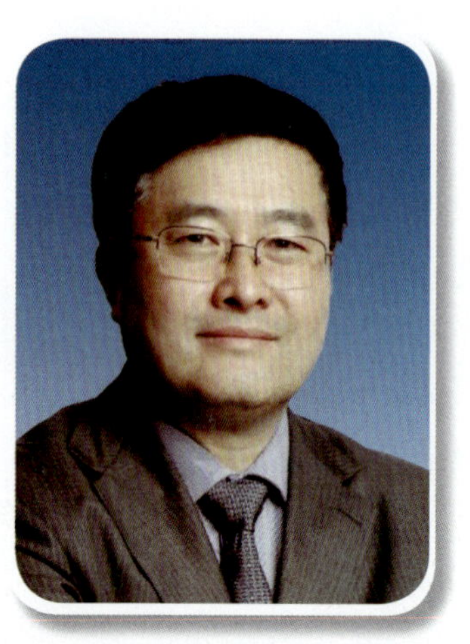

闫　军

心血管外科主任医师，博士研究生导师，清华大学医学部、北京协和医学院长聘教授。国家心血管病中心小儿外科病区前任主任兼中心副主任，首都医科大学附属北京安贞医院小儿心脏中心特聘教授。

职业生涯致力于先天性心脏病的外科治疗及全生命周期管理近 40 年，拥有丰富的临床经验及对复杂先天性心脏病的独到见解，其中包括完全性大动脉转位、矫正型大动脉转位、完全性肺静脉畸形引流、完全型心内膜垫缺损、肺动脉闭锁、右心室双出口、共同动脉干以及罕见的婴幼儿梗阻性肥厚型心肌病等。其中主刀完成了全国最大组婴幼儿梗阻性肥厚型心肌病患儿队列的外科治疗，取得国际广泛关注。在心血管外科专科领域发表 40 余篇中文核心及 SCI 论文，其中最高影响因子为 15.3。

负责或参与多项科研项目与基金，其中包括卫生部重大项目《合并重度肺动脉高压婴幼儿先心病围术期肺保护》、跨世纪人才基金（国家教委）《重症、复杂先天性心脏病小儿外科手术治疗》、国家“九五”攻关项目（国家教委）《提高婴幼儿重症先天性心脏病外科治疗疗效的临床与实验研究》、卫生部项目《婴幼儿复杂先心病的外科治疗临床研究》等。项目研究成果获得多项中华医学科技奖及北京市科技进步奖。

序

先天性心脏畸形的重要性在我国出生缺陷中排在首位，是5岁以下儿童的第一致死原因，给家庭和社会带来沉重的负担。

自第九个五年计划以来，我国将优生优育的技术关键列为医学发展的重大项目，从而促进了我国先天性心脏病三级防治的普及和进一步发展。其中，一级防治为先天性心脏病的流行病学调查，是对致畸因素、发生率及疾病的发展规律等的研究。二级防治为胎儿期对先天性心脏病的早期诊断，协助家长制定优生优育的治疗方案。三级防治为提高先天性心脏病的疗效，降低患儿的死亡率。

自首都医科大学附属北京安贞医院（简称北京安贞医院）建院以来，小儿心脏中心就按照吴英恺院长的想法，以患儿为中心，采取内外科紧密结合的工作模式，将内、外、超声、监护及护理各部分有机结合，为先天性心脏病诊疗的发展打下了坚实的基础。每年，小儿心脏中心完成超过万例的儿童心脏病门诊，2 000余例介入治疗，以及2 000余例外科手术治疗，在先天性心脏病三级防治网络中起到了重要的作用。

经过近三十年的努力，在政府的领导下，先天性心脏病三级防治取得了巨大的进步。据一级防治估算，我国东部地区的先天性心脏病发生率为1%，西部及欠发达地区为2%~3%。二级防治中，在较好的心脏中心，胎儿超声心动图对畸形的诊断率可以高达98%以上。对于患儿染色体和相关基因的诊断，也在有序开展。三级防治里，轻症、简单先天性心脏病的手术死亡率可以降到1‰以下；重症、复杂先天性心脏病的手术死亡率可以降到1%以下。

先天性心脏病三级防治网络已经初步建立，部分大型中心达到国际一流水平，但在新生儿领域还需进一步发展。绝大多数先天性心脏病患儿经手术治疗后可与正常人相似，同样可以为国家做贡献，成为栋梁之材。

2024年1月1日于北京

前　言

儿童心脏病涵盖疾病繁多，近年来临床上对很多疾病的认识和治疗手段都有较大发展，内外科诊断和治疗的深度融合也越来越成为趋势。

北京安贞医院小儿心脏中心自1984年成立以来，始终秉持着外科、内科、母胎中心和超声科、护理等多学科紧密协作的独特模式。这一模式是吴英恺院士结合国际医疗发展趋势和自身丰富医院管理经验的创新成果，至今依然被沿用。在儿童心脏病的诊治中，早诊断、早治疗、纠正解剖畸形成为实现最佳疗效的关键。40年来，我们中心通过一代代医学工作者的共同努力，实现了多学科团队之间的有机协作，特别在新生儿期对复杂先天性心脏病进行手术救治，手术例数逐年增长，2023年完成89例复杂先天性心脏病新生儿手术矫治，仅因术前状态恶化死亡2例患儿，30天住院死亡率为2.2%，其余患儿均无延迟关胸及严重并发症，处于国内外领先水平。2023年在国内外率先开展了生后即刻手术7例，获得了满意效果。

在组稿和撰写这本书时，针对某些特定的疾病，我们更注重讲述自身的认识和理念以及相应的治疗方法，包括儿童特发性肺动脉高压的治疗规范；容易漏诊的“特发性肺动脉高压”肺静脉狭窄的诊断和治疗；儿童梗阻性/非梗阻性肥厚型心肌病的外科治疗；复杂先天性心脏病新生儿期手术或生后即刻手术（产时手术）的意义；法洛四联症的外科不跨环治疗理念及技术；以及目前随着产前产后一体化逐渐深入细化后对复杂先天性心脏病胎儿期病理生理改变和发展的认识；还有在大规模临床病例中积累的经验和方法，比如右侧腋下切口的体会等。这些描述更多穿插在对应章节内，有些还单独成节。目的是把这些经过临床验证的经验和理念完整地呈现给各层次读者，形成新思路，共同促进我国儿童心脏病专业的大发展。

本书旨在为儿童心脏病领域从业的专业人员提供崭新的视角和理念，引起大家思考、共鸣和讨论，共同促进儿童心脏病多学科协同发展，为基层医生开展治疗简单心脏病提供规范方法，为中高层医生提供思路和革新；总之，希望这本书最终能为广大儿童心脏病患者带来更好的诊疗体验。

王强

2024年1月1日

目　录

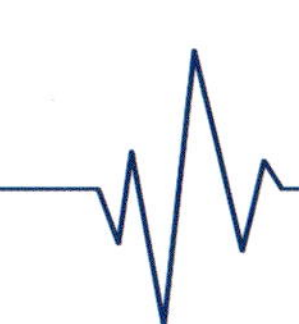

儿童心脏病理论篇

视频目录

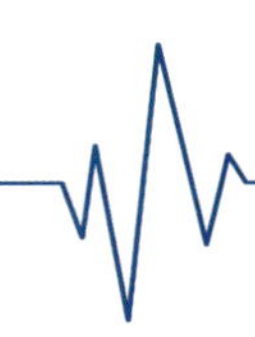

扫描二维码观看配套增值服务：

1. 首次观看需要激活，方法如下：①用手机微信扫描封底蓝色贴标上的二维码（特别提示：贴标有两层，揭开第一层，扫描第二层二维码），按界面提示输入手机号及验证码登录，或点击“微信用户一键登录”；②登录后点击“立即领取”，再点击“查看”，即可观看配套增值服务。

2. 激活后再次观看的方法有两种：①手机微信扫描书中任一二维码；②关注“人卫助手”微信公众号，选择“知识服务”，进入“我的图书”，即可查看已激活的配套增值服务。

儿童心脏病理论篇

第1章 儿童心脏病诊疗概述

第1节 儿童心脏病诊疗新理念

改革开放以来，得益于医疗技术的不断突破和人民生活水平的不断提高，儿童心脏病的诊疗技术在我国取得了显著的进步，诊疗效果和患儿生活质量均得到显著提升，同时这也要求我们对疾病有更深一步的认识，才能与时俱进。近年来在首都医科大学附属北京安贞医院（简称北京安贞医院）小儿心脏中心在儿童心脏病诊疗领域取得了不小的进步，推动了全国先天性心脏病三级防治的发展，不但在先性心脏病新生儿期产时手术上取得突破，还保持在儿童肺动脉高压、儿童心律失常、儿童心脏介入治疗等领域保持领先。基于近年的临床实践，我们将心得体会精炼记录，方便与各位同道交流提高。

一、危重先天性心脏病生后即刻手术（产时手术）

曾几何时，先天性心脏病（简称先心病）患儿就诊时经常会遇到医生建议等孩子长大一点儿再来手术治疗。其实这主要是因为先心病手术治疗受限于体外循环、麻醉、新生儿心脏重症监护室等学科的发展，小年龄、低体重就是治疗的高风险因素，在那个时代，这些是明确记录在诊疗指南中的。但是随着技术进步、学科整体发展，更符合先心病病理生理和血流动力学的早诊断、早治疗更为大家所接受。在保证手术治疗风险可控的前提下，尽早纠正心脏解剖畸形，是更符合让患者受益的原则，也是儿童心脏病诊疗未来发展的方向。北京安贞医院小儿心脏中心在近几年积极开展生后即刻手术（产时手术），取得了很大的进步。

在新生儿早期开展产时手术的积极意义在于：

1. 及时逆转因错误的心脏解剖畸形给患儿全身器官带来的进行性损害　有部分危重先心病患儿因为心脏解剖结构异常，在出生后随着血流动力学的改变，会造成全身各器官缺氧，而且这种状态一旦出现，往往进展迅速，内科保守多半无效，例如合并室间隔缺损完整的大动脉转位（TGA/IVS）和重度主动脉弓病变。

有些TGA/IVS尽管产前超声显示卵圆孔并不小，胎儿期房水平分流并不少，但是在胎儿出生后房水平会转为左向右分流，此时在胎儿期尚能分开的继发隔会因为左侧压力较高而倾向闭合，使房水平交通显著减少，进一步造成体循环血液的严重缺氧，进而影响心肌灌注，甚至造成全身的严重酸中毒。

在主动脉弓重度狭窄的病例中，患儿主要依靠动脉导管未闭（PDA）和主动脉侧支来进行下肢重要脏器的血流灌注，特别是肠道血供的维持。在胎儿期主要由母体供应各器官的含氧血，不会因缺血、缺氧而形成侧支循环，出生后一旦PDA开始闭合，会导致肠道严重缺血，容易发生坏死。合并心脏畸形的新生儿肠道坏死（NEC）对新生儿是灾难性的打击，目前无有效的治疗方案。如发生NEC，会对心外科手术造成极大的障碍，只有出生后尽早手术以避免其发生。

2. 尽早完成心脏解剖矫治以恢复双心室功能　双心室是心脏维持长期稳定血流动力学的基础，确实存在血流动力学矫治的姑息治疗方案，但是都存在长期预后不佳的问题。另外，有的心室发育不良是不可逆的，若早期完成解剖纠正，可以停止患儿进入心力衰竭的结局。例如合并右心室发育不良的合并室间隔缺损完整的肺动脉闭锁（PA/IVS），国内外有采取胎儿期功能介入以干预防止发育不良的心室进一步恶化，但胎儿流产率仍高，并致患儿母亲于危险中，存在潜在的伦理问题。唯一有可能实现对胎儿尽早治疗，同时保证母亲平安的办法就是“提前计划娩出”。在胎儿发育成熟且早产风险较低的胎龄，主动结束妊娠，使患儿提前出生并尽早手术，可能是未来针对这类疾病双心室矫治的一个较好办法。我们中心对 6 例合并严重右心发育不良的患儿在新生儿早期进行了双心室方法的矫治，手术方法包括：控制 PDA 直径在 3mm（不做体 - 肺动脉分流术，原因是新生儿可能术后存在的肺阻力波动和高凝状态极易发生致死性管道梗阻，而 PDA 对前列腺素类药物极为敏感，可通过药物调整使患儿术后平稳度过围手术期），肺动脉瓣的直视下切开和右心室流出道的疏通（增加右心室容积），保留卵圆孔开放，不处理三尖瓣。结果显示，1 例患儿死于 NEC（可能原因是就诊时机偏晚），其余 5 例均在术后右心室得到明显发育（图 1-1，图 1-2），PDA 和卵圆孔后期均闭合。以上证明，这种治疗思路是正确的方向。

目前北京安贞医院小儿心脏中心成规模开展的产时手术主要病种有 TGA/IVS 和合并右心室发育不良的 PA/IVS，未来还考虑加入法洛四联症（TOF）、合并室间隔缺损缺损的肺动脉闭锁（PA/VSD）、共同动脉干、重度主动脉缩窄（CoA）及主动脉弓中断（IAA）等危重疾病。

随着复杂先心病产时手术开展得越来越多，为了保证产时手术顺利开展，需要对胎儿其他器官如眼底、代谢疾病，特别是颅脑发育影响进行监测及评价，带动了相关研究的发展，包括不同病种胎儿期皮质、胼胝体发育、血流动力学改变，生后颅脑相关检测和评分，以及术后神经系统发育情况等。这使得围绕先心病为核心的出生缺陷早期治疗，以开始脱离早期的产前超声心动图诊断、产后绿色通道急诊手术的简单模式，正向着形成一门多个专业相互支撑的全新学科演进。

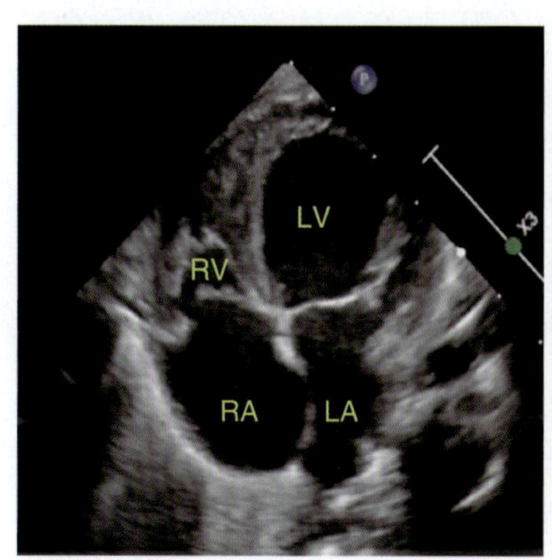

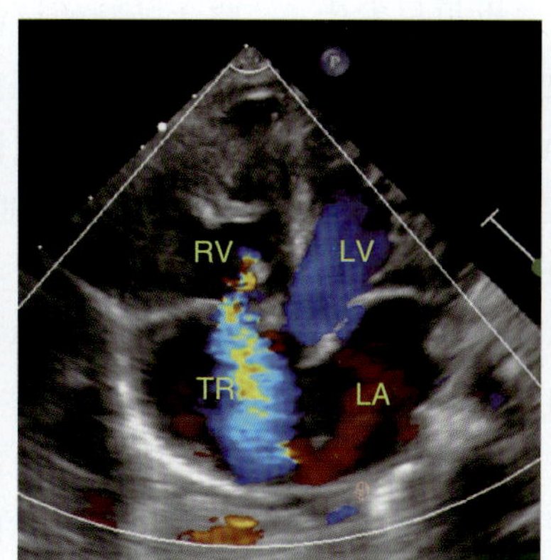

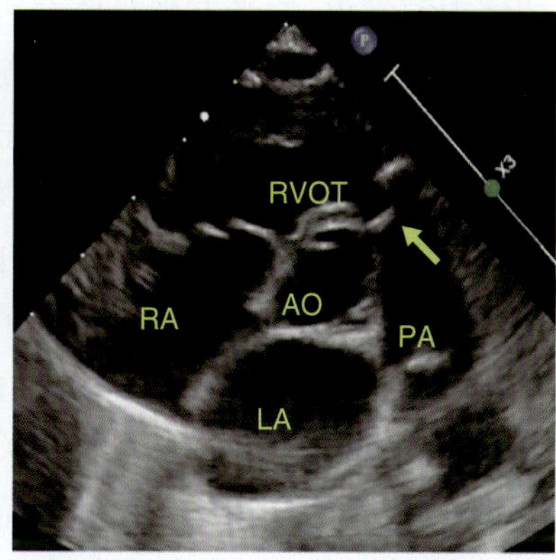

图 1-1　一例合并右心发育不良 PA/IVS 术前超声图像

术前超声诊断：肺动脉瓣膜性闭锁，右心室发育不良，三尖瓣反流。

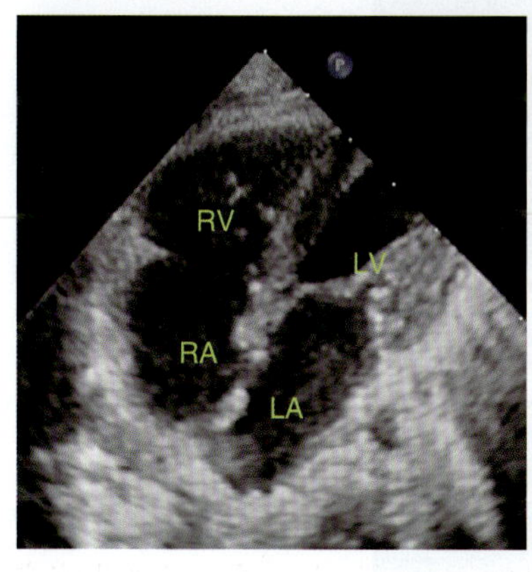

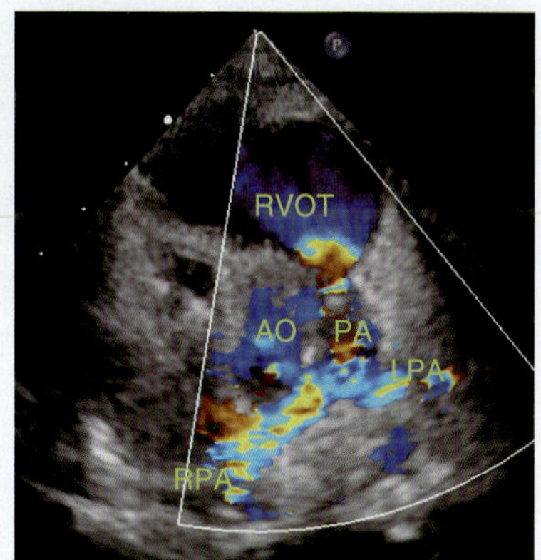

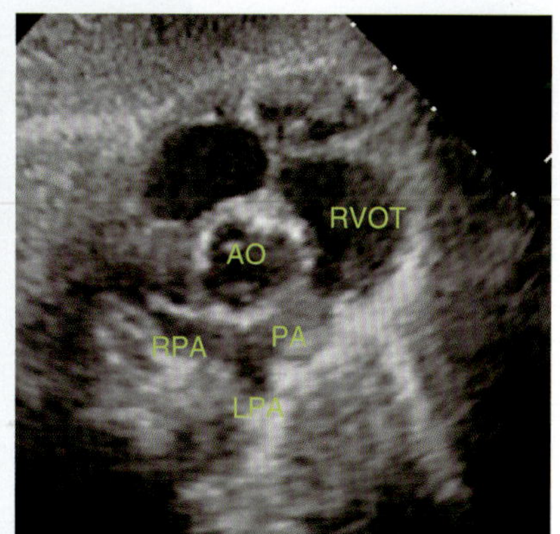

图 1-2　一例合并右心发育不良 PA/IVS 术后 40 天超声图像

术后 40 天超声复查：右心室大小基本正常，PDA 闭合动脉瓣，右心室流出道通畅。

二、将解剖根治的手术时机前提

随着围手术期相关学科的整体进步，先心病外科治疗死亡率逐年降低，解剖根治术预后好的优势更加突出。随着新生儿相关学科建设的完善，我们可以考虑将部分解剖根治术的手术时机提前，其中最有代表性的是 TOF 和 PA/VSD。这两种畸形胎儿在母体内生长发育的病理生理是一致的，当胎儿合并动脉导管时，左、右肺动脉和肺血管床发育是不受影响的，使得出生后早期 TOF 一般不会有症状，只有导管倾向闭合，流出道随发育更为狭窄才会表现出进行性发绀，同时肺动脉瓣环和肺动脉分支发育开始受到影响，以至于体肺侧支也可能形成。新生儿期 TOF 和 PA/VSD 矫治的相关技术已经成熟，在我们中心进行解剖矫治的 30 余例均无死亡，其中所有 TOF 均未跨环。PA/VSD 早期采用自体心包卷带 0.1mm Gore-Tex 膜缝制肺动脉瓣的管道，后来发现自体心包卷也很早发生挛缩、狭窄，目前采用的是牛心包缝合成 10mm 管道，以期在两三岁时更换成 18~20mm Gore-Tex 人工血管，这样到成人基本就不再需要更换。

新生儿早期手术优势是明显的，即患儿肺血管条件基本没有退化，多数保持了正常的肺动脉瓣环和左右肺动脉及肺内血管床的正常发育，因此术后恢复均比较顺利，也无有关文献报道的跨环率显著升高的现象（法洛四联症治疗策略详见第 21 章第 1 节）。同时，我们在新生儿期就对心脏畸形进行解剖矫治，既可以防止缺氧对神经系统的损坏，也能避免此类患者等待手术时因缺氧引起的猝死。

随着围产期和围手术期相关学科的不断发展，手术相关并发症发生率降低，解剖根治手术时机前提是必然的趋势，也是医学研究不断进步的明证。

三、主动脉弓中断外科矫治新术式的应用

在新生儿进行 IAA 手术时，按照传统做法需要彻底切除 PDA 组织，就会面临降主动脉远离主动脉弓的问题。就算强行拉到一起进行吻合，必然造成吻合口张力过高，使术后再狭窄发生率显著提高。另外，降主动脉牵拉还会造成主动脉前移，造成压迫其前方斜向左侧走行的左主支气管，引起气管狭窄。从解剖结构和病理生理上来说，原位吻合是最好的手术设计。但是目前可以替代降主动脉的材料有限，包括自体心包卷、牛心包管道或其他人工血管，不过这些材料都无法满足患儿的进一步成长，需要在生长过程中监测和更换。因此，我们尝试采用自体 PDA 组织和部分肺动脉来替代部分降主动脉。在矫治 IAA 的临床实践中我们发现 PDA 管道非常冗长，通常在出生后依然很粗大，在以往的认知中，形成管道结构时 PDA 组织会发生主动挛缩，因此我们将 PDA 纵行剖开作为新生主动脉的后壁，前壁采用自体肺动脉壁进行加宽。目前随访时间最长 3 年，均未发现主动脉再次狭窄（图 1-3）和气管受压的情况。

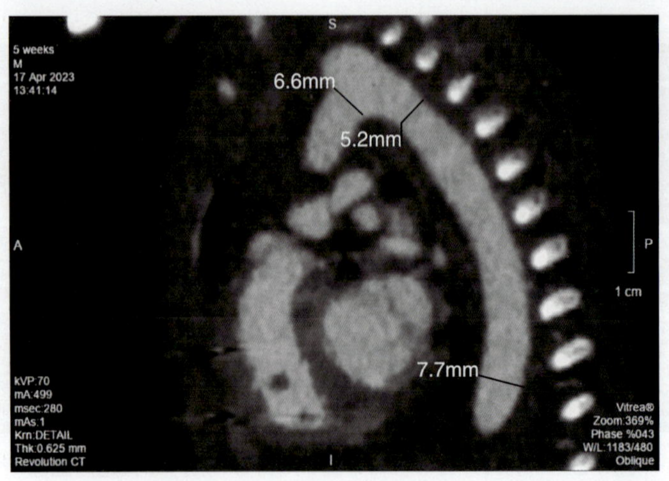

图 1-3　A 型弓中断 PDA 作为后壁，前壁用自体肺动脉壁原位成形术后

PDA 组织作为新生主动脉后壁进行原位吻合，在术中是有一定风险的。首先必须保证 PDA 内膜的完整性，绝对禁止将主动脉插管送入 PDA 进行下肢灌注，只能通过阻断左、右肺动脉保证下肢的血流；纵行剖开后自行检查并修剪，如果内膜不完整或损伤，必须剪除相应部分；开放主动脉后一旦有出血对外科医生将是重大挑战，如出血难以控制，只能换用其他血管材料重新进行吻合。

四、完全性肺静脉异位引流（TAPVC）手术方式的再认识及术后再狭窄的处理

合并回流梗阻的 TAPVC 进行解剖矫治后，其肺静脉再狭窄是 TAPVC 手术的一个重要难点。针对此，学术界进行了广泛讨论和探索，就算将手术提前至新生儿期，肺静脉的再狭窄率依然很高。经过笔者探索，为防止术后再狭窄或针对再狭窄患儿进行二次手术，应遵循的基本原则是：①不进行各支肺静脉的游离，使肺静脉保持原位，防止吻合后被牵拉。②手术目标是将四根肺静脉直接汇入左心房系统，防止形成任何三房心样结构，或形成与左心房的单一共同吻合口。③根据解剖位置，充分利用右心房组织，多数需要进行左、右心房联合切口，将右侧肺静脉无张力地隔入左心系统；在吻合右侧肺静脉切口根部时，可能需要使用部分无缝线技术。④通常从无关紧要的垂直静脉处切开肺静脉（在共同静脉干较小时尤为重要），如果在最后吻合时发现切口与左心房相应位置太远，还可以随时将最初切开的切口进行部分缝合。⑤左侧肺静脉近肺门处通常采用无缝线技术。⑥房间隔关闭时，尽量不用未经处理的自体心包，其发生挛缩导致肺静脉牵拉以致狭窄的可能是存在的。我们在新生儿期进行手术时不采用深低温停循环技术，根据经验，无论再短时间，脑部缺血均可能给患儿带来潜在损伤，应尽量避免。手术最终目的是将左心房呈“锅盖样”盖在窄小的共同肺静脉腔上，如能顺利达成这样的手术效果，其再狭窄率几乎为零。

针对发生肺静脉再狭窄的患儿，一经发现，应尽早手术，任何延误都会造成相应肺静脉迅速闭锁而失去手术时机。对于右侧肺静脉狭窄，通常需要沿右心房切口垂直向下、向左心房延伸，彻底将肺静脉切开至正常直径大小或组织移行处，然后根据情况采用无缝线或常规方法进行扩大吻合，我们一般使用自体心包外衬涤纶布作为扩大吻合材料，以保持其良好的形态；左侧狭窄可以沿开口向肺门处剪开，再使用无缝线技术进行“盖 - 盖”吻合。

五、一侧肺动脉缺如的新理解

一侧肺动脉缺如多数是 PDA 组织起源于升主动脉分支，其最多见起自左、右锁骨下动脉，在胎儿期时，PDA 逐渐过渡到相应一侧的肺动脉组织并连接肺门。当出生后，PDA 自行闭合就会形成一侧肺动脉缺如。此病应尽早手术，以防止相应肺动脉退化而丧失手术时机。手术应利用相应主肺动脉壁，将部分主肺动脉壁裁下后翻，作为新生分支肺动脉的后壁，前壁可以用自体心包加宽；切记不要看到一侧肺门肺动脉发育不好而想采取分期手术方式，先一期采用体肺分流的形式连接肺门肺动脉，这会使一侧肺高灌注造成渗出并继发阻力升高，引起管道梗阻，直接解剖矫治更利于患儿的恢复（图 1-4）。

六、“原发性”或“特发性”肺动脉高压的外科新理念

通常没有心内畸形的肺动脉高压会被诊断为特发性肺动脉高压，我们在临床中发现很多特发性肺动脉高压患儿的致病原因往往有单支或多支肺静脉狭窄，最常见的是左下肺静脉受降主动脉压迫而形成的生理性狭窄（图 1-5），术中探查会发现左下肺静脉开口是正常的，没有内膜增生和任何纤维狭窄。超声心动图检查时偶会发现左下肺静脉的邻近降主动脉处流速增快，在发生体位变化时流速消失，意味着体位变化后肺静脉的受压解除。CT 检查可以明确发现受压征象。但选择性肺动脉造影因为后前位关系，肺静脉即使受压，其宽度也不会有任何征象，

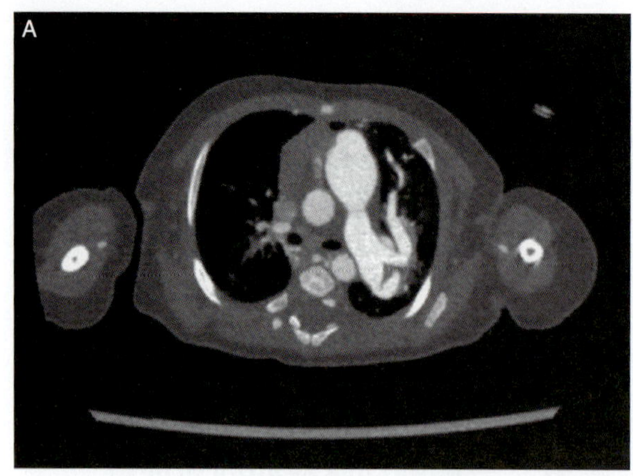

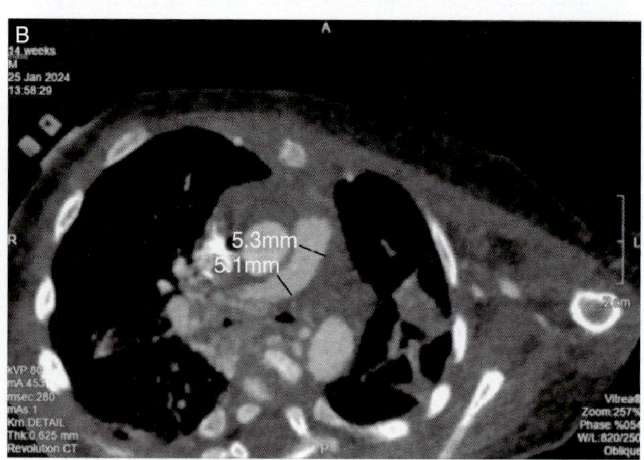

图 1-4　一侧肺动脉缺如的病例及随诊

A. 一侧肺动脉缺如显示出肺门存在肺动脉；B. 术后右肺动脉情况。

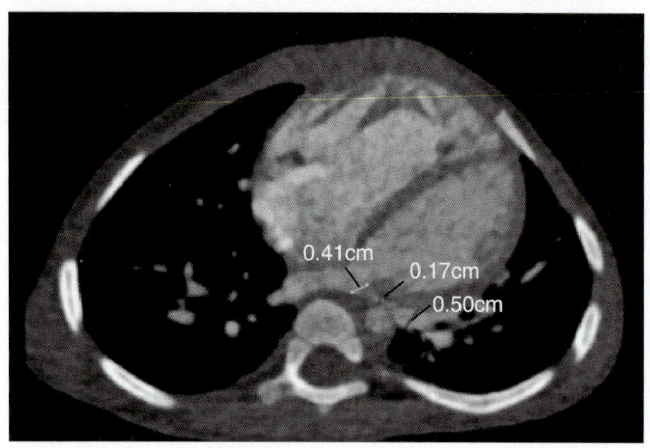

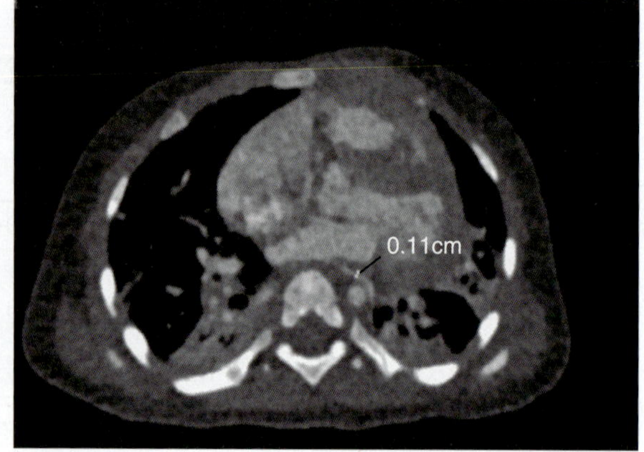

图 1-5　左下肺静脉受压狭窄

而选择侧位又因为影像重叠而难以观察。从我们完成的 10 余例左下肺静脉受压导致的“特发性肺动脉高压”患儿情况看，1 岁以内的患儿手术后即刻均恢复了正常的肺动脉压力，都能 24h 内拔除气管插管，远期随访如果没有发生肺静脉再狭窄，均能保持正常的肺动脉压力。因此，对于诊断为“特发性肺动脉高压”的患儿，应常规行 CT 检查，仔细观察是否有肺静脉狭窄或受压，同时超声心动图也要重点观察各支肺静脉的流速，以及左下肺静脉的中段是否有流速加快（图 1-6）。

与时俱进的科学发展观，是指导我们工作与生活的核心哲学思想，充分理解其指导思想并将其应用于临床工作中，我们发展出有“安贞”特色的儿童心脏病学，就是多学科融合，紧密协

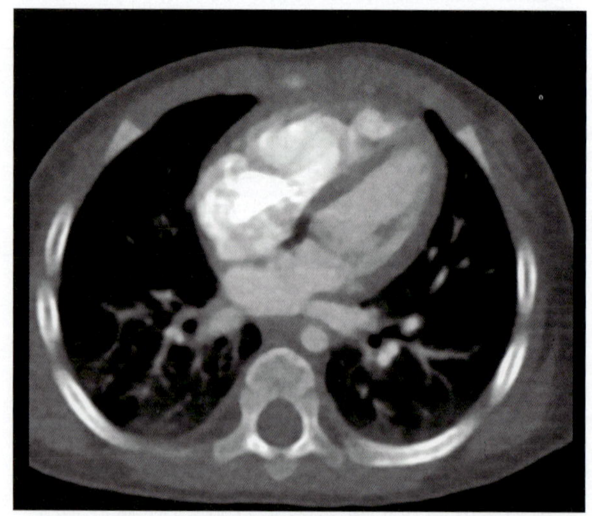

图 1-6　单纯肺静脉或开口狭窄造成的“特发性肺动脉高压”

右下肺静脉开口极度狭窄，远端扩张，左下肺开口狭窄，此病例右上肺静脉开口完全闭塞。

作，以服务患者为中心，遵循病理生理学规律，完善学科建设。儿童心脏病学的未来必然是早诊断、早治疗、早根治，尽早还广大患儿一颗健康的心。

（撰写：王强、陈哲　审校：王强）

第 2 节　儿童心脏病介入诊疗进展

一、概述

先天性心脏病（congenital heart disease，CHD，以下简称先心病）是小儿常见心脏病，发病率为 0.7%~0.9%，我国现存先心病患者约 400 万例，每年新出生先心病患儿约 15 万例，造成沉重的家庭及社会负担。作为治疗先心病的传统方法，外科手术需要麻醉及体外循环，创伤大，恢复慢，尤其是一些需要分期矫治的复杂先心病患儿，并发症的发生率也明显增加；经导管介入性治疗不仅可避免开胸手术的风险及创伤，而且住院时间短、恢复快，故自开创后迅速被临床广泛应用。

回顾先心病的介入诊疗史，就无法避及 20 世纪 60 年代的球囊房间隔造口术，Rashkind 成功将此技术应用于室间隔完整的大动脉转位的姑息性治疗，开创了经导管介入治疗先心病的先河。随着介入技术的进步、器械材料及工艺的不断研发与完善，经导管介入治疗在临床应用范畴逐渐拓展，并成为治疗先心病的主要手段之一；同时，先心病诊治方式由外科开胸治疗的单一模式，发展为外科手术、经导管介入治疗、内外科镶嵌治疗并行的多种治疗模式。在提高先心病患儿生存率的基础上，进一步优化了此类患儿的个体化诊治策略，明显提高了患儿的生活质量。

为更全面、深入地认识先心病的介入治疗，现将经导管介入性治疗先心病的历史进展（包括堵闭装置的进展）、手术方法、适应证及并发症等详述如下。

二、简单先天性心脏病的介入治疗及进展

【经导管关闭房间隔缺损】

（一）经导管关闭房间隔缺损封堵器的历史和现状

上溯至 20 世纪 50 年代早期，外科手术成功关闭房间隔缺损并成为房间隔缺损的标准治疗方法，但不可避免的胸骨切开术、体外循环、潜在并发症及手术瘢痕，以及易导致患者及家长心理创伤等原因，促使心脏病学家探索经导管封堵房间隔缺损的研究。

King 等在 20 世纪 70 年代中期，首次通过堵闭装置经导管关闭了房间隔缺损（atrial septal defect，ASD），其主要装置包括可回收到导管顶端膜片的成对不锈钢伞（表面由涤纶覆盖），但存在输送鞘管粗大（23Fr）、操作过程复杂等不足。Rashkind 无锚钩双面伞装置存在缺损面传送伞困难、传送导管的角度不适、两面伞不能回收靠拢等问题，Lock 等将其改进为蚌状夹式闭合器，成为首个成功用于儿童和成人 ASD 的装置，但在临床试验中发现补片弹簧臂断裂发生率高，且最大封堵 ASD 直径限制在 20mm。因此，重新设计新的材料以及改进臂的弹性成为新的研发热点。1990 年 Sideris 发明纽扣式补片关闭 ASD 法，其可行性、安全性及有效性经多中心临床试验确认，但因其输送鞘管粗、不可回收等特点，限制了在儿童中的应用。而 1997 年 Amplatzer 发明的自膨胀的镍钛合金装置打破了这项限制，因为新的装置由超弹性有记忆功能的镍钛合金金属网结构构成，装置的大小由不同尺寸的腰部直径（4~40mm）所决定，经腰部连接 2 个自主膨胀的圆盘（内缝 3 层高分子聚酯片），左心房面、右心房面圆盘部分比中间腰部分的直径分别大 7mm、5mm。Amplatzer 封堵器的设计思路不同于传统的封堵器，它结合了双盘装置和自主中心机制的优点，操作简便、可回收、输送鞘管小，一经发明在临床得到广泛应用。

国内 ASD 封堵器研制也发展迅速。2002 年

起，经国家药品监督管理局批准注册国产 ASD 封堵器并应用于临床。在经历了封堵器外形结构仿制和创新的基础上，涂层材料方面也进行了系列改进和创新。通过在原镍钛合金封堵器表面包裹涂层膜，很大程度上提高了封堵器的耐腐蚀性及生物的组织相容性，防止镍离子析出，目前该系列产品已开发至第三代。为了更易于内皮化，氧化膜单铆房间隔缺损封堵器左盘面摒弃了传统束丝铆头，代之以独特的编织花型。2020 年，首款国产完全生物可吸收房间隔缺损封堵器已经完成注册临床试验的全部入组，进入临床随访以及 NMPA 审批阶段。

（二）ASD 封堵术——Amplatzer 法

1. 机制　Amplatzer 房间隔缺损封堵器为一自膨性双盘结构，由镍钛合金网编织而成，双盘由一短的腰部连接，腰部直径即为房间隔缺损大小。双盘及腰部充填三层聚酯棉，装置到位后，依赖聚酯棉的堵闭作用及其诱导的凝血来封堵 ASD。

2. 适应证　依据《常见先天性心脏病经皮介入治疗指南（2021 版）》，目前经皮 ASD 介入封堵治疗建议如表 1-1。

表 1-1　房间隔缺损介入治疗封堵建议

推荐	推荐等级	证据级别
年龄≥2 岁且体重≥10kg 的继发孔型 ASD 患者	推荐	C
有右心室容量超负荷证据且无肺动脉高压或左心疾病的继发孔型 ASD 患者，无论有无症状，推荐关闭 ASD	推荐	B
在缺损适合封堵的情况下（ASD 边缘距冠状静脉窦，上、下腔静脉及肺静脉开口距离≥5mm；距离房室瓣≥7mm），首选经皮 ASD 介入封堵术	推荐	B
合并其他心脏畸形，但可行经皮介入治疗的患者，例如 ASD 合并肺动脉瓣狭窄或动脉导管未闭等	推荐	C
年龄 <2 岁，有血流动力学意义（Qp：Qs≥1.5）且符合上述介入标准的继发孔型 ASD	建议	C
如体重 <10kg 或股静脉途径限制（如合并下腔静脉缺如、下腔静脉滤器植入术后等），可选择经颈静脉途径	建议	C
特殊类型 ASD 如多孔型 ASD、筛孔型 ASD 和后下边缘不良的 ASD，应在临床经验丰富的中心结合 3D 打印、超声引导等技术实施封堵治疗	建议	C
无血流动力学意义且无栓塞危险因素（如使用经静脉起搏系统、长期留置静脉导管或高凝状态等）的继发孔型 ASD	不推荐	C
重度肺动脉高压伴双向分流，艾森门格综合征	不推荐	C

注：ASD，房间隔缺损；Qp，肺循环血流量；Qs，体循环血流量。

3. 操作方法　局部麻醉下经皮股静脉穿刺（较小儿童需静脉麻醉），常规右心导管，根据超声心动图测量的 ASD 大小选择封堵器，直径≥ASD 直径 1~2mm，若主动脉侧没边要选择 >ASD 直径 4mm 的封堵器。右心导管通过 ASD 送到左上肺静脉，经 260mm 加硬导丝，送长鞘至左上肺静脉，装置在长鞘内推送，在透视监视下左心房内释放左侧盘，回撤系统，贴近房间隔，然后释放右侧盘。超声心动图及透视下确认伞的位置及形态，释放封堵器。

4. 疗效及并发症　由于装置设计合理，操作简单、安全，技术成功率高。据报道，并发症有一过性心律失常、堵闭器脱落、心脏压塞、二尖瓣关闭不全、主动脉 - 右心房瘘、局部血管损伤血栓栓塞等。

5. 笔者应用经验　笔者于 1997 年开始应用 Amplatzer 封堵装置经导管介入封堵 ASD，平均每年完成近 400 例，手术成功率约 99%，主要并发症包括心律失常、封堵器移位。对于封堵术后出现三度房室传导阻滞（AVB）的患儿，考虑与压迫柯氏三角有关，建议及时取出封堵器，同时外科手术修补房间隔缺损。总之，ASD 的介入治疗成功率高，近期和远期疗效均满意，已成为治疗 ASD 的首选方法。

（三）单纯经超声引导房间隔缺损封堵术

单纯经超声引导主要利用超声波的物理特性，可显示心血管内部结构、解剖关系及血流动力学变化。全身麻醉或局部麻醉的基础上穿刺右股静脉，剑突下切面经超声引导导管及导丝通过下腔静脉进入右心房，调整导管方向使其过 ASD 到达左心房。转换至主动脉短轴及心尖四腔心切面监测,沿输送鞘管推送 ASD 封堵器进行封堵。封堵器放置到位后,应用超声于上述多切面确认封堵器位置、形态,以及其对二尖瓣、肺静脉及冠状静脉窦等周围组织无影响,方能释放封堵器。相关研究表明,单纯经食管超声心动图(TEE)或经胸超声心动图(TTE)引导下经皮介入封堵房间隔缺损与传统 X 线引导下经皮介入治疗一样安全、有效。

【经导管关闭动脉导管未闭】

(一)动脉导管未闭封堵器的历史和现状

外科手术治疗动脉导管未闭(patent ductus arteriosus, PDA)可溯源至 1938 年,Gross 和 Hubbard 首次采用外科手术成功结扎。在微创理念的驱使下,1967 年 Porstman 等经心导管应用泡沫塑料封堵动脉导管未闭成功。20 世纪 80 年代以来,先后有 Rashkind 等 PDA 封堵系统、Rao 等 BUTTON 装置封堵 PDA,但考虑到操作难易程度、残余分流率及移位等诸多并发症问题,未能在临床广泛推广应用。1998 年 Masura 首次报道采用 Amplatzer 封堵器(Amplatzer duct occlude, ADO)封堵 PDA 成功。因 ADO 具有较好的生物相容性、可基于缺损直径选择不同大小的输送系统、封堵器可收回重置,以及操作简单、成功率高等优点,被广泛应用于临床。在小型 PDA(直径≤2mm)的封堵装置方面,继 1992 年 Cambier 等首先报道应用弹簧圈(Gianturco coil)封堵小 PDA 获得成功,第二代动脉导管封堵器(Amplatzer duct occluder Ⅱ, ADO Ⅱ)于 2008 年问世,并于 2011 年在我国投入临床使用。随着导管设备的不断进展,一些新型 PDA 封堵器如 Amplatzer 血管塞 4(Amplatzer vascular plug 4, AVP4)、ADO Ⅱ附加型号(Amplatzer ductal occluder Ⅱ additional sizes, ADO Ⅱ AS)等也逐渐用于封堵 PDA。Amplatzer Piccolo 于 2019 年获得 FDA 批准,是首个被批准用于闭合早产儿动脉导管未闭的装置,可以用于体重超过 700g 的 PDA 患者,不仅能封堵小的血管,同时最大限度地减少向周围肺动脉和降主动脉的突出。Amplatzer Piccolo 设计上的特点包括:低 profile 的固定盘和末端螺钉设计旨在最大限度地减少向主动脉和肺动脉的突出,对称设计提供了选择顺行(静脉)或逆行(动脉)入路的手术灵活性。

(二)PDA 封堵术——Amplatzer 法

1. 机制　自膨性蘑菇型伞动脉导管未闭堵塞装置,由一个 2mm 宽的裙边固定于动脉导管的主动脉端,通过缝于该装置的 3 个聚酯片诱导的凝血关闭异常血管通道。

2. 适应证　①PDA 最窄处直径≥2mm,大动脉水平左向右分流且不合并需外科手术的其他心脏畸形,体质量≥4kg,年龄通常≥6 个月;②外科术后残余分流;③直径≥14mm 的 PDA 常合并较重的肺动脉高压,其操作困难、成功率低及并发症多,应慎重。

3. 操作方法　经皮股动、静脉穿刺,常规右心导管,主动脉弓降部造影测量 PDA 大小,根据 PDA 最窄处直径(一般为肺动脉端径)选择堵闭器,至少要大于 PDA 最窄处直径的 2mm。根据笔者经验,成人及儿童 >2~3mm 即可,婴幼儿建议要≥4mm。经股静脉将右心导管经动脉导管送至降主动脉,沿右心导管送入 260mm 加硬导丝,沿导丝送长鞘至降主动脉,堵闭器在长鞘内推送到降主动脉释放出大盘,将整个装置回撤到动脉导管主动脉端后,固定传送钢缆撤鞘,装置的圆柱形部分便全部展开于未闭动脉导管内。再次行主动脉造影确定装置位置及有无残余分流,无问题释放封堵器。

4. 疗效及并发症　临床应用广泛,被证实适应证广,安全性、操作性好且成功率高。在符合适应证及选择合适封堵器的前提下,并发症发生率低。否则可出现残余分流、溶血及封堵器脱落等并发症。

(三)PDA 封堵术——弹簧圈堵闭法

1. 机制　弹簧圈及其表面的纤维织物不仅可发挥机械阻塞作用,而且纤维织物的促凝性质可促进血栓形成,最终达到完全堵闭异常血管通道的目的。

2. 适应证　目前主要适应证为直径≤2mm 的动脉导管未闭,或外科手术后残余分流者。

3. 操作方法　经皮股动脉、右股静脉穿刺,常规右心导管,主动脉弓降部造影测量以了解 PDA 大小、形态及走向,4Fr 导管经超滑导丝沿降主动脉过动脉导管到肺动脉，根据测量大小选择合适的弹簧圈经导管送入肺动脉，放1个圈位于动脉导管的肺动脉一端，其余在主动脉一端，再行降主动脉造影，观察位置及有否残余分流。满意后释放。

4. 疗效及并发症　弹簧圈特别适用于直径≤2mm的动脉导管未闭。疗效肯定、递送导管细、损伤小，但选择不当时可产生残余分流。弹簧圈脱落，常由选择太小或操作不当引起。

（四）PDA封堵术——ADO Ⅱ堵闭法

1. 机制　ADO Ⅱ是一个以镍钛合金的金属丝网制作而成的可以自膨的装置，取消了封堵伞内部的聚酯纤维覆膜，该封堵器展开后如哑铃状，由3个特殊的网叶形成6个封堵平面，形成两侧双层双盘、中间腰部的结构。中间腰部采用可拉伸的螺旋结构，用以适应不同长度的PDA通道长。

2. 适应证　主要适用于直径≤4mm的婴儿及管形、不规则形PDA的封堵。

3. 操作方法　有以下两种递送路径可选择。①经动脉途径：穿刺一侧股动脉，主动脉弓降部造影明确PDA形态及直径后，右心导管经股动脉－降主动脉－PDA到达肺动脉，沿交换导丝将装载好的ADO Ⅱ通过传送鞘送至肺动脉瓣上，回撤输送系统至PDA肺动脉端后释放肺动脉端盘面，然后分别释放腰部和主动脉端盘面。②经静脉途径：主动脉弓降部造影后，经股静脉－下腔静脉－右心房－右心室－肺动脉－PDA－降主动脉送入输送装置，先释放封堵器降主动脉端盘面，然后回拉，使左盘面嵌入PDA壶腹部，继而释放腰部和肺动脉端盘面。封堵器释放前行降主动脉或肺动脉造影，确定封堵器位置良好，无明显残余分流，无降主动脉狭窄后释放。

4. 疗效及并发症　手术效果安全、可靠，残余分流少，并发症发生率低。

5. 笔者应用经验　笔者于1995年开始经导管介入封堵PDA，平均每年完成约300例，手术成功率99%以上，主要并发症包括残余分流、左肺动脉狭窄、降主动脉狭窄。对于小年龄、低体重的粗大动脉导管未闭患儿，应选择合适大小的封堵器，封堵后应关注左肺动脉血流是否通畅，并行升主动脉至降主动脉连续测压，避免降主动脉狭窄。总之，PDA介入治疗的技术成功率高，近期和远期疗效均满意，已成为治疗PDA的首选方法。

【经导管关闭室间隔缺损】

（一）经导管关闭室间隔缺损封堵器的历史和现状

室间隔缺损约占先心病的25%，由于室间隔缺损（ventricular septal defect，VSD）解剖位置邻近主动脉瓣、房室瓣及传导束，且封堵装置或随心脏搏动发生移位，故VSD堵闭器安置过程需要关注的问题较多，需在有经验的介入中心开展，临床引入及推广应用晚于ASD和PDA。

初期应用于临床的VSD堵塞装置都是由封堵PDA和ASD的装置改进而来。1988年Lock等首次报道了应用Rashkind双面伞封堵器关闭因病情危重无手术适应证的肌部VSD并获得成功。1994年Sideris对其封堵ASD的button装置进行改进后，用于VSD的封堵。1996年开始应用CardioSEAL双伞封堵器关闭VSD，CardioSEAL/StarFlex封堵器经过改进，有效封闭率达88%。Amplatzer封堵器的研制成功加速了VSD介入的临床应用及推广，早期被用于肌部VSD和心肌梗死后VSD的封堵，2000年Amplatzer肌部VSD封堵器的外形经改进为不规则偏心形状并用于膜周VSD的封堵。我国于2001年研制出对称型镍钛合金膜周部VSD封堵器，具有操作方便、可回收和重复放置、疗效可靠以及价格相对较低等优点，迅速在临床上推广应用。临床实践经验的积累和对VSD解剖学认识的提高推动了封堵器改进，又先后研制出非对称性、细腰大边等特殊类型封堵器，使VSD介入适应证范围进一步扩大，成功率提高，而伴随的房室传导阻滞和三尖瓣反流等并发症发生率降低。

（二）膜周部VSD封堵术——Amplatzer法

1. 机制　Amplatzer室间隔缺损封堵器是镍钛合金自主膨胀的双盘结构，具有超弹性、记忆性和良好的生物兼容性，该装置的3个聚酯片可阻挡血流及诱导血凝。

2. 适应证　见表1-2。

表 1-2 室间隔缺损介入封堵建议

推荐	推荐等级	证据级别
年龄≥3 岁且体重≥10kg 的膜周部 VSD	推荐	C
膜周部 VSD 直径为 3~14mm，有临床症状或有左心超负荷表现，$Qp:Qs>1.5$	推荐	B
在解剖条件合适的情况下（VSD 上缘距主动脉瓣距离≥2mm，VSD 后缘距三尖瓣距离≥2mm，无主动脉瓣反流及主动脉右冠瓣脱垂），推荐经皮 VSD 封堵术	推荐	B
肌部 VSD，年龄≥3 岁，有临床症状或有左心超负荷表现，$Qp:Qs>1.5$	推荐	C
VSD 外科修补术后残余分流且符合上述介入标准	推荐	C
创伤性 VSD 或心肌梗死后室间隔穿孔且符合上述介入标准	建议	C
年龄 2~3 岁，有临床症状或有左心超负荷表现的膜周部 VSD 且符合上述介入标准。如患者体重 <10kg，可选择经颈静脉途径	建议	C
VSD 上缘距主动脉瓣距离≤2mm，无主动脉瓣脱垂，不合并主动脉瓣轻度以上反流	建议	C
肌部 VSD，年龄<3 岁，有临床症状或有左心超负荷表现，$Qp:Qs>2.0$	建议	C
缺损解剖位置不良，封堵器影响瓣膜功能	不推荐	C
重度肺动脉高压伴双向分流，艾森门格综合征	不推荐	C

注：VSD，室间隔缺损；*Qp*，肺循环血流量；*Qs*，体循环血流量。

3. 操作方法 经皮股动、静脉穿刺，常规右心导管，左心室造影（头 20°、左前斜 60°），观察 VSD 的部位、距主动脉右冠状瓣的距离、VSD 左心室面和右心室面的直径及缺损数目、有无合并膜部瘤、主动脉瓣脱垂及反流等，测量 VSD 大小并根据测量大小选择封堵器，封堵器 >VSD 1~2mm 即可，不宜过大。建立股动静脉的轨道，沿股静脉导丝送入长鞘至左室心尖部，送堵闭器入鞘内，先在左心室释放左侧盘，后撤使其贴近室间隔缺损的左心室面，释放右侧盘，再行左心室造影，结合超声心动图观察封堵器的位置、有无残余分流及对主动脉瓣、三尖瓣有无影响，结果满意则释放封堵器。

4. 疗效及并发症 膜部 VSD 由于周围组织结构复杂，早期易出现心律失常尤其是三度房室传导阻滞、溶血、主动脉瓣或三尖瓣关闭不全及堵闭器漂移等并发症。选择介入治疗要严格掌握适应证，影响手术成功的主要因素包括适应证的掌控、封堵器选择和手术操作者的熟练程度。

【经皮球囊肺动脉瓣成形术（percutaneous balloon pulmonary valvuloplasty，PBPV）】

（一）经皮球囊肺动脉瓣成形术的历史和现状

1982 年 Kan 等首先报道经皮球囊肺动脉瓣成形术（PBPV）治疗先天性肺动脉瓣狭窄（pulmonary stenosis，PS），1986 年开始在我国临床逐渐开展、推广，现已成为治疗单纯 PS 的首选方法。

（二）PBPV 的操作及疗效

1. PBPV 的作用机制 利用向球囊内加压所产生的张力引起狭窄瓣膜撕裂，以解除肺动脉瓣狭窄。

2. PBPV 的适应证 ①典型 PS，肺动脉与右心室压差≥40mmHg，通常 PBPV 最佳年龄为 2~4 岁，对于新生儿、婴儿重症 PS 亦可进行球囊扩张术；②瓣膜发育不良型 PS，部分病例可获得良好效果，但重症病例（瓣环明显小、瓣叶增厚及开放活动度差）效果不满意；③室间隔完整型肺动脉闭锁（PA/IVS），瓣膜射频打孔后可行球囊扩张术。

3. PBPV 的操作方法 首先行右心导管及右心室造影，以确定肺动脉瓣狭窄的程度，并测量肺动脉瓣环大小，经股静脉导管及加硬导丝至左下肺动脉，一般选择大于瓣环径 20%~40% 的球囊至肺动脉瓣处。用稀释对比剂扩张球囊至腰凹消失。

4. PBPV 的治疗效果、并发症和远期预后 一般 PBPV 后压差<25mmHg，则效果良好。对术后发生漏斗部反应性狭窄者，可口服普萘洛尔。并发症多见于新生儿、婴儿及重症病例。多数并发症为球囊加压扩张时引起一过性血压下降、

心动过缓或心律失常，另外血管损伤、右心房室瓣损伤致关闭不全甚至心脏穿孔、流出道破裂等偶有发生。

5. 笔者应用经验　我科于 1987 年开始经导管 PS 球囊扩张成形术，每年完成约 60 例，手术成功率约 99%，绝大多数无须再次干预。主要并发症包括肺动脉瓣反流及一过性股静脉血栓形成。对于婴幼儿重度 PS 患儿，球囊扩张术后仍需动态随访，监测肺动脉瓣、三尖瓣反流情况及右心功能恢复情况。总之，PS 的介入治疗其技术成功率高，近期和远期疗效均满意，是治疗 PS 的首选方法。

【经皮卵圆孔未闭封堵术】

（一）经皮卵圆孔未闭治疗的概述

反常血栓是卵圆孔未闭患者需要临床干预的主要病因，10%~40% 患者可因此发生脑栓塞。为预防脑卒中和一过性脑缺血的发生，经导管介入封堵卵圆孔是目前首选的安全、有效方法。应用初期多为借用 ASD 封堵装置用于经皮卵圆孔未闭（patent foramen ovale，PFO）的封堵中，鉴于 PFO 与 ASD 的不同解剖生理，后期在 ASD 封堵装置的基础上，逐渐对 PFO 封堵装置进行了改进。

（二）PFO 封堵术的操作及疗效

1. 机制　依据 PFO 特殊解剖设计的 PFO 封堵器形状与 ASD 封堵器不同，表现为腰短细，且左心房面伞小于右心房面伞 4mm。主要依赖于伞中充填的 3 层聚酯纤维膜阻挡血流及诱导血凝而达到封堵目的。

2. PFO 封堵适应证　见表 1-3。

表 1-3　经皮 PFO 介入封堵治疗建议

推荐	推荐等级	证据级别
适用年龄在 16~60 岁	推荐	A
血栓栓塞性脑梗死伴 PFO 患者，未发现其他卒中发病机制	推荐	A
CS 或 TIA 合并 PFO，具有 1 个或多个 PFO 的解剖学高危因素：房间隔膨出瘤、Chiari 网、下腔静脉瓣 >10mm、大型 PFO（>4mm）、长隧道型 PFO（长度≥8mm），发泡试验显示中 - 大量右向左分流	推荐	B
CS 或 TIA 合并 PFO，具有 1 个或多个临床高危因素：下肢深静脉血栓、反复肺栓塞、呼吸睡眠暂停等，发泡试验显示中 - 大量右向左分流	推荐	B
PFO 伴发泡试验显示中 - 大量右向左分流，具有长期（1 年以上）先兆性偏头痛病史，经神经内科药物治疗无效或效果不佳，患者手术意愿强烈	建议	B
PFO 伴发泡试验显示中 - 大量右向左分流，具有体循环其他部位矛盾性栓塞临床症状及影像学证据，排除其他来源栓塞可能	建议	B
合并 PFO 的特殊职业从业者（如潜水员、空乘人员、飞行员等）	建议	C
可以找到明确原因的脑栓塞，如心源性脑栓塞、动脉夹层、动脉粥样硬化等	不推荐	C
中度及以上肺动脉高压或 PFO 为特殊通道	不推荐	C
无任何临床症状的 PFO 且不伴中 - 大量右向左分流者（发泡试验）	不推荐	C
PFO 合并急性脑卒中 2 周以内	不推荐	C

注：PFO，卵圆孔未闭；CS，不明原因脑卒中；TIA，短暂性脑缺血发作。

3. PFO 封堵方法

（1）封堵器型号的选择：根据术前 TEE 及 TTE 结果选择合适的封堵器。PFO 封堵器一般根据右心房侧伞盘直径的不同分为 4 个型号，封堵时依据卵圆孔距离上腔静脉口及主动脉根部后壁的距离来选择封堵器，要求封堵器右心房伞盘半径不得大于上述两距离中的最小距离。一般最小距离 9~12.4mm 选 18mm 伞，12.5~17.4mm 选 25mm 伞，17.5mm 及以上（或合并房间隔膨出瘤）选 30mm 或 35mm 伞。

（2）入路途径：常规局部麻醉下穿刺右股静脉，必要时先行右心导管检查。

（3）主要步骤：①左前斜位 45°~60° X 线透视下，导丝、导管配合将 MPA2 导管探查通过 PFO，后前位 X 线透视下，将 MPA2 导管送入左上肺静脉，交换超硬导丝入左上肺静脉；②选择配套输送鞘管（8~10Fr，1Fr=0.33mm），沿超硬导丝将输送鞘管送入左心房；③装载封堵器后沿鞘管送入左心房（鞘管尾端在水盘中操作注意排气），在左心房内释放左房侧伞盘和细腰，将输送鞘和封堵器输送钢缆一同后撤至房间隔，然后在右心房侧释放右房侧伞盘；④经 X 线透视（左前斜位 45°~60°）及超声监测观察封堵器形态、位置良好，无残余分流且不影响房室瓣活动，轻力推拉封堵器后形态、位置无变化时，释放封堵器；⑤撤出输送鞘管，穿刺点压迫止血包扎。

4. PFO 封堵的治疗效果　各种装置的技术成功率均较高，且并发症较少。

5. 笔者应用经验　梁永梅等对北京安贞医院 2013 年 10 月至 2020 年 12 月诊断 PFO 合并不明原因脑卒中（cryptogenic stroke，CS）或偏头痛的 189 例患者的临床资料进行回顾性分析。合并 CS 121 例（64.0%），合并偏头痛 68 例（36.0%）。161 例（85.2%）患者 PFO 封堵成功。经随访分析，发现对合并 CS 患者的疗效确切，对合并偏头痛的患者可能有一定疗效。对于年长儿 PFO 合并头痛、头晕及偏瘫等症状，经与家属充分沟通后，对有强烈治疗愿望的患儿也进行了介入治疗，疗效与成人相当。

三、复杂先天性心脏病的介入治疗进展

【经皮球囊主动脉瓣成形术】

（一）概述

1983 年 Lababidi 首次采用球囊扩张的方法，治疗主动脉瓣狭窄（aortic stenosis，AS）获得成功。球囊扩张常作为姑息治疗方法，以等待手术的适宜时机。

（二）经皮球囊主动脉瓣成形术的操作与疗效

1. 经皮球囊主动脉瓣成形术（percutaneous balloon dilatation of aortic valve，PBAV）的作用机制　①使瓣膜联合部粘连融合的瓣膜组织分离；②使钙化斑块崩裂；③僵硬不能活动的瓣尖展开；④主动脉瓣环扩大；⑤瓣膜扩张的同时，瓣周结构受到扩张。

2. PBAV 的适应证　①典型主动脉瓣狭窄不伴主动脉严重钙化且心输出量正常时跨瓣压差≥60mmHg（1mmHg=0.133kPa），无或仅轻度的主动脉瓣关闭不全；②对青少年及成人患者，跨瓣压差≥50mmHg，同时合并劳力性呼吸困难、心绞痛、晕厥及先兆晕厥等症状，或左胸导联出现 ST 段或 T 波变化，亦推荐行球囊扩张术。

3. PBAV 的操作方法　穿刺股动脉完成左心导管，测量跨主动脉瓣压差及心排血量，行左心室造影，测量瓣环径，主动脉造影以了解有无关闭不全。选择球囊大小，应为主动脉瓣环直径的 90%~100%，将球囊沿钢丝送至主动脉瓣膜位置，球囊可充盈几次，直到狭窄瓣膜所形成的腰消失为止，每次充盈时间不应超过 10s。最后行升主动脉造影，了解有无主动脉瓣关闭不全。在球囊扩张时，为了避免左室射血导致球囊来回移动定位不佳，可采用右室临时起搏加速心率。

4. PBAV 的疗效、并发症和远期预后　PBAV 减轻了左心室压力负荷，改善了心能，且通过增加冠状动脉血供改善了心肌的灌注。但术后早期易发生再狭窄。若瓣膜、瓣环撕裂，可致关闭不全。

【主动脉缩窄的介入治疗】

主动脉缩窄（coarctation of the aorta，CoA）的介入治疗包括经皮球囊扩张术（balloon angioplasty，BA）和支架植入术（stent implantation，SI）。

（一）经皮主动脉缩窄球囊扩张术

1979 年，Sinderman 等首先报道对生后小儿胸主动脉缩窄进行经皮球囊扩张术获得成功。1982 年，Singer 等应用经皮球囊扩张术成功治疗一例 7 周婴儿外科手术后再狭窄，扩宽了临床应用适应证。

1. 经皮球囊扩张术的作用机制　球囊扩张后血管内膜及中层发生纵行撕裂，继而被血小板快速覆盖，撕裂或损伤的中层由纤维瘢替代，其表面逐渐重新内皮化。

2. 经皮主动脉缩窄球囊扩张术的适应证　①主动脉缩窄外科手术后再狭窄；②隔膜型主动脉缩窄，跨缩窄段收缩压差≥20mmHg。

3. 操作方法　常规左、右心导管术，测量跨缩窄段收缩压差，行升主动脉或左心室造影。测定主动脉缩窄部及缩窄上、下部直径，保留导引导丝于升主动脉或左心室内。将球囊中央位于缩窄

部，扩张球囊，至腰凹征消失。球囊直径的选择相当于缩窄部直径的 2.5~4 倍；不超过降主动脉横隔水平直径，球囊长度通常为 2~4cm。

4. 疗效、并发症和远期预后　跨缩窄部压差≤20mmHg，或术后跨缩窄部压差较术前下降 >50%，球囊扩张后，主动脉缩窄部直径较术前增加 30% 以上，为效果良好。并发症主要有：股动脉血栓形成、动脉破裂及动脉瘤形成、术后再狭窄等。

（二）主动脉支架植入术

由于普通支架植入后仍然存在再缩窄和再介入的问题，故人们不断探索发明新型支架以克服以上并发症，如覆膜支架、自膨胀支架、生长支架，以及尚在研究中的生物可降解支架等。由于安全性较高，目前在年长儿和成人中应用较广的为覆膜支架，以下以覆膜支架为例。

1. 机制　支架的支撑作用能将内膜紧贴中膜，从而有效防止主动脉弹性回缩，同时可以降低主动脉夹层的发生，覆膜支架是在金属支架的表面覆盖生物性聚合物膜或内支架性移植物，通过膜的机械性阻隔和膜表面的特殊物质，起到预防血栓形成和防治内膜过度增生的作用。覆膜支架可以对缩窄段扩张区、动脉瘤、支架断裂、PDA 起封闭作用。

2. 适应证　目前多用于年长儿、青少年及成人，根据 2008 年美国心脏病学会（American College of Cardiology，ACC）及美国心脏协会（American Heart Association，AHA）的指南，①缩窄近远端动脉峰压差≥20mmHg，或≤20mmHg 但有明显缩窄或侧支血流的影像学证据；②原发性或外科术后再狭窄且上下肢动脉压差≥20mmHg。

3. 方法　在全身麻醉下穿刺右侧股动脉，送入 5Fr 猪尾导管，行主动脉导管检查，测量 CoA 最窄处直径、累及范围和缩窄两端主动脉直径及降主动脉横膈水平直径，并测量缩窄两端收缩压差。根据测量结果，选择相应规格的 Cheatham Platinum（CP）支架和球囊。将 0.035in 加硬长导引钢丝置入升主动脉或左心室，经导丝送入相应规格的长鞘管。在体外将 CP 支架装置于球囊上，通过长鞘管将支架送入主动脉。长鞘可通过缩窄段，支架 / 球囊到达长鞘末端时固定支架 / 球囊，慢慢回撤长鞘，通过长鞘尾端侧孔推注对比剂调整支架 / 球囊位置，当缩窄段位于支架 / 球囊中央时，快速充盈球囊。如使用 NUMED 的双球囊（balloon in balloon，BIB）时，先充盈内球囊，如支架 / 球囊位置无移动再充盈外球囊，如位置有移动可适当调整支架 / 球囊位置至合适位置时再充盈外球囊，充分扩张 CP 支架至目标直径。撤出球囊导管，重复主动脉造影和测量跨狭窄压差直径。术后人工压迫血管穿刺处至未见渗血，或动脉鞘过大预埋血管缝合器进行缝合。

4. 疗效及并发症　COAST 最近报道的前瞻性多中心的研究结果也表明，CP 支架治疗 CoA 是安全、有效的。并发症包括股动脉血栓、主动脉夹层及动脉瘤、主动脉破裂或穿孔、支架内血栓、支架移位及断裂。

【复杂先天性心脏病肺动脉狭窄的介入治疗】

有些复杂性先天性心脏病如法洛四联症（TOF）、肺动脉闭锁（pulmonary atresia，PA）和 Williams 综合征、右心室双出口等，易合并肺动脉狭窄等，可经皮介入治疗增加肺部血供、促进肺动脉发育及缓解相应症状。

（一）肺动脉分支狭窄经皮球囊血管成形术

1981 年 Lock 等首先进行动物实验结果显示，肺动脉分支狭窄（pulmonary branch stenosis，PBS）可进行球囊血管成形术治疗，于 1983 年首先应用于临床并初步获得成功。

1. 肺动脉分支狭窄球囊血管成形术的指征　先天性及外科手术后肺动脉分支狭窄，当跨狭窄段压差≥20~25mmHg 时，可行球囊扩张术。

2. 操作方法　经股静脉导管测定跨狭窄压力阶差。同时进行右心室或肺动脉造影，以确定肺动脉分支狭窄的部位、长度、严重程度及合并的心内畸形。球囊置于合适的位置进行扩张。持续时间通常 5~10s，以腰凹消失为度。球囊直径应为肺动脉分支狭窄直径的 3~4 倍。

3. 疗效、并发症和远期预后　肺动脉分支狭窄部直径较术前增加≥50%，或跨狭窄部收缩期压差较术前降低≥50%。并发症有肺动脉分支破裂或撕裂、失血、心律失常、动脉瘤及单侧肺水肿等，甚至死亡。

（二）肺动脉分支支架植入术

传统外科手术对肺动脉远端狭窄或长管状狭窄效果欠佳，且术后出现再狭窄概率高。国际对于肺动脉内支架植入术研究自 20 世纪 90 年代开始。O'Laughlin 等 1991 年报道了首例球囊膨胀式不锈钢支架植入术，在肺动脉和静脉内取得了良好效果。1993 年又报道了在 85 例患者中置入 121 枚支架的结果，58 例置入了肺动脉及分支支架，平均收缩压差由 55mmHg 降至 14mmHg，平均管径由 4.6mm 升至 11.3mm。随支架材料和设计方面的进展，出现了更多适合于先心病患者使用的新型支架，包括自膨式支架和球囊扩张支架，目前临床上 Palmaz 支架及 CP 支架应用较为广泛。与传统支架相比，CP 支架膨胀直径较大（8~24mm），确保儿童生长发育后能再次球囊扩张达到成人标准血管直径。此外，CP 支架长度选择范围广，置入血管后轴向缩短率低，可最大限度减少肺血管病变处置入支架数量。CP 支架自身良好的可塑性及边缘钝化处理也降低了对血管的损伤，配合 NuMed BIB 球囊的共同应用能有效减少支架植入过程中支架移位问题，降低靶血管损伤率，因而更适宜在儿童肺血管狭窄患者中应用。

近年来，一种针对肺动脉设计的新型钴铬合金球囊扩张支架（Pul-Stent）已获批应用于临床，其具有较好的柔顺性与贴壁性能，有效控制了轴向短缩率及再狭窄率；且具有适用于低体重患儿的小输送系统（扩张球囊选择性大，所需输送鞘管较小）；扩张后不易塌陷的支架支撑力（扩张后支架塑形好，轴向缩短率小，目前未观察到支架塌陷等现象）；适用于儿童生长发育的可再次扩张设计（可多次扩张直至最大直径以适应患儿生长发育）；术中操作简单且无恶性心律失常等并发症（目前未见严重并发症）；术后跨狭窄压差等明显改善，临床疗效满意等特点，有望得到更广泛的应用。

1. 机制　PBS 支架主要由不锈钢、铂铱合金、钽、钛、镍钛合金制成。根据释放方式分为自膨胀式支架和球囊扩张式支架。前者是将支架压缩于输送鞘内并输送到病变血管处，良好的柔韧性是其最大的优点。后者是将支架预装在球囊上，通过球囊导管将支架输送至血管狭窄处，扩张球囊到一定直径后依靠血管壁回缩力贴附于血管壁，精确地定位释放是其最大的优点。

2. 适应证　目前国内外尚无具体的肺动脉支架治疗 PBS 的标准或指南。目前其适应证选择与 PBS 球囊扩张术大致相同。①狭窄处的压力梯度≥20mmHg（1mmHg=0.133kPa）；②右心室或近侧主肺动脉压力 > 主动脉压力的 1/2 或右心室压力 >50mmHg；③两肺之间的血流量差异≥35% *vs.* 65%。

3. 操作方法（以 Pul-Stent 为例）　在气管内插管麻醉下穿刺股动脉和股静脉并行肝素化（100U/kg），作常规左、右心导管术，持续监测主动脉压力。测定肺循环与体循环压力比值以及右心室、肺动脉、左右肺动脉的压力，记录跨狭窄段压差。选择性右心室和 / 或肺动脉、左或右肺动脉造影等，判断病变的位置和狭窄的程度。造影后再根据病变特点确定支架规格，球囊导管直径通常由狭窄邻近血管直径决定，支架长度根据狭窄范围确定。长鞘的直径一般为球囊导管所需直径加 1Fr，将长鞘管沿导丝送入并通过狭窄部位，支架固定在球囊导管上再沿导丝通过长鞘管送入狭窄部位。手推对比剂确定支架位置，定位准确后扩张球囊导管使支架扩张，置入肺动脉狭窄部位。

4. 并发症、疗效及预后　目前单中心、小样本研究显示了 Pul-Stent 支架的良好安全性和有效性，并且能有效地解除狭窄，改善右心功能等。优势是可根据患儿不同时期的生长发育需求反复延展以满足肺动脉分支的发育需求，并且扩张后依旧保持足够的结构稳定。远期预后需要关注随访再狭窄的情况，需要大样本及多中心研究。

【经导管瓣膜支架植入术】

经导管人工瓣膜支架植入，是近年来介入心脏病学的重要进展之一，目前开展了经皮肺动脉瓣支架植入术和经皮主动脉瓣支架植入术，其中前者主要适应证为复杂先心病外科手术后（如法洛四联症术后），有明显血流动力学意义的肺动脉瓣关闭不全，或者右心室 - 肺动脉带瓣外管道的狭窄和 / 或关闭不全。由于肺动脉瓣附近无其他类似冠状动脉等重要血管发出，且肺循环为低压循环系统，经导管置入人工肺动脉瓣支架，在技术上较置入人工主动脉瓣支架容易施行。2000 年 Bonhoeffer 等将含有完整静脉瓣的一段牛静脉缝合在一个球囊膨胀的铂铱合金支架上，研制一种可经导管置入的生物瓣支架，该装置设计的初衷是为治疗先心病术后肺动脉瓣关闭不全。首先在羊体内完成动物实验，同年将此种人工瓣膜，经导管成功置入一个肺动脉瓣闭锁术后，右心室 - 肺动脉带瓣通道狭窄并关闭不全的 12 岁男性患者体内，并取得良好疗效。Bonhoeffer 报告 56 例经皮人工肺动脉瓣支架植入术的临床结果，无死亡病例，平均住院时间 2 天，随访 2 周至 3 年 6 个月，仅 6 例出现支架移位、瓣膜再狭窄等并发症。

【肺动脉瓣射频打孔联合球囊扩张术】

经导管肺动脉瓣射频打孔联合球囊扩张术主要用于室间隔完整型肺动脉闭锁（pulmonary atresia with intact ventricular septum，PA/IVS）、右心发育尚可及无右心室依赖的冠状动脉循环患儿的治疗。PA/IVS 是一种少见的发绀型先心病，是新生儿、婴儿的危急重症，早期多死于低氧血症，需较早滴注前列腺素。对于右心室及肺动脉发育良好者，经导管肺动脉瓣打孔术可以部分代替外科瓣膜切开术，重建肺动脉与右心室的交通。部分学者认为，经肺动脉瓣打孔术，应成为伴右心室发育良好或轻 - 中度右心室发育不良的，PA/IVS 的新生儿和婴儿患者的首选治疗方法。但治疗过程中应注意避免严重不良并发症的发生，如出血、流出道前壁穿孔等，虽射频能量较低，降低了该类并发症的发生率，仍需仔细确定打孔部位。

【球囊房间隔造口术】

（一）概述

1966 年，Rashkind 等首先应用球囊导管进行球囊房间隔造口术（balloon atrial septostom，BAS），姑息治疗完全性大动脉转位等一些重症婴儿先心病，以缓解症状，使患者存活等待外科手术机会。

（二）BAS 的操作与疗效

1. BAS 的作用机制　在新生儿期，大部分患儿的卵圆孔处于开放状态；即使进入婴儿期，卵圆孔瓣通常也较为薄弱，容易在外力作用下撕裂，从而形成显著的房间隔缺损。这一过程有助于改善异常的血流动力学状态、缓解心房高压及低氧血症。

2. BAS 的适应证　①大动脉转位（transposition of the great arteries，TGA）；②左心发育不良综合征；③右心发育不良综合征等。房间隔造口术通常于患儿出生后 2 周内进行效果最佳。

3. BAS 的操作方法　Rashkind 球囊导管自股静脉插入，经 PFO 或小房间隔缺损达左心房，对比剂稀释后注入球囊，然后迅速由左心房抽拉球囊至右心房，抽吸对比剂使球囊抽空后再次插入左心房，如此反复 2~5 次，直至扩张的球囊经房间隔无阻力为止。

4. BAS 的疗效及并发症　①TGA 行 BAS 后 SaO_2 增加可达 10% 以上，但左心梗阻性或右心室梗阻性心脏病，BAS 后血氧增多不及 TGA；②BAS 后使左右心房平均压差减少；③术后通过二维超声心动图观察房间隔缺损大小；④发绀改善、呼吸及心率减慢、肝脏缩小及心功能不全改善。房间隔造口术的并发症包括一过性心律失常、心脏压塞及栓塞等。

【内外科镶嵌治疗】

Hybrid 技术是指对于一些复杂先心病或有特殊情况的患儿，需要小儿心脏内外科医生相互配合、共同完成医治。几种常见的行镶嵌治疗的情况及适应证如下：①最早开展的球囊房间隔造口术，对室间隔完整的大动脉转位新生儿，内科先行卵圆孔扩大术（姑息治疗）使患儿存活，然后外科行大动脉调转术（根治术）；②对于肌部室间隔缺损的小婴儿，外科医生实施开胸后，内科医生从患儿右心室游离壁穿刺送入短鞘，在食管超声引导沿输送鞘管送入堵闭器将肌部室间隔缺损堵闭；③对于复杂先心病合并较大肌部室间隔缺损患儿，内科医生先把肌部室间隔缺损堵闭，外科医生在体外循环下行其他心脏畸形的矫治；④对于左心发育不良综合征患儿，一期通过介入方法在 PDA 及 PFO 处放支架，保证 PDA 及 PFO 开放，外科行左右肺动脉环扎，以后再进一步行二期手术；⑤对于法洛四联症、体 - 肺动脉分流术后因肺动脉发育差仍无法根治的患儿，先经导管行肺动脉（或分支）球囊扩张，增加前向血流，促进肺动脉发育，待肺动脉发育达到根治条件时择期再行外科矫治术；⑥对肺血少的复杂先心病患儿，合并体肺侧支者术前行体肺侧枝封堵，然后外科手术矫治，或外科术后脱不了呼吸机的患儿，存在术中回血增多、术后胸部 X 线片渗出影、呼气末气道压增加等征象，怀疑有体肺侧支存在，及时行心血管造影及残余体肺侧支封堵。

【先天性心脏病血管堵塞术】

1. 侧支循环堵塞术　伴有右心室流出道狭窄或闭锁的肺缺血的复杂发绀型先心病，如重症法洛四联症或肺动脉闭锁，由于肺血供减少，常通过主动脉发出的侧支循环以增加肺动脉血流量及氧含量。这些病例在接受根治术前需行主动脉造影，以评价由主动脉发出侧支循环情况，对于较粗的侧支血管需在术前堵塞，以纠正这类患者在外科手术后存在的分流。适用于主动脉至肺动脉的侧支循环、B-T 分流术后、肺隔离症及腔静脉回流异常。

2. 动静脉瘘堵塞术　先天性动静脉畸形与动静脉瘘可存在于身体各部位，该畸形虽不是常见疾病，但如存在于心脏、肺等重要器官，则可影响其功能。以往常采用外科切除法，但常累及周围的正常组织，如果动静脉瘘呈多发性或范围广泛，手术可能会切除过多的正常组织而影响脏器生理功能。因此，现采用经导管法选择性堵塞动静脉瘘，替代外科手术已成为研究的方向。除常见四肢动静脉瘘外，目前对于冠状动脉瘘及肺动静脉瘘，经导管堵塞术替代外科手术取得较好效果。

四、胎儿心脏病的治疗

随着心导管技术和超声心动图监测技术的进步，近年的介入治疗已延伸到胎儿先心病领域。胎儿心脏介入手术（fetal cardiac intervention，FCI）是在胎儿时期专为复杂先天性心脏病胎儿进行的介入手术。自 20 世纪 90 年代初，随着介入技术的发展以及穿刺针、球囊等器械的不断改进，有学者开始尝试进行胎儿心脏病的介入治疗，缓解心脏梗阻并促进心室和心脏大血管的发育，争取生后的双心室矫治机会，并避免可能存在的神经系统发育问题。目前，宫内介入治疗主要应用于主动脉瓣重度狭窄、卵圆孔过小或房间隔完整造成的胎儿左心发育不良综合征以及肺动脉瓣重度狭窄或闭锁引起的右心发育不良等疾病。

【胎儿主动脉瓣球囊扩张术】

（一）概述

适当时机进行 FCI 治疗解除梗阻病变，恢复前向血流，降低心室压力，可限制疾病的进展，防止出现胎儿心肌、肺和脑损伤，避免继发心力衰竭所致的胎儿水肿、宫内死亡或早产，更重要的是可促进胎儿心室发育，生后增加双心室循环概率，改善远期预后。

（二）胎儿主动脉瓣球囊扩张术的操作与疗效

1. 适应证　①危重 AS 合并进展性左心发育不良综合征（hypoplastic left heart syndrome，HLHS）；②危重 AS 合并大量二尖瓣反流、巨大左心房、胎儿水肿。患有 AS 的胎儿若在中孕期的胎儿超声心动图检查中见到中 - 重度左室功能障碍、主动脉横弓及卵圆孔水平的反向血流、二尖瓣血流频谱呈单峰，均提示进展性 HLHS。这类胎儿若左室长径 *Z* 值≥-2，则可以在孕 30 周前接受胎儿主动脉瓣球囊扩张术（fetal aortic valvuloplasty，FAV）。

2. 操作方法　治疗“窗口期”多在孕 20~26 周。理想的胎位是手术顺利进行的关键，保持胎儿心脏朝前。贴近孕妇腹壁，利于术中超声引导。全程通过超声引导将 18~19 号穿刺针依次穿过孕妇腹壁、子宫壁、胎儿胸部和左心室，针尖进入左心室流出道。然后将 0.356mm 冠状动脉导丝穿过左心室流出道，沿导丝送入冠状动脉球囊并跨过主动脉瓣环，扩张球囊 1~2 次，选择球囊尺寸与主动脉瓣环比值为 1.0~1.4，术后需将穿刺针连同球囊同时从心腔内撤出。术后彩色多普勒超声观察，以主动脉瓣跨瓣射流明显增多为手术成功标志。

3. 疗效、并发症及长期预后　哈佛大学医学院和波士顿儿童医院报道了孕中期的胎儿主动脉瓣球囊扩张术。胎儿介入对早期和后期的心脏发育均有显著的影响。胎儿时期的介入治疗，促进了伴有左心发育不良的主动脉瓣狭窄的患儿心室的发育。有些患儿出生后得到了双心室修复。

【胎儿 PA/IVS 的肺动脉瓣打孔及球囊扩张】

（一）概述

多项研究指出，宫内肺动脉瓣成形术是基于这样的理论，即对宫内发育不良的、高压的右心室减压可以促进三尖瓣和肺动脉瓣前向血流，促进右心室生长，防止右心室依赖的冠状动脉循环（right ventricle dependent coronary circulation，RVDCC）出现及发展。

（二）肺动脉瓣打孔及球囊扩张的操作与疗效

1. 适应证　PA/IVS 伴右心发育不良综合征（hypoplastic right heart syndrome，HRHS）进行干预基本标准包括：①肺动脉瓣膜性闭锁；②完整或高度限制性房间隔；③右心发育不全，三尖瓣环 *Z* 评分 <–2.5 分。

2. 操作步骤　超声引导下用穿刺针沿右心室流出道对肺动脉瓣进行打孔，然后借助球囊扩张肺动脉瓣。

3. 预后　PA/IVS 宫内介入性手术技术成功率为 70%，出生后双心室修补率为 40%，术后存活率约为 38%。截至 2015 年国际胎儿心脏介入注册中心的报告显示，接受 FCI 治疗的 PA/IVS 伴 HRHS 患儿为 16 例，胎儿死亡率为 25%。该病是目前国内实施宫内手术治疗最多的病种，但仍需远期密切随访。

【胎儿球囊房间隔造口术】

（一）概述

在正常的胎儿循环中，富含氧气的脐带血流通过卵圆孔进入左心系统，从而供应全身。当房间隔完整或者呈限制性时，血液从右心房进入左心房的通道受阻或完全堵塞，左、右心房之间沟通的缺失阻碍了含氧量高的血液从胎盘经左心系统进入升主动脉以及体循环，是胎儿期最致命的疾病，可导致左心房血流方向改变以及左心腔重塑，最终会进展为 HLHS。

（二）胎儿球囊房间隔造口术的操作与疗效

1. 适应证　肺静脉顺向血流与逆向血流的速度 - 时间积分比值 <2.7，可预测新生儿生后血流动力学的不稳定性。因此，该比值有助于评估胎儿期干预指征。房间隔完整（intact atrial septal，IAS）或限制性房间隔缺损（restrictive atrial septal defect，RAS）≤1mm；左心房和肺静脉扩张；彩色多普勒超声检查示肺静脉血流收缩期呈双向且逆流显著；肺静脉正、反向血流速度时间积分比值 <5；早期舒张期见微小或无前向血流，为该类疾病合适的干预指征。

2. 操作步骤　18~19 号穿刺针自右心房或左心房穿刺，沿穿刺针送入冠状动脉球囊并跨过房间隔，反复扩张 1~2 次，术后将穿刺针及球囊一同撤出。在房间隔较厚的情况下，球囊成形术存在局限性，胎儿房间隔支架植入术是保持房间隔开放的另一种有效选择。

3. 预后　该类疾病产前干预仍然缺乏大量数据支持，在手术有效性方面仍有争议。2008 年哈佛大学医学院附属波士顿儿童医院报道了最大的单中心胎儿球囊房间隔造口术，在 21 个尝试球囊扩张的病例中，19 例技术成功。但是，经过胎儿球囊房间隔造口术的孩子在生后长期存活率与在生后进行房间隔介入手术的新生儿相似。在一些房间隔厚且为肌性组织的病例中，单纯进行球囊房间隔造口术则其房间隔交通口仍不能长时间维持，因此需要放置支架，但是支架植入较球囊造口难度明显增加，其并发症的风险也相应增高，尤其是支架栓塞和 / 或血栓形成的风险。

【我国胎儿先天性心脏病介入手术现状】

自 2016 年起，我国多个儿童心脏中心逐渐开展 FCI。由于我国 PA/IVS 或室间隔完整型重度肺动脉瓣狭窄（critical pulmonary stenosis with intact ventricular septum，CPS/IVS）的发病率明显高于 HLHS，因此截至 2023 年，我国所进行的 FCI 多为胎儿肺动脉瓣球囊扩张术（fetal pulmonaryvalvuloplasty，FPV）。广东省人民医院于 2016 年 9 月率先完成我国第一例 FPV。2018 年，上海医生团队、青岛市妇女儿童医院及河南省人民医院三个团队相继开展 FPV。同年，上海交通大学医学院附属新华医院完成了我国首例 FAV。总的来说，宫内治疗也需充分考虑母亲和胎儿的安全。目前国内胎儿介入治疗的发展仍受较多条件限制，包括胎儿体位、超声监测条件等技术因素，以及缺乏病例选择适应证、缺乏试验动物模型等生物因素。

五、小结

纵观先心病介入治疗的发展历史，从堵闭装置的研发到临床试验，再将其不断完善，几代医生经历了几十年的努力，北京安贞医院小儿心脏内科先心病介入治疗的开展与发展也证明了这点。从 1984 年建科开始，我科 1987 年 4 月成功做了第一例肺动脉瓣狭窄球囊扩张术，1989 年 3 月做了第一例主动脉瓣狭窄球囊扩张术，1995 年 1 月应用 Siderise 方法堵闭了 4 例动脉导管未闭及 2 例膜部室间隔缺损，1996 年 5 月应用 Raskind 方法堵闭了 4 例 PDA，1997 年 9 月应用 Carddicaseal 方法堵闭了 3 例房间隔缺损，1998 年 5 月与国际同步开始应用 Amplatzer 方法堵闭 PDA 及 ASD，且开始应用弹簧圈堵闭细小 PDA，2001 年开始应用 Amplatzer 方法堵闭肌部 VSD，2002 年开始应用 Amplatzer 方法堵闭膜部 VSD。且在全国率先将心腔内超声及心脏实时三维超声技术应用于先心病的介入治疗。2009 年 3 月在北京成功做了第一例肺动脉瓣射频打孔术 + 肺动脉瓣球囊扩张术（3 个月，体重 5kg，PA/IVS 婴儿），右心室压下降满意，术后 2 年复查跨瓣压差仅 20mmHg，血氧饱和度为 96%，未出现任何并发症。目前我们年介入手术量约 1 300 例，伴随复杂先心病手术的增加，介入工作的核心也从简单先心病介入为主逐步转向内外科镶嵌治疗。

经导管介入治疗先心病效果好，成功率高，术后恢复快，住院时间短。但严格掌握适应证，医生正规操作，仍是手术能否成功的关键。可以预见，介入技术在复杂先心病治疗中将会发挥越来越大的作用。随着介入器材的微型化，复杂先心病介入治疗将向低龄化发展，新生儿、婴幼儿甚至胎儿的介入治疗将会明显增加，同时介入治疗与外科手术的镶嵌治疗，将会使复杂先心病的治疗进入一个崭新的时代。

（撰写：金梅、顾燕　审校：王霄芳）

参考文献

[1] BAUMGARTNER H, DE BACKER J, BABU-NARAYAN S V, et al. 2020 ESC guidelines for the management of adult congenital heart disease[J]. Eur Heart J, 2021, 42(6): 563-645.

[2] 金梅．先天性心脏病介入性治疗回顾与进展[J]. 心肺血管病杂志，2011，30(5): 358-363.

[3] 李俊杰，张智伟，钱明阳，等．经导管介入治疗常见先天性心脏病中国注册登记研究[J]. 中华心血管病杂志，2012，40(4): 283-288.

[4] KING T D, MILLS N L. Nonoperative closure of atrial septal defects[J]. Surgery, 1974, 75(3): 383-388.

[5] LOCK J E, ROME J J, DAVIS R, et al. Transcatheter closure of atrial septal defects experimental studies[J]. Circulation, 1989, 79(5): 1091-1099.

[6] 中国医师协会心血管内科分会先心病工作委员会．常见先天性心脏病介入治疗中国专家共识[J]. 介入放射学杂志，2011，20(1): 3-9.

[7] 秦永文，白元．中国先天性心脏病介入治疗器材的研发历程[J]. 协和医学杂志，2021，12(3): 309-312.

[8] 中国结构性心脏病介入治疗进展报告编写组．中国结构性心脏病介入治疗进展报告 2020[J]. 中国循环杂志，2021，36(9): 833-840.

[9] 国家卫生健康委员会国家结构性心脏病介入质量控制中心，国家心血管病中心结构性心脏病介入质量控制中心，中华医学会心血管病学分会先心病经皮介入治疗指南工作组，等．常见先天性心脏病经皮介入治疗指南(2021 版)[J]. 中华医学杂志，2021，101(38): 3054-3076.

[10] 梁永梅，金梅，王霄芳，等．介入治疗房间隔缺损 600 例临床分析[J]. 心肺血管病杂志，2014，33(4): 486-488，507.

[11] 杨明川，朱佳龙．单纯超声引导下经皮介入治疗房间隔缺损进展[J]. 现代临床医学，2018，44(3): 161-164，168.

[12] 欧阳文斌，潘湘斌，逄坤静，等．单纯食管超声引导经皮封堵治疗房间隔缺损[J]. 中华实用儿科临床杂志，2014，29(18): 1425-1427.

[13] 潘湘斌，张凤文，逄坤静，等．单纯超声心动图引导下房间隔缺损介入封堵术的临床研究[J]. 中国循环杂志，2014(z1): 76.

[14] MASURA J, WALSH K P, THANOPOULOUS B, et al. Catheter closure of moderate-to large-sized

patent ductus arteriesus using the new amplatzer duct occluder: immediate and short-term results[J]. J Am Coll Cardiol, 1998, 31(4): 878-882.

[15] 梁永梅,金梅,王霄芳,等. 应用二代动脉导管封堵器ADO Ⅱ介入治疗儿童小型动脉导管未闭疗效评价[J]. 心肺血管病杂志, 2019, 38(12): 1240-1243.

[16] SHIM D, FEDDERLY R T, BEEKMAN R H 3rd, et al. Follow-up of coil occlusion of patent ductus arterisus[J]. J Am Coll Cardiol, 1996, 28(1): 207-211.

[17] SIVAKUMAR K, FRANCIS E, KRISHNAN P. Safety and feasibility of transcatheter closure of large patent ductus arteriosus measuring > or = 4 mm in patients weighing < or = 6 kg[J]. J Interv Cardiol, 2008, 21(2): 196-203.

[18] LOCK J E, BLACK P C, MCKAY R G, et al. Transcatheter closure of ventricular septal defects[J]. Circulation, 1988, 78(2): 361-368.

[19] KAN J S, WHITE R I Jr, MITCHELL S E, et al. Percutaneous balloon valvuloplasty: a new method for treating congenital pulmonary-valve stenosis[J]. N Engl J Med, 1982, 307(9): 540-542.

[20] 肖燕燕,金梅,韩玲. 先天性心脏病介入治疗发展史及新进展[J]. 心肺血管病杂志, 2012, 31(6): 755-758.

[21] 梁永梅,王霄芳,叶文倩,等. 卵圆孔未闭封堵术对合并隐匿性脑卒中或偏头痛患者的近中期疗效观察[J]. 中国医药, 2022, 17(9): 1335-1337.

[22] LABABIDI Z. Aortic balloon valvuloplasty[J]. Am Heart J, 1983, 106(4 Pt 1): 751-752.

[23] SOS T, SNIDERMAN K W, RETTEK-SOS B, et al. Percutaneous transluminal dilatation of coarctation of thoracic aorta post mortem[J]. Lancet, 1979, 2(8149): 970-971.

[24] SINGER M I, ROWEN M, DORSEY T J. Transluminal aortic balloon angioplasty for coarctation of the aorta in the newborn[J]. Am Heart J, 1982, 103(1): 131-132.

[25] 杨心蕊,蒋祖明. 主动脉缩窄的治疗现状及进展[J]. 临床儿科杂志, 2012, 30(7): 693-696.

[26] RINGEL R E, VINCENT J, JENKINS K J, et al. Acute outcome of stent therapy for coarctation of the aorta: results of the coarctation of the aorta stent trial[J]. Catheter Cardiovasc Interv, 2013, 82(4): 503-510.

[27] LOCK J E, NIEMI T, EINZIG S, et al. Transvenous angioplasty of experimental branch pulmonary artery stenosis in newborn lambs[J]. Circulation, 1981, 64(5): 886-893.

[28] KAN J S, MARVIN W J Jr, BASS I L, et al. Balloon angioplasty--branch pulmonary artery stenosis: results from the Valvuloplasty and Angioplasty of Congenital Anomalies Registry[J]. Am J Cardiol, 1990, 65(11): 798-801.

[29] O'LAUGHLIN M P, PERRY S B, LOCK J E, et al. Use of endovascular stents in congenital heart disease[J]. Circulation, 1991, 83(6): 1923-1939.

[30] LYNCH W, BOEKHOLDT S M, HAZEKAMP M G, et al. Hybrid branch pulmonary artery stent placement in adults with congenital heart disease[J]. Interact Cardiovasc Thorac Surg, 2015, 20(4): 499-503.

[31] ZHAO W, LI F, ZHOU A Q, et al. Cheatham-Platinum stent implantation for pulmonary artery stenosis in children and adolescents: immediate and midterm results[J]. World J Pediatr, 2010, 6(4): 337-341.

[32] 张开均,李谧. 肺动脉分支狭窄支架治疗研究进展[J]. 心血管病学进展, 2022, 31(11): 988-992, 1001.

[33] 刘廷亮. 应用新型Pul-Stent支架治疗外科术后肺动脉分支狭窄的初步临床研究[J]. 中华儿科杂志, 2015, 53(3): 208-213.

[34] 石诗,金梅,丁文虹,等. 肺动脉支架治疗儿童肺动脉分支狭窄近中期右心功能随访研究[J]. 心肺血管病杂志, 2017, 36(8): 674-677.

[35] MA I, EL ARID J M, NEVILLE P, et al. Long-term evolution of stents implanted in branch pulmonary arteries[J]. Arch Cardiovasc Dis, 2021, 114(1): 33-40.

[36] CRYSTAL M A, ING F F. Pediatric interventional cardiology: 2009[J]. Curr Opin Pediatr, 2010, 22(5): 567-572.

[37] MAKIKALLIO K, MCELHINNEY D B, LEVINE J C, et al. Fetal aortic valve stenosis and the evolution of hypoplastic left heart syndrome: patient selection for fetal intervention[J]. Circulation, 2006, 113(11): 1401-1405.

[38] 罗刚,泮思林. 胎儿结构性心脏病介入治疗研究进展[J]. 精准医学杂志, 2018, 33(6): 555-559.

[39] MARSHALL A C, TWORETZKY W, BERGERSEN L, et al. Aortic valvuloplasty in the fetus: technical characteristics of successful balloon dilation[J].

J Pediatr, 2005, 147(4): 535-539.

[40] 周开宇,华益民. 胎儿先天性心脏病介入治疗进展[J]. 临床儿科杂志, 2008, 26(4): 354-358.

[41] TWORETZKY W, MCELHINNEY D B, MARX G R, et al. In utero valvuloplasty for pulmonary atresia with hypoplastic right ventricle: techniques and outcomes[J]. Pediatrics, 2009, 124(3): e510-e518.

[42] MOON-GRADY A J, MORRIS S A, BELFORT M, et al. International fetal cardiac intervention registry: a worldwide collaborative description and preliminary outcomes[J]. J Am Coll Cardiol, 2015, 66(4): 388-399.

[43] MARSHALL A C, LEVINE J, MORASH D, et al. Results of in utero atrial septoplasty in fetuses with hypoplastic left heart syndrome[J]. Prenat Diagn, 2008, 28(11): 1023-1028.

[44] 张智伟,王今珒. 胎儿先天性心脏病介入治疗进展[J]. 中国实用内科杂志, 2019, 39(7): 596-599.

第 3 节　儿童心脏病右心导管检查

一、儿童心导管术概论

(一)心导管术的历史

心导管术是采用不同功能的导管通过外周血管至心腔及大血管,达到一定目的的操作过程和诊断方法。19 世纪 60 年代,法国生理学家 J.B.A. Chauveau(1827—1917 年)和 E.J.Marey(1830—1904 年)首次采用导管来测量心脏内部压力。直到 20 世纪 30 年代,Werner Forssmann(1904—1979 年)首次在透视下将心导管送至心腔,并对心导管技术及造影的方法进行了系统化的研究。20 世纪 40 年代,Cournand 等对心导管技术进行了规范,并逐步运用到对儿童的先天性心脏病诊断中。20 世纪 50—60 年代心外科技术的迅速发展为心导管术进一步应用提供机会,心导管术在心脏畸形的诊断中起重要的作用。20 世纪 70—80 年代,国内一些心脏中心逐步开展诊断性心导管术及心导管介入术,并逐步推广到全国,为各类心脏病的诊治奠定基础并取得较大的发展。

(二)心导管术的内容

广义的心导管术包括:通过对比剂的造影对心脏畸形进行诊断,包括心脏位置、心脏血管的形态、相互的毗邻以及连接关系;通过心导管在心血管内不同部位进行压力的测定,评估血流动力学状态,比如对体循环和肺循环动脉、静脉的压力进行测量,评估体循环血流量、肺循环血流量、分流量、体循环及肺循环血管床的阻力;评估心脏射血功能;评估心肌功能;动态监测药物治疗、呼吸机治疗以及手术治疗后心脏血流动力学和心功能的变化;心脏电生理检查及治疗;心肌活检。

狭义的心导管术,即通常所说的心导管检查术,是指通过心导管技术对心血管内压力等生理参数进行测定,结合注射对比剂行心脏或血管造影术,对心血管畸形及血流动力学状态进行诊断和评估。

(三)心导管术的适应证

近数十年来,随着超声心动图及心脏 CT 血管成像(computed tomography angiography, CTA)技术的发展,95% 以上的心脏畸形都可以通过无创性检查做出准确的诊断。对于简单的心脏畸形的诊断,以及心脏解剖结构、连接关系、瓣膜狭窄或反流情况、肺动脉主干及主动脉弓降部形态,超声心动图和心脏 CTA 检查都可以准确评估。心导管术作为有创性操作,并不适合于术前常规检查。通常在相应的介入性治疗前或诊断性心导管术中,进行相应的造影检查或对血流动力学进行评估。若无创性检查不能进行有效的诊断和评估,需心导管术进一步确诊。

对于诊断性心导管术的适应证,不能简单地一概而论,需要根据各个心脏中心的经验,以及患者的具体情况决定。心导管术的适应证包括但不限于以下几类:①介入性治疗前推荐行心导管术,评估血流动力学状态,结合心血管造影术了解解剖结构;②对左向右分流型先天性心脏病合并肺动脉高压患者,了解肺动脉压力及阻力等血流动力学,评估手术适应证或药物治疗效果;③通过选择性血管造影了解肺动脉闭锁或法洛四联症患者的固有肺动脉及体肺侧支血管的形态、起源及血供范围;④室间隔完整的肺动脉闭锁患者,若怀疑存在右心室依赖的冠状动脉循环,而无创性检查无法明确时，行造影检查；⑤单心室患者在Glenn术前或Fontan术前了解肺动脉压力和肺血管阻力，决定手术可行性；⑥心脏移植术前患者进行血流动力学评估，或移植术后移植血管的功能检查；⑦心肌炎、心肌病等心肌病变患者行心内膜活检协助诊断；⑧川崎病患者可疑或已存在冠状动脉病变时，进行评估和监测，怀疑先天性冠状动脉畸形患者行冠状动脉造影明确诊断。

（四）心导管术术前准备

在心导管术前，术者可通过无创性检查了解患者的基本信息及心脏畸形，明确心导管术适应证；根据心导管术期望获得的数据及信息，有目的性地制订心导管计划；准备好所需的导管材料、相关测量工具及仪器；术前准备还包括对高危患者维护酸碱及电解质平衡；评估并维护心脏功能；常规心电图了解心律情况；对于重度肺动脉高压患者心导管术中可能存在的问题及并发症进行预估并进行相应的治疗；协同麻醉科医师选择合适的麻醉方式。

心导管术术中需要密切监测心率、血压、呼吸频率、经皮氧饱和度以及体表心电图，必要时要进行外周动脉的血压监测。对于呼吸机辅助呼吸的患者，要专人监测呼吸机参数、呼吸幅度以及酸碱、电解质平衡。要注意婴儿术中体温的管理。对于心导管术中操作或测试时的大量失血，要及时输血以补充血容量。

（五）心导管术的风险及并发症

心导管术是有创性操作，存在危险性，有一定的并发症发生率，但在有经验的中心进行心导管术是安全的。心导管术中存在的风险或并发症包括：电离辐射、全身麻醉风险（麻醉患者）、低温（尤其是婴儿）、缺氧发作、心律失常（暂时或永久性的传导阻滞）、血管损伤或穿孔、心脏穿孔或心脏压塞、心脏瓣膜损伤、失血、过敏反应（免疫原包括对比剂、药物或麻醉剂）、对比剂引起的肾功能不全、弥漫性中枢神经系统损伤、脑卒中及死亡等。需要全身麻醉的高危肺动脉高压患儿（BNP大于500pg/ml，WHO功能分级Ⅲ/Ⅳ级），导管检查过程中出现肺动脉高压危象的风险高，若肺动脉高压危象不能及时发现并正确治疗，可能危及生命。

二、右心导管术

（一）导管插入部位

在儿童心脏疾病的心导管操作中，经皮股静脉途径是常用的右心导管术入路，这是由于股静脉内径粗，操作创伤小，上行易操作，甚至在婴儿及新生儿也可放置较粗的鞘管。在小于1周的新生儿，也可利用脐静脉作为入路。若股静脉穿刺遇到困难，也可选择左侧肱静脉或腋静脉，因导管弯度与左侧上肢静脉的自然走向一致，便于进入肺动脉，但在较大年龄的患者中，存在导管过短、难以到达的情况。当然，左锁骨下静脉也是比较好的选择，尤其对于已行Glenn术的患者，选择锁骨下静脉途径或颈静脉途径方可进入肺动脉。对永存左上腔静脉汇入冠状静脉窦的患者，应尽量选股静脉途径，若选择左侧锁骨下或左颈静脉入路，操作导管进入肺动脉的过程会非常困难。

（二）导管操作技术

心导管在心脏内的操作方法很大程度上取决于个人经验与习惯。端孔导管或球囊漂浮端孔导管可用于测压和血液标本采集，是右心导管术最常用的导管。对于初学者来说，当转动导管时，在后前位透视下很难判断导管前端在心脏内的前后位置，如果有双向心血管造影设备，可应用侧位透视，清楚地显示导管的前后角度。在心房内操作时要轻柔，避免在右心耳内反复推送。当导管由右心房进入右心室时，导管头端需向左、向前，指向三尖瓣瓣口，存在肺动脉高压或三尖瓣重度反流的患者，使用球囊漂浮导管进入右心室会比较困难，可应用泥鳅超滑导丝导引下进入肺动脉，应避免粗暴操作导管，遇到阻力时应回撤导管，避免强行推送。若不能明确导管在心内的位置，可充分利用透视下导管走行、压力形态以及该处血液氧饱和度综合判断。

（三）压力测定

在压力测定时，因压力传感器的校零位置对血流动力学结果影响很大，建议在患者仰卧位时的前正中线胸骨和检查床表面连线的中点处将压力感受器归零，此处代表左心房的水平。在测量具体部位的压力时，导管头端应与压力感受器也在同一水平或者接近同一水平。另外，导管的嵌顿、导管管腔内气体或血栓的阻塞，心导管的摆动或导管与压力感受器连接部位的松动也会对压力数据的准确度造成影响。这时就需要重新放置导管位置，用生理盐水冲洗管腔，重新连接压力感受器。

压力数据是心导管术中获得的重要的血流动力学参数，包括动脉、静脉、各心腔的压力数值，而相应的平均压也是后续进行血流动力学计算不可缺少的参数。

1. 右心房压力　正常右心房平均压为 1~4mmHg，右心房压力可反映右心功能情况，右心衰竭患者右心房平均压升高。在一个心动周期内，其波形包括两个主要的波峰——α 波和 ν 波，α 波代表心房收缩，是心电图 P 波后的第一个波峰，其后的 ν 波是心室收缩后期，腔静脉血液回流增加所致，在三尖瓣开放前达到高峰。通常 α 波高于 ν 波。在三尖瓣反流患者 ν 波会明显增高。此外，右心房压力可能受呼吸幅度影响出现随呼吸的波动，尤其是儿童剧烈哭闹或者气道不通畅时，吸气时的右心房压力可能会明显低于大气压。所以右心房压的压力参数取平静呼吸呼气末的压力。

2. 腔静脉压力　没有梗阻的情况下，腔静脉压力取决于右心房压高低。

3. 肺毛细血管楔压（pulmonary capillary wedge pressure，PCWP）　在心导管术中，肺静脉或左心房压力是极其重要的数据，但有时难以获得。而肺毛细血管楔压是用导管将肺小动脉完全闭塞，这时导管远端的压力反映肺静脉和左心房压力。通常情况下，平均肺毛细血管楔压接近于左心房平均压，可以用来替代之。测定肺毛细血管楔压需应用球囊端孔导管，将球囊在右心房内充气，随后送至肺动脉内合适的部位。若无法确定当前所记录的压力是否是肺毛细血管楔压，可在连续压力监测下，球囊放气，若压力变成较高的肺动脉压，则提示为肺毛细血管楔压；若压力无明显变化，则提示所测肺毛细血管楔压欠准确。另外，可取血化验，应为肺静脉血（氧饱和度大于 95%）。操作中应避免反复球囊充气与放气，避免肺动脉撕裂。此外，肺毛细血管楔压受呼吸幅度影响波动较大，建议平静呼吸状态下，取呼气末的压力三次并取平均值。

4. 肺动脉压力　肺动脉压力的收缩压、舒张压和平均压的高低可反映肺动脉压力特点。正常情况下，肺动脉收缩压与右室收缩压相同，肺动脉舒张压比平均肺毛细血管楔压高 1~3mmHg，压力顶端的切迹表示右心室舒张及肺动脉瓣关闭。巨大室间隔缺损或者动脉导管未闭患者，由于非限制性分流，肺动脉收缩压与主动脉收缩压相当，且肺血流量越多，舒张压与平均压则越低，脉压则越大。

5. 右心室压力　肺动脉压力与肺毛细血管楔压测定完毕后，在连续压力监测下将心导管缓慢回撤至右心室流出道、右心室腔内，以监测是否存在局限性狭窄。右心室正常波形呈高原型，通常由收缩压和舒张压、舒张末压表示。存在巨大非限制性室间隔缺损患者，右心室收缩压与左心室收缩压相当。而在肺动脉瓣狭窄患者，右心室与肺动脉的收缩压梯度取决于狭窄程度。一般情况下，右心室舒张期的压力变化与右心房压力变化类似，舒张压通常是指心室压力最低点的舒张早期压力，数值接近于零。右心室舒张末压通常可采用心室与心房同步测压时在心房 α 波后的右心室压力最低点，即心房 α 波下降支与心室压力上升支的交点。若无双压力同步记录则很难判断，一般可被认为是心室舒张末期压力出现缓慢上升的切迹。

在瓣膜或血管狭窄性部位连续测压，根据压力波形及变化可以很好地判断狭窄程度或狭窄的性质，比如左、右肺动脉与主肺动脉间、肺动脉至右心室连续测压（图 1-7）。

（四）血液标本采集

当导管到达指定部位后，除压力的测定外，还需要取血检验，测定血氧饱和度数值（表 1-4）。随着检验技术的提高，0.3~0.5ml 或更少的血量即可满足测试要求。患者的取血过程要尽快完成，取血时应尽量保持前后一致的血流动力学状态、氧供给以及酸碱平衡，这有时会涉及麻醉用药或麻醉深度，麻醉所致的低氧血症或二氧化碳蓄积

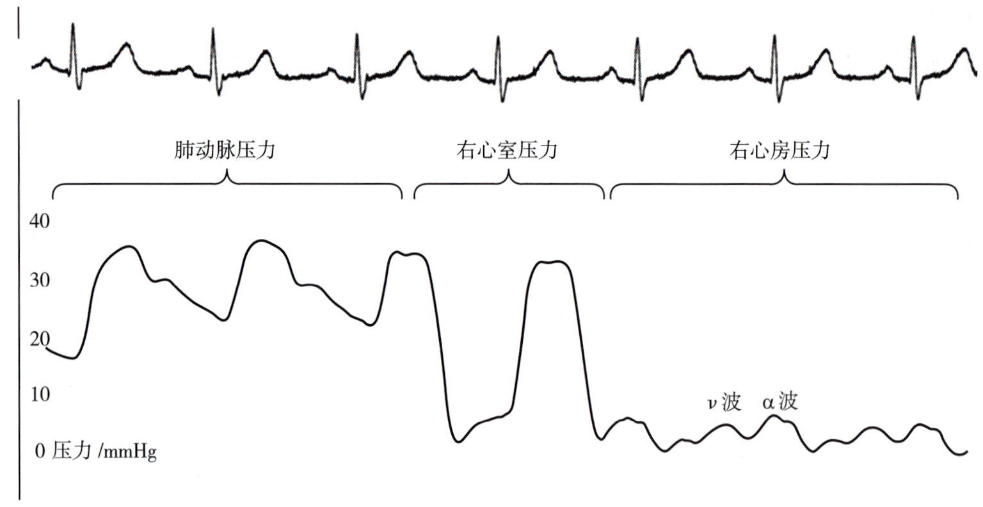

图 1-7　肺动脉、右心室及右心房内的压力波形示意

表 1-4　不同心血管腔内测定的血氧饱和度正常值

	平均值	范围
上腔静脉	74%	67%~83%
下腔静脉	78%	65%~87%
右心房	75%	65%~87%
右心室	75%	67%~84%
肺动脉	75%	67%~84%
左心房	95%	92%~98%
左心室	95%	93%~98%
主动脉	95%	92%~98%

都会影响血液标本的检验结果。一些特殊状态比如心功能减低、贫血、高基础代谢率，都可能导致右心系统血氧饱和度减低。另外，在开始时或某种操作（如急性血管扩张试验）后，还需要测定血液 pH 值及二氧化碳分压等参数评估患者的状态。患者应在吸入空气或者通气支持吸入氧浓度不超过 30% 的情况下进行血样采集。如果吸入含氧大于 30% 的气体，那么后续的血流动力学计算中就不能准确提供肺血流量信息（后续有详细解释）。在一些特殊部位的取血可能受到血液层流影响，比如下腔静脉血液接受肝静脉、肾静脉等多处来源，且存在层流现象，局部混合不够充分，有一定的取血误差；在动脉导管未闭患者，主肺动脉取血时若导管靠近动脉导管端，所测氧饱和度可能会被高估；另外，肺静脉异位引流患者，若肺静脉经上腔静脉回流，在肺静脉回流的下游，血氧饱和度会异常增高。

三、左心导管术

左心导管术包括通过导管进入左心房和肺静脉，或者进入左心室和主动脉内，进行压力和血流动力学评估，同时也是进行室间隔缺损封堵或主动脉瓣狭窄球囊扩张术等一些介入手术的必要操作。

（一）左心导管术的适应证

左心导管术可用于以下疾病的诊断和评估，包括主动脉系统疾病，如主动脉瓣、瓣上或瓣下狭窄，或者主动脉弓缩窄、主动脉弓中断的诊断并评估严重程度；左向右分流型先天性心脏病的压力测定及血流动力学评估；冠状动脉畸形的诊断；复杂先天性心脏病的评估，如了解肺动脉闭锁患者侧支血管的形态起源及血供范围，了解肺动脉狭窄性疾病行体 - 肺动脉分流术后人工管道的情况；右心室双出口及大动脉转位患者需要造影以了解心室与大动脉连接关系。

（二）导管途径

常用的左心导管途径是由外周动脉逆行进入的，而股动脉内径粗，操作方便，是最常采用的入路。桡动脉在成人冠状动脉造影中经常被采用，术后易于止血，但导管走行长，不便于操作，而且小年龄儿童桡动脉细小，穿刺困难。小于 5 天的新生儿还可应用脐动脉作为入路。对于小年龄儿童或婴儿，也可采用静脉途径，然后经房间隔缺损或未闭的卵圆孔（若存在的话），或进行房间隔穿刺后进入左心房，再进入左心室，这样可以避免外周动脉损伤，并且允许较粗的导管进行操作。

（三）压力测定

1. 左心室压力 若无主动脉瓣狭窄，左心室收缩压与升主动脉收缩压相等，左心室舒张期波形与右心室类似，但由于左心室室壁较厚以及顺应性较差，左心室舒张压要高于右心室。同样，在心室舒张末期，二尖瓣关闭前，心室压力与左心房压力相同。在没有二尖瓣狭窄及左心房、肺静脉梗阻的情况下，左心室舒张末压可替代左心房和肺静脉压力。在肺毛细血管楔压测定不满意时，可测定左心室舒张末压。

2. 主动脉压力 在正常情况下，股动脉或外周动脉收缩压高于升主动脉 7~15mmHg，而舒张压则低 2~6mmHg，可能是收缩期外周分支的压力回波对收缩压的扩增所致。主动脉舒张压通常反映外周血管阻力，在大型动脉导管未闭或主动脉瓣关闭不全中，主动脉舒张压减低，脉压增大。在主动脉缩窄患者，需要连续监测升主动脉至降主动脉压力变化，可结合造影术，评估狭窄程度。

3. 左心房压力 与右心房压力曲线类似，其波形包括 α 波和 ν 波，不同的是左心房以 ν 波为主。在左向右分流型先天性心脏病比如室间隔缺损中，ν 波明显增高。另外，二尖瓣狭窄患者，若能同步记录左心房与左心室压力，可以看到 α 波与左心室舒末压的压力差。正常情况下，左心房压力是右心房压力的 2~3 倍，但在大型房间隔缺损患者，二者压力相等。

4. 肺静脉楔压 在肺动脉压力无法直接测得的患者，比如在肺动脉闭锁或完全型大动脉转位，可采用肺静脉楔压替代。

（四）血液标本采集与测定

与右心导管类似，左心导管术中所采集的血液标本需要进行血氧饱和度测定，判断血流动力学状态。在表 1-4 中可见左心系统的血氧饱和度均在 92%~93% 以上，左心室或主动脉血氧饱和度减低最常见的原因包括肺动静脉瘘，心内或大动脉水平的右向左分流，肺部疾病如肺气肿、肺纤维化等疾病，以及麻醉所致的低氧血症。

四、血流动力学参数的计算与解读

前面所进行的工作所提供的心导管资料，包括压力值和血氧饱和度数值，需要经过计算得出可量化的数据，最终来评估血流动力学以及心排血量。其中的计算方法相对简单，但对数据的判断以及结果的分析，则要复杂得多，容易产生误导。在具体计算过程中要进行仔细核实，前后对照，尽量避免误差。

（一）心输出量或血流量计算

在心导管术中获得的数据包括：各心血管腔包括上腔静脉、下腔静脉、右心房、右心室、主肺动脉以及左、右肺动脉内的压力和肺毛细血管楔压，以及左心导管获得的左心室压力、升主动脉、降主动脉压力及相对应部位的血液学检验参数（血氧饱和度或氧分压）。根据这些数据，利用 Fick 法计算得出包括肺循环血流量（Qp）、体循环血流量（Qs）、肺循环血流量与体循环血流量比值（$Qp:Qs$）、肺血管阻力（pulmonary vascular resistance，PVR 或 Rp）、体循环阻力（systemic vascular resistance，SVR 或 Rs）、肺循环阻力与体循环阻力比值（$Rp:Rs$）。

Fick 法的前提是假设肺吸入氧气量等于组织消耗的氧量，也就是说肺动脉血液流经肺后携带氧气所提高的氧含量值，应该等于主动脉血液流经体循环毛细血管供给组织耗氧释放的氧含量值。单位时间内机体吸入或被组织利用的氧气量即氧耗量（VO_2）。我们可以通过测量体循环或肺循环两端的动静脉血中氧含量，并根据氧气消耗 / 摄入与该差值的比例关系，计算得出体循环或肺循环血流量。如果氧耗量已知（较为准确的方法是利用仪器直接测定，但根据公式计算得出的假定值也是可接受的，后面将进一步说明），则可以利用公式计算出血流量（公式 1）。

公式 1 血流量（Q）=VO_2/ 动静脉血氧含量差值

血流量（Q）表示 1min 内的血流量，比如脏器两端血氧含量差为 50ml/L，氧耗量为 250ml/min，血流量 =250 ÷ 50，即 5L/min。

肺循环血流量指单位时间内通过肺毛细血管

床的血量（公式 2）。同样，体循环血流量指单位时间内通过体循环毛细血管床的血量（公式 3）。

对于无心内或任何部位分流的患者，肺循环和体循环血流量相等，左、右心输出量是一致的。对于存在分流的患者，需分别计算肺循环或体循环血流量。

公式 2　肺循环血流量（Qp）$=VO_2$/（肺静脉血氧含量 – 肺动脉血氧含量）

公式 3　体循环血流量（Qs）$=VO_2$/（主动脉血氧含量 – 混合静脉血氧含量）

血氧含量指血液与空气隔绝条件下血中氧的含量，包括血红蛋白结合氧和物理溶解氧两部分（公式 4）。物理溶解氧量与氧分压相关，比如一名患者血氧饱和度为 96%，血红蛋白 150g/L，血氧含量 $=0.96\times150\times1.36+70\times0.03$，即 $195.8+2.1=197.9$ml/L。由此可见，此处血氧含量主要部分是血氧饱和度携带的氧，物理溶解氧数值较小（仅占 1%），一般情况下可忽略。国内大部分中心也只测定血氧饱和度，不测定氧分压，计算得出的结果不会有太大误差。但若患者吸入额外的氧气，则溶解氧量明显增加，影响计算结果的准确性，我们将在后面详细解释。另外，在共同动脉干或完全型大动脉转位患者，肺动脉和肺静脉的血氧饱和度非常接近，只用血氧饱和度来计算血流量将高估肺血流量，这时也需要将物理溶解的氧含量纳入计算公式。

公式 4　血氧含量（ml/L）= 血氧饱和度 × 血红蛋白含量（g/L）× 1.36+ 氧分压 × 0.03

如果肺静脉血无法取得，可用假定的 96% 代替。若在心房水平没有右向左分流，那么可取左心房血氧饱和度代替。同理，如果没有室水平或大动脉水平的右向左分流，左心室或主动脉血氧饱和度也可以代替之。通常，若无心内分流，公式 3 中的混合静脉血（$SO_{2\,MixV}$）可取右心远端腔静脉血已混合较好的部位，如右心房或右心室、左肺动脉。而实际上，由于心内分流的存在，经常用到的混合静脉血是采用上下腔静脉的数值进行计算，通常接近于上腔静脉血氧饱和度，常用下面公式。

公式 5　混合静脉血氧饱和度（$SO_{2\,MixV}$）=（$2\times SO_{2\,SVC}+SO_{2\,IVC}$）/3

其中 SVC（superior vena cava）代表上腔静脉，IVC（inferior vena cava）表示下腔静脉，注意 IVC 取样点应在膈肌水平，以保证能包含到肝静脉血。

对于无心内分流的患者进行血流动力学评估时，可以选择热稀释法。相比 Fick 法，该方法操作方便，不需要取血测试，可反复多次进行，且不受氧耗量（VO_2）变化影响，尤其是对于特发性肺动脉高压或先天性心脏病矫治术后患者，是方便、有效的选择。该方法原则类似对比剂（染料）稀释法测量心输出量，后者是通过在血液循环中注入一定量的对比剂，这些对比剂在血流中被稀释。若在下游一定区域内连续测定对比剂浓度，则从对比剂通过开始，得到一定时间的浓度曲线。根据连续曲线，利用公式计算心输出量。热稀释法采用四腔 Swan-Ganz 热稀释导管，通过快速注射冷盐水入右心房，由热敏电阻在肺动脉中记录得到时间和温度曲线，根据该曲线计算得出心输出量。该方法准确性高，即使在低心排血量时，与 Fick 法所测的心排血量数值一致。

（二）分流量计算

若存在心内或任何部位的异常通道，通过这些通道的异常血流量就是分流量，在计算具体的分流量时，还需要有效肺循环血流量（Qep，公式 6），它是指真正的经过肺循环的被氧合的血量。

公式 6　有效肺循环血流量（Qep）$=VO_2$/（肺静脉血氧含量 – 混合静脉血氧含量）

左向右分流量（公式 7）是指已氧合血通过异常通道再次流过肺循环的血量，右向左分流量（公式 8）是指未氧合血再次进入体循环的血量。

公式 7　左向右分流量 $=Qp-Qep$

公式 8　右向左分流量 $=Qs-Qep$

比如一名室间隔缺损患者，Qp=5L/min，Qs=2L/min，Qep=2L/min，左向右分流量为 $Qp-Qep$=3L/min，右向左分流量为 0，故为单纯左向右分流；若是重度肺动脉瓣狭窄合并房间隔缺损患者，如 Qp=2L/min，Qs=3.3L/min，Qep=2L/min，则右向左分流量为 $Qs-Qep$=1.3L/min，没有左向右分流。患者也可能同时存在左向右和右向左分流，如室间隔缺损合并重度肺动脉高压患者，Qp=4L/min，Qs=3L/min，Qep=2L/min，左向右分

流量为 $Qp-Qep=2L/min$，右向左分流量为 $Qs-Qep=1L/min$。

若没有分流，肺循环和体循环血流量相等，均等于心输出量，肺循环与体循环血流量比值（$Qp:Qs$）为 1。若存在分流，则 $Qp:Qs$ 会大于 1 或者小于 1，它是反映肺血流量增加或减少程度的重要参数，即公式 2 和公式 3 计算得出的肺循环血流量与体循血流量的比值，经过简化，可以得出简便计算公式。

公式 9　$Qp:Qs=(SO_{2\,AO}-SO_{2\,MixV})/(SO_{2\,PV}-SO_{2\,PA})$

其中 AO 是主动脉血，MixV 是混合静脉血，PV 是肺静脉血，PA 是肺动脉血。该简便计算方法，只需从主动脉、腔静脉（或者右心房）、肺静脉（或者左心房）和肺动脉取血，测得血氧饱和度即可，该数值不受氧耗量影响。

（三）肺血管阻力计算

在完成血流量计算后，阻力计算就非常简单。肺血管阻力（公式 10）是在特定时期每单位血流量经过肺循环的压力差，是反映肺循环血流经过肺血管床的阻力，是评估肺血流动力学的重要参数，也是决定先天性心脏病合并肺动脉高压患者手术指征的重要指标。我们常用的阻力单位为 Wood unit，缩写为 WU，另一种是米制单位即 $dyn \cdot s/cm^5$。WU 单位乘以 80 转换得到 $dyn \cdot s/cm^5$ 单位，由于 WU 单位直接来源于肺动脉压力与血流量的比值，目前被广泛采用及推荐。

公式 10　肺血管阻力（PVR）=（肺动脉平均压 - 肺静脉平均压）/ 肺循环血流量

如果没有测到左心房和肺静脉压力，可以用肺毛细血管楔压代替，比如一名患者，肺动脉平均压为 34mmHg，左心房压为 9mmHg，肺血流量为 5L/min，则肺血管阻力 =（34–9）/5=5WU。

在儿童时期，年龄差异及体重差异对肺血流量影响较大，计算中需要对肺血管阻力进行体表面积校正（体表面积校正的问题后面有详细介绍），即肺血管阻力指数（公式 11）。

公式 11　肺血管阻力指数（PVRi）= 肺血管阻力 × 体表面积

也有学者建议采用肺循环与体循环阻力比值（$Rp:Rs$），认为该比值不受氧耗量影响，可更客观地反映血流动力学情况。体循环阻力（公式 12）的计算方法与肺循环阻力计算类似。

公式 12　体循环阻力（SVR）=（主动脉平均压 - 右心房平均压）/ 体循环血流量

根据公式 10 中得出的肺循环阻力以及公式 12 中得出的体循环阻力，计算得出：

公式 13　肺循环与体循环阻力比值（$Rp:Rs$）=PVR/SVR

（四）计算中常见的问题与误差来源

基于心导管术获得的数据是诊断肺动脉高压的“金标准”，也是评价血流动力学的可靠指标，但需要明确这并非完美的测量方法，其中存在可能的系统误差以及人为的误解。

1. 氧消耗量（VO_2）　准确评估氧消耗量是 Fick 法计算的核心，也是最大的误差来源。氧消耗量直接测定通常需要一个气体收集装置，如道格拉斯气袋或者通过仪器自动化测量患者吸入氧量和排出氧量间的差别，来评估氧耗量。这种通过直接测定的氧耗量计算血流动力学参数的方法，我们称为直接 Fick 法。氧消耗量测量仪器操作复杂，没有经过系统培训的普通技术员或医师很难熟练操作，在实际测量时也难以获得满意的测量结果。

目前国内普遍采用的方法是根据不同年龄、性别、体重及心率的儿童所测得的氧耗量为基础，推导得出的计算公式。这种通过推测得出的氧耗量来计算血流动力学参数的方法，我们称为间接 Fick 法。虽然这种方法存在显而易见的误差，也存在较多争议，但该法仍在广泛应用，并在一定范围内可被接受。下面是不同学者根据不同人群推导得出的氧耗量计算公式。

LaFarge 公式

VO_2（ml/min）=138.1–（X × $\log_e$ 年龄）+（0.378 × 心率）（男性 X=11.49，女性 X=17.04）

Dehmer 公式

VO_2（ml/min）=125ml/（$min \cdot m^2$）× 体表面积

Bergstra 公式

VO_2（ml/min）=157.3 × 体表面积 +X–（10.5 × $\log_e$ 年龄）+4.8（男性 X=10，女性 X=0）

Lindahl 公式（由婴儿和儿童得出）

VO_2（ml/min）=5.0 × 体重 +19.8

Wessel 公式

VO_2(ml/min)=144.8×体表面积+5.6

Lundell 公式

男性：VO_2/BSA[ml/(min·m^2)]=0.79×心率−7.4×体表面积+108.1

女性：VO_2/BSA[ml/(min·m^2)]=0.77×心率−5.2×体表面积+106.8

其中，年龄单位为岁，心率单位为次/min，体表面积为 m^2，注意：Dehmer 公式来源于成人数据，不能用于儿童。LaFarge 公式来自 3~40 岁人群的数据，在<3 岁的先天性心脏病儿童中误差较大，而 Lindahl 公式在大年龄儿童及成人中不准确。

在国内，广泛采用的是基础热量推算法，根据普通食物的呼吸商为 0.82，氧热价为 20.18kJ，即消耗 1L 氧气氧化食物时所释放的能量为 20.18kJ，反过来可以通过单位时间、单位体表面积下的基础热量，计算得出氧耗量值。

VO_2(ml/min)=基础热量[kcal/(h·m^2)]×200×体表面积(m^2)/60

综上，假定的氧耗量值存在难以避免的误差，也有学者在做出判断时会更加重视不受氧消耗量影响的 $Qp:Qs$ 和 $Rp:Rs$。

2. 通气不足或酸中毒产生的肺血管收缩　由于通气不足和酸中毒可导致肺血管收缩和肺血管阻力增高，若怀疑最后得出的数据高估肺血管阻力，需要考虑此因素所产生的误导。因此，建议在心导管术操作过程中，尽量维持血气 pH 值和二氧化碳分压在正常值范围。另外，对于低氧血症患者，需要判断是否需要吸氧以及合适的氧流量，并有合理的解释。

3. 体表面积(body surface area，BSA)的校正　儿童肺血流量及阻力数值受年龄及体重影响较大，为使所得到的数据具有规范性及可比较性，我们需要对计算得出的数值进行体表面积校正。对肺循环阻力的数值进行体表面积校正，即肺血管阻力指数。在利用体表面积校正阻力时，在一些书籍或文献中，这个单位被误传为"WU/m^2"，这就让人误以为是阻力除以体表面积的指数，实际上应该是阻力乘以体表面积，即"WU·m^2"。例如：一名患儿体表面积为 0.5m^2，肺血流量是 2L/min，肺动脉平均压力为 20mmHg，左心房平均压为 8mmHg。那么他的肺血管阻力绝对值是(20−8)/2，等于 6WU。如果除以体表面积，结果就变为 12WU/m^2。而如果校正肺血流量，结果是 4L/(min·m^2)，计算得出的校正的阻力指数则是(20−8)/4 等于 3WU·m^2。由阻力绝对值 6WU 直接乘以(而非除以)体表面积(6×0.5=3)也会得到相同的结果。

4. 吸氧试验的误差　由于存在心脏畸形的血流量的计算主要依据 Fick 法，利用氧气作为指示剂。在计算中需用到氧消耗量，而在吸氧后实际的氧消耗量可能发生变化。有研究表明，在房间隔缺损和室间隔缺损合并肺动脉高压的患者吸入纯氧后，氧耗量分别增加 3% 和 5%，若仍用基础状态时的氧耗量进行计算，可使肺血管阻力分别被低估 12% 和 17%。其次，在进行吸氧试验时，物理溶解的氧气大大增加，若物理溶解的氧气未被计算在内，结果也会导致肺血管阻力被低估。比如一名室间隔缺损儿童，吸入氧浓度为 100%，假设氧耗量为 150ml/min，血红蛋白 120g/L，则最大氧含量=120×1.36=163.2ml/L，若测得肺静脉氧饱和度为 100%，氧分压 500mmHg，肺动脉氧饱和度 80%，氧分压 80mmHg，在计算中需要将物理溶解的氧气纳入氧含量中，Qp=150/(178.2−157.4)=7.2L/min。若计算时未纳入物理溶解的氧气，结果则是 Qp=150/(163.2−155.0)=18.3L/min，可见误差之大。所以，在吸氧试验时，若没有测定氧分压，直接忽略物理溶解的氧气部分，会导致肺血流量高于正常值，过低估计肺血管阻力。

5. 肺动脉高压患者的血流动力学评估　在左向右分流型先天性心脏病如室间隔缺损等患者，肺动脉压力是反映肺动脉高压程度的重要指标。但在具体患者中，必须结合主动脉压力数值进行评估。比如肺动脉平均压 65mmHg，在不同的患者中意义不同，这时左心导管术中所获得的主动脉压力数据是很好的参考指标，比如同时的主动脉平均压 100mmHg，提示中度肺动脉高压，但如果体循环平均压也为 65mmHg，提示肺动脉高压程度更重。这时，我们可以采用肺动脉与主动脉压力比值，即 $Pp:Ps$ 进行衡量。

另外，在心导管术中行急性肺血管扩张试验时，由于存在心内分流，不能以肺动脉压力的变化，尤其是肺动脉收缩压的变化为阳性标准。也就是说，肺血管舒张不一定会表现为肺动脉压下降，尤其是一些大型室间隔缺损患者，由于心内分流的持续存在，肺动脉收缩压很少发生变化，但肺血流量有明显的增加，肺血管阻力大幅下降。因此，评估肺血流量和阻力才是心导管术的核心。

对于左向右分流型先天性心脏病合并肺动脉高压患儿，在判断矫治手术指征时，血流动力学指标是最重要的参考数据。既往认为，肺血管阻力指数 <6WU·m^2 及 Rp∶Rs<0.3 是较好的手术适应证。另外，可在心导管术中行急性肺血管扩张试验，若肺血管反应性较好（肺血管阻力有明显下降），且在靶向药物治疗一段时间后肺血管阻力指数明显下降达到可手术标准，则提示肺动脉高压以动力性为主，手术后肺动脉高压可逆。

6. 一些特殊心脏畸形患者的血流动力学评估　鉴于 Fick 法的局限性，一些特殊先天性心脏病畸形往往无法准确计算肺循环或者体循环血流量或阻力。比如动脉导管未闭合并重度肺动脉高压的患者，大动脉水平右向左分流的未氧合血进入降主动脉，这时升主动脉与降主动脉的血氧饱和度不一致，我们无法准确知道主动脉氧饱和度平均值，故而无法准确计算体循环血流量，无法获得准确的 Qp∶Qs。同样，在主动脉弓缩窄患者，由于不能确定主动脉的平均压，故也无法计算体循环阻力。对于右心室双出口等复杂心脏畸形的患者，发绀患者氧消耗量与正常人群的差别，以及取样部位、层流导致的取样误差，均使得计算变得异常困难和不可靠。

我们在评估具体的患者时，血流动力学计算和解读是非常复杂的，并且充满着不确定性。这就要求我们在实际操作中能对具体数值做出正确判断并做出取舍，认真计算每一个步骤，对问题的严重性以及误差的来源有足够的洞察力与判断力。新的检查技术，包括心脏磁共振成像的动态增强 MRI 及全心 4D 血流 MRI 可以更加准确地评估复杂先天性心脏病患者肺血流量，为临床决策提供依据。

近 80 年以来，心导管术为我们不断认识先天性心脏病提供更宽广的视界，也为各种介入治疗技术提供支持。虽然许多更加成熟的无创性检查手段在越来越多地参与到先天性心脏病的诊断治疗中来，但迄今为止，心导管检查术仍是先天性心脏病及其他心血管疾病血流动力学评估最重要的方法。

（撰写：王霄芳、李强强　审校：王霄芳）

参考文献

[1] DIEFFENBASH J R. Physiologico-surgical observations on cholera[J]. Cholera Arch, 1832(1): 86-105.

[2] BALDWIN E D, MOORE L V, NOBLE R P. The demonstration of ventricular septal defect by means of right heart catheterization[J]. Am Heart J, 1946, 32: 152-162.

[3] HOLLING H F, ZAK G A. Cardiac Catheterization in the diagnosis of congenital heart disease[J]. Br Heart J, 1950, 12(2): 153-182.

[4] YANG S S, BENTIVOGLIO L G, MARANHAO V, et al. From cardiac catheterization data to hemodynamic parameters[M]. 3rd ed. Philadelphia: FA Davis, 1988.

[5] FORSSMAN W. Cardiac catheterization and angiography[M]. 3rd ed. Philadelphia: Lea & Febiger, 1986.

[6] HOEPER M M, LEE S H, VOSWINCKEL R, et al. Complications of right heart catheterization procedures in patients with pulmonary hypertension in experienced centers[J]. J Am Coll Cardiol, 2006, 48(12): 2546-2552.

[7] LAFARGE C G, MIETTINEN O S. The estimation of oxygen consumption[J]. Cardiovasc Res, 1970, 4(1): 23-30.

[8] SUMMERHILL E M, BARAM M. Principles of pulmonary artery catheterization in the critically ill[J]. Lung, 2005, 183(3): 209-219.

[9] BERGSTRA A, VAN DIJK R B, HILLEGE H L, et al. Assumed oxygen consumption based on calculation from dye dilution cardiac output: an improved formula[J]. Eur Heart J, 1995, 16(5): 698-703.

[10] DEHMER G J, FIRTH B G, HILLIS L D. Oxygen consumption in adult patients during cardiac catheterization[J]. Clin Cardiol, 1982, 5(8): 436-440.

[11] LI J, BUSH A, SCHULZE-NEICK I, et al. Measured versus estimated oxygen consumption in ventilated patients with congenital heart disease: the validity of predictive equations[J]. Crit Care Med, 2003, 31(4): 1235-1240.

[12] WESSEL H U, ROREM D, MUSTER A J, et al. Continuous determination of oxygen uptake in sedated

infants and children during cardiac catheterization[J]. Am J Cardiol, 1969, 24(3): 376-385.

[13] SHANAHAN C L, WILSON N J, GENTLES T L, et al. The influence of measured versus assumed uptake of oxygen in assessing pulmonary vascular resistance in patients with a bidirectional Glenn anastomosis[J]. Cardiol Young, 2003, 13(2): 137-142.

[14] STARK R J, SHEKERDEMIAN L S. Estimating intracardiac and extracardiac shunting in the setting of complex congenital heart disease[J]. Ann Pediatr Cardiol, 2013, 6(2): 145-151.

[15] LI Q, ZHANG C, WANG R, et al. Pulmonary hypertensive crisis in children with pulmonary arterial hypertension undergoing cardiac catheterization[J]. Pulm Circ, 2022, 12(2): e12067.

[16] HUMBERT M, KOVACS G, HOEPER M M, et al. 2022 ESC/ERS guidelines for the diagnosis and treatment of pulmonary hypertension[J]. Eur Heart J, 2022, 43(38): 3618-3731.

[17] MULLINS C E. Cardiac catheterization in congenital heart disease: pediatric and adult[M]. Malden: Wiley-Blackwell, 2006.

[18] HANSMANN G, KOESTENBERGER M, ALASTALO T P, et al. 2019 updated consensus statement on the diagnosis and treatment of pediatric pulmonary hypertension: the European Pediatric Pulmonary Vascular Disease Network (EPPVDN), endorsed by AEPC, ESPR and ISHLT[J]. J Heart Lung Transplant, 2019, 38(9): 879-901.

[19] 周爱卿. 先天性心脏病心导管术[M]. 上海：上海科学技术出版社，2009.

[20] 王辰. 肺动脉高压[M]. 北京：人民卫生出版社，2012.

[21] 中华医学会呼吸病学分会肺栓塞与肺血管病学组，中国医师协会呼吸医师分会肺栓塞与肺血管病工作委员会，全国肺栓塞与肺血管病防治协作组，等. 中国肺动脉高压诊断与治疗指南（2021版）[J]. 中华医学杂志，2021，101（1）：11-51.

第4节　儿童心律失常检查手段及临床意义

心脏的跳动贯穿我们一生，但直到心电图问世，我们才能肉眼可见地研究心跳的异常，也就是心律失常。随着认知水平的提高及治疗窗口的前移，儿童心律失常越来越受到家长及专科医生的重视。由于儿童表达能力及自我观察能力欠缺，心律失常多隐匿进展，需要借助一些辅助检查来帮助明确诊断及评估病情，本节就儿童临床常用的心律失常相关检查手段做一简单介绍。

一、体表心电图

自Einthoven于1893年发明了弦电流计，并于1903年从体表记录到初始心电图开始，体表心电图已应用了100余年，是临床最常用且最重要的辅助检查手段之一。心电图机记录的是大多数心肌细胞电活动在体表的综合反应。标准12导联体表心电图包括3个双极肢体导联（Ⅰ、Ⅱ、Ⅲ）、3个加压单极肢体导联（aVR、aVL、aVF）和6个胸前导联（V_1~V_6）。通过这些导联将心脏传至体表的微电流记录并放大描记，就形成了一张心电图。

心电图的基本信息包括心率、心律、各波形态、QRS电轴、PR间期、QRS波时限以及QT间期等，每一项参数都反映了心脏工作状态中某个阶段的电活动。现代心电图机多能自动测量上述数值，结果也基本准确，但对心律失常的分析仍需专科医生自行判读。心电图让心脏的电活动可视化，是分析心律失常的性质及严重程度的重要手段。窦性心律下的心电图可初步评估窦房、房室、室内各节段传导是否正常，判断有无显性旁路。对于发作中的心动过速，体表心电图可初步判断心动过速的类型、机制及起源部位。对于室性期前收缩，体表心电图可帮助定位期前收缩的消融靶点。心电图也可帮助诊断部分心脏疾病，例如心肌缺血时，可出现心电图ST段改变；胸痛发作时，心电图可辅助判断是否存在心肌缺血，并初步判断缺血部位。心肌病的鉴别诊断中需通过心电图判断是否有心动过速或心室预激，另外肺气肿、肺心病、肺栓塞等呼吸系统疾病，血钾、血钙异常等电解质紊乱，甲状腺功能异常等疾病也具有特征性心电图改变。

除普通心电图外，部分心电图机可描绘长条图。长条图的记录时间长于普通心电图，可用于观察患者接受治疗后的心律变化，例如推注抗心律失常药物终止心动过速时，或药物试验诱发心律失常时。但长条心电图多为 3 导联，通常不单独作为心电资料留存，需在完善 12 导联心电图的基础上留作补充资料。

体表心电图是心律失常诊断的基石，可帮助定性及定位诊断，应用于临床为时已久，从理论基础到临床应用均积累了丰富经验。其普及程度非常高，社区医院即可检查。其优点包括操作简单，即等可得，且成本低廉。虽然经过 1 个世纪的研究发掘，时至今日我们仍然可以通过改良算法从心电图中挖掘出新的信息。不久的将来，在 AI 技术的加持下，体表心电图甚至可在早期预测疾病的发生与发展。其不足之处在于记录时间短暂，且为静态心电资料，部分间歇性发作的心电变化容易遗漏，需与其他手段联合使用。

二、动态心电图

动态心电图于 1957 年由 Norman J Holter 团队发明并于 1961 年投入临床使用，所以也常称为 Holter 心电图。它由便携式记录器和计算机回放分析系统组成，可以连续长时间记录每个心动周期的心电信号。自 20 世纪 90 年代以来，记录器、存储器等硬件以及分析软件的迅猛发展使得动态心电监测设备趋向小型化、长时程。新款穿戴式动态心电图舍弃了传统的背挎式记录器，实现了较少电极、无导线佩戴。动态心电图的记录时间也由最初的 24h，发展至 48h、72h，应用特定仪器甚至可达 14 天，显著提高了检测阳性率。

动态心电图临床应用广泛。对于不明原因的短暂发作性症状，如胸闷、心悸、眩晕或晕厥，发作期的心电图具有诊断意义，动态心电图可提高症状期心电图留存率，帮助明确症状与心律失常的关系。部分心律失常如室性期前收缩、室性心动过速、房性心动过速的严重程度取决于发作是否频繁，动态心电图可获得较长时间内心律失常的负荷，帮助选择治疗方案。动态心电图获取心电信息全面，通过分析平均心率，计算 RR 间期，观察房室传导阻滞的出现情况，可评估窦房结功能及房室传导功能。生理状态下心率会受交感神经和迷走神经活动的影响发生波动，动态心电图是最可靠、敏感的非侵入性心率变异性检测手段。对于心律失常药物或射频消融治疗后的患者，动态心电图是随访评估疗效及药物不良反应的常用手段。由于佩戴时不影响日常活动，动态心电图是研究日常生活中心肌缺血的重要方法。另外，若动态心电图监测过程中恰好捕获到心动过速发作及终止时刻的心电图，对于心动过速鉴别诊断具有一定价值。

动态心电图最大的优点在于连续性及便携性，是最贴近日常生活的对心电信号的连续观察，可记录不同生理状态下心律失常的发生、类型及演变，客观且定量地分析心律失常，明确临床上难以确定的瞬时异常心电图。传统动态心电图因检测时间长，设备数量有限，使得预约周期长，但新款穿戴式动态心电图为一次性贴片，解决了长时间等待的问题。另外，动态心电图为模拟导联，对心律失常的定位不如普通体表心电图准确；且由于 P 波的波幅小，计算机分析系统自动识别 P 波困难，不能对所有心律失常事件进行分析，目前计算机能自动分析的内容包括 QRS 波形态的识别及分类，期前收缩或由成串期前收缩组成的异位搏动的检出及计数，剩下的如心房颤动、房室传导阻滞、预激综合征等心律失常需由医生人工判断。

三、平板运动试验

平板运动试验又称运动负荷试验，目前常用方案为 Bruce 方案，即令患儿在可调整斜率的平板上行走，逐渐增加速度和斜率从而增加运动量，同时通过心电监护仪连续记录心率、血压及体表心电图变化从而评价心功能。相较于踏车运动，平板运动试验更符合生理性运动，低龄患儿配合度更高，在儿科临床应用中可行性更强。

运动可使肾上腺素分泌增加，迷走神经张力减低，心肌耗氧量增加，对于先天性冠状动脉起源异常、冠状动脉瘘、继发于川崎病的冠状动脉瘤等引起的心肌缺血，运动试验可用于评价冠状动脉供血情况，帮助明确诊断。运动试验是窦房结功能激发试验之一，运动中若心率上升不佳，或出现窦房传导阻滞、窦性静止或异位性快速心律，则提示窦房结功能障碍。对于一度或二度Ⅰ型房室传导阻滞患儿,若随运动量增加传导阻滞消失,心率减慢后复现,提示传导阻滞受迷走神经张力增高影响,而器质性心脏病所致的传导阻滞会随运动量增加加重或不变。运动试验可诱发复制儿茶酚胺敏感性室性心动过速,对其有很大诊断价值。另外,部分折返机制的心动过速也可因运动诱发。对于室性期前收缩,若运动中或运动后负荷增加、形态多变,则提示有病理意义;若运动后室性期前收缩减少,则提示良性,故运动试验也可用于判断运动对心律失常的影响,从而指导患儿的生活方式。

运动试验对于诱发及观察心肌缺血患者的ST段改变优于动态心电图,可以明确运动与心律失常的关系,但其记录时间较短仅30min左右,且不适用于行动不便者,检查过程有一定危险性。

四、经食管心脏电生理检查

经食管心脏电生理检查的解剖基础是食管的前壁紧邻左心房后壁,当电极导管从食管内置入适当位置就可以记录到心房除极信号并刺激心房,从而实现心律失常的诱发,终止及鉴别诊断。食管电生理检查仪器包含电极导管、刺激仪及记录仪三部分。食管电极导管是一个可弯曲的双极或四极电极,可经口鼻腔送入食管并放置在左心房附近,插入深度可通过身高计算,且以记录到清晰、高大、正负双向P波为佳,此时可通过电极连接的体外刺激仪发放冲动刺激心房,并同时用普通心电图机或多导记录仪描记体表心电图。

相较于体表电极,食管电极紧贴左心房,可明确记录到心房P波。当体表心电图不能辨清P波或心房异位波时,食管内心电图可记录心房除极波的形态,有助于鉴别心律失常的类型。食管电生理检查获取的心电信息远多于体表心电图,通过测量窦房结传导时间、窦房结恢复时间、窦房结不应期等指标,可评估窦房结功能;通过房室结传导功能检查、房室结的起搏功能检查,可评估房室传导功能;通过测量房室旁路的前传不应期,可对心室预激进行危险分级;通过程序刺激可发现隐匿旁路,诱发心动过速进行鉴别诊断以及旁路定位。对于折返机制的心动过速,可通过食管调搏终止心动过速发作。另外,对于某些疾病引起的严重心动过缓、阿-斯综合征,不适合行起搏器植入时,以及伴有窦房结功能障碍的患者行心脏手术或介入操作时,可应用食管电极进行保护性心脏起搏,避免因窦房结起搏功能未及时恢复而出现窦性停搏。

经食管电生理检查通过食管电极可以直接记录到心脏的电活动,对心律失常的诊断更准确,且兼具治疗作用,可终止心动过速发作,在必要时可实现保护性起搏,是临床重要的电生理检查治疗手段。但食管电极植入虽然没有创伤,却会造成明显不适感及恐惧感,儿童患者通常较难配合完成,这限制了其在儿童群体中的广泛应用。

五、植入式心电事件记录仪

植入式心电事件记录仪(insertable cardiac monitor, ICM)又称植入式环状记录器,是一种植入皮下的长时程动态心电图记录装置,最长记录时间可达3年。ICM分为心电记录器、体外触发器和程控仪三部分。记录器为植入皮下部分,体积小巧,常通过切皮的方式埋置在胸骨左侧第4肋间。最新款的植入器仅有曲别针大小(1.2cc, 2.5g),甚至可通过注射的方式植入皮下,大大提高了植入的便捷性。记录器虽然体积小,但功能强大,可准确记录各种心律失常发作时的关键信息。与起搏器类似,ICM的程控仪可在体表通过遥控方式对记录器进行参数设置、模式选择,并对记录器中存储的资料进行查询和传输。当佩戴者心率或心律达到程控设定的标准时,可自动触发心电资料的记录。另外,当患者有明显症状时,还可主动激活触发器冻结存储即刻心电信息用于之后分析。

ICM主要用于证实症状与心律失常的相关性,其植入指征包括:反复发作晕厥、心悸、胸痛等症状,发作不规律且间隔时间长,其他检查未能明确病因者;或经全面检查除外其他原因高度怀疑心律失常的晕厥患者。ICM植入后需定期随诊程控记录器工作状态,若有症状发作,应详细记录发作的时间、特征及表现形式,并及时就诊评估症状发作时的心电信息,明确症状与心律失常的关系。ICM已做抗磁处理,不影响磁共振检查,但佩戴者应避免强电磁辐射及电刀灼烧等干扰。

ICM 的优点在于可长时间携带捕捉发作性心律失常事件，可以提高低频率发作但症状严重的恶性心律失常的诊断概率，是不明原因晕厥的重要诊断手段之一。其缺点为有创性植入物，即使产品不断迭代优化，创伤越来越小，但仍有植入感染风险，且费用高，另外 ICM 只有监测记录功能没有除颤复律等治疗作用，植入后需要至少冒一次心律失常事件的风险才可明确诊断。

六、心内电生理检查

1971 年，当导管介入技术与新发展出的心脏程序电刺激技术珠联璧合，一个全新的心律失常研究领域就此展开，即心内电生理检查。实施心内电生理检查需用到电极导管、多道生理记录仪、程序刺激仪以及导航系统。时至今日，电生理检查已迈入三维时代，通过放置于体内、与心脏直接接触的多根心内电极接收心脏电信号，同时传输程序刺激信号，在三维电生理导航系统下就可以实现心脏电活动的可视化标测。三维导航系统的出现缩短了电生理检查及射频消融术的操作时间，减少了患者及术者的放射暴露，提高了射频消融术的成功率。

电生理检查是心律失常的最终诊断方法。对于快速性心律失常，心动过速发作时的心内电图可以明确心动过速与症状的相关性，具有诊断价值，诱发与临床相关的心动过速是鉴别诊断及靶点定位的重要基础。心内电生理检查可通过期前刺激、超速起搏等程控方法诱发心动过速，实现心动过速发作的可控性。不同心动过速具有不同的心内电图特征，通过比较窦性心律及心动过速发作时的心内电图，或通过程序刺激诱发一些特定状态下的心内电图，可以鉴别心动过速的类型，明确发病机制。对于折返机制的心动过速，心内标测可以明确旁路或关键峡部的位置，对于局灶起源的心律失常，心内标测可以明确起源点，确定射频消融靶点。另外，对于体表心电图不能确诊的缓慢性心律失常患者，心内电生理检查能更准确评价窦房结功能及房室传导功能，明确传导阻滞部位。

心内电生理检查是心律失常诊断的“金标准”，可以帮助进行心律失常诊断、发病机制研究、治疗方法选择以及预后的判断。近年来随着相关技术和器械的迅猛发展，射频消融术的手术时间缩短，心内电生理检查较少单独施行，多联合射频消融术一次完成。由于体重、血管条件、麻醉等诸多因素限制，心内电生理检查在儿童中的应用落后于成年人，许多经验要借鉴于成年人，但正在稳步追赶提高。

七、基因检测

1985 年开启的人类基因组计划被称为生命科学的“登月计划”，它在绘制人类基因图谱、破译人类遗传信息的过程中，发明了大量基因检测相关技术，并促进基因检测从科研走向临床应用，帮助我们对疾病的理解进入到基因层面。

许多遗传性心律失常为心脏离子通道或结构蛋白单基因突变所致，对于有临床症状及可疑家族史、怀疑遗传性心律失常的患儿，可行基因检测。准确的基因检测结果可明确疾病（例如长 QT 间期综合征、Brugada 综合征）的具体分型，指导治疗及后续生活管理；可作为遗传咨询的依据；可帮助筛查家系中其他潜在患者；可对具有遗传易感性的多因素疾病进行危险分层。但基因检测的阴性仅提示没发现已知的致病变异，并不能作为排除疾病的依据。

基因检测的临床应用越来越普及，但应注意把握指征以避免滥用，另外应加强检测结果的解读及遗传咨询。部分家长会因为变异基因的传递产生愧疚感，部分国家甚至立法禁止基于基因检测结果的雇佣及保险歧视，临床医生进行结果解读时也需要谨慎对待其可能产生的社会性影响。

八、结语

科技进步使得新的检查手段逐年涌现，以上列出的仅为临床常用的成熟的手段。不同检查具有各自的优缺点，如果把普通心电图比喻为照片，那动态心电图就是录像，而电生理检查就像直播，临床应用时应扬长避短，个体化选择，综合应用多种手段，才能在最经济、对患儿创伤最小的情况下提高诊断准确性。

（撰写：郭保静、上官文　审校：王霄芳）

参考文献

[1] SHARMA A N, BARANCHUK A. Ambulatory External Electrocardiography Monitoring: Holter, Extended Holter, Mobile Cardiac Telemetry Monitoring[J]. Card Electrophysiol Clin, 2021, 13(3): 427-438.

[2] YOO D, BHALLA K, MANYAM H, et al. Next-generation Mobile Cardiac Telemetry: Clinical Value of Combining Electrocardiographic and Physiologic Parameters[J]. J Innov Card Rhythm Manag, 2022, 13(8): 5135-5146.

[3] GRONDIN S, DAVIES B, CADRIN-TOURIGNY J, et al. Importance of genetic testing in unexplained cardiac arrest[J]. Eur Heart J, 2022, 43(32): 3071-3081.

[4] NAPOLITANO C. Genetic testing of inherited arrhythmias[J]. Pediatr Cardiol, 2012, 33(6): 980-987.

[5] MENDENHALL G S. Implantable and surface electrocardiography: complementary technologies[J]. J Electrocardiol, 2010, 43(6): 619-623.

[6] SINGH D K, PETER C T. Use of the surface electrocardiogram to define the nature of challenging arrhythmias[J]. Card Electrophysiol Clin, 2016, 8(1): 1-24.

[7] PITMAN B M, ZANKER A, LIM M, et al. Factors affecting electrogram sensing in an insertable cardiac monitor: Insights from surface electrocardiogram mapping analysis[J]. Heart Rhythm, 2023, 20(9): 1297-1306.

[8] SHAH B N. On the 50th anniversary of the first description of a multistage exercise treadmill test: re-visiting the birth of the 'Bruce protocol'[J]. Heart, 2013, 99(24): 1793-1794.

[9] KURBAAN A S, SUTTON R. Management of syncope: head-up tilt test or electrophysiological study?[J]. Eur Heart J, 2001, 22(10): 806-808.

第5节　儿童心脏病影像学检查

【概述】

儿童心脏病是指影响儿童心脏结构和功能的一类疾病，涵盖了广泛的先天性和获得性心血管问题。先天性心脏病是最常见的类型，指的是在出生时就存在的心脏结构异常，发病率占新生儿总数的0.4%~1.0%。这一类心脏病包括上百种分型，部分可同时合并多种畸形，出现不同症状。此外，获得性心脏病，如风湿性心脏病、心肌炎等，也可影响儿童心脏健康。这些疾病可能影响心脏的结构、心脏血管的功能，或者使两者同时受到影响。

儿童心脏病对患儿的健康和生活质量有深远的影响。即便是一些轻微的病变，在日常生活和体育活动中也可能影响患儿的生活质量。一些严重的先天性心脏病可能需要进行外科手术或介入性治疗。许多儿童心脏病需要长期的医学监测和治疗。因此，了解并有效管理儿童心脏病对于降低社会经济负担至关重要。影像学检查在儿童心脏病诊断中扮演着重要的角色，它不仅能够提供详细的心脏解剖和功能信息，还可以帮助医生确定病变的类型、程度以及制订个性化治疗方案。

【影像学检查的重要性】

首先，X线检查、心脏磁共振成像(magnetic resonance imaging，MRI)和CT心血管成像等技术能够提供清晰的心脏结构图像，使医生能够详细观察心脏的各个部位，包括心腔、心瓣膜、血管等。这对于发现和定位心脏病变至关重要。影像学检查还可以帮助医生评估心脏的功能，包括心脏收缩和舒张的能力，以及室壁运动和射血功能等。这对于确定心脏病的类型，尤其是那些涉及功能异常的疾病，具有关键的诊断意义。CT心血管造影和心脏MRI等技术使医生能够详细评估血管结构，包括冠状动脉、主动脉、静脉等，同时了解血流动力学的情况。这对于发现血管狭窄、瘤样扩张、异常血管连接等问题具有关键的诊断意义。

其次，在临床工作中，影像学检查从早期筛查、指导治疗和随访预后方面都有重要价值，有助于早期发现先天性心脏畸形。先天性心脏病在儿童中相对常见，超声心动图在儿童心脏筛查中尤为重要，能够快速、非侵入性地检测室间隔缺损、法洛四联症等疾病，从而有助于早期治疗和管理；通过影像学检查获取的信息能够帮助医生制订个性化治疗方案。不同类型心脏病需要不同的治疗策略，而影像学检查可以为医生提供全面的病情了解，帮助选择最佳干预措施，包括药物治疗、手术干预或介入性治疗；儿童心脏病通常需要长期的治疗和随访。影像学检查可以用于定期监测患儿的病情发展，评估治疗效果，及时调整治疗方案。这对于确保患儿长期的心脏健康至关重要。

【常用的影像学检查技术】

（一）X 线检查

X 线检查（下文中又称为“X 线成像”）是利用 X 射线的透射特性来显示人体内部结构的一种医学影像学技术。尽管 X 线成像不如其他先进的影像学技术（如心脏 MRI 或超声心动图）提供详细的心脏结构和功能信息（图 1-8），但它仍然在某些情况下具有一定的诊断和监测价值。

以下是 X 线在儿童心脏病中的主要应用方面。

1. 初步筛查　在资源有限或无法进行其他先进影像学检查的情况下，通过胸部 X 线检查，医生可以初步了解心脏的形态、大小和位置，判断心脏是否存在扩大或缩小，从而迅速发现一些明显的异常。

2. 评估肺充血和肺淤血　心脏病导致的心力衰竭可能引起肺充血和肺淤血。胸部 X 线检查可以帮助医生快速评估肺部情况，包括观察肺血管阴影、肺血管充血和间质性水肿等征象，有助于判断心力衰竭的程度。

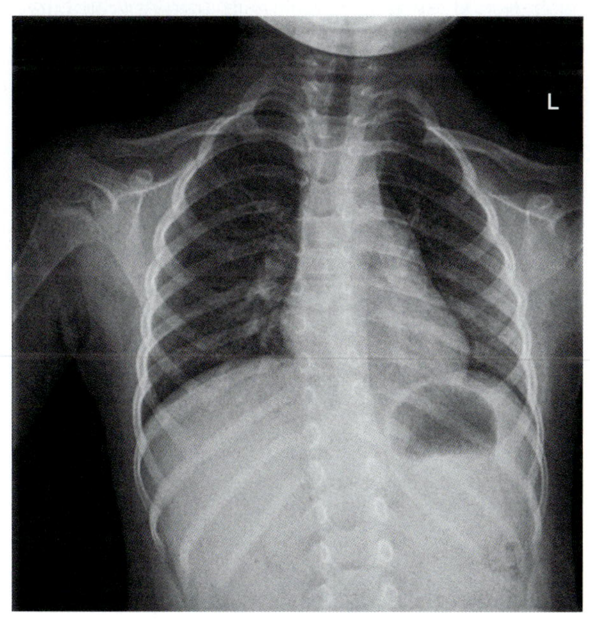

图 1-8　室间隔缺损

X 线显示心影呈二尖瓣型，肺动脉段轻突，双心室增大。

3. 辅助诊断　尽管 X 线不能提供关于心脏瓣膜、室间隔和心脏功能等详细信息，但可用于排除其他肺部或骨骼疾病，帮助医生缩小诊断范围。

4. 术前评估　在一些需要进行心脏手术的儿童患者中，通过 X 线检查，医生可以观察心脏和胸腔的整体结构，需要明确气管、食管等结构的位置，有助于手术中的解剖定位，为手术前的准备工作提供参考，包括手术方案的制订和术前的风险评估。

由于 X 线是一种辐射性检查，尤其是对于儿童，需要谨慎使用。在可能的情况下，更先进的无辐射成像技术如超声心动图和心脏 MRI 可能更适合儿童心脏病的详细评估。

（二）CT

计算机断层扫描（computer tomography，CT）是一种通过 X 射线成像原理来获取具有更高分辨率的体内断面图像的技术。CT 成像可以用于更详细地评估先天性心脏病，特别是对于那些超声心动图不够清晰或需要进一步确认的病例。CT 能够提供对心脏结构的高分辨率三维图像，帮助医生准确诊断和定位缺陷，如室间隔缺损、法洛四联症等（图 1-9）；CT 血管造影可用于评估血管畸形，包括动脉瘤、血管狭窄、动静脉畸形等。对于一些儿童心脏病患者，尤其是需要详细了解心脏和大血管关系的病例，CT 血管成像提供了一种全面的、非侵入性的诊断手段；CT 冠状动脉成像还可用于评估冠状动脉的病变，包括狭窄、斑块和动脉瘤。有助于了解儿童心脏病患者是否存在

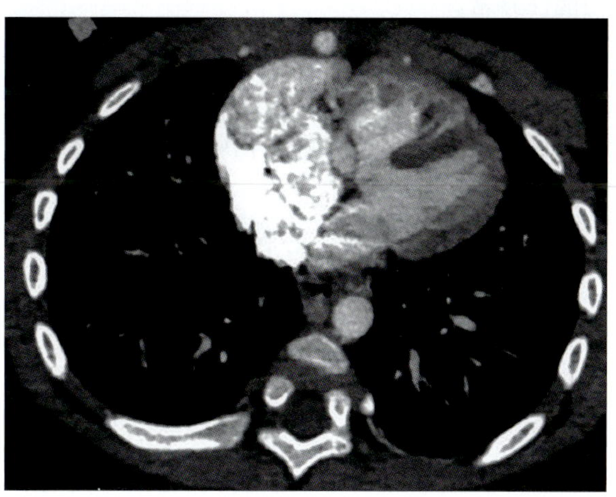

图 1-9　CT 血管造影显示室间隔缺损

冠状动脉异常以及冠状动脉供血情况；需要进行心脏手术的儿童，CT检查有助于医生更好地了解心脏的解剖结构，为手术提供更准确的定位和规划；CT成像可以帮助评估心包腔和检测心包疾病，如积液、囊肿、肿瘤等。对于了解心脏周围结构的情况以及评估患者的整体心脏健康状况提供了重要价值。

与X线检查一样，尽管CT可以提供详细的解剖结构信息，但它是一种具有辐射性的检查。在儿童群体中，需要谨慎权衡辐射暴露的风险和检查的临床必要性。在可能的情况下，可能会优先选择无辐射的影像学检查，如超声心动图或心脏MRI，以减少辐射暴露。

（三）心脏磁共振成像

心脏磁共振成像（MRI）作为一种非侵入性成像技术，能够提供清晰、高分辨率的心脏图像，从而在儿童心脏病的诊断、治疗规划和长期随访中发挥关键的作用。与CT相比，还具有无辐射暴露的优点。对于儿童患者，特别是那些可能无法配合其他检查的患者，MRI提供了一种无创且可靠的功能性评估方法。以下是MRI在儿童心脏病中的主要应用方面。

1. 结构性评估 心脏MRI可以包括提供心腔、心瓣膜、室壁等在内的高分辨率图像，对于先天性心脏畸形，如室间隔缺损、法洛四联症等，MRI有助于确定病变的类型和程度。

2. 功能性评估 心脏MRI能够评估心脏的功能，包括收缩和舒张能力、心脏输出量等，有助于了解心脏的整体功能状态以及诊断心脏病中的功能性异常。

3. 血流动力学评估 心脏MRI通过采集血流序列，可以评估血流的速度、方向和量，对于发现瓣膜病变、血管狭窄或瘤样扩张等问题具有重要意义。

4. 三维心脏成像 心脏MRI可以生成高质量的三维心脏图像，特别是在复杂先天性心脏病的手术前，这对于手术规划和术中指导有着重要作用，可以更好地了解心脏的结构，提高手术的准确性和安全性。

5. 长期随访和治疗效果监测 心脏MRI能够提供定量和定性的数据，帮助医生监测治疗效果，及时调整治疗方案，并为患者的长期管理提供重要的信息。

儿童心脏病影像学检查在不断迎来技术的改进的同时也面临一些挑战，首先，儿童对辐射更为敏感，辐射暴露可能对其生长和发育产生负面影响；儿童难以在影像学检查中保持静止，影响成像质量；儿童心脏较小，对于一些细小解剖结构的成像要求更高，而且患有心脏病的儿童可能需要更高分辨率的影像；一些儿童心脏病病例较为复杂，需要更全面的影像学信息来明确诊断。需要引入多模态影像学技术的综合应用，如超声心动图与心脏MRI、CT的结合，以提供更全面、立体的心脏解剖和功能信息。

儿童心脏病影像学领域也在不断涌现出许多新兴技术，这些技术在提高诊断精度、减少辐射暴露、改善成像质量和提供更多功能性信息方面具有巨大的潜力。3D打印技术可以生成患儿心脏的精确模型，为医生提供实体模型，更好地指导手术和治疗决策；心脏磁共振弥散张量成像通过测量水分子在组织中的运动方向和速度来研究组织微结构的技术，它有助于更详细地了解心脏组织的微观结构，提供更灵敏的病理性变化检测，有望成为评估儿童心脏病患者组织完整性和功能变化的有力工具，尤其是在早期诊断和治疗监测方面；利用机器学习和深度学习算法，AI在心脏病影像学中有望提高图像分析的速度和准确性，自动识别和定量评估心脏结构和功能，从而成为儿童心脏病影像学的重要辅助工具，提供更快速、准确的诊断和定量分析，同时为医生提供更个性化的治疗方案。

总体而言，这些新兴技术有望进一步改进儿童心脏病影像学的诊断精度、治疗规划和患儿管理，弥补现存的缺陷，为提高患者的预后和生活质量做出重要贡献。未来的研究或许还将探索出更多创新技术的可行性，以更好地满足儿童心脏病临床需求，进一步指导临床干预与管理。

（撰写：陈艳春　审校：陈哲）

第2章　先天性心脏病新生儿期诊疗

第1节　危重先天性心脏病新生儿期诊疗概述

一、概况

在过去20年里，先天性心脏病（congenital heart disease，CHD）是我国最主要的出生缺陷型疾病，特别是危重先天性心脏病，死亡率极高，其自然病程1年死亡率高于50%。对此类患儿如何进行及时、有效的救治，是先天性心脏病外科当下亟待解决的临床问题。

美国心脏协会（AHA）将危重CHD定义为生命第一年内需要干预的任何CHD，而我们在临床实践中更倾向于"需要干预或导致生命28天内死亡的CHD"。应用这一定义，在我国可受益于早期筛查和治疗的CHD类别包括以下几种。

1. 大动脉转位（transposition of great arteries，TGA）

2. 完全性肺静脉异位引流（total anomalous pulmonary venous connection，TAPVC）

3. 重度主动脉缩窄（coarctation of aorta，CoA）和主动脉弓中断（interruption of aortic arch，IAA）

4. 室间隔完整的肺动脉闭锁（pulmonary atresia with intact ventricular septum，PA/IVS）或重度肺动脉瓣狭窄（PS），特别是合并右心室发育不良

5. 法洛四联症（tetralogy of Fallot，TOF）或PA/VSD

6. 共同动脉干（truncus arteriosus，TA）

7. 高压型单心室（single ventricle，SV）

8. 左心发育不全综合征（hypoplastic left heart syndrome，HLHS）

9. 引起严重缺氧或严重心力衰竭的CHD

10. 易引发一侧或双侧肺动脉高压的CHD

11. 易早期压迫引发气管狭窄的血管环类疾病（肺动脉吊带、双主动脉弓等）

这些CHD在早期就会对患儿的生长发育甚至生存带来严重影响。理论上，在具备相应条件的心脏中心均应在新生儿期进行手术，甚至在患儿出生即刻就进行外科手术，即所谓的产时手术。

在治疗合并右心室发育不良的PA/IVS时，国际上已有团队采用在胎儿期通过介入方式进行干预以促进右心室发育。受到这种思路的启发，我们考虑是否能有计划地提前分娩，生后即刻手术，以终止右心室发育进一步受限。这种方法的好处有：①可能不会使孕产妇也面临手术风险的伦理问题；②可以更为安全、易行地救治胎儿。按此思路进行延伸，面对肺动脉吊带等压迫气管的疾病可同样治疗。

CHD在新生儿期进行手术治疗矫正解剖畸形，是未来学科发展的方向。想成为一名令患儿父母信服的外科医生，让家长接受新生儿期手术的理念，就要求我们不仅要能进行精准的解剖矫治，更要对胎儿期各种心脏畸形的病理生理有深刻的认识。只有深刻理解新生儿手术的内涵，才能提升手术疗效和远期效果，以实现患儿受益的目标。

二、胎儿循环与出生后血流动力学改变

（一）正常胎儿期的血液循环

胎儿是通过脐血管和胎盘与母体之间进行营养及氧气交换。

1. 胎盘　胎盘是胎儿与母体进行气体和物质交换的重要器官，包括胎儿部分的叶状绒毛膜和母体部分的基蜕膜。两条脐动脉进入胎盘后，经过绒毛膜内的毛细血管与绒毛膜间隙内的母体血充分进行物质交换后汇集成一条脐静脉返回胎

体。因母体血只存在于绒毛膜间隙内，胎儿血与母体血不会发生混合，最终富含二氧化碳和代谢废物的脐动脉血经过胎盘的物质交换作用后，转变成富含氧气与营养物质的脐静脉血回流入胎儿体内。另外，胎盘尚有分泌激素及屏障的功能。

2. 脐静脉、静脉导管及下腔静脉　胎盘内经过充分氧合和物质交换的胎盘血经脐静脉进入胎儿体内，脐静脉经脐带穿过脐环进入胎儿腹腔，沿镰状韧带游离缘到达肝下缘肝门部，约一半脐静脉血经静脉导管相对加速后直接进入下腔静脉不再经过肝，另一部分脐静脉血进入肝内，经过肝循环后由肝静脉汇集流入下腔静脉。来自静脉导管的血与来自盆腔、腹腔器官的静脉血在下腔静脉近段混合后进入右心房。由于血的来源和速度不同，经下腔静脉进入右心房混合血也是分层的，其中来自静脉导管的充分氧合血速度相对快且位于管腔的背侧偏左，朝向卵圆孔（图 2-1）。

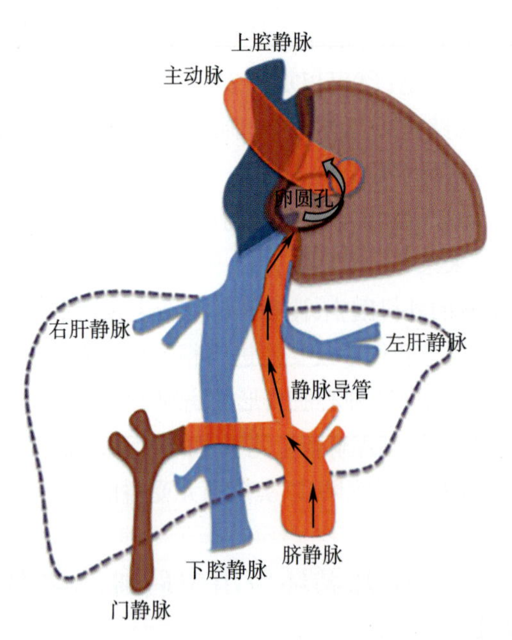

图 2-1　胎儿循环示意

3. 上腔静脉及肺循环　胎儿脑循环及上半身的静脉回流血经上腔静脉进入右心房，再顺血流方向优先经三尖瓣口进入右心室，因此几乎没有跨过卵圆孔。右心房内的血液经右心室泵入肺动脉，肺动脉的大部分血流经动脉导管进入降主动脉供应腹腔内脏及下半身。胎儿的肺无呼吸功能，肺处于不张状态，仅有 10%~15% 血流进入肺循环参与肺血管床的发育。胎儿时期肺循环处于低血流量、高压力、高阻力状态。

4. 脐动脉及体循环　胎儿左心房内为来自下腔静脉和少量肺静脉的回流血，如前所述，来自静脉导管的充分氧合血优先经卵圆孔进入左心房、左心室，供应头、颈、上肢部分组织器官发育所需的氧及营养物质，因而该部位发育较快。由于供应盆腔、腹部及下肢的血来自经动脉导管进入降主动脉的血，此部分血液主要由含氧量较低的静脉血构成，相对含氧低及营养少，因而盆腔、腹部及下肢发育相对较慢。两条脐动脉分别从胎儿左、右两侧的髂骨动脉发出，通过脐带连接胎盘，脐动脉血进入胎盘后进行充分氧合及物质交换后再经脐静脉回流入胎儿体内。上述血流特点使胎儿右心系统和左心系统的总血流量明显不同，右心占优势。另外，右心和左心系统呈现并联的关系，这点与成年人的血液循环有明显的不同。需要注意的是，充分氧合的脐静脉血先后经静脉导管和卵圆孔优先进入左心房，造成左心房的氧饱和度明显高于右心房，也使氧合度高的血流优先供应胎儿的心脏和大脑。

（二）出生后血流动力学改变

在正常的生理状况下，出生后婴儿的血液循环应发生如下改变：

1. 肺血管阻力下降　出生后脐带结扎，脐血管被阻断，呼吸建立，肺泡扩张，肺小动脉管壁肌层逐渐退化，管壁变薄并扩张，肺循环阻力下降。研究显示，出生后 24h 肺血管阻力约为体循环阻力的一半，出生后 6 周达到成人水平，但我们产时手术完成的 TGA/IVS、TAPVC 及合并右心发育不良的 PA/IVS 这些病种，术中停机时测量肺动脉压力均明显低于主动脉压力，接近正常肺动脉压力水平。

2. 卵圆孔逐渐关闭　随着肺血管阻力下降，从右心室经肺动脉流入肺的血液增多，肺静脉回流至左心房的血量增加，左心房压力因而增高。当左心房压力超过右心房时，卵圆孔发生功能性关闭，出生后 5~7 个月形成解剖上的闭合。

3. 动脉导管关闭　生后肺循环的建立，使体循环的血氧分压增高，可能促使动脉导管壁平滑肌收缩；同时，由于脐带结扎，体循环阻力增高，流经动脉导管的血流逐渐减少；加之，出生后维持动脉导管开放的前列腺素水平下降，致使 80% 足月儿的动脉导管在生后 24h 内发生功能性关闭。之后动脉导管腔内血栓形成、内皮增生、纤维化，成为动脉韧带，约 90% 婴儿于生后 3 个月、95% 婴儿于生后半年内解剖关闭。

4. 静脉导管闭合　脐带结扎后，脐血管关闭，在出生后 6~8 周，静脉导管会完全闭锁，形成韧带。

（三）先天性心脏病的胎儿期发育

1. 法洛四联症　如果胎儿期存在动脉导管，那么胎儿期肺血管及血管床的发育应该不受影响，其病理生理学是：在胎儿期，上腔静脉来源、经三尖瓣进入右心室的血流应进入主肺动脉。尽管因为右心室流出道狭窄的限制造成血流减少，但只要存在动脉导管未闭（patent ductus arteriosus，PDA）的右向左分流，那么实际进入肺里的血流依然能充分满足肺的发育需求（总血量 10%~15%）；即使胎儿期 PDA 缺如，但是少量肺动脉前向血流依然可以促进肺动脉分支和肺血管床的发育。同时，TOF 患儿出生后的临床表现都有进行性加重的发绀，从另一方面证实随着流出道狭窄的进行性加重及出生后 PDA 的逐渐闭合，肺动脉血流越来越少，左、右肺动脉发育越来越差，同时体肺侧支也有可能逐渐形成。这种病理生理学改变提示我们在出生后越早期治疗，其肺动脉和肺血管床发育状态越好，而这两部分的发育状态，直接影响 TOF 畸形矫治手术的预后。因此，对 TOF 患儿及时进行手术干预，会得到更好的结果。对 TOF 患儿尽早进行解剖矫治手术的理念在笔者临床实践中得到了充分的验证。

2. 合并右心室发育不良的 PA/IVS　由于肺动脉瓣没有前向血流，其肺动脉发育依赖 PDA 的逆向灌注和胎儿期房水平的右向左分流。此时虽然 PDA 粗大、血流量充沛，但因为肺内高阻力，依然只有少量血流进入肺内，使得此类疾病的肺动脉及肺血管床都可以得到近乎于正常的发育水平。同时，由于进入右心室的血流只能通过三尖瓣反流、流经卵圆孔进入左心系统，这时超声心动图会发现卵圆孔处的加速血流，可能会诊断为卵圆孔分流受限。如果胎儿存在右心发育不良，尽早建立肺动脉的前向血流是至关重要的。虽然有少量宫内介入治疗成功案例的报道，但是这种治疗方式对产妇和胎儿都带来巨大的风险。面对这种难题，我们认为在胎儿发育到合适的周数后（通常 34 周后）可以有计划地提前终止妊娠，使产妇脱离干预的风险，同时进行产时手术，保障胎儿也能及时得到救治，防止右心发育不良进一步恶化。有一类胎儿期功能性肺动脉瓣闭锁是由粗大的 PDA 引发的，在胎儿期 PDA 的高压血流对肺动脉瓣持续冲击，造成肺动脉瓣难以打开，形成与 PA/IVS 相同的病理生理改变。其表现为胎儿期三尖瓣大量反流、右心房高度扩张和继发的胎儿期室上性心动过速等心律失常。这种疾病在患儿出生后通过控制 PDA 血流、内科保守治疗，多数情况下可以完全治愈而无需手术干预。

三、危重 CHD 在新生儿期外科手术治疗的适应证

对于 CHD 在新生儿期进行外科手术的适应证，我们提出以下原则。

1. 严重影响患儿生活质量　PA/IVS、TGA/IVS 等畸形在早期就会造成患儿死亡或丧失双心室矫治可能。

2. 积极纠正解剖畸形可以有效缓解因错误的循环而带来的对全身各系统的影响　危重 CHD 常见的全身病理改变包括：①青紫；②全身低灌注量；③严重呼吸窘迫和肺水肿。其中，PA/IVS、IAA 和 CoA 带来的肠道严重缺氧和低灌注所引发的新生儿坏死性小肠结肠炎（neonatal necrotizing enterocolitis，NEC），是外科医生最大的无奈。

根据笔者经验，将推荐于新生儿期进行手术根治术的病种根据血流动力学进行分类。

其中，我们不推荐单纯粗大的 PDA 在新生儿期行外科手术。虽然粗大的 PDA 会直接带来肺水肿、心力衰竭，外科手术难度也不大，但是我们临床实践发现，给予非甾体抗炎药、增加肺血管阻力等内科保守治疗，各种粗大的 PDA 均能自行闭合，因此我们中心近来已不再对 PDA 给予外科手术。具体的药物治疗是美林（布洛芬混悬液）首剂 10mg/kg（口服或鼻饲），后续 5mg/(kg·d)，配合新生儿重症监护病房（NICU）护理（详见本章第 5 节）以及婴幼儿呼吸系统护理（详见第 5 章第 1 节）。

新生儿期进行外科手术，需要包括体外麻醉、重症监护病房（ICU）、护理等各相关科室的有效配合，随着医疗水平的整体提升，胎儿期诊断、新生儿期治疗，将是未来CHD诊疗的发展方向。

（撰写：王强、陈哲　审校：王强）

参考文献

［1］COSTELLO J M，BRADLEY S M. Low Birth Weight and Congenital Heart Disease：Current Status and Future Directions［J］. J Pediatr，2021，238：9-10.

［2］AGRAWAL H，ALKASHKARI W，KENNY D. Evolution of hybrid interventions for congenital heart disease［J］. Expert Rev Cardiovasc Ther，2017，15（4）：257-266.

［3］ALLEN K Y，ALLAN C K，SU L，et al. Extracorporeal membrane oxygenation in congenital heart disease［J］. Semin Perinatol，2018，42（2）：104-110.

［4］TRAN N N，TRAN M，LEMUS R E，et al. Preoperative Care of Neonates With Congenital Heart Disease［J］. Neonatal Netw，2022，41（4）：200-210.

［5］HINES M H. Neonatal cardiovascular physiology［J］. Semin Pediatr Surg，2013，22（4）：174-178.

第2节　超声心动图检查在胎儿及围产期的临床应用

胎儿心脏生理结构与循环均与新生儿有所不同，产前依赖性循环到生后独立循环需要快速合理地过渡，以保障新生儿适应宫外环境生存。了解胎儿循环特点有助于识别不同孕周的胎儿心脏病，包括心脏结构异常及功能改变。了解胎儿至新生儿的循环转变，有助于理解新生儿的正常生理，以及合并心血管异常时的病理生理和血流动力学变化。胎儿超声心动图检查应用于孕妇产前胎儿心脏的检查，可以排除严重的先天性心脏病及发现心脏异常为出生后治疗做充分的准备，尤其是在有先心病危险因素的高危孕妇中应用更有必要。近年来，因为胎儿超声心动图的普及，先天性心脏病尤其是复杂先天性心脏病的新生儿出生率明显下降。

一、胎儿超声心动图检查适应证

具有先心病高危因素的胎儿需要进行针对性的胎儿超声心动图检查，其中胎儿因素有胎儿合并心外畸形，如产科超声检查发现脑积水、腹壁裂、胎儿心律失常、胎儿水肿、羊水过多或过少、胎儿宫内生长发育迟缓等。产科超声软指标异常，妊娠早期包括颈项透明层增厚和鼻骨发育不良、额上颌角度增大，以及三尖瓣反流、静脉导管血流异常；妊娠中期包括颈后皮肤增厚、肠管回声增强、肾盂轻度扩张、侧脑室增宽、脉络丛囊肿、肱骨和股骨短小、单脐动脉等。软指标异常提示染色体异常的风险，染色体异常合并先心病的发生率明显升高。因为先心病多为遗传因素和环境多因素相互作用所致，所以还有胎儿以外的因素包括家族史、兄弟姐妹共患、父母与孩子共患、母亲先心病等因素，其子女先心病的风险增加10%；母亲首胎先心病，二胎风险增加2%。母亲连续两胎生育先心病，第三胎风险达10%。夫妇一方有染色体异常或者生育过染色体异常、智力低下患儿以及近亲结婚等都属于先天性心脏病的高危因素，应进行针对性胎儿超声心动图检查。

二、胎儿超声心动图检查时机

胎儿心脏检查时机很重要，孕中期（20~24周）是经腹壁进行胎儿心脏检查的最佳时机，胎儿心脏解剖和功能均大部分发育完善，且孕中期可以获得较好的图像；妊娠晚期因羊水减少，胎儿活动受限等因素影响，检查有一定的困难，目前多数16~40周的胎儿通过将不同用途探头置于不同部位，均能获得较为理想的声窗完成胎儿超声心动图检查。孕晚期胎儿超声心动图检查目的主要是排除动脉导管提前收缩，卵圆孔提前闭合及其他严重心脏病等会导致胎儿宫内死亡的急诊情况；孕早期（11~13^{+6}周）通过腹部横切面、四腔心切面、可以早期发现“单腔心”为主的心脏畸形。

三、检查仪器及设置

胎儿超声心动图检查的目的是了解胎儿心血管解剖结构及血流动力学改变。胎儿超声心动图检查需要具有特殊设置的超声仪器，仪器设置需要具有胎儿心脏检查的专门预设置，具有放大功能，使心脏图像占整个屏幕的 1/3~1/2；高帧频，通常 80~100Hz，检查过程中，尽量缩小成像角度和深度，降低线密度以提高帧频。具有录像和动态回放功能。

四、胎儿超声心动图检查指南

国内外相继出台了不同的胎儿超声心动图检查指南，包括 2013 年美国妇产超声协会发布的胎儿超声心动图筛查实践指南，我国目前胎儿超声心动图检查依据 2018 年中国医师协会超声医师分会的《中国胎儿心脏超声检查指南》。指南将胎儿超声心动图检查分为三级，一级与二级检查均为在产前畸形筛查中，排除卫健委要求必须排除的“单心腔”和“单一大动脉”类严重的致死性畸形，诊断先心病高危因素进行的针对性胎儿心脏检查为三级检查。不同检查级别对于切面的要求、检查的内容不同，此处主要介绍三级胎儿超声心动图检查，即针对性检查。

完整的胎儿超声心动图检查包括：①二维超声心动图；②M 型超声心动图；③彩色多普勒及频谱多普勒超声心动图。进行胎儿心脏检查前，应先判断胎儿数目、胎儿方位，确定胎儿左右、前后关系。

以下是五个基本切面。

【腹部横切面】

手法：探头与胎儿脊柱垂直，从胎儿脐血管附着处向头侧平行扫查，在此切面可根据胎方位判断胎儿内脏正位、反位或不定位（图 2-2）。

【四腔心切面】

手法：在腹部横切面的基础上，探头向胎儿头端平移至胸部，调节角度，可获得四腔心切面（图 2-3）。

四腔心切面是胎儿心脏检查最常用切面，50%~60% 心脏畸形经此切面可以筛出。此切面可以观察心脏在胸腔的位置、心轴、心尖指向、房室连接、心胸比例、室壁厚度及运动、心率和心律。可以发现的异常有较大的室间隔缺损，均衡型或者不均衡型心内膜垫缺损，I孔房间隔缺损，单心室；可以发现冠状静脉窦扩张，进而发现永存左上腔静脉或肺静脉异位引流至冠状静脉窦（图 2-4，视频 2-1）。房室瓣发育异常及反流，如三尖瓣下移畸形（又称 Ebstein 畸形），二尖瓣、三尖瓣装置发育异常及反流；一侧心室发育不良，心腔占位（肿瘤），左、右心比例失调等。此外，四腔心切面还可以发现心外异常、心包积液、胸腔积液等。

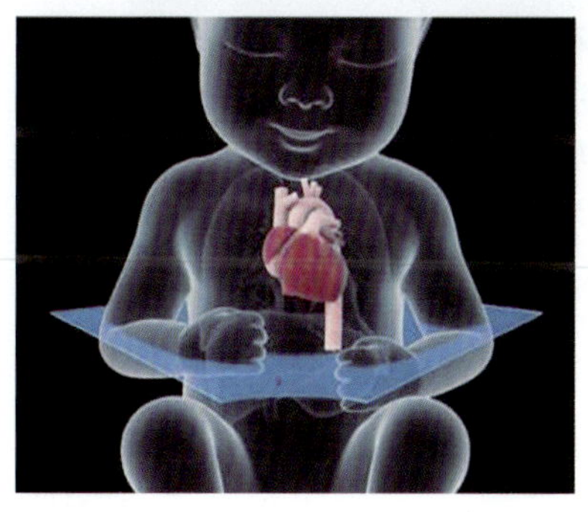

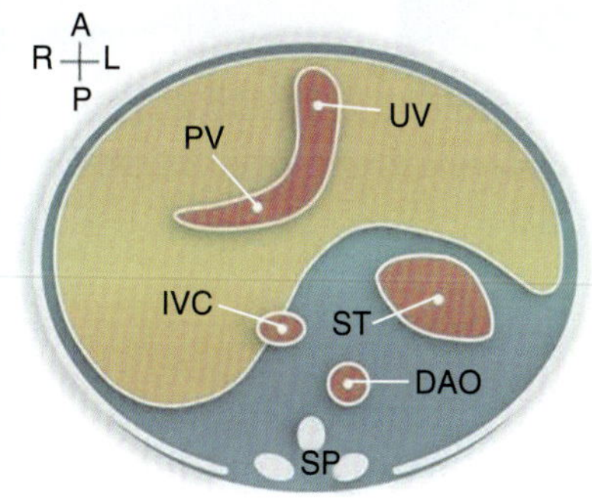

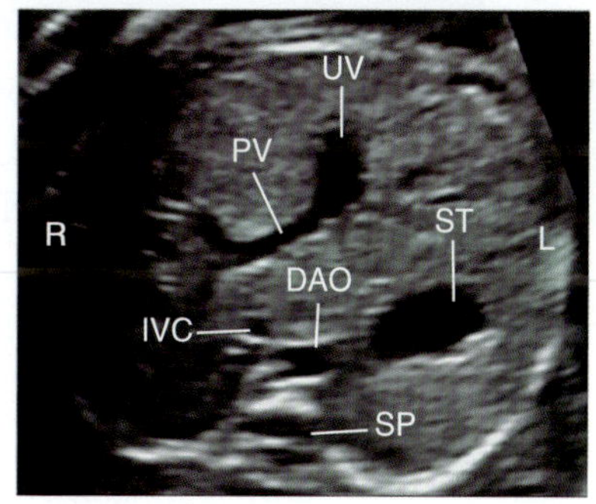

图 2-2 腹部横切面

UV，脐静脉；PV，门静脉；IVC，下腔静脉；ST，胃泡；DAO，降主动脉；SP，脊柱；L，左；R，右。

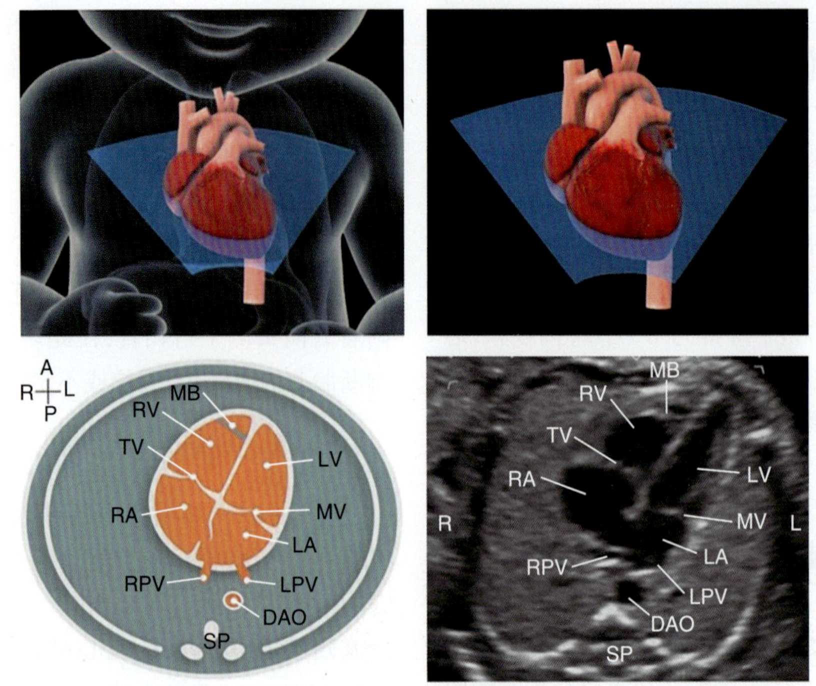

图 2-3　四腔心切面

MB，调节束；RV，右心室；TV，三尖瓣；RA，右心房；LV，左心室；MV，二尖瓣；LA，左心房；RPV，右肺静脉；LPV，左肺静脉；DAO，降主动脉；SP，脊柱；L，左；R，右。

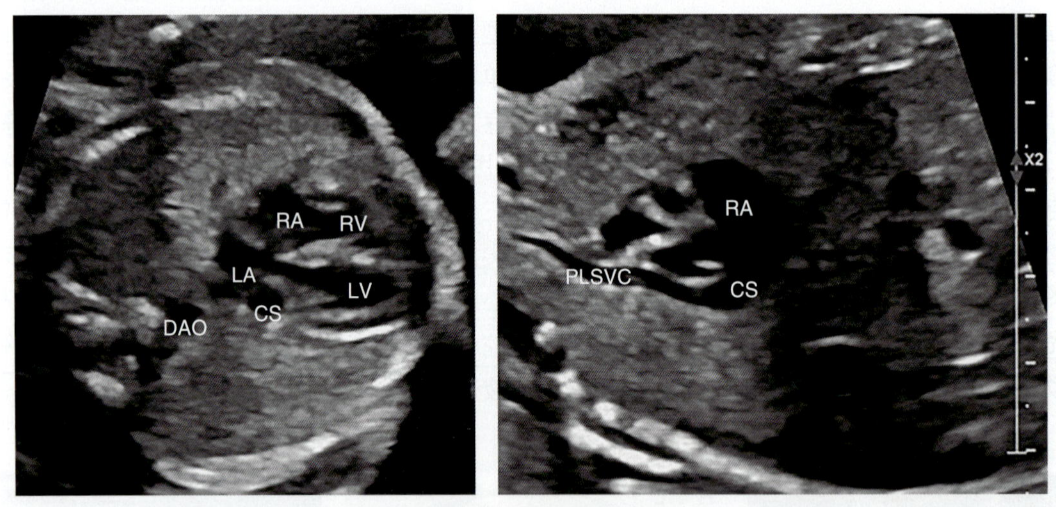

图 2-4　四腔心切面发现左侧房室沟处冠状静脉窦扩张，进一步探及永存左上腔静脉经增宽的冠状静脉窦回流至右心房

RA，右心房；LA，左心房；CS，冠状静脉窦；RV，右心室；LV，左心室；DAO，降主动脉；PLSVC，永存左上腔静脉。

视频 2-1　永存左上腔静脉引流至冠状静脉窦

【左心室流出道切面】

手法：在四腔心切面的基础上，探头向胎儿头部前侧略倾斜，并略微调节扫查角度，可显示左心室流出道切面（图 2-5）。

左心室流出道切面能够发现膜周部室间隔

缺损、主动脉瓣下狭窄、主动脉瓣病变，如主动脉瓣二叶畸形合并升主动脉扩张；严重的主动脉瓣狭窄和 / 或关闭不全；主动脉病变，如马方综合征（Marfan syndrome，MFS）主动脉窦部瘤样扩张、主动脉发育不良，以及心室大动脉连接异常的圆锥动脉干畸形等。

【右心室流出道切面】

手法：在左心室流出道切面的基础上，探头声束继续向胎儿头端倾斜，并向胎儿左肩旋转约 30°，左心室渐渐消失，肺动脉出现，即为右心室流出道切面（图 2-6）。

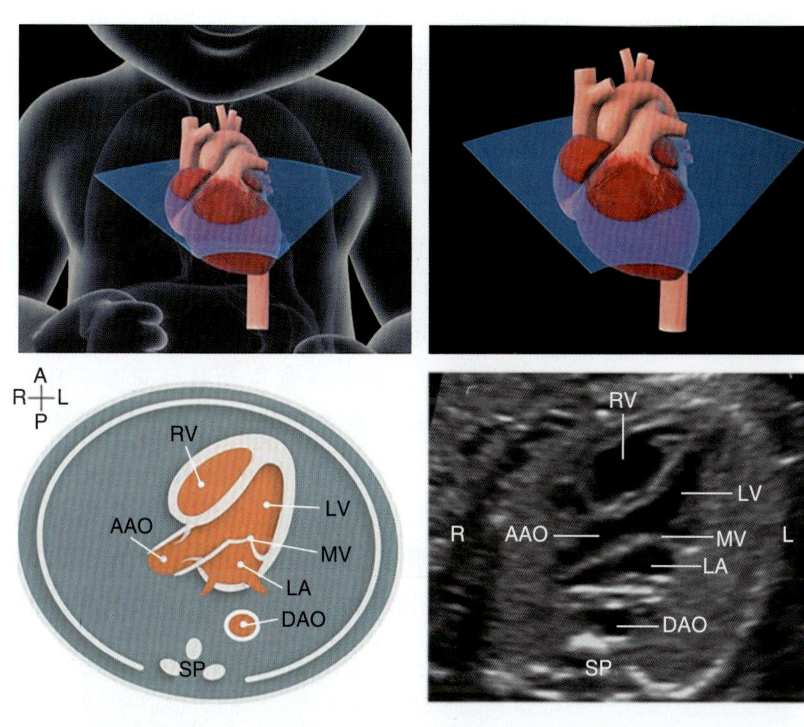

图 2-5　左心室流出道切面

RV，右心室；AAO，升主动脉；LV，左心室；MV，二尖瓣；LA，左心房；DAO，降主动脉；SP，脊柱；L，左；R，右。

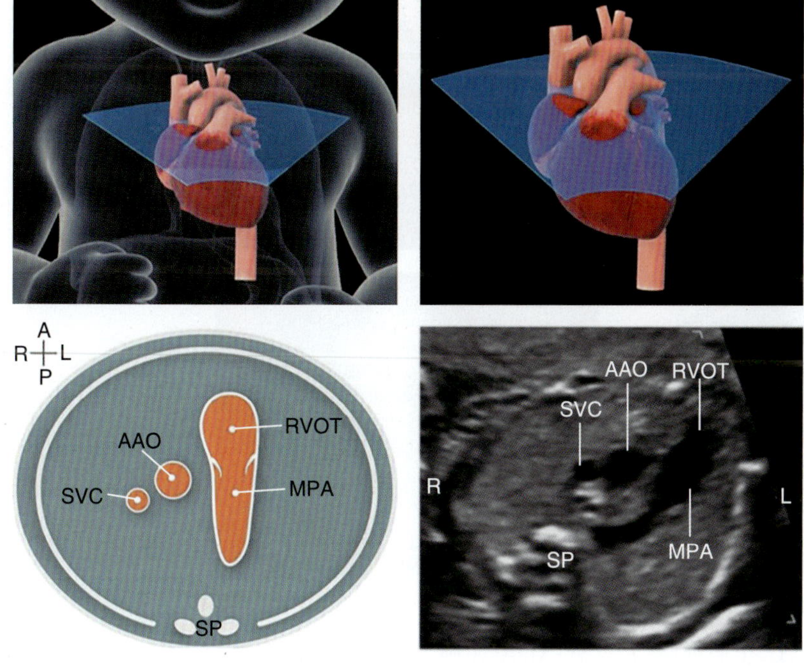

图 2-6　右心室流出道切面

AAO，升主动脉；SVC，上腔静脉；RVOT，右心室流出道；MPA，主肺动脉；SP，脊柱；L，左；R，右。

该切面可以发现右心室流出道狭窄，肺动脉瓣的异常，如肺动脉瓣狭窄和闭锁、肺动脉瓣反流、肺动脉内径异常，以及心室大动脉连接异常的圆锥动脉干畸形等。

【血管气管切面】

手法：在右心室流出道切面的基础上，探头向胎儿头端平移并将声束继续向头端倾斜，可获得三血管气管切面（图2-7）。

该切面可以发现大动脉关系异常，经典的完全性大动脉转位，大动脉异位，永存动脉干畸形等圆锥动脉干畸形；血管环畸形；多余血管影，如永存左上腔静脉、垂直静脉、奇静脉等；肺动脉、主动脉内径比值失调，如主动脉弓缩窄、动脉导管收缩肺动脉增宽，马方综合征主动脉扩张、肺动脉狭窄或闭锁，原发肺动脉扩张等。

以上五个切面是胎儿超声心动图筛查的基本切面，针对性胎儿超声心动图检查（Ⅲ级）在以上切面的基础上，增加了以下纵切面及横切面。

【三血管切面】

手法：在右心室流出道切面的基础上，将探头声束向头端倾斜，若左、右肺动脉不显示或显示不佳，可向左、右两侧轻微旋转探头获得（图2-8）。

此切面显示主肺动脉、升主动脉、上腔静脉；升主动脉及上腔静脉为短轴切面，可以观察到3条血管斜行排列呈一直线，从左向右、从前向后依次是主肺动脉、升主动脉、上腔静脉；对于内径，主肺动脉>升主动脉>上腔静脉；主肺动脉发出左、右肺动脉分支，呈“八”字形；降主动脉位于脊柱左前方。

【主动脉弓长轴切面】

手法：探头置于胎儿胸部脊柱纵切，显示脊柱矢状面基础上，向胎儿左侧侧动探头，可获得主动脉弓长轴切面（图2-9）。

此切面要求显示正常主动脉弓起源于升主动脉，呈锐角环形弯曲，形似“拐杖”状，从右向左分别发出：无名动脉、左颈总动脉、左锁骨下动脉。可以观察到左、右心房间卵圆孔及卵圆瓣，彩色多普勒血流显像可见血流自升主动脉、主动脉弓流向降主动脉，还可显示三支头臂动脉分支。

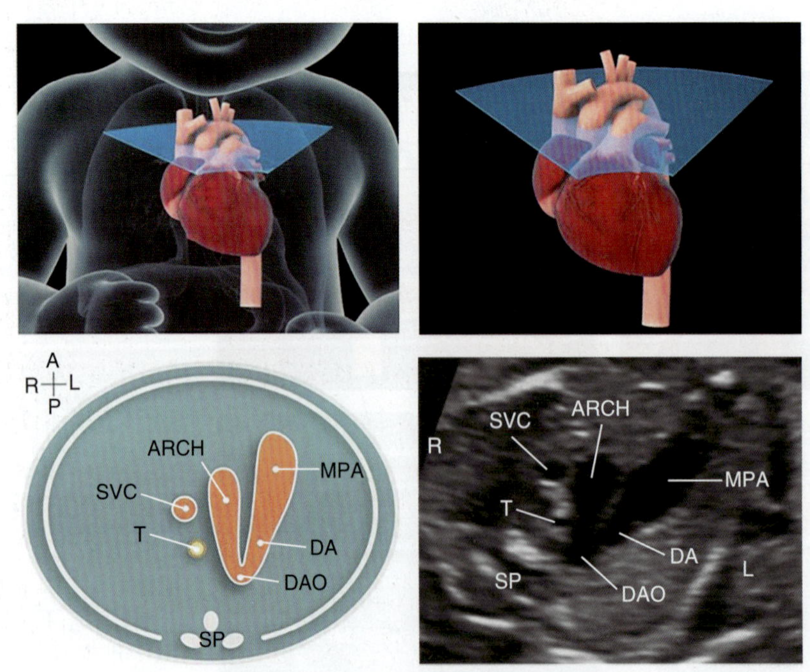

图2-7 血管气管切面

ARCH，主动脉弓；SVC，上腔静脉；T，气管；MPA，主肺动脉；DA，动脉导管；DAO，降主动脉；SP，脊柱；L，左；R，右。

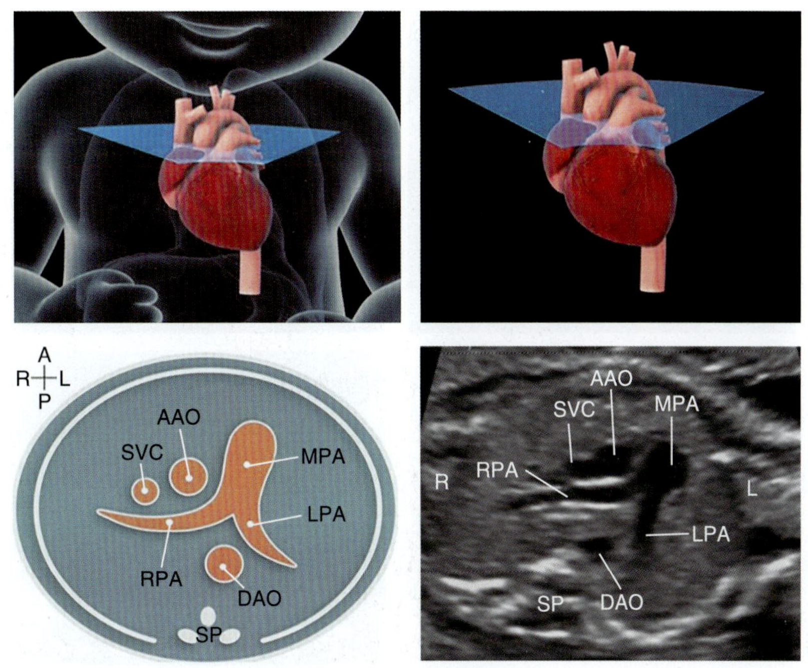

图 2-8　三血管切面

AAO，升主动脉；SVC，上腔静脉；MPA，主肺动脉；RPA，右肺动脉；LPA，左肺动脉；DAO，降主动脉；SP，脊柱；L，左；R，右。

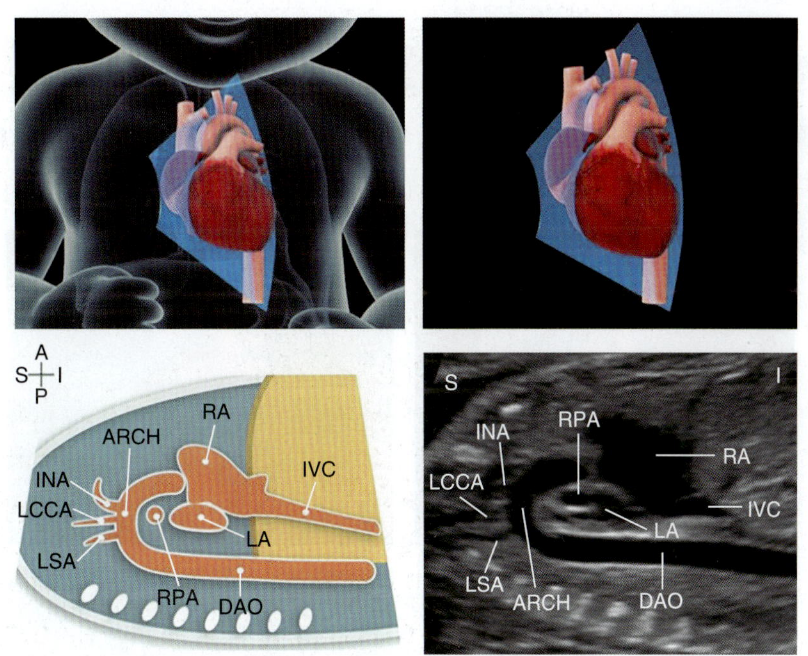

图 2-9　主动脉弓长轴切面

RA，右心房；ARCH，主动脉弓；INA，无名动脉；LCCA，左颈总动脉；LSA，左锁骨下动脉；RPA，右肺动脉；IVC，下腔静脉；LA，左心房；DAO，降主动脉；I，下（足侧）；S，上（头侧）。

【动脉导管弓长轴切面】

该切面显示正常动脉导管弓位于主动脉弓下方，起源于肺动脉，呈较宽的大角度弯曲，几乎垂直于降主动脉，形似“曲棍球杆”状。可以观察到胎儿期，动脉导管内径与降主动脉相近，连接主肺动脉及降主动脉。彩色多普勒显示肺动脉主干血流经动脉导管分流入降主动脉（图 2-10）。

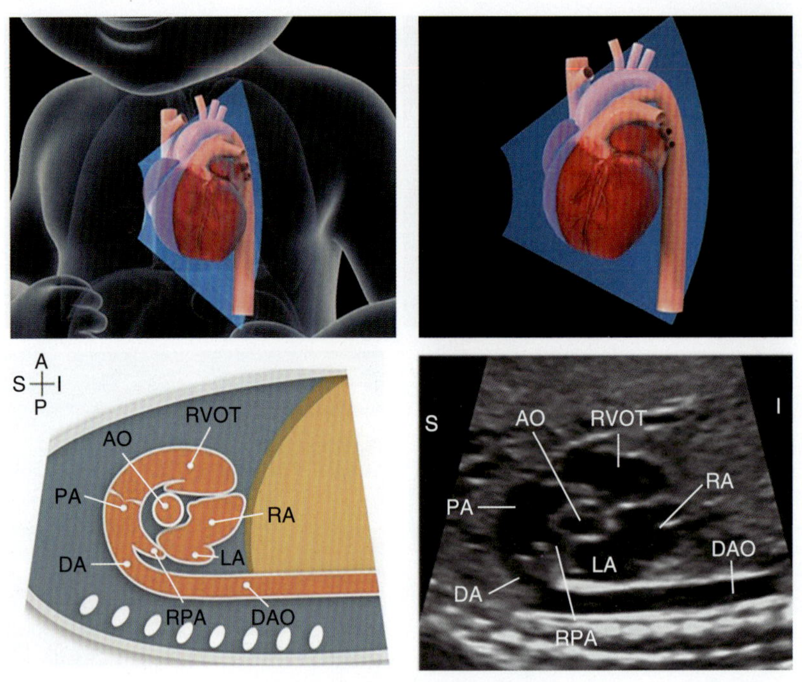

图 2-10　动脉导管弓长轴切面

RVOT，右心室流出道；AO，主动脉；PA，肺动脉；DA，动脉导管；RPA，右肺动脉；RA，右心房；LA，左心房；DAO，降主动脉；S，上（头侧）；I，下（足侧）；A，前；P，后。

【腔静脉长轴切面】

手法：探头置于脊柱右侧纵切，声束略向左前方扫查，可获得上、下腔静脉长轴切面（图 2-11）。

切面显示上腔静脉、下腔静脉、右心房、右心室、三尖瓣前瓣及后瓣。可以观察到上腔静脉、下腔静脉与右心房相连，下腔静脉略宽于上腔静脉，靠近下腔静脉的为三尖瓣后瓣，靠近上腔静脉的

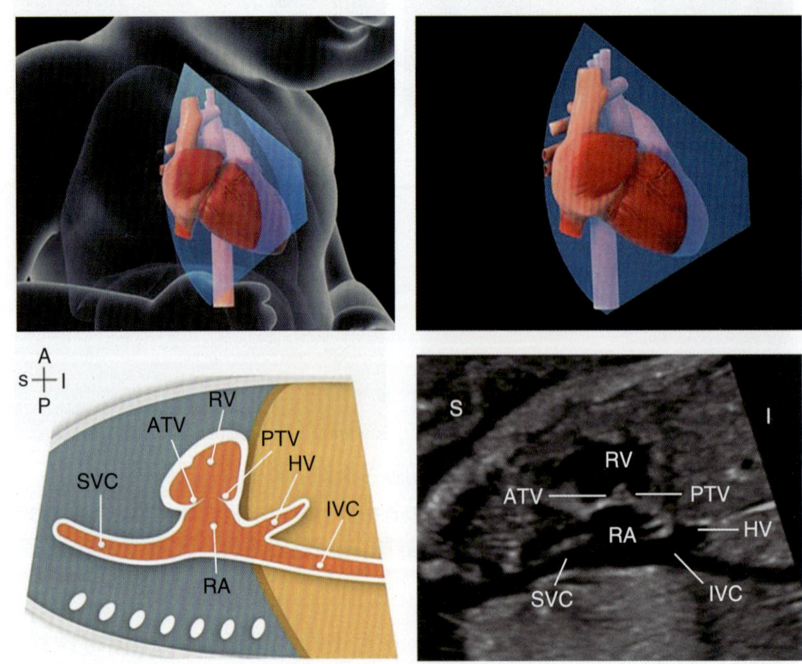

图 2-11　腔静脉长轴切面

RV，右心室；ATV，三尖瓣前叶；PTV，三尖瓣后叶；SVC，上腔静脉；IVC，下腔静脉；HV，肝静脉；RA，右心房。

为三尖瓣前瓣。

【心底大动脉短轴切面】

手法：在左心室流出道切面基础上，探头向胎儿左肩部旋转 90°（图 2-12）。

切面显示右心室流出道及主肺动脉包绕主动脉根部，观察肺动脉与三尖瓣之间为肌性流出道。肺动脉在主动脉前方，肺动脉为长轴，与降主动脉之间为动脉导管。受分辨力影响，主动脉瓣数目往往显示不清，此切面是诊断肺动脉瓣狭窄的最佳切面（图 2-13）。

【双心室短轴切面】

手法：在横向四腔心切面基础上，探头垂直旋转 90°，可获得双心室短轴切面（图 2-14）。

切面要求显示正常双心室短轴切面靠近胸壁一侧为右心室，另一侧为左心室，两心室间为肌部室间隔，可以观察心腔内二尖瓣、三尖瓣、乳头肌及腱索，三尖瓣隔瓣附着于室间隔。

通过以上基础筛查切面的扫查，可以检查出部分胎儿心脏畸形，如内脏位置异常、单心室、严重左心或右心发育不良综合征、房室瓣闭锁、严重三尖瓣隔瓣下移、严重房室间隔缺损、明显心脏占位病变、严重心律失常。通过针对性补充切面的扫查，可以发现大动脉转位、永存动脉干、典型法洛四联症、主动脉闭锁、肺动脉闭锁、严重主动脉弓等病变。

胎儿超声心动图检查中，四腔心形态的改变常是某些宫内进展性畸形或血流动力学改变的第一间接征象。若左、右心比例失调，可以是常见的单纯左 / 右心室流出口梗阻，如主动脉缩窄、主动脉弓中断（图 2-15）、肺动脉狭窄或闭锁、右心室双出口、右心室单出口、动脉导管提前收缩、卵圆孔过大或者过小、一侧心房 / 心室肌发育异常（如心房瘤、憩室、心肌致密化不全等）。其中，右心增大在胎儿期更加常见。表现为右心增大的异常情况有：①右心持续渐进性增大。其中，单纯右心容量增加的有完全型肺静脉异位引流、右心室双出口、左心发育不良综合征、三尖瓣反流、巨大的房间隔缺损、卵圆孔分流受限或提前闭合（图 2-16）。②心室流出道受阻所致右心容量和压力负荷增加，左、右心室流出口器质性梗阻，如主动脉缩窄、肺动脉狭窄、法洛四联症、肺动脉闭锁等；右心室流出口功能性梗阻，如动脉导管持

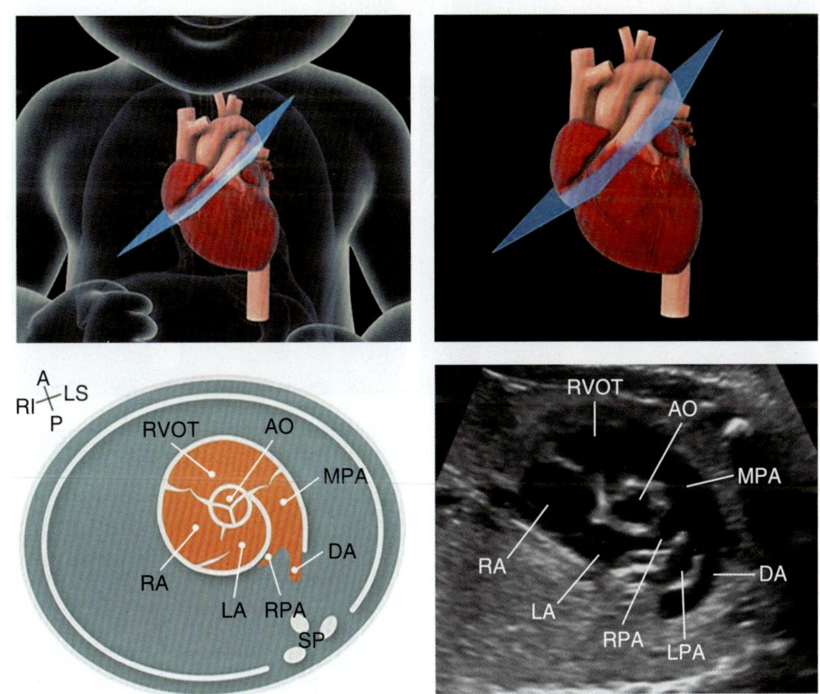

图 2-12　心底大动脉短轴切面

DA，动脉导管；MPA，主肺动脉；AO，主动脉；RVOT，右心室流出道；RA，右心房；LA，左心房；RPA，右肺动脉；SP，脊柱。

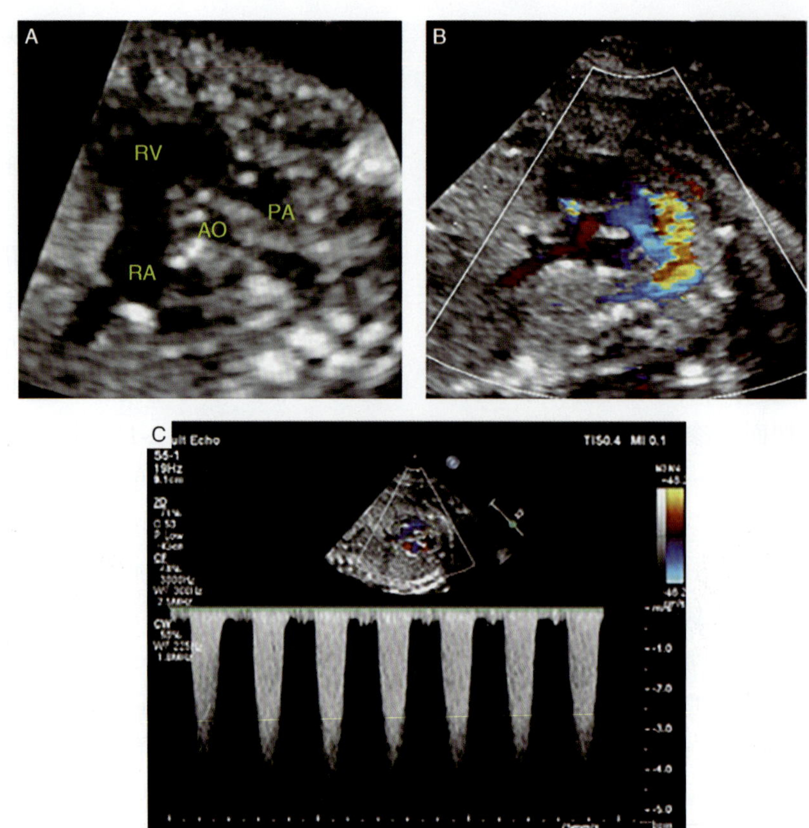

图 2-13　心底大动脉短轴切面二维超声、彩色多普勒及频谱多普勒

A. 心底大动脉短轴切面，二维超声显示肺动脉瓣回声增强，开放受限；B. 彩色多普勒显示肺动脉瓣前向加速花色血流信号；C. 频谱多普勒测量肺动脉瓣前向血流速度明显增快。

RV，右心室；RA，右心房；AO，主动脉；PA，肺动脉。

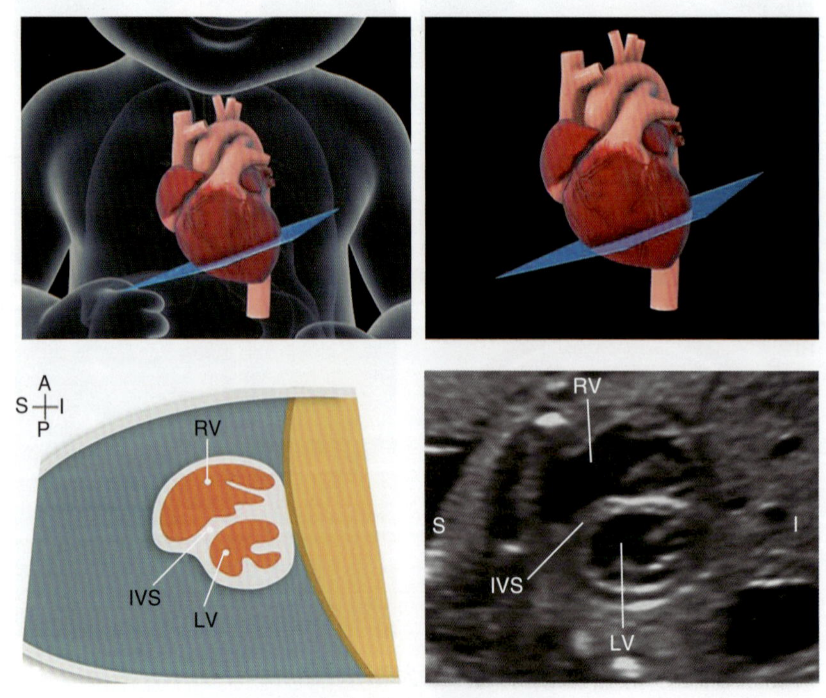

图 2-14　双心室短轴切面

RV，右心室；IVS，室间隔；LV，左心室。

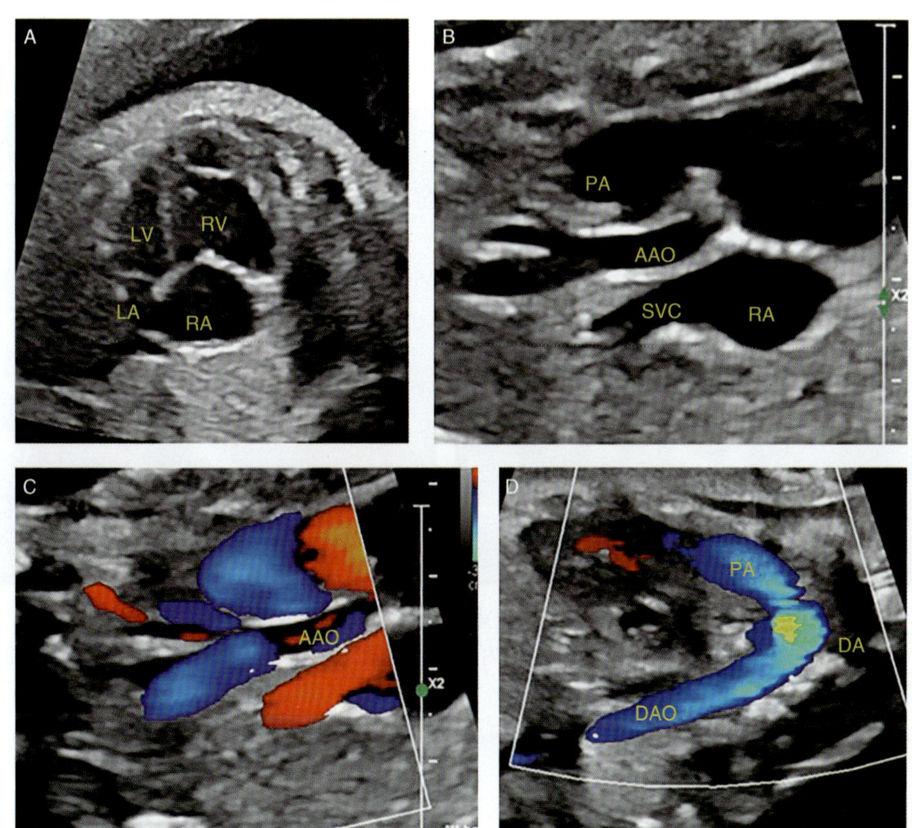

图 2-15　29 周主动脉弓中断

A. 四腔心切面显示右心比例明显增大；B、C. 升主动脉走行陡直，发出头臂分支后呈盲端，未与降主动脉相连；D. 肺动脉通过粗大动脉导管与降主动脉相连。

RV，右心室；LV，左心室；RA，右心房；LA，左心房；SVC，上腔静脉；AAO，升主动脉；PA，肺动脉；DA，动脉导管；DAO，降主动脉。

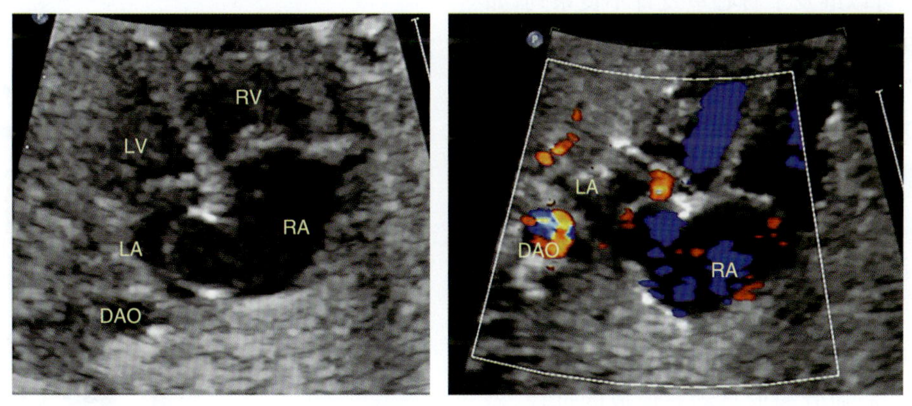

图 2-16　卵圆瓣膨向左房侧，卵圆孔右向左分流受限，至右心容量增加，右心增大

RV，右心室；LV，左心室；RA，右心房；LA，左心房；DAO，降主动脉。

续收缩、胎盘阻力增加、功能性肺动脉闭锁等。③还有一过性右心轻度优势，孕中早期头部血管床阻力下降速度晚于下肢动脉阻力，造成一过性胎盘阻力增加，建议 2 周观察期。

胎儿左心增大的情况有直接因素，例如先天性主动脉瓣关闭不全、二尖瓣关闭不全、左室型单心室、左室心肌病。左室心肌病又分为原发性心肌发育不良和继发性心肌损害。原发性心肌发育不良包括心室憩室、室壁瘤、心肌致密化不全、宫内感染后心肌炎、心内膜弹力纤维增生症；继发性心肌损害包括严重的主动脉瓣狭窄（图 2-17，视频 2-2，视频 2-3），主动脉缩窄合并左心室“心弹”

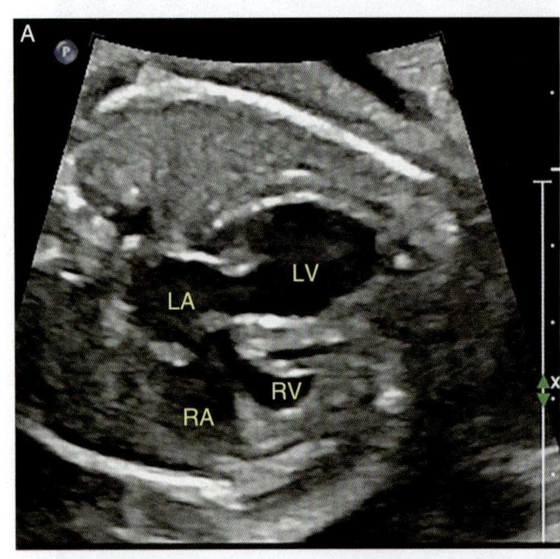

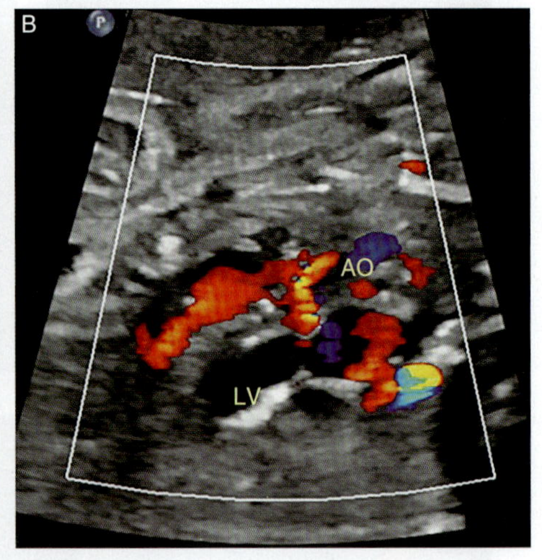

图 2-17　严重的主动脉瓣狭窄

A. 四腔心切面显示左心室明显增大，左心室内膜明显增厚，心功能减低；B. 左心室流出道长轴切面显示主动脉瓣前向纤细，加速血流信号。

LA，左心房；RA，右心房；LV，左心室；RV，右心室；AO，主动脉。

视频 2-2　左心室明显增大

LA，左心房；LV，左心室；RA，右心房；RV，右心室。

视频 2-3　主动脉瓣重度狭窄

LV，左心室；AO，主动脉。

样的改变，也可以继发于右心室发育不良系列，如室间隔完整的肺动脉瓣膜性闭锁、严重的肺动脉狭窄或闭锁、严重的三尖瓣下移畸形等，这类继发于右心室发育不良系列的病理基础是右心发育不良，而左心需要容纳更多血流，从而使得左心增大。

值得注意的是，详细的胎儿超声心动图检查可以发现和诊断明显形态学改变的心脏畸形。但需强调的是，胎儿超声心动图检查的准确性受宫内条件的影响，无法准确诊断所有先天性心脏异常。某些胎儿心血管畸形是动态形成的过程，需要动态检查，如部分肺动脉瓣或主动脉瓣狭窄、轻度或中度主动脉缩窄、一部分心室发育不良、心脏肿瘤、心肌病等。

五、胎儿循环

胎儿循环有三大生理通道：静脉导管、卵圆孔和动脉导管（图 2-18）。

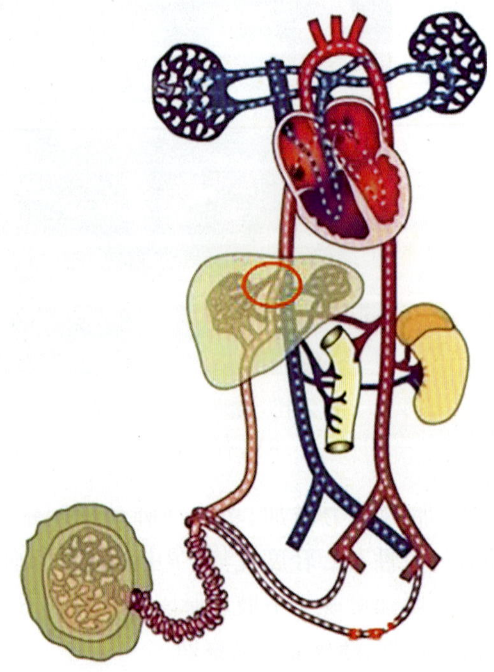

图 2-18　胎儿循环

1. 胎儿静脉导管（图 2-19）是位于肝内连接脐静脉和下腔静脉近心端的重要管道，输送脐静脉 20%~30% 高含氧血进入左心。含氧量高的血液由胎盘通过脐静脉、静脉导管、下腔静脉、右心房、卵圆孔、进入左心系统，给胎儿颅脑及心脏等重要脏器供氧。它具有括约肌的结构，可对胎儿全身血流再分配起到重要调节作用。当胎儿低氧血症或血容量不足时，可增加回流左心的含氧血，减少向胎盘的血流，从而满足胎儿生理状态下生长发育的血流动力学需求。一般于出生后数周内闭合，闭锁后为静脉韧带。

静脉导管缺如时，脐静脉会通过其他异常的连接方式回流至右心。常见的连接方式有肝内分流及肝外分流。肝内分流即脐静脉直接连接于门静脉、肝静脉再回流至下腔静脉。肝外分流连接方式较多，脐静脉可以连接下腔静脉、髂静脉或右心房，较罕见的连接方式有脐静脉通过冠状静脉窦回流至右心房。静脉导管缺如时可以合并多系统畸形及染色体异常，如各类先天性心脏病，胃肠道、泌尿生殖道和肌肉骨骼异常等。孤立性静脉导管缺如如果连接管道不宽，血流动力学改变不显著，心脏大小及功能可以维持到足月生产。但是没有静脉导管的调节作用，脐静脉大量血流直接回流到右心房，可以导致右心前负荷增加，连接管道较粗者易导致右心血容量明显增加，右心增大，甚至出现胎儿水肿、心力衰竭（心衰），需要每 4 周左右定期监测胎儿心脏功能，必要时产科干预。此外，脐静脉绕过肝内循环有肝脏发育不良的风险。合并严重心脏畸形或者心外畸形及染色体异常者常发生宫内死亡，较多的一组病例报道存活率约 67%。

胎儿静脉导管血流异常，超声表现为搏动指数增大、A 波反向等，反映宫内血流动力学不稳定，可能是选择终止妊娠的指标。妊娠早期的静脉导管逆向 A 波还可能提示染色体异常，如唐氏综合征。

2. 胎儿另一个重要的通道是卵圆孔，胎儿期卵圆孔异常包括卵圆孔开口偏大和卵圆孔过小。关于卵圆孔正常值，胎儿期卵圆孔的大小目前国内没有统一正常值，既往研究显示自孕中期开始至孕末期，3~7mm 都是允许的范围。但应注意，卵圆孔大小与其他心脏测值一样，也应与孕周增长呈正相关。因此，当不合并其他心脏异常，而单纯出现与孕周不符的卵圆孔显著增大时，应加以注意并在报告中提示，提醒出生后随诊观察，如可能存在的房间隔缺损等情况。观察切面及指标根据四腔心切面及心房上、下腔切面综合判断，残存房间隔的长度，与腔静脉、肺静脉及冠状静脉窦等的毗邻关系，目的是提示生后复查，主要为了排除产前难以确认的各种类型的房间隔缺损。胎儿期卵圆孔偏大的处理原则是：单纯卵圆孔偏大，胎儿期一般无血流动力学改变，不常引起心胸比例及心腔各腔室内径比值异常，偶见右心增大，但是胎儿期常不能精准做出Ⅱ孔型房间隔缺损的诊

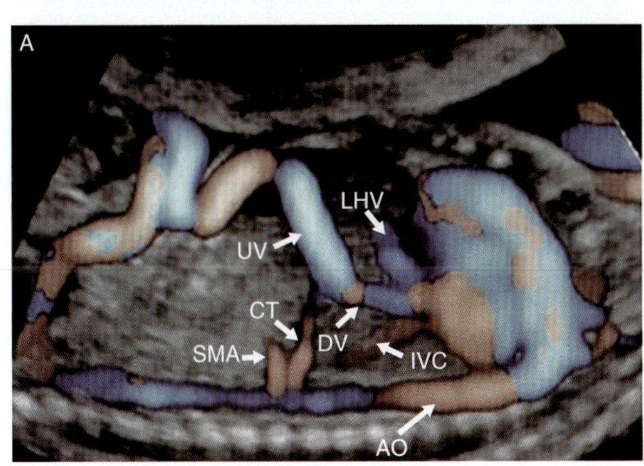

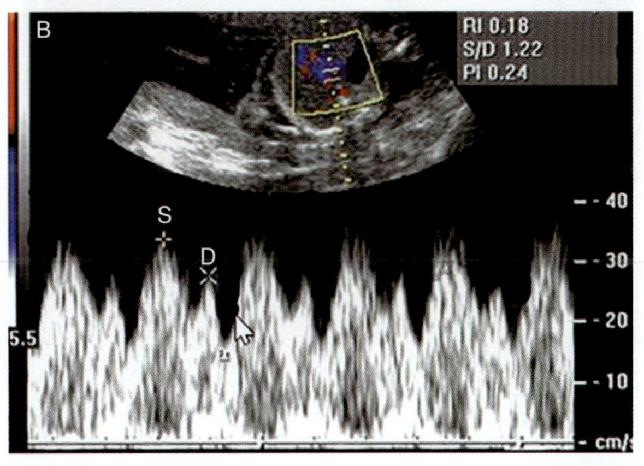

图 2-19　胎儿静脉导管

A. 静脉导管，连接脐静脉与下腔静脉的重要通道；B. 三个血流峰。
UV，脐静脉；LHV，肝左静脉；CT，腹腔干动脉；SMA，肠系膜上动脉；DV，静脉导管；IVC，下腔静脉；AO，主动脉；S，静脉导管 S 峰；D，静脉导管 D 峰。

断，建议出生后复查新生儿超声心动图；如存在房水平分流，根据大小决定随诊间隔，判断是否需要治疗。而卵圆孔过小，尤其是孕中期后小于3mm，更可能会引起胎儿异常，血流动力学为房水平右向左分流受限。常见的情况有卵圆孔瓣过伸，或包绕成“瘤”样结构，张力增高；卵圆瓣冗长，向左心房探入距离过大，甚至触碰或拍击左房壁，且顶端包绕，导致房水平右向左分流受阻，部分血流折返回右心房。此时经卵圆孔右向左分流的血流减少，左心偏小，左心容量减少而右心容量增加，肺动脉及动脉导管血流增加。超声影像特点为卵圆瓣过伸、包绕，可呈“瘤”状，甚至触碰左房壁。卵圆孔水平分流细小或不顺畅，右心增大，肺动脉增宽，肺动脉与主动脉内径比值增大，甚至出现主动脉峡部内径变窄。肺动脉流速较相应孕周增大，三尖瓣可出现不同程度的反流，孕晚期心胸比例增大，甚至出现心包、胸腔、腹腔积液等。

卵圆孔早闭（图2-20）主要表现为房水平右向左分流消失，右心房血流不能进入左心，右心房室明显增大，容量增加，左心容量不足，比例变小，右心系统及动脉导管流量明显增加；严重情况如果左心容量过小、主动脉血流量不足，可以出现动脉导管血流逆向灌注升主动脉。如果出现大量三尖瓣反流，导致右心房压力增加，还可以出现静脉导管血流异常。

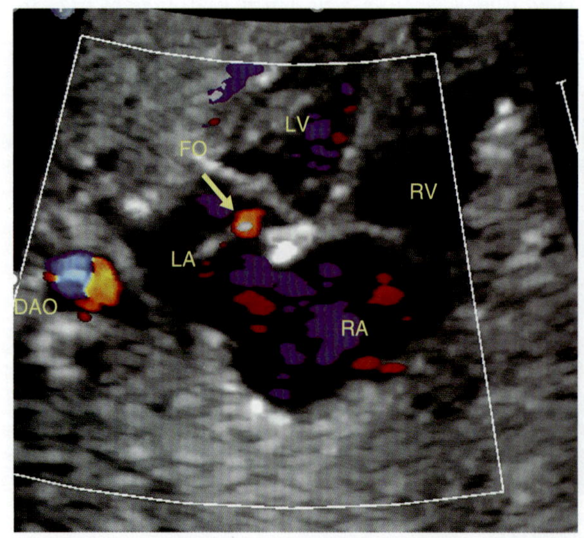

图2-20 卵圆孔早闭

LV，左心室；RV，右心室；RA，右心房；LA，左心房；FO，卵圆孔；DAO，降主动脉。箭头示分流受限的卵圆孔。

卵圆孔早闭的超声影像特点：右心高度扩大，卵圆瓣包裹严密，房水平分流消失；肺动脉显著增宽（肺动脉/主动脉内径比值增大），动脉导管血流逆向入升主动脉；三尖瓣反流增加，主动脉均匀细小甚至峡部变窄；心胸比例增大，可有心包积液、胸腔积液等；静脉导管反向A波，此时需要进行胎儿超声心衰评分。

卵圆孔过小或早闭的预后和处理原则：90%在孕晚期出现，如房水平分流限制不持续加重，大多数胎儿可以耐受到足月，需每周复查一次超声心动图，并监测胎儿心率和胎动是否规律，约70%选择剖宫产。在孕中期出现卵圆孔分流限制或闭合，可导致右心进行性增大，左心容量不足，甚至心衰、水肿、宫内窘迫，需要提前剖宫产终止妊娠。如果合并其他严重心脏畸形预后不良，容易导致胎儿出生后成活率低。晚期出现的闭合需要尽快剖宫产，若处理不及时，有死亡风险。卵圆孔对两侧心室的调节作用和继发血流动力学改变，生理情况下胎儿右心输出量多于左心，右心房血容量多于左心房，右心房内径大于左心房，压力高于左心房2~3mmHg。当出现左心梗阻时，例如不合并其他畸形的主动脉缩窄，胎儿右心堆积更多血流并通过肺动脉增加排出量，因为胎儿肺的低流量高阻力，更多血流通过动脉导管进入降主动脉，甚至在严重弓缩窄和左心发育不良的病例中出现动脉导管逆向灌注主动脉弓的血流动力学改变，此时胎儿右心增大，肺动脉及动脉导管显著增粗，这种肺动脉和右心的高压状态甚至延续至出生后小婴儿期。出现右心梗阻，如室间隔完整的肺动脉闭锁，右心血流流出梗阻，右心室血流反流至右心房，卵圆孔水平右向左分流增加，左心室内径不小或与右心一起增大，如果右心室发育小，左心室增大更显著，心胸比例增大。通过卵圆孔房水平右向左分流增加，左心内径相对增大，且运动代偿加强，增加的排血经峡部进入降主动脉，经动脉导管逆向灌注肺动脉。

3. 第三个通道为胎儿动脉导管。动脉导管是胎儿心脏发育过程中连接于肺动脉和降主动脉的重要通道，胎儿期由右心室到肺动脉的大部分血液经其绕开高阻力的肺循环进入降主动脉，孕晚期肺阻力下降，肺血流增加，动脉导管血流逐渐减少，准备向生后关闭转换，胎儿期动脉导管供应身体下半部分组织器官发育，孕中期后血流量和速度增加显著达到总心输出量的 40%，产前动脉导管需要持续开放，出生后数小时至数天功能性闭合，1~2 个月后绝大部分婴儿解剖闭合。胎儿动脉导管的形态异常，表现为动脉导管粗大、扭曲、成角，伴或不伴有主动脉弓的异常；动脉导管流速增快，甚至出现新生儿期动脉导管频谱形态，但是这种情况多数预后良好，很少不能正常闭合。但是动脉导管瘤除外。伴有主动脉离断或严重主动脉缩窄，产前动脉导管粗大，流速增快，出生后多数不闭合。导管内径缩窄，甚至呈早闭合趋势，影响通道作用，导致肺动脉血流通过动脉导管进入降主动脉减少，肺动脉内径增宽，右心增大，带来心脏几何形态学和宫内血流动力学改变，是否引起出生后肺动脉高压尚有争议。动脉导管缺如常伴发复杂先心病，如室水平存在分流的法洛四联症、右心室双出口、肺动脉闭锁等。右心室的血流可以通过室间隔缺损进入主动脉而进入降主动脉。

动脉导管早闭及转归，较早期闭合，引起严重的右心负荷增加，心脏扩大，右室壁增厚，三尖瓣大量反流，可导致右心衰竭、心包积液、胎儿水肿等。孕晚期闭合趋势甚至闭合，多数胎儿可以耐受到足月出生，现有随访文献显示多数患儿预后良好。关于此类胎儿是否会有出生后肺动脉高压，目前临床缺乏证据。

保证复杂的胎儿循环有效进行的重要三大通路，需要满足的条件为静脉导管内径在 0.5~2mm；卵圆孔内径在 2~8mm；动脉导管内径与降主动脉相仿。

六、出生后的循环改变

断脐后，体循环压力增高，左心压力增高，随着呼吸建立，肺动脉阻力下降，右心压力下降，肺血流增加，氧饱和度增高。动脉导管血流减少，分流方向发生改变，准备生理性关闭。出生后静脉导管退化为静脉韧带、卵圆孔、动脉导管，两个通道的生理性关闭，标志着新生儿循环建立，由胎儿时期的左、右心并联循环改变为左、右心腔的串联循环。新生儿出生后上肢血压平均在（72.3 ± 7.6）mmHg，1 周左右新生儿血压平均提升 5~10mmHg。出生足月儿血氧的变化，新生儿动脉导管前和导管后的血氧饱和度分别在右上肢和右足进行测量，出生 2min 后，导管前血氧饱和度为 73%（44%~95%），导管后血氧饱和度为 67%（34%~93%）；出生 12min，导管前血氧饱和度 >95%，而出生 14min 后，导管后血氧饱和度大于 95%。

新生儿期单纯动脉导管未闭的评估，多数新生儿动脉导管 72h 内功能性闭合，少数延迟到婴儿期后，动脉导管虽然出生后改为左向右分流，但初生婴儿肺动脉压力尚未降至正常范围，因而左向右分流速度较低，一般在 2m/s 以内，呈现低速双期连续性左向右分流，或者双向低速分流。此时以动脉导管分流速度估测肺动脉收缩压较高，是符合新生儿生理表现的，因为肺动脉压力生后下降至正常需要 2 周至 3 个月，可以建议 2 周后复查，功能关闭期的动脉导管有时速度很低，不一定是肺动脉压力非常高，可以结合三尖瓣反流压差，综合评估肺动脉压力。随着肺动脉压力下降，如果动脉导管流速持续性增快，且内径大于 3mm，则动脉导管不关闭的可能性较大，需要结合孩子发育及临床症状随诊观察动脉导管后续闭合情况及左心大小。特殊情况的动脉导管持续开放包括：①合并重症依赖动脉导管开放的畸形，如室间隔完整的大动脉转位、法洛四联症合并肺动脉闭锁、室间隔完整的肺动脉闭锁、主动脉弓中断、重症主动脉缩窄等；②持续性肺动脉高压，也称持续性胎儿循环，指出生后某些原因导致肺血管阻力持续性增高，肺动脉压超过体动脉压，使胎儿过渡至正常循环障碍，引起心房和 / 或大动脉水平持续右向左分流，右心持续增大，临床出现严重和难以纠正的低氧血症等。积极寻找病因，降低肺动脉压力，维持左心循环非常重要。

新生儿期生理性肺动脉分支流速增快，有其特有的解剖原因，新生儿期和婴儿早期肺动脉增殖与肺泡增殖速度不同，随着婴儿肺动脉系统的发育，肺动脉数量逐渐增加，肺血管床面积逐渐增大，肺泡 / 动脉比值间接反映肺动脉发育情况，新生儿肺泡 / 动脉比值为 20：1，此后逐渐下降，至儿童早期达（6~8）：1，此后保持稳定。血容量一定时，血流面积增大，血流速度则减慢，新生儿期肺血管床未完全开放和发育，血流面积相对较小，因为肺动脉分支血流速度偏快，提示新生儿时期周围肺循环发育不成熟。这种生理性流速增快一般不超过 2m/s，持续时间不超过 3 个月。

心室心输出量的改变，生后两侧心室输出量达到一致，因为并联循环转变为串联循环。出生后卵圆孔随呼吸发生功能性闭合，解剖闭合时间在出生后 1 年内，少数可延长至 3 岁，或者保持开放到成人期。单纯卵圆孔生后通道不会引起显著的血流动力学改变，所以不会引起心腔大小的变化和心功能改变，除非合并其他严重心脏畸形，卵圆孔作为特殊通道开放。右心压力没有完全下降时，卵圆孔左向右或者双向分流，卵圆瓣可能呈夹层样改变。卵圆孔开放依赖的重症复杂先天性心脏病。右心发育不良类疾病，如室间隔完整的肺动脉瓣重度狭窄或膜性闭锁、极重度肺动脉狭窄、重症三尖瓣下移畸形、功能右心室特别小、类似功能性肺动脉闭锁；左心发育不良类疾病，如室间隔完整的完全性大动脉转位、心肌病并心室功能显著低下；完全性肺静脉异位引流（左心容量减小），出生后超声探头通过贴近新生儿胸壁而观察心脏，与在母亲腹中隔着母亲的腹壁及羊水观察有很多不同，而且新生儿的检查体位相对固定，而胎儿的体位是随时变化的。因此，新生儿和胎儿心脏的超声检查方法是不同的。依据先天性心脏病三节段诊断方法，凝练出五个快速筛查新生儿先心病的经典超声切面。

1. 剑突下横切面　主要辨识心尖指向、心房内脏关系（腹主动脉和下腔静脉排列关系）。

2. 胸骨旁四腔心切面　判断心房 - 心室连接关系、房室瓣形态、各心腔大小、比例。肺静脉是否连接左心房，以及房、室间隔完整性。

3. 心室流出道切面　探查心室 - 大动脉连接是否存在异常（辨识圆锥动脉干畸形、流出道梗阻、半月瓣畸形等）。

4. 胸骨旁高位大动脉短轴切面　观察主动脉、肺动脉相对位置和内径比值（辨识各类大动脉转位、异位、冠状动脉异常等）。

5. 胸骨上窝切面　观察主动脉弓位置、形态、内径、连续性（主动脉弓发育异常、血管环畸形、肺静脉异位引流等）。

同时，还要进行心脏基础数据的测量，包括各心腔的内径、大血管（主动脉、肺动脉、上下腔静脉、动脉导管）内径、比值、血流速度，还需要观察血流方向；以及对各组房室瓣、半月瓣环内径的测量、瓣口血流速度的记录等，以获得心脏较完整的数据，排除常见的先天性心脏病。

从胎儿到新生儿的循环转变需要多器官系统的快速适应，胎盘循环隔断后，体血管阻力增加，通气使肺血管阻力降低，伴随氧合的增加，卵圆孔、动脉导管和静脉导管逐渐关闭。通过超声心动图在围产期的应用，仔细监测这些生理改变，有助于预防新生儿出生窒息，可以尽早发现严重的心血管畸形及并发症，避免低氧血症、酸中毒、心功能不全等危险的发生。

七、临床实践

【新生儿主动脉弓中断（A 型）】

1. 胸骨上窝主动脉弓长轴切面　主动脉发出第三分支后呈盲端（图 2-21，视频 2-4）。

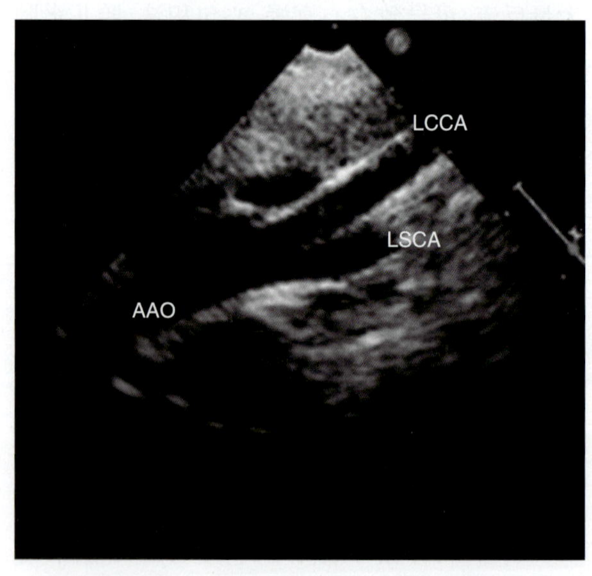

图 2-21　主动脉发出第三分支后呈盲端

AAO，升主动脉；LCCA，左颈总动脉；LSCA，左锁骨下动脉。

视频 2-4　主动脉发出第三分支后呈盲端

2. 胸骨旁四腔心切面　可见室间隔缺损，CDFI 可见室水平左向右低速分流信号，提示重度肺动脉高压（图 2-22，视频 2-5）。

3. 剑突下大动脉短轴切面　可见室间隔膜周部回声中断（图 2-23，视频 2-6）。

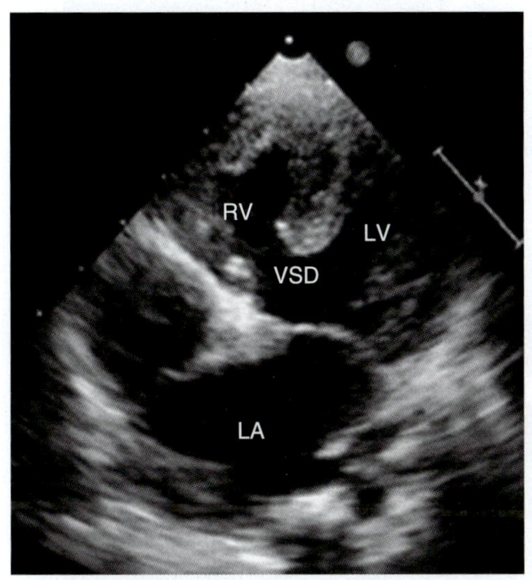

图 2-22　室间隔缺损

LV，左心室；RV，右心室；VSD，室间隔缺损；LA，左心房。

视频 2-5　室间隔缺损及室水平分流

A. 二维超声显示室间隔缺损；B. 彩色多普勒显示室水平分流。

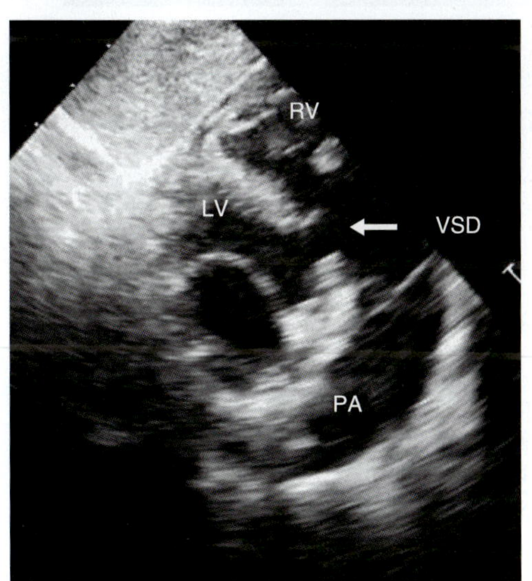

图 2-23　室间隔膜周部回声中断

RV，右心室；LV，左心室；PA，肺动脉；VSD，剑突下切面。

视频 2-6　室间隔膜周部回声中断

4. 胸骨上窝切面　可见动脉导管血流信号，为大动脉水平双向低速分流，下肢血流依靠肺动脉通过动脉导管分流入降主动脉供血（图 2-24，视频 2-7）。

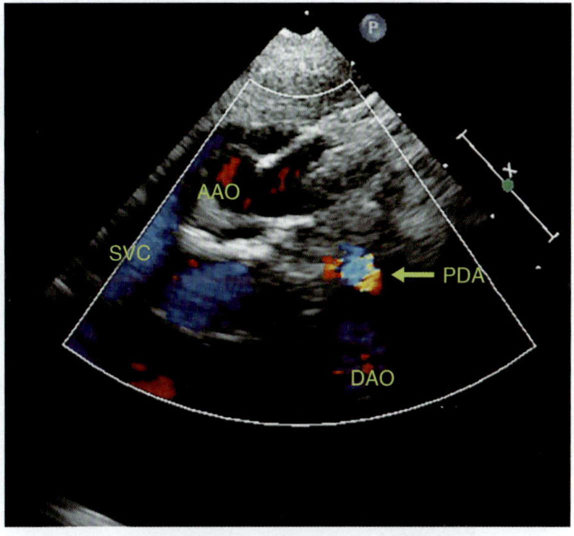

图 2-24　主动脉离断三联征：主动脉弓中断、室间隔缺损、动脉导管未闭

左心室内含氧饱和度高的血流通过升主动脉、头臂分支供应头部与上肢。身体下半身血液由肺动脉通过动脉导管分流至降主动脉。上半身为含氧饱和度高的血，下半身为含氧饱和度低的血，因此产生“差异性青紫”。

SVC，上腔静脉；AAO，升主动脉；PDA，动脉导管未闭；DAO，降主动脉。

视频 2-7　主动脉离断三联征

【新生儿 TAPVC 心内型】(图 2-25,视频 2-8,视频 2-9)

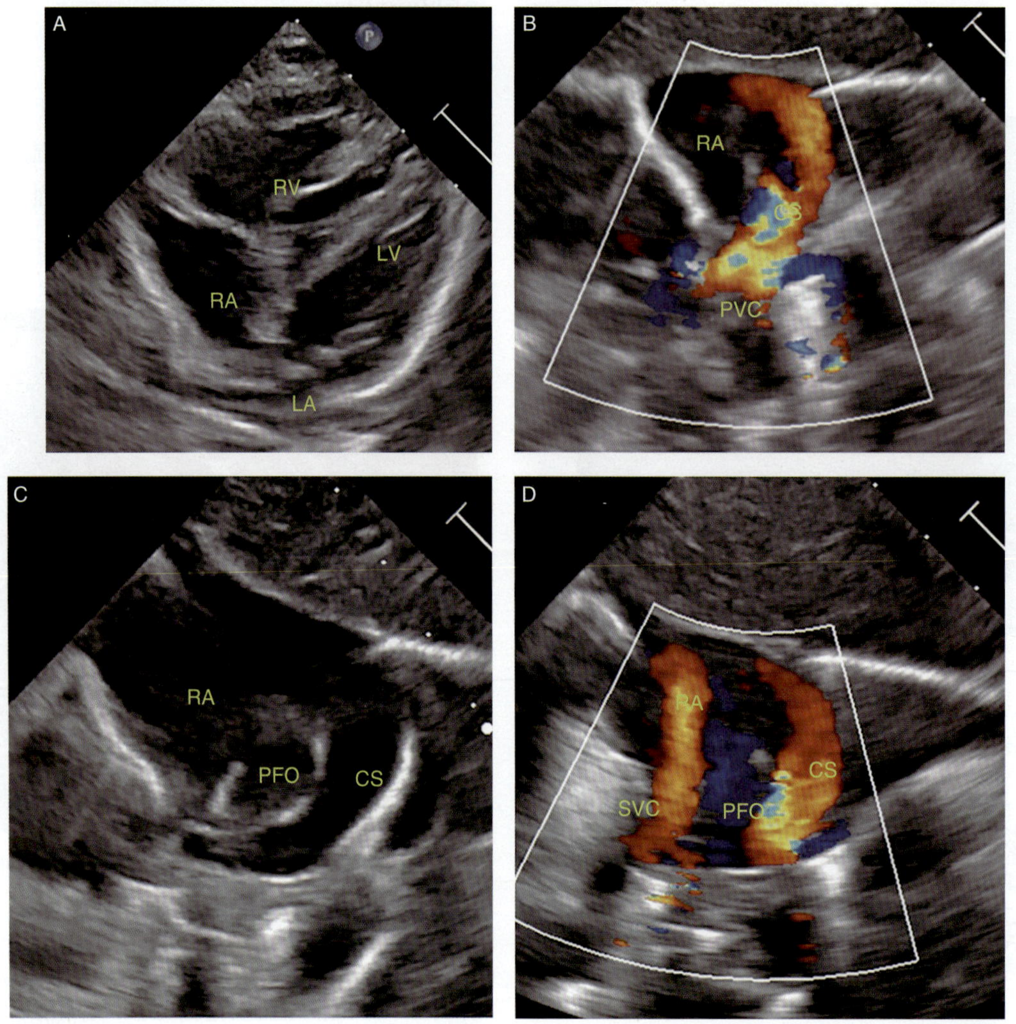

图 2-25 新生儿 5 天 TAPVC

A. 四腔心切面显示完全型肺静脉异位引流,右心扩大,左心内径变小;B. 剑突下双心房切面,肺静脉血流通过共同腔静脉,回流至扩张的冠状静脉窦,进而回流至右心房;C、D. 剑突下双心房切面显示卵圆孔未闭合,房水平右向左分流。

LV,左心室;LA,左心房;RV,右心室;RA,右心房;PVC,肺静脉共同腔;PFO,卵圆孔未闭;CS,冠状静脉窦。

视频 2-8 肺静脉血流通过共同腔静脉,回流至扩张的冠状静脉窦,进而回流至右心房

视频 2-9 剑突下双心房切面显示卵圆孔未闭合,房水平右向左分流

【TGA/IVS，合并冠状动脉起源异常】（图 2-26）

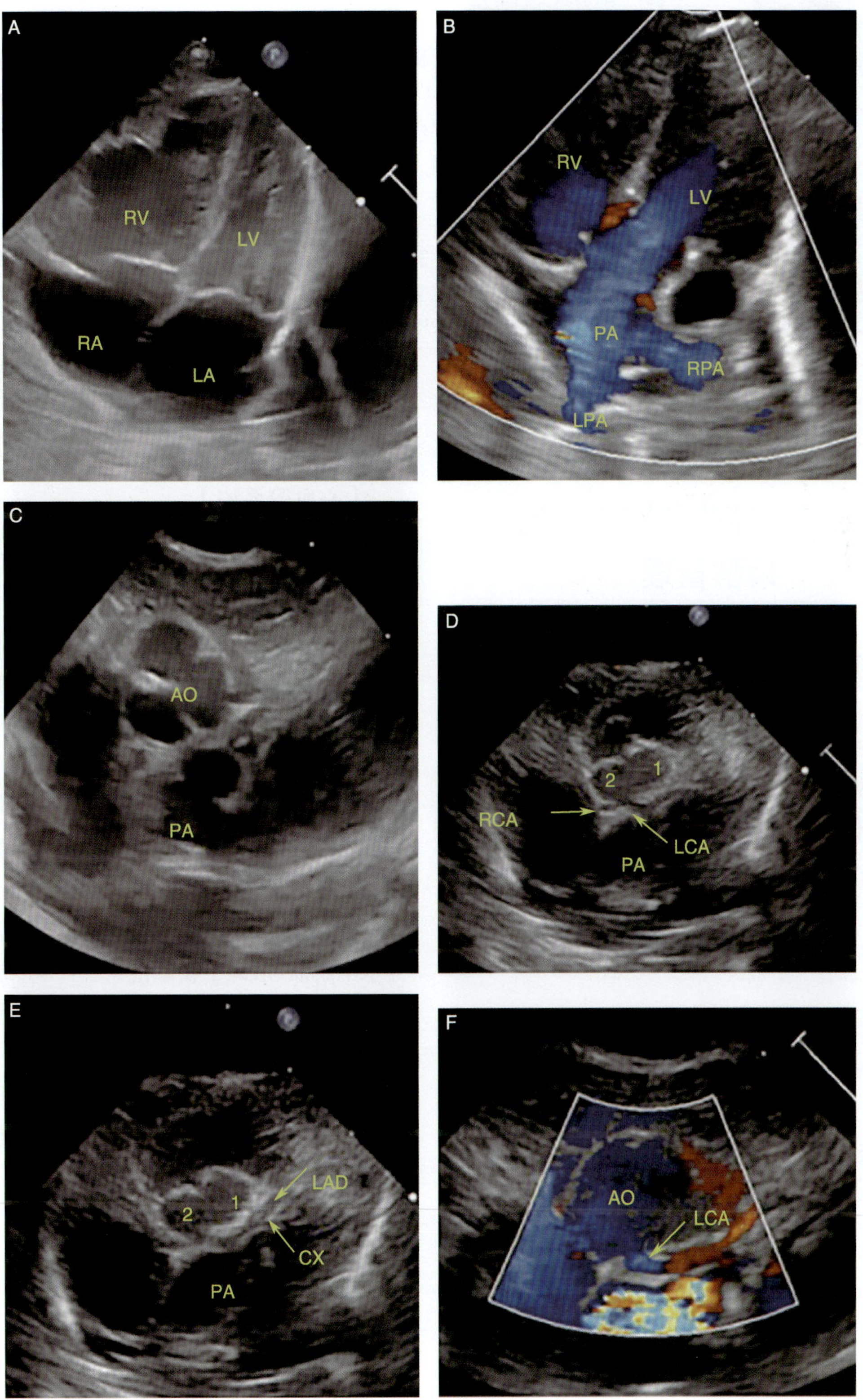

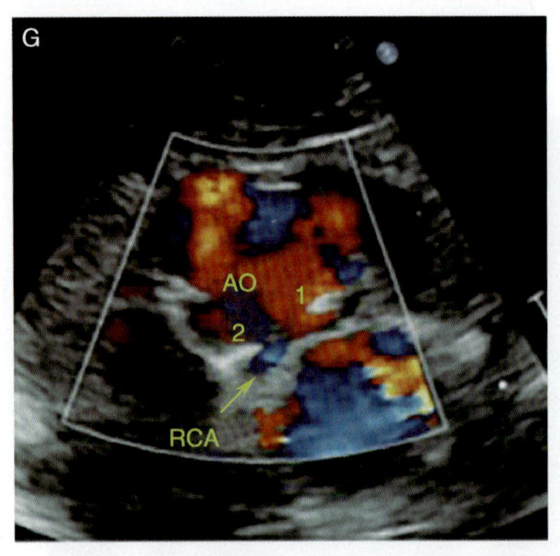

图 2-26 新生儿完全型大动脉转位（SDD 型）
A. 四腔心切面显示心房正位心室右袢，房室连接一致；B. 胸骨旁左室长轴切面显示左心室发出肺动脉；C. 大动脉短轴切面显示主动脉位于肺动脉右前方；D. 显示左冠状动脉主干起自 2 窦，且起始壁内走行；E. 显示左冠状动脉前降支及回旋支；F、G. 分别显示左冠状动脉开口及右冠状动脉开口血流。超声诊断：完全型大动脉转位（SDD）合并冠状动脉起始异常（2R；2LAD，CX）。

（撰写：丁文虹、杨静　审校：丁文虹）

第 3 节　新生儿期手术的麻醉管理

新生儿是指产后 28 天以内的婴儿，其中出生体重小于 2 500g 的称为低出生体重新生儿。新生儿心血管手术的预后整体较差，围手术期死亡率较高（5%~24%）。由于新生儿解剖、生理发育不成熟，术前合并症多，对麻醉的耐受性差，围手术期并发症发生率高。因此，麻醉科医师除了要掌握麻醉专业知识、技能外，还应掌握新生儿特殊的生理特点，尽可能保障患儿围手术期安全。

一、新生儿生理学特点

【呼吸系统】

新生儿尤其是早产儿肺发育不成熟，肺泡表面活性物质少，易发生肺不张、肺气肿以及肺间质水肿。肺组织稚嫩，围手术期机械通气不当易引起压力或容量性肺损伤。对手术和体外循环（cardiopulmonary bypass，CPB）期间自由基损害抵抗力弱。

【心血管系统】

新生儿心肌顺应性、心肌收缩力较差、前负荷储备有限、心室间相互依赖性高。交感神经系统发育不完善，需要的心血管药物剂量可能相对较大。每搏血量储备差，心排血量的增加对心率依赖性大。

【其他系统】

新生儿易合并小肠结肠黏膜缺血坏死，在主动脉弓病变中更为常见，临床表现为酸中毒、血便，甚至出现感染性休克。

肾小球滤过率较低，肾血管阻力较高，容易合并水电解质、酸碱平衡紊乱。

骨髓发育不成熟、红细胞生成素水平较低、红细胞寿命较短，低体重新生儿易贫血。

有可能合并围手术期脑损伤，尤其是低出生体重儿。危险因素包括低心排、低氧血症、体外循环、深低温停循环、血液稀释等。

二、麻醉管理原则

1. 保证气道通畅，维持适宜的通气和氧合。
2. 维持适当的麻醉深度。
3. 维持内环境稳定，注意避免低血糖。
4. 保持外周血管阻力和肺血管阻力的平稳。
5. 维持足够的心输出量。

三、麻醉临床工作实践

【术前管理】

（一）术前评估

回顾既往病史、分娩史，了解围产期窒息情况，关注家族史和孕妇用药史，对患儿进行全面评估。

一般状况：发育状况、生命体征、活动能力等。特别关注气道方面，如舌腭大小、颈椎活动度、张口度。

肺部检查：关注肺部感染、支气管痉挛、心力衰竭等体征。

心脏检查：听诊有无心脏杂音或心律失常，检查颈静脉有无怒张，感受动脉搏动并为动脉穿刺做准备。

实验室检查：常规行血常规、血糖、血生化等检查。通过心电图检查，可了解心脏心率、节律、心肌肥厚等表现。通过血气分析、胸部 X 线片、超声心动图、计算机断层扫描（computed tomography，CT）等资料，可了解患儿的心脏解剖缺损部位、分流大小和方向、心脏大小以及功能等情况。

（二）术前禁食

新生儿对禁食禁水耐受性极差，需精细实施。术前 4h 可以喂母乳，2h 可喂少量糖水，重症或喂养困难患儿可术前静脉补液。

（三）术前调整

着重于改善患儿的心肺功能，采用包括镇静、改善呼吸及氧合、正性肌力药物支持等手段。导管依赖型患儿持续静脉应用前列环素。

（四）术前准备

1. 保温　新生儿在转运、麻醉过程中易发生体温下降。应注意完善各种保温措施，包括变温毯、吸入气体加温、维持环境温度等。

2. 新生儿体重低，体内血容量少，术前应预先备血或血浆代用品，以便及时补充，避免缺血导致器官受损；术前应尽量改善患儿的一般情况以及内环境，减少合并症对手术的影响。

3. 先心病新生儿可存在各种心血管异常，如梗阻、分流、瓣膜功能不全、心功能不全等。麻醉医生须详细了解心内结构异常及其病理生理、熟悉麻醉对特定患儿的生理功能的影响，并通过改变心率、心肌收缩力、体循环和肺循环阻力等环节来调节患儿的整体循环功能。

【术中管理】

1. 麻醉诱导

（1）静脉麻醉诱导：首选，常用药包括咪哒唑仑、顺阿曲库铵、舒芬太尼或芬太尼等。

（2）吸入诱导：如果没有静脉通路的情况也可以采用七氟烷吸入诱导。

诱导过程中密切注意心率变化，并保证有效通气。

2. 气管插管　气管插管是一个富有挑战的紧急过程。新生儿氧储备本来就非常有限，先心病新生儿极容易因插管时间过长而缺氧，整个过程力求迅速、准确、轻柔，密切关注血氧饱和度及生命体征，及时供氧。低体重新生儿可能会厌较长，容易遮挡声门，可选用直喉镜直接挑起会厌暴露声门。气管导管的型号 ID2.5~4.0 号，发育较好的足月儿可考虑 4.0 号。根据临床经验，经口插管深度为 7~9cm，经鼻插管深度加 2cm。插管后立即观察呼气末二氧化碳（end tidal carbon dioxide，$ETCO_2$），同时听诊双肺呼吸音，确认在气管内且两侧呼吸音对称后妥善固定导管。任何体位改变都需要再次确认插管位置。

3. 麻醉维持　新生儿尤其低体重新生儿麻醉药物半衰期长、清除率低，达到同样的麻醉深度需要的麻醉药用量少，麻醉过程中应注意合理控制麻醉药物用量。可选择静吸复合麻醉，间断给予镇痛药和肌肉松弛药。为避免出现视网膜病变，不提倡高浓度氧气吸入。

4. 术中通气　一般选择压力调节容量控制通气模式，手术前可允许轻度高碳酸血症，动脉血二氧化碳分压（partial pressure of carbon dioxide，$PaCO_2$）≤55mmHg，避免气道压过高引起肺损伤。CPB 后可根据病情调整呼吸参数，因为高碳酸血症可能会导致肺血管收缩，不利于合并肺动脉高压（PH）的新生儿。建议中度以上 PH 患儿采用轻度过度通气。

5. 术中监测　常规监测应包括心电图、脉搏、血氧饱和度、体温、尿量、$ETCO_2$、有创动脉压、中心静脉压、血糖、电解质、红细胞比容和经食管超声心动图(transesophageal echocardiography, TEE)等。结合血气分析及时调整呼吸机参数,维持水与电解质平衡,保持内环境稳定。术中TEE有助于评估心内结构并指导术中用药,调整心功能。

需要特殊关注左心功能和容量的患儿可监测左心房压。

近红外可提供无创性脑氧和组织氧供监测,有助于降低重要脏器缺血缺氧的风险,推荐用于新生儿复杂先心手术。

另一点非常重要,开胸心脏手术最大的优点是能直接观察心脏活动的状态,通过观察心脏充盈及收缩程度来判断心脏容量和运动状态。心脏饱满,但收缩活动小,提示心肌收缩力低下或心脏容量负荷过大,最好能结合TEE综合判断。

6. 术中并发症及处理　新生儿和低出生体重新生儿心脏手术期间可能会发生一系列并发症,常见的有低氧血症、低心排血量综合征(low cardiac output syndrome, LCOS)、内环境失衡、凝血功能障碍、肺高压危象等。

低氧血症是最常见也是麻醉医生急需作出判断和处理的事件,常见原因包括肺受压、气道阻塞、插管进入主支气管、LCOS、右向左分流增多等。出现低氧血症时,首先需要查找原因并对症治疗。排除呼吸道相关原因后,需要进一步考虑心脏相关原因。若出现流出道梗阻加重或外周血管阻力降低,右向左分流骤增容易导致缺氧,应该增加外周血管阻力(如应用去氧肾上腺素),减少心内分流来改善氧合。如果是心脏操作或LCOS等原因,则应暂停操作,加大正性肌力药物剂量,增加心输出量,改善氧合。

对于需要体外循环的正常体重新生儿,心脏手术时预防性应用抗纤溶药物(如氨甲环酸)对预防解凝血功能障碍、减少围手术期出血有一定作用。

先心病新生儿手术,是对包括麻醉医生在内的心脏外科团队巨大的挑战。规范新生儿心脏手术围手术期麻醉管理,综合评估,精细管理,有益于改善患儿的整体预后。

(撰写:林霖　审校:林霖)

参考文献

[1] CHAO L, LINA Y, JINFENG W, et al. Predictors of postoperative outcomes in infants with low birth weight undergoing congenital heart surgery: a retrospective observational study[J]. Ther Clin Risk Manag, 2019, 15: 851-860.

[2] ALEXANDER P M A, THIAGARAJAN R R. Does birth at early-term gestation increase mortality for neonates on extracorporeal life support after cardiac surgery?[J]. Pediatr Crit Care Med, 2017, 18(9): 899-900.

[3] WILLIAMS G D, COHEN R S. Perioperative management of low birth weight infants for open-heart surgery[J]. Paediatr Anaesth, 2011, 21(5): 538-553.

[4] ANDROPOULOS D B, EASLEY R B, GOTTLIEB E A, et al. Neurologic injury in neonates undergoing cardiac surgery[J]. Clin Perinatol, 2019, 46(4): 657-671.

[5] RAVIRAJ D, ENGELHARDT T, GIEDSING HANSEN T. Safe anesthesia for neonates, infants and children[J]. Minerva Pediatr, 2018, 70(5): 458-466.

[6] KALIKKOT THEKKEVEEDU R, EL-SAIE A, PRAKASH V, et al. Ventilation-induced lung injury(VILI) in neonates: evidence-based concepts and lung-protective strategies[J]. J Clin Med, 2022, 11(3): 557.

[7] HOFFMAN G M, SCOTT J P, STUTH E A. Effects of arterial carbon dioxide tension on cerebral and somatic regional tissue oxygenation and blood flow in neonates after the norwood procedure with deep hypothermic cardiopulmonary bypass[J]. Front Pediatr, 2022, 10: 762739.

[8] MURPHY T. Anesthetist-delivered intraoperative transesophageal echocardiography in pediatric cardiac surgery[J].Paediatr Anaesth, 2019, 29(5): 499-505.

第4节　新生儿心脏外科手术的体外循环管理

0~28天的新生儿体重小、器官发育不成熟。需要在新生儿期体外循环(CPB)下进行的手术均是复杂重症的心脏手术,常见病种为大动脉转位(transposition of the great arteries, TGA)尤其是室间隔完整型大动脉转位（transposition of the great arteries/intact ventricular septum，TGA/IVS）、完全性肺静脉异位引流（total anomalous pulmonary venous connection，TAPVC）等。我们将重点讨论先心病新生儿与 CPB 相关的病理生理学特点、新生儿 CPB 管理的特点和难点，且通过实战病例报道介绍安贞医院先心病新生儿手术 CPB 管理策略。

【新生儿 CPB 病理生理特点】

（一）脑

患儿在胎儿循环的维持下可以保证大脑血供。出生后体循环、肺循环的重新建立使患儿的大脑血供、氧供受到一定影响。许多先心病患儿出生后由于低心排或缺氧造成微循环障碍，促发 N- 甲基 -D- 天冬氨酸等兴奋性氨基酸损伤。由于缺血缺氧，脑细胞有氧代谢活力降低，无氧代谢活跃，造成脑细胞酸中毒，脑组织结构和功能受损，最终使得患儿对外部环境的适应性和学习、记忆能力减弱。

CPB 时体循环低氧、低血压或停循环引起细胞代谢障碍导致的脑损伤是 CPB 期急性脑损伤和慢性神经损伤的主要原因之一，本质为缺血缺氧性脑损伤。低温可以降低细胞代谢，相对脑血流的减少成比例地降低了脑组织对能量的需求，但随着缺血时间的延长，仍发生细胞能量供需的失衡，因此低温仅在一定时间段内有较好的脑缺血损伤保护作用。低温在降低了脑血流的同时也明显降低了新陈代谢和保护了细胞高能磷酸盐储备，因此目前防止 CPB 脑损伤的最有效办法仍是低温。低温实施方法有浅低温、中低温、深低温和深低温停循环。

不同 CPB 管理方式、降温和升温速率、患儿个体差异、主动脉插管血流特点、心脏畸形修复、代谢因素和药物等都可对脑部降温产生影响，从而影响脑保护的有效性。

（二）肺

胎儿肺循环特点为低流量、高阻力。出生后随着呼吸建立、肺膨胀，新生儿氧分压较出生前明显提高，作用于肺动脉血管平滑肌，扩张肺血管，肺循环阻力下降，体循环阻力上升，肺静脉返回左心房血量增加，左心房压上升，卵圆孔右向左分流停止（生后约 2h），动脉导管功能性关闭（生后 6~12h）。此时肺循环变为高流量、低阻力。出生后随着肺发育，肺血管阻力进一步下降。

呼吸系统与心血管系统密切相关，持续的协作完成气体交换，将氧运输至组织，维持代谢需要。先心病心血管功能状态对肺功能有重要的影响。心力衰竭可引起呼吸衰竭，先心病伴发的心脏外畸形（血管环、气管支气管发育异常、肺发育不良、肺血管畸形等）均可能影响肺功能异常。

CPB 技术早期，先心病患儿术后可以发生危及生命的呼吸衰竭，即所谓的“灌注后综合征（postperfusion syndrome，PS）”，甚至表现为急性呼吸窘迫综合征（acute respiratory distress syndrome，ARDS）。随着灌注技术不断完善，CPB 术后患儿肺部并发症显著降低，但肺功能障碍的发生率仍高达 15%~30%，尤其对新生儿。肺功能障碍的核心是肺内皮细胞功能障碍，主要表现为肺血管反应性和通透性增高。CPB 后肺功能障碍是多因素的，包括非 CPB 因素（全身麻醉、胸骨切开、胸膜剪开）和 CPB 因素（血液与人工材料接触、加入肝素 - 鱼精蛋白、低温、CPB 缺血、肺停止通气）。因此，CPB 药物治疗（糖皮质激素、抑肽酶）、白细胞滤过、改良人工管道、持续血液超滤、CPB 期间持续机械通气和肺灌注等均是预防或减轻 CPB 对肺的损伤的手段。

（三）心

一般将新生儿、婴幼儿心肌称为未成熟心肌。新生儿心肌发育成熟是一个渐进的过程。胎儿期的心肌仅依靠无氧代谢产生热量，这一特点使得胎儿出生后能很好地耐受暂时性缺氧。新生儿心肌糖原储备多也有利于耐受缺氧，但是糖原储备量在出生后迅速下降。新生儿心肌储备的氨基酸含量较高，无氧条件下产生热量的能力更强。

新生儿心肌 T 小管和肌质网发育尚未成熟，心肌兴奋收缩耦联和肌原纤维张力更依赖跨膜的外源性钙离子运输，并且未成熟心肌分离钙的能力更低，加剧钙介导的再灌注损伤。

心脏是体内需氧量最高的脏器之一，对各种引起缺血缺氧的因素非常敏感，一旦发生心肌缺血，将产生一系列结构、代谢和功能等方面的改变。CPB中尤其当阻断升主动脉后，冠状动脉停止血供，引起全心肌缺血。缺血早期心脏储备的能量还可以维持心肌代谢，心肌细胞尚能维持或恢复原有的结构及生理功能，但随着缺血时间的延长，一些重要的代谢过程不能顺利进行，最终心肌出现不可逆的病理改变。目前认为常温缺血30~60min会引起不可逆心肌损伤。长时间缺血后，即使恢复血供，心肌损伤反而进一步恶化，这种现象称为"缺血-再灌注损伤（ischemia-reperfusion injury，IRI）"。心肌血流突然中断或减少，引起心肌舒张和收缩机械功能的障碍。有报道心肌缺血15s后心脏收缩功能会明显降低，心肌收缩功能下降的程度取决于缺血程度、心肌代谢损害程度及葡萄糖的利用等。

（四）肾

新生儿肾小球滤过率、肾血流量、肾小管的再吸收及排泄功能尚未成熟。出生时的肾小球数目与成人相等，但其滤过率仅为成人的30%~50%，因此过量的水和溶质不能迅速、有效地排出。新生儿心脏手术多数属于危重状态下的急症手术，术前影响肾功能最常见的原因是肾脏灌注不足，可由循环血量不足或是肾脏本身低灌注引起。充血性心力衰竭时，水钠潴留和分布异常、神经体液调节异常均影响肾功能。心脏术后肾功能不全或急性肾衰竭与术前心、肺、肾功能及CPB设备和时间、深低温低流量、低灌注压、缺血-再灌注损伤等有关。尤其是围手术期低血压、低心排血量综合征及肾毒性药物等，会加重肾功能损伤。

因此CPB期间肾保护的措施包括：CPB中尽量保持满意的灌注压和流量；药物控制全身炎性反应；适当血液稀释减少红细胞破坏和血液微粒产生；全身降温以降低机体代谢率；尽可能缩短CPB时间；使用联合超滤技术提高HCT。存在肾功能不全时，应及时应用扩血管药和利尿剂以疏通肾小管，纠正低心排血量综合征，待血压升高，心排量上升，肾灌注改善，尿量即可增加；出现血红蛋白尿时，结合利尿剂给予碳酸氢钠碱化尿液，防止游离血红蛋白尿阻塞肾小管；发生肾衰竭时，应积极使用腹膜透析和血液透析。

新生儿心脏手术后发生一过性少尿的情况并不少见，一般术后24~48h恢复，大多数情况下随着心功能和外周循环的改善，肾功能会在24~48h逐步恢复。

【新生儿CPB管理原则】

（一）物品准备

新生儿CPB机器首选滚压泵，可以选择悬挂泵安装在CPB机器的桅杆上来缩短泵和患者之间的距离来减少管道长度，从而减少预充量，同时降低回路阻力。但一定保持泵与患儿的距离，为无菌区留出充分的空间。

新生儿配套包管道尺寸标准是保证静脉引流和正常动脉灌注流量的情况下使用最小内径和最短的管道。我院使用的新生儿配套包内泵管、动脉及静脉内径均为3/16in（1in=2.54cm），左、右心吸引管内径为5/32in，静态预充量150~180ml。

专为新生儿设计的集成动脉过滤器的氧合器是安全、有效的，已被常规使用于临床。目前，市售集成氧和器的初始容量最小接近38ml且可以改善临床结果。

新生儿动脉插管我们选择一体式薄壁金属绕丝插管，可以提供很好的流体特性和抗扭折性，尤其对非常细小的主动脉如新生儿主动脉弓中断（interruption of aortic arch，IAA），且这类手术不能采用单根主动脉插管，弓中断前、后两个区域分别都需要单独灌注，两根插管的位置分别在升主动脉和接近肺动脉或动脉导管处，采用Y型接头连接。完成主动脉修补后，转换到单根升主动脉插管。

新生儿静脉系统发育也会比较复杂，如双上腔静脉、上腔静脉回流到奇静脉、肝静脉直接引流到一个心房腔内或通过上腔静脉回流至冠状静脉窦等，静脉插管的选择必须根据这些变化而定。由于新生儿静脉壁更细、更薄，通常选用直头上、下腔静脉插管。

停跳液灌注针使用BD20#粉色动脉穿刺针和10Fr吸痰管，由洗手护士台上制作完成。

新生儿选用预充量最小的超滤器来减少CPB期间血液稀释造成的渗透压变化，减轻组织水肿，减少炎性反应，帮助器官恢复功能。在CPB后期迅速提高HCT和凝血物质浓度，改善氧供减少出血。也可在CPB全程进行平衡超滤，以去除尿素氮、肌酐及炎性因子等小分子物质。

洗血球机也是新生儿必备的物品，首先使用洗血球机洗涤浓缩红细胞，库血中钠、钾、糖和乳酸远高于正常值，通过清洗库血可以在一定程度上优化这些指标。当鱼精蛋白给予后拔除动脉插管，可以将环路内的余血收集到洗血球机器清洗，最大限度为新生儿回输自体红细胞。

传统 CPB 监测血流动力学为心率、收缩压、舒张压和平均动脉压力、中心静脉压、静脉血氧饱和度和温度。CPB 期间监测管路压力、泵输出量、泵头速度、温度、动脉和静脉氧饱和度、氧含量、血红蛋白和 HCT 以及血气分析。可以根据这些变量导出数据参数：心输出量、氧输送量、氧耗量、氧提取率、静脉与动脉二氧化碳差。

近红外光谱分析（near infrared spectroscopy，NIRS）技术使用在患儿不同部位，通过近红外光发生源投射光子穿过局部组织，相邻的传感器接收反射光的光度计算局部氧饱和度（regional oxygen saturation，rSO_2）。几项研究验证了术中脑 rSO_2 监测与婴儿 CPB 期间脑灌注有显著相关性。此外，体细胞 rSO_2 的应用提供了肾脏或下半身灌注的指标，NIRS 可以实时连续监测脑部、肾脏、下肢等的 rSO_2。经颅 NIRS 测量的是所有血红蛋白即混合血管床的动静脉混合血氧饱和度，rSO_2 主要代表静脉部分（占 80%），正常范围为 55%~75%，反映的是脑氧供 / 需平衡的指标。该数据与标准血气和乳酸分析相结合，提供了灌注充足性的基本情况。

负压辅助的静脉引流（vacuum-assist venous drainage，VAVD）提供额外的回流室负压增加静脉引流。新生儿 CPB 在最大限度缩短 CPB 管道和减少 CPB 预充量的前提下，借助 VAVD 获得满意的静脉引流和充足的机体氧供。VAVD 使用期间需要严格遵从标准操作流程，使用专用的负压吸引管道及配套耗材并确保无菌原则。通常根据回流室与患儿心脏的位置关系及所用静脉插管的粗细来确定辅助负压的大小，新生儿 CPB 期间 VAVD 负压维持 20~30mmHg 即可满足要求。如果在此负压状态下并不能增加静脉引流也不能使中心静脉压下降，则不建议再增加负压，且应该关闭 VAVD，防止负压导致的过度血液破坏。

CPB 期间应用挥发性麻醉药（七氟烷）经蒸发罐与空氧混合器连接通过氧合器给予可作为 CPB 期间的麻醉维持。七氟烷经氧合器清除较快，对新生儿的使用是安全、有效的。因为吸入麻醉药通过膜肺后会有残留药物通过氧合器排出，尽管有文献支持 3% 七氟烷并不会污染层流手术室的空气，但是我们依然推荐进行氧合器废气收集排放处理，具体使用方法如图 2-27 所示。如果确认麻醉深度已经足够、平均动脉压（mean arterial pressure，MAP）依然偏高的患儿可以应用小剂量扩血管药物（尼卡地平、酚妥拉明等）。因为吸入麻醉药均抑制心肌，所以心脏复跳和准备脱离 CPB 时应停止吸入麻醉药的使用。

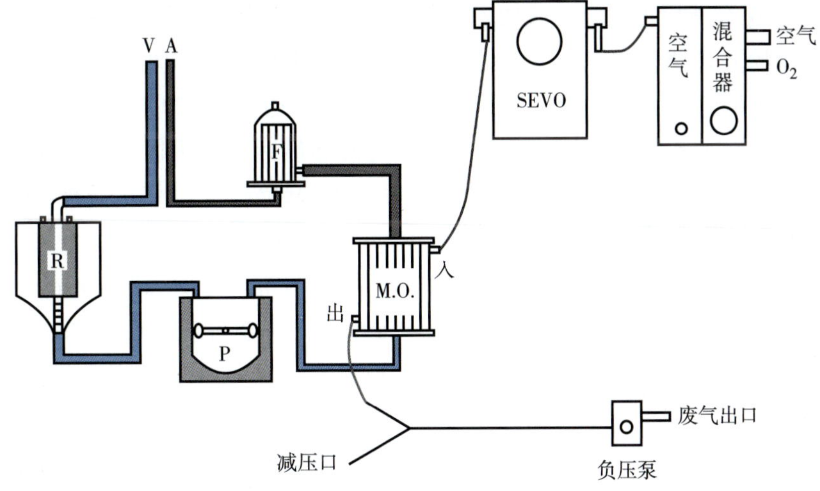

图 2-27 挥发罐连接及废气排放示意

R，贮血室；P，泵；M.O.，膜式氧合器；SEVO，七氟烷；O_2，氧气；F，动脉微栓过滤器。

（二）预充液

新生儿预充液成分包括晶体、胶体、血制品、肝素及碳酸氢钠。

新生儿预充晶体选用复方电解质溶液为醋酸钠林格液，醋酸根可不经肝脏代谢直接转变为碳酸根，酸碱缓冲力更强。其电解质成分与血浆更为相似，更适用于肝脏尚未成熟，对乳酸代谢不足的婴幼儿。

胶体选用人血白蛋白，它是重要的天然胶体，在人体90%血浆胶体渗透压（COP）由白蛋白产生。人血白蛋白补充因CPB管路及耗材吸附消耗的血浆蛋白，并维持合适的COP，对减轻组织水肿非常重要，白蛋白使用剂量应该根据CPB期间COP测定来决定，也可以根据预充液中及CPB期间所用晶体量、超滤液量等来综合预估补充。20%白蛋白50ml规格是北京安贞医院常用剂型，其渗透压相当于正常小儿血浆渗透压的4~5倍，扩容效果好，维持胶渗压稳定，常规使用于10kg以下患儿，尤其用于新生儿、危重症发绀患儿的预充。

常用血制品包括库血红细胞、新鲜冰冻血浆（fresh frozen plasma，FFP），均可作为新生儿预充成分在CPB期间使用。库血红细胞保存过程中会产生代谢底物，尤其高钾、低氧、高碳酸血症会对婴幼儿内环境产生较大影响，因此库存红细胞预充后需要对CPB预充液进行内环境调整（适当补钙、碳酸氢钠、保温等措施）。新生儿器官功能发育不成熟，库存红细胞需要经洗血球机洗涤去除代谢底物及血液保存液后再预充。或加入库血预充后，通过超滤的方式调整预充液的酸碱及离子平衡。因CPB管路缩小而大大降低了预充总量，FFP目前不作为常规预充液使用，但对于新生儿甚至是早产儿，FFP可以在心脏复跳后或改良超滤时加入CPB循环管路，尽可能在动脉插管拔除之前快速提升凝血因子水平。

5%碳酸氢钠是最常用的碱性药物，每100ml预充液加5ml碳酸氢钠。根据术中血气决定补充$NaHCO_3$量。$NaHCO_3$需要量（ml）=（目标BE值 - 实测BE值）× 患者体重（kg）×0.3。BE为剩余碱。

（三）抗凝方法

CPB开始前患儿体内肝素3mg/kg、预充液肝素20mg。婴幼儿需要库血预充时可以将10mg普通肝素加入核对过的血袋中再经过滤后加入回流室，另外10mg普通肝素直接通过3联三通加入预充液并充分混合。CPB前必须保证ACT达到并超过完全抗凝水平，HemoCrone凝血监测仪ACT值大于410s即达到抗凝要求，Medtronic凝血监测仪ACT值大于480s方可转机。CPB期间间隔30~60min需要重复监测ACT，确保抗凝满意。转流开始后每30min测ACT，根据结果追加肝素，使ACT达480s以上。

（四）前并行

根据CPB期间最高泵流量，选择合适氧合器、CPB管道包、动脉微栓、动静脉插管等。泵流量估算依据正常心输出量来判定，通常参照如下指标：新生儿120~150ml/（kg·min）。

MAP：血压的维持与心输出量、血管阻力、血液黏滞度、血液稀释等相关，术中维持合适的血压对全身组织灌注、重要脏器功能维护至关重要。新生儿CPB期间MAP维持较婴幼儿和成人更低，血压目标值为MAP 25~35mmHg。术中以满足机体氧耗、提供充足氧供为目标。

低血压的处理：确认血压监测无误的情况下，静脉引流通畅可以适当提高灌注流量，如果血压依然低于目标值，可以应用小剂量缩血管药物，首选α受体激动剂，如甲氧明、去氧肾上腺素、去甲肾上腺素等。

高血压的处理：新生儿CPB期间血压过高更易造成组织水肿甚至渗漏，伴随CPB时间的延长，MAP逐渐升高，首先考虑麻醉变浅，切忌降低泵流量来降血压。加深麻醉的方法包括追加静脉麻醉药（可通过CPB回流室加药或麻醉医生中心静脉给药），也可以通过人工氧合器（膜肺）使用吸入麻醉药（七氟烷、异氟烷等）。

（五）心肌保护

HTK液（histindine-tryptophan-ketoglutarat solution）又称康斯特保护液，为一种细胞内液型心脏停搏液，有强大的渗透和缓冲能力，我院新生儿均使用HTK液作为心肌保护液。大剂量HTK液使血管腔隙和组织腔隙得到完全的灌注，最终导致细胞内外离子、温度、氧代谢的平衡。实现“平衡灌注”有赖于HTK液灌注的时间、容量和压力。

1. 灌注温度 8~10℃。

2. 新生儿灌注总量≥200ml。

3. 灌注压力 初始灌注主动脉根部压力 50~60mmHg，停跳后 30~40mmHg。

4. 灌注时间≥5min。

5. 复灌 体积 100ml，温度 8~10℃，时间 2~3min，压力 30~40mmHg。

6. 由于 HTK 液是低钠微钙的液体，大量回收会造成低钙、低钠血症，所以手术中 HTK 液应完全吸走，避免钠、钙浓度紊乱和急性稀释。如果不可避免吸回，应积极超滤，及时监测钙离子、钠离子水平，并做相应补充。

（六）转中 HCT、COP

转中应保证患儿的 HCT 在 24%~27%，COP 在 12~14mmHg。

（七）降温和复温原则

CPB 开始即伴随着患儿血液降温，对于前并行时间较长（外科操作需要）的患儿 CPB 需要适当保温，前并行开始设置 33℃的水箱温度防止患儿体温下降过快而导致室颤。常规浅低温 CPB 目标温度为 30~32℃，以中心温度（直肠温、膀胱温）为目标，鼻咽温容易受到手术室室温的影响而作为参考。升主动脉阻断时患儿体温最好低于 34℃，从而避免低温停搏液与心肌组织过大的温差。

浅低温、中低温 CPB 复温过程可以分为 2 个阶段，复温至心脏复跳为第一阶段，此阶段以心脏复跳的最佳温度为目标（33~35℃），水箱温度设定为 35℃，避免血液温度过高导致的全身氧耗（尤其大脑氧耗）快速增加。心脏复跳后进入第二阶段复温，水温设定 37.5℃左右，后并行阶段氧耗增加，需要及时增加氧供，必要的情况下超滤提高 HCT 或加库血以保证足够的氧供。待中心温度达到停机标准后，即可维持相应水箱温度，避免体温升高或下降。复温须均匀，注意鼻咽温和血温的温差小于 5℃，鼻咽温和直肠温小于 2℃。

（八）超滤

超滤（ultrafiltration，UF）技术已成为小儿 CPB 不可或缺的技术手段，常规超滤（common ultrafiltration，CUF）作为术中浓缩血液的有效方法被小儿及成人常规应用，以滤除 CPB 中的额外液体，达到浓缩血液的目的。

小儿 CPB 因常规应用改良超滤（modified ultrafiltration，MUF），所以在 CPB 预充期间一并准备好 MUF 管路，标准的 MUF 连接方法见图 2-28 所示，CPB 停机后 MUF 泵从动脉插管端抽出体内血液滤水浓缩后经保温再输入患儿右心房。因目前小儿 CPB 条件所限，MUF 超滤后的血液无保温措施直接输回患儿体内（图 2-28），MUF 期间有体温下降的现象，尤其在新生儿及小婴儿更加明显，所以要求此类患儿停机前中心温度（直肠温度）达到 36.5℃，且 MUF 时间不要超过 10min，MUF 期间需要联合热毯并升高手术室温度共同保温，这样因 MUF 所致体温下降就可以得到适当控制。

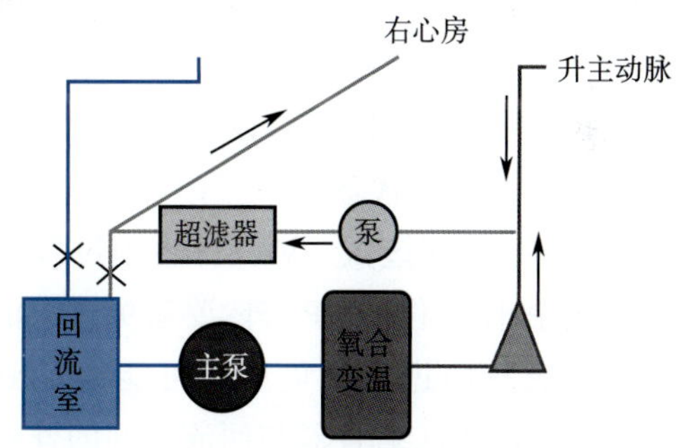

图 2-28 改良超滤模式图

动脉 - 超滤器 - 灌注细管 - 右心房。

零平衡超滤（zero-balanced ultrafiltration，ZBUF）具有滤除血浆内小分子代谢产物的作用，可用于术中降低血糖、控制高钾、滤除炎性因子，平衡置换液通常选用复方电解质溶液，文献推荐小儿 ZBUF 平衡滤液量达到 60~200ml/kg 时才可以发挥其滤除代谢产物的效果。

MUF 结束后管路及超滤器中的血液回收：MUF 管路及超滤器中的血液是相对较浓的血液，可以通过反向旋转 MUF 泵头回收管路中的血液到 50ml 注射器中，由麻醉医生通过静脉通路直接输回患儿，同时注意适当补充鱼精蛋白以中和该部分血液中的肝素，达到术后进一步提高 HCT、改善氧供的目的。

【新生儿 CPB 常见并发症及处理】

除了 CPB 常见并发症之外，以下两点并发症是新生儿需要重点注意防范和处理的。

1. MUF 进气　MUF 期间泵控从主动脉内经升主动脉插管抽出血液滤水后，将浓缩血液直接输回患儿右心系统，如果动脉管路不通畅（扭折或插管尖端贴壁堵塞），由于 MUF 泵的抽吸作用将会导致 CPB 动脉管路内压力下降甚至为负压，动脉管路与氧合器是连通的，管路负压将传导至氧合器内，使得中空纤维内气相压力高于氧合器内血相压力，从而导致大量气体进入氧合器，最先表现为氧合器顶部出现气体，如果动脉管路梗阻没有解除，气体将经膜肺氧合血出口进入动脉管路并到达微栓，甚至被吸入超滤管道，此时必须立即停止超滤并夹闭动脉管路，防止气体进入患儿体内。

防控措施：MUF 期间持续动脉管路测压，一旦发现负压，立即停超滤泵并提醒外科排查原因；确保氧合器没有进气且负压缓解后，可以继续 MUF；如果氧合器或管路中发现气体，建议立即终止 MUF，并夹闭动脉管路，设法排出管路内气体，使 CPB 处于预充状态。

2. VAVD 负压过大　VAVD 使用过程中除了按照标准操作流程（SOP）外，要避免过大的负压，因为回流室内过高的负压有可能经 CPB 管路中的动静脉短路（氧合器与回流室间的连接通路）传导到氧合器，一旦氧合器内的压力过低甚至瞬间成为负压，将使大量气体从中空纤维内进入氧合器。新款氧合器回流室通常设计了负压减压阀，当负压超过 120mmHg 或 150mmHg 时，该阀门将内翻使回流室与大气相通达到减压目的，少数氧合器没有设计此减压阀，使用时更需要严密观察。

（撰写：赵举、缪娜　审校：赵举）

参考文献

[1] 赵举，龙村，李桂芬，等．婴幼儿心脏手术围体外循环期间胶体渗透压的变化[J]．中国体外循环杂志，2006，4(2)：85-87.

[2] BARBU M，KOLSRUD O，RADULOVIC V，et al. Hemostatic effects of a dextran-based priming solution for cardiopulmonary bypass：a secondary analysis of a randomized clinical trial[J]. Thromb Res，2023，223：139-145.

[3] MCMULLAN V，ALSTON R，TYRRELL J. Volatile anaesthesia during cardiopulmonary bypass[J]. Perfusion，2015，30(1)：6-16.

第 5 节　新生儿围手术期监护室管理

一、知识要点

【病理生理特点】

正常的新生儿生后面临着脱离胎盘连接的母体，过渡到独自面对外部环境的改变。需要适应外部温度，需要开始自主呼吸，随之循环系统由胎儿期主要右心室—体循环为主的并行循环变成体、肺两个串联的循环。生后 2 周肺循环阻力下降，动脉导管未闭（patent ductus arteriosus，PDA）和卵圆孔未闭（patent foramen ovale，PFO）逐步关闭。故新生儿娩出后需要医护人员协助建立自主呼吸和保温。

如果新生儿出生后难以建立正常自主呼吸，即新生儿窒息是需要即刻复苏处理的危重症情况。脐血血气的监测对其有一定的诊断价值。早产儿表面活性物质分泌不足，进行性呼吸困难，可能存在呼吸窘迫综合征，必要时需要补充肺表面活性物质和机械通气，是早产儿出生后 24h 内面临的危重症状态之一。

新生儿黄疸分为生理性黄疸和病理性黄疸。先心病新生儿因为低氧、心功能不全、感染等因素，往往合并病理性黄疸。故针对其黄疸，需要积极进行间歇性蓝光治疗。辅以还原型谷胱甘肽、苯巴比妥钠和益生菌等，都有提高蓝光疗效的作用。如患儿生命体征平稳，可考虑袋鼠式护理，联合蓝光治疗，提高疗效。

先心病新生儿除了有正常新生儿的生理特点外，还有先心病的病理生理特点。新生儿期就需要干预的危重症心脏病，往往是生后难以建立正常的体、肺循环串联关系。有时需要通过维持 PFO 和 PDA 的开放，来保持机体含氧血流通畅，保证组织氧供需平衡，维持生命。本中心临床通常的标准是：动脉血氧饱和度≥75%，血压≥60/40mmHg。

生后表现最严重的两个心脏畸形是室间隔完整型大动脉转位（transposition of the great arteries/intact ventricular septum，TGA/IVS）及完全性肺静脉异位引流（total anomalous pulmonary venous connection，TAPVC）。如果合并小 PFO，心房水平的代偿性交通不能满足机体需求，患儿生后即刻就面临着体、肺两个循环的串联路径上的严重梗阻，表现为生后 24h 内进行性循环障碍。除了心房水平梗阻外，体、肺两个循环系统的交通不足可以通过维持 PDA 开放来改善的畸形，如主动脉弓中断（interruption of aortic arch，IAA）、重度主动脉弓缩窄（coarctation of aorta，CoA）和肺动脉闭锁（pulmonary atresia，PA）等，均可以在生后应用前列腺素 E_1 来保持 PDA 开放，稳定循环，但应该注意的是 PDA 开放过度会造成循环容量增多导致充血性心力衰竭。另外，IAA 和重度 CoA 无论对容量、药物还是呼吸的支持效果均不如 PA 的耐受性好。

【评估及管理目标】

围手术期新生儿的管理是重症监护病房（intensive care unit，ICU）工作的一个重要组成部分。为了规范管理，小儿心脏中心 ICU 内设置了专门的围手术期新生儿重症监护病房（neonatal intensive care unit，NICU），医生和护士相对固定。接收的患者包括本院产科出生的先心病新生儿和从外院、急诊转入的先心病新生儿。本院出生的患儿，在产房或手术室做初步口鼻清理和简单擦拭，建立自主呼吸后，完成 Apgar 评分，包裹抱入 NICU。入 NICU 核对姓名后，继续清理皮肤的同时完成初步监测和评估，听诊心率和呼吸音，观察皮肤颜色、四肢运动、精神反应，连接心电监护和饱和度等监测，同时完成疫苗注射和血糖监测。上述过程应在暖台上进行，5min 内完成，尽快关闭暖箱，让患儿保暖，根据胎龄和日龄设置目标温度。下一步根据患儿的病情，考虑是否需要建立外周或中心静脉通路，是否需要吸氧和应用无创呼吸机。转诊新生儿走绿色通道办理入院手续的同时，需有创或无创呼吸支持的危重患儿可直接入 NICU。接诊后医护应尽快完成连接监测和初步评估，建立静脉通路和必要的呼吸支持，暂时未办理完入院手续的患儿一定要核查清楚姓名。在完成初步保暖后，尽快完成超声检查及术前需要的化验检查，所有入院新生儿均应在当天完成心电图、胸部 X 线和床旁超声心动图的检查。出生当天患儿可先喂糖水，食欲旺盛者，两次糖水后可考虑开奶，5~10ml/ 次。外院转诊患儿原则上延续院外喂养。

体温管理：患儿体温及暖箱温湿度设置是否需要调整，是 NICU 每日查房的内容之一。当暖箱设置得当时，体温发热意味着感染。早产儿低体温更应引起医护的注意，除了严重低体温可能造成患儿硬肿病外，保温不足可导致患儿心率减慢，内环境和凝血机制紊乱，对于先心病心肺功能代偿期的孩子可能是雪上加霜。如果环境温度适宜，患儿仍然低体温，更可能是患儿一般状态不好的表现，要考虑中枢神经系统体温调节障碍、严重感染等。排除了上述原因，要考虑与先心病相关的低心排、发绀导致的严重组织灌注不足相关。

体重管理：患儿体重需要每天监测。能够正常喂养的足月儿，生后 7~10 天经过生理性体重下降之后，基本应恢复至出生体重，之后每日体重增长 30~50g 是比较理想的。早产儿或足月婴儿早期开奶缓慢，体重增长较困难，生后 2 周应恢复到出生体重。需要新生儿期手术干预的危重症先心病患儿，术前由解剖畸形导致的胃肠道缺血和淤血，肠内喂养量少，仅能起到黏膜滋养的功能。这两类患儿都需要及时搭配静脉营养。如果体重增长过快，要警惕患儿心力衰竭水肿。早产或低体重儿如能顺利开奶，后期可进入顺利增重阶段。但危重新生儿在术前由于液体的限制和器官功能的边缘状态，很难在术前顺利增长体重。如果在术前出现严重胃肠道功能不全甚至坏死性小肠结肠炎，无论是紧急心脏手术还是等待，死亡风险都会大大增加。

监护室术前新生儿分两大类，基本平稳和危重症状态者。术前简单心脏畸形者可根据家长意愿，按正常新生儿随家长出院。但合并早产或低体重儿，基本上遵循早产和低体重的处理原则，能经口喂养至 2.0~2.5kg 后可根据家长意愿直接手术或暂时出院再择期手术。危重患儿需在新生儿期手术者，应尽快完善术前诊断，必要时行CT血管造影（CT angiography，CTA）检查。根据病情，建立外周通路、深静脉通路甚至有创动脉测压监测。患儿从胎儿的相对平行循环变成生后串联的两个循环，血流动力学发生改变，使一些胎儿期能够正常生存的新生儿生后急需手术。可能需要生后24h内手术的畸形有TGA/IVS、TAPVC。可能需要生后7天内完成手术的畸形有IAA、严重CoA。另外，法洛四联症（tetralogy of Fallot，TOF）/重度肺动脉狭窄以及PA等肺循环依赖PDA的畸形，为避免肺动脉发育不良，也最好在新生儿期干预。对于不需要紧急手术的新生儿，适当喂养至生后1~2周再手术会降低手术风险。但由于PFO和PDA的变化，复杂先心病的新生儿会出现血流动力学改变，临床上发生隐匿的病情进展。如出现新发的喂养困难，需要引起高度重视。除此之外，心率和呼吸次数的变化也是病情恶化的最直接证据。对于术前先心病患儿，一切病情变化都应该最先考虑与解剖畸形相关，但也应警惕由非心脏因素导致的病情变化。对于由院外转入的患儿，患儿的临床表现是否可以完全用解剖畸形来解释，也是需要术前判断清楚的。

【术后常见并发症及处理】

当新生儿完成手术回到ICU，第一时间要关注的除了常规心率、血压、呼吸机条件、血管活性药物等外，体温也是要额外重视的。因为体外循环手术要经历降温和复温的体温变化过程，止血关胸等过程也会带来体温降低。回到ICU的新生儿或多或少都需要尽快保温，因为低体温会造成凝血机制障碍，引流增多，而体重2~3kg的患儿即使20~30ml血液丢失也可能造成体温降低，从而引起恶性循环。如果患儿引流多，应根据凝血监测结果，补充各种凝血物质。

同时应注意的是新生儿内皮功能不成熟，在损伤和感染时，高凝状态、弥散性血管内凝血（disseminated intravascular coagulation，DIC）也很容易发生，所以一旦出血得以控制，就要警惕血栓的风险。特别是颈内静脉置管的患儿，由于术中穿刺和插管等因素，如合并术后高凝状态，可能发生上腔静脉血栓。新生儿发生上腔静脉血栓，会表现出颜面和上半身水肿、循环不稳定甚至乳糜胸等情况，严重时甚至威胁生命。临床通过超声心动图和心脏CTA明确诊断及血栓程度。由于新生儿血浆抗凝血酶含量低，故选择低分子量肝素效果更理想。本中心的经验是，当没有胃肠道缺血淤血的风险时，可口服或管饲华法林，目标国际标准化比值（international normalized ratio，INR）维持在2左右。

对于严重低心排的新生儿，为避免严重心肌水肿造成心搏骤停，无论是术中还是术后床旁都可以选择正中延迟关胸。根据水肿程度不同，可以选择不缝合胸骨+缝合皮肤、胸骨撑开+无菌材质闭合皮肤两种方式。无论哪种延迟关胸都需要加深镇痛镇静，避免剧烈的体位变化，避免深大的自主呼吸。延迟关胸的首要目的是减少对水肿心肌的压迫。其次，手术时间长、凝血因子丢失等各种原因造成的广泛渗血、止血困难，也可以在术后早期选择纱布填塞延迟关胸。当术后48h左右心肌水肿改善及出凝血功能恢复后，常规可以考虑关胸。如新生儿危重状态，也可以考虑床旁关胸。

生后>1周的新生儿基本液体需求是150ml/（kg·d）左右。本中心先心病围手术期新生儿的液体目标基本控制在100~150ml/（kg·d）。术后液体管理与常规患者的处理原则是一样的，都要根据患儿解剖导致的病理生理改变来调整。腹膜透析是低心排新生儿的强力治疗手段之一。低心排新生儿术后出现全身水肿和心肌水肿、渗漏综合征等。在利尿剂治疗不理想的情况下，可以通过腹膜透析来减轻全身水负荷，协助调整内环境，尽早改善心肌和肺部水肿，恢复心肺功能。

体外循环术后肺损伤是常见并发症，但多为一过性改变。呼吸机正压支持，维持良好的胶体渗透压、适当的液体负平衡，都是有效的支持治疗手段。本中心还会选择肺表面活性物质、糖皮质激素、中性粒细胞弹性蛋白酶抑制剂等药物，帮助患儿更快度过这一时期。但如果术后48~72h还不能改善，要积极寻找原因。临床多见的原因是合并残存的解剖畸形、感染、支气管肺发育不良等。针对原发病的治疗，才能从根本上改善患儿的肺损伤低氧。除此之外，无论是手术相关的还是先天的气道问题，都可能影响患儿顺利脱离呼吸机。先天气道畸形是新生儿先心病术后拔管失败的独立危险因素。

新生儿的基本热卡需求是 120~150kcal/(kg·d)。按照专家共识，术后早期为减少患儿心肺和脏器负担，达到半量的热卡需求即可。随着患儿心脏和全身脏器功能逐渐改善，液量逐渐增加，热量也能逐步达到生理需求。全静脉提供的热量应以全肠道喂养的 70%~80% 为宜。胃肠功能不全是新生儿心脏手术后常见的并发症。作为代偿期最容易被牺牲的脏器系统，新生儿手术，特别是体外循环术后胃肠道往往是缺血状态，如果合并右心功能不全，胃肠淤血也是导致消化吸收障碍的原因。因此，术后当晚禁食，术后一日根据患儿的循环状态、腹部胀气情况、肠鸣音等，开始酌情开奶。IAA 或重度 CoA 等术前胃肠缺血，术后易合并再灌注损伤，此时评估开奶的时机要更加谨慎。如胃肠功能一直难以改善，也是患儿心功能仍存在问题的提示，同时也要警惕其他原因，比如合并感染。

二、临床实践

（一）病例一

患儿男性，1 天，因“生后发现青紫”入 ICU。个人史：孕 39 周 +3 天足月顺产，出生体重 3.2kg，出生过程无窒息史。现病史：当地医院足月顺产出生，生后即发现青紫，超声心动图示 TGA/IVS、PDA、PFO，遂绿色通道转至我院，入我院心儿科 NICU。

查体：青紫貌，间断哭闹。呼吸频率 46 次 /min，呼吸节律规整，双肺呼吸音粗，未闻及干、湿啰音，经皮血氧饱和度 79%。心率 157 次 /min，律齐，胸骨左缘第 2~4 肋间闻及 3/6 级收缩期，血压 71/32mmHg，腹软不胀，无水肿。

超声心动图：心房正位，心室右袢，上、下腔静脉及肺静脉回流正常。各心房室内径正常。室壁厚度及运幅均正常。左室舒末内径 20mm，射血分数 65%。房间隔可见 3~4mm 左向右分流信号。房室间隔均偏向右心侧，室间隔完整。两大动脉呈前后关系，主动脉在前方稍右，发自右心室，肺动脉位于后方稍左，发自左心室，主动脉及肺动脉瓣环均 11mm。大动脉及瓣下左、右心室流出道血流通畅。各瓣膜形态结构及启闭正常。主动脉弓降部形态内径未见异常。降主动脉和主肺动脉间可见一异常粗大管型交通，肺动脉端内径 6mm，主动脉端内径 7mm，管长 10mm。大动脉内见双期双向分流信号压差均 3mmHg。左、右冠状动脉起源于主动脉 1、2 窦。印象：先天性心脏病，完全型大动脉转位，动脉导管未闭（双向分流），房间隔小缺损（左向右分流）。

入院后动脉血气：pH 7.425，二氧化碳分压 30.5mmHg，氧分压 26.2mmHg，乳酸 4.3mmol/L。予前列地尔 5~10ng/(kg·min) 静脉泵入开放 PDA，但血氧饱和度仍间断下降，伴呼吸浅快，遂予气管插管连接有创呼吸机辅助通气，复查血气示氧分压升至 32.3mmHg，乳酸降至 2mmol/L。考虑小房间隔缺损导致两个循环血混合受限，需急诊手术。故完善相关检查：血型 A 型 Rh 阳性；血常规、生化、凝血功能均大致正常。入手术室行急诊手术矫治心脏畸形。

术毕返回 ICU 后：有创呼吸机压力调节容量控制 + 压力支持辅助通气，予适当呼气终末正压保证氧合，持续静脉泵入小剂量多巴合剂 5μg/(kg·min)，窦性心律，心率 140~160 次 /min，血压 60/40~80/55mmHg，左心房压 5mmHg 左右。于术后 2 日顺利拔除气管插管，间断无创呼吸机 SiPAP 辅助通气，术后 4 日改面罩吸氧，术后 2 周出院。

（二）病例二

患儿女性，出生当日入 ICU。个人史：孕 34 周 +6 天紧急剖宫产，出生体重 2 100g。生后 Apgar 评分 7-4-5 分。胎儿超声心动图显示肺动脉闭锁（无前向血流），三尖瓣关闭不全（重度），右心增大，右心房为著，腹水（少量），胸腔积液少量。

入 ICU 时，呼吸慢，口唇及四肢青紫，心率 87 次 /min，SpO_2 13%。立即给予胸外按压，球囊加压给氧，气管插管。呼吸机 SIMV+PRVC 模式：FiO_2 30%，PEEP 4cmH_2O，呼吸频率 50 次 /min。

查动脉血气：pH 6.948，PO_2 26.7mmHg，乳酸 15mmol/L，SO_2 35.8%，Hb（血红蛋白）10.9g/dl。建立脐静脉通路，予输血和 5% 碳酸氢钠纠酸，持续泵入多巴酚丁胺、肾上腺素和呋塞米。调整呼吸机参数：FiO_2 40%，PEEP 8cmH_2O，呼吸频率 40 次 /min。复苏结果：心率 144 次 /min，SpO_2 80%，血压 58/25mmHg。体温维持在 35℃，维持现状，未特别做亚低温治疗。因氧合逐步改善，已怀疑诊断是三尖瓣畸形、功能性肺动脉闭锁，故未应用 PGE_1。晚间循环基本稳定，尿量逐渐好转至 5~10ml/h。生后 2 日超声心动图诊断示先天性三尖瓣畸形，肺动脉前向血流恢复。后继血管活性药物逐渐过渡为口服波生坦、地高辛、呋塞米、枸橼酸钾。生后 5 日拔气管插管、脱呼吸机。生后 13 日颅脑超声和颅脑 MRI 未见明显异常，患儿精神反应好，带药出院。

出生当日胸部 X 线片：双肺广泛透过度减低（图 2-29）。

出生当日超声心动图：先天性心脏病，肺动脉无前向血流，粗大动脉导管未闭，三尖瓣反流（重度），卵圆孔未闭（右向左分流），右心房增大，心包积液（少量），肺动脉高压（图 2-30）。

出生第 2 日胸部 X 线片：双肺透亮度明显改善（图 2-31）。

出生第 2 日超声心动图：右心房仍大，房间隔卵圆窝处双向分流信号；肺动脉瓣环径 7mm，瓣叶见启闭运动，肺动脉主干及分支发育尚可；肺动脉瓣探及前向血流信号，流速 46cm/s，未见反流信号。三尖瓣环径增大 17mm，三尖瓣中量反流信号，PG 32mmHg。PDA 内径约 1mm，左向右分流（图 2-32）。

出院前超声心动图：右心房较前明显减小，房间隔卵圆窝 2mm 左向右分流。三尖瓣环增大，后瓣轻度下移，后瓣距瓣环 8mm，隔瓣短小，启闭差，隔瓣距二尖瓣环 4.5mm，三尖瓣见中量反流信号，PG 33mmHg。肺动脉瓣叶形态结构未见明显异常，肺动脉主干及分支发育尚可，前向血流速正常，流速 90cm/s，未见反流信号。

病例点评：此患儿诊断为三尖瓣下移畸形，是一类罕见的先天性心脏病。胎儿期三尖瓣发育不良（tricuspid valve dysplasia，TVD）以及三

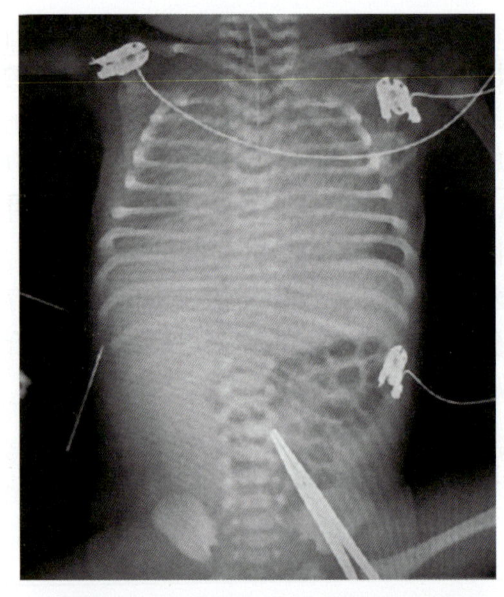

图 2-29　病例二出生当日胸部 X 线片

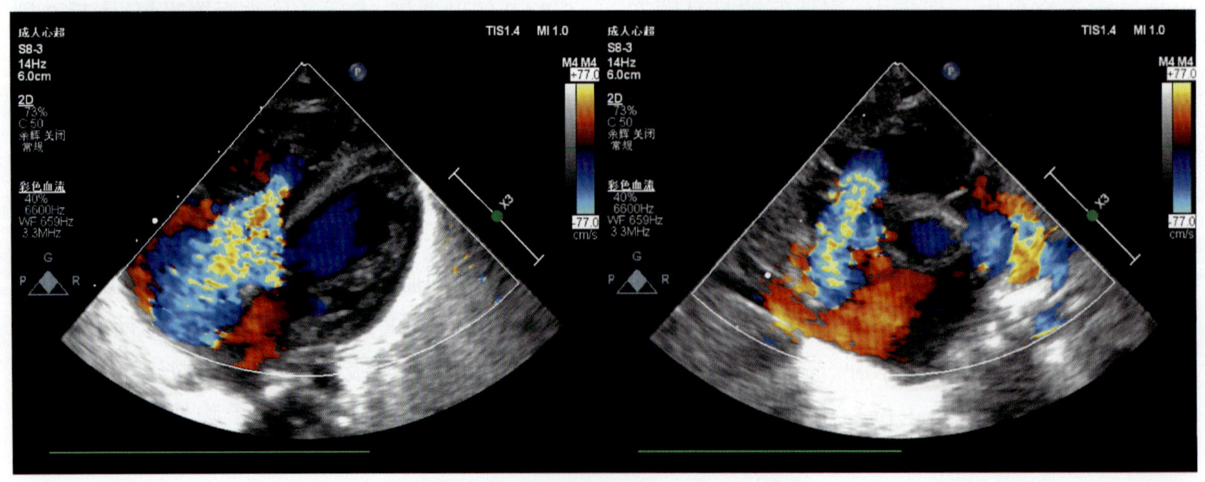

图 2-30　病例二出生当日超声心动图

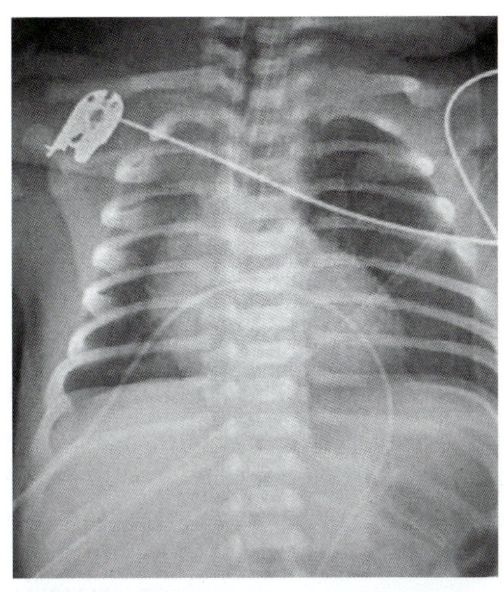

图 2-31　病例二出生第 2 日胸部 X 线片

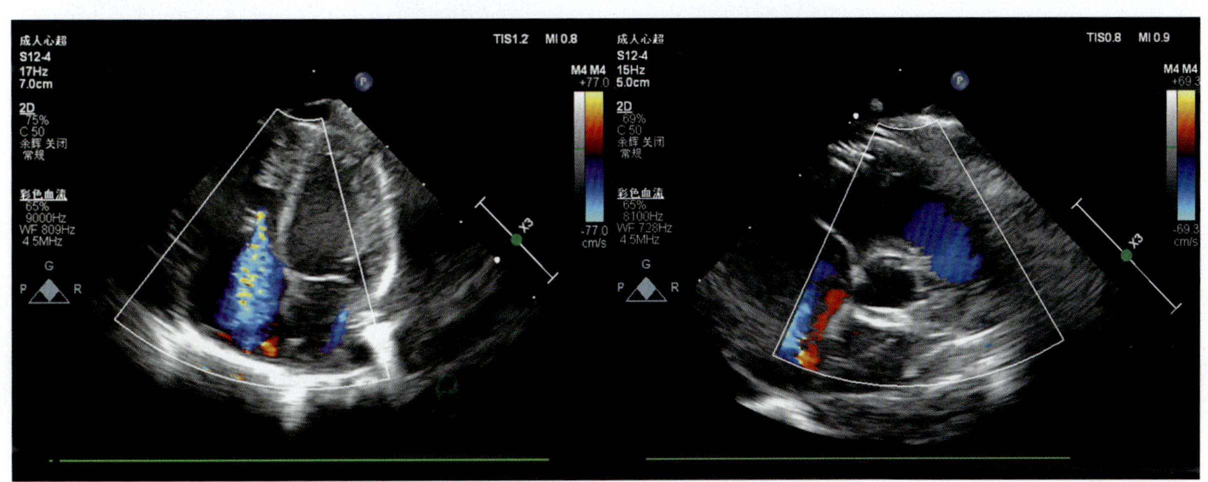

图 2-32　病例二出生第 2 日超声心动图

尖瓣下移畸形统称为三尖瓣畸形。两者形态学存在差异，但血流动力学相似，都表现为三尖瓣反流、右心室功能障碍。波士顿儿童医院报道 2005—2011 年 23 个中心的 243 例诊断病例，胎儿期和新生儿期的总体死亡率高达 45%。围产期死亡的独立危险因素为诊断胎龄 <32 周；产前超声显示三尖瓣 *Z* 值，肺动脉反流，心包积液。病理生理表现为胎儿期，随着三尖瓣畸形的加重，肺动脉压力 > 右心室压时，PDA 血流从主动脉逆冲肺动脉瓣，加重三尖瓣反流，右心衰竭。表现出心包积液、胸腔积液、腹水。出生后，ASD 足够大表现为严重发绀；限制性 ASD，表现为右心衰竭和左心低心排。治疗原则为内科治疗在先，气管插管呼吸机支持，血管活性药物支持，随着新生儿肺动脉压力下降，PDA 关闭，肺动脉前向血流逐渐恢复。但如果肺动脉高压和 PDA 持续存在，需要新生儿期紧急手术。三尖瓣和右心室的发育情况决定了是否能做双心室矫正。围手术期可能需要 ECMO 支持和吸入一氧化氮（NO）。

总结：先心病新生儿不仅有新生儿的特点，还有先心病患儿的特点，临床医护应该兼顾。对于少数危重症先心病，可能需要新生儿期手术。如生命体征和内环境难以维持，应急诊手术。对于喂养和体重增长困难，在排除其他原因后，应限期手术。手术前应全面评价各脏器系统，明确是否合并其他先天畸形，必要时行遗传代谢和基因检查。术后患儿除心脏外，其他各脏器系统也发育不完善，功能薄弱，易出现并发症。但也由于其干预早，如心肺血管功能矫治满意，恢复会更加顺利。常规新生儿应有的筛查如苯丙酮尿症、甲状腺功能低下、听力筛查等，可待先心病情况稳定出院后，指导家长到固定地点筛查。

（撰写：贺彦　审校：贺彦）

参考文献

[1] ALI N, SAWYER T. Special consideration in neonatal resuscitation[J]. Semin Perinatol, 2022, 46(6): 151626.

[2] 朱宏远，曹正，翟燕红，等. 脐血血气分析对新生儿窒息的诊断价值研究[J]. 标记免疫分析与临床，2023, 30(6): 923-926.

[3] LIU Y, ZHAO Q, NING J, et al. Opportunity for invasive mechanical ventilation in NRDS: a retrospective cohort study in China[J]. J Matern Fetal Neonatal Med, 2023, 36(1): 2165061.

[4] 胡才玉，李军文，王红彦，等. 间歇与持续蓝光治疗新生儿黄疸的疗效及安全性 Meta 分析[J]. 全科护理，2023, 21(8): 1025-1030.

[5] 陆佳赟，尤忠，姜云云，等. 还原型谷胱甘肽联合苯巴比妥治疗新生儿黄疸的疗效分析[J]. 中国现代医学杂志，2023, 33(20): 81-85.

[6] 刘婷，韩梅，曾淑娟，等. 枯草杆菌二联活菌颗粒联合多次间歇蓝光照射治疗新生儿黄疸的临床效果[J]. 临床合理用药，2023, 16(23): 118-121.

[7] LUO L, JIANG L. Study on the value of KMC combined with blue light irradiation in improving the therapeutic effect of neonatal jaundice[J]. Biotechnol Genet Eng Rev, 2023, 10: 1-11.

[8] KELLY N M, KEANE J V, GALLIMORE R B, et al. Neonatal weight loss and gain patterns in caesarean section born infants: integrative systematic review[J]. Matern Child Nutr, 2020, 16(2): e12914.

[9] KELLEHER S T, MCMAHON C J, JAMES A. Necrotizing enterocolitis in children with congenital heart disease: a literature review[J]. Pediatr Cardiol, 2021, 42(8): 1688-1699.

[10] ARASU M, THANGASWAMY C R, CHAKRAVARTHY D. Catheter-related superior vena cava thrombosis-how do we face it?[J]. Ann Card Anaesth, 2021, 24(4): 512-514.

[11] WILCOX H M, DEVEJIAN N S, SANCHEZ J, et al. Superior vena caval thrombosis after a neonatal arterial switch procedure[J]. Ann Pediatr Cardiol, 2020, 13(1): 78-80.

[12] ELASSAL A A, ELDIB O S, DOHAIN A M, et al. Delayed sternal closure in congenital heart surgery: a risk-benefit analysis[J]. Heart Surg Forum, 2019, 22(5): E325-E330.

[13] GERÇEL G, ANADOLULU A İ. Acute peritoneal dialysis in the newborn: A safe and feasible method[J]. J Pediatr Surg, 2023, 58(3): 453-457.

[14] KAMATH A, PUNETHA P, DODDAMANE A N, et al. Airway anomalies in cases of anomalous pulmonary venous connection - a single-center experience[J]. Ann Card Anaesth, 2020, 23(1): 14-19.

[15] BENNEYWORTH B D, MASTROPIETRO C W, GRAHAM E M, et al. Variation in extubation failure rates after neonatal congenital heart surgery across pediatric cardiac critical care consortium hospitals[J]. J Thorac Cardiovasc Surg, 2017, 153(6): 1519-1526.

[16] 中华医学会小儿外科学分会心胸外科学组，中华医学会肠外肠内营养学分会儿科学组. 先天性心脏病患儿营养支持专家共识[J]. 中华小儿外科杂志，2016, 37(1): 3-8.

[17] SALVATORI G, DE ROSE D U, MASSOLO A C, et al. Current strategies to optimize nutrition and growth in newborns and infants with congenital heart disease: a narrative review[J]. J Clin Med, 2022, 11(7): 1841.

第 6 节　新生儿护理要点及技术

一、新生儿普适性护理

【新生儿分类】

新生儿期是指脐带结扎至出生后 28 天。新生儿可以根据胎龄（表 2-1）或者出生体重（表 2-2）进行分类。

表 2-1　基于胎龄的新生儿分类

分类	出生时胎龄
足月儿	≥37 周至 <42 周
早产儿	≥28 周至 <37 周
极早早产儿	≥22 周至 <28 周
过期产儿	≥42 周

表 2-2　基于出生体重的新生儿分类

分类	出生体重 /g
巨大儿	≥4 000
正常出生体重儿	2 500~3 999
低出生体重儿	1 500~2 499
极低出生体重儿	1 000~1 499
超低出生体重儿	<1 000

【正常足月儿特点与护理】

1. 正常足月儿指出生胎龄 37~<42 周，体重在 2 500g 以上，身长在 47cm 以上，没有任何畸形和疾病的活产婴儿。

2. 外观特点　正常足月儿肤色红润，皮下脂肪丰满；胎毛少，头占全身比例 1/4；乳腺结节 >4mm，平均 7mm，足纹遍及足底；趾甲到达或超过指 / 趾端；男婴睾丸已降至阴囊内，女婴大阴唇遮盖住小阴唇。

3. 解剖生理特点

（1）呼吸系统：新生儿在娩出后的数秒内即建立呼吸，由于其胸腔小，肋间肌弱，胸廓运动较浅，主要依靠膈肌升降运动而呈腹式呼吸状态。呼吸中枢发育的不完善使呼吸节律不规则，频率为 40~60 次 /min。

（2）循环系统：新生儿自娩出，自主呼吸建立，血液循环动力学即发生重大改变。

①脐带结扎后，胎盘 - 脐循环终止；②呼吸建立，肺的膨胀，通气使肺循环阻力降低，肺血流量增加，左心房压力增高；③当左心房压力超过右心房的压力时，致卵圆孔功能性关闭，解剖上关闭的时间是出生后 5~7 个月。出生的最初几天在心前区可闻及心脏杂音，可能与动脉导管未闭有关。新生儿的心脏为横位，2 岁以后逐渐转为斜位。正常足月儿心率安静时为 120~140 次 /min，一过性心率过快无临床意义，血压正常值范围为收缩压 50~90mmHg，舒张压 30~65mmHg，脉压 25~30mmHg。

（3）消化系统：新生儿胃呈水平位，食管下端括约肌松弛而幽门括约肌发达，故新生儿容易出现溢奶、吐奶情况。一般来说，新生儿生后 12~24h 排胎粪，2~3 天排完，胎粪为墨绿色、黏稠状，由胎儿期肠道分泌物、胆汁及咽下的羊水浓缩而成，3~4 天转为过渡性大便。

（4）泌尿系统：女婴尿道短，仅 1cm，接近肛门，易发生细菌感染。男婴尿道虽长，但多有包茎，积垢后也可引起上行感染。新生儿出生后 24h 内开始排尿，正常尿量为每小时 1~3ml/kg，每小时尿量 <1.0ml/kg 为少尿，每小时尿量 <0.5ml/kg 为无尿。

（5）血液系统：新生儿血容量约占体重的 10%，为 80~100ml/kg。由于新生儿生后 1 周内凝血因子不足，活性低，易发生出血症，新生儿娩出后即给予维生素 K_1 1mg 肌内注射进行预防。

（6）神经系统：新生儿脑相对较大，占体重的 10%~12%，头围能反映脑的容量。足月儿大脑皮质兴奋性低，睡眠时间长，每天睡 20~22h。新生儿具备的原始反射包括觅食反射、吸吮反射、握持反射、拥抱反射和交叉伸腿反射。

（7）能量代谢：一般认为血浆血糖数值的正常范围是 2.7~7.8mmol/L。新生儿低血糖临床规范管理专家共识指出，新生儿从宫内到宫外环境的过渡会直接导致血糖水平（blood glucose level，BGL）较大变化。脐带结扎导致母体无法再供给血糖给新生儿。而新生儿因暂时性自身胰岛素水平偏高，酮体对胰高血糖素和肾上腺素的反应受抑制，各种原因不能及时有效喂养，生后 1~4h 会发生过渡期低血糖，过渡期血糖水平会在生后 1h 达到最低限。如在临床护理过程中发现患儿呼吸节律异常、大量出汗、面色苍白、易激惹、四肢抖动、震颤、心动过速和呕吐等早期交感神经兴奋导致的症状和体征，需及时报告医生。如出现呼吸暂停、喂养困难、肌张力下降、哭声低弱或高尖、惊厥、淡漠、嗜睡、昏迷等中枢神经系统葡萄糖缺乏所致的症状及体征，意味着此时血糖水平会更低，需密切监测。而发绀、窒息、低体温、心动过缓、气促等常见低血糖表现均易与新生儿其他疾病混淆，需根据临床经验综合判断。需注意的是，持续低血糖状态和较大幅度血糖波动均会导致永久性脑损伤。

【新生儿常见生理状态】

1. 生理性体重下降　生后 2~4 日，可能出现体重下降 6%~9%，最多不超 10%，是由于排出胎粪、摄入奶量少及不显性失水等，正常情况下 10 天左右可恢复至出生体重。

2. 马牙（也称“板牙”） 指米粒大小隆起，黄白色，散布在上腭中线和齿龈部位，多为黏液腺分泌物及上皮细胞堆积，数周或数月后消退。

3. 螳螂嘴 指隆起的脂肪垫在口腔两侧颊部，利于吸吮，注意不可挑破，避免感染。

4. 乳腺肿大 男、女新生儿生后3~5天可能出现如蚕豆甚至鸽子蛋大小的乳腺肿大，多在2~3周后自行消退，切忌挑破并避免挤压。

5. 假月经 部分女婴在出生后5~7天出现月经样少量出血，7天左右可自然消失，不予处理。

6. 粟粒疹 多为皮脂腺堆积所致鼻尖、鼻翼及颜面部出现米粒大小的黄白色皮疹，可自然消退。

7. 红斑 新生儿头部、躯干及四肢在出生后1~2天会出现大小不等的红色斑丘疹，可自然消退。

【新生儿病房的建设与管理】

1. NICU是指收治对象为高危母亲产儿、窒息新生儿、极低和超低体重新生儿以及中枢神经系统感染、机械通气、休克、脏器功能衰竭、围手术期患儿和严重心律失常、心功能不全，需要严密监护的患儿等。

2. 病房噪声及强光的干预与控制

（1）调整病房光线：治疗和护理操作尽量集中进行后调暗室内光线，需要在灯光下操作时，应避免光线直接照射眼部，可设置昼夜交替环境，利于患儿睡眠周期建立和生长发育。

（2）噪声管理：监护病房内仪器工作声和工作人员谈话声控制在45dB以下，短时间的声音增强不应超过70dB，可配有促进患儿成长的轻音乐，每个房间应装有音控报警器，提醒医务人员关注交流与操作时声音分贝，减少对早产儿不必要的压力刺激。

3. 暖箱是新生儿保暖、治疗及抢救的重要场所，对提高新生儿抢救成功率和疾病治疗效果起至关重要作用，除保暖外，兼具湿化、体重秤、生命体征监测等功能。

（1）应用指征：需要裸体观察或进行医疗急救的新生儿；出生体重<2 000g的低出生体重儿；体温偏低或不升者及需要保护性隔离患儿。暖箱的工作状态关系患儿的生命安全，当暖箱报警时，需及时处理。

（2）使用暖箱时：①使用中的暖箱需保持锁定位置状态，避免放置在空调出风口、窗口等处；②打开、关闭暖箱门时避免导线被缠绕及挤压；③避免在暖箱内部及顶部放置嘈杂的设备，避免敲击、冲击或撞击使用中的暖箱。

（3）适中温度指能保持最低身体耗氧量，最少蒸发散热量，最慢新陈代谢的环境温度，是维持正常皮肤及体核最适宜的温度（表2-3，表2-4）。

（4）使用暖箱注意事项：患儿入暖箱最初2h，应每30~60min测量体温一次，待体温稳定后，每班测量一次，保持体温36.5~37.5℃，并记录箱温及患儿体温。严禁骤然升高箱温，以免患儿因体温短时间内上升过快导致不良后果。使用肤温模式时应妥善固定，避免因肤温探头脱落，造成体温不升的假象。

表2-3 不同出生体重早产儿适中温度分布

出生体重/kg	35℃	34℃	33℃	32℃
1.0~<1.5	出生10d内	10d后	3周后	5周后
1.5~<2.0	—	出生10d内	10d后	4周后
2.0~<2.5	—	出生2d内	2d后	3周后
≥2.5	—	—	出生2d内	2d后

表2-4 超低出生体重早产儿出生后不同日龄的暖性温度与湿度

日龄/d	温度/℃	湿度/%
1~10	35	100
11~20	34	90
21~30	33	80
31~40	32	70

【新生儿病房医院感染的常见病原体及感染类型】

1. 参考美国疾病预防控制中心和中国疾病预防控制中心的定义 新生儿出生后48h内发生的感染考虑为母婴垂直传播感染；生后48h及以后出现的感染，临床表现及感染部位标本培养阳性考虑为水平传播感染。如患儿的感染发生于进入NICU的48h后则为医院感染，包括转出NICU进入普通病房后48h内发生的感染。

2. 需要隔离的新生儿　主要有多重耐药菌感染、患呼吸道传染病、患新生儿腹泻以及破伤风、梅毒、HIV 感染等新生儿。

3. 常见病原体的传播途径

（1）空气传播：媒介为空气，传播微生物气溶胶。这是新生儿感染最重要传播途径之一。空气消毒方法：①医疗区域定时开窗通风，每天通风≥2 次，每次 15~30min；②紫外线灯照射消毒，每天消毒≥2 次，每次 20~30min，按照要求定期更换灯管并进行定期维护和检测。

（2）接触传播：直接接触传播是患儿与其他患儿及携带含病原体分泌物的医护人员直接接触。而疱疹病毒、沙眼衣原体、淋球菌或链球菌等可由母婴直接接触传播。医护人员通过带有感染源污染的病原体经手或病室内物品感染给其他患儿为间接接触传播。

（3）血行传播：由于新生儿皮肤的屏障功能脆弱，皮肤中含水量及 pH 值较高，有利于细菌生长。另外，新生儿皮肤防御功能及抵抗力低下，皮肤娇嫩，易受损伤，皮下血管丰富，更易受细菌入侵。

（4）共同媒介物传播：医院中血液、血液制品、药物及各种制剂、医疗设备、水、食物等均为患儿共用或常用，因其受到病原体污染引起的医院感染，称为共同媒介物传播，常见的有经水传播、经食物传播、经药品及各种制剂传播。

【新生儿皮肤管理】

新生儿尤其是早产儿皮肤薄、屏障作用差，皮肤极易受损而导致局部或全身感染。新生儿体表面积较大，易发生经皮肤水分丢失增多、皮肤用药吸收量大且快、药物的不良反应相对明显等，从而导致死亡风险增加。

1. 臀部护理　皮肤频繁接触尿液和粪便导致新生儿多发尿布皮炎。预防关键是基础皮肤护理。《重症监护病房新生儿皮肤管理指南（2021）》推荐，新生儿可使用含凡士林或氧化锌的护臀霜。每次清洗完臀部后涂抹，既可预防尿布皮炎，又能加快已患尿布皮炎的患儿皮肤愈合。而使用鞣酸软膏可保护皮肤黏膜，减少尿液和粪便对皮肤刺激，收敛效果较好。

2. 脐部护理　《中国新生儿早期基本保健技术专家共识（2020）》建议，脐带残端应暴露在空气中，并保持清洁、干燥，如脐带残端无感染征象，则无须在脐带残端使用任何药物或消毒剂。

3. 皮肤消毒剂　当新生儿需皮肤消毒时，推荐使用碘伏。而使用氯己定进行皮肤消毒易导致早产儿皮肤灼伤，所以小于 2 月龄的婴儿慎用。

4. 医用黏胶相关皮肤损伤　先采用如液体敷料、硅酮敷料、水胶体敷料等皮肤隔离保护屏障，再使用医用黏胶可有效降低新生儿相关皮肤损伤发生率。也可有效降低医用黏胶所致的表皮剥离和红斑。而在移除原有敷料时，推荐采用在松开黏胶边缘后，一手轻轻在黏胶边缘将皮肤下压，另一手沿皮肤水平缓慢撕下的水平撕脱方法移除。更换新敷料时宜采用不施加任何张力，避免紧绷的无张力粘贴法。

【新生儿用药护理】

新生儿期各器官功能均不成熟，尤其是肝脏的解毒功能和肾脏的排泄功能低下，对药物的吸收、分布、代谢、排泄各个过程均有影响。

（一）胃肠道给药注意事项

1. 注意药物剂量，严格按照患儿体重计算药量，服药时，将药物研碎，少量温开水充分溶解。

2. 鼻饲的患儿用注射器抽吸药物经鼻饲管注入，再注入少量温开水使药物完全进入胃内，避免附着在胃管上导致药量不准确而影响治疗效果。

3. 给新生儿喂药的速度要缓慢，以免出现误吸。

4. 患儿服药时宜取侧卧位，头偏向一侧，上半身抬高 30°，以减少反流和误吸。

5. 对于先天性心脏病患儿某些常用的特殊药物，如地高辛，服用前严密观察心率，心率 <120 次 /min 时应暂停给药一次。

6. 新生儿口服益生菌制剂不可与抗菌药或吸附剂合用。

7. 新生儿止泻药与其他口服药同用时，应先服其他药，间隔 1~2h 后再服用止泻药。

（二）新生儿皮下或肌内注射给药护理

1. 新生儿肌内注射部位为大腿中段外侧，采用股外侧肌内注射最为安全、可靠。

2. 避免在同一部位反复注射，注意更换注射部位。

（三）皮内注射给药护理

1. 新生儿皮内注射一般临床用于药物敏感试验，如青霉素、破伤风疫苗等，采用横刺进针法（其注射方向与前臂垂直）可有效减轻疼痛。

2. 注射部位选取前臂掌侧中段，不仅疼痛轻微，更具有敏感性。

3. 选用无菌生理盐水作为药物溶剂对药物进行溶解，准确配制药液，避免药物浓度过高对机体的刺激。

（四）静脉给药护理

1. 新生儿最好使用输液泵控制输注速度，因输液泵具有剂量准确、微量持续和给药均匀等特点。

2. 注意保暖和观察肢端循环情况，新生儿因其体温调节中枢发育不完善，四肢末梢循环不良，当室内温度降低时，全身末梢血管收缩，血流速度变慢，大量药物微粒沉积在血管内膜，形成血栓引起局部堵塞。

3. 注意药物相互作用，合理安排输液顺序，必要时更换延长管，避免有配伍禁忌的药物混合形成沉淀或微粒进入体内导致栓子形成。比如钙和镁不可与脂肪乳同配，头孢曲松钠不可和钙溶液同用。

【新生儿肠外营养及护理】

1. 肠外营养液规范化配制方案　中华医学会肠外肠内营养学分会规定，营养液应避光保存于2~8℃下，无脂肪乳剂的混合营养液尤应注意避光，建议现配现用。

2. 新生儿肠外营养液的组成　当小儿不能耐受肠内营养时，由静脉输入各种人体所需的营养素来满足机体代谢和生长发育需求的营养液支持方法称为肠外营养（parenteral nutrition，PN）。PN成分包括葡萄糖、氨基酸、脂肪乳剂、电解质、维生素、微量元素和水。推荐热量：足月儿70~90kcal/（kg·d），早产儿80~100kcal/（kg·d）。

3. 新生儿肠外营养的输注途径　全肠外营养可通过外周或中心静脉进行管理，当肠外营养液时间<10天时，使用外周静脉通路是安全的。但外周静脉不宜常规作为钙剂的输注途径，以免液体外渗导致皮肤组织坏死。经外周静脉置入中心静脉导管是目前NICU较常用的给予PN的输注途径，能满足极低、超低出生体重儿对于营养支持的需求，安全输入钙制剂。

【新生儿肠内营养及护理】

肠内营养（enteral nutrition，EN）是指通过胃肠道提供营养，无论是经口喂养还是管饲喂养。肠内营养制剂的选择包括母乳、配方乳、特殊配方乳等，是提供营养最佳的途径，与肠外营养相比更符合生理状态。

（一）影响新生儿肠内营养的因素

低血压、酸中毒、皮肤颜色较差、毛细血管再充盈时间延长等是早期喂养的禁忌证。

（二）新生儿肠内营养的喂养途径

1. 经口营养途径　能满足其口欲要求，锻炼吸吮及吞咽功能，刺激唾液分泌和胃肠蠕动，是肠内营养的首选。

2. 管饲营养途径　根据患儿临床情况选择鼻-胃管、口-胃管、胃造瘘管或空肠造瘘管进行喂养。

（三）胃管相关并发症

1. 反流与误吸　早产儿因食管下括约肌张力不足，胃食管反流发生率高，昏迷及意识障碍患儿由于吞咽及咳嗽反射减弱或消失增加反流、误吸的风险。

2. 导管堵塞　主要与导管过细，摄入的食物或药物颗粒过大，喂养后胃管未及时冲管，奶汁黏附胃管壁，造成管壁狭窄甚至堵塞有关。

3. 胃管移位　胃管固定不妥当，当患儿哭闹、恶心等腹腔压力增高或口舌活动时，胃管自口腔内滑出。固定在下颌处，若口腔分泌物过多，容易浸湿敷贴，造成胃管移位甚至滑脱。

4. 消化道穿孔　插胃管时动作粗鲁或体重较轻的患儿使用过粗、过硬的胃管，胃管插的位置偏深，反复刺激胃黏膜引起溃疡，甚至出血、穿孔。

（四）母乳的储存

1. 冰箱　单独冰箱储存母乳，配备报警装置确保冰箱温度维持正常。按采集时间顺序自冰箱内侧向外侧依次放置，不可将采集母乳置于冰箱门上的储存空间内，该区域温度变化大，不利于母乳有效成分的保存。

2. 温度及时间　-20℃保存6~12个月，-18℃保存3个月，2~4℃保存24h。

3. 母乳的处理　遵循无菌原则。在母乳喂养前 24h 内进行处理，母乳的处理及使用顺序为：新鲜母乳优先，按照母乳采集时间处理母乳。

（1）母乳的解冻：可在冰箱冷藏室、冷水下解冻，不建议微波炉加热解冻，解冻后不能再冰冻，解冻后母乳 2~4℃条件下可保存 24h。

（2）母乳的加热：温奶器或温水（37~40℃）中加热，不超过 15min，过程中不可使液面没过瓶盖以免发生污染。加热后摇匀母乳。不推荐微波炉加热。

二、先天性心脏病新生儿护理技巧

【概述】

小儿心脏中心监护室的护士应掌握常见先天性心脏病的临床表现和相关护理评估，掌握先心病的护理措施及操作技术。

1. 应能正确交接班，正确处理及执行医嘱，正确使用各项医疗及护理耗材、仪器设备等。

2. 应能保障患儿安全，如正确的身份识别、操作及给药的核对及检查等。

3. 应能动态掌握患儿的诊疗计划及护理计划，体现护理评估及护理措施，并评价改进。针对患儿病情观察、疼痛、营养、导管等做好护理记录。

4. 掌握新生儿常用药物及护理方法。

【先天性心脏病新生儿围手术期护理要点】

（一）术前护理

1. 物品及药品的准备　先天性心脏病的新生儿多病情复杂、危重，故入院后根据情况备好呼吸机及根据体重调节参数，准备好复苏设备、药品。

将患儿置于辐射保暖台上（温度设置在 32~34℃），用温热干毛巾擦干患儿头部及全身，减少散热，连接呼吸机及心电监护仪，设置报警上下限，测量生命体征及血氧饱和度。

评估患儿呼吸状态、体温、出生胎龄、体重、母亲孕期感染情况、皮肤状况及 Apgar 评分；观察患儿精神状态、面色、生理反射、大小便情况及喂养状态。评估患儿青紫特点及程度，出现异常及时报告医生，做好抢救准备。

2. 生命体征监测　监测血糖、血常规、生化等指标，注意低血糖患儿会出现紧张不安、易激惹、肌张力低、萎靡、高调哭声或哭声微弱、低体温和吸吮动作不协调、呼吸暂停和抽搐等临床表现，护理时需格外观察注意。

3. 建立静脉通路　尽快建立两条以上静脉通路，使用输液泵严格控制输液速度，护理时需要格外注意以下几点。①外周静脉留置针不可输入 pH<5 或 pH>9 等液体或药物及渗透压 >600mOsm/L 的液体或药物。②脐动静脉置管可用于采集血标本、化验或检查使用；可进行输血治疗。但如有腹膜炎、坏死性小肠结肠炎患儿和脐炎、脐膨出患儿，禁忌使用。③经外周静脉置入中心静脉导管（peripherally inserted central venous catheters，PICC）时，可根据需要输注高渗性液体、黏稠度较高的药物或刺激性药物，如静脉营养液。

4. 合理用氧　先天性心脏病患儿在明确疾病诊断前慎用氧疗，在氧疗过程中应严密监测经皮血氧饱和度，及时调整用氧浓度。

（1）低于非导管依赖型先天性心脏病，例如单纯的室间隔缺损等，高浓度吸氧有助于改善低氧血症，缓解肺血管痉挛收缩，改善心肌缺血缺氧。

（2）对于导管依赖型先天性心脏病患儿，依赖动脉导管的开放来分流含氧量高的血液至体循环以维持生命，如大动脉转位、主动脉弓缩窄等，应低流量吸氧或禁止吸氧。

5. 皮肤护理　观察脐周有无渗液、渗血，若有，可用 0.2%~0.5% 碘伏由脐根部向外环形擦洗，一日 2~3 次。尽量减少胶布等对患儿皮肤等刺激，不可强力撕除，防止出现皮肤损伤。患儿如为超低出生体重儿，接触前应佩戴无菌手套，其中格外需要护理观察的是药液外渗时皮肤表现：①一般药液外渗皮肤表现：局部皮肤颜色苍白或红晕，继而肿胀，四肢静脉呈弥散性肿胀，以针尖为中心向四周扩散，不易察觉；②化学物质外渗皮肤表现：先心病患儿临床常用的 15%KCl、10% 葡萄糖酸钙对静脉具有强烈刺激性，钙剂外渗导致毛囊破坏，毛发稀少、枯黄；③血管收缩剂外渗皮肤表现：以多巴胺或肾上腺素为主的血管收缩剂在使用 30min 后即可出现静脉颜色发白，呈条索状延伸，有时会呈树枝状蔓延，护理时要注意区分观察。

（二）术后护理

1. 术后镇静　术后给予镇静镇痛，减少刺激，防止患儿吻合口出血和肺动脉高压危象发生。芬太尼是新生儿最常用的阿片类药物，主要用于气管插管、机械通气或大手术后。护理时需要观察不良反应（如呼吸抑制、低血压、肌肉强直、药物耐受及戒断综合征等）的监测与处理。

2. 气道内吸引　新生儿气道内吸引时要严格无菌操作，严密监测生命体征变化，如心率、血压、颜面及口唇皮肤颜色，准确记录分泌物的颜色、性状及量，负压控制在80~100mmHg，吸引频次1~2次即可有效清除分泌物，为减少对黏膜的损伤重复吸引次数<3次。为保证新生儿气道内吸引安全性，建议医护双人配合吸引。

3. 监测心功能　应选用适合新生儿的导联线严密监测患儿心率及心律变化，动态监测血压情况及经皮血氧饱和度。与手术室护士交接术中有无发生心律失常及特殊情况。观察患儿面色及末梢灌注。

4. 起搏器的护理　起搏器应妥善固定，注意各接头的连接、起搏效果、电池信号。床头备一块新电池，每班检查起搏器参数的设定，详细记录并交接班。

5. 详细记录出入量　入量包括补液、血制品、鼻饲量等；出量包括胃肠液、尿量、粪量、胸腔引流量、腹水等。

6. 感染预防

（1）呼吸机相关性肺炎的预防措施：应用呼吸机辅助呼吸时，需要口腔护理的时机包括每3~4h口腔护理一次、重新气管插管前、重置胃管前。

插管后24h之内应开始口腔护理。注意细菌容易繁殖的区域如舌头、口腔及唇部，护理时候应轻轻擦洗；口护前应评估患儿口腔、舌头、唾液以及气管插管和胃管的情况。

（2）导尿管相关性尿路感染的护理措施：

1）操作时应严格洗手、严格消毒及遵守无菌技术操作规范。

2）应保持尿液引流系统密闭性，不应常规进行膀胱冲洗。

3）保持引流尿管通畅，避免管路弯曲受压，防止滑脱，保持尿道口及会阴部清洁，每日应用0.5%安尔碘棉球或生理盐水棉球消毒尿道口及会阴部周围2次。

（3）中心静脉导管相关性血流感染的预防措施：

1）手卫生：正确掌握手卫生的时机，选择适宜的手部消毒方法。

2）无菌操作及最大无菌屏障：严格遵循无菌操作原则，在穿刺前需实施手卫生，佩戴口罩和帽子，且在消毒剂待干后才可进行穿刺，穿刺时应建立最大化无菌屏障。

3）每日交班时评估留置导管的必要性，在不影响病情的前提下及早拔除。

4）通过中心静脉导管给药物前对注射端口进行消毒，用75%酒精棉片进行用力擦拭消毒，机械摩擦时间不小于15s，并充分待干；如有血迹污染接头，必须立即更换。接头一般更换频率为96h。

5）在满足患者治疗需要的情况下，尽量减少附加装置。

6）在输血、血制品、脂肪乳制剂后或停止输液后，使用生理盐水脉冲式冲管。

7）使用无菌纱布或无菌的透明、半透明敷料覆盖置管部位；当敷料潮湿、松弛或明显弄脏时，应立即更换；纱布敷料每2天更换；透明敷料应每7天更换。

（三）用药护理

1. 前列腺素E_1（prostaglandin E_1, PGE_1）　静脉输入PGE_1，可维持动脉导管的开放，提高血氧饱和度。PGE_1应现配现用。使用过程中注意观察药物疗效及不良反应。通常药物使用10~30min内患儿的经皮氧饱和度可上升，使用中如出现呼吸抑制伴心动过缓、发热、面部潮红、血小板抑制、体循环低血压等，及时报告医生，考虑以最小药物剂量来维持患儿病情需要。

2. 镇静催眠剂　苯巴比妥，在护理过程中应注意观察患儿有无呼吸抑制。水合氯醛糖浆对胃肠道有一定刺激作用，半衰期较长，药物积累会产生不良反应。

3. 乙酰氨基酸和布洛芬　解热剂，但新生儿发热禁用。因为可引起出汗虚脱、体温不升、皮疹、粒细胞减少、胃肠道出血，甚至惊厥、死亡。新生儿临床以物理降温为主。而对于胃肠道出血和坏死性小肠结肠炎的患儿禁用布洛芬。

4. 吲哚美辛　促进动脉导管关闭用药。临床护理需要观察胃出血、一过性少尿、低血糖等不良反应。

5. 开塞露　必须在排除肠梗阻的前提下才可应用。新生儿禁用缓泻剂，以免电解质紊乱。

6. 利尿剂　临产常用如呋塞米（高效利尿剂），护理期间需准确并动态记录患儿尿量、出入量，监测血清电解质、pH 值和血糖，防止发生水电解质和酸碱失衡。监测心率、心律，关注有无低血钾表现。

7. 血管扩张剂　常用药物包括硝酸甘油、硝普钠等。注意应选取中心静脉或新穿刺静脉使用药物，输注过程中观察有无药物外渗，严密监测患儿血压及末梢循环，观察有无低血压等症状。

8. 洋地黄类药物　地高辛是常用的洋地黄类药物，使用期间需监测患儿用药时的心律、心率及呼吸。新生儿洋地黄中毒症状不典型，可表现为嗜睡、拒乳、心律失常（如期前收缩）等，护理时对于早产、低氧血症、低钾血症、高钙血症、心肌炎以及肝肾功能不全的高风险因素需格外关注。而钙剂和洋地黄有协同作用，应避免同时使用，必须同时使用时，应间隔 4~6h。

9. 肺表面活性物质　一般储藏在 -10℃冰箱里，使用前将药瓶置于暖箱内加温至 37℃，复温后的药瓶不能重新放回冰箱，用药前彻底清除口鼻腔及气管内的分泌物。气管插管下听诊双肺呼吸音是否对称，确认气管插管位置及深度，摆好患儿体位。轻轻上下转动药瓶，使药液均匀，勿振摇，一般用药后 6h 内气管内不吸引。

（撰写：高天月、王红帅　审校：张倩倩）

参考文献

[1] AFSAR F S. Physiological skin conditions of preterm and term neonates[J]. Clin Exp Dermatol, 2010, 35 (4): 346-350.

[2] HEIMALL L M, STOREY B, STELLAR J J, et al. Beginning at the bottom: evidence-based care of diaper dermatitis[J]. MCN Am J Matern Child Nurs, 2012, 37(1): 10-16.

[3] MCNICHOL L, LUND C, ROSEN T, et al. Medical adhesives and patient safety: state of the science: consensus statements for the assessment, prevention, and treatment of adhesive-related skin injuries[J]. Orthop Nurs, 2013, 32(5): 267-281.

[4] O'NEIL A, SCHUMACHER B. Application of a pectin barrier for medical adhesive skin injury(epidermal stripping)in a premature infant[J]. J Wound Ostomy Continence Nurs, 2014, 41(3): 219-221.

第 7 节　先天性心脏病新生儿期手术治疗临床实践

一、病史摘要

患儿在胎儿期于北京安贞医院行胎儿超声心动图提示胎儿心脏异常：主动脉中断，室间隔缺损。

患儿于我院足月剖宫产，出生后 Apgar 评分 10-10-10 分，出生后 10h 入心脏外科。

二、体格检查

体温 36.5℃，脉搏 156 次 /min，呼吸 44 次 /min，血压 86/52mmHg。体重 3 450g。经皮血氧饱和度 82%（吸氧 2L/min）。患儿发育正常，营养良好，正常面容。全身皮肤黏膜无黄染，无颈静脉怒张。胸廓无畸形，呼吸运动正常，双肺呼吸音清，未闻及干、湿啰音。心前区无异常隆起，心尖搏动正常，心率 156 次 /min，律齐，胸骨左缘第 3~4 肋间 3/6 级收缩期杂音。腹平软，腹部无压痛、反跳痛，肝、脾肋下未触及，肠鸣音可，双下肢无水肿。

三、影像学检查

1. 入院经胸超声心动图　房间隔中部回声中断约 5.3mm，房水平见左向右分流。室间隔膜周部回升缺失约 6.5mm。升主动脉发出左锁骨下动脉后呈盲端。降主动脉与肺动脉之间由动脉导管相连，内径约 5.2mm。印象：主动脉弓中断（A 型），室间隔缺损（膜周型），动脉导管未闭（管型），房间隔缺损（中央型）。

2. 入院胸部 X 线片　胸廓对称。两肺纹理清晰，纵隔及气管居中，心影大，两侧肋膈角锐利。

3. 入院心脏 CT　先天性心脏病，主动脉弓中断，室间隔缺损，房间隔缺损；主肺动脉增宽。

四、实验室检查

1. 血细胞分析　红细胞 4.1×10^{12}/L↓，白细胞 10.26×10^{9}/L↓，血小板 299×10^{9}/L。

2. 肝肾功能　谷草转氨酶 30U/L↑，总胆红素 25.7μmol/L↑，肌酐测定 56.8μmol/L↑。

3. 凝血　血浆凝血酶原时间 15.3s，凝血酶原活动度 63.0%，国际标准化比值 1.36，活化部分凝血酶原时间 48.8s，血浆纤维蛋白原测定 1.2g/L，血浆 D- 二聚体测定 455ng/ml。

4. 免疫　乙型肝炎表面抗体（+），乙型肝炎 e 抗体（+），乙型肝炎核心抗体（+）。

五、入院诊断

主动脉弓中断（A 型），室间隔缺损，动脉导管未闭，房间隔缺损，心功能Ⅱ~Ⅲ级（NYHA 分级）。

六、手术经过（表 2-5）

表 2-5　术前及术中管理流程

手术阶段	麻醉	外科	体外循环
术前			
麻醉术前访视	出生后立即开始使用 PGE_1，以避免导管关闭导致的缺血性损伤	我院足月剖宫产，生后 Apgar 评分 10-10-10 分，生后 10h 入心脏外科	体外循环采用单泵双管（DLP 8Fr+8Fr），两根动脉插管分别插在升主动脉和通过 PDA 插入降主动脉，上、下腔静脉选用直头 10Fr、14Fr 插管建立 CPB。选用 FX05 膜式氧合器、新生儿管道、Dedico 0.2 型超滤、负压辅助静脉引流装置、七氟烷挥发罐、自体血液回收机
术前评估讨论	体格检查（梗阻远端）的结果包括是否外周脉搏减少、氧饱和度降低、舒张压降低、毛细血管再充血缓慢、皮温低和皮肤青紫	超声心动图和 CT 检查后确诊：主动脉弓中断（A 型），室间隔缺损，房间隔缺损，动脉导管未闭（管型 5.2mm）	
准备器材		计划行端 - 侧吻合术	
入室	麻醉诱导：患儿入室保温，连接 SpO_2 和心电图。静脉注射咪达唑仑 0.4mg、罗库溴铵 5mg、舒芬太尼 4μg。明视下经口气管插管，3.5Fr 带套囊，导管深度 11cm，吸入空气。心率 160 次 /min，血压 70/50mmHg，SpO_2 91%	主管医生跟随	装机
	有创监测和通路：右颈内静脉（4.5Fr 三腔静脉导管，深度 6cm）、左股动脉、右桡动脉穿刺置管。新生儿有创操作可以通过超声定位、定性和测量血管内径，减少穿刺负损伤，选择合适的管路型号，避免管路过粗影响血流和血管损伤		预充液选择经血液回收机清洗的红细胞悬液、20% 人血白蛋白 50ml、复方电解质溶液 110ml、5% 碳酸氢钠 15ml、肝素 1 500U。总预充量约 230ml（回流室液面 50ml），预充液 35℃保温

续表

手术阶段	麻醉	外科	体外循环
开胸	麻醉维持：咪达唑仑、罗库溴铵、舒芬太尼持续静脉泵入	患儿置于仰卧位，胸部正中切口，游离升主动脉至弓降部，无名动脉、左颈总动脉、左锁骨下动脉、动脉导管分别套带。升主动脉、上下腔静脉插管，肺动脉插管经动脉导管供应下肢，建立体外循环	活化全血凝固时间 >480s 后开始 CPB，负压辅助静脉引流。体外循环转流前期予甲泼尼龙 40mg、呋塞米 3mg
建立 CPB		经动脉导管，单泵双管法动脉灌注。阻断循环后，经房间隔缺损置左心引流装置，HTK 液心肌保护	鼻咽温 30℃、直肠温 31.1℃时阻断升主动脉，经主动脉根部灌注冷 HTK 液 240ml，灌注压力 60mmHg，共 5min CPB 过程中，持续监测静脉血氧饱和度和 HCT，间断向气路内追加七氟烷。采用 a 稳态方法进行血气分析，并照此结果调整通气、氧合、酸碱在合适范围
区域脑灌注		将主动脉插管调整进入无名动脉，选择性区域灌注，阻断降主动脉	鼻咽温 27.8℃、直肠温 29.4℃时主动脉插管置入无名动脉，随即阻断降主动脉和头臂动脉，开始区域性脑灌注，流量 45~55ml/kg，上肢动脉压 32~39mmHg，下肢动脉压 11~13mmHg，肾氧基线 70%，区域性灌注时 56%~69%，脑氧基线 66%，区域性灌注时 71%，主动脉泵压 52~58mmHg，区域性脑灌注 33min
		切断动脉导管，切除导管和组织。主动脉弓小弯侧切口直至升主动脉起始部，与降主动脉行端 - 侧吻合	
主动脉排气		主动脉排气后，开放主动脉阻断，退管至升主动脉，全身灌注后复温。经三尖瓣牛心包关闭房间隔缺损，放置左心房测压管	排气，动脉插管退回升主动脉。此时冷血复灌还氧债（5~8min），开始缓慢复温
复温	吸痰	关闭心脏切口	复温开始后，给予呋塞米、甘露醇、碳酸氢钠，开始零平衡超滤 500ml
开放循环		止血、观察心脏	手术完成后开放升主动脉，心脏自动复跳
停机	调整血管活性药：多巴胺 + 多巴酚丁胺 5μg/（kg·min）	止血、拔除心脏插管	辅助 36min
关胸出室		经食管超声心动图：吻合口通畅，室间隔、房间隔未见残余分流	改良超滤

七、术后情况

术后患者给予强心、利尿、补钾等治疗，复查血氧饱和度和血压恢复正常（表 2-6）。

术后 1 天复查超声心动图：大动脉水平分流信号消失，主动脉弓及降主动脉前向血流通畅。室间隔可见补片强回声，补片下缘可见线样左向右分流信号；房水平可见补片分流强回声，分流消失。各瓣膜结构未见异常；未见心包积液。

术后 3 天复查超声心动图：大动脉水平分流信号消失，主动脉弓及降主动脉前向血流通畅。室间隔可见补片强回声，补片三尖瓣侧可见 1.5mm 左向右分流信号；其余结构无异常。

术后 1 周复查超声心动图：室间隔可见补片强回声，补片三尖瓣侧可见 1.4mm 左向右分流信号；其余各结构无异常。

八、出院随访

出院 1 个月经胸超声心动图：大动脉水平分流信号消失，主动脉弓及降主动脉前向血流通畅。室间隔可见补片强回声，补片下缘可见约 1mm 左向右分流；房水平可见补片分流强回声，分流消失。各瓣膜结构未见异常；未见心包积液。

出院 3 个月、1 年经胸超声心动图（表 2-7）：大动脉水平分流信号消失，主动脉弓及降主动脉前向血流通畅。室间隔水平未见分流，其余结构无异常。

九、经验分享

【外科手术经验体会】

主动脉弓中断（interrupted aortic arch，IAA）是指升主动脉与降主动脉之间管腔与解剖的连续性中断，属于先天性主动脉弓部梗阻畸形的一种，约占所有先天性心脏病的 1.5%。IAA 常合并室间隔缺损、右心室双出口、永存动脉干、主动脉瓣及瓣下狭窄等心脏畸形。IAA 在出生后 2 周内病死率极高，约 75%IAA 患儿于出生后 1 个月内死亡，90% 患儿于 1 岁内死亡。IAA 新生儿出生后依赖动脉导管向主动脉中断远端血管供血，由于动脉导管自行关闭，应在内科治疗稳定全身情况的同时及时手术。目前 IAA 的诊疗策略基本确立，包括维持动脉导管开放、保持最大肺阻力、维持内环境稳定、尽早实施手术矫治。

目前在新生儿期实施 IAA 矫治已经得到广泛认同。即在深低温停循环下重建主动脉弓的连续性，接着根治心内合并畸形。分期手术方式已越来越少采用，即第一期用移植人工血管或直接吻合的方法重建主动脉弓的连续性，或同时进行肺动脉带缩术，以后选择适当时机第二期进行心内畸形根治。目前临床最常使用的主动脉弓重建的方法是直接扩大的端 - 侧吻合，对大多数婴幼儿都能获得良好效果。随着手术技术、体外循环、围手术期监护水平的提高，CoA 和 IAA 的手术死亡率已大大降低。然而，术后主动脉弓再梗阻、左心室流出道梗阻和远期高血压仍是目前亟待解决的问题。

表 2-6　术前、术后血氧饱和度及上下肢血压

	术前	术后当天	术后 1 天	术后 3 天	术后 1 周	术后 1 个月
SpO_2/%	82（吸氧 2L/min）	100（气管插管）	100（气管插管）	100（吸氧 2L/min）	100	100
上肢血压 /mmHg	53/30	54/31	70/44	75/49	90/60	95/63
下肢血压 /mmHg	48/29	56/31	71/43	77/50	88/60	93/64

表 2-7　术前及术后超声心动图

	术前	术后 1 天	术后 1 周	术后 1 个月	术后 3 个月	术后 1 年
降主动脉流速 /（$cm \cdot s^{-1}$）	—	120	170	165	122	88
降主动脉压差 /mmHg	—	6	11	11	6	3

【体外循环经验体会】

总转流时间 154min，阻断时间 88min，辅助时间 36min，区域性脑灌注时间 33min，脑灌流量 45~55ml/kg。麻醉诱导后乳酸 1.8mmol/L。CPB 期间灌注流量 120~130ml/kg，平均动脉压 30~40mmHg，红细胞压积 25%~27%，乳酸 2.1~2.5mmol/L。改良超滤结束时患儿心率 133 次 /min，血压 51/25mmHg，静脉压 6cmH_2O，左心房压 7mmHg，SpO_2 98%。红细胞压积 35%，乳酸 2.1mmol/L。多巴胺 5μg/（kg·min），多巴酚丁胺 5μg/（kg·min）。CPB 期间总入量 500ml，总出量 550ml，其中尿量 20ml，零平衡超滤 200ml、常规超滤 150ml，改良超滤 150ml。输悬红细胞 1U。

术后患儿循环稳定，返回 ICU 后呼吸机辅助 46h，10 日后出院。该患儿属于新生儿期复杂先心病，体外循环应选择精良的设备、物品，详细了解病理解剖，确定 CPB 管理策略。建立 CPB 时，细致地选择动脉插管、注意细节，熟练、准确地使用区域性脑灌注联合下半身停循环方法配合外科完成弓部重建。综合使用常规超滤、零平衡超滤和改良超滤，最大限度维持患儿的生理状态。

【麻醉经验体会】

IAA 病例中 PDA 的通畅对于生存是必要的，提供中断远端的组织灌注，可以称为导管依赖型疾病。当肺血管阻力（pulmonary vascular resistance，PVR）与全身血管阻力（systemic vascular resistance，SVR）比值平衡时，通过 PDA 的分流是双向的，但主要是从右到左。在收缩期，血液从肺循环通过 PDA 进入体循环，而在舒张期，血液从降主动脉通过 PDA 进入肺循环。其中有 3 个主要生理意义：①肺体循环血流量比（$Qp : Qs$）依赖于 PVR，PVR 降低时导致 $Qp : Qs$ 升高；②差异性发绀（导管前饱和度 > 导管后饱和度），由于血液通过足够大的室间隔缺损混合，差异性发绀也可以不存在；③中断远端的舒张期径流。由于 PVR 通常小于 SVR，因此在舒张期，来自导管供应的主动脉的血液返回到肺血管系统。这被称为“舒张期径流”，有导致内脏缺血的风险。在伴有左心室流出道梗阻的 IAA，冠状动脉和脑血管系统有缺血的风险。

术中麻醉管理：CPB 前，全身灌注通过维持 PDA 通畅、足够的预负荷和心脏收缩力来保障。避免 PVR 减少（如过度通气和高浓度氧）和 SVR 增加（如疼痛、低温和血管收缩剂），以减少肺循环超载和全身性灌注不足（高 $Qp : Qs$）的发生。

在 A 型 IAA 和正常的分支模式下，双上肢的 SpO_2 高于下肢；在 B 型和 C 型 IAA 中，在右上肢 SpO_2 高于左侧上肢和下肢。有创动脉血压监测通路取决于患者的主动脉弓分支模式以及外科手术和体外循环计划。需要注意的是，如果右锁骨下动脉异常起源于主动脉中断处以远，右上段的 SpO_2 和动脉血压测量反映的是异常灌注而不是上肢灌注。前额和侧翼近红外光谱可作为器官灌注的间接测量方法。经食管超声心动图检查对评估停机过程中心功能状态以及残留缺陷是必要的。

用正性肌力药物协助停机过程。既往存在心肌功能障碍的患者可能需要额外的大剂量正性肌力药物治疗，但过高水平的计划外药物支持应提示评估是否存在残留的室间隔缺损、吻合口狭窄或其他狭窄病变。在使用药物支持心功能的同时，必须避免在一个新鲜的、补片扩大的主动脉吻合处发生高血压。由于手术吻合口多、CPB 对血液破坏、器官缺血引发炎症反应等因素，抗纤溶治疗是必需的。

在 CPB（因存在停循环区域性脑灌注）结束后，会出现止血困难。应积极补充红细胞、血小板、冷沉淀和凝血因子制剂，帮助尽快恢复凝血功能。新生儿因肠道吸收及凝血功能不全，对于各种凝血因子的补充尤为重要。在没有残留的右至左分流的情况下，患儿的动脉血应该是完全饱和的，如果术前存在肺血流量超载继发的肺水肿，需要调节呼吸参数以实现理想的通气和氧合。如果重建的主动脉张力过大，它可能会导致左主支气管受压，导致左肺阻塞。

术后心律失常的风险可能在一定程度上取决于室间隔缺损补片是否损伤了传导束，新生儿手术中始终存在交界性异位性心动过速的风险。在残余心肌水肿和心排血量下降的情况下，对心律失常耐受性较差，因此应通过临时起搏线（如果存在）或药物进行积极治疗。

最近的证据表明，IAA 与多种遗传和神经干细胞异常相关。其中，高达 50% 的患者合并染色体 22q11 微缺失即 DiGeorge 综合征。此类患儿有额外的围手术期麻醉要点，包括：①新生儿应进行筛查和治疗继发于甲状旁腺发育不全的低钙血症；②DiGeorge 综合征患者由于胸腺功能或形态发育不全，合并免疫缺陷，因此应只接受巨细胞病毒阴性的辐射血液制品，以尽量降低移植物抗宿主病的风险；③面部异常，包括鼻畸形、上腭畸形、腭裂或小下颌，造成气管插管时困难气道；④围手术期气道管理可能会因气道结构异常而更加困难，包括气管和甲状腺软骨的缺陷，导致气道更小、更短，容易发生喉软化、气管软化或支气管软化。

（撰写：汪晓南、缪娜　审校：陈哲）

参考文献

[1] BACKER C L, MAVROUDIS C. Congenital heart surgery nomenclature and database project: patent ductus arteriosus, coarctation of the aorta, interrupted aortic arch[J]. Ann Thorac Surg, 2000, 69(4 Suppl): S298-S307.

[2] 张海波，李守军．先天性心脏病外科治疗中国专家共识（十一）：主动脉缩窄与主动脉弓中断[J]．中国胸心血管外科临床杂志，2020，27(11): 1255-1261.

[3] COLLINS-NAKAI R L, DICK M, PARISI-BUCKLEY L, et al. Interrupted aortic arch in infancy[J]. J Pediatr, 1976, 88(6): 959-962.

[4] MERY C M, GUZMÁN-PRUNEDA F A, CARBERRY K E, et al. Aortic arch advancement for aortic coarctation and hypoplastic aortic arch in neonates and infants[J]. Ann Thorac Surg, 2014, 98(2): 625-633.

[5] BROWN J W, RUZMETOV M, OKADA Y, et al. Outcomes in patients with interrupted aortic arch and associated anomalies: a 20-year experience[J]. Eur J Cardiothorac Surg, 2006, 29(5): 666-673.

[6] MCCRINDLE B W, TCHERVENKOV C I, KONSTANTINOV I E, et al. Risk factors associated with mortality and interventions in 472 neonates with interrupted aortic arch: a congenital heart surgeons society study[J]. J Thorac Cardiovasc Surg, 2005, 129(2): 343-350.

第 3 章　儿童心脏病麻醉诊疗概述

第 1 节　儿童心脏病麻醉的内涵

以先心病为背景的人群，存在各种水平的分流、管道狭窄、心功能损害、连接错位等解剖和功能异常，同时由于不同年龄阶段各个器官发育尚不成熟，在此基础上，叠加实施麻醉干预，无论难度和风险都极大地增加。

从 Robert Gross 完成首例动脉导管未闭结扎至今已有 80 多年的历史，我们看到了先心病治疗惊人的发展。麻醉学科的快速发展正在不断地拓展心血管麻醉的内涵，并赋予儿科心血管麻醉更多的责任，并且已经发展成为一个相对独立的亚专业领域。

尽管儿科心血管麻醉正在为各年龄段患者提供安全的麻醉管理，并在改善手术室和导管室先心病治疗效果方面取得了巨大进展，但仍有许多工作要做。毋庸置疑，外科及内科的发展与麻醉的密切支持，成就了先心病治疗的可行性。反过来，新的治疗方式将继续给儿科心血管麻醉带来新的挑战，我们也将应对这些挑战，并在此过程中找到更科学、更有效的方法。

在构建全人群健康、积极应对出生缺陷干预的大背景下，儿科心血管麻醉在经历了几十年的发展后，如何主动应对覆盖全生命周期先天性心脏病诊疗体系的建设，需要更积极地直面挑战，赋予学科新的内涵和新的任务。在围手术期更好地建立新的可调控生命稳态，有效控制应激反应，并且顺利过渡至外科矫治后新的解剖、生理状态，实现快速康复，是麻醉围手术期干预技术的价值所在。

新型麻醉药物的研发、产前产后一体化诊疗体系中序贯生命体征监测诊断技术、可视化麻醉技术的综合运用、靶器官功能连续性评估、目标导向的麻醉治疗策略、基于大数据模型构建以及知识图谱的绘制及人工智能辅助决策系统的开发，都是先心病心血管麻醉学科的发展趋势。

美国于 2005 年成立了先天性心脏麻醉学会（CCAS）组织，拥有 1 300 多名会员。它作为亚专业教育会议的论坛，建立了先天性心血管麻醉病例的国家数据库，并提出培训标准。2010 年，CCAS 设计了为期 12 个月的儿科心脏麻醉研究员课程，2012 年确定病例数，2014 年进一步完善课程，并于 2018 年详细列出本领域培训的重大事件。这些努力最终在 2021 年获得了美国研究生医学教育认证委员会对儿科心脏麻醉研究生培训的认可。

同样，为了便于向国内先心病患者提供高质量的服务，中国心血管麻醉医生须具备以下资质：熟悉小儿麻醉相关解剖及生理学，熟练掌握小儿麻醉基本操作，深谙各种麻醉用药和血管活性药药理，以及深刻理解各种常见先心病的解剖、病理生理和手术方案。同时我们还需要积极地应对临床麻醉的理论技术知识体系的变革，不断提升先心病的围手术期监测、诊断和治疗能力，以最终实现我国先心病防诊治工作的同质化高质量发展为己任。

（撰写：王晟、林霖　审校：林霖）

第 2 节　儿童心脏病手术室麻醉的管理原则

“时间在变化，我们随着时间而发展。”随着医学技术的飞速发展，儿童心脏病手术治疗效果已得到极大提升，多数儿童心脏病可通过手术治疗。现阶段复杂先心病、低龄低体重比例增加的趋势愈发明显，小难重病例不断给手术治疗团队带来新的挑战，也给小儿先心麻醉提出了更高的要求。麻醉的主旨不再局限于无痛、肌肉松弛和遗忘，而是积极外延到整个诊断、监测和治疗过程。

儿童心脏病手术麻醉医生不仅要深入了解心

脏缺损的病理生理学，还要熟知计划实施的外科手术、掌握对具体术后问题的预测，以便及时配合和应对。

一、术前访视与评估

儿童心脏病种类繁多，患儿个体差异大。翔实的术前访视、准确而全面的评估，是后续麻醉管理的基础，对优化麻醉方案、维护患儿最佳手术状态、及时应对可能发生的紧急状况至关重要。

【现病史】

1. 心脏疾病的相关症状　儿童心脏病种类众多，其临床表现主要取决于其主要心血管畸形的类型和严重程度。常见症状有以下几种（表 3-1）：①生长发育差，消瘦，多汗。②反复呼吸道感染，易肺炎。③活动耐量差，婴儿吃奶时吸吮无力、喂养困难。婴儿拒食、呛咳、呼吸急促，呼吸急促是慢性心力衰竭（心衰）的早期症状之一。儿童常诉易疲乏、体力差。④口唇、指甲青紫或者哭闹、活动后青紫、杵状指/趾。发绀通常在经皮血氧饱和度（SpO_2）为 85% 或更低时被发现，进行性发绀或频繁的缺氧发作提示术中发生快速心肺失代偿的可能性。⑤喜蹲踞，有晕厥、咯血病史。

表 3-1　先天性心脏病的常见症状及其临床意义

症状	提示
生长发育差，消瘦，多汗	心功能差，体循环灌注不足
反复呼吸道感染，易肺炎	分流量大
活动耐量差，婴儿吃奶时吸吮无力、喂养困难。婴儿拒食、呛咳、呼吸急促	慢性心力衰竭的早期症状之一
口唇、指甲青紫或者哭闹、活动后青紫、喜蹲踞，杵状指/趾	发绀通常在 SpO_2 为 85% 或更低时发现，进行性发绀或频繁的紫绀发作提示术中发生快速心肺失代偿的可能性
有晕厥史	阿-斯综合征可能性，恶性心律失常、严重心肌缺血、心功能失代偿
二次手术，口唇发绀	缺氧严重，手术时间长，止血困难

2. 伴随疾病及既往外科手术/介入治疗史　了解患儿是否合并其他畸形（约 8%），或者心脏疾病是属于某种先天性综合征。一些综合征可能合并其他问题，如气道畸形、代谢异常和心律失常等。

复杂畸形或重症心脏病患儿，有可能需要经历多次姑息手术、介入治疗或根治手术。需了解其先前心脏手术方式、手术效果、后遗症以及有无抢救史。

【体格检查】

1. 一般情况　包括身高、体重、营养状况、血压以及脉搏等，需注意这些体征的解读具有很强的年龄依赖性。

2. 气道情况　包括牙齿、舌、张口度以及有无气管狭窄或其他因素造成的困难气道。评估血管通路和监测部位有无特殊情况或受限。

3. 是否有心功能不全的症状　呼吸急促、活动受限、颈静脉怒张、胸腹水和肝脏肿大等。

【实验室检查及其他辅助检查】

1. 实验室检查　常规检查全血细胞计数、电解质、肝肾功能以及出凝血功能等。红细胞压积升高经常可提示低氧血症的严重程度和病程演变，明显升高的发绀患儿要特别注意不要因禁食水不当造成脱水，应适当放宽，允许患儿饮用清亮液体直至麻醉前 2h，重症患儿静脉补液。

2. 心电图　虽缺乏特异性，但可反映心脏位置，提示心房、心室有无肥厚，帮助确诊心肌缺血、心律失常以及心脏传导系统的情况。例如，Ebstein 畸形可见预激综合征、非典型右束支传导阻滞。

3. 超声心动图检查　大多数解剖学诊断可通过经胸超声心动图获得，报告过程已经很标准化，可以在术前向麻醉医生提供有关结构异常、功能、腔室大小和生理参数的信息，有助于评估患儿病理生理状况、制订手术计划及预测术中特殊情况的发生等。

4. 胸部 X 线检查及计算机断层成像（computed tomography，CT）　胸部 X 线检查可以观察肺部情况，尤其是肺血流量的多少。CT 有助于观察心脏外畸形，如大血管走行和形态以及复杂畸形的进一步判断；还可以筛查气管、支气管畸形或狭窄，对于一些可能造成器官受压的疾病（血管环、肺动脉吊带）或有主诉、症状提示的病例应重点考察。

5. 心导管检查　尽管大部分解剖畸形可通过无创方法诊断，仍有一小部分儿童不能充分利用经胸超声心动图、CT 充分评估肺动脉分支、重建主动脉弓或冠状动脉，需要在术前行心导管检查。对麻醉医生较为重要的心导管资料包括：患儿对镇静药的反应、肺血管阻力和体循环阻力、冠状动脉的解剖。另外，还可以提供既往手术相关的体、肺动脉畸形、心内和心外分流的位置和大小、各心腔和大血管的压力和氧饱和度、既往建立姑息性分流的解剖、位置和功能等多方面的信息。

【了解手术方案】

与外科医生沟通，了解手术方案。

预判手术期间可能出现的问题和特殊术式带来的病理生理改变。

明确有无特殊监测和通路需求，如 Glenn 或全腔手术需要上下腔的深静脉通路、主动脉弓的手术需要监测特殊部位的动脉压等。

考虑手术方式发生改变的可能性，并准备提前应对措施。

【术前禁饮禁食】

2017 年美国麻醉医师协会（American Society of Anesthesiologists，ASA）颁布了最新修订的术前禁食指南，同样适用于心脏病患儿（表 3-2）。

表 3-2　手术麻醉建议禁食时间

食物种类	最短禁食时间 /h
清饮料	2
母乳	4
婴儿配方奶粉	6
牛奶等液体乳制品	6
淀粉类固体食物	6
油炸、脂肪及肉类食物	可能需更长时间，一般≥8

我院经过长期临床实践后提出以下几点。

1. 术前禁食原则应保持一定的宽松度，应尽量缩短 CHD 患儿的禁食禁饮时间，尤其对小婴儿和某些高危患儿。

2. 术日早晨，允许患儿饮用清亮液体直至术前 2h，可降低临床脱水程度且不增加胃容积或胃酸分泌。这对有发钳、红细胞增多症、流出道梗阻（如肥厚型心肌病和主动脉狭窄）、腔 - 肺吻合和分流依赖性生理的患儿非常有意义，避免因低血容量发生相关不良事件。

3. 放宽术前禁饮的时间可降低高危患儿的低血糖风险，尤其是 6 个月以下的婴儿，他们的糖原分解、糖异生功能以及糖原储存功能尚不成熟。

4. 特殊情况可以提前建立静脉通路补液，如低龄低体重、重症患儿、手术时间难以预估等。

二、麻醉选择、诱导和维持

【麻醉方案选择】

儿童心脏病手术可使用多种麻醉方案，其目标均为提供合适的麻醉深度，保持足够的心输出量和氧气输送，同时优化血流动力学和内环境。麻醉方案的选择须考虑患儿独特的病理生理以及特定手术对麻醉的需求。

1. 心内分流　心内右向左分流、肺血少的患儿，吸入诱导起效慢，而静脉给药起效较快。心内左向右分流对吸入麻醉药的诱导速度几乎没有影响。

2. 体温的变化　低温可降低吸入麻醉药的最低肺泡有效浓度（minimum alveolar concentration，MAC），可通过降低药物代谢酶的反应速率减缓所有药物的代谢。复温则可显著增加静脉药物的代谢率。

3. 体外循环　体外循环对麻醉药物的药代动力学和药效学的影响差异很大，受氧合器的类型、流量、温度和超滤等多方面因素影响，药物血浆水平不同程度降低，其中以肌肉松弛药的药效波动最大。

理想的麻醉方案能够使患儿快速达到遗忘、镇痛以及肌肉松弛状态，且对血流动力学无明显影响、内环境稳定。这种“理想状态”是麻醉医生的努力方向。儿童心脏病种类繁多，病理生理复杂多变，加之术式多样化，麻醉医生不仅要对病史、体格检查、化验及影像学资料（尤其是超声心动图）进行全面回顾，而且还要充分考虑手术方式、持续时间、体外循环以及可能的突发状况，提出精细化、个体化的麻醉管理方案。例如，为了避免法洛四联症患儿缺氧发作，维持足够的心脏前负荷和体循环阻力至关重要，血流动力学目标包括避免心动过速和心肌收缩力增加。实践中应积极补液扩容，选用大剂量阿片类药物麻醉以避免各种伤害性刺激引起的心率增加，慎用扩血管作用明显的药物如丙泊酚。对扩张型心肌病和心室功能下降的患儿，避免使用可能进一步降低心肌收缩力或显著改变前、后负荷的药物，极重症可考虑用氯胺酮代替其他镇静药，发挥其交感兴奋作用，避免循环抑制。对患重度肺动脉高压的儿童，应选择减少有害刺激导致儿茶酚胺大量分泌的麻醉方案，以避免肺高压危象的发生。

【麻醉诱导】

没有任何一种麻醉诱导技术适用于所有心脏病患儿。年龄、心肺功能、发绀程度以及情绪状态等都是麻醉方案需考虑的因素。麻醉诱导需权衡患儿心脏功能障碍程度、畸形的特殊病理生理、术前药的镇静水平以及是否已留置静脉导管等。其他需考虑的因素包括肺动脉高压、心律失常以及合并症等。

1. 静脉诱导　最常用的诱导方式，可提供更灵活的药物选择和滴定式给药方式，还可以快速控制呼吸道。对于心室收缩功能严重受损和重度肺高压患儿，应优先选用静脉诱导。

2. 吸入诱导　外周静脉通道难以快速建立时，对于没有明显心、肺功能受损的心脏病患儿可以安全地应用面罩行七氟烷吸入诱导。需注意发绀患儿因肺血流减少，吸入麻醉诱导的时间延长，减浅浓度（降低血药浓度）也比较慢。

3. 氯胺酮肌内注射　氯胺酮 4~8mg/kg 肌内注射，可达到安静无痛状态，为建立外周静脉创造良好穿刺条件。此外，无呼吸循环抑制，但要注意保持呼吸道通畅。

【麻醉维持】

心脏病儿童可伴发各种心脏病理生理，包括梗阻、分流、瓣膜功能不全、心律失常、心力衰竭等。麻醉医生应该了解心内结构的异常，并熟悉麻醉对特定患儿生理功能的影响，并通过改变心肌节律、心肌收缩力、体循环和肺循环阻力等环节，调节患儿整体循环功能。

临床实践中，我们通常采用静吸复合方案以发挥不同药物的优势，扬长避短，减少单一药物的用量和不良反应。如持续输注咪达唑仑 0.25mg/（kg·h）、舒芬太尼 1~2μg/（kg·h）以及罗库溴铵 1mg/（kg·h）；丙泊酚 1~3mg/（kg·h）。七氟烷按需间断吸入。

对一般情况良好的心脏病患儿，为了减少住院时间和整体费用，也可以有计划地采用加速康复外科治疗（enhanced recovery after surgery，ERAS）快通道麻醉方案。这需要提前和外科及 ICU 医生达成一致，并制订一套完整的交接班流程，麻醉方案也需要根据情况进行相应调整，控制阿片类药物总量，避免术毕残留过多而影响患儿呼吸，体外循环停机后用吸入麻醉剂替代，并辅以局部神经阻滞；镇静药、肌肉松弛药的管理也需更加精细，应充分考虑用药时机、手术时长、体外循环等因素的影响。

【停机前评估】

体外循环停止前，需要确认的基本指标包括以下几点。

1. 确认各动、静脉通路可靠　包括管路通畅、监测准确、药物泵注正常运行。

2. 气道和肺　检查并调整机械通气参数。

3. 循环稳定性　足够的自主心律或稳定可靠的起搏心律、动脉血压、中心静脉压（左心房压力）处于合适范围。

4. 温度　注意后续保温，尤其是低体重患儿。

5. 动脉血气　数值理想稳定。

6. 直观评估心脏颜色、运动和容量。

7. 经食管超声心动图　评估畸形矫治满意与否及心功能。

三、术中急性事件及处理

开胸心脏手术有利于直接观察心脏，判断心

脏容量和心脏运动状态。心腔饱满但收缩幅度小，提示心肌收缩力低下或心脏容量负荷过大。同时结合血流动力学指标和经食管超声所见，通常可对患儿状况做出迅速而准确的判断，综合指导术中用药术以调整心功能。

【停机困难】

麻醉医师应与外科及体外循环医师共同分析原因。常见原因包括：①手术效果不佳，有残余缺陷需修补（如残余分流或流出道梗阻）；②肺动脉高压；③右或左心室功能障碍。

手术修补后心脏的结构和功能评估有两种常用方法，可单独或联合使用：①穿刺针或导管测压，直接测量各大血管及心腔的压力；②使用经食管超声心动图提供的结构和功能影像，帮助评估心脏畸形矫治情况。

【内环境失衡】

代谢性酸中毒常提示存在低心排血量综合征（low cardiac output syndrome，LCOS）、低血容量、心肌收缩力低下等情况，处理酸中毒的同时必须纠正病因。低龄儿对乳酸盐的代谢能力差，若出现酸中毒，应使用碳酸氢钠溶液纠正。另外，还须注意密切监测血糖水平。

【低氧血症】

术中出现低氧血症的常见原因包括肺受压、气道阻塞、气管插管深入一侧主支气管、LCOS、右向左分流增多等。出现低氧血症时，首先需查找原因并对症治疗。排除呼吸道相关原因后，应进一步考虑心脏相关原因。若存在右心室流出道梗阻加重或外周血管阻力降低，右向左分流骤增容易导致缺氧，应该增加外周血管阻力（如应用去氧肾上腺素），减少心内分流以改善氧合。若是心脏操作或 LCOS 等原因所致，应暂停对心脏的刺激，加大正性肌力药物剂量，增加心输出量，改善氧合。

【低心排血量综合征】

低心排血量综合征最容易导致体外循环后停机困难。出现低心排血量综合征时，应首先考虑是否存在冠状动脉缺血，需手术医师探查冠状动脉有否异常。若发现冠状动脉解剖异常，需果断再次体外循环予恢复冠状动脉通畅。排除冠状动脉缺血、心内解剖结构异常等因素后，可能的其他原因包括左心发育差，心肌缺血时间过长、心肌损伤等，术后可予较大剂量正性肌力药物支持，若仍效果不佳则需体外膜肺氧合（extracorporeal membrane oxygenation，ECMO）辅助过渡。

【鱼精蛋白反应】

体外循环结束后需应用鱼精蛋白拮抗肝素的抗凝作用，须警惕鱼精蛋白反应的发生。

1. 扩血管作用　最为常见，表现为轻中度血压下降，中心静脉压低，直视下心脏欠容量，通过主动脉插管适量输血、补充钙剂，即可缓解。

2. 肺血管收缩、气道痉挛反应　比较迅猛，表现为气道压增高、呼气末二氧化碳（end tidal carbon dioxide，$ETCO_2$）降低，直视可见右心饱满，晚期可出现 SpO_2 下降，甚至心率减慢。须紧急处理，原则是维持通气量（手动通气，高频率小潮气量），维持心率和心肌收缩力，可辅以扩血管药物降低右心后负荷。

3. Ⅰ型速发型过敏反应　类似青霉素过敏，较罕见，须立即抢救，抗过敏、肾上腺素及各种支持治疗。

注意：①鱼精蛋白注射速度要缓慢且匀速；②有过敏史的患者提前应用抗过敏药物；③重度肺高压患者、右心功能不全患者需高度警惕，因其发生率高且耐受性差，如有条件可采用左心途径给药。

【肺高压危象】

肺高压危象是各种诱因引起的肺动脉压力急剧升高，超过主动脉压的临床危象，主要表现为左、右心衰竭，风险高，预后差。可能的危险因素包括术前重度肺高压、低氧血症、鱼精蛋白反应、内环境改变、用药突然变化、吸痰刺激等。治疗原则包括：①去除诱因；②保持气道通畅、充分供氧；③保持窦性节律和房室协调性；④维持足够的镇静镇痛深度，减少应激反应；⑤纠正心力衰竭。

目前常用的特异性降肺动脉压力药物有一氧化氮(NO)、前列环素、内皮素受体拮抗剂、5-磷酸二酯酶抑制剂等。

【凝血功能障碍】

很多病因可引起凝血功能障碍,如血小板破坏、凝血因子缺乏、弥漫性血管内凝血、肝素拮抗不全等。若术野持续渗血不止,应该完善凝血功能检验,根据结果指导进一步治疗。对需要体外循环的患儿,心脏手术时预防性使用抗纤溶药物(如氨甲环酸)可减少围手术期出血。人血制品如血小板、纤维蛋白原、凝血酶原复合物、血浆等按需使用,重组人凝血因子(Ⅶa因子)可作为补救性止血用药。

(撰写:林霖　审校:林霖)

参考文献

[1] BURGE K Y, GUNASEKARAN A, MAKONI M M, et al. Clinical characteristics and potential pathogenesis of cardiac necrotizing enterocolitis in neonates with congenital heart disease: a narrative review[J]. J Clin Med, 2022, 11(14): 3987.

[2] JOFFE D C, SHI M R, WELKER C C. Understanding cardiac shunts[J]. Paediatr Anaesth, 2018, 28(4): 316-325.

[3] KANTOR P F, LOUGHEED J, DANCEA A, et al. Presentation, diagnosis, and medical management of heart failure in children: Canadian cardiovascular society guidelines[J]. Can J Cardiol, 2013, 29: 1535-1552.

[4] KALIKKOT THEKKEVEEDU R, EL-SAIE A, PRAKASH V, et al. Ventilation-Induced Lung Injury (VILI) in Neonates: Evidence-Based Concepts and Lung-Protective Strategies[J]. J Clin Med, 2022, 11(3): 557.

[5] MURPHY T. Anesthetist-delivered intraoperative transesophageal echocardiography in pediatric cardiac surgery[J]. Paediatr Anaesth, 2019, 29(5): 499-505.

[6] EATON M P, ALFIERIS G M, SWEENEY D M, et al. Pharmacokinetics of epsilon-aminocaproic acid in neonates undergoing cardiac surgery with cardiopulmonary bypass[J]. Anesthesiology, 2015, 122(5): 1002-1009.

[7] TOWNSLEY M M, WINDSOR J, BRISTON D, et al. Tetralogy of fallot: perioperative management and analysis of outcomes[J]. J Cardiothorac Vasc Anesth, 2019, 33(2): 556-565.

[8] GORENFLO M, GU H, XU Z. Peri-operative pulmonary hypertension in paediatric patients: current strategies in children with congenital heart disease[J]. Cardiology, 2010, 116(1): 7-10.

[9] BRUNNER N, DE JESUS PEREZ V A, RICHTER A, et al. Perioperative pharmacological management of pulmonary hypertensive crisis during congenital heart surgery[J]. Pulm Circ, 2014, 4(1): 10-24.

第3节　儿童心脏病麻醉的常用监测技术

心脏外科手术需要符合美国麻醉医师协会(ASA)标准的监护仪。具体监测包括:心电图(electrocardiogram, ECG)、经皮血氧饱和度(saturation of peripheral oxygen, SpO_2)、有创动脉血压(arterial blood pressure, ABP)、中心静脉压(central venous pressure, CVP)、呼气末二氧化碳(end tidal carbon dioxide, $ETCO_2$)和温度监测。此外,还会用到经食管超声心动图(transesophageal echocardiography, TEE)和近红外光谱技术(near-infrared spectroscopy, NIRS)监测脑及重要脏器氧饱和度。

一、常规血流动力学监测

【ECG和SpO_2】

麻醉诱导和手术过程中需要监测5导联ECG。Ⅱ导联和V_5导联最适用于发现心律失常和心肌缺血ST-T改变。将SpO_2探头置于患者手指或足趾来评估全身氧饱和度。一些特殊先心病需要两个探头分别放在上肢和下肢,来监测分流前、后的氧饱和度以评估组织氧供。

【ABP】

桡动脉和股动脉是最常用于ABP监测的通路,超声辅助下穿刺置管已经减少了操作难度。有些手术需要同时监测近端和远端动脉血压,有助于发现主动脉残余缩窄或主动脉弓梗阻，常见于主动脉缩窄和主动脉弓中断修补术。在选择监测置管动脉时，应明确是否存在动脉血管畸形（如锁骨下动脉迷走起源）和外科手术构建的分流（如经典或改良体 - 肺动脉分流术），这些畸形或分流涉及的动脉不能反映主动脉中心血压，应避免在该侧肢体留置测压管路。应避免采用胫后和足背动脉监测血压，这些部位在体外循环期间和之后以及深低温停循环时容易痉挛收缩，无法准确反映中心血压。

【$ETCO_2$】

呼气末二氧化碳分压 / 浓度是所有气管插管全身麻醉的标准监测项目，可以提示无创动脉血二氧化碳分压（partial pressure of carbon dioxide in artery，$PaCO_2$）。但先心病患儿的 $ETCO_2$ 和 $PaCO_2$ 之间可能存在较大差别，会因为肺血流减少而造成无效腔增大，导致 $ETCO_2$ 低于 $PaCO_2$，例如心功能不全、肺栓塞、肺血管阻力增高、心内右向左分流、法洛四联症缺氧发作。因此，不应单纯依靠 $ETCO_2$ 来指导机械通气参数，要综合考虑，并通过 $PaCO_2$ 来确认。$ETCO_2$ 作为趋势指标，可用于监测肺血流的急性改变。

【CVP】

导管可以监测各处的静脉压力和用作输注血管活性药物的通路。在上腔静脉 - 肺动脉分流（Glenn）手术中，需要行颈内静脉和股静脉的穿刺置管，术后颈内静脉的压力反映肺动脉压力，股静脉的压力反映中心静脉压力，可以指导术后循环管理。在全腔静脉 - 肺动脉连接或 Fontan 手术中也需要上、下静脉测压，来评估下腔静脉吻合口是否通畅。

由于先天性心脏病患儿常伴有发育不良、外周血管走行异常，特别是先心病新生儿，经常会遇到各种有创操作困难。但随着浅表超声的广泛应用，可以在穿刺前做好血管的定位、定性和管径的测量（图 3-1~ 图 3-3），提高了穿刺置管的成功率，并且避免了反复穿刺带来的负损伤。新生儿的血管管径细，通过超声的测量，选择合适的导管型号，避免了因导管过粗造成置管部位损伤及血栓形成或血管梗阻。

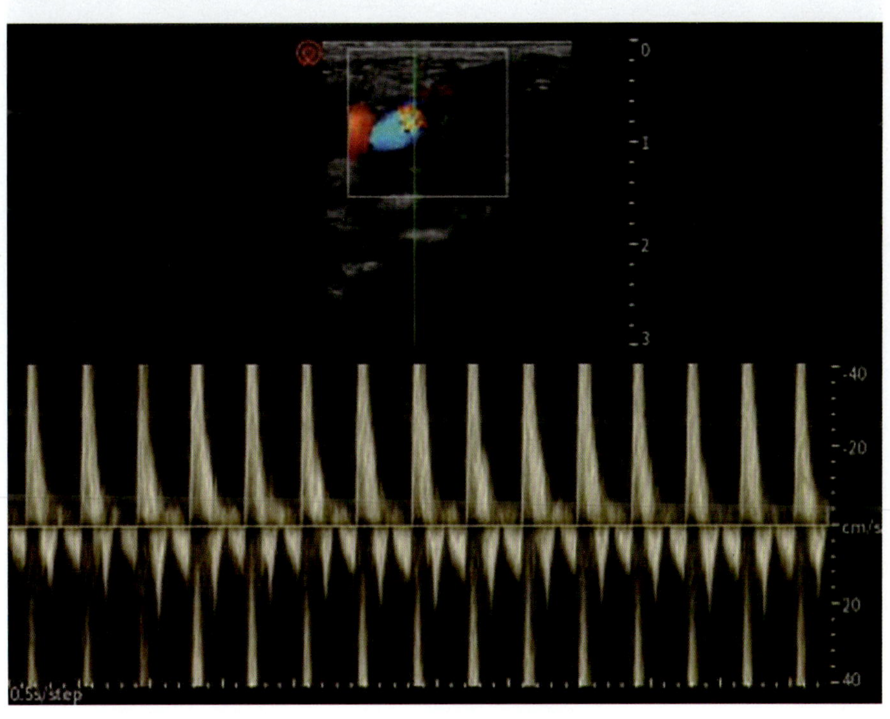

图 3-1 股动脉频谱

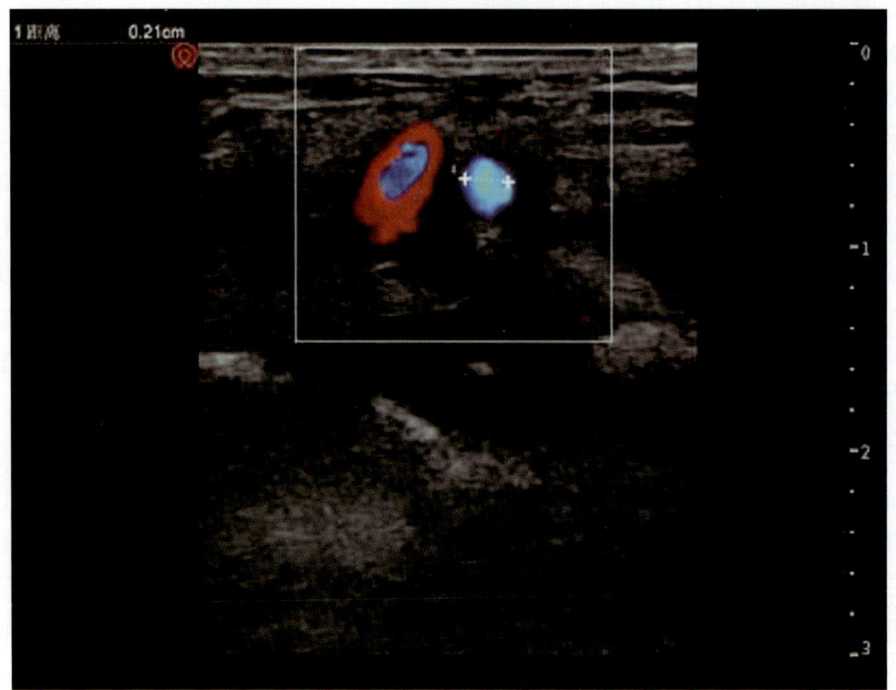

图 3-2　浅表超声示股动脉内径

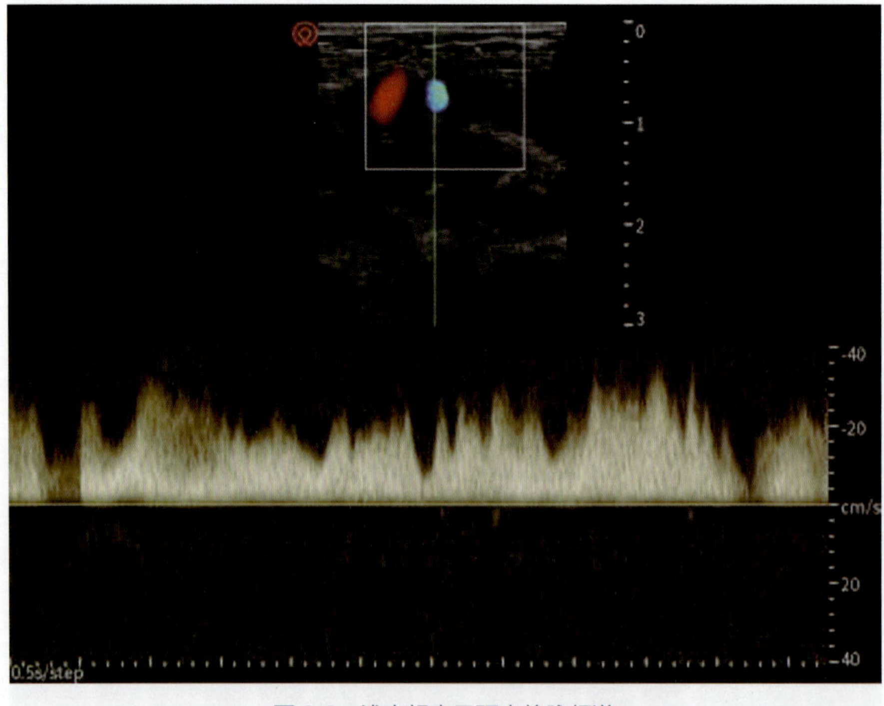

图 3-3　浅表超声示颈内静脉频谱

二、特殊监测

【心脏及血管内特殊压力监测】

1. 左心房压（left artrial pressure，LAP）　可经颈内静脉放置单腔长管路，术中经卵圆孔置于左心房，可以间接反映左心室功能，如左心室发育不良患者要重视 LAP，避免给左心室过多的前负荷。与 CVP 的差值可反映肺血流情况。在法洛四联症根治术中，如果术后 LAP 明显小于 CVP，提示右心室流出道或肺动脉依然存在梗阻情况。

2. 肺动脉压（pulmonary arterial pressure，PAP）和右心室压（right ventricular pressure，RVP）　对儿童心脏病尤其右心系统疾病患者来说是很重要的指标，可以在手术过程中提示右心室功能及肺循环情况，由于器材限制，目前安全的测量手段是外科医生在相应位置穿刺，连接到压力传感器直接测量。在右心室流出道疏通、肺动脉瓣及瓣上成形的手术中，PAP 和 RVP 的压差可以提示疏通和成形的满意度以及右心室功能是否匹配。

3. 肺动脉导管（pulmonary artery catheterization，PAC）　Swan-Ganz 导管作为床旁心导管第一装置，在过去的 20 多年为我们建立了体、肺循环血流动力学常识。Swan-Ganz 导管通过直接测量压力提供左、右心室前负荷的数据（中心静脉压、右心房压、肺动脉压、肺动脉嵌压）以及混合静脉血氧饱和度（mixed saturation of venous oxygen，SvO_2）和使用热稀释原理测量心输出量（cardiac output，CO）。通过计算获取代谢变量、体肺血管张力及阻力。能够轻松评估和持续监测右心室功能。然而，随着微创血流动力学监测技术和超声心动图技术的发展（如散斑跟踪、实时三维成像等），PAC 的使用因其有创性、操作烦琐以及严重并发症，变得不那么积极了。另外，由于管径的限制不能应用于婴幼儿患者。

【TEE】

在 20 世纪 80 年代末引入微型探头后，TEE 广泛应用于婴幼儿及儿童患者。在诊断、围手术期监测以及指导干预措施等方面都发挥了极大的作用，包括：围手术期明确心脏解剖及其功能、手术矫治结果、术中监测心房与心室容积及其功能、监测心脏内和血管内排气的充分性、对支架植入术的指导、经皮瓣膜介入治疗期间的指导、射频消融术过程中的指导、放置导管和心脏辅助装置过程中的指导。TEE 可实时监测心脏容积状态和心肌功能，从而给麻醉药物、血管活性药物的选择和麻醉管理决策提供参考。手术中 TEE 的一个重要作用是评估手术修复的充分性和评估心室功能。然而，应该认识到矫治后 TEE 的评估可能受到麻醉深度、血流动力学状态、血管活性药物使用等多种因素的影响。

小儿和所有儿童心脏病患者的超声心动图评估是基于结构而不是视图。鉴于儿童心脏病的多样性、有特异性的解剖变异，一些 TEE 观点需要进行变通，以识别任何特定患者的个体化精确心脏解剖结构。

TEE 的总体临床经验显示了良好的安全性，在儿童年龄组的并发症发生率为 1%~3%。大多数问题见于新生儿和小婴儿，常与呼吸道或血管压迫有关。探头插入时的迷走神经刺激可导致轻度窦性减缓甚至心动过缓等心律失常。胃穿孔是最严重的并发症，所以需要操作者格外轻柔。

【NIRS】

以无创方式测定局部组织的氧合。实验表明 NIRS 能监测脑部的缺血和缺氧，可测定局部脑氧饱和度（regional cerebral oxygen saturation，rSO_2）。另有研究表明，rSO_2 在 45% 以下超过 180min 会伴发获得性缺血性脑损伤。在心脏手术中，通过 NIRS 监测进行干预增加脑氧合，可使婴儿和儿童术后急性神经并发症发生率从 26% 降至 7%。在此项研究中，低 rSO_2 定义为低于心肺转流前基础水平的 20%。但 rSO_2 只能测定在光学通路穿透区域的局部组织，并不能反映全脑灌注。NIRS 监测在一定时间段的变化趋势和变异率还可提供组织氧供的变化情况，以提示各种操作对患儿组织氧供的影响。

【凝血监测：ACT、血栓弹力图】

婴幼儿的凝血功能极易受体外循环（cardiopulmonary bypass，CPB）和心脏手术的影响，其出血、输血和预后的风险与年龄和体重成反比。新生儿的凝血功能是不成熟的，血液循环中的促凝和抗凝蛋白只有成人的30%~70%，这种凝血因子缺乏可持续到婴儿期之后。LCOS、缺氧和肝瘀血可导致合成凝血因子功能受损。发绀型先心病患儿长期缺氧刺激红细胞增多症，血小板计数与红细胞比容成反比，又因CPB对血小板的稀释和剪切力的破坏，导致这类患儿CPB后内源性血小板无法形成血块。

因此，参考血栓弹力图进行成分输血对CPB后手术止血至关重要。值得注意的是可能发生的输血反应，包括急性肺损伤、溶血性输血反应、ABO和非ABO血型不相容、移植物抗宿主病（graft versus host disease，GVHD）和过敏。

（撰写：汪晓南　审校：林霖）

参考文献

[1] DEMISELLE J, MERCAT A, ASFAR P. Is there still a place for the Swan-Ganz catheter? Yes[J]. Intensive Care Med, 2018, 44(6): 954-956.

[2] TEBOUL J L, CECCONI M, SCHEEREN T W L. Is there still a place for the Swan-Ganz catheter? No[J]. Intensive Care Med, 2018, 44(6): 957-959.

[3] CYRAN S E, KIMBALL T R, MEYER R A, et al. Efficacy of intraoperative transesophageal echocardiography in children with congenital heart disease[J]. Am J Cardiol, 1989, 63(9): 594-598.

[4] AYRES N A, MILLER-HANCE W, FYFE D A, et al. Indications and guidelines for performance of transesophageal echocardiography in the patient with pediatric acquired or congenital heart disease: report from the task force of the Pediatric Council of the American Society of Echocardiography[J]. J Am Soc Echocardiogr, 2005, 18(1): 91-98.

[5] PUCHALSKI M D, LUI G K, MILLER-HANCE W C, et al. Guidelines for performing a comprehensive transesophageal echocardiographic: examination in children and all patients with congenital heart disease: recommendations from the American Society of Echocardiography[J]. J Am Soc Echocardiogr, 2019, 32(2): 173-215.

[6] KURTH C D, MCCANN J C, WU J, et al. Cerebral oxygen saturation-time threshold for hypoxic-ischemic injury in piglets[J]. Anesth Analg, 2009, 108(4): 1268-1277.

[7] DENT C L, SPAETH J P, JONES B V, et al. Brain magnetic resonance imaging abnormalities after the Norwood procedure using regional cerebral perfusion[J]. J Thorac Cardiovasc Surg, 2005, 130(6): 1523-1530.

[8] AUSTIN E H 3rd, EDMONDS H L Jr, AUDEN S M, et al. Benefit of neurophysiologic monitoring for pediatric cardiac surgery[J]. J Thorac Cardiovasc Surg, 1997, 114(5): 707-715, 717.

[9] EATON M P, IANNOLI E M. Coagulation considerations for infants and children undergoing cardiopulmonary bypass[J]. Paediatr Anaesth, 2011, 21(1): 31-42.

[10] VAMVAKAS E C, BLAJCHMAN M A. Transfusion-related mortality: the ongoing risks of allogeneic blood transfusion and the available strategies for their prevention[J]. Blood, 2009, 113(15): 3406-3417.

第4节　儿童心脏病麻醉的常见药物及使用标准

本节包含儿童心脏病常用的麻醉剂和肌肉松弛剂，着重介绍其对血流动力学和心肌收缩力的影响。

一、静脉镇静药

【丙泊酚（propofol）】

丙泊酚起效迅速，作用时间短，已成为心脏手术全身麻醉诱导的常用药物，适用于有足够心血管功能储备的心脏病患儿。诱导剂量的丙泊酚可导致心肌收缩力轻度降低，前负荷轻微降低；体循环阻力（systemic vascular resistance，SVR）明显降低，对肺循环阻力（pulmonary vascular resistance，PVR）影响不大。临床表现为平均动脉压（mean artery pressure，MAP）和心率（heart rate，HR）显著降低。对于心室功能明显下降、左心室流出道梗阻、体循环阻力依赖的患儿（如重症法洛四联症患儿），应谨慎应用。

鉴于可能发生丙泊酚输注综合征，长期大量应用尚存在争议。没有直接的证据表明异丙酚对婴儿大脑有神经毒性，目前对异丙酚诱导发育中的大脑神经细胞凋亡的担忧仍然存在，依然是研究的焦点。

【氯胺酮（ketamine）】

氯胺酮通过中枢神经系统介导的拟交感神经刺激和抑制儿茶酚胺再摄取而增加 HR、MAP 及心输出量（cardiac output，CO），血流动力学稳定性良好、并发症少，适用于各种心脏病患儿，包括法洛四联症、左心室流出道梗阻、冠状动脉起源异常等。如果维持氧合和通气良好，氯胺酮可安全用于肺动脉高压患儿。氯胺酮相关的不良反应在心脏病患儿中并无差异，包括谵妄、分泌物增多以及可增加脑代谢、颅内压和脑氧耗。该药已成为心脏病患儿全身麻醉诱导的主要药物之一。给药方式可以是静脉推注或肌内注射，诱导剂量为 1~2mg/kg 静脉注射或 5~10mg/kg 肌内注射。

【依托咪酯（etomidate）】

咪唑衍生物，主要作用于 γ- 氨基丁酸受体产生镇静催眠作用。对血流动力学无明显影响，对通气几乎没有影响，也不改变气道平滑肌张力，而且还能降低脑血流量、耗氧量、代谢率（30%~50%）和颅内压。

临床剂量的依托咪酯对心肌无直接抑制作用，对心内分流患儿（包括肺动脉高压）的全身或肺血流动力学亦没有明显影响，可作为重症心功能不全患儿的诱导药物。单次剂量的依托咪酯即可产生一定的肾上腺功能抑制作用，所以对于存在肾上腺功能不全患儿，应谨慎应用，或考虑补充皮质类固醇。

【右美托咪定（dexmedetomidine）】

于 1999 年在美国问世，是一种高选择性 α_2 受体激动剂。与大脑蓝斑 α_2 受体结合产生镇静作用，与脊髓 α_2 受体结合可产生一定的镇痛作用，还能增强阿片类药物的作用。通过降低中枢神经系统交感神经活性，可导致 HR 剂量依赖性降低。右美托咪定可以减少阿片类药物和苯二氮䓬类药物的剂量，比较适用于儿童心脏手术，作为术中全身麻醉的有效辅助药物和术后镇静方案的组成部分。新生儿对右美托咪定清除率显著较低，对这一年龄组需要降低剂量，并加强对不良反应的监测。

右美托咪定对呼吸的影响小，而且还能降低气道反应性和减少阿片类药物的剂量，有利于气管插管和早期平稳拔除气管导管。快速输注可导致一过性血压升高，持续输注可导致心动过缓，但易于被抗胆碱药物（如阿托品）拮抗。

【咪达唑仑（midazolam）】

水溶性，短效苯二氮䓬类药物。咪达唑仑血流动力学稳定，呼吸抑制短而轻微，镇静催眠效果强，安全范围广，具有良好的镇静和顺行性遗忘作用。但婴儿应用大剂量咪达唑仑，可能会增加对正性肌力药物的需求。

咪达唑仑口服液：作为术前用药，口服咪达唑仑 0.5~1mg/kg 即可产生明显的镇静、抗焦虑作用，适用于不合作的较大患儿，可优化亲子分离过程。

不足之处是味苦、起效时间长（10~20min），咪达唑仑口服液适口性较好，可以让患儿在等待过程中提前服用。

二、吸入麻醉药

吸入麻醉药降低动脉平滑肌中的 Ca^{2+} 含量，使静息血管张力降低，导致 SVR 和血压降低，降低的程度因药物种类而异。有一定心肌抑制，且浓度依赖性，呼气末浓度达到 1.5MAC 时，对心肌收缩力和 CO 的抑制从大到小依次为氟烷、七氟烷、异氟烷和地氟烷。患儿年龄越小，抑制作用越明显，尤其是小于 6 个月的婴儿，这可能是由于 Ca^{2+} 释放和再摄取系统不成熟。

【七氟烷（sevoflurane）】

七氟烷具有芳香味，呼吸道刺激性小，患儿容易耐受，是小儿吸入麻醉诱导的首选药物。麻醉诱导和苏醒非常迅速，仅次于地氟烷。七氟烷诱导时可致 20% 婴儿出现心动过缓（<80 次 /min），

减低浓度通常能恢复。婴儿应用七氟烷麻醉时，HR 和 MAP 降低幅度明显低于氟烷，超声心动图提示收缩力和心指数正常。严重心功能不全和瓣膜重度反流患儿需避免高浓度应用。

【异氟烷（isoflurane）】

异氟烷可通过降低 SVR 而改善心脏储备，但由于刺激气味较强，用于麻醉诱导可导致咳嗽、喉痉挛，故不适合心脏病患儿吸入诱导。

三、麻醉性镇痛药

【芬太尼（fentanyl）和舒芬太尼（sufentanil）】

芬太尼和舒芬太尼是目前儿童心脏病手术常用的麻醉性镇痛药，对心率和血压的影响较轻，具有良好的血流动力学稳定性。大剂量能有效改善伤害刺激引起的 HR、MAP 及应激激素的升高，并预防肺动脉压力和阻力的增加。舒芬太尼药效是芬太尼的 5~10 倍，安全极限大，脂溶性高，可迅速分布到全身组织，对血流动力学、麻醉恢复时间以及拔管时间的影响与芬太尼相近。

【瑞芬太尼（remifentanil）】

瑞芬太尼是一种合成的超短效麻醉药，由血浆酯酶代谢，半衰期为 3~5min，无蓄积，与输注持续时间无关，有利于术后快速苏醒，特别适用于刺激强、时间短的非心脏手术，近年来在儿童心脏病的“快通道”麻醉中也起着重要的作用。

四、肌肉松弛药

【罗库溴铵（rocuronium）】

罗库溴铵是目前起效最快的中时效非去极化肌肉松弛药。常用气管插管剂量为 0.6~1.2mg/kg 静脉注射。如果剂量增加到 3 倍 ED_{95}（95% 有效量）以上，罗库溴铵的起效时间会进一步缩短，接近琥珀酰胆碱的起效时间。罗库溴铵的心血管作用很小，具有较弱的解迷走作用，但注射痛明显，外周注射引起到 HR 增加。肌内注射有效，三角肌内注射罗库溴铵 1.8~2mg/kg，3~4min 内即可获得插管条件。浅静脉通路建立困难时可以辅助应用。

【阿曲库铵（atracurium）和顺阿曲库铵（cisatracurium）】

Hofmann 降解、非器官依赖性消除是其独特的优越性，比较适合于肝、肾功能障碍的患儿。高剂量的阿曲库铵常引起组胺释放导致低血压，而顺式阿曲库铵是阿曲库铵的立体异构体，很少引起组胺释放，对心血管系统的影响也较小。

【哌库溴铵（picuronium）】

长效非去极化肌肉松弛药，无心血管作用，组胺释放发生率较低，适合心血管麻醉。

五、结语

从患儿进入手术室到送回重症监护室，维持适当的麻醉深度的同时，优化血流动力学状态，保持全身 CO 和氧气输送，是麻醉医生儿童心脏病围手术期管理的一贯目标。实现这些目标的方法并不唯一，需要根据患儿的病理生理、潜在的血流动力学改变、特定手术的麻醉要求以及预计的短期或长期恢复轨迹来选择应用不同的药物，制订精细化、个性化的麻醉策略。

（撰写：林霖　审校：林霖）

参考文献

[1] CATTANO D, YOUNG C, STRAIKO M M, et al. Subanesthetic doses of propofol induce neuroapoptosis in the infant mouse brain[J]. Anesth Analg, 2008, 106(6): 1712-1714.

[2] SINGH A, ANJANKAR A P. Propofol-related infusion syndrome: a clinical review[J]. Cureus, 2022, 14(10): e30383.

[3] CHIDAMBARAN V, COSTANDI A, D'MELLO A. Propofol: a review of its role in pediatric anesthesia and sedation[J]. CNS Drugs, 2015, 29(7): 543-263.

[4] MCCANN M E, DE GRAAFF J C, DORRIS L, et al. Neurodevelopmental outcome at 5 years of age after

general anaesthesia or awake-regional anaesthesia in infancy (GAS): an international, multicentre, randomised, controlled equivalence trial[J]. Lancet, 2019, 393(10172): 664-677.

[5] SIMPAO A F, RANDAZZO I R, CHITTAMS J L, et al. Anesthesia and sedation exposure and neurodevelopmental outcomes in infants undergoing congenital cardiac surgery: a retrospective cohort study[J]. Anesthesiology, 2023, 139(4): 393-404.

[6] SU F, EL-KOMY M H, HAMMER G B, et al. Population pharmacokinetics of etomidate in neonates and infants with congenital heart disease[J]. Biopharm Drug Dispos, 2015, 36(2): 104-114.

[7] KRISHNA M T, YORK M, CHIN T, et al. Multi-centre retrospective analysis of anaphylaxis during general anaesthesia in the United Kingdom: aetiology and diagnostic performance of acute serum tryptase[J]. Clin Exp Immunol, 2014, 178(2): 399-404.

第 5 节　儿童心脏病手术室外麻醉临床实践

一、概述

手术室外麻醉指麻醉医师根据临床需要，在手术室外环境，为某些诊断性检查，特别是一些创伤性检查或介入治疗提供监护、镇静或全身麻醉，是麻醉临床工作的重要组成部分。随着近年来临床诊断需求增加以及微创技术的进步，先天性心脏病患儿手术室外麻醉(non-operating room anesthesia, NORA)数量迅速增加。NORA 工作场所通常包括导管室、影像科(MRI 和 CT)、电生理治疗室，通常远离中心手术室，为其实施监护、麻醉时，除遵循常用的麻醉基本原则外，更要强化安全意识。NORA 还必须考虑患儿病情、术者需求、手术特性、麻醉医师应急能力、麻醉资源和人员配置的等要素。保持团队的充分沟通，制订合理的危机管理预案，配置合适的麻醉设备药品，对患儿安全和手术成功至关重要。

【人员配置】

需要一名有丰富急救经验的儿科麻醉医师，另配备一名助手。相应科室至少配备一名护士，负责建立外周静脉通路、药品准备、物品准备和仪器消毒保养工作。

【手术室外所需的设备】

运行正常的麻醉、监护设备(中控室配备麻醉专用的监控)、中央供氧和负压系统及备用气源；呼吸环路管道延长至患儿；急救复苏设备，如除颤器、简易呼吸器和面罩；专用的 NORA 供应车或智能药柜，用于储存和发放毒麻药品；高级紧急气道设备，包括备有可视喉镜的困难气道车。

二、麻醉技术

【麻醉基本原则】

1. 术前准备　麻醉医师需要了解手术操作的细节，与手术医师进行充分沟通交流，判断时间的长短、术者操作熟练程度以及潜在的并发症，分析可能出现的意外情况并制订相应的对策。同时重点关注患儿病史、体格检查和辅助检查，以及是否存在反流误吸的风险，最好能设置麻醉门诊来完成相关评估。

2. 患儿知情告知　告知患儿家属麻醉和镇静的方式、风险，签署同意书，并告知麻醉和镇静前后的注意事项。

3. 麻醉药物及插管方式决策　根据患者病情特点及术式，选用安全、方便和短效的麻醉药物和方法，能满足临床要求即可。术中创伤轻微者，保留自主呼吸，采用面罩或鼻管吸氧。但对少数病情复杂、预计操作时间较长和有特殊要求的婴幼儿，选择气管内插管全身麻醉更为安全和有效。

4. 检查设备、药品　应对所有仪器设备和药品进行检查，必要的抢救药品按常用剂量和浓度配好备用。常规麻醉监测 ECG、血压、SpO_2。实施气管插管全身麻醉的患儿还应常规监测 $ETCO_2$。由于脉搏氧饱和度的监测存在滞后性，对于在麻醉科医师需要远离患儿，建议常规监测 $ETCO_2$，以便及时发现呼吸异常情况。有条件的情况下，可行麻醉深度监测、呼气末麻醉气体浓度监测。对于心导管检查及其他持续时间较长、对血流动力学影响较大的检查或手术，需要进行有创动脉压监测和血气分析。小儿体温调节功能不全，体温易随环境温度而改变，如检查或手术时间长，应保持适当的环境温度，监测体温，采取电热毯或暖风机等保温措施，一旦体温下降，应予复温。

5. 术后处理　应有专人看护未清醒患儿要保证呼吸道通畅，头向一侧倾斜，防止呕吐后误吸。进食顺序遵从清水—流质食物—固体食物的顺序，逐渐加量，以不出现腹胀、恶心、呕吐为原则。

【麻醉选择】

1. 镇静　镇静镇痛包括从最浅镇静（抗焦虑）到全身麻醉的序贯状态。对ASA分级Ⅰ级或Ⅱ级的患儿，在手术室外接受的大部分诊疗操作，如超声检查等可由经过专业培训的护士提供镇静、口服或直肠灌注水合氯醛，此时患儿气道通畅且自主呼吸充分，循环稳定。而磁共振等需要更长时间，深度镇静，则需要麻醉医师实施。

2. 全身麻醉　适用于需要安全气道、需要患儿制动（如长时间复杂操作）及操作可能导致患儿疼痛时。常用喉罩和气管插管，对于接受微创操作的高危患儿，须根据具体情况认真评估全身麻醉的心肺风险。

三、并发症

【对比剂相关】

1. 急性对比剂过敏　严重、致命的反应，罕见，碘化对比剂发生率为0.6%，且与对比剂用量无关。与肥大细胞、嗜碱性粒细胞和嗜酸性粒细胞支释放组胺等介质有关。可能出现在应用对比剂后即刻，或延迟发作在30min内出现。

对急性反应采用支持疗法。立即吸氧，给予皮质类固醇受体、组胺H_1和H_2受体拮抗药，肾上腺素、补液及去甲肾上腺素维持循环，出现支气管痉挛和喉头水肿时立刻气管插管治疗。

预防的核心是保证有充分的时间来降低循环中嗜碱性粒细胞和嗜酸性粒细胞的数量，以及减少炎性介质释放。文献证据支持口服预防用药优于静脉给药。口服甲泼尼龙和苯海拉明的8h给药方案最为理想。

2. 对比剂肾病（contrast-induced nephropathy，CIN）　CIN是指由血管内给予对比剂（低渗或等渗低肾毒性碘化对比剂）导致的肾功能恶化。风险因素包括先前存在的肾功能不全（肾小球滤过率eGFR<30ml/min），心血管造影术相关CIN发生率较高。对于高危患儿，应提前获取血清肌酐基线值。

【呼吸系统】

呼吸道并发症是小儿手术室外麻醉最常见的并发症，约占所有并发症的50%，绝大多数可通过吸氧或面罩加压给氧得到缓解。其中，呼吸抑制和呼吸道梗阻（舌后坠和气道痉挛）最为常见。

1. 呼吸抑制　大多数小儿手术室外麻醉会保留患儿自主呼吸，当麻醉/镇静较深时可能出现呼吸抑制，发现后应及时面罩给氧辅助通气直到呼吸恢复为止。如不能恢复，应进行气管插管或喉罩通气。

2. 舌后坠　肥胖患儿、扁桃体肥大患儿以及麻醉较深的情况下，容易出现舌后坠，当出现舌后坠时，可使患儿轻度头后仰并托起下颌；如无改善，可采取口咽通气道甚至喉罩辅助通气。

3. 喉痉挛、支气管痉挛　麻醉较浅时，检查操作刺激可能造成患儿出现气道痉挛，尤其是在纤维支气管镜检查中更容易发生。当气道痉挛发生后，应立即停止检查操作，面罩加压给氧，加深麻醉；如仍无缓解，应及时给予神经肌肉阻滞剂，行气管插管控制呼吸。

【循环系统并发症】

1. 心律失常　心律失常是心导管检查中最常见的并发症，多因导管或对比剂直接刺激心内膜所致。心律失常以室性期前收缩、室性或室上性心动过速及传导阻滞多见，通常不需要药物治疗，将导管前端退离右室壁，暂停操作，常可恢复实性心律。室性心动过速、多源性室性期前收缩、三度房室传导阻滞，极易发展成心室颤动、心搏骤停，应立即停止操作，用利多卡因或阿托品、异丙肾上腺素等药物治疗。心动过缓可因导管刺激所致，但低氧血症、酸中毒、心排出量低也可以引起，出现心动过缓时除了药物治疗外还应查找原因。

2. 低血压 麻醉期间缺氧、失血、严重心律失常、麻醉处理不当等是低血压的常见原因。心导管检查时失血、抽血做血氧测定，有时可致低龄婴儿难以耐受而引起低血容量、低血压。肺动脉瓣狭窄行球囊扩张术时，可出现一过性血压下降，需及时补液、输血、应用正性肌力药物，根据不同原因，维护心脏功能，及时纠正低血压。

【其他】

1. 苏醒期躁动 躁动是小儿麻醉后苏醒期常见的并发症，发生率约为 8.6%，尤其常见于单纯吸入麻醉的患儿。建议术中适当使用右美托咪定，以降低术后躁动的发生率。术后躁动一旦出现，不管有无疼痛，低剂量芬太尼（2μg/kg 鼻内给药或 1~2.5μg/kg 静脉注射）都可减轻躁动的程度和持续时间。术后复苏观察期间可使用约束带，避免患儿因躁动出现坠床的风险。疼痛是小儿手术室外麻醉的常见问题之一，也是术后躁动的原因之一。建议采用联合应用局部麻醉药、非甾体抗炎药（non-steroidal anti-inflammatory drug，NSAID）及阿片类镇痛药的多模式镇痛来管理术后疼痛。

2. 恶心呕吐 恶心呕吐是小儿麻醉可能发生的并发症。建议术中常规预防性使用抑制呕吐药物，推荐药物为格拉司琼 20μg/kg 静脉推注，如术后出现恶心呕吐，应继续留院观察，直到症状缓解为止。

四、放射诊断的麻醉

心脏 CT 扫描和 MRI 通常需镇静或全身麻醉以减少运动伪影。术前充分评估患儿心肺功能，掌握麻醉适应证。

【CT 或超高速 CT 检查的麻醉】

小于 3 个月的婴幼儿和部分患儿不需麻醉镇静，包裹限制身体运动即可，但多数儿童需不同程度的镇静或全身麻醉。

1. 镇静 面罩充分给氧，静脉注射小剂量苯二氮䓬类药物、麻醉性镇痛药或短效催眠药（如丙泊酚）用于镇静，可单次静脉注射，也可滴定持续输注直至起效。水合氯醛（操作前 30~60min 口服或直肠内注入 30~50mg/kg）可为儿童提供适宜的轻度镇静。缓慢静脉注射丙泊酚 2~3mg/kg 通常能短期获得良好镇静效果，术后意识迅速恢复。

2. 全身麻醉 采用喉罩通气（laryngeal mask airway，LMA）或气管插管，应用静脉或吸入麻醉药实施全身麻醉。

【MRI 的麻醉】

1. MRI 的设施环境 高磁场持续存在，对所有铁磁物质（如钢制气筒、电池和普通听诊器）产生引力。扫描过程中产生的静电区和磁场梯度，可干扰自动无创血压监测、呼吸机和输液泵的机件（电磁线圈），因此需选择专用的设备。扫描时产生的射频信号和摆动磁场，可使心电图和脉搏血氧饱和度仪出现伪差。成像期间可产生大量噪声，应给患儿戴上耳塞，家属也戴上耳塞进入磁共振成像检查室，提醒医师患儿体动或其他问题。磁共振成像检查室内恒温、稍冷，整个过程中注意患儿保温。

2. 监测仪 选用 MRI 兼容性监测仪（可监护 SpO_2、NBP、ECG 等）和与 MRI 相容的呼吸机，且可与被屏蔽的磁场区以外的“副监测仪”联网。

3. 一般问题 检查期间麻醉医师只能通过闭路电视监护。多数儿童通常需在喉罩或气管插管下行全身麻醉，可直接在磁场区域内诱导，也可先在磁场区域外诱导，然后将患儿转至扫描室。麻醉维持需由特制的由 MRI 相容的麻醉机完成。如需心肺复苏，必须将患儿搬离磁场区域。

诱导：10min 静脉泵入 1μg/kg 右美托咪定（起效快，可据患儿反应调整泵注速度）。

部分患儿需单次注射 1~2mg/kg 丙泊酚，注意是否有注射痛。

维持：丙泊酚 6mg/（kg·h）左右，理论剂量 3~18mg/（kg·h）（延长泵管接出磁共振成像检查室）。

重症患者可采用同样的右美托咪定诱导方案，维持方案更换为艾司氯胺酮维持：艾司氯胺酮 0.5mg/（kg·h）（延长管）。

如有严重传导阻滞，建议改用艾司氯胺酮 + 丙泊酚。

【心导管术及造影检查】

1. 手术操作 心导管检查及造影通过导管

对左、右心室及主动脉、肺动脉进行压力测量及显影，辅助完善复杂先天性心脏病的诊断。因此，为了准确获得各种数据，麻醉时尽可能减少使用对其数据有影响的药物。导管置入过程中对患者的心脏、肺动脉刺激较大，会出现缺氧、心律不齐、血压波动、恶心、呕吐等。

2. 麻醉处理　麻醉前准备同全身麻醉。术前禁食、禁水，但同时注意婴幼儿禁水时间不宜过长，避免发生酸中毒及低血糖，等待时间较长者适当补液。麻醉前用药，术前半小时给予哌替啶 1mg/kg、异丙嗪 0.5mg/kg、阿托品 0.01mg/kg 肌内注射。不合作婴幼儿术前药也可省略，实施基础麻醉时前静脉注射阿托品。常规麻醉器材准备。常规监测，吸氧。患儿可以基础麻醉或静脉麻醉，用氯胺酮 6~8mg/kg 肌内注射或氯胺酮 1~2mg/kg 静脉注射，20~30min 追加半量。也可以加用静脉泵注丙泊酚 4~6mg/（kg·h），复合微量舒芬太尼可以明显减少患儿术中体动次数。

3. 注意事项

（1）入室后吸氧，头转向一侧（左、右侧均可），保持呼吸道通畅，以防呼吸抑制。做好随时气管插管准备。

（2）婴幼儿检查造影时应注意保温，包裹、铺垫敷料需要柔软和干燥，避免肢体过度牵拉，损伤神经。

（3）重度肺动脉高压或复杂畸形的患儿要密切注意各种监测指标的变化。适当补液，发绀的患儿应注意补充碳酸氢钠。

（4）氯胺酮基础麻醉时，需要使用干燥剂，避免患儿呼吸道分泌物增多，应保持呼吸道通畅，注意吸痰时不要过深，以免刺激喉头造成痉挛。

（5）肺动脉高度狭窄或法洛四联症患者，导管通过流出道时可堵塞血流，诱发漏斗部痉挛，导致缺氧发作。肺高压及肺动脉栓塞造影时可发生急性右心衰竭或心搏骤停，需要做好抢救准备。

（6）对比剂过敏可出现头痛、恶心呕吐、荨麻疹、支气管痉挛及心搏骤停，应积极抢救、治疗。

（7）导管、导丝刺破心脏导致心脏压塞，应立即心包穿刺或开胸止血。

【瓣膜狭窄球囊扩张及缺损封堵】

1. 手术操作　通过导管送入球囊将狭窄的肺动脉瓣、主动脉瓣或二尖瓣扩张成形。通过导管进行房、室间隔缺损和动脉导管未闭封堵。需要经胸或经食管超声心动图辅助监测。

2. 麻醉处理　大部分患儿可以在保留呼吸全身麻醉下完成。用氯胺酮 6~8mg/kg 肌内注射，并根据麻醉深浅间断少量静注氯胺酮 1~2mg/kg。也可以加用静脉泵注丙泊酚 4~6mg/（kg·h）、复合舒芬太尼 0.1~0.2μg/kg，术中体动少，术后清醒早，无明显疼痛，便于管理。对于术前心功能差、左心室小的患儿，球囊扩张后，适当使用正性肌力药（多巴胺、多巴酚丁胺等）辅助心功能，预防急性左心衰竭。

3. 并发症　低血压、心律失常和封堵器脱落。

【射频消融术】

1. 手术操作　射频消融是通过放射介入的方法将心内的异常通路阻断，用于治疗各种折返引起的室上性心动过速。该项手术寻找异位起搏点刺激较大，时间不可预知，操作时要求绝对安静不动，麻醉方法和用药应尽量避免影响传导系统（慎用阿托品）。

2. 麻醉处理　麻醉对象主要为不合作、需要镇静监护的小儿，麻醉前准备同全身麻醉。可以选用静注丙泊酚 4~6mg/（kg·h）辅助少量阿片类药，也可肌内注射或静脉注射氯胺酮辅助少量镇静药（如咪唑安定、右美托咪定）。尽量维护呼吸道通畅和保持自主呼吸。

3. 并发症处理　术中刺激诱发的室上性或室性心动过速最常见。前者如血压低，则可用去氧肾上腺素 1~2μg/kg 静脉注射；后者可以用胺碘酮 1mg/kg 静脉注射。

五、特殊病例经验分享：肺动脉瓣狭窄球囊扩张术麻醉

患儿女性，8 个月，体重 8kg。

（一）一般情况

生长发育可，活动无明显受限，生后查体发现

心脏杂音，无口唇青紫，无缺氧发作史。否认肺炎、心衰史。

查体：血压 90/55mmHg，心率 116 次 /min，呼吸 28 次 /min，SpO_2 95%。

血常规正常，凝血检测正常。生化检查提示谷草转氨酶、乳酸脱氢酶轻度升高。

X 线检查提示右心室肥厚、增大，肺动脉，总干呈狭窄后扩张，肺血管影稀疏。

心电图检查提示右心室肥厚劳损、右心房增大。

超声心动图检查提示心脏正位，右心扩大，左房室内径正常，EF 70%。肺动脉前向血流 Vmax 447cm/s，PG 80mmHg。房间隔中部可见 7mm 回声缺损，可见左向右分流信号，三尖瓣反流（轻）。印象：先天性心脏病，肺动脉瓣狭窄（重度），房间隔缺损（Ⅱ孔）

入院诊断：先天性心脏病，肺动脉瓣狭窄（重）房间隔缺损，三尖瓣反流（轻）。

（二）术前评估

患儿一般情况可，无活动受限，通气功能正常，无肺部并发症，无特殊病史，心功能可，肺动脉瓣狭窄（重度）。酶学水平高于正常，肝、肾功能正常，凝血功能正常。

（三）术前准备

熟悉导管室工作环境，配置麻醉助理、护士，监测、麻醉、抢救设备。患儿麻醉前准备：禁食 4h，禁饮 2h。

麻醉及抢救药品：多巴胺 1mg/ml，山莨菪碱 1mg/ml，泼尼松 1mg/ml，爱司洛尔 10mg/ml，去氧肾上腺素 100μg/ml，5% 碳酸氢钠 250ml。

（四）术中麻醉处理

监测心电图、上下肢血氧饱和度，保证静脉通路通畅，监测血压，充分给氧。心率 130 次 /min，饱和度 96%，桡动脉压 109/41mmHg。麻醉诱导：氯胺酮 15mg，罗库溴铵 5mg，舒芬太尼 4μg。放置 1.5 号喉罩，氧浓度 60%，氧流量 2L/min，潮气量 70ml，呼吸频率 26 次 /min，吸呼比 1∶1。麻醉维持：丙泊酚 1~2mg/（kg·h），间断吸入七氟醚。5% 葡萄糖 100ml 持续缓慢静脉滴注。导管测 RVP 94/7mmHg，PAP 15/8mmHg，右心造影显示肺动脉瓣口重度狭窄 4mm，支撑导丝放置后，血压下降，予去氧肾上腺素 5μg。球囊扩张后出现低血压、低心率、低氧饱和度，使用多巴胺 2μg/（kg·min）辅助循环，术毕测量 RVP 35/1mmHg，PAP 23/13mmHg，心率 135 次 /min，SpO_2 96%，桡动脉压 99/52mmHg。

（五）术后治疗转运

专人陪护患儿，充分给氧，监测血压、血氧饱和度。

（六）讨论

球囊扩张术治疗肺动脉瓣狭窄麻醉管理过程中应保证心率和心肌收缩力稳定，避免增加右心氧耗。正压通气对此类患儿肺血管阻力影响小。一旦发生心搏骤停，复苏困难，因为心外按压不能产生足够高的动力使血液通过狭窄的肺动脉瓣。因此，血压下降时，应迅速使用正性肌力药治疗。同样，血流动力学上有重要意义的心律失常和心率增加都应被迅速纠正。球囊扩张瞬间，右心室、右心房压力急剧升高，伴有室间隔、房间隔缺损的患儿会出现一过性低氧饱和度，通常无须特殊处理。术前左心室较小的患儿，随着肺动脉瓣瓣口面积增大，左心前负荷增加过快可能出现心功能不良，应及时给予正性肌力药支持。

（撰写：刘亚光、林霖　审校：林霖）

参考文献

［1］XIE C M，YAO Y T. Anesthesia management for pediatrics with congenital heart diseases who undergo cardiac catheterization in China［J］. J Interv Cardiol，2021，2021：8861461.

［2］GOODMANSON M M，LATHAM G J，LANDSEM L M，et al. The Year in Review：Anesthesia for Congenital Heart Disease 2022［J］. Semin Cardiothorac Vasc Anesth，2023，27（2）：114-122.

［3］ODEGARD K C，VINCENT R，BAIJAL R，et al. SCAI/CCAS/SPA expert consensus statement for anesthesia and sedation practice：Recommendations for patients undergoing diagnostic and therapeutic procedures in the pediatric and congenital cardiac catheterization laboratory［J］. Catheter Cardiovasc Interv，2016，88（6）：912-922.

第4章 儿童心脏病体外循环概述

第1节 儿童心脏病体外循环的设备与耗材

一、人工心肺机

人工心肺机，又称CPB（cardiopulmonary bypass）机，主要由血泵、控制台、显示器、监测装置、后备电源及安全报警系统等部分组成。其中，血泵是人工心肺机主要部分之一，其功能是通过机械方法驱动血液流动以临时代替心室的搏出功能以及术中失血的回吸，以维持机体的血液循环，此外还用于心脏停搏液的灌注。根据血液驱动方式的不同，可分为滚压泵和离心泵，儿童CPB目前我们仅选择滚压泵进行灌注，此处仅介绍滚压泵相关信息。

1. 滚压泵工作原理　滚压泵主要由弧形泵槽、轴心、旋转臂及滚柱组成（图4-1）。在设计之初滚压泵采用的是三个泵头，但现在标准的滚压泵为双泵头。这种泵的工作原理是两个泵头呈180°放置，挤压泵管推动血液前进。滚压泵的主要缺点是长时间工作对血液破坏，而且泵管有可能破裂。但由于操作简单、费用低，滚压泵仍是国内使用最广泛的血泵。

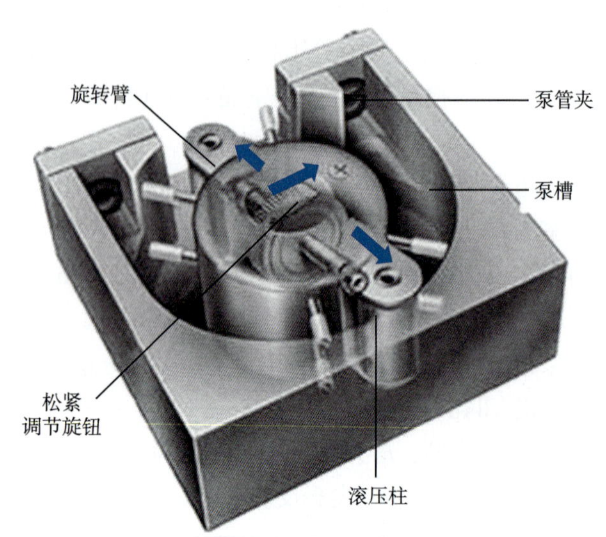

图4-1　泵头结构示意

2. 泵管　泵头处的泵管是滚压泵中唯一接触血液的部分。泵管内径是最大血流量的主要决定因素，另外一些因素包括泵头挤压的泵管长度和泵头每分钟的转速。大部分泵管由聚氯乙烯（polyvinyl chloride，PVC）和硅胶制成，少部分采用乳胶。PVC对温度敏感，低温容易变硬，而硅胶受温度影响小。从机械角度看，PVC的耐久性更好，而在生物相容性方面，硅胶占优势。滚压泵泵管材料应选择与普通硅胶相比，破碎率更低的硅胶。患者的体表面积和心指数可以帮助确定适当的管道尺寸。详细的管道尺寸选择见表4-1。

表4-1　北京安贞医院使用的配套管道包

名称	泵管	静脉管	动脉管	左右心吸引管	静态预充量/ml	适用体重范围/kg
新生儿	3/16（800）	3/16	3/16	5/32	150~180	2~5
婴儿D	1/4（1 100）	1/4	3/16	5/32	170~200	5~10
儿童C	1/4（1 100）	1/4	1/4	5/32	200~250	10~15
儿童B	5/16（1 900）	1/4	1/4	5/32	250~300	15~22
儿童A	3/8（2 800）	3/8	1/4	1/4	400	22~35
儿童	3/8（2 800）	3/8	3/8	1/4	600	35~50
成人（上、下腔）	1/2（3 800）	1/2	3/8	1/4	1 000	>50

3. 松紧度设置　在整个 CPB 管道夹闭的情况下，开放微栓滤器排气侧路，置于距泵管上方 100cm 高度，每分钟水柱下落不超过 1cm 为松紧适度，可将机械血液破坏的程度降至最低且不影响机体灌注。泵管挤压过紧，可造成血液及泵管机械性破坏，导致溶血和泵管损坏。泵管挤压过松，在滚压泵挤压泵管推动血液单向流动的过程中，由于动脉端压力高，可造成部分血液反流，从而在泵管内形成湍流，导致血液破坏加重。同时，由于前向推动力的减弱，实际流量会小于调节旋钮的设置流量。

4. 常见滚压泵　目前北京安贞医院应用的主要有 HL-20 型和 S5 型 CPB 机（图 4-2）。

二、氧合器及其附件

氧合器的研究发展已有一个多世纪，根据氧合类型的不同，氧合器的发展经历了四个阶段：生物肺氧合器、血膜式氧合器、鼓泡式氧合器和膜式氧合器。鼓泡氧合器是第一个广泛使用的商用氧合器。但是，随着鼓泡或渗透带来的许多问题，已不再使用。氧合器基本功能是去除血液中多余的二氧化碳并增加氧分压来将血液动脉化。现代化氧合器是一个由不同组分组成的复杂设备，比如中空纤维膜肺、动脉微栓过滤器、变温器和贮血器。图 4-3 展示了儿科 CPB 中常用的集成式膜式氧合器。

1. 膜式氧合器　膜式氧合器是最接近人体生理状况的一种氧合器。此种氧合器是通过一个高分子半透膜屏障将液相和气相分离开来。膜的类型和厚度，以及在相对两侧的血液和气体流动特性，决定了总体扩散速率。目前在儿科患者中常用的氧合器主要有两种类型，即微孔聚丙烯（polypropylene，PPL）和非多孔聚甲基戊烯（polymethylpentene，PMP）。它们都是中空纤维膜氧合器，主要区别在于使用寿命，PMP 型氧合器通常能够保持更长时间的气体交换。虽然 PPL 氧合器更为常见，但长时间使用可能导致血液相中的血浆渗漏到气体相中的膜上，从而降低气体交换效率。PMP 氧合器的非多孔纤维使其比 PPL 更耐用，并且更适于长期应用，如体外膜肺氧合（extracorporeal membrane oxygenation，ECMO）。由于缺乏孔隙，PMP 氧合器不适用于与 CPB 一起使用，因其无法交换挥发性麻醉药物。

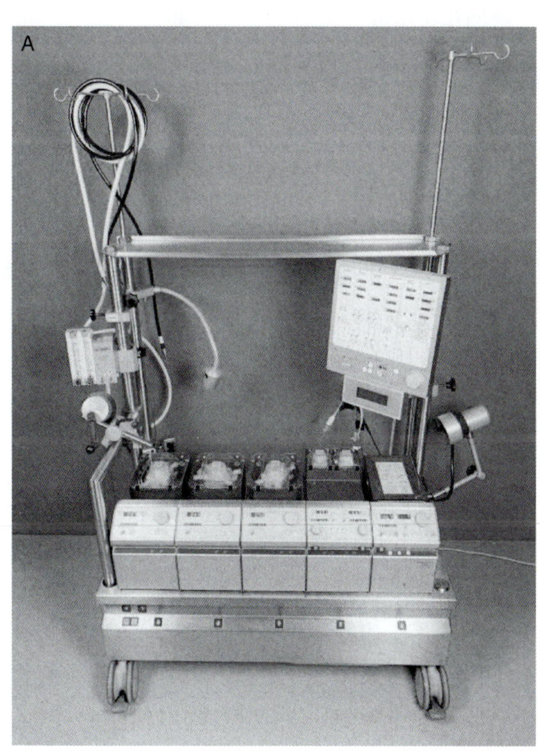

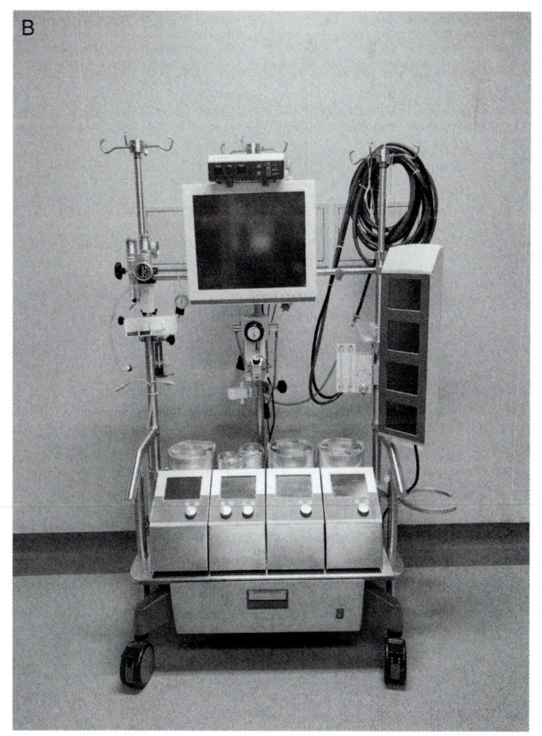

图 4-2　CPB 机
A. HL-20 型体外循环机；B. S5 型体外循环机。

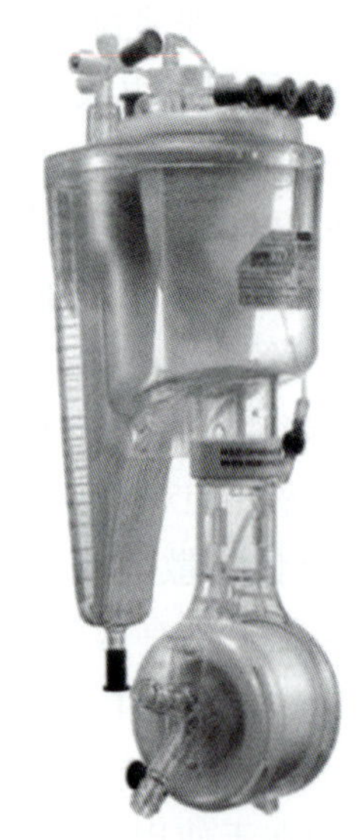

图 4-3　集成式膜式氧合器

氧合器的选择首要考虑的是制造商推荐的最大流量，该流量基于氧合器、变温器和贮血器的气体交换和其他方面性能。另外，建议确定患儿的体重和体表面积并根据最大预期泵流量选择氧合器。需要注意的是，对于新生儿和婴儿，由于其相对较高的代谢需求，在复温期间可能需要显著增加泵流量。针对不同患儿选择的氧合器尺寸应尽可能小，确保在长时间 CPB 过程中能安全灌注，并具备一定的功能储备，以应对氧合效率下降或由于主 - 肺动脉连接主动脉反流等情况引起的泵流量明显增加。在这些情况下，可能需要增加泵流速率以维持足够有效的系统灌注。氧合器可使用 6h，超过此限制的使用确实存在，大多数情况下性能并不会显著降低。然而，超过此限制的安全使用并不保证。在进行长时间手术且可能需要较长的 CPB 时，应考虑更换氧合器。表 4-2 展示了北京安贞医院儿童常用不同氧合器的特点。

表 4-2　北京安贞医院儿童常用不同氧合器性能特点

类型	FX 05	PIXIE	D902	FX15
预充量 /ml	43	48	100	144
流量 /（$L \cdot min^{-1}$）	<1.5	<2.0	<2.3	<4.0
适用体重 /kg	1~12	10~20	20~30	25~50

2. 动脉微栓过滤器　动脉微栓过滤器是一种孔径通常在 25~40μm 的网式过滤器。作为 CPB 血液进入体内的最后一道防护措施，它能去除动脉血液里可能存在的各种微小栓子，以防止重要脏器栓塞造成的各种术后并发症，提高 CPB 的安全。动脉滤器顶端有一排气孔，它可用于排除滤器气体，同时可用来监测泵压。在转流前，动脉过滤器必须用晶体液预充排气。较小的患儿若使用血液预充，也应在晶体彻底除气之后再加入血液。经过不断进行技术创新与迭代，新一代集成膜式氧合器，实现了气体交换、热交换、微栓过滤三合一高度集成，不仅保留了微栓过滤的优点，而且几乎不额外增加预充量，有效降低预充液引起的血液稀释及减少术后红细胞输注。使用动脉微栓过滤器时，应根据患儿体重选用适当的型号，因滤过流量大则预充量大，对于小儿动脉滤器的流量则直接影响整体预充量。表 4-3 列举了北京安贞医院儿童常用外置动脉微栓过滤器的主要特点。

表 4-3　北京安贞医院儿童常用外置动脉微栓过滤器特点

类型	婴儿	儿童
预充量 /ml	40	110
最大流量 /（$L \cdot min^{-1}$）	2 500	3 500
滤网孔径 /μm	40	40

3. 变温器　变温器是调节 CPB 中血液温度的装置，它通过升高或降低血液中的热量，从而控制患者的体温。尽管过去 CPB 中使用单独的变温器，但目前它们是一次性氧合器里的一个固定组成部分。变温器的一个危险是水漏到血路中，尽管极少发生，一旦出现，时常伴有感染、溶血及血钾浓度上升。因此，在预充之前，必须对氧合器进行试水。静脉血和进水温度之间的梯度通常限制为 10℃。这是为了防止梯度过高，如果升温太快，气体可能会从血液中逸出，限制温度梯度也有助于对患儿均匀地降温和复温。

4. 贮血器　主泵之前需要一个贮血器，是氧合器的一个组成部分，是静脉回流量与动脉流量出现波动与失平衡时的缓冲（图 4-4）。它作为一个低压力的静脉血回收腔，同时接受心内、心外吸引和血液及药物的加入。其最重要的功能之一是当静脉引流急剧较少或停止时，给灌注师提供一个处理空间，以避免将 CPB 管道转空而形成大量气栓。大多数儿科中心使用的开放式贮血器，是一个透明坚硬的塑料罐，易于测量容量，还能实施有真空压力辅助吸引的静脉回流。贮血器伴有大的或小的栓子过滤器，滤除来自心腔内或手术野吸引的微栓，如组织碎片、赘生物、小线头等。需要注意的是，在血液未经肝素化或鱼精蛋白中和后不能将血液引至回流室，否则可发生凝血而阻塞滤网，这将严重降低滤器功能，且易诱发凝血瀑布的激活。

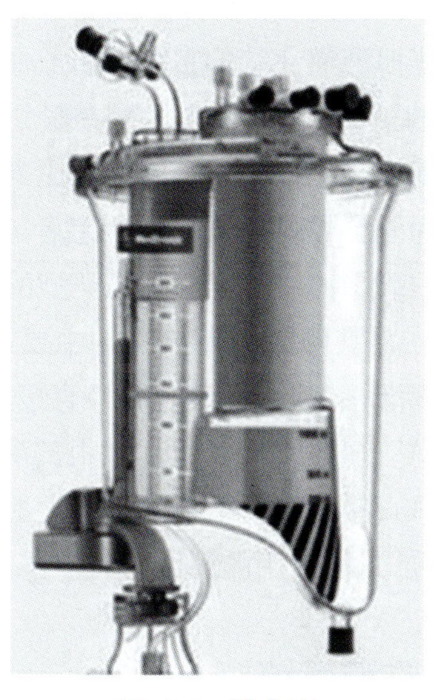

图 4-4　贮血器

三、插管

CPB 插管是 CPB 系统与自身循环系统之间的桥梁。通过静脉插管和心内心外吸引管，将患儿体内的血液引入膜肺的贮血器，经血泵打入膜肺进行氧合，经过氧合的动脉血通过动脉插管注入患者动脉系统。此外，心内、外吸引管和心脏停搏液灌注管也是 CPB 常规使用的插管。

（一）动脉插管

动脉插管是保证血流注入体内的重要管道。主动脉插管的口径选择主要根据体重而定，不可过细，也不可过粗。过细的主动脉插管会引起灌注阻力升高，甚至导致组织灌注不足；过粗的主动脉插管可因插管在主动脉内占有过多空间，影响心脏收缩时的血流输出。依插管部位不同，动脉插管包括升主动脉插管和外周动脉插管两大类。

1. 升主动脉插管　升主动脉插管是 CPB 中最常用的动脉插管，适用于绝大多数儿童心脏手术。升主动脉插管根据动脉插管尖端形状不同，可分为直头型和弯头型插管。由于受主动脉直径限制，小儿通常需采用薄壁高流量插管。临床上选择插管主要根据患儿的体重及 CPB 期间的灌注流量，表 4-4 为北京安贞医院小儿体重和升动脉插管参考。

表 4-4　小儿体重和适配升动脉插管规格

体重 /kg	一体式动脉插管（带芯）/Fr	直头动脉插管（不带芯）/Fr
≤3	6	
3~5	8	
5~10	10	
10~15	12	
15~20	12、14	
20~25	14	
25~30	16	
30~40	16、18	18
40~50	18、20	20
50~60	20、22	22、24
≥60	22、24	24

2. 外周动脉插管　外周动脉插管部位包括股动脉、腋动脉和颈总动脉等，主要适用于升主动脉插管困难的手术，如再次心脏手术需要或可能需要紧急建立 CPB 患者、微创 CPB 心脏手术、心脏或心肺辅助。外周动脉插管通常采用切开或切开穿刺的方式直视下进行。受血管口径限制，外周动脉插管通常为薄壁高流量插管。股动脉插管是临床采用最多的外周动脉插管。

（二）静脉插管

根据插管的形状和结构不同，静脉插管分为中心静脉插管和外周静脉插管。前者包括直头静脉插管、直角静脉插管、二极静脉插管等，后者主要是单极、双极或多级股静脉插管。根据心血管病变和手术操作要求不同，需要选择不同的静脉插管位置和不同类型的静脉插管。

1. 上、下腔静脉插管　几乎是所有需切开右心房的 CPB 手术常规使用腔静脉插管。腔静脉插管的目的除分别进行上、下腔静脉引流外，还可以进行上、下腔静脉阻断，为手术提供安全的静脉引流和无血的手术野。表4-5为不同体重适配的腔静脉插管规格。

表4-5 小儿体重适配腔静脉插管规格

体重 /kg	上腔静脉插管 /Fr			下腔静脉插管（直头）/Fr
	直角（金属）	直头	塑料直角	
<3		12	10（短直角）	14
3~5	12	14		16
5~10	12、14	16		18
10~15	14	18		20
15~20	16	20		22
20~25	16	22		24
25~30	18	24		26
30~40	20	26		28
40~50	22、24	28	26、28（长直角）	30
50~60	24、26	30	28、30（长直角）	32
>60	28	32、34	30、32（长直角）	34、36

2. 二级静脉插管　是单条使用的右心房静脉插管。与上、下腔静脉插管相比，因只需要一条插管，故插管操作简单、损伤较小。适用于不需要进行右心房切开的手术。由于使用二级管时不能阻断上、下腔静脉，术中右心系统有血液经过，对低温心肌保护时心脏局部低温的保持有一定负面影响。

3. 股静脉插管　属于外周静脉插管，按插管侧孔位置的不同，股静脉插管可分为普通股静脉插管、双级和多级股静脉插管。股静脉插管主要使用范围包括：需要外周动、静脉插管的微创CPB手术；需要在辅助循环下开胸的患者；开胸前心搏骤停需经快速建立CPB；无须开胸的辅助循环。因插管行程较长及静脉的生理弯曲，为操作方便和避免插管导致静脉损伤，除插管本身需配有管芯外，插管置入常需要使用导丝引导。

（三）心内吸引管

又称左心减压管，是管尖有一段带侧孔区域的细小插管，它的作用是对心腔内进行减压或吸引心脏内的血液以创造良好的手术视野。可经右上肺静脉、房间隔或左室心尖部置入。为防止插管时气体进入左心腔及方便将插管置入合适位置，左心减压管通常带有具有一定塑形能力的管芯。在启动左滚压泵时，需对泵的运转方向进行再次确认，密切关注左心减压管的血流方向。

（四）心外吸引管

心外吸引管结构较为简单，按功能分为硬吸引管和软吸引管。前者主要用于间断性术野血液回收；后者主要是放置入心包腔内进行持续吸引。主要功能是将术野的血液吸至氧合器内，保证手术视野的清晰。

（五）心脏停搏液灌注管

心脏停搏液灌注管的目的是将心肌保护液输送至心脏的冠状循环系统，尽量在最短的时间内使心脏停搏，以实施CPB心脏血流阻断期间的心肌保护。为配合外科操作和适应患者冠状循环的特点，手术过程中需要使用不同类型的心脏停搏液灌注管。心脏停搏液灌注管的主要类型包括：主动脉根部灌注针、冠状动脉开口直接灌注管、冠状静脉窦逆行灌注管等。主动脉根部灌注针和冠状动脉开口直接灌注管提供顺行的心脏停搏液灌注方式，也是儿科常用的灌注方式。

四、监测系统

为了保证CPB安全和CPB管理的准确性，CPB应用了一些辅助设备如液面监测、压力监测、血气电解质与氧代谢监测、抗凝监测。

（一）压力监测

CPB过程中，需要在管路的不同部位监测管道内的压力以保障转流的安全，其中至少需要两路压力监测，分别为主泵灌注压力和停搏液灌注压力。若使用电子测压，两路压力均可设置两级压力阈值，压力达到低级别阈值时，泵会报警加自动减速。如压力继续增高超过更高级别阈值，则会报警加停泵。此功能可防止泵压过高导致泵管崩脱。在使用电子监测设备时，要注意定期校正仪器误差。

（二）温度监测

目前的CPB机都集成了温度监测模块，可使用温度探头监测不同部位的温度。温度监测主要有血温和体温两大类。常见的血温监测部位有静脉回流端、氧合器出口。常见的体温监测部位有鼻咽温、膀胱温、直肠温。

（三）气泡监测

气泡探测器的主要功能是防止 CPB 中产生大量气栓进入体内威胁患者生命（图 4-5）。CPB 管路气泡探测器是利用超声原理探测环路中的气泡。将一个高频超声发生器和接收器固定在管路上，超声波在气泡与液体中的传播阻抗相差非常大，当超声在液体中的传播遇到气泡时，大部分超声波被反射，投射到探头的超声很少，据此可以判断管路中是否有气泡。当探测到微气泡时可以发出警报，当出现大量气泡（直径超过 5mm）时可立即停泵。

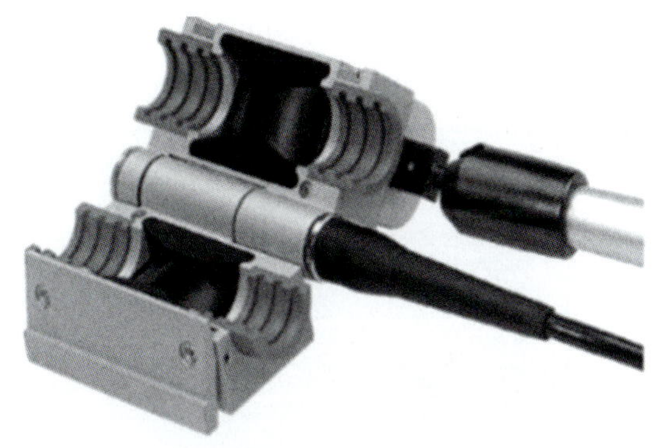

图 4-5　气泡探测器

（四）液面监测

贮血器液面监测装置是利用液面探测器监测贮血器液平面，当液平面低至探测器水平时可反馈减慢或停止泵的运转，避免大量气体进入管路引发气栓（图 4-6）。液平面监测使用时，将平面传感器探头牢牢固定于储血罐外壁所需的最低监测水平，不留缝隙，以免出现误报或停泵。当液平面低于最低监测水平，血泵可自动减速；当液平面回升到正常位置时，可恢复正常转速。当液平面低于停泵水平时，则自动停泵。

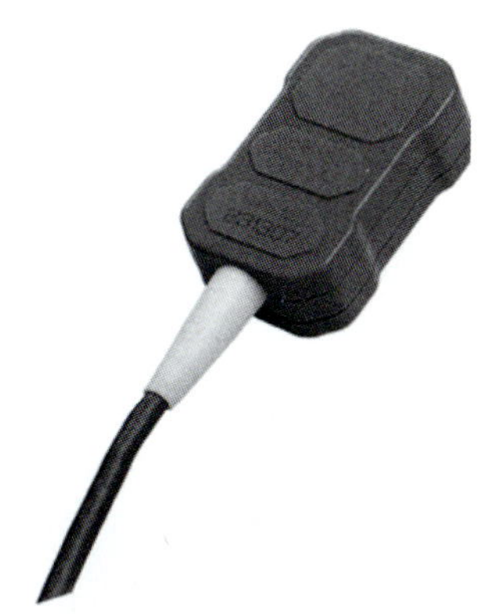

图 4-6　液面监测器

（五）抗凝监测

临床上肝素抗凝的主要监测指标为激活全血凝血时间（activated clotting time，ACT）。CPB 中常用的此设备为仅需 15μl 全血标本的卡槽系统（图 4-7）。能自动将标本吸入测试槽内与活化剂混合。监测仪内有两个 LED 光探测器探测血液的移动，当凝血块形成，血流受阻时，移动速度减慢，当流速下降到一定速度时，仪器判断达到凝血块形成的终点，随后显示 ACT 值。

（六）血气电解质与氧代谢监测

1. 连续血氧饱和度与红细胞压积监测仪

CPB 中血氧饱和度的监测十分重要，尤其是混合静脉氧饱和度，能反映机体整体氧供 / 需和组织灌注状况。CPB 常会造成显著的血液稀释，尤其是在儿童患者中，为保证满意的氧供，保持一定的血红蛋白或红细胞压积是非常重要的。目前临床有多种类型的血氧饱和度和红细胞压积监测装置被广泛使用，其原理均为通过光学感应技术，利用血红蛋白和氧合血红蛋白对不同波长光波的吸收和反射量的不同，用分光光谱仪进行测定。目前 Biotrend 在临床使用较为广泛

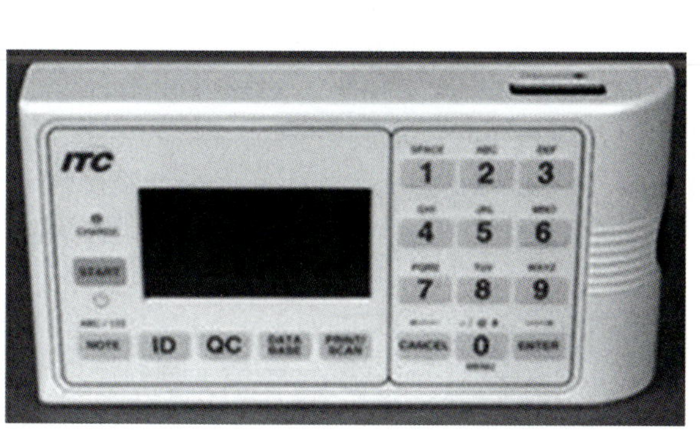

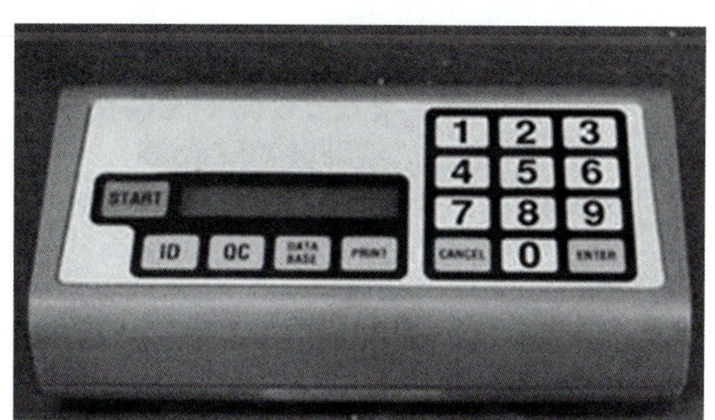

图 4-7　ACT 监测仪器

（图 4-8）。该设备具有校正功能，每次进行传统血气检测采取血样时保存当前数据，并根据传统血气结果进行校正，可以提高监测的准确性。

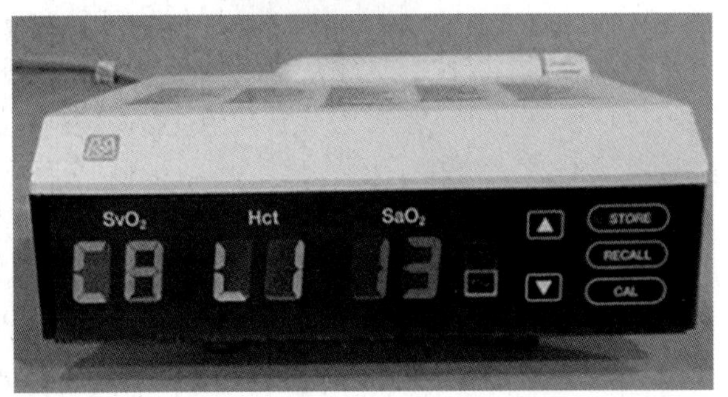

图 4-8　Biotrend 血氧饱和度仪

2. 连续动态血气分析仪　除了临床常用的传统的血气分析外，目前已有无创连续血气分析仪用于 CPB 中进行连续动态的血气监测。此类设备可获得与传统实验室检测相同的指标和同样精确性，且不需要频繁采集血液标本，并实现了连续动态监测，有利于内环境稳定的实时控制。这种技术有别于传统的化学电极技术，而是利用光学反射技术和光学荧光技术原理。仪器通过纤维光缆经探头与相应的直接接触血液的感应器连接，监测和显示血液 pH 值、PCO_2、PO_2、K^+、血氧饱和度和红细胞压积等。目前，临床常用的动态连续血气监测仪是 CDI500（图 4-9）。

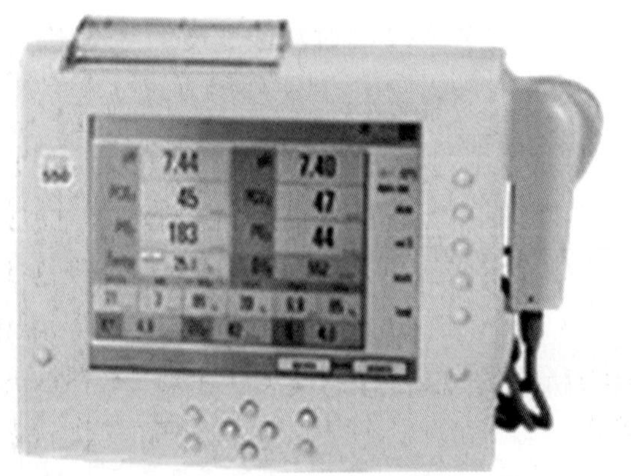

图 4-9　CDI500 型连续血气监测仪

（七）脑氧饱和度监测

人体的脑组织对缺氧非常敏感。在 CPB 中，实时监测患者脑组织的氧合状况，并根据其变化及时、合理地调节有关的生理参数，如体温、血液灌注流量、pH 值、血氧或 PCO_2 等，以达到保护脑组织，防止脑缺氧。近红外光谱（NIRS）脑氧饱和度监测是近年来更多使用的一种监测方法，以其准确、连续、无创、快速、简便等特点，成为目前脑氧饱和度监测最常用的手段，并在临床得到广泛应用。该技术是利用近红外光谱检测脑部组织氧饱和状态的一项无创监测技术。利用波长在 700~950nm 的近红外光对人体组织有良好的穿透性，此时光的吸收随血红蛋白的氧饱和程度变化。基于此原理，利用近红外光谱学方法无创监测脑部等深部组织的氧合状态（图 4-10）。

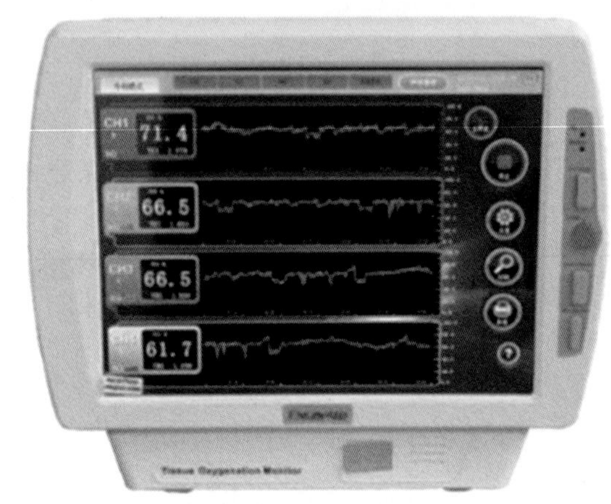

图 4-10　脑氧饱和度监测

（撰写：赵举、王佳露　审校：赵举）

参考文献

[1] YELLON D M, HAUSENLOY D J. Myocardial reperfusion injury[J]. N Engl J Med, 2007, 357(11): 1121-1135.

[2] BUCKBERG G D, BRAZIER J R, NELSON R L, et al. Studies of the effects of hypothermia on regional myocardial blood flow and metabolism during cardiopulmonary bypass. Ⅰ. The adequately perfused beating, fibrillating, and arrested heart[J]. J Thorac Cardiovasc Surg, 1977, 73(1): 87-94.

[3] SVENARUD P, PERSSON M, VAN DER LINDEN J. Effect of CO_2 insufflation on the number and behavior of air microemboli in open-heart surgery: a randomized clinical trial[J]. Circulation, 2004, 109(9): 1127-1132.

第 2 节　儿童心脏病体外循环的心肌保护

一、心肌保护基础理论

心脏手术中,避免不必要的心肌损伤是贯穿手术始终的首要任务。心肌保护的目标,除了提供安静、无血的手术野外,需要尽量减少心肌损伤,最大限度保存心肌功能,降低术后近远期死亡率。有效的心肌保护,特别是在主动脉血流阻断期间,涉及多模式心肌保护策略、持续的温度管理、不同途径灌注心脏停搏液以及非心脏停搏技术。广义的心肌保护包括一切围手术期对于心脏的保护,包括且不限于术前评估和准备、术中操作和管理、术后支持和检测等,由心脏外科、体外循环科、麻醉科和监护室等多学科共同承担。狭义的心肌保护也就是大家常说的心脏停搏技术,因此心肌保护液也被俗称为心脏停搏液。

心脏是高耗氧的器官,在生理状态下耗氧量为 8~10ml/(100g·min)。心脏的能量消耗主要由机械做功、维持室壁张力和心肌细胞的代谢三部分组成,前两者约占 90%,后者约占 10%。空跳的心脏耗氧量下降至正常的 50%,而停搏的心脏下降至 25%,28℃停跳的心脏耗氧量为 0.5ml/(100g·min),22℃停跳时氧耗量降为 0.3ml/(100g·min)。图 4-11 展示了不同状态下的心肌耗氧量。

心肌保护的核心策略是减少心肌耗能和增加心肌供能。减少耗能的主要手段有心脏停搏、心室减压和低温。增加供给的主要手段包括保证心脏在非阻断期间的血液供应、减少阻断和 CPB 时间、在心肌保护液中加入能量底物,或者温血持续灌注等。

手术中的心肌损伤主要包括缺血性损伤和缺血 - 再灌注损伤。心肌缺血通常是指心肌的氧供小于氧耗。心肌缺氧后,高能磷酸化合物被迅速耗尽,糖酵解启动,随后发生酸中毒和乳酸堆积,细胞内 H^+ 堆积激活 Na^+/H^+ 离子交换器,继而激活 Na^+/Ca^{2+} 离子交换器,导致细胞内钙超载。长期严重缺血的心脏会发生缺血性挛缩。

缺血一段时间后再灌注,一般能使组织、器官功能恢复,但有时反而加重组织、器官的功能障碍和结构损伤,这种现象称为缺血 - 再灌注损伤。心脏是较易出现这种损伤的器官。缺血 - 再灌注损伤可以导致心肌顿抑、无复流现象、再灌注性心律失常,严重的可能导致致死性心肌损伤。这种现象主要与自由基形成、细胞内钙超载、白细胞聚集、心肌细胞凋亡等机制有关。

二、心脏停搏技术和停搏液原理

心脏停搏液技术的主要目标是在 CPB 期间保护心肌功能免受缺血性损伤,并提供安静无血的手术术野。

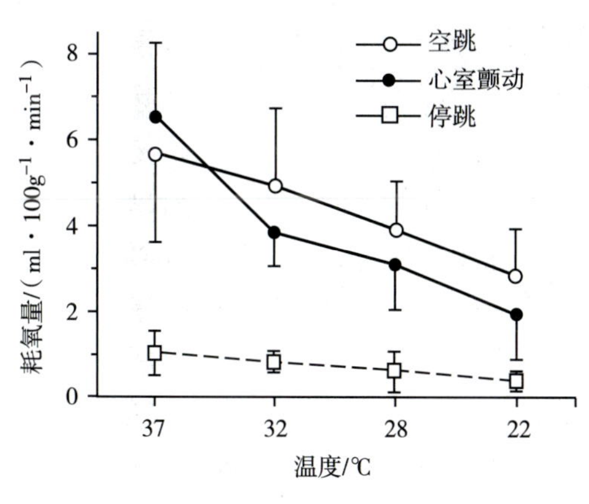

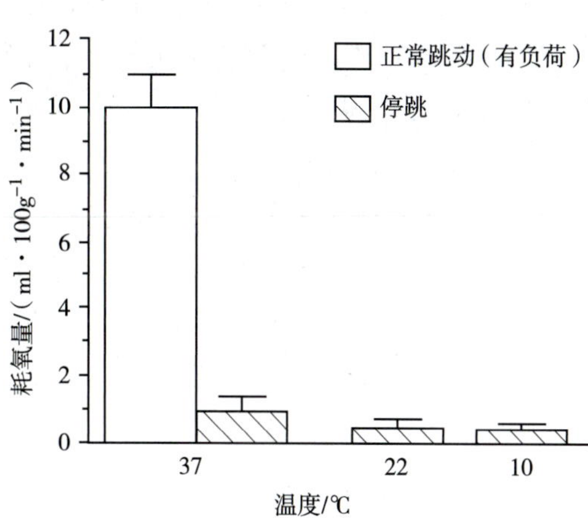

图 4-11　心肌在不同状态和温度下的耗氧量

【停搏液原理】

心肌细胞的静息膜电位为 –85mV，处于极化状态。这是由于心肌细胞膜上离子泵维持细胞内高 K^+、细胞外高 Na^+ 状态，而静息状态下细胞膜对于 K^+ 通透性较高，K^+ 顺浓度梯度向细胞外扩散，形成电位差。刺激心肌细胞使其兴奋，首先引起电压门控钠通道开放和少量部分 Na^+ 内流，造成细胞膜部分去极化。当膜电位去极化到阈电位水平（膜内 –65mV）时，Na^+ 大量内流，使细胞膜进一步去极化，膜内电位迅速上升到正电位（+30mV），这一过程称为动作电位 0 期，也称为去极化过程。之后心肌细胞再经过复极化过程最后恢复到静息状态，完成一次动作电位。动作电位经过心肌细胞 T 管膜上的电压门控钙通道引起细胞外 Ca^{2+} 内流，诱导肌质网释放大量 Ca^{2+} 触发肌丝滑行，完成一次收缩。心肌动作电位转化为心肌收缩的机械能，称心肌的兴奋 - 收缩耦联。

高钾停搏液使心肌静息状态下膜电位变为 –50mV 左右。这是由于心肌细胞的静息电位取决于跨膜 K^+ 浓度梯度，当细胞外 K^+ 浓度升高后，跨膜 K^+ 梯度下降使膜电位的负值下降。细胞膜处于持续低去极化状态，电压门控钠通道不能被激活，心肌兴奋性丧失，心脏处于舒张期停搏。但高钾停搏液因其去极化停搏的特点可使大量离子通道和离子交换体激活，因其持续性的跨膜离子流和能量消耗，导致细胞内酸中毒和 Na^+/Ca^{2+} 超载，同时加重心肌的缺血和再灌注损伤。

低钠微钙的细胞内液型停搏液，钠离子浓度接近于细胞内水平，导致细胞外 Na^+ 下降，动作电位不能产生。Ca^{2+} 内流减少心肌不能收缩，从而使心脏处于舒张期停搏。

非去极化停搏液通过使心肌细胞膜电位维持在静息电位诱导心脏停跳，减少了缺血再灌注期间心肌细胞膜各种离子通道和离子交换体的激活，避免因离子流动所致的缺血 - 再灌注损伤和能量消耗，以及钙超载和钠超载所致的心肌和内皮损伤。腺苷和 ATP 敏感性钾离子通道开放剂（阿普卡林、吡那地尔和尼可地尔等）可诱导心脏在超级化状态下停跳，快钠通道阻滞剂（利多卡因、普鲁卡因和河豚毒素等）可诱导心脏在极化状态下停跳。

【停搏液种类及配方】

心脏停搏液的应用已有 60 多年的历史，研究者们对其成分不断改进，研发出了各种不同的停搏液，其最终目的都是改善心肌保护效果。现在临床常用的停搏液主要有两类：晶体停搏液和含血停搏液。

（一）晶体停搏液

1. 冷晶体 St.Thomas 液 1975 年伦敦 Thomas 医院的 Hearse 教授等介绍了一种高钾停搏液，使心脏停跳并保持柔软状态，即 St.Thomas（STH）液。STH 液是经典的细胞外液型心脏停搏液，其 K^+ 浓度约为 16mmol/L，可使心跳快速停跳，效果明确，配置简单，使用方便，价格低廉，在心脏外科手术中被广泛应用。单次灌注剂量为 20ml/kg，每 20~30min 复灌一次，剂量减半。其缺点除了高钾去极化停搏引起的持续性能量消耗和钙超载所致的线粒体损伤、细胞死亡和缺血 - 再灌注损伤外，STH 液未加入非渗透性物质，快速灌注和再灌注会加重心肌水肿。此外，不为心肌供氧和供能、缓冲能力差、反复灌注干扰手术进程和大量停搏液进入循环后导致高钾血症和血液稀释，因此比较适合用于简单的成人和儿童心脏手术。

2. 组氨酸 - 色氨酸 - 酮戊二酸盐液 组氨酸 - 色氨酸 - 酮戊二酸盐液（histindine-tryptophan-ketoglutarat solution，HTK）又称康斯特保护液，为一种细胞内液型心脏停搏液，由德国 Bretschneider 教授研制而成，是目前欧洲临床应用最广泛的心脏停搏液及器官保存液。低钠微钙是 HTK 液导致心脏停搏的主要因素，其配方中的组氨酸缓冲系统，在广泛的温度范围内有强大的缓冲能力，使糖酵解顺利进行保证心肌的 ATP 水平，从而延长对缺血的耐受，且由于其良好的生物相容性与水溶性，能较好地由毛细血管渗透到组织间隙而发挥作用；α- 酮戊二酸及色氨酸可作为高能磷酸化合物的底物，为心肌供能；甘露醇可以清除氧自由基，减轻缺血 - 再灌注损伤。HTK 使用简单、安全，儿童单次灌注（30~60ml/kg）便可使心脏安全耐受 120~180min 的缺血时限。这是由于 HTK 液最显著的特点“平衡作用”，它能使血管内腔隙和组织腔隙得到完全的灌注，最终实现细胞内外离子、温度、氧代谢的平衡。这种平衡的实现有赖于 HTK 液灌注的时长，因此 HTK 灌注时间应该达到 6~8min，在诱导停跳后可以减慢灌注速度。HTK 液中 Na^+ 浓度为 15mmol/L，与细胞内浓度相似。K^+ 浓度为 9mmol/L，Ca^{2+} 浓度为 0.015mmol/L。HTK 液的缺点为价格昂贵，且大量停搏液回收至循环中会造成低钠血症、低钙血症和血液稀释，因此应该尽量将 HTK 液吸走。如不可避免进入循环，则应积极超滤，监控离子浓度并做相应调整。

（二）含血停搏液

1. 经典含血停搏液　Buckberg 和他的同事提出了含血心脏停搏液的概念，含血停搏液的优势包括高缓冲能力、提供氧气和二氧化碳的运输、清除自由基和较少的血液稀释等。通常使用的方法是晶体和血液 1 : 4 混合后，用高钾（20mmol/L）配方 20ml/kg 诱导停跳，每 20~30min 使用中等钾浓度（10mmol/L）配方复灌，剂量减半。

2. 微量停搏液　一种改良的含血停搏液是通过使用微量泵向纯血中添加钾、镁及其他添加成分作为停搏液，连续或间断使用，称为微量停搏液。这项技术可以提供最小化的血液稀释。

3. Del Nido 停搏液　Del Nido 推广了晶体 / 血液为 4 : 1 的停跳液在儿科病例中的使用，因其出色效果也在成人病例中广泛使用。因配方中的利多卡因可以阻断钠通道，减少离子流动和能量消耗，减少 Ca^{2+} 内流，预防钙超载，其单次灌注可以维持 90min。首次剂量为 20ml/kg，不超过 1L，复灌剂量 300ml。缺点为利多卡因浓度较高，反复灌注可能对机体有毒害作用，超过 3h 的手术不应使用 Del Nido 停搏液。

【灌注途径】

根据患者的病理解剖、手术方式和术者偏好，停搏液可以通过冠状动脉顺行或冠状静脉窦逆行灌注进入心脏静脉系统。应该根据情况选择灌注方式，或者根据情况选择联合方式灌注。

1. 顺行灌注　经主动脉根部灌注，在主动脉阻断钳近端插入灌注针，灌注速度 250~350ml/min，主动脉根部压力为 80~120mmHg，迫使主动脉瓣关闭，停搏液进入左、右冠状动脉开口。主动脉根部灌注要求主动脉瓣闭合良好，冠状动脉基本通畅。这种方法操作简单、实用，符合生理情况下的冠状动脉灌注。主动脉根部的灌注针还可以用来排气和减压。主动脉瓣关闭不全会导致停搏液反流至左心室，造成心肌灌注不足和延迟停搏，左室壁张力增高，进一步压迫心内膜下血管，使得血流减少，停搏液输送减少，影响心肌保护效果，甚至造成心肌机械损伤。

2. 直视灌注　合并主动脉瓣关闭不全的病例可以选择经左、右冠状动脉直接灌注，方法是在主动脉阻断钳近端切开主动脉，直视下经特殊插管对左、右冠状动脉分别灌注。通常左冠状动脉灌注总剂量的 2/3，右状动脉灌注总剂量的 1/3，对于右心室肥厚或者右冠状动脉优势型病例，右冠状动脉灌注量适当提高。直接灌注一般控制流量和压力较低，以避免造成内皮损伤或冠状动脉撕裂。

【灌注温度管理】

心肌耗氧量随温度降低而减少，因此低温是心肌保护重要措施。对于晶体停搏液灌注温度最好在 4℃左右，并辅以心肌表面冰盐水保持低温。对于含血停搏液，低温的坏处是导致氧离曲线左移，氧气难以转移至心肌细胞。温血停搏液可以更有效地维持心肌 ATP 水平，因此有人采用冷诱导 + 温血持续灌注的方式，也有人采用温诱导、冷维持、温复苏的灌注方式。

三、心肌保护综合措施

【停跳前】

心肌保护应该开始于术前。术前通过调整患者心功能、控制患者合并症、纠正电解质紊乱、改善营养状态等手段，可以增加心肌储备和术中缺血耐受性。在麻醉过程中应维持心肌氧耗供需平衡，避免血流动力学波动。在手术过程中，外科医生应该轻柔操作，避免心肌损伤。在 CPB 前并行期间，应该维持适当的灌注压，保证心肌血供；维持心脏跳动，避免过度低温诱发心室颤动，增加心肌氧耗；保持心脏适度引空，降低室壁张力，减少氧耗，但也需避免过度吸引导致左心空瘪，以防左心舒张时形成负压将空气从缝合不紧的右心切口处吸入。

【停跳中】

选择合适的心脏停搏技术，确实有效地灌注心脏停搏液，尽量减少冠状动脉血流阻断至心脏停跳的时间，使心脏快速停搏，减少氧耗；在心脏降温充分后再阻断升主动脉血流，灌注低温停搏液、在心脏表面放置冰融盐水进一步降温，可以降低心肌代谢，降低氧耗；根据不同的停搏液适时复灌，或者在心电图出现活动时复灌；保持适当的左心减压，避免左心胀满导致心肌机械性损伤，也避免左心回血进入冠状动脉，影响停跳效果。但也需要注意避免过度负压损伤心内膜；维持静脉引流通畅，尤其是使用右心房引流的患者，如果心房引流不畅，会导致血液自冠状静脉窦逆行灌注心脏，影响停跳效果。开放前心脏充分排气，避免冠状动脉气栓，影响心肌灌注，术野中吹 CO_2 可能有利于避免进气。

【开放后】

开放升主动脉后，冠状动脉血流恢复，维持适当的灌注压。若灌注压过低，可致冠状动脉灌注不足；若灌注压过高，则增加心脏后负荷，并加重缺血 - 再灌注损伤。心脏的缺血 - 再灌注损伤一般发生在开放后 5min 内，此时不宜给钙剂，因为可能加重心肌细胞内钙超载。当出现心室颤动时，应该尽快除颤复律，因为心室颤动时心肌氧耗明显高于心脏空跳时。但如果心脏不复跳或反复心室颤动，也不应盲目一味地电击除颤，因反复电除颤使心肌挛缩，消耗大量能量，更不利于心肌功能的恢复，应该分析具体原因，进行针对性处理。

四、其他心肌保护方法

【不停跳手术】

避免了冠状动脉阻断和心肌缺血，有持续的生理血流灌注，这可能是最好的心肌保护。缺点是适应证有限，手术野不清晰，需要更高的操作技术，有空气栓塞的可能。

诱导心室颤动停搏对于部分难以进行主动脉阻断的病例，可以使用低温或电极诱导心室颤动，然后进行手术。这种方式避免了阻断钳的使用，但显而易见没有将心肌氧耗降至最低，也有手术野不清晰的问题。

【间断性主动脉阻断】

有些中心采用间断地阻断升主动脉，诱导心室颤动，再在一定时限内开放阻断钳恢复灌注的方法进行手术。但对于连续多少次阻断和阻断多久需要再灌注等问题，并无一致意见。反复阻断主动脉也可能导致血管损伤和栓塞并发症。

【缺血性预处理】

心肌缺血预处理是在心肌缺血前先进行短暂的可逆性心肌缺血过程，利用心脏的自然适应机制作为一种内源性心肌保护措施，提高对缺血和再灌注损伤的抵抗力。方法是在 CPB 开始后，多次阻断主动脉或左前降支，然后短时间再灌注，使心肌得到缺血预处理，然后再按照常规方法应用心脏停搏技术。心脏缺血预处理在小型临床试验中显示了初步效果。曾有研究认为，对于远端肢体的缺血预处理，也可以对心肌缺血产生保护作用，即麻醉诱导后在手臂使用 4~5min 的血压袖带加压。但多中心研究没有显示出这种技术对患者预后的改善。

【药物保护】

一些药物可能起到潜在的心肌保护作用。钠氢交换异构体 -1 的药理抑制可减轻细胞内钙超载，起到心肌保护的效果。临床试验证实其显著减少心肌梗死，但由于脑血管事件增加，接受该药治疗的患者总死亡率增加。环孢素作为心脏停搏液的添加剂，可能通过抑制线粒体通透性转换孔对心肌缺血 - 再灌注损伤有保护作用，但其免疫抑制作用可能有害。实验研究表明，挥发性麻醉药对心肌缺血 - 再灌注损伤有保护作用，但由于对内环境的影响较大，挥发性麻醉药的使用受到了限制。

（撰写：赵举、赵雪婷　审校：赵举）

参考文献

[1] 黑飞龙,朱德明,章晓华,等. CPB 教程[M]. 北京:人民卫生出版社,2011.

[2] TIAN G, XIANG B, DAI G, et al. Retrograde cardioplegia[J]. J Thorac Cardiovasc Surg, 2003, 125(4): 872-880.

[3] ROUSOU J A, ENGELMAN R M, BREYER R H, et al. The effect of temperature and hematocrit level of oxygenated cardioplegic solutions on myocardial preservation[J]. J Thorac Cardiovasc Surg, 1988, 95(4): 625-630.

[4] DIGERNESS S B, VANINI V, WIDEMAN F E. In vitro comparison of oxygen availability from asanguinous and sanguinous cardioplegic media[J]. Circulation, 1981, 64(2 Pt 2): II80-II83.

第 3 节　儿童心脏病体外循环的血液保护

一、血液稀释

【血液稀释的概念】

血液稀释是指外源性液体输入血管内,或某种原因引起组织间液经毛细血管进入血液循环内,使得血液黏稠度下降的状态。CPB 转流前所有管路都需要用液体充盈以排出管路系统内的所有气体,液体预充会不可避免地给患儿带来血容量的增加,引起血液稀释,CPB 会对血液系统带来很多不良影响,但适当的血液稀释是一种很好的血液保护方法,是围手术期循环管理的重要部分。其优势包括:①减少高速转流、泵管挤压对红细胞、血小板等有形成分的损害,减少血液破坏;②降低血液黏稠度,降低微循环阻力,改善微循环,增加组织灌注,减少 CPB 控制下休克对重要脏器的损害;③血液稀释后,血液黏稠度降低,血流速度加快,单位时间内到达毛细血管的氧增多,同时血液稀释后静脉回流增加,心输出量增加,氧转运能力增加改善血流动力学;④血液稀释后,血液黏稠度降低,外周血管阻力降低,血流动力学易于平稳维持。

【血液稀释的目标】

在严重血液稀释下,红细胞携氧能力下降,增加血流量并不能完全代偿血液里氧含量的下降,适合的红细胞压积(hematocrit, HCT)才能保证血液足够氧的运输。临床上将血液稀释分为 5 度:①轻度血液稀释,HCT 为 0.3;②中度血液稀释,HCT 为 0.2~0.3;③中深度血液稀释,HCT 为 0.15~0.2;④深度血液稀释,HCT 为 0.10~0.14;⑤极度血液稀释,HCT≤0.1。儿童 CPB 转流期间 HCT 维持在 0.24 左右,随着年龄的增加可以适当降低,但不要低于 0.21,新生儿要求稍微高一些,为 0.25~0.28。发绀患儿由于术前 HCT 较高,其稀释的目标为稀释后的压积不低于术前的一半,避免过度血液稀释。

【血液稀释对机体的影响】

血液稀释后若无血流动力学代偿,将对患儿机体带来很多不良影响,包括对血浆蛋白、凝血功能以及对重要脏器的影响。

(一)对血浆蛋白的影响

适度的血液稀释后血浆蛋白浓度虽然有一定限度的减低,但与间质中蛋白含量的梯度仍可维持,跨毛细血管胶体渗透压(capillary oncotic pressure, COP)变化不大。重度血液稀释时,血浆蛋白与间质蛋白之间的梯度破坏,跨毛细血管胶体渗透压减低,液体进入组织间隙,导致机体水肿,所以重度血液稀释时需要及时补充胶体溶液,维护血浆蛋白与间质蛋白之间的浓度梯度,避免液体渗入组织间隙引发机体水肿。

(二)对凝血功能的影响

血液凝固性与血浆中纤维蛋白原、凝血因子及抗凝因子相关,因此,血液稀释时血浆的纤维蛋白原和各种凝血因子也被稀释,血液凝固性降低。当通常认为只要凝血因子活性在正常情况的 20%~30% 以上,血小板维持在 60×10^{12}/L 以上,即可满足凝血需要,对凝血功能无明显影响。

(三)对循环系统的影响

血液稀释后,血液黏稠度降低,外周血管阻力降低,CPB 初期动脉压显著下降,灌注压也显著下降，随着 CPB 时间的延长，机体血管张力逐渐恢复，灌注压也逐渐恢复。

（四）对重要脏器的影响

1. 脑　CPB 时应充分保证脑组织的灌注和氧供，当充足的灌注流量时，因为血液稀释减低血液黏稠度，血流速度加快，有利于脑部灌注。

2. 心脏　血液适度稀释后心内膜血流量稍高于心外膜，心内膜与心外膜血流量比与稀释前相似，深度稀释后，心内膜血流量明显减低，心脏发生缺血改变。

3. 肺　适度血液稀释后部分液体会进入组织间隙，COP 不低的情况下，肺淋巴管会将过多间质液体运走，不会出现肺水肿的发生，当大量使用晶体时，COP 下降，出现急性肺水肿。通常情况下 CPB 后肺的顺应性有短时间降低，通过术后的呼吸支持，会很快恢复。

4. 肾脏　血液稀释后，血液黏稠度降低，肾血流加快，肾脏的利尿功能增强，发绀患儿因其术前 HCT 较高，术中血液稀释后肾脏利尿功能增强尤为明显。但当极度血液稀释后，肾脏会因为氧供不足出现缺血性损伤。

二、库血预充

婴幼儿因其体重小、有效循环血容量少，为避免过度血液稀释，CPB 下手术时需要进行库血预充。库血中的红细胞在保存过程中会产生代谢物，尤其是高钾、高乳酸，同时库血还处于高二氧化碳、低氧、低 pH 值、高炎性因子状态，对低体重的婴幼儿内环境会产生较大的影响，因此库存红细胞预充时需要对其进行内环境的调整，适当补充钙离子，应用碳酸氢钠、肝素等。预充后需要将预充液在水箱启动后循环起来保温，并给予气流量氧合库血，避免低氧、冷的库血直接进入患儿体内，给患儿带来不良影响。新生儿因其器官发育尚不成熟或保存时间较长的库血质量相对差，可以经过血液回收机洗涤后去除不利代谢产物、血液保存液后再进行预充。如无血液回收机，可采用零平衡超滤进行洗涤。零平衡超滤可以有效去除库血中的有害成分如炎性因子等，调整过高的生化代谢产物如钾离子、乳酸、血糖等，使得预充液尽可能接近生理状态，减少对婴幼儿机体及循环的影响。

三、胶体渗透压

【COP 概念】

COP 是由血浆蛋白（白蛋白和纤维蛋白原）对抗血浆中水分从血管内转移血管外的重要动力，参与维持机体液体平衡，对稳定机体血容量、预防组织水肿有着极其重要的作用。正常成人 COP 为 20~25mmHg，儿童为 16~18mmHg，4~6 岁接近成人水平。CPB 会使血液稀释，也会使 COP 下降，所以预充时需要适当使用胶体液，来减少血液稀释引起的 COP 下降。临床上常见的胶体预充液有很多，按结构分为三类：①蛋白明胶类，如人血白蛋白、琥珀酰明胶、聚明胶肽；②淀粉 / 多糖类，如羟乙基淀粉、羟甲基淀粉、右旋糖酐；③其他类，如氧聚明胶、综合葡萄糖、脂质体等。

【儿童胶体液的使用】

儿童尤其是婴幼儿脏器功能发育不成熟，机体对水代谢的自主调节功能低下，微循环淋巴管系统回流也不成熟，在围手术期对维持血液 COP 更加依赖。术中 COP 的管理对患儿术后恢复有着重要的影响，合理的 COP 可以减轻患儿体内水钠潴留，减轻因 CPB 引起的脏器水肿，加快患儿术后脏器功能恢复，目前普遍认为儿术中胶体渗透压维持在术前的 60% 左右，或维持在 16mmHg 左右比较合适。

儿童常用的胶体有人血白蛋白、琥珀酰明胶、新鲜冰冻血浆等，小体重、复杂手术患儿常用人血白蛋白，因其半衰期长，不但能提高 COP，兼具有营养和载体功能，还能维持毛细血管通透性。新鲜冰冻血浆因其保存了血浆中的各种有效成分，目前不作为 CPB 预充使用，更多作为术后补充凝血因子。但对新生儿，各系统发育不成熟，低温 CPB 对凝血因子的消耗较多，预充或后并行期间可以使用新鲜冰冻血浆，补充凝血因子，快速改善患儿凝血功能。

婴幼儿患者尽管术前合理使用胶体液预充，但由于婴幼儿总血浆量少，临床上很难实现全胶体或超胶体预充，再加上停搏液的回收及药物的使用，在 CPB 术中患儿 COP 仍会明显降低，改良超滤技术虽然不能使术中的 COP 提高，但停机后使用改良超滤技术可以明显提高患儿 COP 和 HCT，减轻组织水肿，有利于术后心肺等重要脏器功能的恢复。

四、凝血功能保护

【CPB 对血液系统的损害】

CPB 所有管路都是非生物材料，转流期间管路血液接触以及滚压泵的挤压都会对血液的有形成分产生破坏，进而引发凝血功能障碍，具体对血液系统的损害如下。

1. 对红细胞的影响　红细胞受体外管路泵头驱动流动、被负压吸引装置吸引，红细胞膜会破坏，导致红细胞变形或直接破碎、血红蛋白漏出等，从而导致红细胞携氧能力下降。另外，红细胞变形后不能顺利通过微循环毛细血管，也会出现低氧、贫血等不良事件。

2. 对白细胞的影响　白细胞在体外转流期间同样受到挤压、负压吸引以及与非生物材料接触等刺激从而激活大量白细胞，释放炎性因子诱发全身的炎性反应，白细胞的激活和炎性因子的释放又会激活血小板。

3. 对血小板的影响　CPB 管路的非生物材料与血小板接触后会激活血小板，引发血小板的聚集、黏附、收缩等反应，使血小板数量和功能都下降。另外，CPB 需要肝素化，肝素化也会使血小板减少。

4. 对凝血因子的影响　CPB 过程中一方面因为血液稀释，凝血因子相对性减少；另一方面因激活内源性和外源性凝血途径，凝血因子被消耗，都会使凝血功能出现障碍，使凝血功能下降。

【凝血功能的保护】

1. 患儿的术前准备　评估患儿凝血功能状态，停止影响凝血功能的药物，尽可能使患儿凝血功能达最佳状态。

2. 术中转机前维持合适的生命体征，介入穿刺避免过多的血液丢失，从切皮到缝皮使用血液回收机回收患儿血液，合适的肝素化，避免过度肝素化。

3. 尽量使用迷你化管路，减少预充，减轻血液稀释，停机后回收余血，争取把可见的管路血处理回输，减少血液丢失。

4. 尽量减少库血预充　新生儿以及体重 8kg 以下的婴幼儿因其血容量少，CPB 对血液稀释影响较大，需要适当使用库血预充。新生儿还可以适当使用新鲜冰冻血浆，以改善凝血功能。8kg 以上的患儿在迷你化管路、改良超滤及管路血液回收后可以实现无血预充，减少血制品的使用，保护患儿血液系统。

5. 改良超滤　可以提高患儿 COP 和 HCT 水平，减轻患儿组织水肿，减少血液中液体成分，提高患儿凝血因子水平，改善凝血功能，所以停机后应积极使用改良超滤，改良超滤时间一般建议 8min 以上，这样一方面可以实现血液浓缩，另一方面可以使 CPB 期间进入组织间隙的液体重新吸收到血管内，减轻组织水肿。

（撰写：赵举、张晓娟　审校：赵举）

参考文献

[1] JAMES T M, NORES M, ROUSOU J A, et al. Warm blood cardioplegia for myocardial protection: concepts and controversies[J]. Tex Heart Inst J, 2020, 47(2): 108-116.

[2] XIA Z, LI H, IRWIN M G. Myocardial ischaemia reperfusion injury: the challenge of translating ischaemic and anaesthetic protection from animal models to humans[J]. Br J Anaesth, 2016, 117 Suppl 2: ii44-ii62.

[3] KARMAZYN M. NHE-1: still a viable therapeutic target[J]. J Mol Cell Cardiol, 2013, 61: 77-82.

[4] RAHMAN F A, ABDULLAH S S, MANAN W Z W A, et al. Efficacy and safety of cyclosporine in acute myocardial infarction: a systematic review and meta-analysis[J]. Front Pharmacol, 2018, 9: 238.

第 4 节　儿童心脏病特殊体外循环管理

一、重度发绀患儿 CPB 策略优化

【重度发绀特点】

伴随心外科整体技术水平的不断提高，复杂先心病及需要再次、多次手术的患者在临床也越来越多见。其中，有一定数量的缺氧严重、血红蛋白浓度极高的缺氧性复杂先心病需要在 CPB 下行姑息或者根治手术。通常我们把术前血红蛋白浓度超过 180g/L（HCT>54%）的患儿称为重度发绀患儿，多见于年龄较大、发绀属先心病，或年龄较小、肺血管发育极差的严重缺氧患儿，例如法洛四联症（TOF）、右心室双出口合并肺动脉瓣狭窄（double outlet right ventricle/pulmonary stenosis，DORV/PS）、肺动脉闭锁（pulmonary atresia，PA）、TGA、TAPVC 等。此类患儿因全身系统性缺氧致使红细胞代偿性增生明显，红细胞压积和血红蛋白浓度均明显升高，进而表现为血液血浆成分相对减少、血液黏滞度高等改变。

血红蛋白浓度增高及 HCT 升高是血氧的一种代偿性改变，伴随严重缺氧机体的另一个代偿机制表现为血管侧支形成，通过侧支血管的分流来增加肺血流，从而改善缺氧。侧支血管通常为未闭的动脉导管（patent ductus arteriosus，PDA）、增粗的支气管动脉、异常形成的粗大的体肺动脉侧支血管。根治手术时通常需要对侧支血管进行处理，封堵、结扎或融合为固有肺动脉。

对于粗大体肺侧支血管（major aortopulmonary collateral arteries，MAPCAs），如果在行心内畸形矫治时未事先处理 MAPCAs，则建立 CPB 后将会有大量体循环血经 MAPCAs 回流至左心，导致术野不清晰，甚至手术失败；如未对 MAPCAs 进行单源化（融合）手术，而直接行心内畸形矫治和优势流出道重建，则术后由于肺血来源过多，常会导致充血性左心衰竭，引起术后早期患儿死亡。对 TOF 及 PA 合并体肺动脉侧支的手术患儿随访结果发现，未对 MAPCAs 进行单源化手术的术后远期病死率明显增高，表明 MAPCAs 是一个重要的危险因素。

重度发绀患者因先天畸形特点、肺血管发育和侧支血管形成的具体情况，根据需要行不同的手术治疗，通常包括姑息手术、根治手术、杂交手术、单源化手术和再次手术。

不同类型的手术其目的和意义也不同，例如姑息类手术目的在于增加肺血流、改善氧合，通过增加肺血流，进一步促进肺血管发育，为后期的根治手术做准备。针对复杂先心病的姑息类手术包括肺动脉环缩术、双向 Glenn 术、改良 B-T 分流术、中心墨尔本分流术、右心室 - 肺动脉连接术及单纯右心室流出道疏通术。除肺动脉环缩术外，其余均可用于重度发绀患儿。

【CPB 管理要点】

1. 姑息手术多在 CPB 辅助心脏不停跳下完成。CPB 需要做好预充准备，转流前调整预充液酸碱平衡并对预充液保温，尤其是小婴儿行姑息手术时要避免因预充液的影响 CPB 开始引起的心脏颤动。动脉插管常规选升主动脉，静脉插管根据情况可选单根普通直头静脉插管于右心房或上、下腔静脉；维持鼻咽温 33~35℃，防止温度过低影响心肌收缩功能；人工氧合器吹入氧浓度从 30% 渐增至 60%，维持 PaO_2 60~150mmHg；麻醉呼吸机需要保持通气状态，1/3~1/2 潮气量；有创血压维持略高一些，因心脏有射血能看到脉压差；血液稀释与改良超滤结合。

2. 重度发绀患儿无论行姑息手术还是根治手术，CPB 准备期间需要考虑到 CPB 血液稀释对动脉血压影响大、术中左心回血多、术后渗血严重、止血困难。因此不同于常规 CPB，此类手术 CPB 特殊物品包括：①术中 2 套心内吸引；②全程血液回收；③准备 FFP 100~200ml 或全血容量的 10%，停机前或鱼精蛋白中和后输注；④部分术前血小板低下的患儿需要备好单采血小板。

3. 血液稀释的具体措施为快速等容血液稀释，包括 CPB 转机前麻醉诱导后即可通过中心静脉导管实施放血及稀释，也可以在 CPB 期间放血后再稀释；后者又分为转机开始通过静脉引流管直接放血和 CPB 平稳后通过动脉侧路缓慢放血。

血液稀释的目的是减少血液在 CPB 期间的破坏，同时减少开胸期间手术创面的失血，放出来的自身抗凝血低温保存，CPB 停机前或停机后可以输回患者。此类高 HCT 的患儿血液稀释的目标通常设定为稀释后 HCT 维持 24%~27%，或者 HCT 降低到术前的一般。通常麻醉诱导后等容血液稀释患儿自体血可直接留存于专用的带有保存液的血袋里（标准容积 200ml/ 袋），根据实时氧供监测决定放血的容量，稀释液一般选用晶体液和人工胶体液，也可适当使用人血白蛋白制剂。CPB 开始直接从静脉管路放血适用于体重较大的重度发绀患者，这种方法放血速度快，需要严密监测血流动力学，及时补充容量，既要避免血压过低，也要避免回流室打空，可在转机前保留较高的回流室液面或者直接将相应的稀释液提前加入回流室，也可适当使用缩血管药物（甲氧明、去甲肾上腺素）维持血压，足量放血，达到预期的血液稀释目标。放血过程中常规用到的稀释液体包括晶体液（醋酸复方电解质溶液、乳酸林格液）和胶体液（血定安、万汶），稀释液的晶胶比可维持 1∶1，避免全部晶体液稀释导致的 COP 过低，也防止纯胶体稀释导致的血液黏滞度过大。

4. 发绀患者 CPB 期间维持 MAP 达到 25mmHg 即可，因过高的血压势必造成侧支血管分流血液增多，导致术野不清、左右心大量吸引继发血液破坏。同时要求 CPB 泵流量充足，最好维持 80~100ml/（kg · min）的流量，因为有侧支循环的存在，会使一定比例的动脉血无效分流入肺，实际有效的全身灌注量要减除分流血量。CPB 期间血压低于 20mmHg 时，可分次、小剂量给予去甲肾上腺素 10~50μg 或甲氧明 1~2mg，效果不明显者可加倍使用。CPB 期间随着手术时间的延长，术中 MAP 会持续升高，为避免高血压导致的侧支血管分流增加，需要维持 CPB 期间血压平稳，常用静脉药物加深麻醉、人工氧合器吹入七氟烷（1%~3%）、血管扩张药物。

5. 超滤技术的应用是此类患者所必需的，尤其长时间 CPB 的根治类手术。CUF 可快速滤出术野回收的多余液体（停搏液、冰盐水），维持术中 HCT 在目标水平。复温后可通过 ZBUF 进一步平衡内环境并适当滤出炎性介质及代谢废物，值得注意的是 ZBUF 同时也会滤除其他小分子物质，例如各种电解质、水溶性药物等，因此平衡置换液建议选择第三代晶体液即醋酸电解质溶液，同时 ZBUF 期间严密监测 ACT 并适当补充肝素。停机后 MUF 对此类患儿更加重要，可在停机后很短的时间内（8~10min）快速提升 HCT、COP、凝血因子浓度等，同时回输之前放出的自体血，为术后凝血功能的恢复奠定基础，将有利于鱼精蛋白中和后的创面止血。

6. 重度发绀患儿术后出血较多，结合术前此类患儿凝血功能的特点，术中可通过抗纤溶药物来保护凝血功能，其代表药物为氨甲环酸和 6- 氨基己酸。氨甲环酸能与纤溶酶和纤溶酶原上的纤维蛋白亲和部位的赖氨酸结合部位强烈吸附，抑制了纤溶酶、纤溶酶原与纤维蛋白结合，从而强烈地抑制了由纤溶酶所致纤维蛋白分解，起到止血作用。文献报道氨甲环酸在儿童无血 CPB 心脏手术中应用具有明显的优势，有国外小儿心脏中心将其用于新生儿 CPB 心脏手术也看到了相应的血液保护作用。国内目前推荐氨甲环酸儿童总量为 50~80mg/kg，手术开始即可持续泵入，直到 CPB 结束。

7. 重度发绀患儿毛细血管充丰富、皮下及纵隔血管网密集，手术切开出血、渗血明显多于非发绀患儿，推荐“skin to skin”的回收策略，尽最大可能实现自体血液红细胞的回收再利用，血液回收机还可清洗 CPB 管路余血而后回输患者。需要注意的是，回收红细胞量超过 600ml 后，需要补充 FFP 以补充血液回收期间丢失的血浆成分，维持必要的凝血功能。

8. 重度发绀患儿的 CPB 最需要关注的就是术中的血液保护，需要做到全方位保护，既要减少血液细胞成分的破坏，又要减轻炎性反应的激活和发生、发展；既要保证足够的氧供，又要保护本已脆弱的自身凝血功能，这需要围手术期全面、综合的措施管理，包括全程血液回收、适度的血液稀释、超滤技术的联合应用、凝血因子的合理补充等，才能达到保护血液、改善氧供、保护重要脏器功能的目的和意义。

9. 通过全面的氧供与氧耗监测，以及血气、离子浓度和代谢指标的监测，可指导 CPB 期间合理的血液稀释、泵流量及有创血压，从而实现机体内环境在整个围手术期的稳定。具体而言，CPB期间需要动脉系统的高灌注流量，并维持偏低的动脉灌注压，良好的静脉引流是动脉高灌注的保障，平稳的麻醉控制可以为微循环灌注奠定基础，有效的代谢监控是CPB管理的良好指导。

10. CPB期间人工氧合器吹入挥发性麻醉药物，可以简单、有效地维持患者麻醉平稳，目前常用七氟烷挥发罐，因挥发性麻醉气体通过人工氧合器交换后仍有部分残留，为了防止麻醉气体污染手术室空气，通常需要将氧合器的废气排出手术室。

【总结】

重度发绀患儿CPB涉及CPB相关所有技术，术前需要明确手术方式，了解复杂先心病畸形的病理生理；充分准备可能用到的CPB物品和耗材，做好应急预案；全方位的血液保护无疑是此类患儿的福音；血液稀释、充足氧供、凝血功能保护均需关注；中高流量的动脉灌注将有利于组织微循环灌注；偏低的血压可保证术野清晰，进而缩短手术时间；吸入麻醉药可最为常规用于长时间CPB心脏手术，维持麻醉深度，保证血压稳定；全面、准确的氧供与氧耗监测及代谢内环境监测为CPB管理奠定了坚实基础。

二、小儿弓部手术CPB管理特点

小儿弓部病变包括主动脉弓缩窄（coarctation of the aorta，CoA）、IAA、双主动脉弓、迷走锁骨下动脉、Kommor憩室等，以CoA最为多见。心内合并畸形通常有VSD、ASD、TOF、DORV、TGA、共同动脉干等，尤其多见VSD。依据合并畸形及病变部位的不同，采用的CPB管理特点也各有差异。

【中低温停循环】

在小儿先天性大动脉畸形（CoA、IAA）的矫治术中需要下半身停循环，因为下半身缺血缺氧耐受时间较长，现在采用全身中低温下半身停循环灌注策略下完成主动脉弓降部及心内畸形的一期矫治。常温状态下小儿下半身停循环缺血耐受时间可以达到30min，为了获得更安全的器官保护，直肠目标温度设定为30℃，鼻咽温可以为28℃左右。联合脑氧饱和度及下半身局部氧饱和度监测，可以更加确切地指导CPB灌注流量。前并行降温不宜过快，避免游离过程中心脏颤动，降温过程中以心脏空跳为目标，防止心脏胀满，也可提前放置左心房引流管减压。直肠温31℃时即可阻断升主动脉，灌注HTK液期间（约5min），直肠温将进一步下降至目标温度。为了获得最佳的器官保护作用，手术室温度需要降至20℃右。

【无名动脉区域性脑灌注】

下半身停循环期间，CPB通过将升主动脉插管转移置入无名动脉，同时阻断弓部三大分支（无名、左颈总、左锁骨下）动脉后实现区域性脑灌注。根据右上肢有创血压监测调节灌注流量，目标MAP为30~50mmHg，目标流量为25~40ml/（kg·min）。无名动脉区域性脑灌注不同于成人夹层手术的右锁骨下动脉选择性脑灌注，流量高且有右上肢血液灌注和血压监测，弓部成形手术期间胸降主动脉将被阻断，因上下半身侧支血供的存在，通常下肢股动脉可以测到10mmHg左右的压力，这就是小儿无名动脉区域脑灌注流量明显高于成人的原因。

【主动脉弓中断】

IAA根据中断部位不同，分为A、B、C三型（图4-12）。因主动脉弓中断，降主动脉血流将依赖PDA由肺动脉供血，心内畸形合并室间隔缺损和继发的肺动脉高压。CPB需要采用单泵双管（两根动脉插管）行全身灌注，升主动脉插管灌注心、脑和上肢；肺动脉插管经PDA入降主动脉灌注胸腹部及下肢（图4-13）。两根动脉插管的选择需要根据各自灌注部位的大小和术中可能灌注的最高流量来选择，升主动脉插管在畸形矫治后需要承担全身灌注，因此需要满足患儿体重对应的目标流量；肺动脉插管目的仅为下半身降温需要，可根据PDA粗细及患者体重选择。通常低体重患儿行IAA矫治时，推荐使用两根同样粗细的动脉插管（2根10Fr DLP整体动脉插管），上、下半身的灌注量可由身体不同部位的阻力来自助调节。

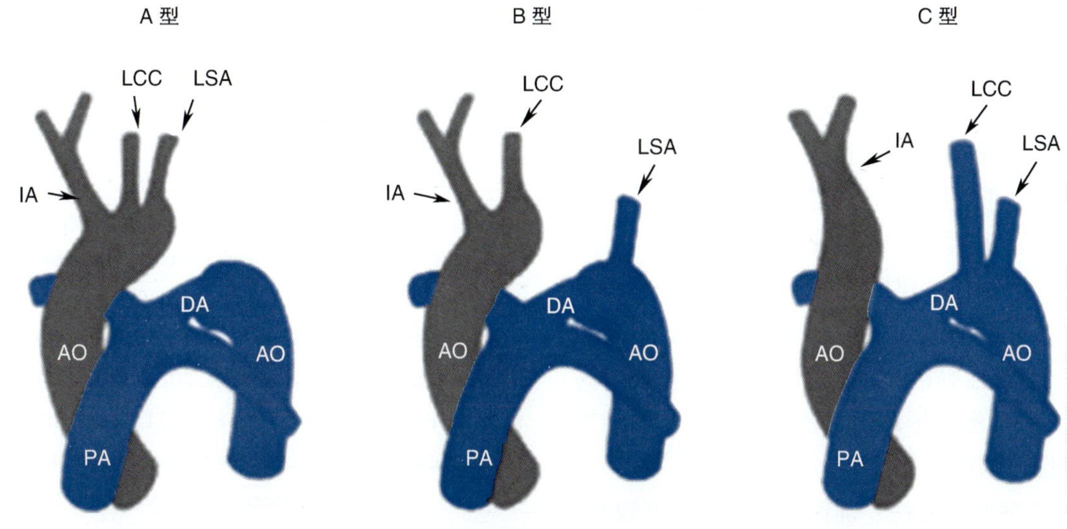

图 4-12　先天性主动脉弓中断

IA，无名动脉；LCC，左颈总动脉；LSA，左锁骨下动脉；AO，主动脉；PA，肺动脉；DA，动脉导管。

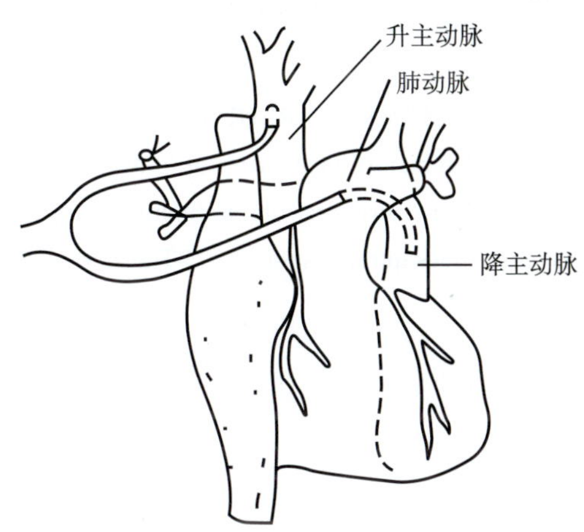

图 4-13　升主动脉 + 肺动脉灌注

【心脑联合灌注 + 下半身停循环】

此方法为在心脏不停跳情况下完成弓部畸形矫治术，适用于病变比较局限的 A 型 CoA，预计下半身停循环时间小于 30min。动脉血流的阻断方式如图 4-14 所示，阻断钳置于无名动脉与左颈总动脉之间，该方法维持心脏跳动，避免了心肌阻断缺血，同时无名动脉血流维持了脑灌注，因此称为心脑联合灌注 + 下半身停循环。该手术需要麻醉的同时监测右上肢桡动脉和下肢股动脉血压，CPB 采用单泵单管，如伴有心内畸形，选用上、下腔静脉插管；如仅为 CoA，可选用较粗的单根静脉插管经心房引流。转机开始后全身缓慢降温，目标直肠温 30~32℃，且外科游离完成后，于无名动脉与左颈总动脉之间上阻断钳开始缩窄部位的矫治，此时动脉流量降至 30~60ml/（kg·min），维持右上肢血压 40~60mmHg、下肢血压 10~15mmHg。CoA 矫治完成后，下半身恢复血流，同时恢复 CPB 至全流量，还氧债后缓慢复温至停机。

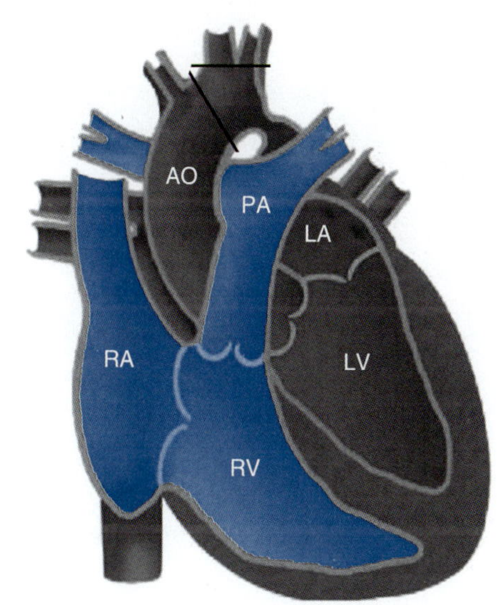

图 4-14　心脑联合灌注期间阻断钳位置示意（黑色线条）

AO，主动脉；PA，肺动脉；LA，左心房；LV，左心室；RA，右心房；RV，右心室。

【小儿弓部手术注意事项】

1. 升主动脉发育偏细的患儿，动脉插管可能会阻挡左心室泵血，导致左心室后负荷过重，停机早期通过根部血压监测可以判断，通常表现为根部与右上肢血压之间的明显压差。

2. 确认升主动脉无狭窄、吻合口无外科性出血的情况下，备好快速输血通道及血制品，停机后立即拔出升主动脉插管。预防措施为选择小号升主动脉插管，耐受转中高泵压。

3. 左心减压　建议动脉阻断前放好左心引流管，避免因心室充盈过度而导致心室颤动的发生。

4. 区域性脑灌　灌注流量、局部压力的高低，需要根据患者区域代谢情况及综合监测结果进行个性化调整。

5. 心脑联合灌注　确保跳动的心脏不缺血、不胀满。

（撰写：缪娜、赵举　审校：赵举）

参考文献

[1] MCMULLAN V, ALSTON R, TYRRELL J. Volatile anaesthesia during cardiopulmonary bypass[J]. Perfusion, 2015, 30(1): 6-16.

[2] 龙村，李景文，高国栋．阜外体外循环手册[M]. 2版．北京：人民卫生出版社，2018.

[3] 赵举，龙村，李桂芬．婴幼儿心脏手术围体外循环期间胶体渗透压的变化[J]. 中国体外循环杂志，2006，4(2): 85-87.

[4] 赵举，龙村，冯正义．库血预充液零平衡超滤对婴幼儿体外循环中炎性反应的影响[J]. 中国胸心血管外科临床杂志，2005，12(6): 396-398.

[5] 银世杰，黄海清．围体外循环期凝血功能障碍的研究进展[J]. 中国临床新医学，2021，14(1): 101-104.

[6] BARTOSZKO J, KARKOUTI K. Managing the coagulopathy associated with cardiopulmonary bypass[J]. J Thromb Haemost, 2021, 19(3): 617-632.

[7] BARBU M, KOLSRUD O, RADULOVIC V, et al. Hemostatic effects of a dextran-based priming solution for cardiopulmonary bypass: a secondary analysis of a randomized clinical trial[J]. Thromb Res, 2023, 223: 139-145.

[8] BIERER J, STANZEL R, HENDERSON M, et al. Novel inflammatory mediator profile observed during pediatric heart surgery with cardiopulmonary bypass and continuous ultrafiltration[J]. J Transl Med, 2023, 21(1): 439.

第 5 章 儿童心脏病相关护理技术及要点

第 1 节 儿童呼吸系统护理要点及常用技术

呼吸系统由气体通行的呼吸道和气体交换的肺所组成。呼吸道由鼻、咽、喉、气管、支气管和肺内各级支气管分支所组成。呼吸系统主要生理功能为不断地从外界吸入氧，经循环系统将氧气运送至全身的组织和细胞，同时将细胞和组织所产生的二氧化碳通过循环系统运送到呼吸系统排出体外。由此可见，呼吸系统与心血管系统二者之间相互作用，不同类型先心病对儿童呼吸系统生理功能甚至发育影响重大，反之，呼吸功能的改变对心脏功能同样产生重大影响。先心病儿童尤其是新生儿呼吸系统处于不断生长发育过程中，其解剖生理特点和成人有显著区别。本节内容主要阐述呼吸系统围手术期护理管理要点，为儿童先心病患者的围手术期护理提供基础。

一、儿童呼吸系统术前护理要点

【合理使用氧疗】

患儿入院后根据先心病疾病种类分型给予合理氧疗，非动脉导管依赖型患儿可遵医嘱常规给予鼻导管吸氧，氧流量为 2~3L/min，可有效提高动脉血氧饱和度，改善心肌缺氧情况，同时提高心脏功能。对于动脉导管依赖的体循环或肺循环疾病患儿，应避免高浓度吸氧，以保持动脉导管开放状态。目前氧疗实施按照其能否输出足够的流量为患者提供稳定的吸入氧浓度，将给氧装置分为低流量与高流量两类，主要包括：

（一）低流量给氧系统

1. 主要为鼻导管吸氧，适用于轻度缺氧患者。常用橡胶管或硅胶管置于患者鼻前庭，氧流量为 0.3~0.6L/min。

吸入氧体浓度计算公式 FiO_2=0.21+0.4×氧流量（L/min）

治疗过程中受患者呼吸、潮气量、氧气流量和经口呼吸程度等因素影响而变化，且易引起鼻翼部位疼痛，鼻分泌可使导管阻塞、导管扭曲，流量过高可引起鼻咽部刺激，对于新生儿和婴儿常规不建议氧流量 >2L/min。

2. 储存式给氧系统　常用的储存式给氧装置主要包括简单氧气面罩、储氧面罩等。

（1）简单氧气面罩：能够提供氧浓度为 35%~60%，但其受患者呼吸频率和面罩适合程度的影响，建议氧气流量 >5L/min，防止 CO_2 再吸入，因此使用中常规氧流量为 5~10L/min。使用过程中应定期检查受压部位皮肤，防止压力性损伤。

（2）储氧面罩：在简单氧气面罩基础上增加一个容积约为 1L 的储氧袋以扩大储氧空间，在储氧袋与面罩衔接处以及面罩侧孔各增加一个单向活瓣，袋内氧气可以进入面罩，呼气时呼出气体不能再返回储氧袋内，同时侧孔上的单向活瓣可以阻止周围空气在吸气时进入面罩内稀释吸入氧浓度。使用时调节氧流量为 10~15L/min，可以提供最高浓度的氧气高达 95%。

（二）高流量给氧系统

常用装置是高流量鼻导管吸氧，全称为加温湿化高流量鼻导管吸氧（heated humidified high-flow nasal cannula，HHHFNC），起源于鼻导管吸氧，但区别于传统的鼻导管吸氧，是指通过不同形式的空氧混合器、加温湿化装置、无须密闭的鼻塞将达到或超过患者最大吸气流速空氧混合气体，经加温后可达 34~37℃，湿化后相对湿度达 100%，以精确的氧浓度（21%~100%）输送给患者的氧疗方法。

1. 流量水平选择　流量水平的调节对于应用HHHFNC至关重要，需要根据年龄和体重调节，婴儿为2L/(kg·min)，最高为8~12L/min(6月龄以下最高为8L/min)；儿童为1L/(kg·min)或第1个10kg为2L/(kg·min)，之后每公斤体重增加0.5L/(kg·min)，最高为30~60L/min。

2. 鼻导管内径选择　使用过程中注意根据患儿体重、鼻间隔距离和鼻孔大小选择合适的高流量鼻导管，鼻导管内径小于鼻孔内径的50%，鼻导管与鼻腔之间留有一定的间隙，不形成密闭空间。

3. 皮肤保护　插入式鼻导管易造成鼻部皮肤受压而产生压力性损伤，治疗前应用水胶体敷料剪裁合适的鼻贴进行保护，当水胶体发白或破损时需要立即更换。

4. 先心病儿童氧疗目标　一般血氧维持目标为SpO_2 85%~95%、PaO_2 60~80mmHg，新生儿氧疗目标为SpO_2 90%~94%、PaO_2 50~70mmHg。但针对不同病情要采取个体化方案，部分先心病患儿实施姑息手术后，目标氧饱和度与根治患儿不同，腔-肺吻合术后、体-肺动脉分流术后氧疗目标控制在80%~85%。

【预防肺部感染】

先天性心脏病尤其是左向右分流型，肺循环血容量增多，易并发肺部感染。患儿入院后术前应注意保护患儿，防止着凉，预防感冒或其他交叉感染，以免感染后延误手术时间。另外，还应密切观察呼吸道或肺部感染症状，出现咳嗽、发热时需进行术前治疗。必要时遵医嘱应用抗生素治疗，直至症状消失1周后再行手术。伴有痰液黏稠、不易咳出时，可给予雾化吸入，促进痰液排出。

1. 雾化吸入　即利用特殊装置将吸入药物分散成气溶胶形式，吸气时气溶胶随气流进入呼吸系统，雾粒直径为1.0~5.0μm，可达中间气道及以下(支气管)。同时较其他给药方式肺表面积巨大且气血屏障菲薄，给药所需剂量较小，局部药物浓度高，药物起效时间短，生物利用度高。先心病患儿围手术期常用雾化药物为糖皮质激素类、β_2受体激动剂、抗胆碱能药物、祛痰药物。建议雾化药物联合使用，减少雾化的频率，提高效率、增加患儿的依从性；同时部分药物联合使用具有协同作用，提高治疗效果。联合给药时要注意储药池的总液量充足，但不能超过雾化器储药池的总量。临床常用喷射雾化器吸入一般液量为3.0~4.0ml，可在5~10min内输出全部药液。需注意药物混合后能保证其相容性、稳定性、无理化性质的配伍禁忌，保证混合后药物治疗的安全性和有效性。雾化过程中将药液注入雾化器内，不超过规定刻度，雾化药杯应一直保持竖直向上，倾斜角度勿超过45°，防止药液从杯中溢出，将文丘里面罩与流量表连接，协助患儿取舒适卧位，可以采取坐位、半坐位或侧卧位，应避免仰卧位。雾化时，用面罩轻罩住患儿口鼻，指导患儿缓慢地深吸气，屏息片刻，再缓慢地轻轻呼气，雾化治疗的时间为5~10min。雾化治疗结束后，患儿应及时洗脸和漱口，婴幼儿可饮水或进食，以减少药物在口咽部的沉淀。呼吸道分泌物较多的患儿在雾化治疗后1~2h内，应轻拍患儿背部，促进分泌排出。

2. 术前呼吸功能训练　手术前1周，即开始进行深呼吸及有效咳嗽训练，协助进行有效咳嗽指导时，患儿取坐位或半卧位、屈膝，上身前倾，双手抱膝，深呼吸数次后，深吸气屏气2~3s，嘱患儿腹肌用力，两手抓紧支持物，用力做爆破性咳嗽，将痰咳出。

二、儿童呼吸系统术后护理要点

患儿术后返回监护室，立即给予呼吸功能支持与监测，包括机械通气设备的调试与连接，心电监护、经皮血氧饱和度监测，持续进行呼吸系统的症状与体征监测，定时进行血气分析并对症处理，按需完成床旁胸部X线检查。依据患儿生理特点、疾病类型、手术方式等调试呼吸机参数，术后充分镇静镇痛，清醒后尽早撤机，减少并发症的发生，必要时给予无创机械辅助通气支持过渡。

【呼吸系统评估】

(一)症状与体征评估

评估患者口唇、甲床是否红润，呼吸频率、呼吸运动是否均匀、平稳，双侧胸廓起伏是否对称。同时关注患儿有无烦躁、咳嗽咳痰、呼吸急促，自主呼吸患儿有无鼻翼扇动、点头呼吸以及三凹征表现。

机械通气患儿与呼吸机配合是否协调、舒适，有无人机对抗等表现。一旦出现上述症状，需立即停用呼吸机，给予简易复苏器支持，寻找原因。听诊双侧呼吸音，了解呼吸音是否正常、左右是否对称、有无干湿啰音。临床常见异常呼吸评估特点如下：

1. 气管插管过深　一侧胸廓呼吸运动减弱、听诊呼吸音减弱或消失，对侧较强，则应考虑气管插管过深而进入一侧支气管的可能。

2. 气胸　一侧胸廓呼吸运动减弱且肋间隙饱满，听诊该侧呼吸音减弱，对侧呼吸音增强且叩诊为过清音或鼓音，气管向健侧移位。

3. 胸腔积液　一侧胸廓呼吸运动减弱，大量胸腔积液时气管或纵隔向健侧移位，患侧叩诊呈浊音。

4. 肺不张　听诊相应部位的呼吸音减弱或消失。

5. 肺水肿　双肺布满干、湿啰音，同时伴有呼吸困难、端坐呼吸，咳白色或粉红色泡沫痰。

6. 异常痰液　血性痰多因呼吸道黏膜损伤所致，警惕术中气道损伤；大量浆液性痰液或泡沫状痰，常见于肺水肿；黏液性痰，多见于支气管炎、支气管哮喘、肺炎球菌肺炎的初期；脓性痰，呈黄色或绿色，质黏稠，多为感染的分泌物。

（二）经皮氧饱和度监测

先心病术后患儿术中及术后均需严密监测血氧饱和度，术后简单先心病患儿维持血氧饱和度在 96% 以上，新生儿维持在 90%~97%。姑息术后目标氧饱和度因手术方式不同而不同，体-肺动脉分流术维持在 80%~85%，Glenn 术后维持在 75%~85%，肺动脉环缩术根据病种不同维持不同。术后若氧饱和监测时探测不到脉搏，考虑为患儿体温太低导致外周血管收缩，或心输出量不足以产生可识别的脉搏波形类似的方波。给予患儿保暖或应用正性肌力药物，增加末梢血液灌注。

（三）化验检查

1. 血气分析　术后患儿常规在连接呼吸机后 15min 查动脉血气，在调整呼吸机后半小时、拔管前和拔管后半小时分别要查动脉血气 1 次。短期内不能拔管的患儿需要在上述时间点外每 4h 抽查血气 1 次。当出现病情变化时，需立即查动脉血气，关注患儿氧供、二氧化碳、酸碱平衡及离子状态。非姑息术后，当患儿动脉血氧分压（PaO_2）<80mmHg、动脉血二氧化碳分压（$PaCO_2$）>50mmHg 时需要给予关注，对症处理并寻找原因。

2. X 线检查　术后常规进行床旁胸部 X 线检查，以后根据需求拍摄胸部 X 线片。正常情况下肺野清晰，胸腔无积液、积气，纵隔及心影不大，气管插管位于第三胸椎上缘。临床常见异常胸部 X 线检查情况：

（1）气胸：肺组织向肺门压缩，压缩部位的纹理消失，有压缩线。

（2）胸腔积液：肋膈角变钝或消失，一侧胸腔从下到上出现高密度影。

（3）肺不张：受累肺野或肺段体积缩小，密度增高，边界通常比较清楚，但增高的肺不张病灶里看不到支气管充气征。

（4）急性肺水肿：两侧肺野内、中带有广泛的片状密度增高的阴影，以肺门为主，密度阴影逐步变薄，分布对称、呈蝶翼状。

【机械通气管理】

先心病术后，特别是复杂先心病术后呼吸和循环系统功能不稳定，呼吸机制的改变也会对血流动力学造成重大影响，因此恰当地使用机械通气，一方面可以为患儿提供呼吸支持，减少呼吸做功，保证机体氧供的同时防止二氧化碳潴留；另一方面可以减轻心脏负荷，帮助患儿度过术后早期这段危险时期。因此，术后合理应用机械通气，给予正确的维护和拔管策略，对术后患儿的康复至关重要。

（一）人工气道的固定

1. 固定方法　确认气管导管位置正确之后，采用 Y 型固定方式。沿着一段胶布或胶带的中线纵向剪开 2/3 长度，形成“Y”形。清洁皮肤后，新生儿或婴幼儿建议使用液体敷料或透明敷料保护，将胶布无张力粘贴于患儿一侧嘴角，上缘粘于上唇部，下缘螺旋形缠绕在导管上，末端打折。对侧同法固定。

2. 更换时间　人工气道固定胶带应每日更换，潮湿时随时更换。更换时至少需要 2 人，其中 1 人固定气管套管，另 1 人更换固定胶带。

3. 皮肤评估　每 4~6h 评估气管插管下方及周围皮肤的完整性、皮肤颜色、皮肤张力，出生体重和胎龄越小可缩短评估间隔时间。

4. 气囊管理　气囊的基本作用是防止漏气和误吸，呼吸机压力、体位和/或运动、气囊设计都会影响气囊压力，应定期监测气囊压力使患儿处于安全状态。①评估时间：建议每4~6h评估、调整、记录气囊压力，同时鼻饲前及交接班时也需要监测气囊压力；②评估方法：不建议常规使用指触法给予气囊通气评估气囊压力，目前常用的气囊测压表为弹簧管机械指针式压力表；③压力范围：目前没有公认的气囊压力范围，针对儿童，相关证据显示必须注意避免气囊压力超过20cmH_2O，超出时会增加气管黏膜缺血的风险；④气囊放气或拔出气管插管前，应确认气囊上方的分泌物已被清除。

（二）气道湿化

人工气道的使用导致吸入气体失去原有的口鼻等上呼吸道气管黏膜的加温、加湿、屏障作用，易引起气管黏膜干燥、分泌物黏稠，进而产生肺部感染、气道阻塞等并发症。因此，气道湿化是人工气道管理的重要内容之一。

1. 湿化方法　建议为人工气道机械通气患儿提供主动湿化方法为湿化设备加热型湿化器及被动湿化设备人工鼻。主动湿化时建议湿度在33~44mg/L，气体温度为34~41℃，相对湿度为100%。

2. 湿化液选择　常用的湿化液有氯化钠溶液、黏液溶解剂、无菌注射用水等，研究表明气道湿化液联合使用的效果优于单独使用。

（三）气道内吸引

分泌物管理在急危重患儿人工气道管理中是重要且复杂的护理操作，有效、合理地吸引可以减少相关并发症的发生。儿童仅在需要时采取吸痰，非常规进行。建议<1岁患儿负压应保持60~80mmHg；1~8岁患儿负压应保持80~125mmHg；>8岁患儿负压应保持80~150mmHg，应努力将吸入压力设置得尽可能低，以有效地清除分泌物。吸痰管选择：直径不得超过ETT直径的一半。建议单次吸痰的时间尽可能短，婴儿及儿童<15s，避免3次以上的重复吸引，整个吸引过程中应保持无菌技术。

（四）感染预防

每2~4h清除呼吸机管路中的冷凝液，防止冷凝水逆流进入气道。若无禁忌证，儿童抬高床头30°~45°，避免VAP的发生。对于6岁以上的患儿，使用0.12%醋酸氯己定溶液进行口腔护理。

【术后肺部康复】

肺康复（pulmonary rehabilitation，PR）是指全面评估患者病情后制订的患者个性化综合干预措施，包括但又不限于对患者开展运动训练、健康教育和改变不良行为习惯，其目的是改善慢性呼吸系统疾病患者的生理和心理状况，并促使其长期依从于促进其健康的行为。先心病患儿在围手术期易发生肺部并发症，肺康复的实施可以为患儿提供全面、全程、连续性、个性化、专业化、规范化的诊疗服务，改善患儿预后，提高生活质量，使患儿最大限度地获益。

（一）运动训练

运动训练是肺康复的基石，主要包括耐力训练、间歇训练、抗阻/力量训练、上下肢训练。先心病患儿术后返回ICU 24h后综合评估循环、呼吸和神经系统等状态，病情平稳后即可开展，尤其是机械辅助通气时间>48h或ICU滞留>72h、病情较平稳的患儿，更需要给予更多关注。

1. 术后早期基础运动训练　主要内容包括抬高床头30°，给予合理体位，如肢体功能位或根据疾病或治疗需求进行体位管理，例如Glenn术后抬高床头30~45°的半坐卧位，全腔术后除抬高床头外应抬高床尾15°~30°的V形卧位。并定期翻身，白天2h、夜班4h。每日2次、每次10~15min进行四肢抚触、关节被动活动，远及近依次进行指趾、腕踝、肘膝等部位的抚触或关节被动活动，避免触及胸部切口。

2. 术后早期主动活动训练　在此基础上每日结合患儿呼吸支持方式、正性肌力药评分、镇静评分以及循环辅助设备等进行康复分级测评，结合不同等级增加主动关节/肢体活动到抗阻/力量训练。协助患儿早期下床活动，从床上、床边、床旁坐位，逐步过渡到床旁站立以及床旁简单有氧训练，根据患儿情况每日1~2次、每次10~30min。婴幼儿若无行走能力，进行抚触、肢体及各关节主动助力活动。

（二）气道廓清

气道廓清（airway clearance therapy，ACT）是

指运用物理或机械方法，促进气管或支气管内分泌物排出，改善通气和换气功能，预防肺部感染，减轻呼吸做功。

（三）体位引流

体位引流指依靠重力作用促使各肺叶或肺段气道分泌物的排出，在先心病术后儿童的治疗中广泛应用，其实施简单、便捷，通过体位管理能够及时、有效地促进患儿痰液排出。实施前需要根据患儿的肺部听诊、影像学结果，制订个体化体位引流计划。主要原则：病变部位与主支气管呈垂直位，依靠重力的作用将痰液从小气道远端排到大气管。在体位摆放过程中可应用翻身垫、软枕等辅助，保护患儿受压部位皮肤，每个体位保持 5~10min，痰液较多时可联合胸部叩击技术同时实施效果更佳。为避免呕吐误吸，应在餐前半小时或餐后 1h 实施，实施过程中密切关注患儿生命体征，当出现患儿剧烈哭闹、躁动、生命体征波动时可暂缓实施。

（四）胸部叩击

应用高频振荡排痰仪或手部叩击方法，患儿进食前 1h 进行，手部叩击法为：体位以半坐卧位为佳，小幼儿头部伏靠在肩上，保持身体纵轴竖立取俯卧位，将头部偏向一侧，而后将五指并拢弯曲，手掌呈空杯状，以由下向上、由外向内的顺序轻轻叩击患儿背部，以 40~50 次 /min 的频率，一次 10min，每天 2 次。高频振荡排痰仪：患儿取适宜的舒适体位，应用穿戴式排痰仪时，应在充气背心下穿一件贴身衣物，根据患儿体型调整充气背心的松紧度，以可容纳成人的一根手指为宜。应用手持式排痰仪时，护士一手握住叩击头手柄紧贴患儿背部，另一手引导叩击头，轻加压力，由下而上，由外向内。将振荡频率保持在 5~10Hz，待患儿机体可耐受后，适当提高振荡频率与强度。过程中密切观察患儿反应与感受，患儿若出现哭闹、躁动等情况，应暂停操作，待患儿安静后再重新开始。结束后，清理患儿口鼻腔及呼吸道，保持其呼吸通畅。

（五）呼吸肌训练

呼吸肌训练可增加气道压力，促进肺泡复张，有利于呼吸道分泌物的排出，从而降低肺部感染和肺不张的发生率。适用于先心病治疗的整个围手术期，无绝对禁忌证，训练方式应根据患者的病情而灵活变动，但对于实施者要求具备一定的理解和配合能力。在术前指导时加入此项内容，帮助患儿及家属掌握呼吸运动训练的方法，术后早期即可有效实施。

1. 缩唇呼吸　是呼气时缩唇，嘴唇呈现鱼嘴样，模拟吹口哨样将气体缓慢呼出体外以增加阻力缓慢呼气的方法，其原理是用施加气道阻力的方式来预防小气道过早闭合，以改善呼吸气体互换功能，减少肺内残留呼吸潮气量。

2. 腹式呼吸训练　适用于年龄 >4 岁且能配合的患儿，训练过程中将沙袋置于患儿腹部，吸气时鼓肚子，横膈肌会下降，呼气时腹部向内凹陷，膈肌上抬。通过腹部呼吸进行深而慢且规律的呼吸锻炼，尽量延长吸气和呼气的时间，促进呼吸功能改善。

3. 呼气末停顿呼吸法　吸气末时停顿一下，停顿整个呼吸周期的 1/4，然后再缓慢而平顺地呼气。调整最佳吸、停、呼比例（约 1∶1∶2）。此呼吸法可以改善患儿的呼吸形态，吸气末的停顿让肺泡内的气体重新分布，从而改善循环气血比，提高肺部气体互换功能，进一步复张部分已经萎缩的肺泡，达到从浅快呼吸到深慢呼吸模式的转变。

4. 主动循环呼吸技术　由呼吸控制、胸廓扩张练习、强制呼气技术 3 个步骤联合组成，对于 2~3 岁患儿，可鼓励其参与“吹气”游戏，例如吹风车游戏；对于 3~4 岁患儿，可令其对着镜子呵气；对于 8 岁左右患儿，可独立采用主动呼吸循环技术。

（撰写：邢鑫欣　审校：王强）

第 2 节　儿童经鼻高流量操作技术规范

一、技术介绍

【目的】

1. 改善缺氧症状，纠正二氧化碳潴留。

2. 对Ⅰ型呼吸衰竭患者提供恒温、恒湿且精准 FiO_2 的高流量气体。

3. 进行康复治疗。

4. 进行呼吸支持。

二、技术实操

（一）用物准备

1. 护士准备 衣帽整洁、洗手、戴口罩。

2. 环境准备 病室干净整洁、宽敞明亮。

3. 用物准备 经鼻高流量治疗机、鼻塞、管路、湿化罐、灭菌注射用水、泡沫敷料、手消液。

（二）操作流程（表 5-1）

表 5-1 儿童经鼻高流量操作技术流程

操作步骤	操作要点
洗手、协助患者摆好体位	建议半卧位或头高位 >20°
连接电源，打开机器，连接氧气气源	
连接呼吸管路及灭菌注射用水，检查管路连接是否良好	保证湿化罐内有适量水
参数设置： ①I 型呼吸衰竭：气体流量初始设置为体重（kg）× 2L/min，根据患儿呼吸状态和动脉血气结果调整流量，依据患儿病情调整 FiO_2 维持合适范围，温度设置范围 31~37℃ ②II 型呼吸衰竭：如果患儿 CO_2 潴留明显，流量设置适当升高，根据患儿呼吸状态和动脉血气结果调整流量	机器参数结合血气分析结果动态调整 若没有达到氧合目标，可以逐渐增加提高 FiO_2，最高可调至 100% 温度依据患者舒适性、耐受度以及痰液性质适当调节
依据患儿的鼻孔大小选择鼻塞型号，双侧脸颊垫好无边泡沫或水胶体敷料，用固定头带将鼻塞固定	建议选取小于鼻孔内径 50% 的鼻塞
头带松紧度以可插入 1~2 根手指为宜，使之佩戴舒适	避免头带过紧引起医疗器械相关压力性损伤
开始通气	嘱患者闭口呼吸
观察患儿有无不适反应，告知患儿出现不适须及时通知医务人员	告知注意事项
整理用物，洗手，记录，签字	记录仪器参数及患儿反应

三、护理要点

1. 向患儿解释操作目的，取得配合。建议抬高床头 >20°。

2. 严密监测患儿生命体征及血气分析结果，根据监测结果调整参数设置。

3. 密切关注痰液性状变化，充分湿化，按需吸痰，防止痰堵窒息等。

4. 患儿鼻塞位置高度应高于机器和管路水平。

5. 注意监测温度变化，避免灼伤气道。

6. 注意调节鼻塞固定带松紧，避免固定带过紧引起颜面部皮肤损伤。

7. 每次使用完毕后，HFNC 装置应进行终末消毒。空气过滤纸片 3 个月或 1 000h 更换一次。

（撰写：张倩倩 审校：王强）

第 3 节 新生儿脐静脉置管技术及护理要点

一、技术简介

【目的】

小儿心脏中心脐静脉置管主要用于危重先心病新生儿快速、大量或高浓度输液、输血、采血化验。新生儿出生后早期脐血管清晰可见，便于操作，可迅速建立静脉通路，避免因反复穿刺外周对新生儿产生的刺激，尤其可以避免危重先心病新生儿因过度哭闹造成的心脏负担。

【适应证】

1. 新生儿复苏或危重症新生儿抢救。
2. 全肠外营养（TPN）及药物的输注。
3. 新生儿换血、输血。
4. 留取静脉血标本。
5. 监测中心静脉压。

【禁忌证】

1. 脐炎或脐部膨出。

2. 下肢或臀部有血运障碍。

3. 腹膜炎或坏死性小肠结肠炎。

4. 腹裂。

二、技术实操

（一）用物准备

1. 脐静脉导管（3.5Fr、5Fr）。

2. 用物准备　无菌敷料包、止血钳、注射器、持针器、针及缝线、三通接头、纱布、无菌手套、安尔碘消毒液、一次性换药盘。

3. 药品准备　肝素、生理盐水。

（二）操作流程

1. 患儿仰卧在辐射台上，予以心电监护，必要时镇静，测量导管长度。

2. 常规暴露消毒术野皮肤，穿无菌手术衣及戴无菌手套，铺无菌洞巾后核查无错误，将肝素生理盐水溶液充满整根脐静脉导管，确保无空气。

3. 在脐带根部系上一根丝线，以减少出血，用无菌剪刀或手术刀切断过长的脐带，保留 1cm 的残端，暴露脐静脉。

4. 插管过程中动作缓慢，插入 2~4cm 即可抽到回血，继续送管到预定长度，再次抽回血且回血通畅，用缝线将导管固定于脐带，以胶布桥式固定于腹壁。

三、脐静脉导管的护理操作要点

1. 接触患儿前后洗手，严格无菌操作。每次给药前消毒外接三通接口，输液辅助装置每天更换。

2. 记录脐静脉置管外露长度，确保内置长度没有变化。一旦脐静脉置管外露长度增加，X 线检查脐静脉置管尖端位置。

3. 坚持不间断输液，输液速度不低于 2ml/h。

4. 输注脂肪乳剂时，为了防止药物沉积在管壁，至少每 8h 冲管 1 次。使用生理盐水冲洗管路，冲洗过程中需要同时转动导管外露部分。

5. 输注不同药物时要冲洗管路，避免发生配伍禁忌，形成沉淀物堵塞导管。

6. 从脐静脉导管中取血时要及时冲洗导管，更换被血液污染的三通接头，以免堵塞导管或增加感染概率。

四、并发症及处理

1. 导管穿破脐静脉　多因操作力度不适度或导管材质过硬所致。插管动作应轻柔，遇到阻力通过调整体位、调整送管方向等方法应对。

2. 脐出血　固定脐静脉导管时，缝扎力度应均匀、适度，一旦出血，必要时予以缝合。

3. 空气栓塞　输液过程中患儿一旦出现呼吸困难、面色发绀，立即给予氧气吸入，并将患儿置于左侧卧位并头低足高。

4. 感染　观察脐根部及周围皮肤有无红肿、溢液、异味等，如果发现敷料有渗血或者污染，立即更换，严重时立即拔出脐静脉置管。

（撰写：张倩倩　审校：王强）

第 4 节　儿童腹膜透析技术及护理要点

一、技术简介

【目的】

帮助先心病术后急性肾损伤的患儿排出体内多余水分与身体代谢废物，降低乳酸酸中毒风险，也可纠正患者的电解质紊乱，从而减轻心脏容量负荷，并较好地促进心功能恢复。腹膜是人体内最大的半透膜，而小儿单位体重的腹膜面积相对成人大，因而小儿腹膜透析的效果比成人好。腹膜透析设备简单，操作容易、经济、不用体外循环，不需每次透析前做血管穿刺，减轻患儿对透析的恐惧感。

【适应证】

1. 急性或慢性肾功能衰竭者。

2. 水电解质平衡紊乱，各种原因引起的重度水肿、高血钾、严重代谢性酸中毒等。

续表

操作步骤	操作要点
下机流程	
确认治疗与完成，在治疗状态界面点“停止”	
停止：点“结束治疗”	
结束治疗：点“回输血液”	准备好回血盐水后，点“继续”
回输血液：设置“血流速”并确认连接好管路后启动血泵，回血完成后点“继续”	①回血流速中设置血流速（10~100ml/min） ②断开患者动脉端并封管，将机器的动脉管路连接到生理盐水
人机分离：断开患者静脉端并封管夹闭所有管路夹后，点“确认”	
确认卸装：确认已经人机分离后，点“卸装”	
治疗结束	可点“历史记录”，下载治疗数据到内存卡
遵照医院感染防控要求，擦拭消毒机器，消毒后经核查，挂上相关标识牌，备用	

表 5-3　multiFiltrate 透析机操作流程

操作步骤	图示
管路安装	
检查仪器，确保仪器已核查消毒，处于随时备用状态	
连接电源：将机器平稳推至患者床旁，位置适宜，踩下脚轮锁，将机器固定将电源插头插入电源	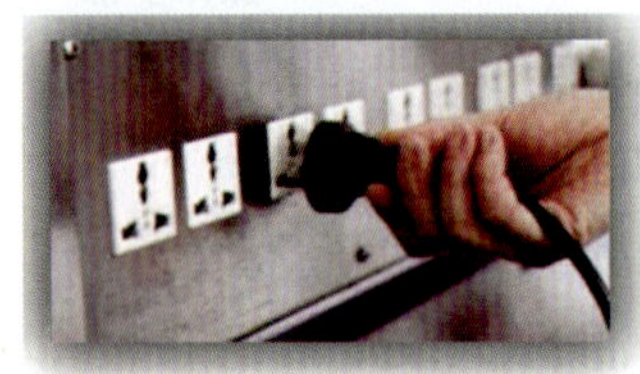
打开机器电源开关：直接按机器背面电源开关键（注意手部干燥）；前面板指示灯亮	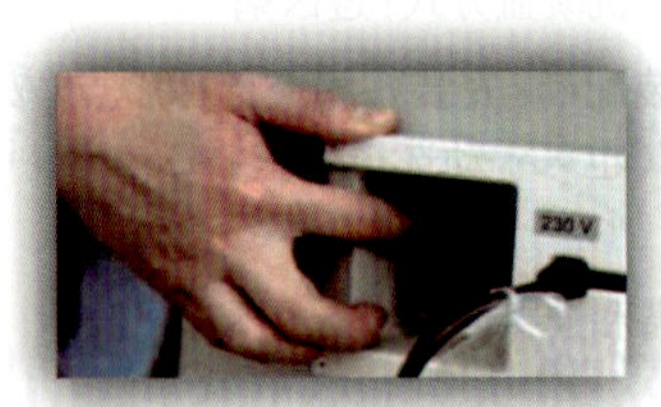 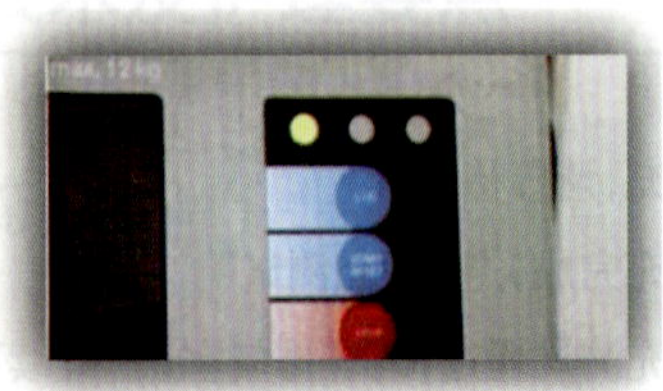
开机：按“I/O”键，持续 3s 后开机	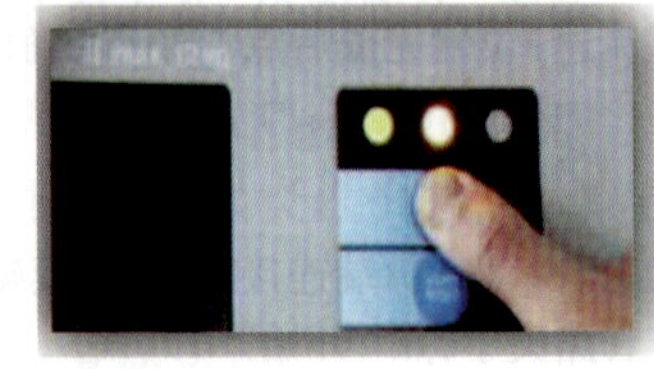

续表

操作步骤	图示
电路系统自检，无须干预	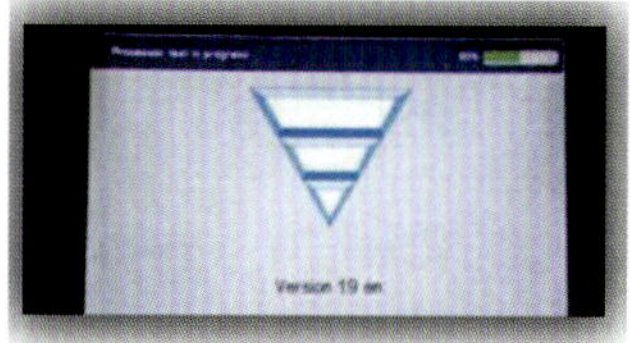
确认开始条件：屏幕显示 ①天平Ⅰ、Ⅱ上无任何物品；没有管路安装；没有管路卡在光学检测器内 ②天平Ⅲ、Ⅳ上无任何物品；没有压力传感器安插；没有管路在漏血检测器内	
屏幕显示 “All conditions fulfilled ? [OK] to confirm ! ” 检查完毕，确认开始条件符合要求，按 “OK” 键进入下一步	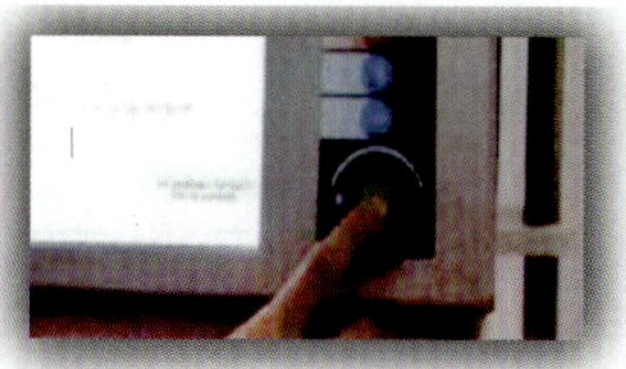
自检完毕：是否选择 Ci-Ca 模式，选择 “Off”，按 “OK” 键进入下一步	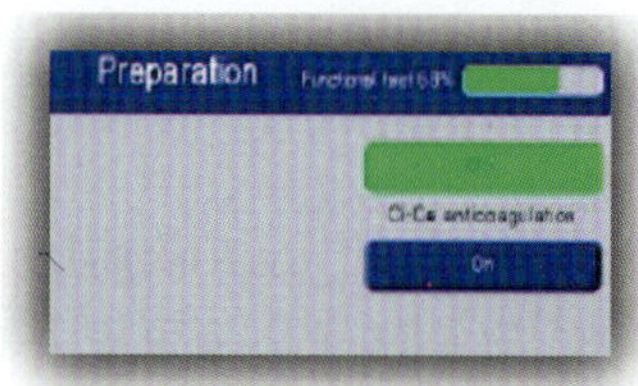
屏幕提示： ● 肝素泵建议使用 FMC 50ml 注射器 ● 废液袋最大承载量 10kg	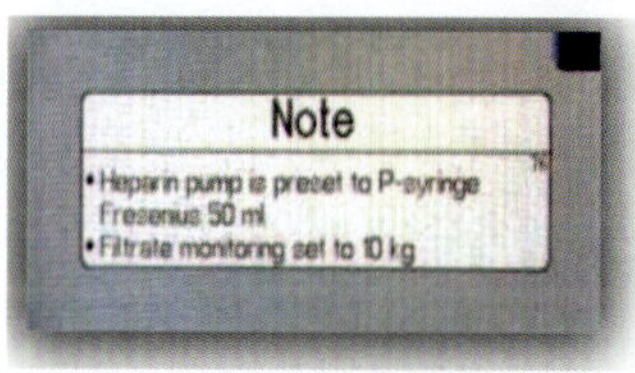
屏幕显示： ■ 选择新的治疗模式? ■ 继续原来的模式? ■ 治疗历史 ■ 前一次治疗事件	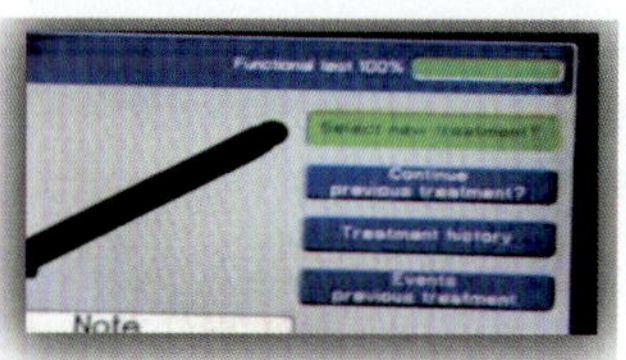
选择新的治疗模式：机器会默认继续原来的模式，必须旋转 “OK” 键，将光标移至新的治疗模式，按 “OK” 键进入	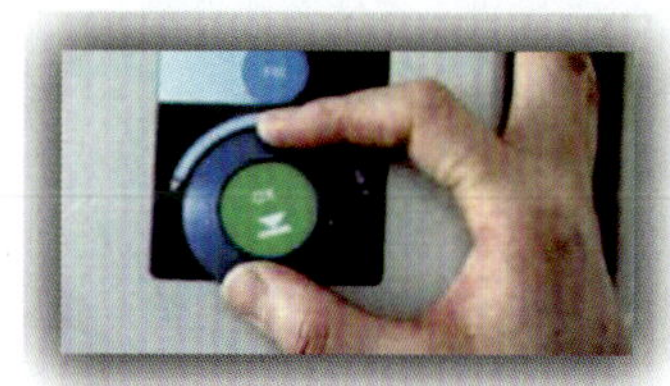
确认治疗模式：在治疗模式中，遵医嘱选择确认将要实施的治疗模式（本流程选择 CVVH 模式），按 “OK” 键确认	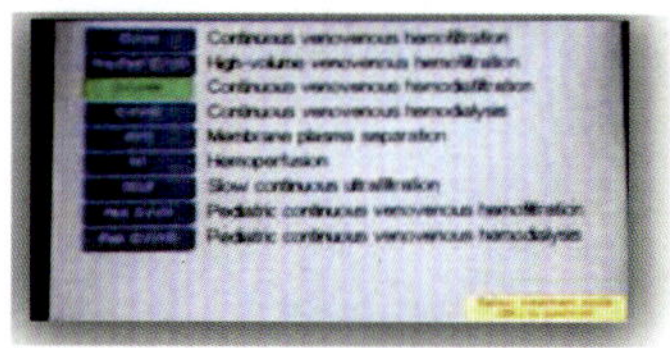

续表

操作步骤	图示
屏幕提示： ● 检查耗材管路 ● 检查废液袋 ● 检查置换液管路	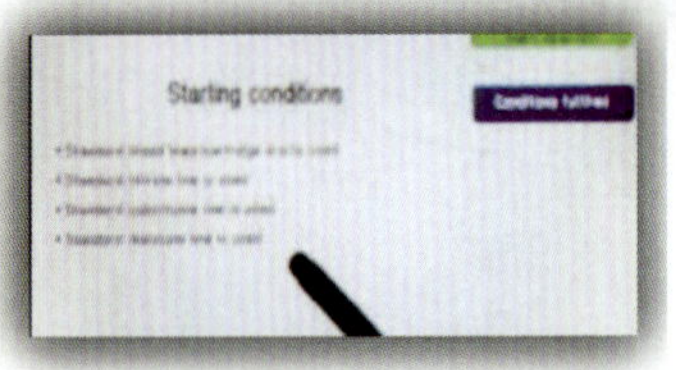
屏幕显示： ①返回到治疗的选择，条件满足 ②核查物品准备无误，完好备用选择 “Conditions fulfilled”，按 “OK” 键进入	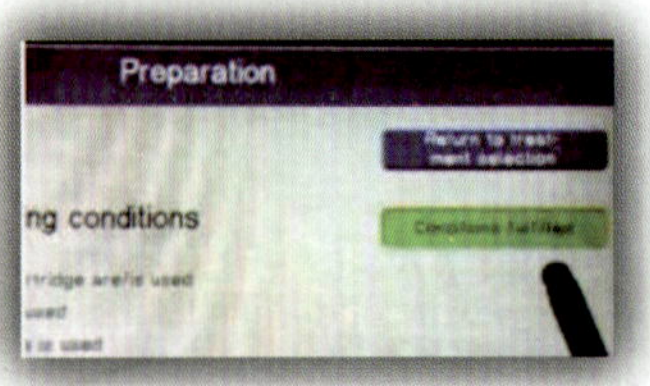
准备安装： ①机器清晰显示安装步骤的图示，安装全过程参照图示逐项安装 ②注意图示中管路颜色的提示 ③连接好预充液体、置换液及废液袋，检查完毕	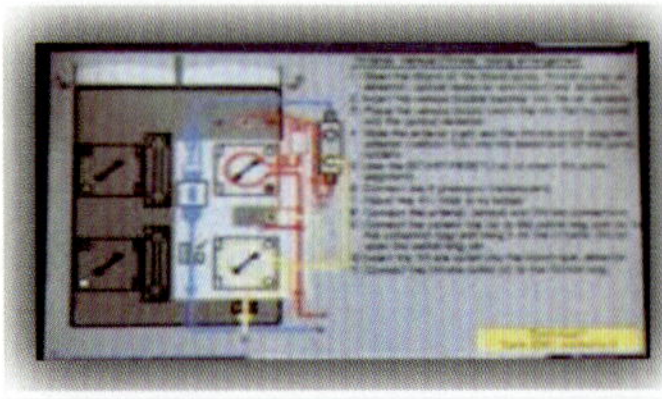
屏幕显示 “Set up ? [OK] to confirm ! ” 按 “OK” 键结束安装，准备预充	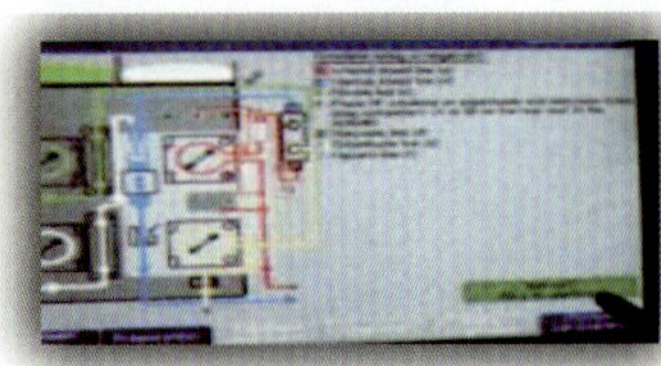
管路预充	
准备预充：屏幕显示 ①检查夹子是开放的 ②检查液体已正确安装 ③确保所有连接紧密 确认以上条件具备（安装结束时已检查）	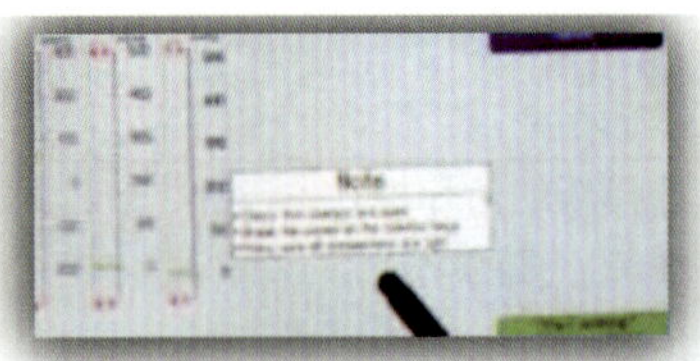
设置预充量：开始预充前，按 “ESC” 键将光标移至 “system parameters”，按 “OK” 键进入系统参数设置	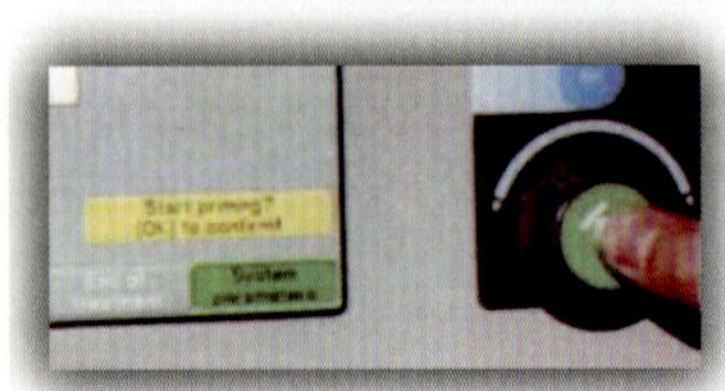
系统参数界面，旋转 “OK” 键，将光标移至 “default treatment settings”，按 “OK” 键进入默认设置	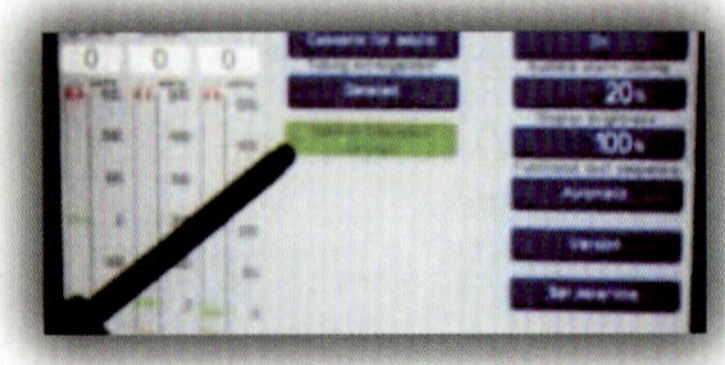

续表

操作步骤	图示
特别注意以下 4 项的设定，建议： “Blood flow” 血流速设定为 100ml/min “Rinse volume” 预充量设定为 1 000ml “UF volume” 超滤预充量设定为 500ml “Reinfusion volume” 回血量设定为 500ml 设定完成，旋转 “OK” 键光标至图示黄色区域，按 “OK” 键返回准备界面	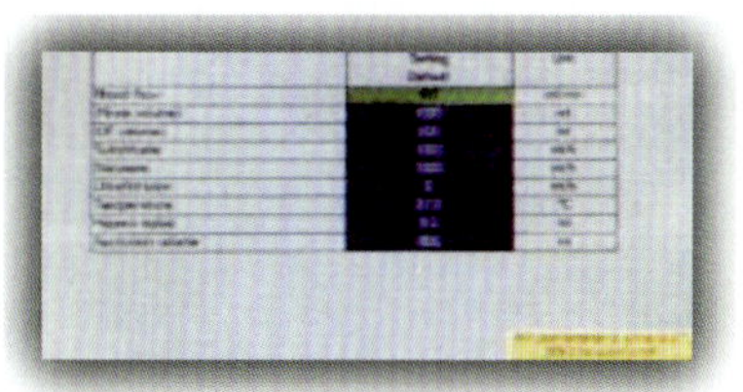
预充：光标停在 “start priming？[OK] to confirm！” 按 “OK” 键开始预充	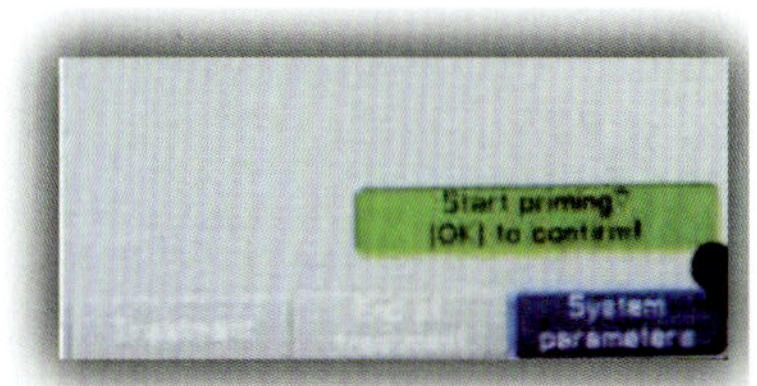
预充盐水经动脉端流入滤器，再由静脉端流出（确保静脉端在上），完成膜内排气，此过程无须干预，如排气后静脉端有微小气泡，可以轻拍滤器静脉端，将气泡完全排出	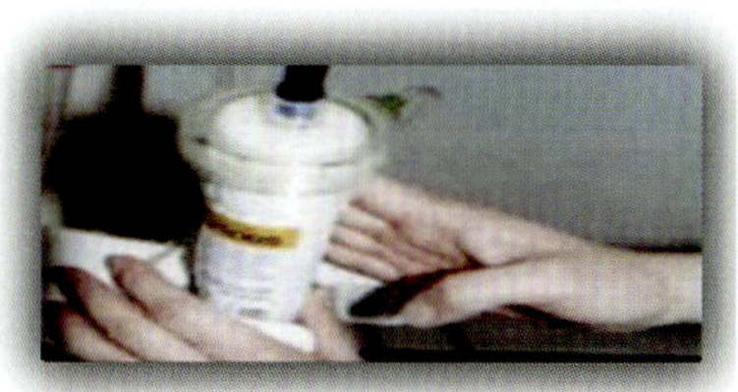
液体进入静脉壶后，界面自动转换，屏幕右上角显示预充剩余时间和剩余液量；屏幕中显示各项治疗参数，建议治疗开始后再分别设置	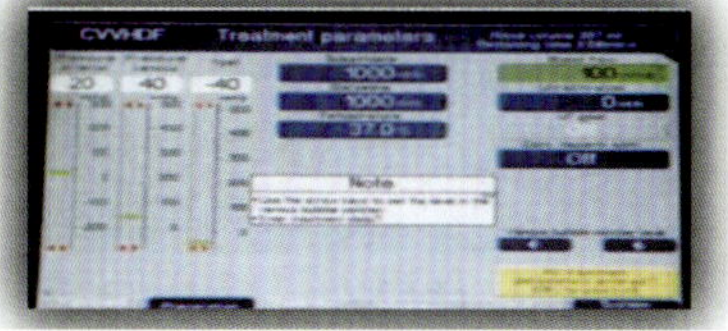
光标移至 “▲”，按 “OK” 键	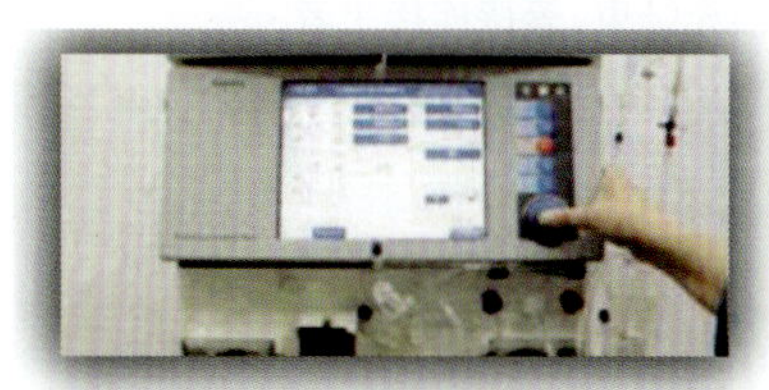
屏幕右上角显示预充剩余时间和剩余液量均为 “0” 时，机器提示预充完成；超滤预充前需要建立动静脉回路，先夹闭静脉回路袋的夹子，断开静脉连接	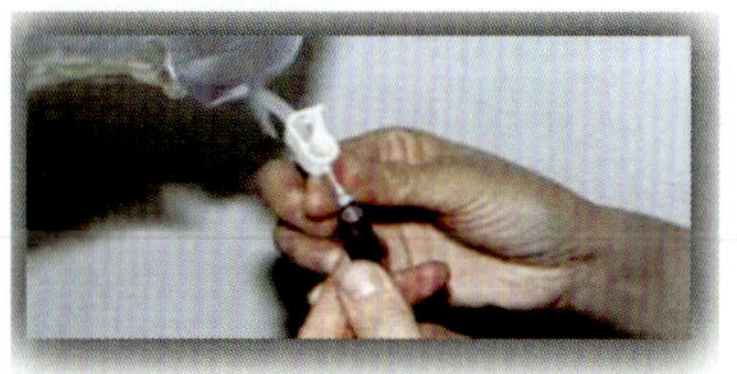
将静脉连接至动脉端三通，确保三通呈开放状态，动脉端、静脉端、预充液三向相通，同时确保动静脉端夹子呈开放状态	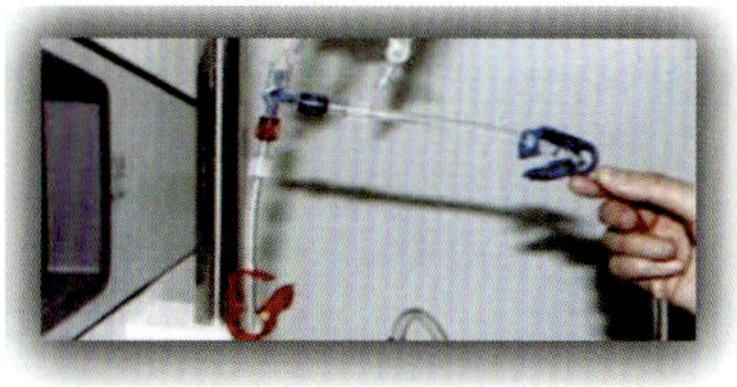

续表

操作步骤	图示
动静脉回路建立完成,光标移至 “start UF rinse ? [OK] to confirm ! ” 按 “OK” 键开始超滤预充	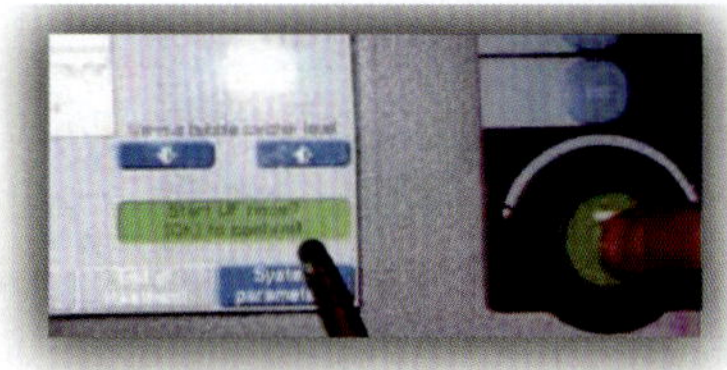
排滤器膜外空气,可看到液平面逐渐向上,将膜外气体排出	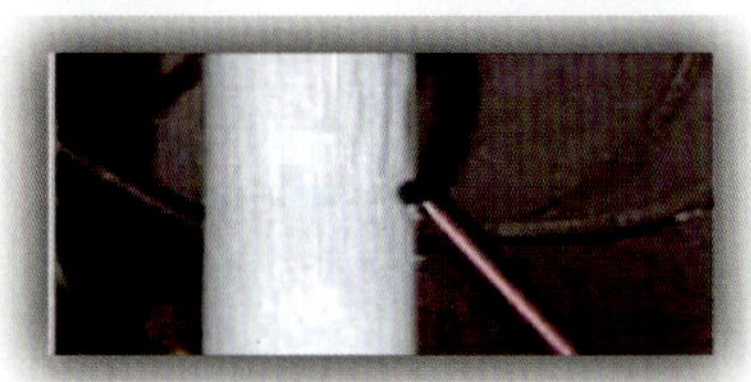
屏幕右上角显示超滤预充剩余时间和剩余液量均为 “0” 时,提示超滤预充完成,屏幕提示可以连接患者	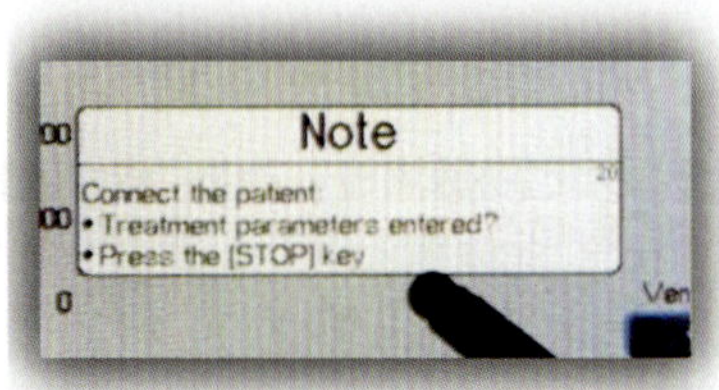
等待连接患者期间,血泵继续运转,屏幕右上角显示动、静脉回路累积循环时间	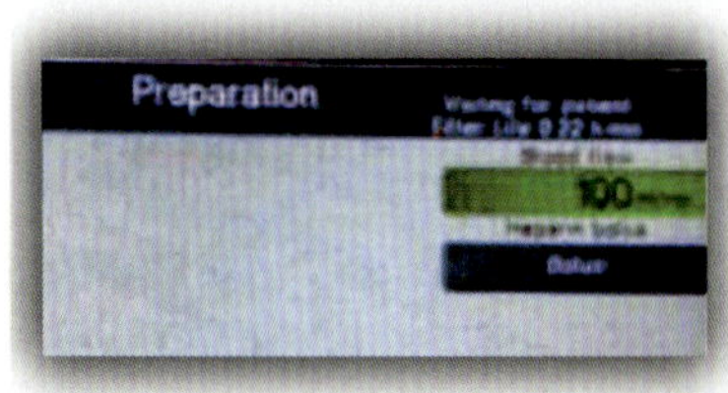
治疗开始 预充结束,等待连接患者	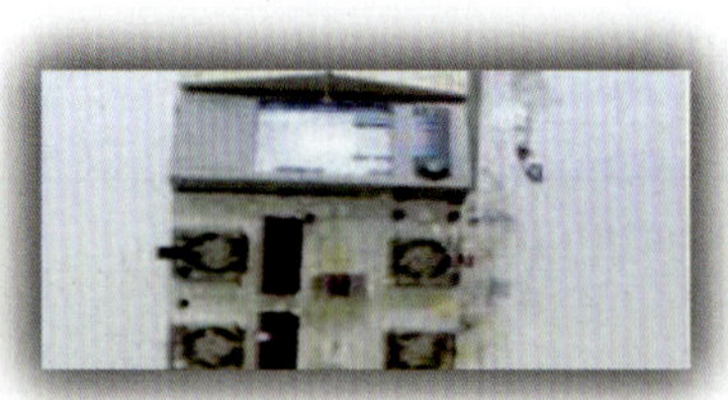
建立体外循环——连接动脉端,准备血管通路,按 “STOP” 键,血泵停止运转,准备连接患者	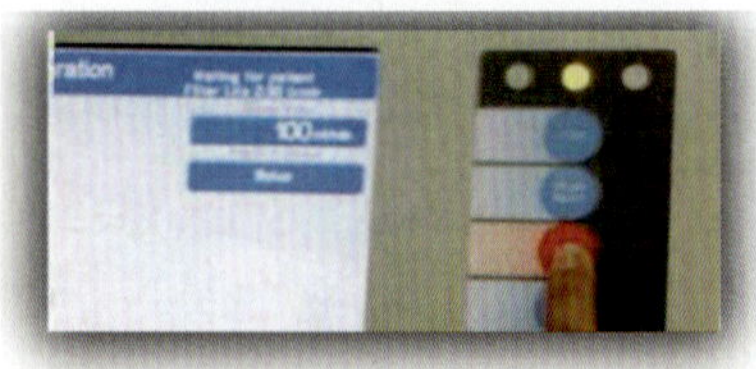
关闭动静脉回路的动脉端三通,关闭动脉夹(红色),取下动脉端管路,确保静脉端与废液收集袋通畅,静脉夹(蓝色)开放	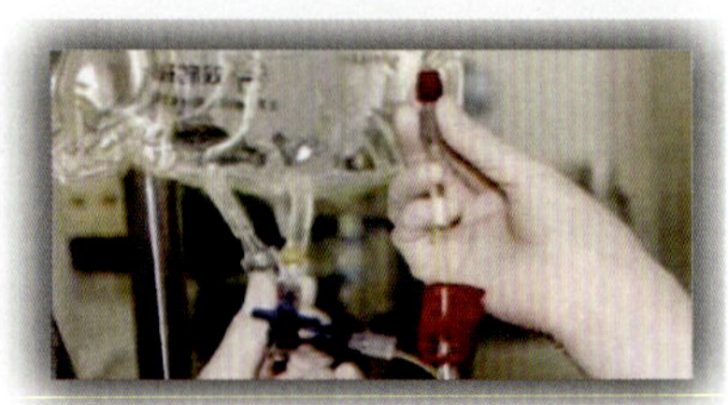

续表

操作步骤	图示
管路动脉端与中心静脉导管动脉端（红色）紧密连接并确保双侧的夹子（红色）均处于打开状态	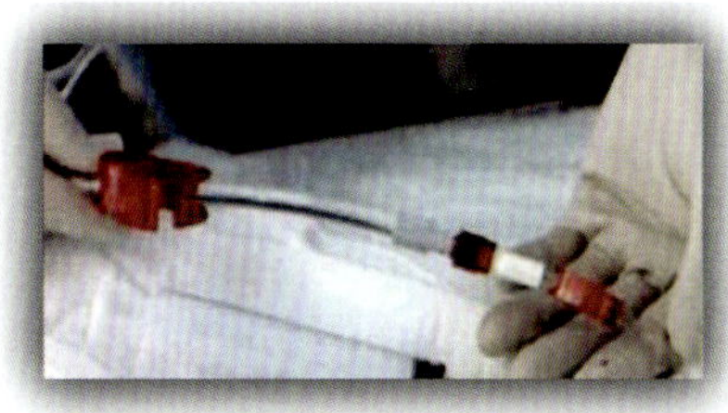
屏幕显示 “Start connection ?［OK］to confirm !” 按 “OK” 键确认启动连接	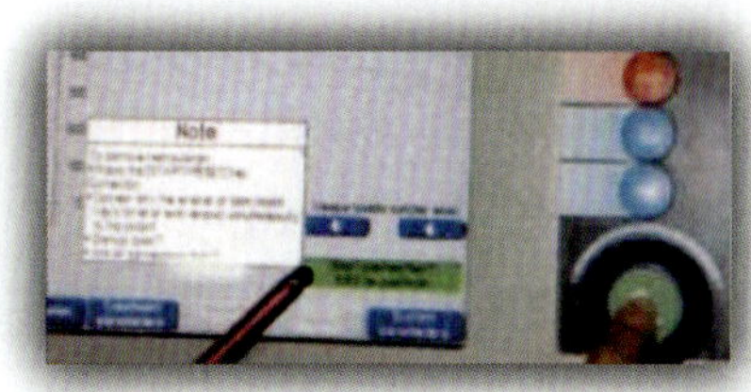
建立体外循环——连接静脉端，血液通过滤器注入静脉壶	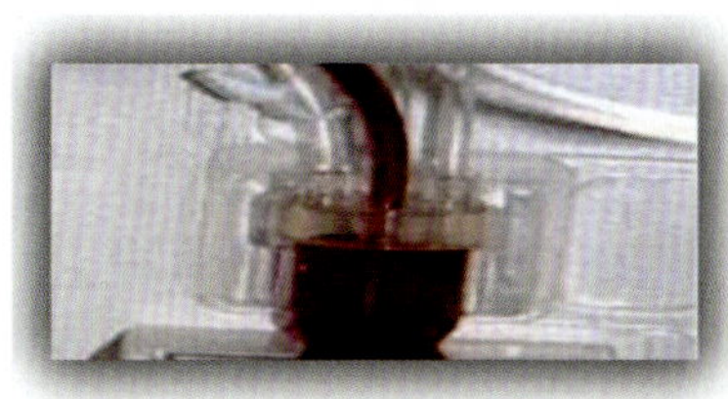
光学检测器检测到有不透明液体通过，机器报警，血泵自动停止转动	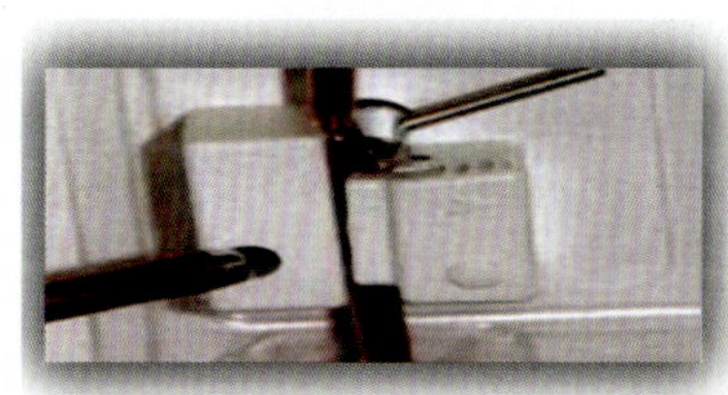
屏幕提示： ● 如果还没做好，将静脉端连接患者 ● 连接静脉血管路至患者的各个夹子都打开了吗？ ● 必要时连接到前稀释的位置 ● 必要时旋转滤器 ● 所有连接是否紧密？	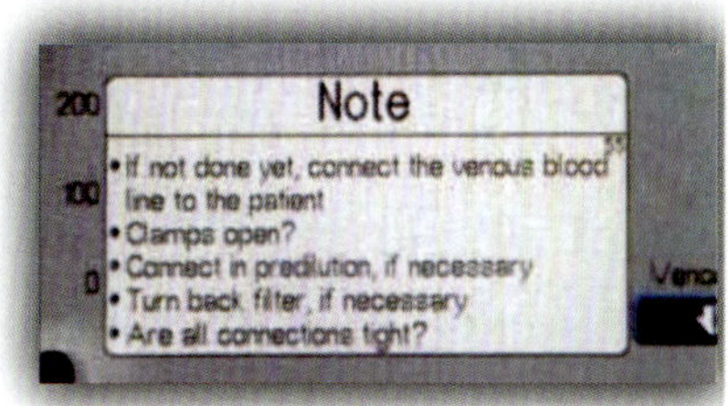
关闭动静脉回路的静脉端三通，关闭静脉夹（蓝色），取下静脉端管路	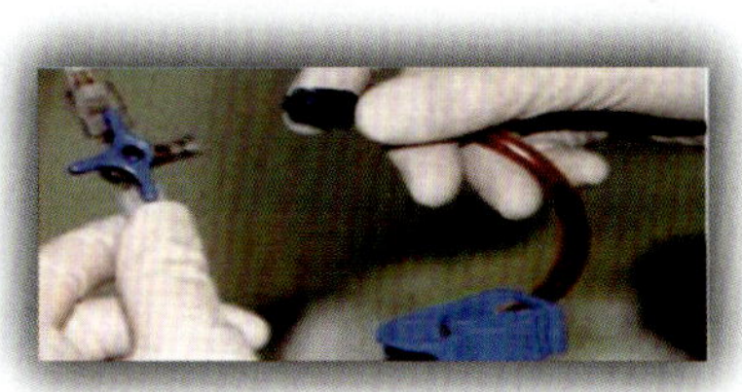

续表

操作步骤	图示
管路静脉端与中心静脉导管静脉端（蓝色）紧密连接，并确保双侧的夹子（蓝色）均处于打开状态	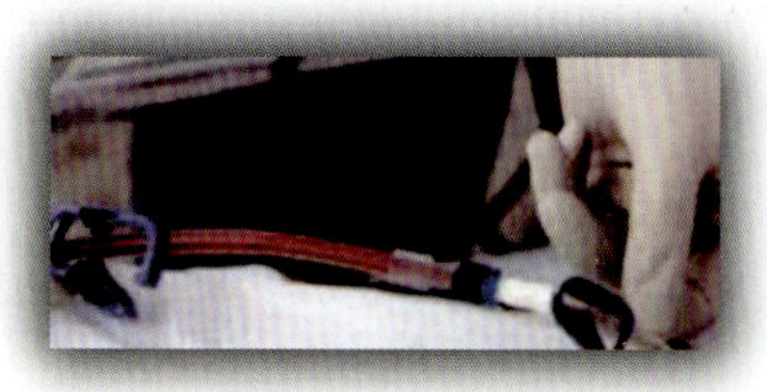
屏幕显示 “Start treatment ?［OK］to confirm !” 按 “OK” 键开始治疗	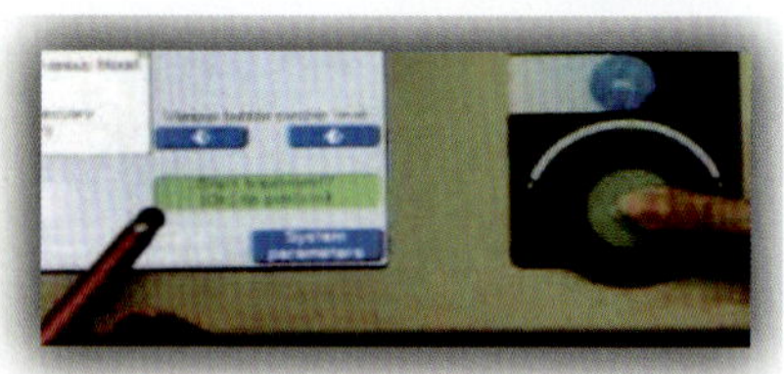
屏幕显示 Pressure arteria（动脉压）、Pressure venous（静脉压）和 TMP（跨膜压） 连接静脉后，应注意观察静脉压及跨膜压数值，如压力过高，应及时查找原因	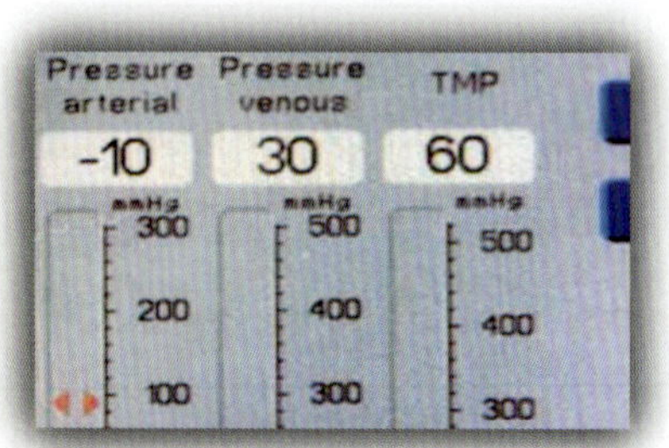
固定导管：将动、静脉管路妥善固定，确保无打折、无扭曲	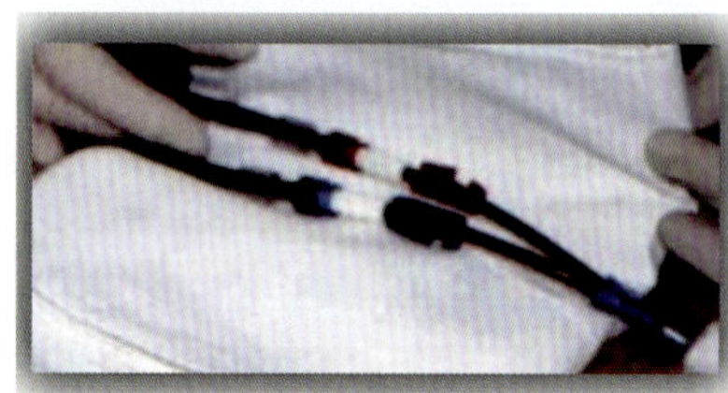
体外循环建立完成：调整核对治疗参数，连接回血生理盐水	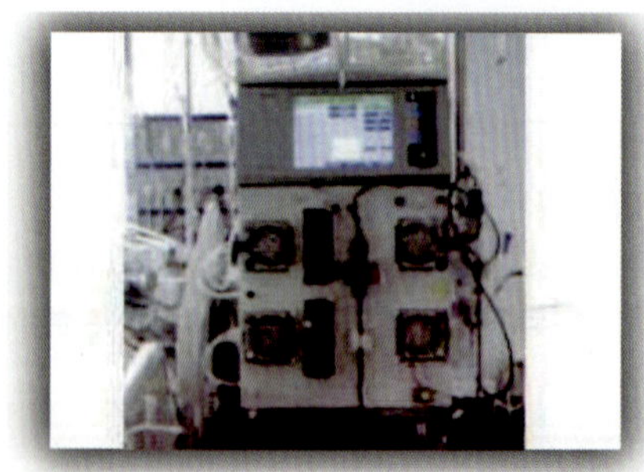
治疗结束	
准备下机用物	
进入结束程序：遵医嘱结束治疗，按 “ESC” 键，移动光标至 “End of treatment” 按 “OK” 键进入结束程序	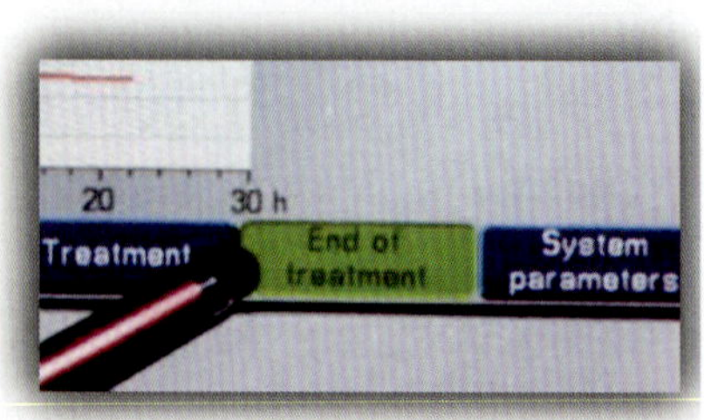

续表

操作步骤	图示
屏幕提示： ①准备断开患者连接 ②按“STOP”键血泵停止转动	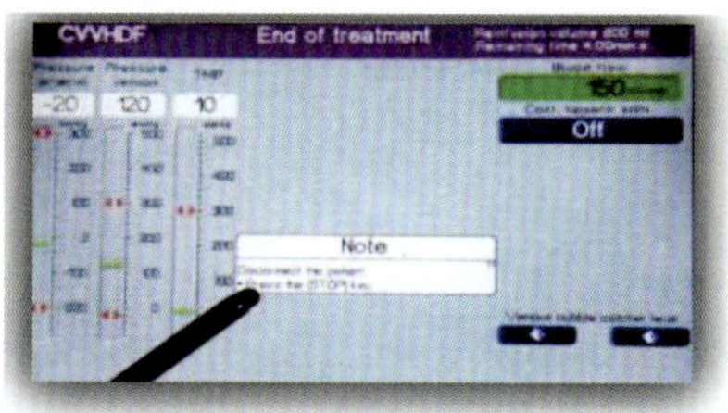
打开动脉端回血生理盐水 ①依靠重力回血泵前血液 ②回完泵前血液后关闭管路动脉夹子（红色）	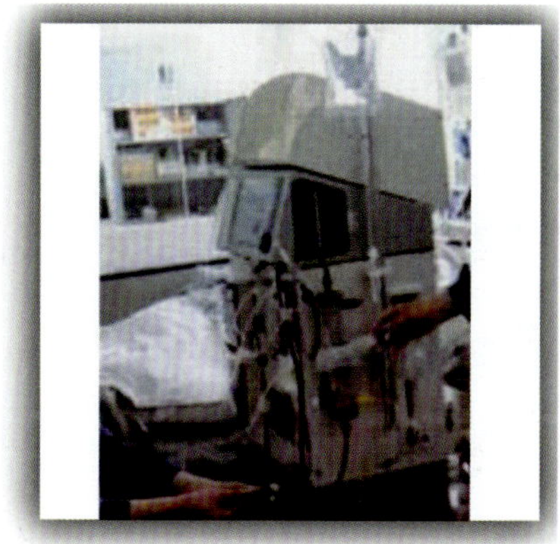
开始回输：屏幕显示“Start disconnection？[OK] to confirm！” 确认断开患者端连接，按“OK”键开始回血	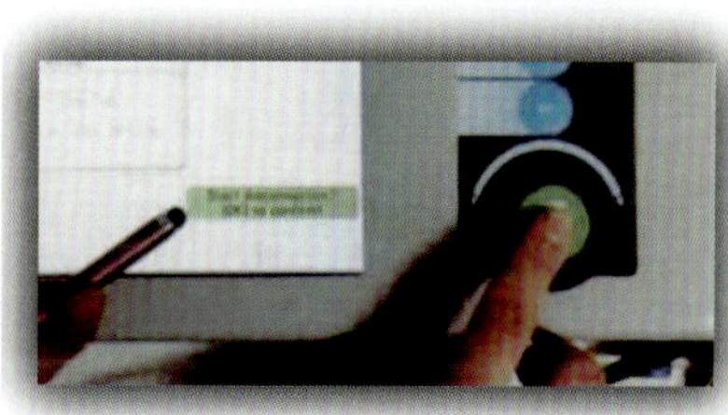
结束回输，当光学检测器感受到透明液体后，机器报警，血泵停止转动，屏幕显示结束确认程序	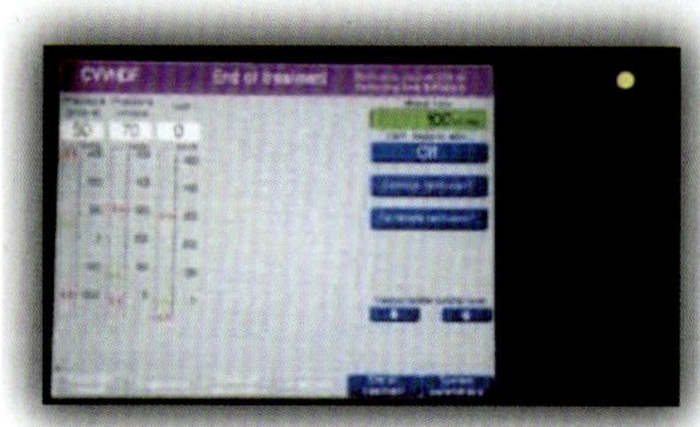
屏幕显示“Continue reinfusion（继续回血）？”“Terminate reinfusion（停止回血）？” 血液未回干净可选择继续回输，按“OK”键继续回血	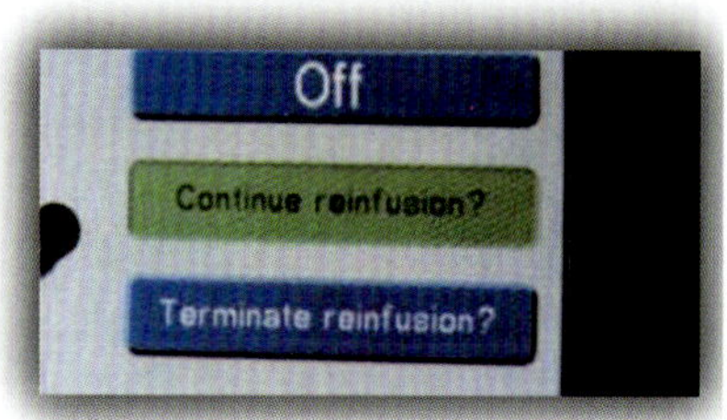

续表

操作步骤	图示
当管路中的血液冲洗干净，将光标移至 "Terminate reinfusion？" 按 "OK" 键停止回血，血泵会自动停止在 3 点钟方向	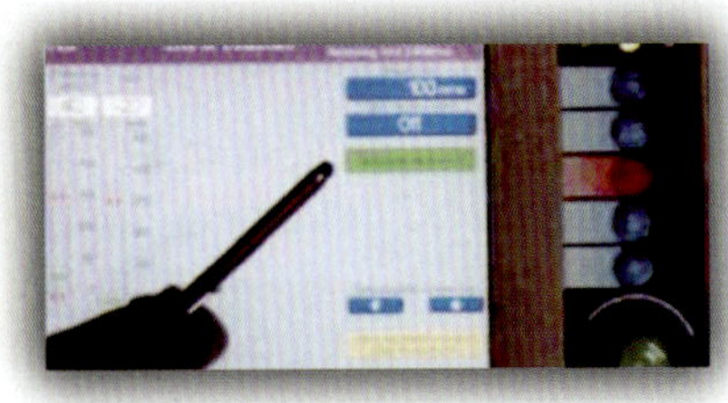
屏幕提示： ● 断开患者端静脉连接 ● 按住 "START/RESET" 键移除泵管 ● 移除管路系统	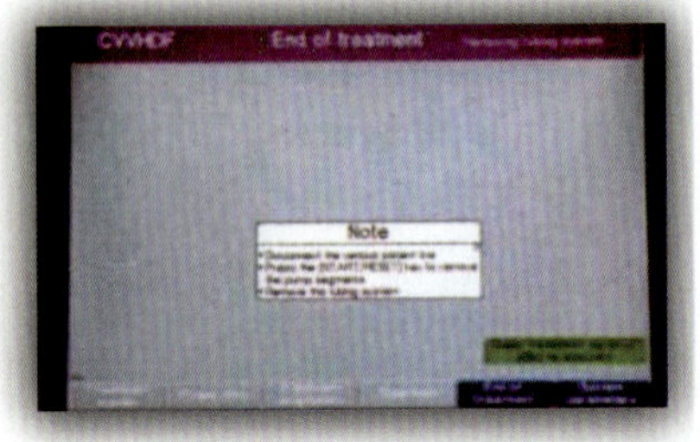
回顾记录数据：将光标移至 "View treatment history？［OK］to confirm！" 按 "OK" 键，回顾全部治疗数据并记录	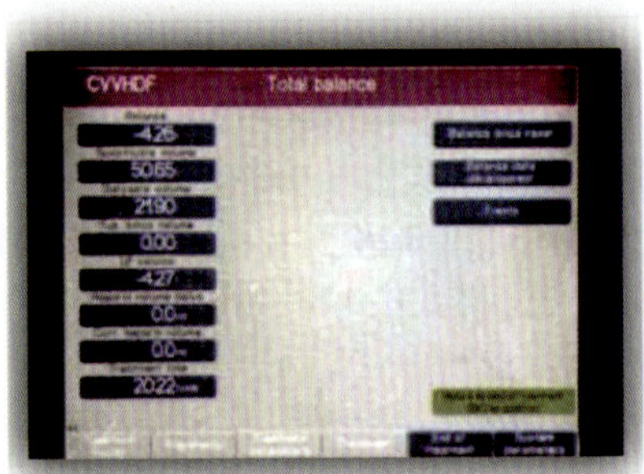
排空废液袋，拆除管路	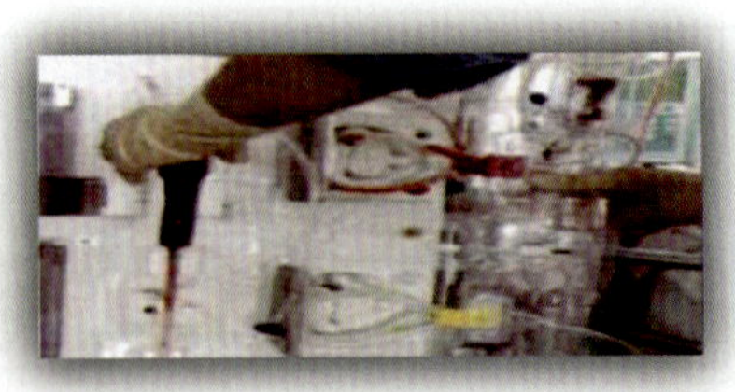
仪器处理：持续按住 "I/O" 键 3s，电源指示灯熄灭；关闭机器后面的电源开关，拔掉电源线	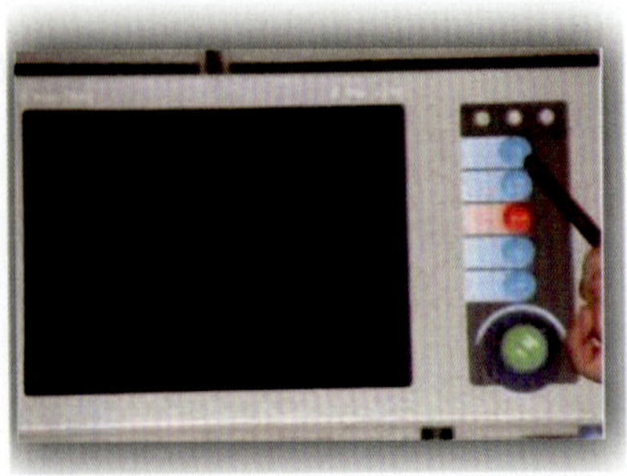

续表

操作步骤	图示
遵照医院感染防控要求，擦拭消毒机器	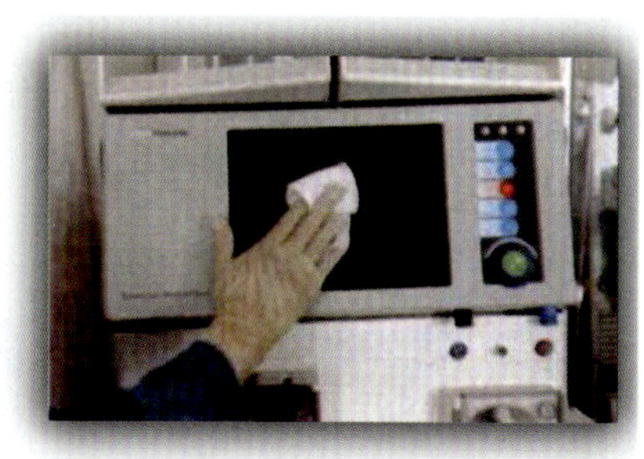
消毒后经核查，挂上相关标识牌，备用	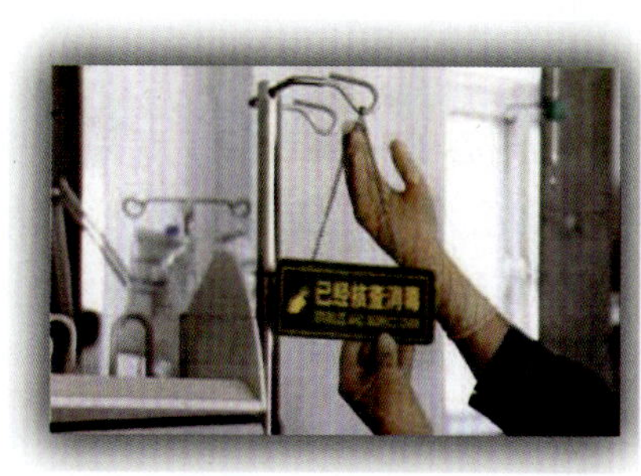

三、护理操作要点

1. 在治疗过程中使用无菌巾包裹接头与管路，治疗结束使用无菌敷料包裹血液净化导管与血液净化管路连接的接头部位。

2. 穿刺部位的敷料发生松动、污染等完整性受损时应立即更换。

3. 采用正确的冲、封管技术，维持导管功能。10ml 及以上注射器进行脉冲式冲管，最大限度减少血液在导管内的附壁残留。根据导管标记的导管腔容量计算封管溶液容积，以保证封管液到达血液净化导管的尖端和内壁。

4. 安装管路时严格手卫生，与血管通路连接时按照标准预防和接触隔离原则需要戴无菌手套。

5. 上机前充分评估血管通路的通畅情况，避免非计划性下机。

6. 运行过程中更换置换液与透析液需严格无菌操作，出现问题或机器发生报警时，应首先明确原因，及时、正确地处理。

7. CRRT 结束后对透析机进行清洁消毒。

四、并发症的预防及处理

1. 低体温　可应用 CRRT 加温器，毛毯保暖，必要时应用复温毯。

2. 出血　严密监测凝血化验指标，必要时遵医嘱更改抗凝方式和 / 或补充凝血因子。

3. 感染　预防大于治疗，严格无菌操作。

4. 电解质紊乱　严密监测电解质情况，及时补充电解质（氯化钾可以加到置换液内），维持电解质平衡，避免引起其他更严重的并发症。

5. 血栓 / 栓塞　严格监测凝血指标、CRRT 动静脉压力、末梢情况及血氧情况，如有异常变化，及时报告医生，及时处理。

（撰写：张倩倩　审校：王强）

第6章　儿童心脏病监护室治疗

第1节　儿童心脏病监护室治疗概述

【患者特点】

小儿心脏科ICU的患者来源主要是术后早期的患儿，术毕直接转入ICU。这些患儿大部分是简单畸形，手术顺利，术后48h之内可脱离呼吸机，转出监护室。心脏手术的操作和体外循环或多或少引起患儿血管内容量波动、心肌损伤和水肿，患儿需要适当的容量调整和心功能支持。开胸手术和体外循环会造成患儿呼吸功能受损，术后需要适当的呼吸支持或氧疗。对于这些患儿，早期稳定循环并拔除气管插管脱离呼吸机是常规工作。除了术后患者外，未手术的危重先心病患儿也会转入ICU。如果下一步需要手术，在ICU里完善检查，稳定全身状态，准备合适的时机进行手术；如不需要手术者，适当治疗维持相对稳定的生命体征，出院或者转院。

【术后低心排血量综合征】

对于复杂畸形，术后早期发生低心排血量综合征的患儿，治疗原则应包括维持心脏功能和维持机体组织氧供需平衡两方面，两者缺一不可。ICU的工作包括：

1. 通过积极的检查手段，排查残留的解剖畸形；明确心脏的主要问题所在，例如收缩功能或舒张功能、左心或右心，为下一步治疗奠定基础。

2. 药物等常规手段调整　面对严重心肌水肿，为防止心脏的收缩力落到Starling曲线的下降支，早期控制液体入量争取负平衡是必须的。同时这类患儿往往还合并了渗漏综合征，表现为血管外水分聚集，有效容量进行性不足，为保障机体氧的供需平衡，需要持续补充液体。除前负荷外，控制血压，降低心脏后负荷也是治疗低心排血量综合征的原则之一。但对于这类患儿，前、后负荷可调整范围往往非常小，有时在心肌水肿高峰期，病情会发生突然的恶化，威胁生命。血管活性药物是针对心脏病患者安全、便捷、有效的支持方式。但大家也逐渐意识到，无限增大药物剂量特别是缩血管药物会带来严重脏器损伤。因此，血管活性药物指数也成为评价低心排和危重症程度的标准之一。心排血量和血氧含量共同决定了机体的氧供情况。通过调整呼吸机条件提高患儿动脉血氧分压和保持充足的血红蛋白含量，都可以适当代偿低心排导致的组织低氧供。除此之外，增加镇痛镇静药，甚至肌肉松弛药，可以帮助降低机体的氧耗，来平衡由于低心排导致的组织低氧供。

3. 延迟关胸和积极的床旁开胸对于先心病低心排患儿是一种强效的治疗手段。

4. 肾脏替代治疗可以协助患儿减轻心脏和其他脏器的水负荷，逆转心肌水肿的进一步加重。对于早期水负荷为主，特别是合并渗漏的患儿，笔者经验是首选积极行腹膜透析，必要时进行CRRT。

5. 心脏辅助替代治疗　对于常规治疗手段，特别是一定剂量的强心药物之后，不能同时维持心脏功能和机体氧供需平衡的患儿，正中V-A ECMO+左心引流是有效的心脏辅助治疗手段。一个多学科合作的成熟ECMO团队，如果能较好维护患儿生命和ECMO设备运转，ECMO的应用指征和启动时机就成为决定预后的最关键因素。以往把畸形矫治不满意作为ECMO的禁忌，但危急时刻开始的ECMO也可以在稳定循环和内环境的基础上，为下一步寻找病因提供机会。根据笔者经验，也有些患儿在ECMO辅助后，查找解剖问题，再次手术后顺利存活出院。

上述所有治疗手段都存在着时机选择的问题，正确的开始，就是成功的一半。

【每日评估】

术后患儿度过了最初的危险期后，有些快速康复；也有些会进入僵持的缓慢恢复阶段。比如术前状态很差，解剖畸形严重，手术操作复杂，体外转机和阻断时间长，或者术后有其他并发症等的患儿，术后往往需要更长时间的恢复过程。在这个过程中，ICU 医生要有最终目标，也要有阶段性目标，两者之间的平衡和推进速度是对决策者能力的考验。需要时时判断患儿现阶段（12~24h 之内）主要矛盾是什么，这是一个诊断的过程；随后根据目前的判断，制订现阶段的治疗方案。要把患儿当成一个整体，各个器官系统都要考虑到。每日的查房要包括以下方面：心脏解剖情况和收缩舒张能力、有效容量和第三间隙的水肿情况、术后肺损伤的程度和是否有需要处理的肺部并发症、镇痛镇静状态调整和每日唤醒、是否需要抗凝和补充凝血物质、预防和监测感染并调整抗生素、肠内肠外营养治疗以保证患儿热量供给。上述各方面在临床实践中有时会存在矛盾，制订治疗方案时要以解决患儿当下的主要矛盾和平衡最终目标为决策依据。

【容量管理】

容量是生命之本。绝大多数危重症状态皆可通过扩容来暂时稳定。另外，对于心脏病患者，控制入量是工作原则之一。总原则是如果能早期快速康复的患儿，短期内限制容量至正常容量的 80% 甚至 60%，减少心肺和各脏器的负担，有利于实现快速康复；但对于短期内难以快速康复的患儿，在心肺功能可承受的范围内，我们更应该考虑到下一步的营养、抗感染等全身状态的支持。只有保持适当的热量，患儿才能经历感染等各种并发症，坚持到适应手术后血流动力学改变的那一时刻。充足的热量是需要液体作为支撑的，所以早期不能顺利恢复的患儿，后续治疗要在心肺功能适应和营养补充方面寻找液体平衡。

【呼吸支持】

呼吸机支持是从手术麻醉中延续下来的，也是心脏功能支持中非常重要的一环。由于全身麻醉开胸手术本身要破坏胸廓的完整性，先心病手术天然是要气管插管呼吸机支持完成的。但并不意味着手术一结束，患儿恢复自主呼吸，所有患儿都可以立即拔管脱离呼吸机。除了心脏和体外循环手术对呼吸功能的损伤可能需要一段时间的恢复外，心脏功能本身也需要呼吸支持来保护。一方面，心肺的交互作用，所有左心功能不全和部分右心功能不全的患儿，正压通气可以有效降低心室后负荷；另一方面，也是更重要的，对于心功能不全的患儿，降低呼吸功，可以非常有效地降低患儿的全身氧消耗，平衡氧供需。心脏术后除了药物外，呼吸支持是心功能辅助的有效手段，过早脱机有时会起到欲速则不达的效果，严重时需要再次插管，更会大大增加感染风险和导致病情反复。但长期带机也有众所周知的缺点，故选择合适的时机给患儿拔管脱机是 ICU 医生非常重要的一项工作。

【消化系统】

消化系统经常被人们忽视，作为应激代偿期最容易被牺牲的脏器系统，可以作为全身组织灌注不足的预警。心脏术后的循环代偿期，心脏功能受损和 / 或有效容量不足，以血管收缩为主要代偿，此时首先牺牲的就是皮肤末梢和消化道的血供。有经验的医护人员可以及时通过胃肠功能不良来发现循环功能的潜在风险，此外胃肠淤血也是高静脉压、全身淤血的重要表现。胃肠缺血、淤血带来的结果是腹胀、消化功能不良、消化道出血、营养供给困难。喂养障碍给术后长期支持带来很大困难，因为肠道喂养相比静脉营养不仅容易达到更高的热卡，还有减少胃肠道细菌移位、预防感染的优势。因此，肠道功能作为循环功能预警信号的同时，保护、开发胃肠道喂养也是 ICU 的重要工作。

【出凝血功能】

出凝血机制是心脏术后的监测和管理环节之

一。术后早期创面渗血、延迟关胸和ECMO辅助的患儿都有不同的监测目标。动脉、静脉管道的术式，要求术后抗凝。新生儿特别是早产儿几种促凝蛋白，如维生素K依赖因子，产生不足，易发生颅内出血；同时合成抗凝血酶和纤溶酶原水平也降低，发生感染、休克等内皮损伤的因素时，往往更容易发生血栓和弥散性血管内凝血。

【感染的预防和治疗】

感染监测和抗感染治疗贯通ICU治疗全程。ICU里有呼吸机等各种有创监测和治疗设施。患儿经受了手术等打击，免疫功能异常，感染的风险大大增加，最容易发生的是呼吸机相关肺炎、导管相关血流感染、泌尿系感染和手术切开愈合不良。清洁消毒环境是避免交叉感染的重要的一环，医护人员最重要的预防措施是佩戴口罩和做好手卫生。患儿自身的胃肠道细菌移位是感染最重要的原因之一，因此做好患儿的口腔清洁和抬高带管患儿上半身是预防呼吸机相关肺炎集束化内容的核心。“上医治未病”，呼吸机时间无疑是肺炎的高危风险因素，有感染临床表现的患儿，笔者团队在送检微生物的同时会积极升级抗生素，对感染的准确预判可以减少病情的反复。由于心脏术后有持续心电和有创动脉血压监测，在感染性休克代偿期时，医护人员就能及时发现患儿循环的改变。故只要有诊断意识，患儿就能得到及时的救治。但如果心脏功能本身存在问题，感染性休克的发生无疑是雪上加霜，可能成为压死骆驼的最后一根稻草。

【镇痛镇静】

合理的镇痛镇静也是ICU工作中的一个环节。目的是减少手术打击后的应激反应，降低患儿的氧消耗。镇痛优先、镇静为辅是目前的理念。镇痛和镇静有各种不同的评分标准，总体原则是：保持患儿无刺激时安睡，刺激后有反应。

【多学科协作】

先心病ICU的工作需要综合的知识体系，一方面是心脏外科，特别是对先心病围手术期病理生理改变的深入理解；另一方面还需要有坚实的儿科重症的基础。ICU是多学科汇总的地点，有心内科、心外科、麻醉科、体外循环科、检验科、营养科和药剂科等多方面的参与，另外当其他脏器出现并发症时，还需要请相关科室会诊。ICU医生需要与多方面沟通，才能获得全面、完善的信息以便指导治疗；同时也应该知道，其他科室的意见往往是基于疾病的某一个方面出发，真正的决策需要结合患儿全身的情况，平衡各脏器制订综合治疗方案。ICU工作是与时俱进的，最先进的监测和生命支持手段往往在ICU内得以体现，这要求医护团队不停地学习，更新自己的知识、技能和理念。不断提高救治能力，才能挽救更多患儿的生命。

（撰写：贺彦　审校：贺彦）

参考文献

[1] 程玺，宋云林. 早期液体负平衡管理在先心病患儿术后中的应用[J]. 中国现代医生，2021，59(32)：188-192.

[2] THOMPSON E J, FOOTE H P, KING C E, et al. A systematic review of the evidence supporting post-operative medication use in congenital heart disease[J]. Cardiol Young, 2021, 31(5): 707-733.

[3] ASLAN N, YILDIZDAS D. Low cardiac output syndrome after cardiac surgery: a life-threatening condition from the perspective of pediatric intensivists[J]. Turk Kardiyol Dern Ars, 2022, 50(4): 284-292.

[4] 汤丽，张春英，李君英，等. 血管活性药物评分在危重症患者中应用的研究进展[J]. 中华危重病急救医学，2022，34(11)：1213-1217.

[5] SMITH H A B, BESUNDER J B, BETTERS K A, et al. 2022 Society of critical care medicine clinical practice guidelines on prevention and management of pain, agitation, neuromuscular blockade, and delirium in critically ill pediatric patients with consideration of the icu environment and early mobility[J]. Pediatr Crit Care Med, 2022, 23(2): e74-e110.

[6] ELASSAL A A, ELDIB O S, DOHAIN A M, et al. Delayed sternal closure in congenital heart surgery: a risk-benefit analysis[J]. Heart Surg Forum, 2019, 22(5): E325-E330.

[7] GOWDA K M, ZIDAN M, WALTERS H L, et al. Peritoneal drainage versus pleural drainage after

pediatric cardiac surgery[J]. World J Pediatr Congenit Heart Surg, 2014, 5(3): 413-420.

[8] SCHMIDT M, BURRELL A, ROBERTS L, et al. Predicting survival after ECMO for refractory cardiogenic shock: the survival after veno-arterial-ECMO(SAVE)-score[J]. Eur Heart J, 2015, 36(33): 2246-2256.

[9] ABUHASSAN H R, ARAFAT A A, ALBABTAIN M A, et al. Postcardiotomy extracorporeal membrane oxygenation in patients with congenital heart disease; the effect of place of initiation[J]. Perfusion, 2023: 2676591231177898.

[10] TUME L N, BALMAKS R, DA CRUZ E, et al. Enteral Feeding Practices in Infants With Congenital Heart Disease Across European PICUs: A European Society of Pediatric and Neonatal Intensive Care Survey[J]. Pediatr Crit Care Med, 2018, 19(2): 137-144.

[11] 王优，肖红，徐军发，等．足月危重新生儿抗凝和纤溶系统变化的研究[J]. 中国优生与遗传杂志, 2002, 10(3): 92-93.

[12] MAKATSARIYA A, BITSADZE V, KHIZROEVA J, et al. Neonatal thrombosis[J]. J Matern Fetal Neonatal Med, 2022, 35(6): 1169-1177.

[13] BURJA S, BELEC T, BIZJAK N, et al. Efficacy of a bundle approach in preventing the incidence of ventilator associated pneumonia(VAP)[J]. Bosn J Basic Med Sci, 2018, 18(1): 105-109.

第 2 节　儿童心脏病术后低心排血量综合征

低心排血量综合征(low cardiac output syndrome, LCOS)简称低心排，其临床特点为心排血量下降及外周脏器灌注不足，是儿童心脏术后的常见现象，其发生率约为 25%，且在各种疾病导致心功能障碍时均可出现。

【诊断与评估】

1. 诊断低心排的“金标准”　可使用肺动脉漂浮导管或者动脉脉搏轮廓分析技术直接监测心排血量。心指数 <2.0L/(min · m^2)定义为低心排。

2. 重视体格检查、评估器官功能　基本的血流动力学监测包括心电监护、有创动脉压力监测，以及中心静脉压、左心房压监测。心排血量下降时外周脏器灌注不足，并非所有患者均表现为低血压，有些血压可正常甚至升高。但此时器官灌注必然减少，出现下列表现：神志改变，烦躁、谵妄、嗜睡等；肾脏灌注减少，尿量减少；皮肤末梢血管收缩，末梢湿冷、花斑；伴随左室射血受阻者出现肺循环淤血，肺部湿啰音增多及粉红色泡沫痰。随着低心排的纠正，器官灌注改善，相应体征会逐渐好转。监测混合静脉氧饱和度(SvO_2)可提供全身即刻氧供、需平衡的依据。动脉血乳酸水平反映一段时间的氧供、需平衡情况，可作为低心排严重程度的判断标准，其变化趋势可作为预后的判断指标。

3. 超声心动检查评估　超声可以快速、直观地评价心脏结构和功能的改变，包括畸形矫治情况、心腔大小及室壁厚度的定量，整体和局部室壁运动情况的评价。左、右心室功能的评估，提供如左室舒张末期内径、射血分数、心输出量、流出道流速等一系列重要的临床参数。

【低心排的原因】

导致心脏外科术后低心排的原因是多方面的，它可能由左心室或右心室收缩或舒张功能障碍引起，并可由于前负荷不足、左心或右心后负荷改变而加重。术中畸形矫治不满意，例如残余分流或残余狭窄，均可增加心脏负担。手术时间过长或心肌保护不佳，会引起较重的全身炎性反应，导致毛细血管渗漏及心肌水肿。术后心律失常、内环境紊乱以及负性肌力药物的应用会减弱心肌收缩力。低血容量状态、外周血管扩张、左心室肥厚、心脏压塞等会造成左心室前负荷减低。低体温、大剂量血管活性药物应用、自主呼吸费力等可造成心脏后负荷增加，以上原因均会加重术后低心排。

【低心排的治疗】

低心排患儿的血流动力学支持至关重要，但只有从根本上解决导致低心排的原因，患儿才能转危为安。对危重患儿需要立即调整心脏泵功能、心脏前后负荷，以及外周脏器功能状态。同时要充分评估畸形矫治情况，排除气胸、心脏压塞等严重并发症，积极寻找病因，为处理原发问题做好准备，甚至有时需在应用心脏辅助装置的情况下进行原发病查找和治疗。

维持血流动力学稳定首先要优化容量状态，维持前负荷处于最佳水平。既要补充容量，防止术后出血造成的低心排；更要避免容量负荷过重，导致心肺水肿加重。因此，确定心室在其压力-容积曲线上的位置对于确定最佳充盈压（中心静脉压、右心房或左心房压力）至关重要。若补充容量后立即出现心动过速缓解、血压及静脉饱和度升高，表明存在容量储备，心室在其压力-容积曲线的上升部分。若缺乏以上反应，表明心室位于其功能曲线的平坦部分，此时容量储备将被耗尽，应从调整心肌收缩力及减轻心脏后负荷方面改善每搏量及心输出量。另外，维持略高胶体渗透压对减轻间质水肿和第三间隙积液，包括心脏、肺间质、外周脏器水肿以及胸腔积液、腹水均有重要作用。白蛋白是胶体渗透压的重要组成部分，具有良好的扩容效果。笔者经验是根据患儿的有效容量状态和血浆渗透压情况，选择给患儿补充不同浓度的白蛋白。

一旦拥有足够的前负荷，就可能需要正性肌力药物来增加心肌收缩力、增加心排血量，改善重要脏器灌注，减少器官衰竭的发生。药物用量应以滴定的方式，根据临床症状，进行个体化调整。为避免正性肌力药物的不良反应，应避免大剂量、长期使用，并在使用期间加强心电、血压监测，及时发现心律失常、脏器灌注不良等不良反应。另外，钙离子对肌原纤维的收缩是必不可少的。新生儿及小婴儿的肌质网发育不良，钙储存有限，从而对血钙水平极为敏感。经中心静脉泵入钙剂可增加周围血管收缩力和平滑肌张力，在心脏术后患儿的管理中至关重要。

另一个提高心输出量的策略是降低心脏后负荷，其作用随着心肌收缩力的减弱而愈加显著。后负荷增加可加重心室射血阻力，如外周血管阻力 >1 500dyn·s/cm^5 提示需要应用扩血管药。对于心排血量处于边缘的患者，应在严密监测下，联合正性肌力药物的同时，使用血管扩张药物，防止低血压的发生。

先心病术后多需要维持略快的心率来保证有效心排量。理想的情况是：窦性心律，婴儿 120~160 次/min，幼儿 100~120 次/min。缓慢性心律失常患者可使用药物（如异丙肾上腺素、肾上腺素、阿托品等）或心内/外膜起搏器的方式提高心率，应尽量采用房室同步的方式，保证心房收缩有效射血功能，可使心排血量增加 20%~30%。儿童心脏术后常见快速室上性心律失常，多数可通过控制体温、加深镇静、稳定内环境和电解质、适当补充容量来改善。低心排患儿的心率增快可能是对每搏量降低的代偿，在未明确原因前，应谨慎使用负性肌力及负性频率药物。持续室上性心动过速如果影响血压和组织灌注仍需引起重视，胺碘酮是我们团队的首选药物。如患儿在深镇静状态，可选择心房超速抑制或同步电复律。频发的室性异位心律在保证电解质稳定的前提下，首选利多卡因。

正压通气（positive pressure ventilation，PPV）是治疗低心排状态的又一宝贵工具。PPV 可增加胸内压，从而降低全心室后负荷，这对心肌收缩功能受损及存在过度负压呼吸的患者（如肺水肿或气道疾病）特别有利。PPV 的另一个好处是当心输出量有限时，可降低呼吸肌做功。此时，有限的心输出量可能被重新分配至其他重要器官，例如脑和心肌。同时给予适当镇痛、镇静、抗谵妄治疗，可进一步降低心脏及外周组织氧耗。

当经过容量管理、正性肌力药物、优化后负荷及正压通气等治疗后，低心排状态仍无改善者，应开始考虑机械循环辅助治疗。机械辅助可减少正性肌力药物的心肌损伤，减少心脏做功，使心肌充分休息恢复功能；同时利用机械辅助方式增加心排血量以满足外周脏器灌注，减少外周器官功能障碍。儿科常选用体外膜肺氧合（ECMO）作为首选的机械辅助方式。心脏手术后直接开胸，正中 ECMO 辅助能达到最好的辅助疗效。

低心排时肾脏灌注减少，急性肾损伤及肾功能不全发生率高。常规利尿效果不佳时，可通过增加利尿剂的剂量，联合不同作用机制的利尿药物，持续泵入联合单次冲击的给药方式来改善患儿尿量。当利尿剂抵抗、心肺液体超负荷、组织器官灌注不足、酸中毒时，应积极行肾脏替代治疗。儿科常用的透析方式为腹膜透析和连续性静脉-静脉血液滤过透析。

另外，低心排患儿应注意纠正贫血，对于接受心脏病手术的新生儿，术后 Hb<110g/L，宜给予输注红细胞。对于接受复杂心脏病手术，或接受姑息性手术的除新生儿以外的其他患儿，术后 Hb<100g/L 时，宜输注红细胞。对于接受简单畸形心脏病手术的除新生儿以外的其他患儿，术后 Hb<80g/L 时，宜输注红细胞。预计 3 日内不能经口摄食，或术前存在营养不良及营养不良风险患者，建议营养支持治疗。血流动力学相对稳定，48h 内开始早期管饲肠内营养（enteral nutrition，EN）。EN 不耐受或不达标者建议联合补充肠外营养。最后，低心排患者要严密监测感染指标，积极寻找病原微生物学证据，及时发现并控制感染，避免感染对心功能的进一步损害。

【学术拓展】

多篇文献报道年龄是患儿术后发生低心排的危险因素，但给出的时间节点不同，从 4 岁到新生儿均有报道，可能与各中心收治患儿的实际情况有关。不同年龄层与先心病术后 LCOS 的关系有待进一步研究。

Jacobs 等总结了美国胸外科学会先天性心脏数据库的数据，2007—2011 年北美地区先心病患儿约有 1/3 再次手术，而再次手术后 LCOS 的发生率明显增加。

体外循环（cardiopulmonary bypass，CPB）持续时间越长，患儿术后 LCOS 的风险越高，但 CPB 持续时间超过哪个节点对临床有更大的预警作用还不能得出准确结论。Drennan 等发现，主动脉阻断时间大于 45min 术后发生 LCOS 的风险较高。在主动脉阻断期间，心肌处于抑制、缺血和缺氧状态。主动脉开放后，心肌再灌注引起全身炎症和内皮细胞活化，导致细胞内氧自由基和钙超载，造成心肌细胞损伤，影响心脏的收缩和舒张功能。

术后残存分流是儿童先心病术后常见的并发症，主要发生在伴有严重肺动脉高压的心内畸形患儿中，这些患儿大多病情严重，基础心功能较差。残存分流引起的血流动力学异常也可加重心肌损伤，最终导致 LCOS。

低心排患儿心肌损伤后心肌肌钙蛋白 I（cTnI）水平迅速升高，有文献显示肾上腺髓质中段肽（MR-proADM）单独或联合其他指标可作为先心病患者手术后心脏生物标志物的预测指标。

研究显示，LCOS 是心脏手术后预后不良的危险因素。通过严格监测心输出量指标，早期诊断 LCOS，早期发现病因，有助于降低死亡率，改善预后。手术中谨慎操作，以减少残余解剖问题，避免第二次手术，缩短体外循环时间及主动脉阻断时间，提高 LCOS 的围手术期识别和处理水平，可改善预后。

（撰写：冯昱　审校：贺彦）

参考文献

[1] CHANDLER H K，KIRSCH R. Management of the low cardiac output syndrome following surgery for congenital heart disease[J]. Curr Cardiol Rev，2016，12（2）：107-111.

[2] EPTING C L，MCBRIDE M E，WALD E L，et al. Pathophysiology of post-operative low cardiac output syndrome[J]. Curr Vasc Pharmacol，2016，14（1）：14-23.

[3] WANG P，FU C，BAI G，et al. Risk factors of postoperative low cardiac output syndrome in children with congenital heart disease：a systematic review and meta-analysis[J]. Front Pediatr，2023，10：954427.

[4] MILLS K I，COSTELLO J M，ALMODOVAR M C. A Review of systemic vasodilators in low cardiac output syndrome following pediatric cardiac surgery[J]. Curr Vasc Pharmacol，2016，14（1）：29-36.

[5] LEVIN A，PARET G. Levosimendan[J]. J Pediatr Intensive Care，2013，2（3）：95-103.

第 3 节　儿童心脏病术后毛细血管渗漏综合征

毛细血管渗漏综合征（capillary leak syndrome，CLS）定义：存在诱发因素，同时出现全身进行性水肿，有效循环血容量下降，伴有腹水、胸腔积液、尿量减少、体重增加等临床表现。实验室检查提示：血清白蛋白明显降低，红细胞压积增加，氧合指数降低。胸部影像学可提示肺间质渗出性改变。

【危险因素】

1. 年龄　新生儿、婴儿体外循环后炎症反应更重，补体（complement）激活更明显，加之血管通透性原本就高，故新生儿及婴儿渗漏会更加严重。

2. 体外循环（cardiopulmonary bypass，CPB）时间及低温　CPB本身可激发系统炎症反应，而低温更会加重炎性反应，释放更多细胞因子，从而引发一系列不同程度的渗漏表现。

3. 发绀型先心病　发绀型先心病术前红细胞压积代偿性增高，CPB下，血液发生了稀释，血管通透性可能随之增加；术前低氧会导致更多炎性因子的产生，在两者共同的影响下，渗漏风险增加。

【发病机制】

1. 血清学原因　细胞因子介导，如白细胞介素6（interleukin 6，IL-6）、白细胞介素17（interleukin 17，IL-17）等；炎症因子释放，如肿瘤坏死因子α（tumor necrosis factor-α，TNF-α）（TNF可启动炎症风暴）；血管生成素2（angiopoietin-2，Ang-2）作用于血管内皮细胞，可增加血管通透性；补体C_1酯酶抑制物明显减少，而补体可促进蛋白水解使毛细血管进一步扩张。

2. 血管内皮通透性　糖萼（glycocalyx）可在细胞因子的刺激下发生脱落及退化，血管内皮完整性降低，通透性增加。血管内皮钙黏蛋白减少，黏着连接的完整性降低，微血管通透性增加。

【临床危害】

渗漏累及多个器官及其功能，可表现为低心排血量综合征、肺水肿、肺出血、凝血功能异常、急性肾损伤、消化道出血等。

【临床治疗】

（一）渗漏早期

容量补充：这部分争议较大，部分研究认为晶体输注虽然短期可提高血容量，但很快会渗漏至组织间隙，不能稳定、有效地增加血管内容量。针对胶体，部分中心认为白蛋白不能有效增加胶体渗透压，因为白蛋白可能通过增大的血管细胞间隙流至组织间隙并停留在此，故不建议应用白蛋白。部分中心更推荐羟乙基淀粉作为扩容胶体使用。笔者经验是考虑到羟乙基淀粉的肾脏影响，仍以白蛋白输注为主，联合平衡盐液等晶体输注后，大部分患儿低灌注情况可得到改善。监测血清乳酸值可指导补充容量。

药物支持：若液体复苏效果差，需及时应用血管活性药物支持治疗，必要时可使用去甲肾上腺素和垂体后叶素。本中心常规使用糖皮质激素，以减少炎症反应，减轻渗漏。利尿时需采用持续静脉泵入小剂量呋塞米0.2~0.3mg/（kg·h）方式。谨慎单次利尿，以免循环波动，加重灌注不足。

呼吸支持：有中心建议使用压控模式。笔者经验是常规使用SIMV（PRVC）+压力支持，潮气量6~8ml/kg，PEEP 4~6cmH_2O，及时复查血气，调整呼吸机参数，避免低氧血症和呼吸性酸中毒。

胸腔积液、腹水处理：积极处理胸腔积液、腹水，放置胸、腹腔引流管，可逆转由胸腹压增加导致的低心排，从而缓解渗漏症状。

肾脏替代治疗：当水肿加重、乳酸升高、无尿时，应积极启用腹膜透析。本中心腹透液多选用G4.25%乳酸盐，10~20ml/（kg·次），多数从每2h一次开始。当患儿出现炎症风暴、严重渗漏时，腹膜透析能力减弱，可选用连续性肾替代治疗（continuous renal replacement therapy，CRRT），能快速、有效清除炎性因子及毒素，减低毛细血管通透性，改善渗漏。

保护肝、肾功能：监测肝酶、肌酐、尿素氮等指标，必要时加用保肝药物。

（二）渗漏恢复期

当渗漏从急性期转为恢复期时，血压逐渐稳定，容量依赖减少。ICU医生应注意识别恢复期，这时不能继续大容量补液，需限制入量。予小剂量20%白蛋白输注及利尿，尽快减轻组织水肿。

【临床实践】

新生儿体重2.2kg，足月小于胎龄儿。因法洛四联症在体外循环下行法洛四联症矫治术，

CPB 时间 130min，主动脉阻断时间 86min。返回 ICU 后循环波动明显，后持续低血压，胶体容量依赖，全身逐渐水肿。床旁超声心动检查未提示异常。加用去甲肾上腺素后，血压逐渐平稳。但尿量仍少，小剂量应用持续利尿效果差，乳酸升高趋势。术后当晚床旁放置腹膜透析管，透析方案为 10ml/(kg·次)，每小时 1 次，入 30min，出 30min，观察腹膜透析效果。腹透后尿量逐渐增加，乳酸下降。术后第 3 日起，患儿容量依赖减少，血压稳定，停用腹膜透析治疗。术后 1 周左右，患儿全身水肿改善。患儿术后住 ICU 时间 27 天，带管时间 140h。

本例为低体重、足月小样儿，术后早期发生毛细血管渗漏综合征。当患儿出现急性期渗漏时，往往发展迅速，累及多器官功能。本例患儿出现了低心排血量综合征及毛细血管渗漏综合征，及时应用腹膜透析后，效果显著，尿量逐渐增加，代谢好转。根据笔者经验，既往有病例发现，延迟腹膜透析会影响透析效果，随着腹膜及肠道水肿加重，腹膜的交换能力下降，最终即使应用了腹膜透析，也难以达到良好的效果。故严重渗漏的患儿，病情发展迅速，可累及多器官，腹膜透析需早期启用。

（撰写：张汀洲　审校：贺彦）

参考文献

[1] 高耸云．新生儿毛细血管渗漏综合征临床特点与治疗体会[J]．中国实用药，2020，15(35)：98-99.

[2] WOLLBORN J，ZHANG Z，GAA J，et al. Angiopoietin-2 is associated with capillary leak and predicts complications after cardiac surgery[J]. Ann Intensive Care，2023，13(1)：70.

[3] 何小军，舒强，谈林华．婴幼儿体外循环术后毛细血管渗漏的危险因素[J]．中华急诊医学杂志，2008，17(6)：642-645.

[4] KRISPINSKY L T，STARK R J，PARRA D A，et al. Endothelial-dependent vasomotor dysfunction in infants after cardiopulmonary bypass[J]. Pediatr Crit Care Med，2020，21(1)：42-49.

[5] 封志纯．毛细血管渗漏综合征[J]．中华妇幼临床医学杂志(电子版)，2012，8(2)：116-120.

第 4 节　儿童心脏病术后呼吸系统管理

一、知识要点

【呼吸机参数设置】

根据笔者经验，通常应用 SIMV(PRVC)+压力支持模式，预设参数一般为潮气量 6~8ml/kg，呼吸频率为：<3 个月 35~40 次 /min；3~12 个月 30~35 次 /min；1~3 岁 25~30 次 /min；3~6 岁 22~25 次 /min；6~12 岁 16~22 次 /min；12~18 岁 12~16 次 /min；>18 岁 12 次 /min。PEEP 4cmH$_2$O(Fontan 手术、Glenn 手术起始 0~2cmH$_2$O)，吸呼比(I：E)为 1：(1.5~2.0)，压力支持 10cmH$_2$O。

【拔管指征】

循环稳定，血管活性药物剂量不大；呼吸机参数 FiO$_2$≤0.4，PEEP≤4cmH$_2$O，辅助呼吸次数≤8 次 /min。血气分析：根治患儿 PaO$_2$≥75mmHg，PaCO$_2$≤45mmHg，pH 7.35~7.45。患儿意识清醒，自主呼吸及咳嗽反射较好；气道分泌物少，无严重肺部并发症。

【呼吸机试停步骤】

SIMV 模式，呼吸机次数每隔半小时减 4 次 /min，最后可降至 4~8 次 /min，过渡至 CPAP 模式，半小时后复查血气判断。减次数过程中监测：经皮氧饱和度、心率、血压、左心房压、右心房压、尿量、神志、自主呼吸次数和强度、每分通气量等。如该过程中出现心率增快，左、右心房压升高，尿量减少等循环改变，或自主呼吸浅慢或费力，即使复查血气满意，也应谨慎判断拔管指征。特殊情况下，例如术前侧支多、术中体外循环管路左心吸引回血多、BT 管道较粗，在减呼吸次数前，先逐步减 PEEP，观察痰色、痰量、尿量等。早产、低体重儿如存在呼吸中枢发育不完善，脱机时可应用咖啡因等呼吸兴奋剂。

【二次插管指征】

严重呼吸费力，严重低氧和 / 或呼吸性酸中毒；意识模糊，呼吸无力、咳痰无力，有误吸风险；心率快、末梢凉、尿量明显减少等血流动力学不稳定；无创呼吸支持 >48h 仍无改善，不能脱机者。

【特殊情况分析】

1. 低氧　术后肺间质水肿、围手术期肺炎、气胸、胸腔积液等肺部并发症均可导致低氧。婴幼儿术后低氧比例较高，结合病史、胸部 X 线片及肺部超声，多数可明确原因。如肺间质水肿，通过液体负平衡、适当增加 PEEP，结合俯卧位通气，大部分可在术后 24~48h 得到缓解。如患儿术前 1 个月内合并呼吸道感染，术后低氧可能持续时间较长，术后需要积极查找病原微生物，对因治疗。如合并气胸或胸腔积液，需充分引流。新生儿期术后低氧可补充肺表面活性物质。除上述常见原因外，持续低氧还需从心脏大血管角度思考，比如导致肺动脉前向血流减少的情况、心内外右向左分流等，应积极行超声心动图检查。Fontan 及 Glenn 术后低氧，与多种因素相关，若肺动脉压力较高，可静脉用曲前列尼尔配合口服内皮素受体拮抗剂、磷酸二酯酶抑制剂等。无论何种原因导致的低氧，P/F<100 时，我们视为拔管的禁忌。

2. 气道压升高　所有术后低氧相关的肺部因素，都可能同时伴或不伴有气道压升高，故术后气道压增高，也应积极检查，明确病因，对症治疗。带管患者突发气道压升高，可先通过以下步骤进行排查：明确气管插管位置、排除呼吸机管路多余水分、充分吸痰、加深镇静避免患儿频繁呛咳等。

3. 肺不张　临床上局部肺不张往往不会表现出明显低氧。通过体位引流、体疗和灌洗吸痰可改善，如持续存在，需行纤维支气管镜检查和治疗，排除痰栓、异物和气道畸形。若发现有气道受外压的情况，需行增强 CT 明确压迫的原因。

4. 血痰　先心病患儿术后，少部分早期出现血痰，可能与侧开胸手术操作损伤有关，也有些是体外循环术后肺损伤。通过强心利尿、给予止血药后，出血多可停止。但部分患儿因解剖结构问题出现血痰，需通过增强 CT 明确诊断，如肺静脉梗阻；部分血痰患儿因体肺血管侧支较多，需行导管介入封堵侧支，方能解决血痰问题。长期气管插管、营养状态不佳、严重肺部感染的患儿，出现血痰时需注意侵袭性肺曲霉菌的感染，此类真菌具有血管侵袭性，气管镜检查时需警惕气道大出血，不要反复刺激病灶以免发生大咯血，咯血严重会导致窒息死亡。

5. 喉头水肿　多在拔管后数分钟开始出现吸气性呼吸困难，数小时后逐渐缓解，等待过程的治疗包括：①体位：肩部垫高，打开上气道；②镇静，避免患儿烦躁后继续加重；③静脉、雾化应用激素，严重者可雾化 1∶10 000 肾上腺素；④加强利尿；⑤必要时应用无创呼吸支持。绝大多数可避免再次插管。

6. 声门下损伤　往往表现为无法完全缓解的吸气性呼吸困难，症状时轻时重，常规治疗喉头水肿方案无明显效果，二氧化碳可随症状而变。行纤维支气管镜和气道 CT 成像检查通常可见声门及声门下肿胀或被破坏的组织，大部分患儿最终需再次气管插管，二次插管时可明显感觉气道狭窄，正常内径插管难以顺畅通过。考虑选用小（0.5~1.5 号）插管，备气管切开。等待水肿及炎症消退，通常二次插管后 3~5 日，再尝试脱机拔管。

7. 气道软化和狭窄　除了真正的气管环畸形外，大部分气道问题均可随着患儿年龄增长而逐渐缓解，故对于存在严重气道软化或狭窄的患儿，心脏畸形允许的情况下，可等到患儿年龄稍大再行手术治疗。目前我中心复杂先心病患儿及小月龄患儿，术前常规行气道 CT 重建，明确患儿气道情况。局部严重狭窄软化的气管可行气管成形术或外固定术。

8. 膈肌功能障碍　膈神经损伤是导致膈肌功能障碍的主要原因。当患儿术后出现呼吸机依赖，脱机时出现膈肌矛盾运动，在排除心脏相关原因后，需考虑膈肌功能障碍。出现膈肌功能障碍时，自主呼吸下行床旁胸部 X 线检查，可发现患侧膈肌较健侧抬高 2 个肋间及 2 个肋间以上，行床旁超声时可提示患侧膈肌运动减弱或消失。一部分学者认为，膈肌功能障碍可通过等待观察来确定手术时机；但目前大部分中心，包括笔者经验认为，如果膈肌功能障碍已影响呼吸机撤离，需早期行手术干预。

二、临床实践

【病例 1】

新生儿，因先天性心脏病、法洛四联症行根治手术。术前患儿氧饱和度 78%~80%，术中过程顺利，术后入监护室提示低氧血症，行超声心动检查排除心脏矫治问题。胸部 X 线片未提示胸腔积液、肺不张及明显肺水肿。进行床旁肺部超声检查提示患儿背部分区弥漫 B 线（图 6-1），合并部分肺实变，前胸部分基本 A 线为主。强心、利尿维持循环稳定的基础上，决定予俯卧位通气，循环稳定下，俯卧位持续 4h/ 次，一日 3 次，首次俯卧位 4h 后再次复查肺部超声，背部大部分 B 线消失（图 6-2）。术后第 2 日，患儿血氧升高至正常，予拔除气管插管，患儿呼吸平顺，氧合正常。

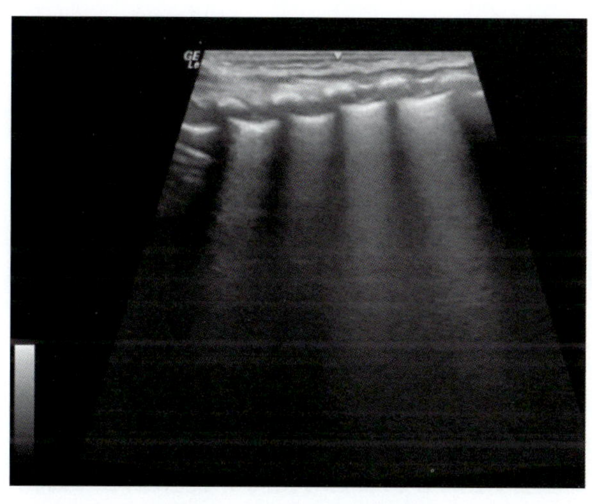

图 6-1　术后入室肺部超声

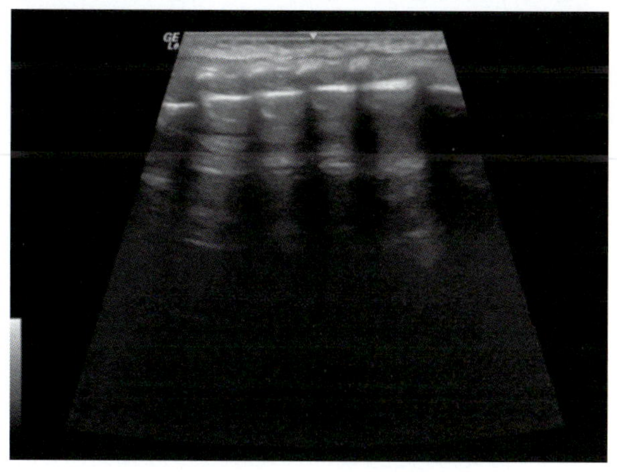

图 6-2　俯卧位 4h 后同区域肺部超声

【病例 2】

2 个月男婴，3kg，试管婴儿，双胎之大，因“多发室间隔缺损，室间隔发育不良，心肌致密化不全”收入院，第一次手术行肺动脉环缩术，后因脱机困难、二尖瓣反流加重，重新评估后，于首次术后第 63 日行室间隔缺损修补 + 二尖瓣成形术，二次手术后第 3 日拔除气管插管，但因新型冠状病毒及肺部多重耐药菌感染导致呼吸衰竭，于二次术后第 5 日再次行气管插管。此时患儿距第一次手术已经过 68 天，营养状态较差，感染重，消化道出血，不宜再进行反复呼吸锻炼。于是在二次术后第 13 日（本次气管插管后 1 周）行气管切开术。患儿循环逐渐平稳，胃肠道功能恢复，开始经口喂养，随之感染控制，呼吸功能加强。于气切术后第 6 日拔除气切管路，患儿恢复良好，康复出院。

三、学术拓展

俯卧位通气作为肺保护性策略的一种手段，在重症监护室被广泛应用。其原理是促进肺复张、改善肺通气 / 血流比和顺应性，使肺泡通气更均衡。在病例 1 中，患儿术后循环稳定，但低氧明显，结合肺超声可知，患儿肺背部分区在仰卧位时通气较差、肺水明显，而俯卧位后肺背部分区通气明显改善，血氧随之升高。由此可见，俯卧位通气对先心术后低氧患儿的血氧改善作用显著，提示我们当患儿循环稳定后，我们可以把俯卧位通气策略作为改善先心术后低氧的重要手段之一。

对于气管切开的时机，目前还没有定论，大多数中心一般是在气管插管后 7~14 天时考虑气管切开，目的是更好地进行气道管理，减少气管插管造成的呼吸道黏膜损伤，而且有助于呼吸锻炼及肠内营养。我中心建议，若拔管或脱机失败两次，并考虑 7 天之内难以再脱机者，考虑行气管切开术。

（撰写：张汀洲　审校：贺彦）

参考文献

中华医学会儿科学分会新生儿学组，中华儿科杂志编辑委员会．早产儿呼吸暂停诊治专家共识（2022 版）[J]．中华儿科杂志，2022，60（7）：627-632.

第 5 节　儿童心脏病血管活性药物应用实践

一、知识要点

心胸外科术后早期会诱发机体释放细胞因子，从而刺激全身产生炎性反应，这一过程持续大概 48h，可导致心功能下降。因此，术后合理使用血管活性药物可维持患者血流动力学稳定及保证终末器官的灌注。心输出量是决定器官灌注的重要因素，心输出量是心脏每搏量与心率的乘积，而每搏量是由心脏前负荷、心肌收缩力及心脏后负荷决定的。血管活性药物可影响心输出量四种成分中的任何一种：正性肌力药物可加强心肌收缩力，增加每搏容量；血管收缩药物可增加周围血管阻力，使血压升高到理想水平；血管扩张药物可使周围动静脉舒张，降低外周血管阻力，从而减轻左、右心室负担。最后，可通过优化心率数值，使心脏适度充盈又能频繁射血，以维持足够心输出量。

二、临床实践

【正性肌力药物】

1. 多巴酚丁胺　多巴酚丁胺是一种合成的拟交感神经儿茶酚胺，主要激动 β_1 受体，对 β_2 受体及 α 受体作用较小。它具有适度的正性肌力作用，引起外周血管及肺血管阻力降低，并增加心率。这种增加心肌收缩力和减少后负荷的作用对于多数心脏术后的患者是有益的。因此，多巴酚丁胺通常用于治疗轻到中度低心排血量状态。然而，多巴酚丁胺的作用通常会受到心动过速或快速性心律失常的限制。起始剂量为 2~5μg/（kg·min），逐渐加量至 8~10μg/（kg·min）或达到满意的心率水平。

2. 异丙肾上腺素　异丙肾上腺素是心脏 β_1 受体及外周血管 β_2 受体激动剂，对 α 受体几乎无作用。可导致心率增快、心肌收缩力增加、心输出量和心肌耗氧量增加。还可作用于支气管和血管平滑肌 β_2 受体，引起支气管平滑肌松弛，骨骼肌血管明显舒张，肾、肠系膜血管及冠状动脉亦不同程度舒张，从而血管总外周阻力降低。同时促进糖原和脂肪分解，增加组织耗氧量。一般应用于治疗术后房室传导阻滞及心动过缓，不推荐用于治疗术后心肌功能障碍，尤其是缺血性心脏病患者。

3. 米力农　米力农通过抑制 cAMP 降解酶（磷酸二酯酶）的活性，使细胞内 cAMP 水平增加，从而导致心肌收缩力增加，心脏舒张功能改善，外周及肺血管阻力降低，对心肌耗氧量影响很小。由于血管的舒张，应用期间可能会出现血压下降以及心率增快，通常需要适当补充容量并与血管收缩药物联用，例如多巴胺或肾上腺素。由于作用机制不同，联合给药可产生协同效应，对治疗术后低心排血量非常有效。米力农的静脉应用范围为 0.375~0.75μg/（kg·min）。

4. 左西孟旦　左西孟旦是一种吡啶酮 - 二腈衍生物，是被称为钙增敏剂的新药中的一种。其作用机制是通过以钙依赖方式与心肌肌钙蛋白 C 结合，增加心肌细胞对钙离子敏感性，在增加心肌收缩力的同时不影响心室舒张。此外，左西孟旦通过开放血管平滑肌的 ATP 敏感性钾离子通道，从而诱导全身和冠状动脉阻力血管以及全身静脉容量血管舒张。左西孟旦在治疗急性失代偿性心力衰竭、感染性休克的抢救、脱离循环机械辅助患者及脱离正性肌力药物患者中被证明是有效的。其输注起始剂量为 0.1μg/（kg·min），观察患者用药反应，如出现低血压及心动过速，可将输注速度减至 0.05μg/（kg·min）或停止给药，若耐受性好且需要增强血流动力学效应，可增加剂量至 0.2μg/（kg·min）。

5. 洋地黄类药物　洋地黄类药物的作用机制是抑制心肌细胞和心脏传导组织的 Na^+-K^+-

ATP 酶，抑制钾离子内流，增加细胞内钠离子浓度，钠钙交换增加，心肌细胞内钙离子浓度增加，产生正性肌力、负性频率和负性传导作用。大部分荟萃分析报道，洋地黄会降低心房颤动患者及心房颤动合并心力衰竭患者死亡风险。因此，对于低心排合并心房颤动患者，在其他药物控制心室率效果不理想时可使用洋地黄，否则不推荐应用洋地黄治疗术后急性低心输出量。目前临床应用较多的是中效类的地高辛和速效类的去乙酰毛花苷。电解质紊乱包括低钾血症、高钙血症及低镁血症是洋地黄类药物致心律失常作用的主要危险因素。婴幼儿心率低于 100~120 次 /min，应暂停使用。

西地兰及地高辛酏剂应用剂量：①西地兰 8~10μg/（kg· 次），以 5% 葡萄糖 5ml 稀释后静脉缓慢注射，必要时 6~8h 给药一次；②地高辛酏剂（1ml=50μg）0.07ml/（kg·次），即 3.5μg/（kg·次），一天 2 次，口服。

【血管收缩药物】

1. 多巴胺　多巴胺可激动交感神经系统肾上腺素受体和位于肾、肠系膜、冠状动脉、脑动脉的多巴胺受体，其效应为剂量依赖性。低剂量即 1~3μg/（kg·min）时，主要作用于肾、肠系膜、冠状动脉和脑循环中的多巴胺受体，导致这些血管舒张，肾血流量及肾小球滤过率增加，尿量及钠排血量增加。中等剂量即 3~10μg/（kg·min），能直接激动 β_1 受体及间接促使去甲肾上腺素自储藏部位释放，对心肌产生正性肌力作用，使心肌收缩力及每搏量增加，最终使心排血量增加、收缩压升高、脉压差可能增大，舒张压无变化或有轻度升高，外周血管阻力常无改变，冠状动脉血流及氧耗改善。大剂量即 >10μg/（kg·min）可激动 α 受体，导致大多数血管床收缩，心动过速，血压升高，SVR 升高。总之，多巴胺适用于心肌收缩力减弱、尿量减少而血容量已补足的休克患者。

2. 肾上腺素　肾上腺素是从肾上腺髓质释放的自然产生的儿茶酚胺，直接作用于 α 受体和 β 受体。在低剂量即 <0.02μg/（kg·min）下，肾上腺素主要激活心脏中的 β_1 受体和骨骼肌血管中的 β_2 受体，引起心肌收缩力、耗氧量、心指数、心率均增加，而血管阻力常降低，肾脏和肠系膜血流增加。高剂量时，β_2 受体效应消失，β_1 和 α 受体刺激占主导地位，导致进一步的正性肌力及变时作用，结果血压升高，代价则是心肌耗氧量增加，肺动脉压升高，血管阻力显著增加。血管收缩、心动过速、心律失常和高乳酸血症限制了高剂量肾上腺素应用。此外，肾上腺素还能引起组织对葡萄糖的摄取，抑制胰岛素释放，从而导致高血糖。尽管如此，肾上腺素仍是治疗中度低心排血量综合征的首选，与血管扩张剂（如硝酸甘油）联用，高剂量肾上腺素引起的血管收缩可能会随着整体血流动力学状态的改善而减轻。

3. 去甲肾上腺素　去甲肾上腺素是一种内源性儿茶酚胺，主要刺激 α 受体和 β_1 受体，对 β_2 受体作用很小，这引起心肌收缩力增加及外周血管收缩，从而导致心排出量增加，心肌灌注增加，心脏耗氧量增加。血管收缩效应导致血压升高，并通过迷走神经反射作用引起心率保持不变或轻度下降。高剂量应用时，由于引起内脏及外周血管强烈收缩，可能导致肾功能不全、肠灌注不足及肢体缺血。不同器官系统的血流灌注改变，很大程度上取决于 α 受体的相对浓度。血流重新分布，从而增加心脏和大脑的灌注，而流向骨骼肌、皮肤和内脏的血流减少。去甲肾上腺素比肾上腺素更不容易引起心律失常。这些特性使去甲肾上腺素适用于治疗严重的低输出量状态，起始剂量为 0.02μg/（kg·min），可根据需要增加，使用时应在最短的时间内以最低的有效剂量给药，目的是使患者的血压恢复到略低于正常血压水平。为避免内脏器官血流灌注不足和肢体缺血，在应用大剂量儿茶酚胺类药物之前，应完成足够的容量负荷。去甲肾上腺素与血管扩张剂，如磷酸二酯酶抑制剂（即米力农）或硝酸甘油联合使用，可进一步改善心指数，已被证明有助于体外循环患者的撤机。

4. 血管加压素　血管加压素是一种天然的内源性肽激素，它从垂体后叶腺被释放，通过激活位于血管平滑肌细胞上的 V1a 受体诱导血管收缩。但是由于其非选择性受体亲和性，也激活

V2（位于肾小管集合小管）和V1b（位于垂体前叶和胰腺）受体，从而具有抗利尿、血小板活化及促凝特性，还可交叉激活催产素受体。特立加压素是人工合成的血管加压素类似物，对V1受体具有更高的亲和力，因此潜在的不良反应更小。体外循环心脏术后血管舒张性休克主要归因于精氨酸加压素的相对缺乏，单独或与传统儿茶酚胺药物组合使用对此安全、有效。儿童起始剂量为0.000 4U/（kg·min），可与儿茶酚胺类血管收缩剂联用以控制分布性休克，并可减少去甲肾上腺素的应用剂量，不显著增加肺血管阻力。临床研究表明，成年患者分布性休克使用儿茶酚胺联合血管加压素或类似物可减少心房颤动发生率和肾脏替代治疗需求，但会增加肢端末梢缺血的发生率。

【血管扩张药物】

1. 硝酸甘油　硝酸甘油可释放一氧化氮（NO），激活鸟苷酸环化酶，使平滑肌和其他组织内的鸟苷酸（cGMP）增多，引起血管扩张。硝酸甘油在低剂量时优先扩张静脉容量血管，高剂量时也可扩张阻力血管。这个过程中，患者心率可能增加，心脏后负荷降低，这对心肌代谢是有利的。硝酸甘油还可降低冠状动脉血管痉挛倾向，改善乳内动脉和桡动脉血流速率。儿童输注剂量为0.1~5μg/（kg·min），从小剂量开始使用，直到达到预期的血压水平。硝酸甘油起效快，停药后药效迅速消失。使用时需连续监测血压变化。其不良反应包括头痛、面部潮红和心动过速。

2. 硝普钠　硝酸甘油虽有其优点，但在控制心脏术后高血压方面往往不够有效，至少15%患者可能无法提供足够的血压控制。硝普钠是一种高效且速效的药物，通过扩张动脉和静脉容量血管起作用。通常以0.1μg/（kg·min）的剂量开始使用，逐渐向上滴定，直到达到预期的降压目的，推荐的最大剂量为10μg/（kg·min）。硝普钠使用时间应尽量缩短，以免氰化自由基堆积。氰化物中毒的特点包括代谢性酸中毒、药物速敏反应、昏迷、反射消失、瞳孔扩大、肤色呈粉红色等。

3. 血管紧张素转换酶抑制剂　此类药物以卡托普利为代表，为竞争性血管紧张素转换酶抑制剂，使血管紧张素Ⅰ不能转换为血管紧张素Ⅱ，从而减低外周血管阻力，但对心率影响不大。因此，对于术后心功能受损的高血压患者，此类药物的应用是有价值的。当患者能够口服药物时，可加用卡托普利或其他ACEI类药物控制血压。当给肾功能不全患者应用此类药物时，应密切灌注血清肌酐水平。

三、治疗体会

当心血管系统不能维持足够的器官灌注以保障循环时，正性肌力药物和血管活性药物支持可以挽救休克状态下的生命。精准选择血管活性药物，使药理作用与潜在的病理生理相匹配，可以优化血流动力学，减少不良反应。血流动力学治疗效果的评估，应通过患者临床表现及血流动力学参数的组合来实现。临床上常用血管活性药物评分（vasoactive inotropic score，VIS）或血管活性药物-通气-肾（vasoactive-ventilation-renal，VVR）评分等对血流动力学支持程度进行量化，以预测患者预后，同时可作为是否需要机械辅助的指征之一。当药物支持剂量过大时，应积极考虑机械辅助，以免造成脏器损害，错过机械辅助最佳启动时机。

（撰写：冯昱　审校：贺彦）

参考文献

[1] 龚霄雷，朱丽敏，刘玉洁，等．儿童先天性心脏病为暑期监测与血管活性药物应用现状的多中心调查[J]. 中国体外循环杂志，2019，17(3)：132-136.

[2] JENTZER J C，COONS J C，LINK C B，et al. Pharmacotherapy update on the use of vasopressors and inotropes in the intensive care unit[J]. J Cardiovasc Pharmacol Ther，2015，20(3)：249-260.

[3] PETTY M，KOPP K. Managing vasoactive medications following cardiothoracic surgery[J]. Crit Care Nurs Clin North Am，2019，31(3)：349-366.

[4] JENTZER J C，HOLLENBERG S M. Vasopressor and inotrope therapy in cardiac critical care[J]. J Intensive Care Med，2021，36(8)：843-856.

[5] 胡耀,王粮山,张帅,等.血管活性药物评分在危重症患者中临床应用现状[J].中国体外循环杂志,2023,21(3):189-192.

第 6 节　儿童心脏病术后的镇痛与镇静

一、临床要点

【镇静镇痛目的】

疼痛会对儿童的各个系统产生不良的影响,远期甚至会对生长发育以及身心健康带来负面影响,因此镇痛与镇静成为 ICU 患儿治疗的最基本环节之一。心脏术后的镇痛与镇静的目的和意义主要在于:降低心脏手术及术后疼痛的应激反应,降低患儿对氧的需求及消耗,使需要机械通气的患儿实现人机同步,有利于危重症患儿维持血流动力学的稳定,也是较为频繁的各种检查和操作的需要。对于有镇痛镇静需求的患儿,首先应给予足够充分的镇痛治疗。应用肌肉松弛药液之前,更需要先给予充分的镇痛与镇静药物。

【管理方式】

镇痛与镇静药物均可单独使用,也可联合应用或与抗焦虑药物同时应用。主要有两种应用方式,一种为微量注射泵持续泵入,心脏术后可选择对血流动力学影响小的阿片类药物,均可提供足够的疼痛控制,如舒芬太尼、芬太尼、吗啡等;其次为年长儿及成人的自控镇痛,镇痛泵给药安全、有效,但相对易出现恶心、呕吐等不良反应表现。

【疼痛与镇静状态评估】

1. 镇静评估的舒适度评分法　该评分对各年龄段患儿均适用(表 6-1)。

表 6-1　镇静评估的舒适度评分法

项目	1 分	2 分	3 分	4 分	5 分
警觉程度	深睡眠	浅睡眠	嗜睡	完全清醒和警觉	高度警觉
平静或激动	平静	轻度焦虑	焦虑	非常焦虑	惊恐
呼吸反应	无咳嗽或无自主呼吸	偶有自主呼吸,对机械通气无对抗	偶有咳嗽或人机对抗	人机对抗活跃,频繁咳嗽	严重人机对抗、咳嗽或憋气
身体活动	无自主活动	偶有轻微活动	频繁轻微活动	四肢有力活动	躯干及头部有力活动
血压(平均动脉压)	低于基础值	始终在基础值	偶尔升高 >15% 或更多(观察期间 1~3 次)	频繁升高 >15% 或更多(观察期间 >3 次)	持续升高 >15%
心率	低于基础值	始终在基础值	偶尔升高 >15% 或更多(观察期间 1~3 次)	频繁升高 >15% 或更多(观察期间 >3 次)	持续升高 >15%
肌张力	肌肉完全放松,无张力	肌张力减低	肌张力正常	肌张力增加,手指和脚趾弯曲	肌肉极度僵硬,手指和脚趾弯曲
面部紧张程度	面部肌肉完全放松	面部肌肉张力正常,无面部肌肉紧张	面部部分肌肉张力增加	面部全部肌肉张力增加	面部扭曲,表情痛苦

注:8~16 分为深镇静;17~26 分为最佳镇静;27~40 分为镇静不足。

2. CRIES 疼痛评分法　该评分适用于手术后新生儿和婴儿（表 6-2）。

3. FLACC 疼痛评分法　适用于术后 2 个月至 7 岁患儿（表 6-3）。

表 6-2　CRIES 疼痛评分法

项目	0 分	1 分	2 分
啼哭	无	高声	不可安抚
SpO_2>95% 时对 FiO_2 的要求	无	<30%	>30%
生命体征（与术前比较）	心率血压无变化	心率血压上升<20%	心率血压上升>20%
表达	无	做鬼脸、扭歪	咕哝
不能入睡	无	间断性苏醒	经常苏醒

注：1~3 分为轻度疼痛；4~6 分为中度疼痛：7~10 分为重度疼痛。>3 分应进行镇痛治疗。

表 6-3　FLACC 疼痛评分法

项目	0 分	1 分	2 分
脸	微笑或无特殊表情	偶尔出现痛苦表情、皱眉、不愿交流	经常或持续出现下腭颤抖或紧咬下腭
腿	放松或保持平常的姿势	不安、紧张、维持于不舒服的姿势	踢腿或腿部拖动
活动度	安静躺着，正常体位或轻松活动	扭动、翻来覆去、紧张	身体痉挛、呈弓形、僵硬
哭闹	不哭（清醒或睡眠中）	呻吟、啜泣、偶尔诉痛	一直哭闹、尖叫、经常诉痛
可安慰程度	满足、放松	偶尔抚摸拥抱和言语可安慰	难于安慰

注：0 分为无痛，10 分为最痛。

二、临床实践（表 6-4）

【其他药物】

1. 丙泊酚　起效快，作用时间短，体内清除快。但该药有心肌抑制及静脉扩张作用，容易导致低血压。撤机过程中激惹、难以安静的患儿，25~50μg/（kg·min）维持 4~6h 可给予充分镇静，避免重复使用苯二氮草类或阿片类药物。对于术后危重年长儿（年龄≥7 岁或体重 >10kg）、镇静效果欠佳者，建议联合使用，可取得良好的镇静效果。避免使用高剂量丙泊酚［>80μg/（kg·min）］。

2. 哌库溴铵　非去极化神经肌肉阻断剂。儿童用量建议为 0.08~0.09mg/（kg· 次），新生儿用量建议为 0.05~0.06mg/（kg· 次），时效为 25~35min，必要时追加初始剂量的 1/3，可延长 25~35min 的肌肉松弛效应。持续静脉泵入建议 0.5~2μg/（kg·min），小剂量起始。该药是笔者科室目前先心病术后最常使用的肌肉松弛药，延迟关胸、使用 ECMO、循环特别不平稳的患儿，可以与镇痛、镇静药协同使用，可促进术后血流动力学的稳定。

3. 氯胺酮　既可镇痛，亦可镇静，可用于疼痛性操作的镇痛。成人镇痛先静脉注射 0.2~0.75mg/（kg· 次），2~3min 给药；而后连续静脉滴注 300~1 200μg/（kg·h）。基础麻醉作用时临床个体间差异大，小儿肌内注射 4~5mg/kg，必要时追加 1/3~1/2 的量。偶有呼吸抑制或暂停、喉痉挛及气道痉挛，多半是在用量较大、分泌物增多时发生。能使呼吸道腺体和唾液腺分泌增加，用药前加用阿托品 0.02mg/kg 可以减少气道分泌物。

4. 对乙酰氨基酚　非阿片类镇痛药，适用于轻 - 中度疼痛。制剂类型有肠内、滴剂、胶囊、栓剂。口服剂量 20mg/kg，30~60min 后药物浓度达到峰值。口服维持用药间隔为 4h，剂量 10mg/kg。新生儿每日最大剂量为 60mg/kg，年长儿童为 90mg/kg。术前直肠栓剂 40mg/kg，可减少术后疼痛。

5. 曲马多　非阿片类中枢镇痛药。适用于中度和重度疼痛、术后寒战及一些慢性疼痛。肝内代谢，肾脏排出。静脉负荷剂量可达 3mg/kg，

表6-4　心脏术后常用的镇静镇痛药物

种类	用法	剂量	注意事项	不良反应
阿片类				
舒芬太尼	IV	0.1~0.3μg/(kg·次)，每0.5~1h	比芬太尼强10~15倍，镇痛强度大，作用时间长，循环影响小。不推荐新生儿	呼吸抑制
	IVGTT	0.04~0.1μg/(kg·h)		
吗啡	IV/IM/SC	0.1~0.2mg/(kg·次)，每4~6h	较好的镇静作用。气道高反应，血流动力学不稳定者禁用	中枢神经系统及呼吸抑制，低血压
	IVGTT	10~40μg/(kg·h)	心动过缓，尿潴留，组胺释放	
芬太尼	IVGTT	1~5μg/(kg·h)	避免快速滴注。新生儿首选	呼吸抑制
	IV	1~2μg/(kg·次)		
瑞芬太尼	IVGTT	3~6μg/(kg·h)	起效快，作用时间短。肝肾功能不全者首选。不推荐IV	心动过缓，呼吸抑制，低血压，骨骼肌强直，恶心呕吐
氢吗啡酮	IVGTT	2~3μg/(kg·h)	10~15min起效。吗啡的8~10倍	
镇静药				
右美托咪定	IV	0.5~1μg/(kg·次)	活性强。具有镇静、镇痛、抗焦虑及交感神经抑制作用。可唤醒	呼吸抑制轻微。心率减慢，低血压，口干
	IVGTT	0.2~0.6μg/(kg·h)		
咪达唑仑	IV	0.05~0.3mg/(kg·次)，每1~2h	起效快，作用持续时间2~4h。降低脑代谢及颅内压	呼吸抑制，低血压，长期应用有谵妄的不良反应
	IVGTT	0.5~5μg/(kg·min)		
	PO	0.25~0.5mg/(kg·次)，≤1mg/(kg·次)		
水合氯醛	PO/PR	25~50mg/(kg·d)，分成每4~8h	15~20min起效	过分镇静，出现呼吸抑制及心率减慢，低血压
苯巴比妥	单次IV/IM	5~10mg/(kg·次)		
	持续IV/IM	3~5mg/(kg·d)，每12h	逐渐减量停药	

注：IM，肌内注射；IV，静脉注射；IVGTT，静脉滴注；PO，口服；PR，经直肠；SC，皮下注射。

间隔6h 1~2mg/kg。可用于术后持续止痛，剂量8~10mg/(kg·d)。

【心脏术后药物的选择及联合用药】

1. 镇痛、镇静及肌肉松弛三种药物同时持续静脉泵入　患儿完全没有疼痛感，处于充分镇静状态，适用于延迟关胸、ECMO辅助、肺动脉高压危象及循环极度不平稳者。例如，(舒芬太尼50μg+右美托咪定0.2mg+哌库溴铵4mg)/0.9%生理盐水50ml，并小婴儿联合应用咪达唑仑静脉泵入，年长儿联合应用丙泊酚静脉泵入。

2. 镇痛+镇静两种药物同时持续静脉泵入　患儿处于安静睡眠状态，强烈刺激如吸痰等操作可有反应，适用于循环平稳、短时间内不能拔除气管插管者。例如，(舒芬太尼50μg+盐酸右美托咪定0.2mg)/0.9%生理盐水50ml，按舒芬太尼0.04~0.1μg/(kg·d)计算。若镇静效果欠佳，可联合应用咪达唑仑或丙泊酚静脉泵入，均可取得良好的镇静效果。

3. 单独应用小剂量镇静药持续泵入　对于

一些已拔除气管插管、术后多日已去除疼痛因素如拔除引流管等的患儿，哭闹明显，不能配合，或需要无创呼吸机辅助但不能安静耐受的患儿，甚至气切术后多日行间断脱机训练的患儿，可适当予以单纯镇静药物持续泵入。例如，咪达唑仑 10mg+0.9% 生理盐水 50ml，按咪达唑仑 0.5~3μg/（kg·min）计算；盐酸右美托咪定 0.2mg+0.9% 生理盐水 50ml，按右美托咪定 0.2~0.6μg/（kg·h）计算。

4. 单次临时给药　对于正在应用或刚停止持续镇静者，患儿因各种不适出现躁动；或试停呼吸机过程中出现明显躁动人机对抗者，可给予单次临时镇静。例如，水合氯醛 0.3~0.5ml/（kg·次）口服或灌肠；咪达唑仑 0.05~0.15mg/（kg·次）静脉注射，或 0.25~0.5mg/（kg·次）口服；苯巴比妥 3~5mg/（kg·次）肌内注射；丙泊酚 2.5~10mg/次静脉注射。根据患儿年龄和体重酌情给予。

需注意的是，心脏病术后已经拔管的患儿无端烦躁，要先寻找原因，特别是要排除心肺功能不全的因素，镇痛、镇静药物需谨慎使用。另外，音乐、安抚、玩具、怀抱等非药物方法也是协助患儿减缓烦躁和焦虑的有效方法。

三、治疗体会

镇痛与镇静应遵循个体化治疗，既要予以患儿足够的镇痛及有效的镇静治疗，同时又要避免过度的镇痛镇静以减少如心率减慢、血压下降、呼吸抑制、恶心呕吐等并发症的发生。同时需要根据患儿的术后病情及个体差异，选择合适的镇痛镇静药物联合应用，实现以最小化的镇痛镇静药物剂量，取得最大化的镇痛镇静效果的目标。对于需要长时间应用镇痛镇静药物的患儿，可采用间断唤醒，适当轮替药物，以减少长期用药的不良反应。

（撰写：樊星　审校：贺彦）

参考文献

[1] 中华医学会儿科学分会急救学组，中华医学会急诊医学分会儿科学组，中国医师协会儿童重症医师分会．中国儿童重症监护病房镇痛和镇静治疗专家共识（2018 版）[J]．中华儿科杂志，2019，57（5）：324-330.

[2] 许峰，钱素云．中国儿童重症监护病房镇痛和镇静治疗专家共识（2018 版）解读[J]．中华儿科杂志，2019，57（5）：336-337.

[3] 刘绪龙，王丽杰．重症患儿镇静镇痛临床研究进展[J]．中国小儿急救医学，2022，29（5）：394-397.

[4] 刘琴琴，许峰．儿科重症监护病房镇静镇痛药物应用进展[J]．现代医药卫生，2020，36（22）：3601-3604.

[5] 龚雨姗，皮丹丹，刘成军．氢吗啡酮应用于儿童先天性心脏病术后镇痛疗效与安全性研究[J]．中国小儿急救医学，2022，29（11）：880-885.

[6] 郑健斌，陶建平，张剑珲．咪达唑仑联合芬太尼在儿科机械通气患儿中的镇静镇痛作用分析[J]．黑龙江医药，2020，33（6）：1357-1359.

[7] 周红玉，李羽．右美托咪定在儿童患者麻醉中的应用[J]．中华妇幼临床医学杂志，2021，17（4）：482-487.

[8] 王佳伟．瑞芬太尼应用于 ICU 机械通气患儿镇痛镇静治疗的效果分析[J]．医学理论与实践，2023，36（12）：2072-2074.

[9] 张宇婷，崔淑侠，安文仙．艾司氯胺酮在儿童应用方面的研究进展[J]．世界最新医学信息文摘，2023，23（46）：118-123.

[10] 杨文海，赖志君，李燕．序贯镇痛镇静对预防行机械通气治疗患儿撤机后谵妄及撤药反应的效果研究[J]．中国当代儿科杂志，2022，24（7）：748-752.

第 7 节　儿童心脏病术后感染管理

在 ICU 患者的诊治过程中，医院感染相关问题一直是 ICU 管理的重点及难点。先天性心脏病术后患者 ICU 期间的感染问题，更是延长患者住院时间和影响预后的重要因素，也是造成术后死亡的主要原因之一。

一、知识要点

【病理生理】

心脏手术（尤其是需体外循环辅助的先天性心脏病手术）是对机体免疫系统的重大创伤，创伤后感染的病理机制复杂。创伤可引起机体反应性分泌大量细胞因子以提高自身抗感染的能力，即炎症反应。炎症反应失控，将导致机体促炎作用与抗炎作用失衡，启动炎症级联反应，反而导致免疫抑制，使感染风险升级，且极易进展为重症感染。术后患者一旦出现任何部位的感染，都易引起全身炎症反应综合征（systemtic inflammatory response syndrome，SIRS），甚至进展为感染性休克、多器官功能衰竭（multiple organ dysfunction syndrome，MODS）。

先天性心脏病患者手术后返回 ICU 时除手术打击造成的免疫紊乱外，同时有以下特点：①术后血流动力学较术前发生变化，对心功能会有一定影响，术后早期需要多种药物持续静脉泵入来维持心功能；②术后患者入 ICU 时已有手术伤口和多种有创置管，如中心静脉置管、动脉监测置管、气管插管、引流管、尿管、胃管等；③婴幼儿患者较多，“主诉”较少，评估病情主要依靠体征和监测手段。以上各种原因注定先天性心脏病术后患者在 ICU 治疗期间的感染管理尤其重要且特殊。

二、临床实践

对于术后患者存在的感染，首先需要判断感染是从术前延续到术后的，还是术后发生的院内感染，这关系到抗生素的选择。院内感染（nosocomial infection，NI），亦称医院感染，是指住院患者在医院内获得的感染，包括在住院期间发生的感染和在医院内获得出院后发生的感染。一般而言，大多数术后患者的感染为院内感染，此文主要讲述术后的院内感染。

【感染的预防】

先天性心脏病术后患者一旦发生感染，病情可能急转直下，故预防感染十分关键，做到以下几点非常重要。

1. 环境监测　ICU 环境相对密闭，保证 ICU 空气质量是降低医院感染发生率的重要措施之一，需定期进行空气及物体表面采样培养。在保证空气质量的前提下，还需保证 ICU 恒温、恒湿，建议温度保持在 20~25℃（21~22℃为最佳）、湿度保持在 40%~60%（50%~60% 为最佳）为宜。有条件的 ICU 可通过空气层流保证空气净化质量。

2. 医疗设备的清洁与消毒　ICU 治疗过程中，医疗设备繁多，每个医疗设备都必须保证清洁，需定期对床单位进行消毒。ICU 患者有多种有创或无创的管路连接，必须保证医疗设备及管路的清洁。各种医疗相关物品均需单人单用，定期更换各种管路，更换下来的管路若非一次性使用必须及时消毒备用。

3. 无菌观念　无菌观念是每一位 ICU 工作人员（不止医护人员）必备的。必须强调工作人员的手卫生，尤其是世界卫生组织（WHO）提出的执行手卫生的 5 个关键时刻，即接触患者前、无菌操作前、接触体液后、接触患者后和接触患者周围环境后。在 ICU 的治疗区域，医护人员佩戴外科口罩、卫生帽子的要求应同手术室，保证治疗区域相对清洁是进行床旁操作（如床旁检查、换药、有创监测等）、床旁治疗（如床旁开胸止血、CRRT、ECMO 等）的必备条件。

4. 预防性使用抗生素　预防性使用抗生素通常选择广谱抗生素，但预防用抗生素不可过量，否则可能会起反效果。本中心 ICU 对无感染患者常规选用二代头孢作为预防性使用抗生素，一般于术后 48~72h 停药。术后第 1 日开始送痰培养，根据临床表现及病原学结果调整抗生素。对于术后 ICU 滞留时间长的重症患者，适时可加用抗真菌药预防量。

5. 管路管理　术后患者循环稳定后，在保证患者安全的前提下，尽快拔除气管插管、中心静脉导管、引流管、起搏导线和尿管等。

6. 隔离措施　临床上一旦明确存在感染，需评估病情及传染性，酌情调整为单独监护，防止 ICU 内交叉感染。

【感染的诊断】

1. 临床表现　儿童患者（尤其婴幼儿）感染时临床表现缺乏特异性，根据感染部位不同，临床表现也不尽相同。败血症可表现为皮肤发花、体温升高或降低（许多患者可无体温变化）、皮疹等；呼吸系统感染可表现为呼吸状态异常（呼吸浅快或呼吸费力)、咳痰、喘息等;消化系统感染可表现为呕吐、腹痛、腹泻、便血及消化吸收不良等;神经系统感染可表现为反应弱或烦躁、头痛、频繁呕吐(婴幼儿喷射性呕吐少见)、拒奶。先天性心脏病术后患者可能同时存在多部位或多系统的感染,且病情进展较快,故需密切观察患者临床表现。

2. 体格检查　呼吸系统感染,可有呼吸费力、鼻扇、三凹征阳性,肺部听诊可闻及啰音或喘鸣音;消化道感染,可有腹胀、肠鸣音亢进或减低,偶有腹水增加导致的移动性浊音阳性;神经系统感染,可有脑膜刺激征阳性、神经病理征阳性、肌力或肌张力异常等。

3. 辅助检查　在术后早期,白细胞计数、中性粒细胞占比、C反应蛋白(CRP)、降钙素原等多种炎性指标均可能出现升高,这些往往是非感染性炎性反应,对感染的诊断可能造成干扰,因而每日监测,观察其动态变化十分有意义。若术后炎性指标呈持续上升趋势,或下降后复又增高,就需警惕感染的可能。如合并血液系统物质消耗增加,结合临床表现,均提示存在感染。除炎性指标的监测外,肝肾功能及凝血功能的监测也十分重要,部分感染患者临床表现及炎性指标都无法明确,但可能已经存在肝肾功能或凝血功能的异常。胸部X线监测十分重要,可观察肺纹理的变化,尽早发现局部肺不张,从而指导肺部护理。

ICU患者感染的临床表现缺乏特异性,加之心脏术后患者免疫应激的特点,故诊断存在一定困难。文献报道先天性心脏病术后感染的发生率为7.8%~40%,主要危险因素有低龄、手术时间长、延迟关胸、机械通气长、ICU滞留时间长、激素治疗、营养不良等。

术后感染的常见类型有伤口感染、菌血症、呼吸机相关性肺炎等。不同国家或地区,常见感染类型以及主要致病微生物种类不尽相同。以菌血症为例,感染病原在高收入国家以革兰氏阳性球菌为主,而在中-低收入国家以革兰氏阴性菌为主,革兰氏阴性菌感染与并发症的发病率、病死率以及抗生素耐药性的发展呈显著相关性。

常见的致病微生物:①细菌:革兰氏阴性菌,如克雷伯菌属(*Klebsiella*)、大肠埃希菌(*Escherichia coli*)、铜绿假单胞菌(*Pseudomonas aeruginosa*)、阴沟肠杆菌(*Enterobacter cloacae*)、鲍曼不动杆菌(*Acinetobacter baumanii*);革兰阳性菌,如表皮葡萄球菌(*Staphylococcus epidermidis*)、金黄色葡萄球菌(*Staphylococcus aureus*)、肠球菌(*Enterococcus*)、凝固酶阴性葡萄球菌(coagulase-negative *Staphylococcus*)等。②病毒:呼吸道合胞病毒(respiratory syncytial virus, RSV)、流感病毒(influenza virus)、腺病毒(adenovirus)、新型冠状病毒等。③其他:肺炎支原体(*Mycoplasma pneumoniae*)、衣原体(*Chlamydia*)等。④真菌:白念珠菌(*Candida albicans*)、隐球菌、曲霉菌等,在长时间滞留ICU的患者中也不少见。对于存在感染高危因素的患者,建议尽早送病原学检查,可提高结果的阳性率,为选择敏感抗生素提供重要参考依据。

【感染的治疗】

1. 抗生素应用　抗生素的应用需要遵循以下原则:

(1)选择合适的时机:一旦感染诊断明确,抗生素的应用越早越好。

(2)选择合适的抗生素:随着抗生素应用的泛化,目前已有多种病原已产生耐药机制,故病原的药敏试验极其重要。若尚无病原结果,则应根据临床表现考虑可能感染的部位,结合近期ICU内甚至院内病原学结果选择抗生素,选择可以同时覆盖革兰氏阳性菌和革兰氏阴性菌联合抗感染,尽量缩短感染病程,同时积极继续病原学的检查,及时根据病原学阳性结果调整抗感染方案。

(3)选择合适的抗生素用药方案:根据药物特殊的药代动力学和药效动力学,适当调节抗生素应用剂量、频率、给药时间。例如,浓度依赖性抗生素(如氨基糖苷类药物、喹诺酮类药物、硝基咪唑类药物)应多量少次给药,快速达到药物峰浓度;时间依赖性抗生素(如β-内酰胺类药物、大环内酯类药物、碳青霉烯类药物)应少量多次给药或延长输注时间,以延长高于最低抑菌浓度

的血药浓度所持续的时间。重症患者很多情况下会合并多脏器功能异常（尤其是肝肾功能），故在选择抗生素时，除考虑药物敏感度外，还需考虑药物代谢途径，尽量避免因抗生素代谢导致脏器功能障碍进一步加重。

2. 营养支持　感染会增加患者的能量消耗，严重感染时能量需求甚至可增加至普通非感染患者的 1.5 倍，故对存在感染的患者应适量增加热卡供能。在先天性心脏病术后患者中，部分患者由于心功能下降，可能导致消化道功能受到影响，建议肠内、肠外营养同时进行。但有研究认为肠外营养本身也是感染的危险因素之一，因此，密切评估消化功能，尽量通过肠内营养。肠内营养无法满足能量需求的情况下，通过肠外营养补充。当肠道功能恢复，肠内营养可满足需求量的 80% 以上时，可考虑停止肠外营养。

3. 免疫调节治疗

（1）静脉注射人免疫球蛋白（intravenous immunoglobulin，IVIG）：成分为健康人血浆中提取的免疫球蛋白，有广谱抗病毒、细菌或其他病原体的 IgG 抗体，可增强机体的抗感染能力，具有免疫调节功能，用于重症感染患者，200~400mg/（kg·d），连用 5 天。

（2）胸腺肽：主要活性成分为胸腺肽 α1，可诱导 T 细胞分化成熟、增强细胞免疫应答、增强细胞因子的生成，从而调节机体免疫。在各种急慢性病毒、细菌、真菌感染等免疫调节相关疾病中均有一定疗效。

4. 激素　糖皮质激素具有稳定细胞膜、抗炎等作用，重症感染患者在有效抗生素的保驾下可适当增加激素的应用，如甲泼尼龙 1~2mg/（kg·次）、每日 1~2 次，待感染得到控制后，及时缓慢减量，切勿突然停药引起反跳现象，亦避免长期应用导致感染反复或加重。

5. 呼吸机的应用与调节　患者发生感染会出现病情急转直下的主要原因之一是感染导致心、肺负担加重。在 ICU 有血管活性药物维持心功能的前提下，调整患者的呼吸系统功能状态也是治疗感染的重要一环。在先天性心脏病术后 ICU 中，尤其是对婴幼儿而言，感染时呼吸肌做功明显增加，功能残气量、有效通气量、通气血流比等均有改变，可以通过应用无创或有创呼吸机来改善，结合血气分析，来调节呼吸机参数，使患者改善通气和换气功能，对抗感染的治疗起到良好的辅助作用。

6. 容量调节　先天性心脏病术后 ICU 患者多数需要有不同程度的液量限制。当合并存在感染时，在心功能可耐受的前提下，可适当放宽液量限制，这同时也为热卡的补充提供了空间。当出现严重感染或免疫应激反应过重时，可能会进展为感染性休克。若临床上考虑为感染性休克，需要快速扩容来抢救低血压，液体复苏时要结合心脏功能的实际情况，同时调节血管活性药物剂量，快速液体复苏时一般给予 10~20ml/kg。

7. 监测病原学检查　随着抗生素的广泛应用，许多病原逐渐出现了耐药甚至多重耐药的情况，进一步加重了临床上的诊治难度。因此，建议在抗感染治疗过程中时刻警惕对病原微生物的追踪及药敏试验。

8. 脏器功能支持治疗　如营养心肌、保护肝功能、改善胃动力、保护肾脏功能、防止血液系统功能紊乱等，感染期间应定期监测各脏器系统功能，如肝功能、肾功能、凝血功能、各种生物酶及内环境，及时对症治疗。

三、临床实例

患儿男性，1 个月 7 天龄，体重 2.5kg，先天性完全型肺静脉异位引流诊断明确，于 2023 年 11 月 15 日在全身麻醉体外循环下行完全型肺静脉异位引流根治术后入 ICU。患儿术后有创呼吸机辅助通气，吸痰为白痰，量偏多，术后当日常规予头孢呋辛预防感染，并每日监测血常规以及 CRP（表 6-5）。患儿于术后 1 日顺利拔除气管插管，在拔管前于气管插管内吸痰并留取痰培养。患儿术后无发热，循环稳定，但痰量偏多。术后 2 日肺部护理时下肺吸痰为较多黄色黏痰，考虑不除外存在肺部感染。同时痰培养结果回报提示肺炎克雷伯菌，革兰氏染色为革兰氏阴性杆菌，菌落计数半定量 3+，药敏结果提示碳青霉烯类抗生素敏感，且

表 6-5 患儿术后早期每日血常规主要炎性指标监测表

	手术 d0	术后 d1	术后 d2	术后 d3	术后 d4	术后 d5
WBC/（$\times 10^9 \cdot L^{-1}$）	9.69	16.6	12.86	10.01	7.04	9.04
NE/%	74.8	85.7	87.7	77.1	77.8	48.6
CRP/（$mg \cdot L^{-1}$）	1.28	30.84	21.67	8.14	4.49	4.13

注：CRP，C 反应蛋白；WBC，白细胞计数；NE，中性粒细胞。

最小抑菌浓度≤0.25μg/ml，立即根据药敏结果加用美罗培南抗感染治疗，并加强肠内外营养，监测肝功能、肾功能、凝血功能，术后 5 日病情平稳转出 ICU，并继续应用美罗培南抗感染治疗，复查痰培养阴性，抗生素抗感染疗程满 7 天，期间无发热、喘息、皮肤发花等临床表现，复查心脏畸形矫治满意，心功能正常，监测各项指标正常，顺利出院。

四、治疗体会

总而言之，ICU 患者的感染易累及全身多脏器功能，临床医生必须保持警惕，密切监测各脏器功能状态。抗感染是一个治疗时间长且复杂的过程，因此，目前临床医生们达成的共识是提倡积极预防、定期总结经验，每个医疗机构甚至每个病房均需对近阶段出现感染的病原微生物类型、耐药机制、用药经验等进行总结。这些除了临床医生外，还需要临床科室与院感处、药事部、检验科等。多科室长期合作才能达成共赢。

（撰写：程梦佩　审校：贺彦）

参考文献

[1] 中华人民共和国卫生部．医院感染诊断标准[S]．北京：中华人民共和国卫生部，2001：314-320.

[2] TURCOTTE R F, BROZOVICH A, CORDA R, et al. Health care-associated infections in children after cardiac surgery[J]. Pediatr Cardiol, 2014, 35(8): 1448-1455.

[3] ZHANG J, YUAN Y, LI P, et al. Postoperative nosocomial infections among children with congenital heart disease[J]. Pak J Med Sci, 2014, 30(3): 554-557.

[4] MIRZAEI M, MIRZAEI S, SEPAHVAND E, et al. Evaluation of complications of heart surgery in children with congenital heart disease at Dena Hospital of Shiraz[J]. Glob J Health Sci, 2015, 8(5): 33-38.

[5] ALGRA S O, DRIESSEN M M, SCHADENBERG A W, et al. Bedside prediction rule for infections after pediatric cardiac surgery[J]. Intensive Care Med, 2012, 38(3): 474-481.

[6] KANSY A, JACOBS J P, PASTUSZKO A, et al. Major infection after pediatric cardiac surgery: external validation of risk estimation model[J]. Ann Thorac Surg, 2012, 94(6): 2091-2095.

[7] ALLPRESS A L, ROSENTHAL G L, GOODRICH K M, et al. Risk factors for surgical site infections after pediatric cardiovascular surgery[J]. Pediatr Infect Dis J, 2004, 23(3): 231-234.

[8] MURRAY M T, KRISHNAMURTHY G, CORDA R, et al. Surgical site infections and bloodstream infections in infants after cardiac surgery[J]. J Thorac Cardiovasc Surg, 2014, 148(1): 259-265.

[9] SOHN A H, SCHWARTZ J M, YANG K Y, et al. Risk factors and risk adjustment for surgical site infections in pediatric cardiothoracic surgery patients[J]. Am J Infect Control, 2010, 38(9): 706-710.

[10] COSTELLO J M, GRAHAM D A, MORROW D F, et al. Risk factors for surgical site infection after cardiac surgery in children[J]. Ann Thorac Surg, 2010, 89(6): 1833-1841.

[11] ABOU ELELLA R, NAJM H K, BALKHY H, et al. Impact of bloodstream infection on the outcome of children undergoing cardiac surgery[J]. Pediatr Cardiol, 2010, 31(4): 483-489.

[12] SHAATH G A, JIJEH A, FARUQUI F, et al. Ventilator-associated pneumonia in children after cardiac surgery[J]. Pediatr Cardiol, 2014, 35(4): 627-631.

[13] MURNI I K, MACLAREN G, MORROW D, et al. Perioperative infections in congenital heart disease[J]. Cardiol Young, 2017, 27(S6): S14-S21.

[14] KING R, TUTHILL C. Immune modulation with thymosin alpha 1 treatment[J]. Vitam Horm, 2016, 102: 151-178.

第 8 节　儿童心脏病术后急性肾损伤

急性肾损伤（acute kidney injury，AKI）是小儿心脏术后常见的并发症，常是儿童心脏术后多器官功能障碍综合征的一部分。据文献报道，25%~60% 儿童在心脏手术后发生 AKI，并与死亡率增加、机械通气时间和住院时间延长有关。

【病理生理机制】

AKI 的发生机制复杂十分复杂，往往涉及多个系统、多个环节。儿童发生 AKI 的易感因素包括：尿量减少的病史、败血症、灌注不足或脱水、肾毒性药物或毒素暴露（常见的肾毒性药物主要有氨基糖苷类、两性霉素 B、万古霉素等抗生素，以及非甾体抗炎药、抗病毒药、环孢素 A、他克莫司等免疫抑制剂和对比剂等）、肾脏疾病或尿路阻塞、大手术或外伤、严重腹泻尤其是血性腹泻。

心脏手术具有其独特特征：①体外循环（cardiopulmonary bypass，CPB）相关的溶血、非搏动性灌注、血液稀释、氧化应激反应，手术过程中的低灌注、低温、出血、神经激素因子释放等均可导致肾血管收缩、肾血流灌注减少；②缺血再灌注导致线粒体损伤，诱导肾脏细胞损伤和死亡；③术后低心排、高频率和大剂量的外源性血液制品输注、高剂量血管活性药物应用、肾毒性药物的应用等。这些因素均可促进 AKI 的发生和发展。

【诊断标准】

关于 AKI 的诊断标准多有争议，目前多参考 2012 年改善全球肾脏病预后组织（KDIGO）制订的临床实践指南，该指南采用血肌酐（serum creatinine，SCr）和尿量作为主要指标，将 AKI 分成 3 期（表 6-6）。

儿童 AKI 的诊断目前也多采用 KDIGO 标准。Jetton 和 Askenazi 在此分类标准的基础上提出了新生儿 AKI 的诊断标准，获得了肾脏病专家和新生儿专家的一致认可（表 6-6）。

然而，该标准在心脏术后 AKI 的诊断和评估方面存在一定的局限性：患儿尿量受尿路梗阻、容量状态等因素的影响而多有波动；血肌酐在肾损伤 24~36h 后才逐渐上升，并不是一个反映肾功能的敏感指标，且容易受年龄、肌肉含量、饮食等因素的影响。临床工作中，往往更多结合患儿尿量、循环状态、生化检查等进行综合判断。据文献报道，有一些实验室指标在肌酐升高之前已出现或升高，可以作为更敏感的评估 AKI 的指标，包括血清胱抑素 C、尿 NGAL、胱抑素 C、肾损伤分子 1、中性粒细胞明胶酶相关脂质运载蛋白、金属蛋白酶组织抑制剂 2 和 IGF 结合蛋白 7 等。

【预防和治疗】

1. 一般治疗　婴幼儿肾脏发育及功能不成熟，肾血流占全身血流量的比例仅为成人的 1/4，直到 1~2 岁时才能达到成人水平。低心排和低血压是术后 AKI 最主要的诱因，及时合理补充容量

表 6-6　AKI 诊断分期及标准（KDIGO 标准）

		SCr 标准	尿量
KDIGO	1	SCr 达基础值的 1.5~1.9 倍，或上升 ≥0.3mg/dl（26.5μmol/L）	<0.5ml/（kg·h），6~12h
	2	SCr 达基础值的 2.0~2.9 倍	<0.5ml/（kg·h），≥12h
	3	SCr 达基础值的 3 倍，或升至 ≥4.0mg/dl（353.6μmol/L），或开始肾脏替代治疗；或年龄 <18 岁者，eGFR 降至 <35ml/（min·1.73m^2）	<0.3ml/（kg·h），≥24h；或无尿 ≥12h
新生儿 KDIGO	1	SCr 在 48h 内上升 ≥0.3mg/dl，或 7 天内上升达基础值（既往最低值）的 1.5~1.9 倍	<1.0ml/（kg·h），≥24h
	2	SCr 达基础值的 2.0~2.9 倍	<0.5ml/（kg·h），≥24h
	3	SCr 达基础值 >3.0 倍，或 SCr ≥2.5mg/dl（221μmol/L），或开始肾脏替代治疗	<0.3ml/（kg·h），≥24h

和使用血管活性药物便相当重要。密切监测毛细血管充盈时间、血乳酸及中心静脉压，对于指导治疗并确保快速恢复正常组织灌注至关重要。

目前尚无确切证据显示何种药物对于预防AKI有效。在预防及治疗小儿AKI时，应考虑停止使用或减少可能对肾脏有害的药物剂量。随着肾功能的改变及肾替代治疗的启动、变化或中断，重新评估用药剂量。

AKI患儿发生营养不良及营养恶化的风险很高，恰当的营养治疗可以减少代谢和液体的紊乱。经口喂养，包括母乳喂养为最佳选择；不能经口或经口喂养无法达到喂养目标时，可留置胃管行肠内营养；当口服或肠内营养不能提供所有营养需求时，则及早补充胃肠外营养。危重患儿与成人相似，能量需要量应为基础能量消耗的100%~130%。

2. 腹膜透析　基于婴幼儿腹膜面积大的生理特点，且腹膜透析置管操作相对简单、快捷，治疗费用低，因而临床上常作为首选。对于发生术后AKI、严重水钠潴留、心力衰竭、难以纠正的酸中毒、高钾血症等的患儿，及时启动腹膜透析不仅可以清除氮质代谢产物，还能够纠正内环境紊乱，保持机体内容量状态、酸碱及电解质平衡，有利于受损器官组织结构和功能的恢复。对于小年龄低体重、复杂畸形、姑息手术、延迟关胸、CPB时间长等术后AKI高风险的患儿，可以术中预防性放置腹膜透析管。

笔者中心多采用经皮穿刺放置腹膜透析管：以脐到髂前上棘连线中外1/3交界处为穿刺点，置管深度7~10cm，操作前使用超声定位，注意避开肝、脾，防止损伤。置管后若引流不畅，可调整置管深度或位置，无效则可选择腹膜切开置管。腹膜透析液多选择4.25%腹膜透析液，每次10~20ml/kg，腹膜透析期间应严密监测患儿循环状态、每次腹膜透析超滤量、滤出液性状变化、每小时出入量、血尿素氮及肌酐等，及时调整腹透间隔时间。待尿量满意，血尿素氮、肌酐、电解质在正常范围时，可停止腹膜透析。

若放入腹膜透析液后腹胀明显，可减少透析液用量、适当缩短透析间隔，采取半卧位以减少膈肌上抬影响呼吸功能。放出腹膜透析液时由于腹压降低，可出现一过性血压下降，根据血压可适当加快输液或增加升压药物。引流管护理同样重要，出现漏液或滤出液排出不畅时可肝素盐水冲管，排除引流管堵塞，必要时加强缝合固定。腹膜透析期间应严密观察滤出液性状，如出现血性、浑浊絮状物等，需积极排除肠壁损伤的可能。

3. 连续性血液净化（continuous blood purification，CBP）　无论国内还是国际上对于儿童尤其小婴儿，主流推荐的还是腹膜透析技术。但是对于危重症病例，如果腹膜功能已经受损，尤其当肾脏功能和机体需求之间出现明显失衡时，采用CBP应为首选。

CBP的优点就是能够持续透析，对炎性因子和毒素的滤过效率高，但亦有其缺点：①儿童特别是婴幼儿体重小，滤器加管路的容积对患儿循环影响颇大，尤其是心脏术后容量状态本就边缘的危重患儿，启动CBP可能导致循环衰竭、加重肾脏损伤；当体外循环容量超过患儿总血容量的10%时，即需要进行血液预充或同步输注，以预防低血压和血液稀释的发生。②婴幼儿体重轻，血管细，置管易损伤血管，导致血栓形成。③婴幼儿各器官发育尚不成熟，CBP治疗增加了低体温、血流感染的风险。

中华医学会儿科学分会新生儿学组制定的《连续性血液净化治疗新生儿急性肾损伤专家共识》推荐：CBP治疗新生儿AKI的最常用模式为连续静脉-静脉血液透析滤过（CVVHDF），参数设置为血泵初始流速3~5ml/（kg·min），置换液20~30ml/（kg·h），透析液15~25ml/（min·m^2）。新生儿多选择脐静脉或股静脉作为通路，而体重>3kg的患儿可选择锁骨下静脉、颈内静脉或股静脉。

CBP过程中应严密监测血流动力学参数、出入量、凝血指标、血气、电解质、体温等变化，及时纠正各项系统紊乱。采用肝素抗凝时，需监测APTT至目标范围80~120s（正常值的1.5~2.0倍），同时监测血小板，当出现肝素相关性血小板减少时，及时更换为枸橼酸抗凝。枸橼酸抗凝的优点在于不影响患儿体内凝血功能，但可能会影响酸碱平衡及电解质水平。当AKI患者自身肾功能恢复到满足患者需求或CBP和治疗目标不一致时，可考虑停止 CBP 治疗。

【治疗体会】

婴幼儿尤其是新生儿、早产儿，发育差，体重低，经过手术打击、CBP、失血等，术后易出现低血压、低灌注、应用大剂量血液制品及血管活性药物，极易诱导 AKI 发生，并出现严重的内环境紊乱。及时判断 AKI 并启动腹膜透析，可以减轻患儿液体超负荷、清除氮质代谢产物、纠正内环境紊乱、促进受损器官组织结构和功能的恢复，从而缩短住院时间，提高生存率。

（撰写：张红胜　审校：贺彦）

参考文献

[1] LI S, KRAWCZESKI C D, ZAPPITELLI M, et al. Incidence, risk factors, and outcomes of acute kidney injury after pediatric cardiac surgery: a prospective multicenter study[J]. Crit Care Med, 2011, 39(6): 1493-1499.

[2] MORGAN C J, ZAPPITELLI M, ROBERTSON C M, et al. Risk factors for and outcomes of acute kidney injury in neonates undergoing complex cardiac surgery [J]. J Pediatr, 2013, 162(1): 120-127. e1.

[3] ZAPPITELLI M, PARIKH C R, KAUFMAN J S, et al. Acute kidney injury and risk of CKD and hypertension after pediatric cardiac surgery[J]. Clin J Am Soc Nephrol, 2020, 15(10): 1403-1412.

[4] SU S W, STONESTREET B S. Core concepts: neonatal glomerular filtration rate[J]. Neoreviews, 2010, 11: e714e21.

[5] 国家慢性肾病临床医学研究中心，中国医师协会肾脏内科医师分会，中国急性肾损伤临床实践指南专家组．中国急性肾损伤临床实践指南[J]．中华医学杂志，2023，103(42)：3332-3366.

[6] WANG Y, BELLOMO R. Cardiac surgery-associated acute kidney injury: risk factors, pathophysiology and treatment[J]. Nat Rev Nephrol, 2017, 13(11): 697-711.

[7] O'NEAL J B, SHAW A D, BILLINGS F T 4th. Acute kidney injury following cardiac surgery: current understanding and future directions[J]. Crit Care, 2016, 20(1): 187.

[8] VAN DEN EYNDE J, CLOET N, VAN LERBERGHE R, et al. Strategies to prevent acute kidney injury after pediatric cardiac surgery: a network meta-analysis[J]. Clin J Am Soc Nephrol, 2021, 16(10): 1480-1490.

[9] RAIMUNDO M, CRICHTON S, SYED Y, et al. Low systemic oxygen delivery and BP and risk of progression of early AKI[J]. Clin J Am Soc Nephrol, 2015, 10(8): 1340-1349.

[10] VEGA M R W, CERMINARA D, DESLOOVERE A, et al. Nutritional management of children with acute kidney injury-clinical practice recommendations from the Pediatric Renal Nutrition Taskforce[J]. Pediatr Nephrol, 2023, 38(11): 3559-3580.

[11] 周文浩，陆国平．连续性血液净化治疗新生儿急性肾损伤专家共识解读[J]．中华儿科杂志，2021，59(4)：270-272.

第 9 节　儿童心脏病术后神经系统并发症

【病因】

术前因素：脑发育不全和/或先天基因缺陷、遗传代谢病等，由于先心病导致的术前长期低氧或反复缺氧发作，脑栓塞或脑出血等。

术中因素：体外循环如深低温停循环等导致长时间脑组织低灌注，体外循环管路异常进气等。

术后因素：低血压导致的脑缺血缺氧性脑水肿、颅高压、脑栓塞或脑出血、高热惊厥、电解质紊乱等。

【临床表现】

术后早期并发症：惊厥，意识改变，局部体征如偏瘫、凝视，肌张力改变。此外还有行为问题，如激惹、精神改变。

术后远期并发症：癫痫，精神发育迟缓，脑瘫如运动缺陷、截瘫，交流障碍。

【临床评估】

评估：生命体征；瞳孔大小及对光反射；肢体运动的对称性；指令性动作；肌力、肌张力；病理反射；辅助检查包括头颅 B 超、脑血流图、头颅 CT/MRI、脑电图、脑 NIRS 监测、血气和电解质等。

【心脏术后常见并发症的诊治原则】

1. 惊厥　最常见，是全身或局部骨骼肌群突然发生的不自主强直性或阵挛性收缩，可伴有或不伴有意识障碍。惊厥为神经细胞群发生突然、过度、同步的异常放电所引发的行为异常，多为一过性的临床征象。

（1）病因：多因素。低血压、低心排血量综合征、体外循环时间长、深低温停循环、脑栓塞和颅内出血等导致的围手术期脑缺血缺氧、脑水肿、颅内高压是最常见原因。其次电解质紊乱，如低钙血症、低血糖、低镁血症、发热、顽固性酸中毒等也可能导致惊厥发生。另外，新生儿发育不成熟，代谢或结构异常也可引起身体局部抽搐。

（2）诊断：患儿任何突发、奇异、重复、周期性出现的动作，伴或不伴有双眼上翻等异常时，都应考虑惊厥发作。部分小婴儿以及新生儿存在微小发作，可表现为突然的肢体或眼球异常运动、咀嚼吞咽样动作、呼吸暂停，同时伴有心率增快、血压升高以及瞳孔散大的改变。惊厥发作时肢体运动的振幅不等，紧握该肢体仍可感到抽动。惊厥多可自行停止，但也需警惕惊厥持续发作。发作不典型，气管插管有镇痛及肌肉松弛药的患儿难以被发现，可做脑电图来确定。详细病史及全面查体；有无前囟饱满、骨缝增宽；神经系统评估；辅助检查如脑电图、血气分析；头颅 CT 及 B 超等可协助诊断。

（3）治疗：①保持安静、减少刺激、体温控制，手术当晚，体温控制在 37℃以下，注意头部降温；在颈部、腋下以及腹股沟等大动脉经过的位置放置冰袋；应用退热剂和降温毯。一般以直肠温度控制在 35℃左右。②止痉治疗，首选苯二氮䓬类药物静脉注射，30min 后可重复一次。苯巴比妥钠也是迅速控制惊厥的有效药物。若仍难以控制，可联合持续泵入咪唑安定等镇静药物，一定要避免持续惊厥造成脑损伤进一步加重（表 6-7）。必要时通过脑电图监测来判断是否已经阻断中枢神经异常放电。深镇静时做好气管插管准备，防止呼吸抑制。③脱水治疗，20% 甘露醇 0.5~1g/kg、每 4~8h，脑疝时可加大剂量至 2g/kg、每 2~4h；地塞米松 0.5~1mg/kg、每 8~12h，逐渐减量至 0.1~0.5mg/kg、每 8~12h。④积极查找惊厥原因，对因治疗。⑤可配合应用营养神经药物。⑥辅助治疗，纠正休克、纠正低氧血症、酸中毒、电解质紊乱等。如无气管插管，抬高头肩 20°~30°，防止误吸。如有创呼吸机治疗，可维持适当过度通气，降低颅内压。

表 6-7　ICU 常用神经系统药物及剂量

药物	患者类型	剂量	血药浓度
苯巴比妥钠	新生儿	最大量 20mg/kg，常规 5~10mg/（kg·次），维持量 3~5mg/（kg·d），逐渐减量	10~40mg/L
	婴幼儿	最大量 20mg/kg，常规 5~10mg/（kg·次），维持量 3~5mg/（kg·d），逐渐减量	
地西泮	新生儿	0.2~0.4mg/kg	
	婴幼儿	0.2~0.4mg/kg	
劳拉西泮	婴幼儿	0.1~0.2mg/kg	
苯妥英钠	新生儿	20mg/kg	10~20mg/L
	婴幼儿	20mg/kg	
硫喷妥钠		负荷量 2~8mg/kg，维持量 1~10mg/（kg·h）	
丙戊酸钠		口服，10~30mg/（kg·d）；剂量 >40mg/（kg·d）时需监测生化与血液学指标	
卡马西平		口服，<6 岁 5~20mg/（kg·d），最大剂量为 0.4g/d；≥6 岁 0.1~1g/d，最大剂量为 1g/d	
左乙拉西坦		口服，1~6 个月 14~42mg/（kg·d）；6 个月 ~12 岁 <50kg，20~60mg/（kg·d）；12~17 岁≥50kg 推荐 1~3g/d；非透析者肌酐清除率 <60ml/min 时剂量减半	
水合氯醛		口服，25~50mg/（kg·次）	

2. 昏迷　一种无意识状态。无法感受到自身和环境的存在，无觉醒状态和精神活动的存在。可通过 Glasgow 昏迷评分进行程度的判断。Glasgow 昏迷评分表（表 6-8）：评分 15 分为正常，14~12 分为轻度昏迷，11~9 分为中度昏迷，8 分以下为重度昏迷，7~4 分为预后极差，3 分以下罕有生存。

表 6-8　Glasgow 昏迷评分表

指令内容	反应情况	积分
睁眼	自动睁眼	4
	呼叫能睁眼	3
	疼痛刺激睁眼	2
	不能睁眼	1
语言回答	回答切题	5
	回答不切题	4
	回答错误	3
	只能发音	2
	不能发音	1
运动反应	按指示运动	6
	对疼痛能定位	5
	对疼痛能逃避	4
	刺激后四肢屈曲	3
	刺激后四肢强直	2
	对刺激无反应	1

（1）病因：脑栓塞（气栓、血栓）、脑出血（术后弥漫性血管内凝血、抗凝过度）；术中及术后脑灌注不足，如低血压、心搏骤停等。

（2）诊断：需明确是否属于昏迷、昏迷程度及可能的病因。

（3）治疗：头部低温保护或全身亚低温治疗；疑似栓塞时需平卧位；维持适当的血压以保证足够的脑灌注；脱水，应用甘露醇及利尿剂；神经系统药物（依达拉奉、丙戊酸钠、胞磷胆碱等）；必要时尽早高压氧治疗。

3. 瘫痪　由于运动神经元损害引起的骨骼肌收缩能力丧失或减弱。可表现为完全性瘫痪（肌力丧失）或不完全性瘫痪（肌力减弱）。根据损伤运动神经元的部位不同，分为核上瘫（上运动神经元）和核下瘫（下运动神经元）。核上瘫的典型临床表现是肌肉痉挛、病理征阳性；而核下瘫则表现为肌肉无力伴腱反射消失。脑卒中（脑动脉或脑静脉系统突然发生闭塞或破坏性出血引起的急性脑功能障碍）是形成术后小儿瘫痪的重要原因，由于术后早期应用镇痛镇静药物，可能延迟到术后数天才被发现。故如果循环稳定，尽早减停镇静药物，判断四肢感觉和运动能力，如能及早发现问题，对于大龄脑栓塞患儿，可请神经介入科会诊，考虑介入取栓。

4. 认知障碍　体外循环心脏术后发生的认知障碍是大脑皮层高级功能的下降，包括感知觉、注意力、记忆力、理解力等能力的减低。临床上较多见的视觉障碍，就是其中一种。由于婴幼儿大脑发育代偿能力强，术后的认知障碍和语言运动能力倒退多为一过性，有些患儿出院时就已追赶至正常。但年长儿往往需要更长的时间恢复，术后保证良好的氧合和脑血供很重要。

5. 椎体外系损伤运动障碍　临床上多为术后 1 周左右出现的手足徐动或舞蹈症。患儿表现为头部、躯干和肢体的不自主、不规则的运动。头面部为做鬼脸、吐舌等；躯干为旋转或蜷曲；肢体为关节的伸屈、扭曲动作。情绪激动时加重，安睡时症状消失。症状严重时可选择左旋多巴或氟哌啶醇等药物缓解症状。

6. 脑死亡　全脑（包括大脑、小脑和脑干）功能的不可逆转丧失。表现为深昏迷、自主呼吸消失、脑干反射消失。辅助检查提示脑血流消失、脑电图活动消失。上述标准应在患儿体温 >32℃，脑死亡原因明确，分别由两位有资质的专科医师在 24~72h 内评判。

【治疗体会】

对心脏术后有神经系统并发症的患儿，提高诊断意识，早发现、早治疗，有可能提高恢复效果。一旦发现患儿有惊厥发作或昏迷等意识障碍，要尽早完善检查，明确病因。惊厥者给予彻底止痉，避免二次脑损害。颅高压者给予脱水降颅压治疗。高压氧是术后脑损伤的有效辅助治疗方式，病情稳定后，应尽早进行，争取改善患儿预后。

（撰写：樊星　审校：贺彦）

参考文献

[1] 王红柏，贾爰，张喆，等．发绀型先天性心脏病患儿心脏手术围手术期脑损伤机制的研究进展[J]．医学综述，2020，26(1)：127-132.

[2] 马洁卉，刘新献，孙丹，等．儿童先天性心脏病术后并发脑梗死数字减影全脑血管造影的早期诊断与治疗[J]．中国实用儿科杂志，2018，33(7)：528-531.

[3] 中华医学会儿科学分会神经学组．儿童神经系统疾病糖皮质激素治疗专家系列建议之一——总论[J]．中国实用儿科杂志，2022，37(5)：328-330.

[4] 聂梦旬．不同剂量甘露醇治疗脑出血临床疗效的比较研究[J]．临床合理用药，2021，14(8)：67-69.

[5] 杨黎，董宪喆，张兰．左乙拉西坦和苯妥英钠治疗儿童惊厥性癫痫持续状态疗效与安全性meta分析[J]．临床儿科杂志，2021，39(10)：782-787.

[6] 赵志明，赵宗清，冯帆，等．丙戊酸在急性中枢神经系统损伤中的保护与修复作用研究进展[J]．国际神经病学神经外科学杂志，2020，47(4)：459-462.

[7] 阮雯聪，李海峰．儿童神经系统疾病重症康复[J]．中国实用儿科杂志，2018，33(8)：586-588.

[8] 花少栋，梅亚波．儿童昏迷的诊治进展[J]．发育医学电子杂志，2018，6(2)：125-128.

儿童心脏病实践篇

第 18 章　儿童心肌病

第 1 节　扩张型心肌病的诊断与内科治疗

第 2 节　肥厚型心肌病的诊断与内科治疗

第 3 节　限制型心肌病的诊断与内科治疗

第 4 节　心肌致密化不全的诊断与内科治疗

第 5 节　心内膜弹力纤维增生症的诊断与内科治疗

第 6 节　致心律失常性心肌病的诊断与内科治疗

第 7 节　心动过速性心肌病的诊断与内科治疗

第 8 节　儿童肥厚型心肌病的外科治疗

第 9 节　改良 Morrow 术的麻醉管理

第 10 节　儿童心肌病的术后护理要点

第 19 章　儿童心律失常

第 1 节　预激性心肌病

第 2 节　儿童快速性心律失常的消融

第 3 节　过缓性心律失常及心血管电子器械植入

第 4 节　左束支起搏在儿科中的应用

第 5 节　儿童心律失常的护理经验

第 20 章　儿童心脏瓣膜病治疗

第 1 节　Ebstein 畸形的外科治疗经验

第 2 节　先天性二尖瓣畸形的外科治疗

第 21 章　法洛四联症的治疗经验

第 1 节　法洛四联症的诊疗进展

第 2 节　法洛四联症的围手术期超声评估

第 3 节　法洛四联症侧支血管的处理

第 4 节　法洛四联症的麻醉管理

第 22 章　肺动脉闭锁的治疗实践

第 1 节　肺动脉闭锁合并室间隔缺损的诊疗经验

第 2 节　室间隔完整型肺动脉闭锁的诊疗经验

第 3 节　肺动脉闭锁的围手术期护理要点

第 23 章　其他先天性心脏病临床实践

第 1 节　主动脉瓣上狭窄的外科治疗

第 2 节　完全性肺静脉异位引流手术的麻醉经验

第 3 节　合并室间隔缺损的大动脉转位手术治疗的麻醉管理

第 4 节　室间隔缺损完整的大动脉转位手术治疗的麻醉管理

第 5 节　永存动脉干畸形的诊疗进展

第 6 节　完全型大动脉转位的诊疗进展

第 7 节　矫正型大动脉转位的诊疗进展

第 8 节　右心室双出口的诊疗进展

第 9 节　完全性肺静脉异位引流的诊疗进展

第 7 章　简单先天性心脏病的联合治疗

第 1 节　室间隔缺损

室间隔缺损（ventricular septal defect，VSD，简称室缺）是最常见的先天性心脏病，单纯 VSD 占所有先天性心脏畸形的 20%，VSD 的发病率为 3~5 例 /1 000 名活产婴儿。和其他类型先天性心脏病类似，VSD 为多因素致病，病因包括遗传易感性、直接或间接环境原因以及随机效应。

一、知识要点

【室间隔缺损的解剖与病理生理】

室间隔由膜部和肌部组成，肌部室间隔占室间隔的绝大部分，分为流入部、小梁部和流出部。膜部室间隔是室间隔上部范围较小的纤维结构，在胚胎发育过程中由动脉圆锥和心内膜垫组织汇合而成。VSD 根据解剖部位的不同，可分为膜周部、肌部、漏斗部和流入道型。其中，膜周部 VSD 约占 70%。肌部 VSD 位于室间隔的肌小梁部，四周均为肌肉组织，可单发或多发。漏斗部 VSD 包括嵴内型和干下型 VSD，后者位于肺动脉瓣和主动脉瓣下，部分患者可合并主动脉瓣脱垂。

患者的临床表现及血流动力学特点取决于缺损大小及分流量。小型 VSD 通常无症状，且不合并心脏扩大。中等大小的 VSD 可出现心脏负荷增加，左心室扩大，患者可能有活动后气促等症状。大型 VSD 早期即可导致左心室明显扩大，患儿表现为喂养困难、呼吸急促、生长发育受限；若未及时治疗，患者可出现肺血管病变和肺动脉高压，并且随着肺血管病变逐渐进展，肺动脉高压可由动力型发展为阻力型，患者 VSD 部位出现右向左分流，临床上表现发绀症状，即艾森门格综合征。

【室间隔缺损封堵术概述】

早在 1988 年国外即已首次成功开展经皮介入封堵治疗 VSD，此后有多种类型的封堵装置应用于 VSD 封堵，但由于操作复杂、并发症较多，均未能在临床推广应用。镍钛合金双盘型 VSD 封堵器问世后，因其具有操作简便、成功率高、并发症少的优点，很快成为介入治疗 VSD 的主流，同时 VSD 介入封堵病例数迅速增加，并从 2002 年起在国内广泛开展。但是 VSD 封堵术仍属于先天性心脏病介入手术中难度较大、并发症较多的手术，临床实践中掌握合适的手术指征、规范的操作和严密的观察仍是必要的。

【经皮 VSD 封堵术手术指征评价】

经皮 VSD 封堵术前严格的手术指征评价是增加成功率、降低并发症的关键。全面的手术指征的评价需要考虑到以下几个方面：

1. 血流动力学意义　原则上有血流动力学影响的 VSD 才是需要治疗的，对于直径 2~3mm 以下、分流量很小的 VSD，一般没有明显血流动力学意义，如果没有左心增大和肺血增多的影像表现，没有明显临床症状，是可以考虑长期观察的。

2. 自然痊愈的可能性　部分 VSD 在患者 3~5 岁之前有自然愈合的可能性，对于小型膜周部或肌部 VSD，如果有自然愈合的趋势，可以先随访观察，确定不能愈合再考虑手术干预。

3. 年龄和体重　对于小年龄、低体重的患儿，小型 VSD 可以先随访观察，大型 VSD 介入手术会大大增加传导阻滞、瓣膜反流、血管损伤等并发症的风险，宜选择外科手术治疗，因此 VSD 封堵术一般要求患者年龄在 3 岁以上、体重在 12kg 以上。

4. 缺损的部位、大小、形态和数目　适合介入治疗的VSD类型主要为膜部和肌部，部分嵴内型VSD如果距肺动脉瓣距离大于2mm、直径小于5mm也可以成功封堵，而干下型VSD不宜介入治疗。对于适合介入的缺损大小需综合考虑患者的年龄和体重，一般建议不超过10mm，过大的缺损需要置入大型号的封堵器，不仅容易发生传导阻滞、瓣膜反流等并发症，也容易超出现有封堵器的型号范围。膜部瘤型VSD如存在多个破口，且破口间距离较远，可能1枚封堵器难以完全覆盖所有破口，术后易有残余分流，也不是介入治疗的理想适应证。

5. 是否合并无法介入治疗的其他心脏畸形　VSD如合并可以介入治疗的其他畸形，可以同时介入治疗。但如果合并其他需要矫治但不能介入治疗，或者可能介入不成功的畸形，则宜选择外科手术同时矫治。

6. 有无手术禁忌证　对于存在梗阻型肺动脉高压、特发性肺动脉高压、感染性心内膜炎、心腔内血栓、出血性疾病等情况的患者，不宜进行介入治疗。

7. 潜在健康风险　对于部分小于3mm的VSD，如果存在明显的心脏杂音，缺损处有高速分流，尽管没有明显的血流动力学意义，但可能增加感染性心内膜炎风险，为此也可以考虑介入治疗。

8. 心理社会因素　对于部分血流动力学意义不明显的小型VSD，如果患者会因此产生心理负担或社会适应问题，在评价手术风险很小的情况下可以酌情选择介入治疗。

9. 患者和家属的态度　尽管VSD介入手术的创伤和风险小于外科开胸手术，但毕竟存在体内遗留金属异物、远期并发症风险等情况，因此需要取得患者和家属的充分理解和认可才能进行。

二、研究进展

目前，我国先心病介入治疗数量和质量均在世界前列，很多具有自主知识产权的新型介入封堵器械已在临床上广泛应用。在VSD介入治疗领域，针对左心室面入口较大、右心室面出口较小或存在多个小出口的膜部瘤型VSD，国内专家设计了细腰型封堵器；针对缺损部位接近主动脉瓣的嵴内型VSD，国内研发了零边偏心型VSD封堵器，均可取得良好的封堵效果。此外，在封堵器的涂层材料方面，国内也进行了一系列改进和创新，很大程度上提高了封堵器的耐腐蚀性及与生物组织和血液的相容性，并能有效阻止镍离子析出。鉴于金属封堵器仍然具有机械压迫、磨蚀产生的远期并发症的潜在风险，并有可能给患者带来心理或社会上的困扰，近年来在材料科学的发展推动下，最新的器械研制主要集中于可降解封堵器领域。2018年上海形状记忆合金材料有限公司研发的完全生物可吸收VSD封堵器完成首例植入，封堵器采用聚对二氧杂环己酮作为骨架，聚左旋乳酸作为阻流膜，材料最终分解为CO_2和H_2O，在体内无残留，该封堵器近期已经被国家药品监督管理局批准上市。由于可以介入治疗的VSD通常不会太大，内皮化相对更加容易，比较容易实现在封堵器开始降解前完全内皮化，因此理论上VSD是比较适合应用可降解封堵器的心脏畸形类型，但是该类封堵器的实际效果还有待大量临床应用经验进一步证实。

三、实用技巧

【如何选择合适的封堵器】

目前VSD介入手术绝大多数采用镍钛合金丝编织成的双盘型VSD封堵器。这类封堵器分膜部VSD封堵器和肌部VSD封堵器，膜部VSD封堵器又有对称型、偏心型、细腰大边型等类型。不同类型的封堵器在不同厂家也可能有不同的参数特点和型号选择范围。临床上需根据缺损的部位、形态、大小、与周边结构的关系选择合适的封堵器。对于膜周部和嵴内型VSD，如距主动脉瓣距离大于3mm，首选对称型VSD封堵器；如VSD距主动脉瓣距离小于2mm而大于1mm，宜选择偏心型VSD封堵器。对于多破口的膜部瘤型VSD，可选择细腰大边型封堵器。通常选择的封堵器型号应比VSD的最小直径大1~3mm。封堵肌部VSD一般选择肌部VSD封堵器，封堵器型号比缺损径大2~4mm。对于部分室间隔较薄的肌部 VSD，也可以选择膜部 VSD 封堵器。

除了双盘结构的 VSD 封堵器外，少数情况下也可使用其他封堵器用于 VSD 封堵。比如细管形态的 VSD 可以使用 ADOⅡ封堵器或弹簧圈进行封堵，部分特殊形态的 VSD 可以使用动脉导管未闭封堵器封堵。

【术前检查及准备】

1. 超声心动图　超声心动图是 VSD 封堵术中最重要的检查之一，贯穿手术的全过程，在 VSD 的明确诊断、手术指征判断、术中监测指导、封堵效果评价、并发症判断、术后随访中均发挥着重要作用。术前超声心动图检查的主要目的是评价 VSD 的位置、大小、形态、数目以及与邻近结构的关系。在心尖或胸骨旁五腔心切面上可观察 VSD 距离主动脉瓣的距离和缺损的大小；主动脉短轴切面上观察缺损的位置和大小；左心室长轴切面观察缺损与主动脉瓣的关系以及是否合并主动脉瓣脱垂。VSD 伴有室间隔膜部瘤者需检测缺损基底部直径、破口数目及大小。近心尖的肌部 VSD 还需检查周围解剖结构，有助于封堵器及介入途径的选择。在经胸超声心动图显示不清时，可行经食管超声心动图检查。

2. 心导管检查及心血管造影　通常行股静脉及股动脉插管作为手术入路。常规行右心导管检查，重点检测肺动脉压力、肺血管阻力和 $Qp:Qs$。左心室造影一般取左前斜位 45°~60°＋头位 20°，以及右前斜位 30° 两个角度，以清晰显示 VSD 的形态、大小及与主动脉瓣的关系。同时应行升主动脉造影，观察有无主动脉窦脱垂及反流。

【室间隔缺损封堵术的操作过程】

1. 建立动、静脉导丝轨道　大多数 VSD 从右心室面难以通过，因此需要先从左心室面通过。通常应用剪切的猪尾导管或 JR 导管作为过隔导管，经主动脉逆行至左心室，在导引导丝帮助下经 VSD 入右心室，将 260mm 长的 0.032in 泥鳅导丝或超滑交换导丝经导管送入右心室并推送至肺动脉，或经右心房至上腔静脉，再由股静脉经端孔导管送入圈套器，抓捕位于肺动脉或上腔静脉的导丝，由股静脉拉出体外，从而建立股静脉—右心房—右心室—VSD—左心室—主动脉—股动脉导丝轨道。当上述方法建立的轨道不顺畅时，有可能缠绕腱索，需将导丝撤至右心室，操作导丝至肺动脉或上腔静脉，再用圈套器抓捕后重新建立轨道。

2. 建立封堵器输送轨道　由股静脉端沿导丝轨道送入合适的输送鞘与过 VSD 的导管相对接，同步推送输送鞘和回撤导管，直到输送鞘通过 VSD 到达主动脉弓部。后撤输送鞘内芯，再缓缓后撤输送鞘至主动脉瓣下。从动脉侧推送导丝达左室心尖，此时输送鞘通常可沿导丝顺势指向心尖，撤去导丝和内芯。

3. 封堵器置入　选择合适大小的封堵器与输送杆连接，经装载器送入输送鞘并推送至末端，在 X 线和 / 或超声监测下，先展开封堵器左盘，回撤输送鞘，使左盘与室间隔相贴，确定位置良好、封堵器腰部嵌入 VSD 后，继续回撤输送鞘展开封堵器右盘。如置入偏心型封堵器，展开封堵器时需要确保左盘长边（带指向标记）指向心尖部，短边指向主动脉瓣。对建立轨道相对困难者，可选用偏大输送鞘，展开封堵器时保留导丝，待封堵器放置满意后再撤出导丝，以免万一封堵失败需要重新建立轨道。对于输送鞘压向心尖困难者，可以尝试主动脉瓣上展开封堵器，但应由手术经验丰富、技术熟练的术者操作，否则可能造成失败或主动脉瓣损伤。国内也有术者为了简化手术操作，或者为了追求纯超声引导，采用不建立动、静脉轨道，从左心室侧直接送入传送鞘通过 VSD 反向放置封堵器的方法，但不建议常规使用。

4. 封堵后评价和封堵器释放　置入封堵器后，立即观察心电图有无传导阻滞等异常。超声观察封堵器位置是否合适、有无残余分流和瓣膜反流。重复左心室造影确认封堵器位置及分流情况，升主动脉造影观察有无主动脉瓣反流。对于封堵器位置、形态满意，但手术即刻有残余分流者，可等待 15min 后再次超声和造影评价分流情况。X 线及超声检查效果满意后即可释放封堵器，撤去输送鞘后压迫止血。

5. 特殊解剖的处理　对于接近室间隔后方或心尖部的肌部 VSD，轨道通过 VSD 的转折角度较大，经股静脉途径过于扭曲，常难以成功，宜选择右侧颈内静脉途径。合并下腔静脉肝段缺如的患者如从股静脉建立轨道，途径转折角度过大，难以成功通过传送鞘，也宜选择右侧颈内静脉或锁骨下静脉途径。

【常见并发症及其处理】

VSD封堵术可能导致多种严重并发症。术前严格把握手术适应证、术中规范操作、术后密切随访，是减少并发症、改善预后的关键。

1. 三度房室传导阻滞（atrioventricular block，AVB） 主要见于膜周部或隔瓣后VSD封堵，危险因素包括小年龄低体重、封堵器选择过大、VSD距三尖瓣过近、术中反复刺激损伤等。对于封堵后即刻发生的三度AVB，应立即收回封堵器观察，待恢复窦性节律后考虑更换更小型号的封堵器，或者改行外科手术治疗。对于术后数小时或数日发生的三度AVB，可能系组织水肿所致，可以先尝试大剂量激素冲击、异丙肾上腺素、营养心脏等治疗，期间如心动过缓、出现阿-斯综合征时，需安置临时心脏起搏器。如观察3日没有恢复迹象，应尽早外科手术取出封堵器，以免发展成永久性三度AVB。对于术后数周或数月发生的三度AVB，药物恢复的可能性不大，如未超过1年，可以尝试外科手术取出封堵器，但需向患者和家属交代术后可能无法恢复的风险。对于不能恢复的永久性三度AVB，心动过缓需安装永久心脏起搏器。

2. 完全性左束支传导阻滞 危险因素类似三度AVB。早期发生者可激素治疗促进恢复，不能恢复者如术后不到3个月可以考虑外科手术取出封堵器。术后大于半年的患者外科取出封堵器有造成三度AVB的风险，手术需要慎重。无法恢复的永久性完全性左束支传导阻滞需要密切随访观察，部分患者可能发展成为扩张型心肌病甚至死亡，需要尽早行心脏再同步化治疗或安装左束支起搏器。

3. 主动脉瓣反流 与手术适应证掌握不佳、封堵器选择不当、操作不当等因素有关。通常是VSD距主动脉瓣过近，或封堵器选择过大，或偏心封堵器放置角度不佳，封堵后封堵器的边缘直接接触主动脉瓣从而影响主动脉瓣的关闭。此外，过大的封堵器放置后也可能引起主动脉瓣环的变形而导致主动脉瓣关闭不全。还有手术过程中操作不当，可能造成主动脉瓣机械损伤而致关闭不全。轻度主动脉瓣反流可以随访观察，有临床意义者需要外科手术取出封堵器，必要时同时进行瓣膜成形。

4. 三尖瓣反流 与缺损部位、封堵器大小、操作方式有关。隔瓣后型VSD与三尖瓣关系密切，植入封堵器后可引起明显的三尖瓣反流。封堵器过大、边缘过长，可能压迫三尖瓣；或封堵器的盘片过于膨隆，占据较大空间，也可影响三尖瓣关闭。操作过程也可能损伤三尖瓣及腱索，主要是轨道从腱索中通过，继之强行送入导管或鞘管，导致腱索断裂。封堵器释放后还可能产生磨损效应导致三尖瓣腱索断裂。术中超声监测如发现明显的三尖瓣反流，应及时调整手术方案，或改外科手术治疗。术后三尖瓣反流不严重可以长期观察，严重者需要外科手术干预。

5. 残余分流 单孔VSD术后发生残余分流较少见，对于分流量≤2mm的分流，超声测流速在3m/s内的分流，大部分患者在术后6个月内分流会消失。但多孔VSD的残余分流可能是因为仅堵闭了部分破口，或两个破口相距较远、封堵器未能完全覆盖，此种情况残余分流可能长期存在，如残余分流有明显的血流动力学意义，则需要再次介入或外科干预。

6. 封堵器移位或脱落 与封堵器选择偏小、位置判断不当有关。脱落的封堵器可尝试用圈套器捕获后取出，如不能成功，则应外科手术取出。

7. 溶血 多发生在术后早期，尤其是封堵器较大、存在残余分流的患者，与高速血流通过封堵器时被破坏有关。临床表现为酱油色尿、寒战、贫血和肾功能不全。经激素治疗、碱化尿液、停用阿司匹林、给予止血药等处理后绝大多数能好转，仅少数难以逆转的严重贫血患者需要外科手术取出封堵器。

四、外科治疗

对于无法行介入封堵或合并需同期治疗的其他心脏畸形的室间隔缺损，可行外科手术。传统手术入路为胸骨正中切口。对于不合并复杂心脏畸形的患者，也可采用右侧第 4 肋间切口，更加微创且更不影响美观。

右侧开胸时，患者采用左侧卧位，在左侧腋下放置体位垫，将右胸部垫高约 45°。在腋中线附近自第 3 肋下缘水平向第 5 肋上缘水平弧形切开皮肤，打开第 4 肋间，应用湿纱布将肺叶向后侧遮挡，显露心包。在膈神经前方约 2cm 处，自下腔静脉分别向升主动脉及房室沟方向切开心包，在心包切口处缝牵引线并向上牵起，有助于显露升主动脉及上、下腔静脉，建立体外循环。

心脏切口可根据 VSD 的类型、解剖位置、合并畸形、术者经验进行选择，一般有以下五种：右心房切口、肺动脉切口、主动脉切口、右心室切口和左心室切口。

【经右心房切口】

经右心房切口最为常用，可用于修补膜周部 VSD、流入道型 VSD、嵴内型 VSD 和部分干下型 VSD 及肌部 VSD。在界沟前方从右心耳基底部向下腔静脉前部切开，切口平行于房室沟，注意勿损伤窦房结且与右冠状动脉保持安全距离。应用拉钩牵开心房切口前缘及三尖瓣前瓣叶，可显露室间隔（图 7-1），探查 VSD 位置及其与周边组织的解剖关系。探查清楚 VSD 后，可在三尖瓣隔、前瓣的瓣环处分别缝一牵引线，将这两个瓣叶轻轻牵起，充分显露 VSD（图 7-2）。

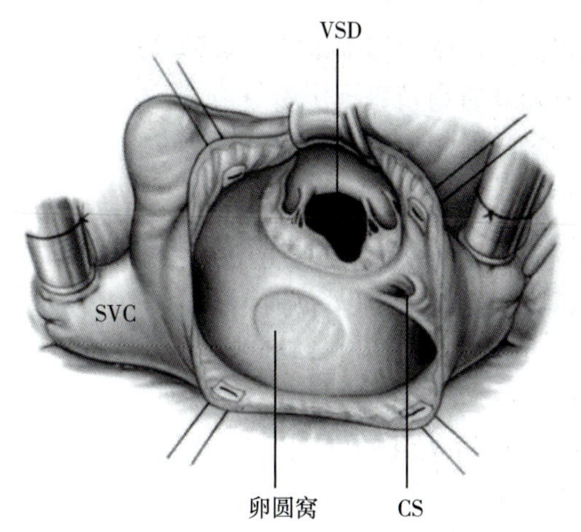

图 7-1　牵开心房切口，显露室间隔
VSD，室间隔缺损；SVC，上腔静脉；CS，冠状静脉窦。

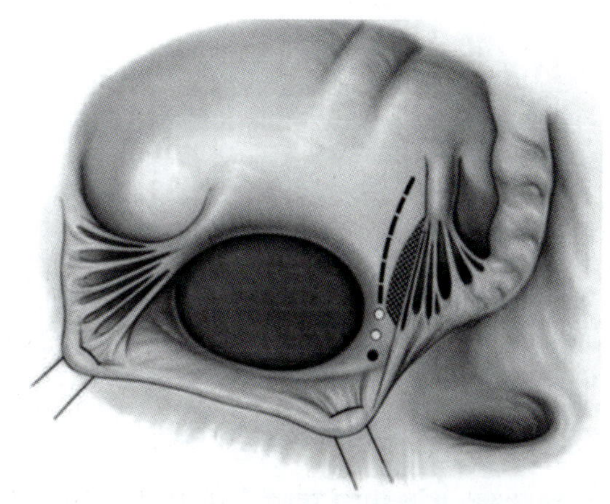

图 7-2　牵起三尖瓣叶，显露室间隔缺损

对于靠近三尖瓣环的小型膜周部 VSD，可直接缝合。应用带垫片的滑线在 VSD 下缘进针，从三尖瓣隔瓣环出针，注意进针不宜过深，不可穿透室间隔进入左心室侧，出针勿超过三尖瓣环，避免伤及传导束。自 VSD 足侧向头侧间断缝合 3~4 针，通常即可完整闭合缺损，头侧最后一针可先缝至室上嵴，再缝至三尖瓣环，以避免缺损头侧存在残余缺损。将上述各针缝至适当裁剪的长条形垫片上，依次打结，闭合 VSD。

对于较大的膜周部 VSD，需应用补片闭合。应用滑线，可连续缝合亦可间断缝合。依据 VSD 的大小和形状将补片适当裁剪，补片应比缺损稍大一些，尤其是后下缘，这样使得缝合 VSD 后下缘时，缝针可距离缺损边缘 3~5mm，避免损伤传导束。同时需注意缝合此处时进针不宜过深，不可穿透室间隔进入左心室侧，可在缝线上加垫片加固缝合处，避免因缝合较浅出现缝线撕脱。缝至缺损上缘时应注意仔细辨认主动脉瓣，且缝合不可过深，避免伤及主动脉瓣，造成反流。缝至三尖瓣隔瓣时，应从三尖瓣隔瓣瓣环出针，勿超过瓣环，避免伤及传导束，缝线上加垫片加固（图 7-3）。若三尖瓣被 VSD 血流冲击形成囊状结构遮挡 VSD，或有较多三尖瓣腱索覆盖 VSD，造成难以显露，可纵行切开三尖瓣隔瓣，充分显露 VSD，待 VSD 修补完毕后，再缝合三尖瓣切口。

对于流入道型 VSD 的手术方式类似于膜周部大 VSD，需注意此类 VSD 的房室结更靠近

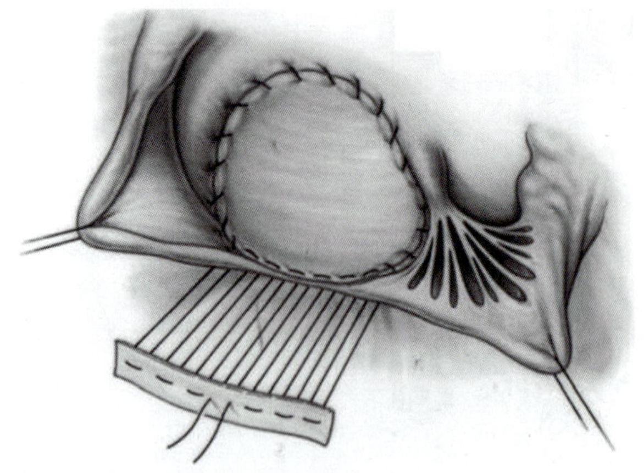

图 7-3　室间隔缺损补片缝合

冠状静脉窦，并且由于其腱索通常较为分散，缝合时需注意避免出现残余缺损或缝线压迫重要腱索。

对于漏斗部 VSD，通常距离传导束较远，罕见缝针损伤传导束造成传导阻滞，但膜周部至漏斗部的大 VSD，仍需按照上述膜周部 VSD 的缝合要点。对于干下型 VSD，缺损上缘缺乏肌肉组织，直接为主、肺动脉瓣，缝合此处时，应仔细辨别主、肺动脉瓣，将补片缝合固定在邻近肺动脉瓣的瓣环上，避免损伤主动脉瓣。若缺损上缘或主动脉瓣难以显露，则应采用经肺动脉切口修补。

对于肌部 VSD，有时隐藏在右心室肌小梁中难以辨认，可通过寻找冲击斑、观察左心室向右心室溢出血流、切开肌小梁等方式帮助寻找 VSD，对于较小的肌部 VSD 可直接缝合，较大的肌部 VSD 需应用补片修补，缝合时应避免进针过深穿透室间隔，造成左束支损伤。

【经肺动脉切口】

这种手术径路通常用于漏斗部 VSD，尤其是干下型 VSD 的修补，纵行切开主肺动脉，应用小拉钩将切口向脚侧牵拉，暴露缺损。应用补片修补 VSD，同时补片可支撑脱垂的瓣叶并防止经缺损的血流对瓣叶的冲击。完全修复 VSD 后，分流形成的文丘里效应（Venturi effect）消失，主动脉瓣不会再被拖入缺损内。在 VSD 上缘，主动脉瓣和肺动脉瓣连接处没有肌肉连接，带垫片缝线应置于邻近肺动脉瓣环的瓣窦内，同时紧靠肺动脉壁并加用垫片褥式缝合以防撕脱（图 7-4）。

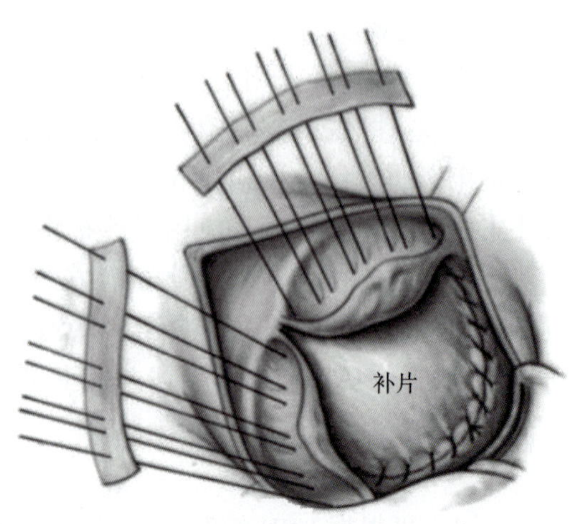

图 7-4　干下型室间隔缺损补片缝合

【经主动脉切口】

在修补 VSD 的同时需要矫治合并畸形，如主动脉瓣反流、主动脉瓣或瓣下狭窄时需采用主动脉切口。自右冠瓣窦中点上方向下斜形切开至无冠瓣窦中点右侧，如需要可向左横向延长。若主动脉瓣反流严重，可直接向冠状动脉开口灌注停搏液。经切口小心牵开主动脉瓣叶暴露 VSD，缺损上缘常因缺乏肌性或纤维边缘，缝针困难。在这种情况下，可用带垫片缝线从主动脉瓣窦内侧穿过主动脉壁褥式缝合。

【经右心室切口】

经右心室切口修补 VSD 的适应证包括：①VSD 无法经右心房或肺动脉切口修补；②VSD 向上延伸到漏斗间隔；③存在漏斗部异常肌束，经右心房或肺动脉切口难以完全切除，尤其是需要补片加宽漏斗部时；④圆锥间隔缺损的下缘因为缺乏肌束，经肺动脉显露困难。

通常自漏斗前壁中间切开，切口可向上延伸至肺动脉方向，或向下延伸至右心室窦部。

右心室切口需注意避免损伤冠状动脉。当左前降支起源于右冠状动脉；或出现双重左前降支（一支起源于左冠状动脉，另一支为起源于右冠状动脉的粗大圆锥支的延伸）时，常出现冠状动脉跨过右心室流出道，右心室切开时应格外注意避免损伤冠状动脉。

【经左心室切口】

经左心室切口修补 VSD 较少采用，仅限于一些通过其他径路难以显露的肌部多发型 VSD。这类 VSD 的右心室面由于肌小梁和乳头肌纵横交错，缺损可能隐藏其间，难以显露，或被分隔从而难以完全修补，而左侧室间隔面相对光滑，易于寻找和缝补 VSD。

左心室切口有两种，最常见为垂直切口，即从相对无血管的心尖部向上稍作延伸；另一种方法是横切口。无论哪种切口，均应尽量少切开心室并且尽量减少损伤冠状动脉。左心室应尽可能避免在除心尖部以外的其他位置切开，以防出现左心室功能不全。

五、实战病例

【病例 1】

患者女性，3 岁 6 个月，身高 98cm，体重 12kg，因“发现心脏杂音 1 年余”入院。临床表现活动受限，生长落后。查体：心率 115 次 /min，律齐，胸骨左缘第 3~4 肋间可闻及 3/6 级收缩期杂音。超声心动图检查示左心轻大（LVEDD 34mm），室间隔膜周部回声缺失，右心室面可见纤维素包绕，形成瘤样结构，基底 10mm，顶端见多个破口，较大破口宽约 4mm，室水平可见左向右分流信号，分流速度 440cm/s。左心室造影显示室间隔缺损伴膜部瘤形成，膜部瘤呈菜花状，基底 9.5mm，右心室面多处破口，比较明显的两处分别为 3mm 和 2.5mm（图 7-5）。考虑右心室面多破口的特点，决定封堵左心室面。经 6Fr 传送鞘置入 1 枚 6mm 细腰型封堵器封堵 VSD 左心室面成功，术后即刻分流和杂音消失（图 7-6）。术后 24h 复查超声心动图示各房室内径正常（LVEDD 28mm），封堵器位置固定，形态良好，未见残余分流。术后随访 5 年未见异常。

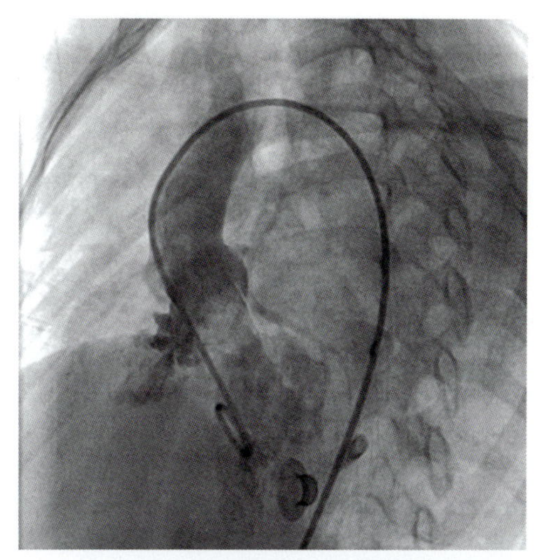

图 7-5　左心室造影显示室间隔缺损，膜部瘤形成

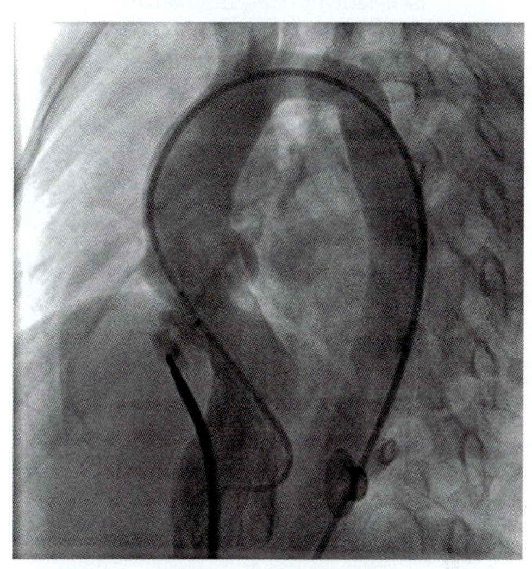

图 7-6　置入 1 枚 6mm 细腰型 VSD 封堵器封堵，分流消失

【病例 2】

患者男性，6 岁 2 个月，身高 120cm，体重 21kg，因“出生后发现心脏杂音”入院。无明显临床症状。查体：心率 108 次 /min，律齐，胸骨左缘第 3~4 肋间可闻及 2~3/6 级收缩期杂音。超声心动图检查示各房室腔内径基本正常（LVEDD 36mm），室间隔膜周部回声缺失，基底 10mm，瘤高 10mm，三尖瓣隔瓣包绕参与膜部瘤形成，顶端见一个破口，宽约 3.8mm，左向右分流速度 426cm/s。左心室造影见大膜部瘤，右心室面破口 2.5mm（图 7-7）。考虑患儿膜部瘤相对较大，而右心室面破口小，遂决定封堵右心室面。经 5Fr 传送鞘置入 1 枚 5mm 对称封堵器封堵 VSD 右心室面破口成功，术后即刻分流和杂音消失（图 7-8）。术后 24h 复查超声心动图示各房室内径正常（LVEDD 35mm），封堵器位置固定，形态良好，未见残余分流。术后随访 2 年未见异常。

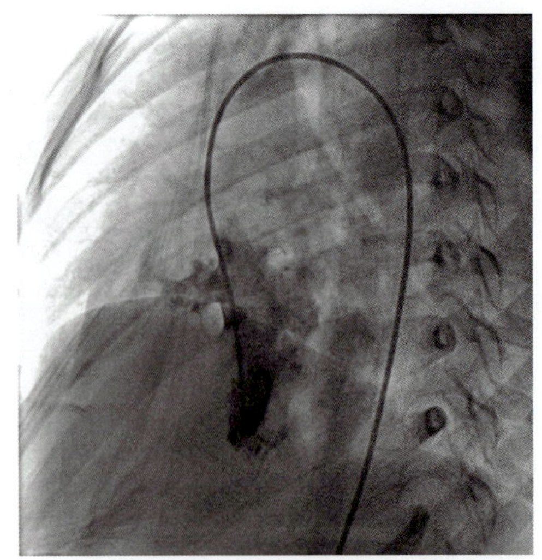

图 7-7　左心室造影显示室间隔缺损，膜部瘤形成，右心室面破口小

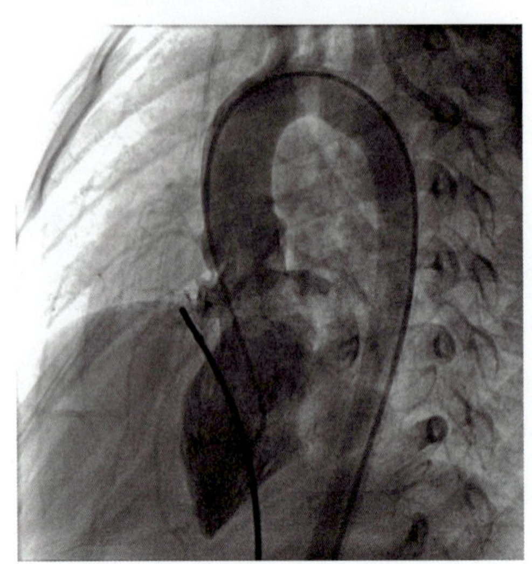

图 7-8　置入 1 枚 5mm 对称封堵器封堵 VSD，分流消失

【病例 3】

患者女性，4 岁，身高 110cm，体重 20kg，因“出生后发现心脏畸形”入院。无明显临床症状。查体：心率 118 次 /min，律齐，胸骨左缘第 3~4 肋间可闻及 2/6 级收缩期杂音。超声心动图检查示左心增大（LVEDD 37mm），室间隔膜周部回声缺失，右心室面可见纤维素包绕，形成瘤样结构，基底 10mm，瘤高 8mm，顶端破口宽 2~3mm，左向右分流速度 512cm/s。左心室造影见膜部瘤基底 7mm，右心室面破口仅 2mm（图 7-9）。常规方法建立左、右心导丝轨道后，6Fr 传送鞘难以从右心室侧通过 VSD 进入左心室，遂从左心室侧送入 5Fr 传送鞘通过 VSD 到达右心室，置入 1 枚 4mm × 4mm ADOⅡ封堵成功，即刻分流及杂音消失（图 7-10）。术后 24h 复查超声心动图示各房室内径正常（LVEDD 32mm），封堵器位置固定，形态良好，未见残余分流。术后随访 3 年未见异常。

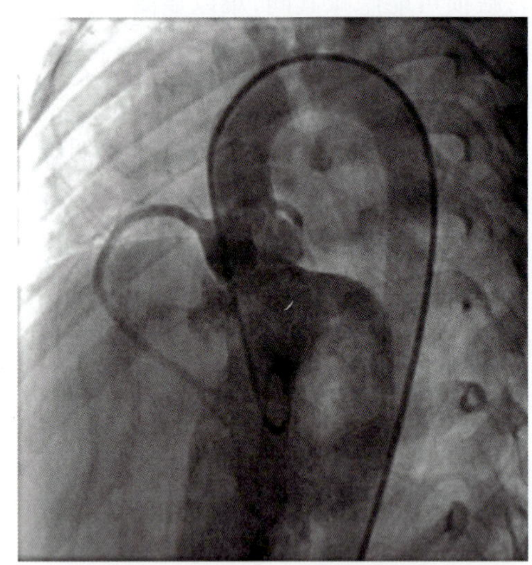

图 7-9　左心室造影显示室间隔缺损

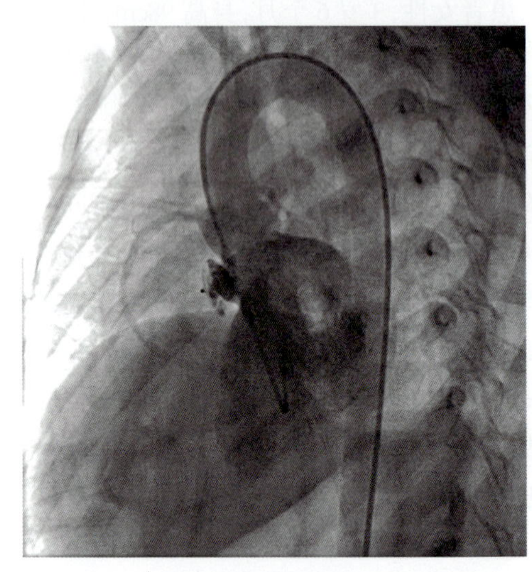

图 7-10　置入 1 枚 4mm × 4mm ADOⅡ封堵后分流消失

（撰写：张陈、毛俊　审校：王霄芳）

参考文献

［1］PENNY D J, VICK G W 3rd. Ventricular septal defect［J］. Lancet, 2011, 377（9771）: 1103-1112.

［2］BAUMGARTNER H, DE BACKER J, BABU-NARAYAN

S V, et al. 2020 ESC guidelines for the management of adult congenital heart disease[J]. Eur Heart J, 2021, 42(6): 563-645.

[3] 国家卫生健康委员会国家结构性心脏病介入质量控制中心,国家心血管病中心结构性心脏病介入质量控制中心,中华医学会心血管病学分会先心病经皮介入治疗指南工作组,等. 常见先天性心脏病经皮介入治疗指南(2021 版)[J]. 中华医学杂志, 2021, 101(38): 3054-3076.

[4] BUTERA G, CHESSA M, PIAZZA L, et al. Percutaneous closure of ventricular septal defects[J]. Expert Rev Cardiovasc Ther, 2006, 4(5): 671-680.

[5] 中国医师协会儿科医师分会先天性心脏病专家委员会,中华医学会儿科学分会心血管学组,《中华儿科杂志》编辑委员会. 儿童常见先天性心脏病介入治疗专家共识[J]. 中华儿科杂志, 2015, 53(1): 17-24.

[6] 中国医师协会心血管内科分会先心病工作委员会. 常见先天性心脏病介入治疗中国专家共识二、室间隔缺损介入治疗[J]. 介入放射学杂志, 2011, 20(2): 87-92.

[7] 秦永文,白元. 中国先天性心脏病介入治疗器材的研发历程[J]. 协和医学杂志, 2021, 12(3): 309-312.

第 2 节　房间隔缺损

房间隔缺损(atrial septal defect, ASD,简称房缺),是最常见的先天性心脏病之一,仅次于室间隔缺损,由胚胎时期心房间隔发育、融合及吸收异常导致残留未闭的缺损而形成。部分患者生后可自愈。ASD 约占先天性心脏病的 10%。由于该病在儿童时期常无明显症状及体征,很多患者直至成年期才被发现。

一、知识要点

【房间隔缺损的解剖与病理生理】

房间隔缺损根据解剖病变部位的不同,可分为四种类型:第一孔型(原发孔)缺损、第二孔型(继发孔)缺损、静脉窦型缺损及冠状静脉窦型缺损。继发孔房间隔缺损多见,约占 80%,位于冠状静脉窦的后上方,绝大多数为单孔,少数为多孔,亦有呈筛孔状(图 7-11,图 7-12)。

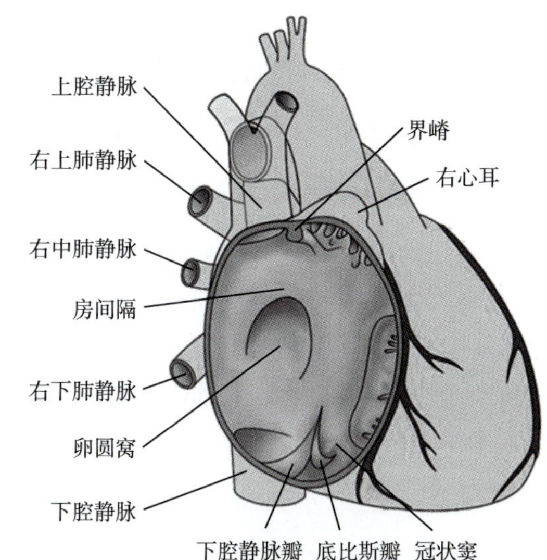

图 7-11　正常房间隔的右心房面

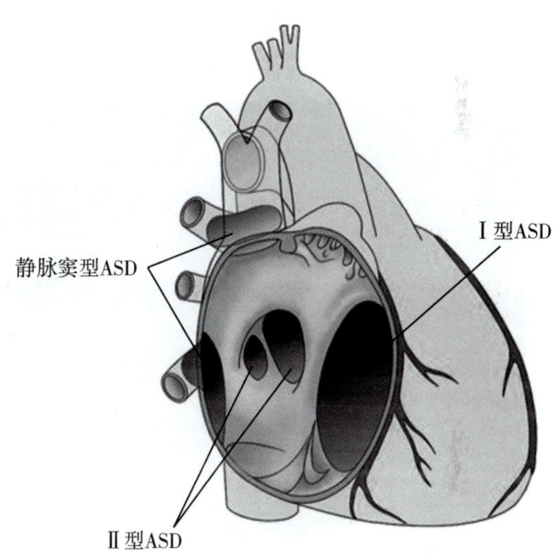

图 7-12　各种类型的房间隔缺损

房间隔缺损分流方向通常为从左向右,分流量取决于缺损大小、心室的顺应性以及肺循环和体循环的相对阻力。出生时肺血管阻力高,右心室顺应性低,然后逐渐向高顺应性 - 低阻力循环转变。继发孔型房间隔缺损的常见血流动力学表现包括左向右分流,主要发生在心室收缩晚期和舒张早期,并在心房收缩和呼气相增加。直径 <5mm 的缺损因分流量较小,可不引起右心扩大等表现,而较大的缺损,肺循环与体循环血流量比 >1.5,可能会引发心肌和肺血管的一系列变化。长期左向右分流导致右心房室及肺血流量增加,引起右心房室扩大及肺循环充血,而左心系统血流量减少。肺循环充血使患儿易患肺炎,体循环血流量减少则引起全身供血不足，影响生长发育。随着年龄的增长可慢慢出现肺动脉高压，甚至出现艾森门格综合征。

【超声心动图诊断】

超声心动检查是房间隔缺损诊断的最重要工具，不仅可以诊断房间隔缺损，而且可以量化缺损的大小及性质、缺损周围组织的边界、分流的程度与方向、心脏各房室腔的大小，同时也是房间隔缺损介入术中重要的监测工具，可指导房间隔缺损介入治疗（图 7-13）。

【房间隔缺损封堵术概述】

1976 年国外学者首次报道应用介入方法堵闭房间隔缺损，但由于传输系统粗大及操作复杂未得到进一步开展，随后又有多种封堵器相继问世，包括 Rashkind 封堵器、Clamshell 封堵器、ASDOS 堵闭系统、Das Angel Wing 封堵器、CardioSeal 和 StarFlex 封堵器、Helex 封堵器等，其中大多数装置都基于发明人或生产厂家进行的临床试验，有些装置在研究过程中发现问题而自行终止。20 世纪 90 年代 Amplatzer 封堵器问世并进行了多中心研究，由于其安全、有效及易用，迅速得到推广。同期国内较大的心脏中心相继开展并迅速实现国产化。目前房间隔缺损封堵技术已日臻成熟，约 80% 继发孔型房间隔缺损可行介入治疗，手术成功率高，并发症发生率低。近几年，封堵材料的研究及单纯超声心动图引导逐渐成为研究的热点，但其安全性仍有待进一步研究。

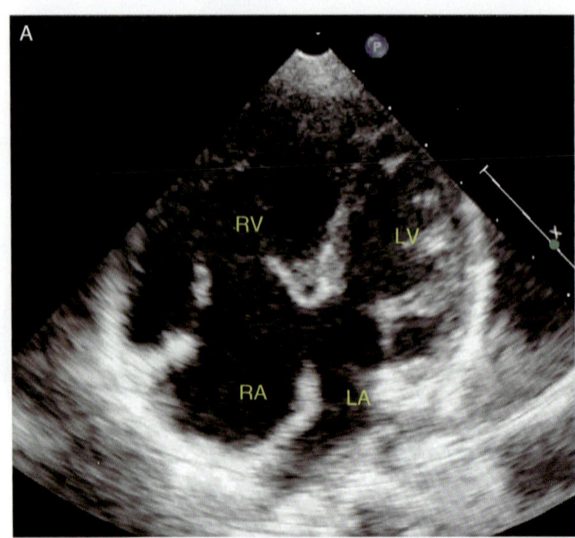

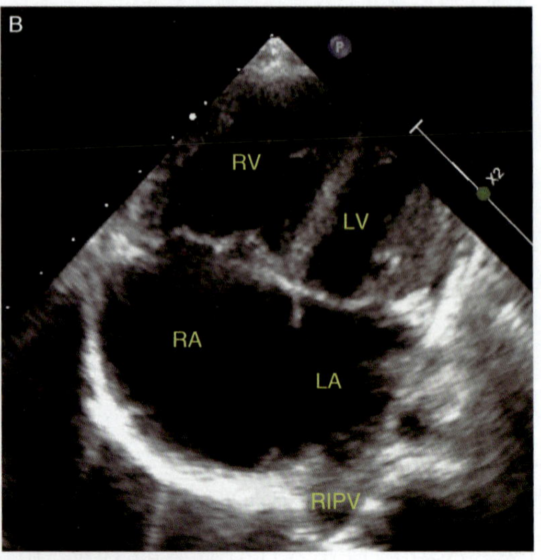

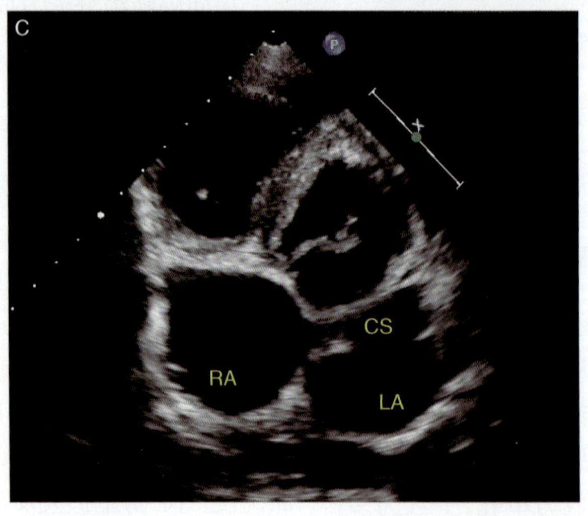

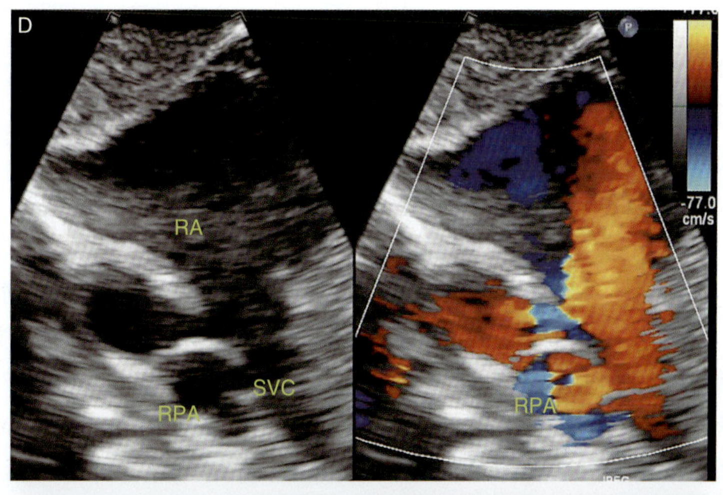

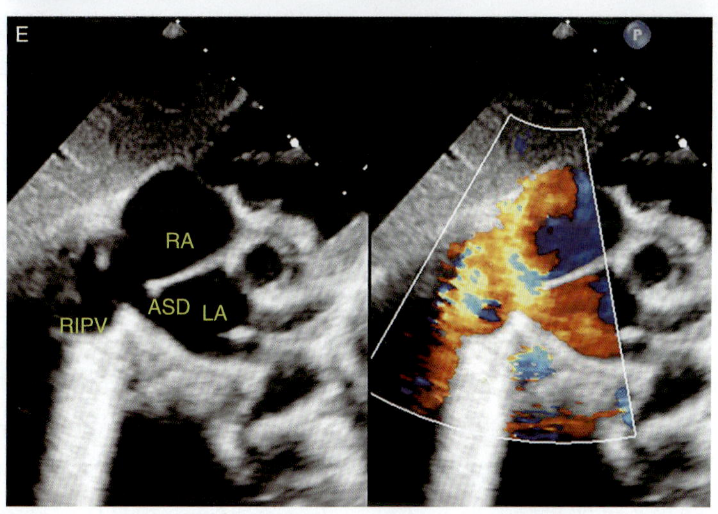

图 7-13　房间隔缺损不同类型超声心动图表现

A. 原发孔型缺损；B. 继发孔型缺损；C. 冠状窦型缺损；D. 静脉窦型缺损（上腔型）；E. 静脉窦型缺损（下腔型）。

RV，右心室；RA，右心房；LV，左心室；LA，左心房；RIPV，右下肺静脉；CS，冠状静脉窦；SVC，上腔静脉；RPA，右肺动脉；ASD，房间隔缺损。

【房间隔缺损封堵术适应证】

（一）Ⅰ类

年龄≥2 岁，有血流动力学意义（缺损直径≥5mm）的继发孔型 ASD；缺损至冠状静脉窦，上、下腔静脉及肺静脉的距离≥5mm，至房室瓣的距离≥7mm；房间隔直径＞所选用封堵器左心房侧的直径；不合并必须外科手术的其他心血管畸形。

（二）Ⅱa 类

1. 年龄<2 岁，有血流动力学意义且解剖条件合适的继发孔型 ASD。

2. 前缘残端缺如或不足，但其他边缘良好的具有血流动力学意义的继发孔型 ASD。

3. 具有血流动力学意义的多孔型或筛孔型 ASD。

（三）Ⅱb 类

1. 心房水平出现短暂性右向左分流且疑似出现栓塞后遗症（卒中或复发性短暂脑缺血发作）的患儿。

2. 缺损较小，但有血栓栓塞风险。

（四）Ⅲ类

1. 原发孔型、静脉窦型及无顶冠状窦型 ASD。

2. 伴有与 ASD 无关的严重心肌疾病或瓣膜疾病。

3. 合并梗阻性肺动脉高压。

【介入操作流程】

（一）术前准备

常规完善心电图、胸部 X 线检查、超声心动图及血液化验等检查，患者和家属签署介入手术知情同意书。年龄≥50岁或怀疑冠状动脉病变者，应行冠状动脉CT或冠状动脉造影检查。对于不能配合手术的患者需行非插管全身麻醉，必要时行插管全身麻醉，术前需禁食水；成人局部麻醉可进食流食及易消化食物。术前建立外周静脉通路。

（二）操作步骤

1. 放射线引导经皮ASD封堵术

（1）手术在导管室进行，全身麻醉或局部麻醉后，穿刺右股静脉，予肝素100U/kg，常规测量肺动脉压力，对于肺动脉压力升高者应行完整右心导管检查，评估肺动脉压力及阻力，导管通过ASD送入左心房，将交换导丝置于左上肺静脉。然后沿交换导丝将输送鞘管送入左心房。

（2）选择合适的封堵器经输送鞘管送至左心房，在X线（正位或左前斜位45°）、经胸超声心动图（transthoracic echocardiography，TTE）监测下，如患者声窗差，可考虑行经食管超声心动图检查（trans-esophageal echocardiography，TEE），先打开左侧伞盘，然后回撤封堵器贴住左心房面，继续回撤鞘管并适当推送钢缆打开右侧伞盘。

（3）经超声和X线检查证实封堵器形态、位置是否满意，无残余分流，不影响房室瓣活动及肺静脉回流，旋转钢缆释放封堵器。

（4）拔出输送鞘，加压包扎。

2. 单纯超声引导经皮ASD封堵术　近几年单纯超声引导ASD封堵治疗逐渐兴起，但由于其学习曲线长目前尚未成为主流，其操作方法可参阅相关指南及共识。

【术后处理】

1. 穿刺血管处理　穿刺部位需加压包扎6h，术后12h可下地活动。

2. 术后抗血小板治疗　术后8h及16h分别给予低分子量肝素（50U/kg）抗凝，术后第1日起口服阿司匹林3~5mg/（kg·d），共6个月。

3. 特殊情况处理　术后反复头痛患者推荐在口服阿司匹林（100mg/d）的基础上，加用氯吡格雷（75mg/d）抗血小板3个月。

4. 术后随访　术后24h，1、3、6、12个月及每年复查超声心动图和心电图，必要时复查胸部X线片。

【并发症处理及防范】

1. 封堵器移位和脱落　发生率为0.20%~0.62%，封堵器脱落后患者可无症状，或者出现胸闷或心律失常等表现。术前和术中超声心动图房间隔缺损大小及边缘评估极为重要，对于TTE声窗不清楚者建议采用TEE或者心腔内超声心动图（intracardiac echocardiography，ICE）检查。术中选用合适的封堵器，对于下腔静脉边缘欠佳者适当选用稍大的封堵器。如出现封堵器脱落，根据脱落部位可尝试应用抓捕器抓捕后经鞘管取出，如术前评估缺损边缘良好，可根据缺损情况更换封堵器；对于术前评估缺损边缘欠佳者，推荐选择外科治疗；如果封堵器卡顿于瓣膜或进入左心室或右心室者，为防抓捕时损伤心脏瓣膜或腱索，推荐直接外科开胸取出封堵器后修补ASD。

2. 残余分流　术后早期封堵器内可出现星点状分流，对于分流量<5mm者，可随访观察，即使内皮化后分流未消失，也无血流动力学意义。如果分流≥5mm，视具体解剖条件，建议再置入1枚封堵器，保证完全封堵。

3. 心律失常　术中由于手术操作刺激心脏，大部分患者会出现一过性心律失常，一般无须特殊处理，停止刺激后心律将恢复。如术中出现心房颤动或典型的室上性心动过速发作，应告知患者观察心律情况，必要时行射频消融治疗。如果封堵后立即出现房室传导阻滞，应收回封堵器，心律恢复后可尝试应用小一号封堵器，若仍出现房室传导阻滞，推荐放弃封堵。若术后出现二度Ⅱ型或三度房室传导阻滞，推荐尽早外科手术取出封堵器并修补ASD；若术后新发一度或二度Ⅰ型房室传导阻滞，可以使用糖皮质激素治疗，一般观察期7~10日，如心律仍不能恢复，推荐取出封堵器并修补ASD。

4. 头痛或偏头痛　其发生率可高达15%。除与个体差异有关外，多与封堵器过大不能完全内皮化有关，或为术后抗血小板治疗不够或存在阿司匹林抵抗，形成微小栓子脱落阻塞脑血管所致，推荐可适当延长抗血小板治疗至 1 年，并酌情加用氯吡格雷治疗 3 个月。对于药物治疗无效且难以控制的剧烈头痛患者，建议外科手术取出封堵器并修补 ASD。

5. 封堵器磨蚀　为严重并发症，包括主动脉 - 心房瘘、二尖瓣穿孔及心脏压塞等，较为罕见，其原因可能为缺损残端较短而封堵器偏大，磨损心房壁或血管壁引起。故应严格掌握适应证，对缺损较大、残端较短者应谨慎置入封堵器。术后定期复查超声心动图，一旦出现上述并发症，建议外科手术取出封堵器并修补 ASD 和瘘口。

6. 出血或血栓栓塞　比较少见。出血包括胃肠道及颅内出血等。血栓栓塞多与抗凝不够相关，一旦发现血栓，应加强抗凝治疗，新发血栓可溶栓或应用低分子量肝素治疗。

7. 心包积液 / 心脏压塞　罕见，为 ASD 封堵术后严重并发症。多与术中操作粗暴有关，如心包积液量少可以观察生命体征；心包积液中大量，临床症状明显者，应立即行心包穿刺引流处理，积极处理后心包积液无明显减少者需急诊行外科开胸探查。

8. 空气栓塞　因输送鞘管内径较大，推送封堵器过程中容易将空气经输送鞘尾部推入左心房，引起急性心肌梗死、脑卒中或体循环栓塞等并发症。预防空气栓塞最主要的措施是减少空气进入密闭输送系统的机会，装载封堵器时应尽可能将装载鞘内空气排空；输送鞘进入左心房后要缓慢抽出内芯，输送鞘管内空气应自然流出，直至空气完全排空，如空气流出困难亦不应用注射器抽吸，可送入加硬导丝支撑传送鞘防止传送鞘贴壁，待空气自然流出；封堵器送入输送鞘时，应在装满水的盘子中进行，推送动作要平缓，降低空气吸进输送鞘的机会。对于高度怀疑空气栓塞的患者，应立即停止操作，对于出现房室传导阻滞患者立即胸外按压并给予阿托品提高心率促使空气快速排出，病情严重者应进行机械通气等高级生命支持。

【外科手术技术】

对于无法行介入封堵的房间隔缺损，可进行外科手术治疗。传统手术入路为胸骨正中切口。对于不合并复杂心脏畸形的患者，也可采用右侧第 4 肋间切口，创伤更小，且切口位置隐蔽，对美观影响较小。

右侧开胸时，患者采用左侧卧位，在左侧腋下放置体位垫，将右胸部垫高。在腋中线附近自第 3 肋骨下缘向第 5 肋骨上缘水平弧形切开皮肤，打开第 4 肋间，应用湿纱布将肺叶向后侧挡开，显露心包。在膈神经前方约 2cm 处，自下腔静脉分别向升主动脉及房室沟方向切开心包，在心包切口处缝置牵引线并向上牵起，有助于显露升主动脉及上、下腔静脉（图 7-14），建立体外循环，阻断升主动脉，灌注停搏液时切开右心房，仔细探查心房的解剖，尤其是明确房间隔缺损，冠状静脉窦口，上、下腔静脉以及肺静脉开口的位置，并检查二尖瓣及三尖瓣的功能。对于较小的 ASD，通常可以直接缝合。对于一些较大的 ASD，接近下腔静脉的 ASD、静脉窦型及合并肺静脉异位引流的 ASD，可能需要应用补片闭合缺损。

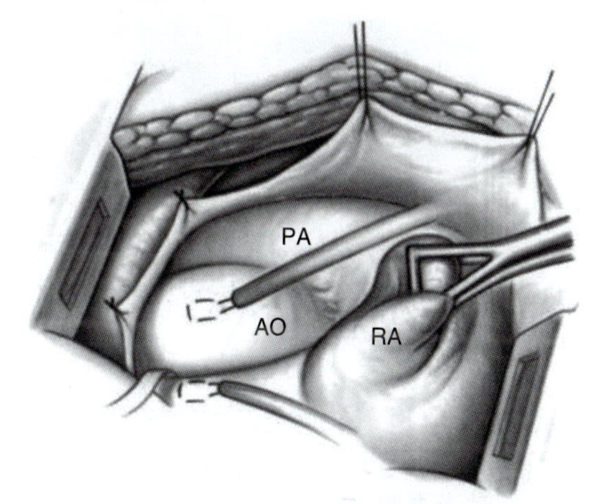

图 7-14　牵起心包，显露心脏

AO，主动脉；PA，肺动脉；RA，右心房。

小到中等大小的 ASD 可以直接缝合（图 7-15）。笔者中心常使用聚丙烯线连续缝合两层，打结前请麻醉医生膨肺，停搏液灌注针处吸引，并按压左心房、左心室，从而排出左心系统内残余气体。直接缝合缺损时应避免缝合处产生较大张力，因为张力可导致术后出现心律失常或残余漏，若判断缝合后张力较大，应采用补片缝合。

对于无法直接缝合的 ASD 应采用补片闭合（图 7-16），补片材料可使用自体心包、涤纶片、牛心包补片或 Gore-Tex 片。通常从缺损下缘开始缝合，此处应探查清楚下腔静脉和 Eustachian 瓣

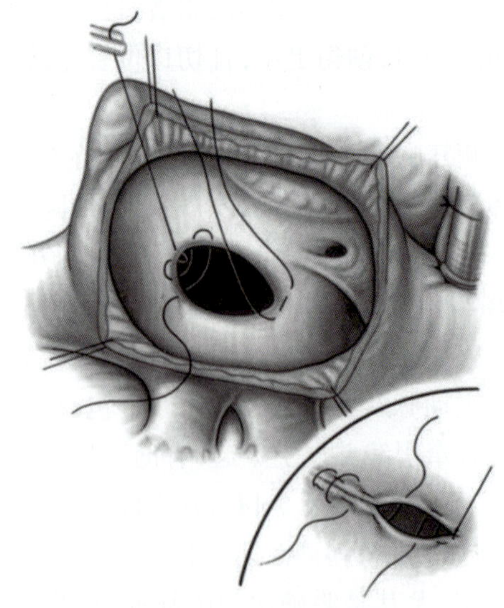

图 7-15　房间隔缺损直接缝合

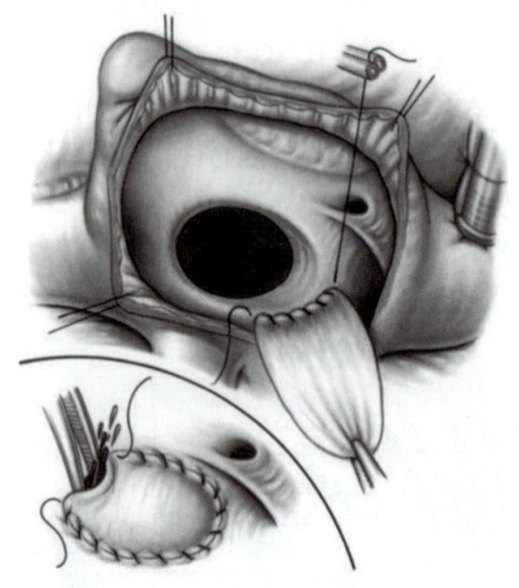

图 7-16　房间隔缺损补片缝合

的位置。对于下腔型 ASD,缺损下缘通常没有房间隔组织,此处应将补片缝合至左心房壁,向右心房方向缝合,缝至邻近房间隔组织时,即可按照常规将补片缝合在房间隔组织上,从而避免出现残余分流,此处若出现残余分流常导致部分下腔静脉血液流入左心房,引起低氧血症。缝合缺损上缘时,应避免进针过深,损伤主动脉瓣。补片完毕后,同上述排出左心房内残余气体,打结。

二、临床实践

【边缘不足房间隔缺损介入治疗】

在 ASD 介入治疗中,缺损边缘情况是选择合适患者的关键。在所有存在残端不足的 ASD 中,最为常见的是缺损前缘残端缺乏或不足。缺损前缘残端不足而其他边缘良好的可以行介入治疗,选择封堵器需比缺损前端边缘良好的封堵器大;主动脉缘边缘不足行介入治疗时,超声心动图大动脉短轴切面应见封堵器呈“Y”字形夹在升主动脉后壁;下腔缘残端不足的缺损实施封堵术时,容易出现封堵器脱落,应慎重选择病例,对于介入意愿特别强的患者,术前应仔细评估边缘情况,近年有借助三维打印技术应用动脉导管未闭封堵器及室间隔缺损封堵下腔型房间隔缺损报道,短期结果显示安全、有效,长期结果有待进一步观察。笔者认为动脉导管封堵器封堵后装置与房间隔贴合是否良好,内皮化如何,是否容易出现栓塞等并发症都是值得长期关注的。

【房间隔缺损合并肺动脉高压介入治疗】

对这类患者判断肺动脉高压的性质至关重要,明确肺动脉高压为动力型或梗阻型后采用相应的治疗方法。对于伴明显三尖瓣反流、房水平双向分流以左向右为主者,肺动脉压力:主动脉压力≤0.8,可以考虑进行试封堵,封堵后肺动脉压力下降 20% 以上,而主动脉压力不降,血氧饱和度升高至 94% 以上,可以行介入治疗,封堵后口服靶向药物治疗,定期监测肺动脉压力情况。如果试封堵后肺动脉压力下降不明显,可以先用降肺动脉压力药物治疗 3~6 个月后,如果肺动脉压力改善可考虑封堵治疗,或者也可以考虑使用带孔 ASD 封堵器进行封堵,减少心房水平的分流量降低肺循环压力,术后继续靶向药物治疗,其远期疗效有待进一步观察。目前尚无足够的临床经验确定可安全介入治疗的肺动脉压力参数情况,而且术后长期效果也有待进一步肯定,因此,这种治疗本身具有较大的风险,是否可以安全释放封堵器需要足够的临床经验判断,对于临床经验不足的医务人员来说,不提倡将 ASD 合并肺动脉高压封堵术的适应证任意放大。

【多发性房间隔缺损介入治疗】

术前 TTE 必须仔细检查以判断缺损的大小、数目和缺损之间距离,必要时行 TEE 确定。有文献报道应用三维打印技术建模术前对每个 ASD 大小、形态和位置直观展现，还可以进行模拟封堵帮助术者制订介入治疗方案，避免术中多次更换封堵器及较长的手术时间。对于存在 2 个多孔 ASD，但缺损的间距≤7mm，选择一个封堵器闭合；多个缺损的间距 >7mm，无法采用一个封堵器实施介入治疗，需要选择多个封堵器分别闭合；如果缺损数目过多，缺损过大，缺损间距过大，用 2~3 个闭合器仍不完全，则应选择外科修补。

三、实战病例

【病例 1】

患者女性，49 岁，因“发现心脏杂音 2 个月”入院。既往体健，无特殊病史。查体：一般情况良好，双肺呼吸音清，未闻及干、湿啰音，胸骨左缘第 2~3 肋间 2/6 级收缩期杂音。心电图提示窦性心律。超声心动图提示右心扩大，房间隔中部可见两处回声中断，大小分别为 10mm（前上）和 8mm（后下），两者相距 20mm，CDFI 显示房水平可见左向右分流。

局部麻醉下行房间隔缺损封堵术，术中穿刺左、右股静脉，经右股静脉送入 MPA 导管通过房间缺损至左上肺静脉，经超声证实为位于前上缺损，选用 16mm ASD 封堵器封堵该缺损；经左股静脉送入 MPA 导管通过位于后下缺损，选用 18mm 封堵该缺损，经超声心动图监测封堵器位置形态良好，分流消失，释放 2 个封堵器后透视见后下封堵器倾斜与前上封堵器成 80°，形态好（图 7-17）。术后复查右心大小逐渐恢复正常，未出现并发症。

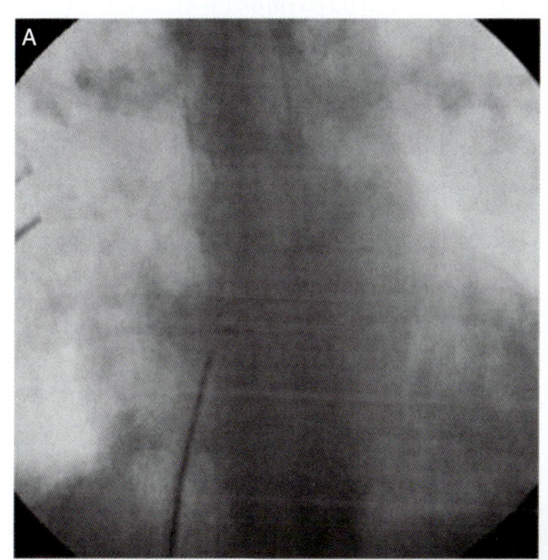

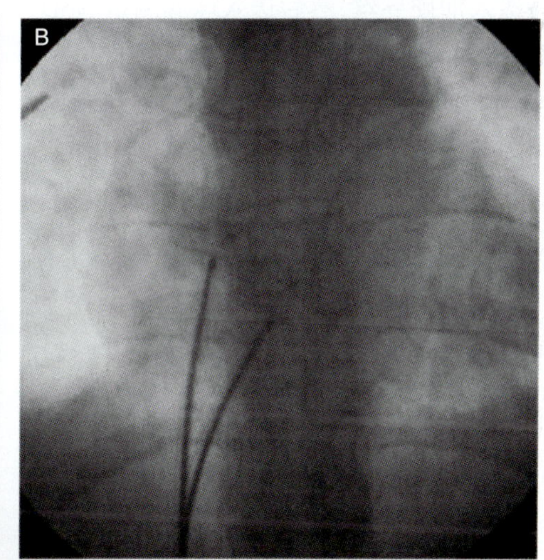

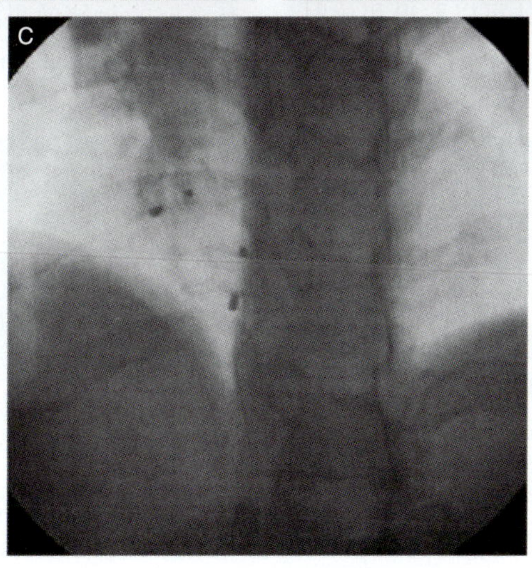

图 7-17　放射线下封堵器释放过程

A. 释放第一个封堵器；B. 释放第二个封堵器；C. 完全释放 2 个封堵器。

【病例2】

患者男性，14岁，因“发现心脏杂音2周”入院。既往体健，无肺炎、心力衰竭史。查体：一般情况可，神志清，精神好，双肺呼吸音清，未闻及干、湿啰音，心率85次/min，律齐，胸骨左缘第2~3肋间2/6级收缩期杂音，P_2分裂。心电图提示窦性心律，不完全性右束支传导阻滞。经胸及经食管超声心动图提示房间隔中部可见瘤样向左心房内膨出9mm×6mm，房间隔见4~5束左向右分流，每束分流束宽为2~3mm（图7-18）。因患儿解剖畸形复杂，介入术中与心腔内超声监测，穿刺左、右股静脉，左侧股静脉置入ICE超声探头至右心房中部调整扇面，充分显示房间隔膨出瘤及缺损形态，经右股静脉送入MPA导管通过ASD至左上肺静脉，沿MPA导管送入加硬导丝，然后送入球囊测量ASD直径，选用合适的封堵器进行封堵。心腔内超声及透视下见封堵器形态良好，无残余分流，释放封堵器（图7-19）。术后随访满意，无并发症。

四、学术拓展

【单纯应用超声心动图引导房间隔缺损封堵术】

2000年国外学者报道单纯应用经食管超声心动图引导房间隔缺损封堵术，证实该方法的可行性。2012年研究报道，该方法可以取得和放射线引导相似的安全性和有效性。2012年起国内有学者报道应用经食管超声心动图引导技术成功封堵房间隔缺损，并逐渐过渡到单纯应用经胸超声心动图引导房间隔缺损封堵治疗，短期结果安全、有效，并于2018年发布《单纯超声心动图引导经皮介入技术中国专家共识》。单纯超声心动图引导下经皮介入治疗先心病是一项在争议中成长的技术，目前尚未得到全部业内专家的肯定，另外该技术需要多团队配合，有一定的学习曲线，建议术者在有一定的操作基础后再尝试该技术的实施。

【可降解封堵器封堵房间隔缺损】

2006年，美国波士顿NMT医疗中心研发出BioSTAR可降解封堵器，多中心临床试验证实其有效性。但长期随访发现封堵器可引起心律失常、心脏穿孔、封堵器脱落等并发症，且发生率高。另外，封堵器的阻隔膜降解后，金属框架仍然保留。随后，研究人员对多种高分子可降解材料封堵器进行了动物实验，探索完全生物降解封堵器的试用和临床推广。2018年，国内学者主导的可吸收房间隔封闭系统进入临床研究阶段。随访期间未出现明显残余分流、封堵器脱落或明显移位、主动脉瓣或房室瓣严重关闭不全、新发心律失常、血栓栓塞等严重不良事件。初步结果表明，该封堵器应用于人体时具有安全性和有效性，但仍需多中心临床试验的评估和证实。可降解封堵器治疗先天性心脏病是目前国内外的研究热点。相关动物实验证实，采用可降解材料制成的封堵器具有更好的封堵效果和安全性，具有广阔的应用前景。设备的改进和中长期的随访结果是未来研究

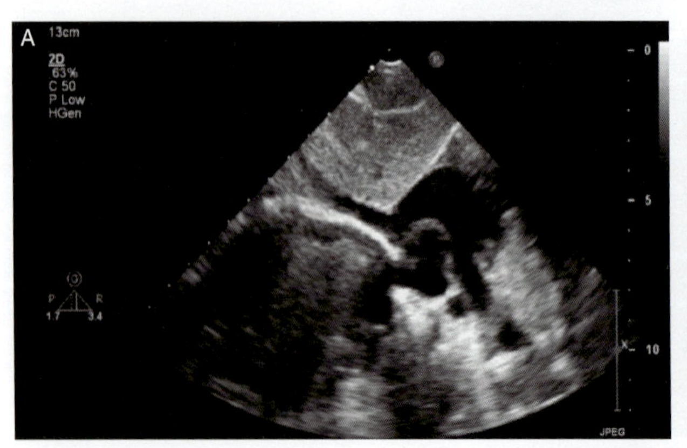

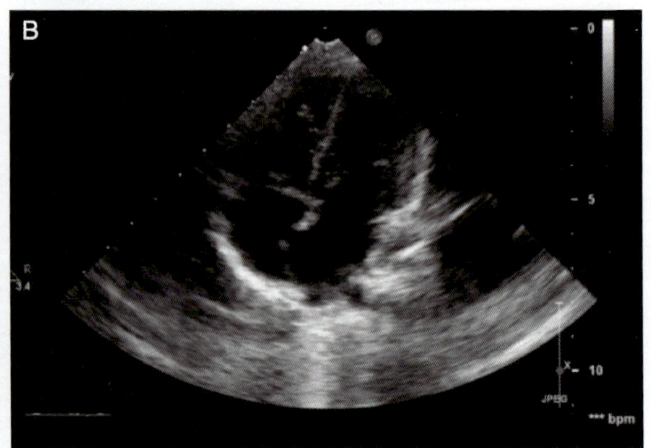

图7-18 超声心动图显示房间隔膨出瘤形态

A. 剑突下两房心切面显示房间隔膨出瘤；B. 心尖四腔心切面显示房间隔膨出瘤。

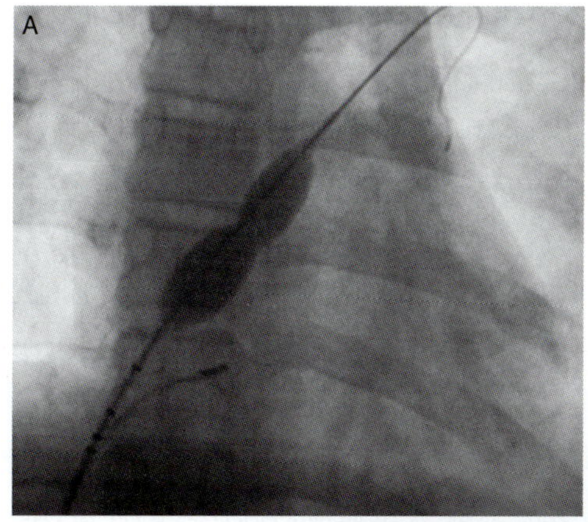

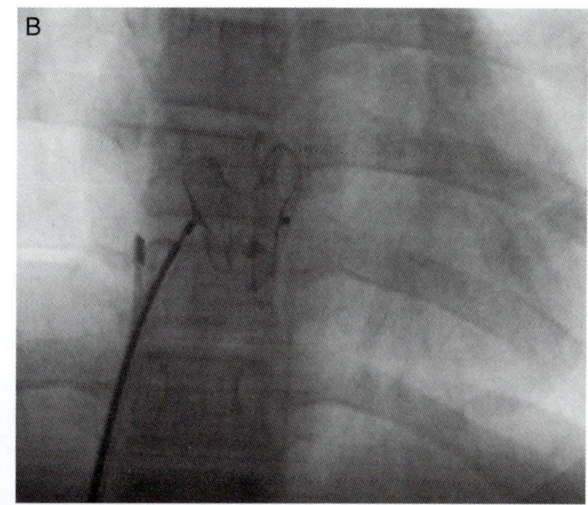

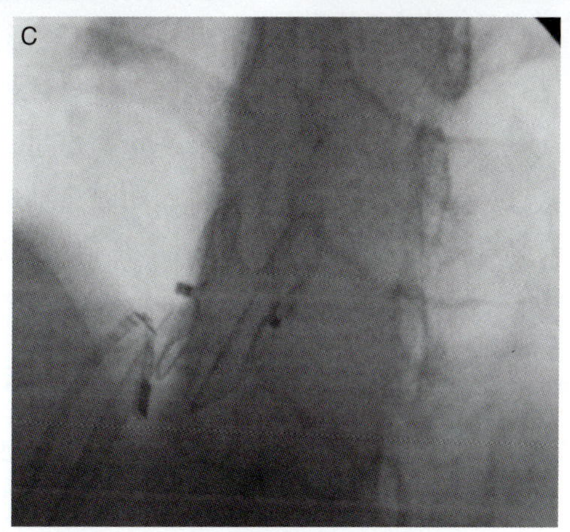

图 7-19　球囊测量房间隔缺损大小

A. 球囊法测量缺损大小；B. 释放封堵器；C. 封堵器完全释放。

的重点。然而，高分子材料也有其自身的缺点，其可控降解是一个棘手问题，如降解太快可能无法达到有效支撑。另外，目前研发的各类全降解高分子材料封堵器基本上都是针对中小型缺损。因此，材料的选择和复合材料的开发仍将是此类研究发展的重点。可降解封堵装置出现时间尚短，目前仍缺乏长期的动物实验和临床试验数据来证实其有效性、安全性和生物相容性。希望能够尽快攻克各种技术难关，研发出可广泛应用于临床的设备，造福患者和社会。

（撰写：王志远、毛俊　审校：王霄芳）

参考文献

[1] GEVA T, MARTINS J D, WALD R M. Atrial septal defects[J]. Lancet, 2014, 383(9932): 1921-1932.

[2] NAGM A M, RAO P S. Percutaneous occlusion of complex atrial septal defects[J]. J Invasive Cardiol, 2004, 16(3): 123-125.

[3] 中国医师协会心血管内科分会先心病工作委员会. 常见先天性心脏病介入治疗中国专家共识一、房间隔缺损介入治疗[J]. 介入放射学杂志, 2011, 20(1): 3-9.

[4] 国家卫生健康委员会国家结构性心脏病介入质量控制中心，国家心血管病中心结构性心脏病介入质量控制中心，中华医学会心血管病学分会先心病经皮介入治疗指南工作组，等. 常见先天性心脏病经皮介入治疗指南(2021 版)[J]. 中华医学杂志, 2021, 101(38): 3054-3076.

[5] 李文超，李健，欧阳文斌，等. 单纯经胸超声心动图引导经皮介入治疗复杂房间隔缺损的临床疗效[J]. 中国循环杂志, 2023, 38(8): 820-825.

[6] YAN C, PAN X, WAN L, et al. Combination of F-ASO and targeted medical therapy in patients with secundum ASD and severe PAH[J]. JACC Cardiovasc Interv, 2020, 13(17): 2024-2034.

[7] QURESHI A M, KENNY D. Atrial septal defect closure in patients with pulmonary hypertension: Room for

punching a hole in the debate[J]. JACC Cardiovasc Interv, 2020, 13(17): 2035-2037.

[8] FELTES T F, BACHA E, BEEKMAN R H 3rd, et al. Indications for cardiac catheterization and intervention in pediatric cardiac disease: A scientific statement from the American Heart Association[J]. Circulation, 2011, 123(22): 2607-2652.

[9] 中国医师协会儿科医师分会先天性心脏病专家委员会，中华医学会儿科学分会心血管学组，《中华儿科杂志》编辑委员会. 儿童常见先天性心脏病介入治疗专家共识[J]. 中华儿科杂志，2015, 53(1): 17-24.

[10] 周泽明，梁锦标，郑宏，等. 合并非经典适应证的多发性房间隔缺损介入治疗[J]. 中华实验外科杂志，2020, 37(4): 624-626.

[11] 谢育梅，陈军. 可降解封堵器治疗先天性心脏病的研究进展[J]. 中华实用儿科临床杂志，2020, 35(1): 2-6.

[12] 国家卫生健康委员会国家心外介入质控专家组，国家心血管病中心医疗质量控制中心心外介入专家组. 单纯超声心动图引导经皮介入技术中国专家共识[J]. 中国循环杂志，2018, 33(10): 943-952.

第3节　动脉导管未闭

动脉导管未闭（patent ductus arteriosus, PDA）是常见先天性心脏病之一，其发病率占先天性心脏病的10%~21%，每2 500~5 000名存活新生儿中即可发生1例。早产儿发病率明显增加，出生时体重<1kg者发病率可高达80%。女性多见，男女比例约为1∶3。

一、知识要点

【动脉导管未闭的解剖与病理生理】

在胎儿期动脉导管（ductus arteriosus, DA）是维持血液循环的重要通道，出生后由于动脉血氧分压升高、DA内压力降低、循环血中前列腺素E_2水平降低及DA局部前列腺素E_2受体减少等因素共同作用，DA管壁肌层收缩，管腔功能丧失，使DA发生功能性关闭。DA收缩后，管壁局部缺氧缺血，触发细胞凋亡及诱导生长因子的合成，刺激内膜增生，发生血管重塑，最终完成DA解剖关闭。此外，血小板黏附和聚集、基因及环境因素等可能也参与了DA解剖关闭过程。未成熟儿动脉导管平滑肌发育不良、平滑肌对氧分压的反应低于成熟儿，故早产儿动脉导管未闭发病率高，占早产儿的20%，且伴呼吸窘迫综合征发病率更高。若DA持续开放，构成主动脉和肺动脉间不应有的通道，即称动脉导管未闭（PDA）。大量主动脉血经动脉导管进入肺动脉，导致左心房扩大，左心室肥厚、扩大，甚至发生充血性心力衰竭。长期大量血流向肺循环的冲击，肺小动脉可有反应性痉挛，形成动力性肺动脉高压；继之管壁增厚硬化导致梗阻性肺动脉高压，此时右心室收缩期负荷过重，右心室肥厚甚至衰竭。当肺动脉压力超过主动脉压时，左向右分流明显减少或停止，产生肺动脉血流逆向分流入主动脉，患儿呈现差异性发绀，下半身青紫，上肢正常。

【动脉导管未闭临床表现】

1. 临床表现与导管直径、分流量、肺阻力有关　动脉导管细小者临床上可无症状，仅听诊时闻及杂音甚至无杂音。典型PDA杂音为胸骨左缘第2肋间粗糙、响亮的连续性机器样杂音，可伴有气促、喂养困难及生长发育落后等临床症状。当肺血管阻力增高时，主、肺动脉压力差在舒张期不显著，往往仅听到收缩期杂音；由于舒张压降低，脉压增宽，可出现周围血管征，如水冲脉、甲床毛细血管搏动、股动脉枪击音等。当肺动脉压力超过主动脉时，肺动脉血流逆向分流入主动脉，出现下半身发绀，上肢正常，即所谓差异性发绀。

2. X线检查　分流量小者，心影正常。分流量大者显示左心室、左心房增大。肺动脉段突出，肺门血管影增粗，双侧肺野纹理增多。主动脉呈现漏斗征。

3. 心电图　分流量小者心电图可正常。分流量中等者可示电轴正常，左心房大，左心室高电压或左心室肥大。分流量大或肺动脉压较高时，电轴可正常或左偏，双心室肥大，肺动脉压力与体循环压力相等时，电轴可右偏，右心室肥厚。

4. 超声心动图　是最主要的确诊手段。二维超声心动图可以直接探查到未闭合的动脉导管，常选用胸骨旁大动脉短轴切面或胸骨上窝主动脉长轴切面。脉冲多普勒在动脉导管开口处可以探测到典型的收缩期与舒张期连续性湍流频谱。彩色多普勒在肺动脉内可见红色血流出自降主动脉，通过未闭动脉导管沿肺动脉外侧壁向肺动脉瓣方向分流；重度肺动脉高压，当肺动脉压超过主动脉压时，可见蓝色血流自肺动脉经未闭动脉导管进入降主动脉（图 7-20）。

【动脉导管未闭介入治疗指征】

Ⅰ类：PDA 伴有明显左向右分流，并且合并充血性心力衰竭、生长发育迟缓、肺循环充血以及左心房或左心室扩大等表现之一者，且患儿体重及解剖条件适宜，推荐行经导管介入封堵术。

Ⅱa 类：心腔大小正常的左向右分流的小型 PDA 患儿，如果通过标准的听诊技术可闻及杂音，可行经导管介入封堵术。

Ⅱb 类：①标准听诊技术不能闻及杂音的“沉默型”PDA 伴有少量左向右分流（包括外科术后或者介入术后残余分流）；②PDA 合并重度肺动脉高压，动脉导管水平出现以左向右分流为主的双向分流，如果急性肺血管扩张试验阳性，或者试验性封堵后肺动脉收缩压降低 20% 或 30% 以上，且无主动脉压力下降和全身不良反应者，可以考虑介入封堵。

Ⅲ类：①依赖于动脉导管的开放维持有效肺循环或体循环的心脏畸形者；②PDA 合并严重肺动脉高压，动脉导管水平出现双向分流或者右向左分流，并且急性肺血管扩张试验阴性者（以上类别表述沿用国际通用推荐类别）。

【动脉导管未闭封堵术】

经皮动脉导管封堵术应用广泛，并成为 PDA 的首选治疗方法。根据动脉导管的大小和形态可选用不同的封堵装置，目前常用的 PDA 封堵器有 Amplatzer 封堵器（第Ⅰ代和第Ⅱ代）及弹簧圈；国产蘑菇型封堵器、成角型封堵器、血管塞封堵器（第Ⅰ代和第Ⅱ代）。6kg 以下婴幼儿动脉最好选用 4~5Fr 鞘管，以免损伤动脉。行右心导管

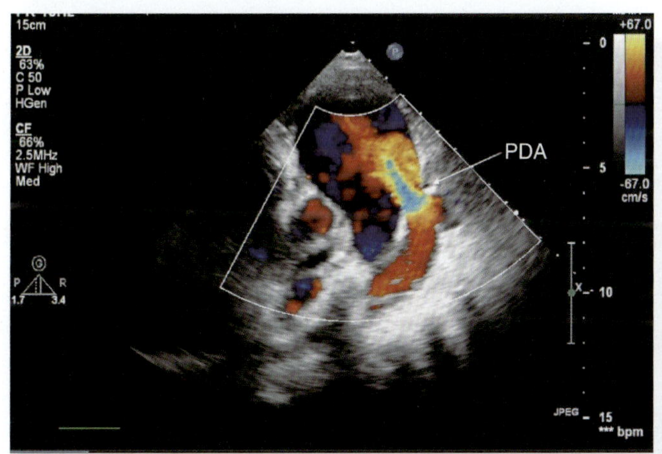

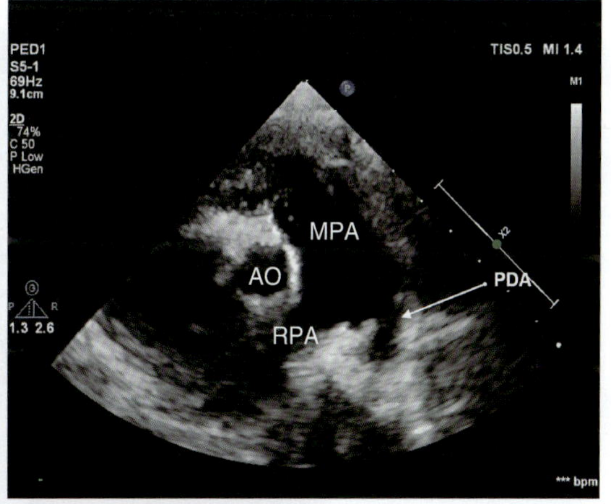

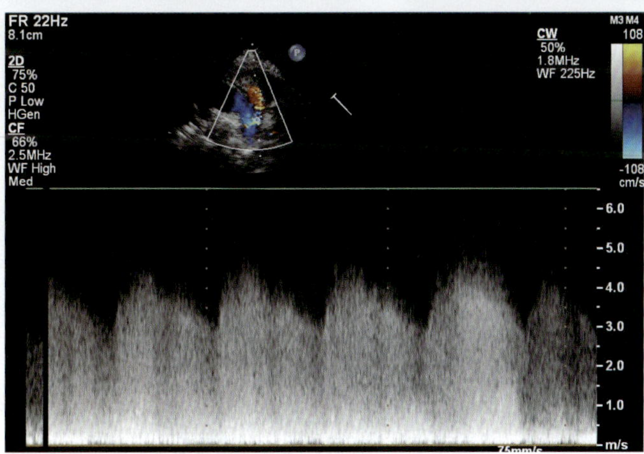

图 7-20　PDA 超声心动图表现

检查测量主动脉、肺动脉等部位压力。合并肺动脉高压者必须计算体、肺循环血流量和肺循环阻力等，判断肺动脉高压程度与性质，必要时行堵闭试验。造影时注意由于 PDA 痉挛可导致测量值小于实际值，需结合临床判定。将端孔导管送入肺动脉经动脉导管至降主动脉，若 PDA 较细或异常而不能通过时，可从主动脉侧直接将端孔导管或用导丝通过 PDA 送至肺动脉，采用动脉侧封堵法封堵；或者用网篮导管从肺动脉内套住交换导丝，拉出股静脉外建立输送轨道。常用的封堵方法有蘑菇伞法、弹簧圈法、二代封堵器 ADOⅡ封堵（包括经股静脉顺行法和经股动脉逆行法），见图 7-21。

【动脉导管未闭的外科治疗】

对于同时合并其他需要行外科手术治疗的心脏畸形或无法实施经皮 PDA 封堵术的患者，可选择外科手术治疗 PDA。手术可选择左侧第 4 肋间切口或胸骨正中切口，关闭 PDA 可选择结扎、切断缝合和经肺动脉内缝合等方式。

1. 经左侧肋间动脉导管结扎术　经左侧第 4 肋间开胸进入胸腔，应用湿纱布将肺组织向前内侧挡开，暴露降主动脉，在其上方纵行切开胸膜。胸膜前缘缝牵引线，向上牵起并固定（图 7-22A）。游离主动脉前内侧，直至显露 PDA 及主动脉弓，仔细游离 PDA 上、下缘的间隙，应首先在 PDA 上、下缘进行锐性分离，打开正确的组织层面，再进行钝性分离，游离过程中应避免损伤 PDA 及喉返神经。当游离出 PDA 上、下缘的间隙后，可以尝试用直角钳绕过 PDA，当器械能顺畅通过 PDA 后方时，将结扎线绕过 PDA（图 7-22B）。因细丝线可能切破 PDA 管壁，建议应用粗编织线，并且用水沾湿以减少与 PDA 组织接触时的摩擦力，缓慢、匀速地牵拉结扎线绕过 PDA。可暂时钳夹试阻断 PDA 60s，震颤消失且下肢血压升高或没有明显下降，提示阻断了 PDA 而非降主动脉。正式结扎 PDA 前应请麻醉医生充分降低患者血压，在 PDA 主动脉及肺动脉端各结扎一道，可在两道结

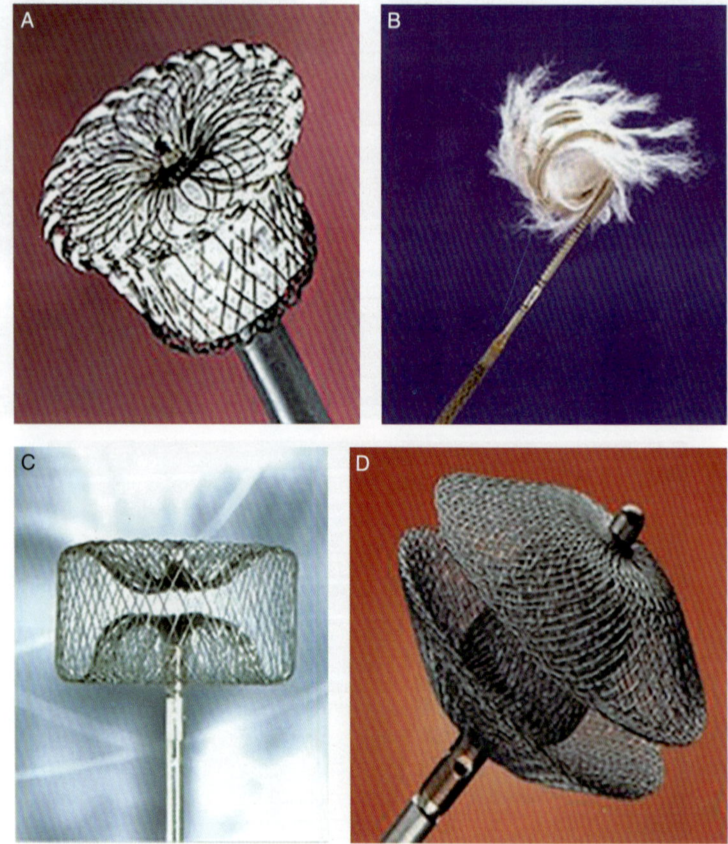

图 7-21　常见 PDA 封堵装置

A. 蘑菇伞；B. 弹簧圈；C. Plug；D. ADOⅡ。

扎线中间荷包缝合结扎一道（图 7-22C）。结扎完毕后检查震颤消失，仔细止血，缝合胸膜切口，常规关胸，放置引流管。

2. 动脉导管切断缝合术　经第 4 肋间左后外侧切口开胸。同前述游离 PDA 后，用精细血管钳阻断 PDA 后切断（图 7-23A）。若 PDA 过短，亦可在主动脉端夹侧壁钳阻断（图 7-23B）。阻断 PDA 时需注意妥善固定阻断钳，避免其因出现较大的位置改变撕扯并损伤 PDA，造成其破裂。缝合两断端时，通常应用聚丙烯线连续缝合两层（图 7-23C）。

3. 胸骨正中切口闭合动脉导管　对于 PDA 合并心内畸形的患者，可经胸骨正中切口闭合 PDA。常规建立体外循环，并行循环下游离 PDA。可应用血管钳夹住升主动脉外膜，或在升主动脉外膜缝牵引线，轻轻向右下侧牵拉，用心耳钳夹住主肺动脉壁并向左下侧牵拉（图 7-24A），应用电刀自下而上分离主、肺动脉间隔，直至显露出左肺动脉和 PDA，再钝性分离 PDA 两侧间隙，应用直角钳绕过 PDA，环绕 PDA 穿过编织丝线

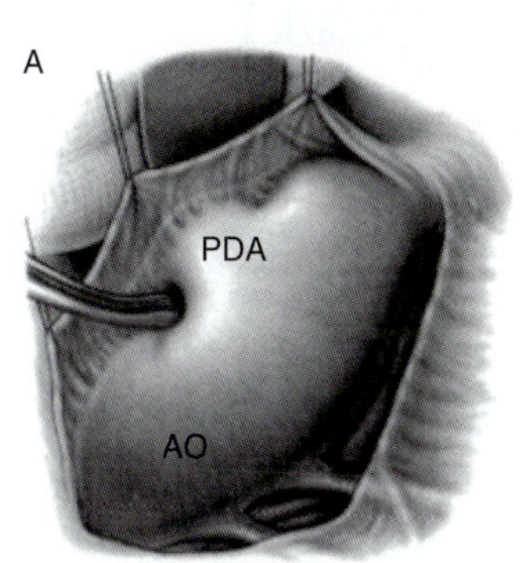

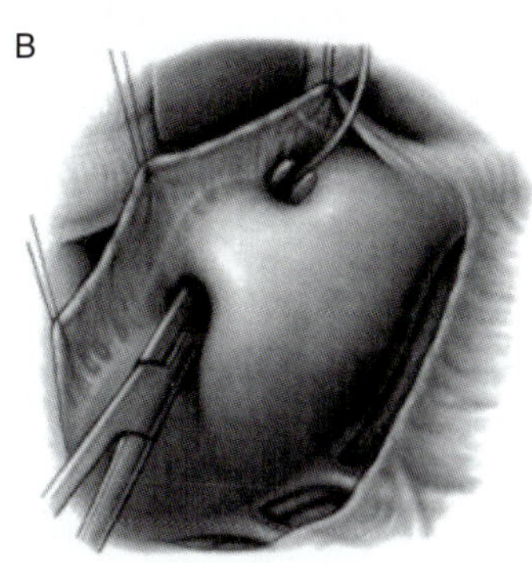

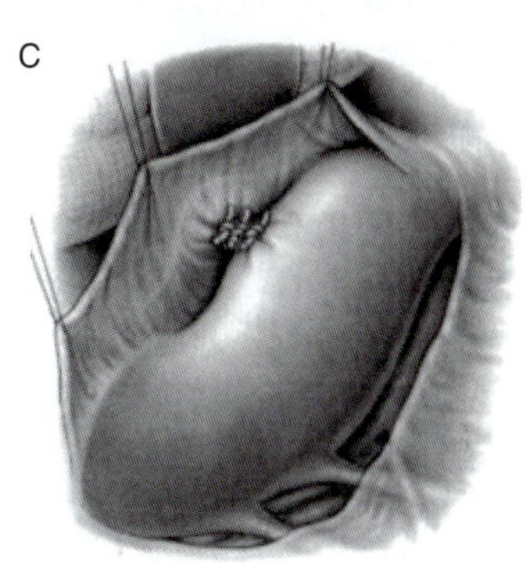

图 7-22　经左侧肋间动脉导管结扎术
PDA，动脉导管；AO，主动脉。

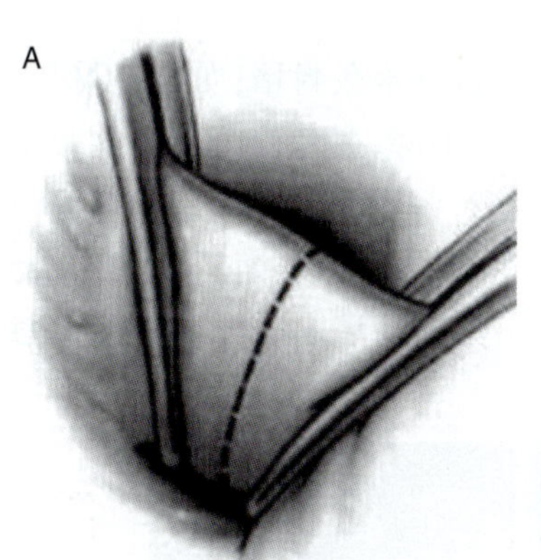

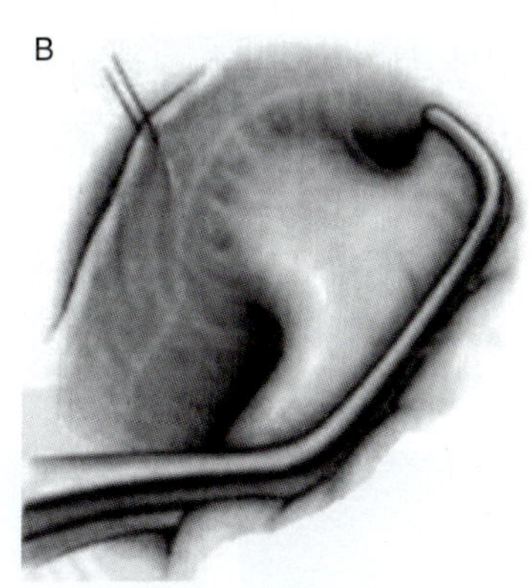

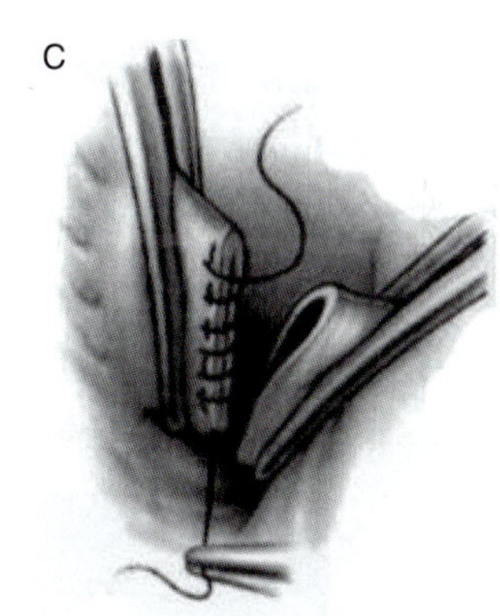

图 7-23　动脉导管切断缝合术

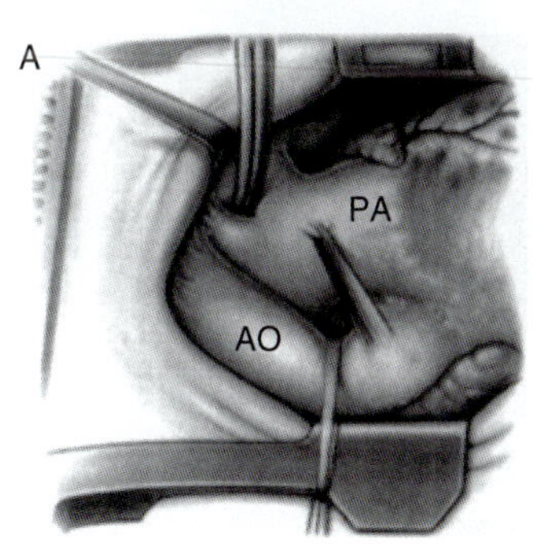

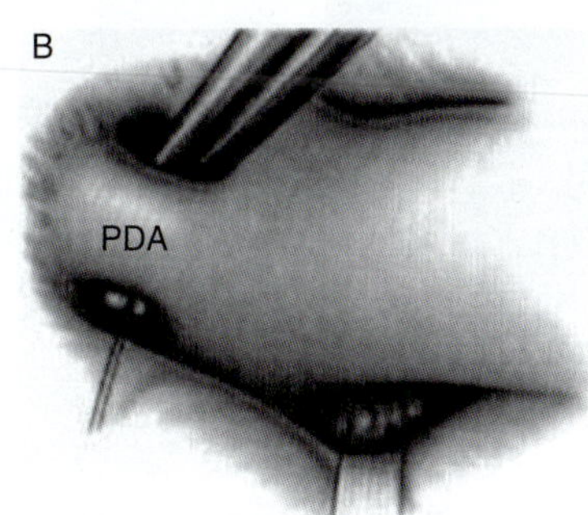

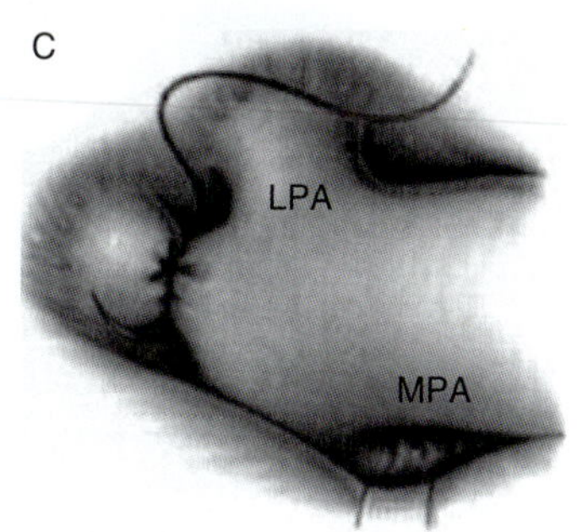

图 7-24　胸骨正中切口闭合动脉导管
AO，主动脉；PDA，动脉导管；PA，肺动脉；MPA，主肺动脉；LPA，左肺动脉。

（图 7-24B），在结扎前请体外循环医生配合降低流量，结扎后恢复（图 7-24C）。

4. 经肺动脉内缝合动脉导管　若 PDA 因特殊位置或因既往心脏手术后粘连而不易显露，可选择从肺动脉内缝合。常规建立体外循环，阻断升主动脉后，在灌注停搏液的过程中，用手指按压并阻断 PDA。当停搏液灌注完毕，且温度降至 28℃后，可将灌注流量暂时降低。为预防主动脉内进气，患者体位调整为头低位，自主肺动脉向左肺动脉开口方向切开肺动脉，探查 PDA 及左肺动脉开口，确认解剖位置后，缝合 PDA 开口。

二、临床实践

【婴儿 PDA 治疗】

对年龄 <1 岁，尤其是 <6 个月的婴儿 PDA 行封堵术时操作难度较大，并发症也相对较多（图 7-25）。主要表现为血管细小，穿刺困难，右心室流出道可能较短，并与主肺动脉连接时形成一定的角度，有的递送鞘通过右心室流出道时易打折。婴幼儿 PDA 弹性较大，置入封堵器后动脉导管最窄直径大多增宽，要正确选择封堵伞的型号，最好大于 PDA 最窄处 4~6mm，管状 PDA 选用封堵器要大于 PDA 直径的 1 倍，同时要考虑到主动脉端的大小，使主动脉侧的伞盘尽量在主动脉壶腹部内，以免造成主动脉管腔狭窄，术后要测量升主动脉到降主动脉的连续压力曲线，如压差大于 10mmHg 提示有狭窄可能，需要结合主动脉造影进一步评估，必要时需收回封堵器，重新置入合适的封堵器材或改为外科手术。要避免封堵器过分向肺动脉端牵拉，造成医源性左肺动脉狭窄；传送鞘管的使用在体重≤8kg 的婴儿静脉不宜选用 >9Fr 鞘管。送入鞘管时应该用逐渐增粗的鞘管逐一扩张静脉穿刺口，以免大鞘管的突然进入造成静脉痉挛、撕裂、内膜卷曲断裂而产生静脉血栓和破裂等并发症。

【PDA 合并肺动脉高压】

由于合并重度肺动脉高压（pulmonary hypertension，PH）的 PDA 多为中大型，故目前多用蘑菇伞法。这种类型的 PDA 封堵一般分 2 个步骤：试封堵及永久性封堵。试封堵仍为常用的区别动力性与器质性 PH 的方法。按常规封堵 PDA 后暂不释放封堵器，观察 10~30min。同时监测肺动脉压力、主动脉压力和动脉血氧饱和度的变化。如肺动脉压力降低 >20% 或 30mmHg 以上，肺小血管阻力下降，主动脉压力和血氧饱和度无下降或上升，且无全身反应，可释放封堵器，进行永久封堵；如肺动脉压力升高或主动脉压力下降，患者出现全身明显症状，立即收回封堵器，并对症处理。新近研究显示，以试封堵术后肺 / 体循环收缩压比值作为判断指标最为可靠，如试封堵术后肺 / 体循环收缩压比

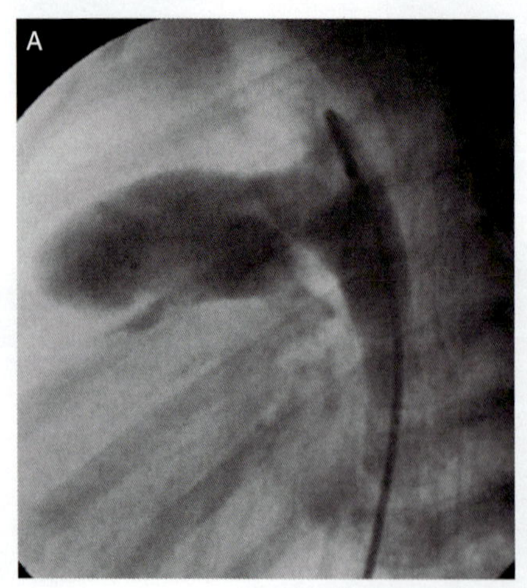

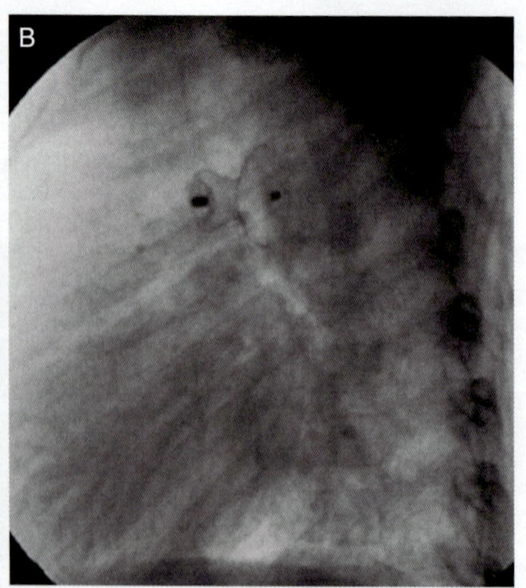

图 7-25　婴儿漏斗型 PDA 封堵术前与术后造影

A. 婴儿漏斗型 PDA 封堵术前造影，肺动脉端 4.5mm；B. 封堵术后造影，应用 12~14mm 封堵器封堵后位置固定无残余分流。

值 <0.5，可永久关闭 PDA，术后肺动脉压力最终将完全恢复正常；反之，如比值 >0.5，即使封堵术后肺动脉压力显著下降，也必然存在术后持续性 PAH。

【PDA 合并一侧肺动脉缺如】

这组患者临床常表现为反复肺部感染、咯血和肺动脉高压征象，多伴有充血性心力衰竭。可先行诊断性导管，明确肺压力、阻力，通过造影了解肺血管的发育、PDA 形态大小，确定手术指征，再行堵闭 PDA，术后左向右分流减少，对于控制肺动脉高压进展很有益处，同时减少肺部感染、咯血的发生，必要时可联合应用降肺动脉压药物。

【复合先天性心脏病中的 PDA 介入治疗】

1. 合并 ASD　这种组合畸形通常可通过一次性介入治疗来治愈，一般先行 PDA 封堵，然后再封堵 ASD，心内操作不会影响 PDA 封堵器。如果患儿年龄小或体重轻而耐受性较差，可考虑分期封堵术。

2. PDA 合并肺动脉瓣狭窄（pulmonary stenosis，PS）　这两种畸形发生的位置接近，而且治疗时导引钢丝通过肺动脉，因此如果先封堵 PDA，则球囊扩张 PS 时，有可能影响 PDA 封堵器的稳定性；操作步骤建议先行 PS 球囊扩张，扩张时导引钢丝不是固定在左肺动脉，而是通过 PDA 固定在降主动脉中，而后再通过此钢丝递送 PDA 传送鞘进行 PDA 封堵。其优点是避免了导引钢丝在右心室流出道、肺动脉内的反复操作，尽可能可减少并发症的发生。

3. 合并下腔静脉肝段缺如　合并下腔静脉肝下段缺如时，常规手术入路受限，可穿刺右锁骨下静脉、右颈内静脉，较细小的 PDA 可经主动脉侧送入封堵器进行封堵。

【特殊形态 PDA】

1. 细长管型 PDA（图 7-26A）　特别是长度 >10mm、管径 <2mm 的 PDA，目前多采用 ADOⅡ经股动脉途径封堵 PDA，ADOⅡ中间腰部采用可拉伸的螺旋结构，长度 6mm 的可延伸为 12mm，封堵器柔软可塑形，更适合此类 PDA。

2. 串珠型 PDA（图 7-26B）　呈“两腔”或“分格状”，ADOⅡ外观呈哑铃型，两边由 2 个对称圆盘组成，中间有可拉伸的腰部，操作时将其腰部卡在动脉导管壶腹内，利用伞的可塑性，将六层封堵网面贴合于 PDA 增强了封堵效果。

3. 不规则型 PDA（图 7-26C）　PDA 肺动脉端骤然变细，经肺动脉端通过导管及鞘管均困难，一般 PDA 主动脉端会大于肺动脉端，ADOⅡ可以经主动脉端进行递送，操作变得简单易行。

4. PDA 外科结扎术后残余分流（图 7-26D）　PDA 外科术后局部组织粘连、纤维化及瘢痕形成，动脉导管的弹性降低、可伸展性变小，其动脉导管的走行及形状发生改变，使导管或导丝通过 PDA 困难时，ADOⅡ输送鞘远端成角约 90° 有利于封堵器从静脉或动脉端释放。

三、实战病例

【病例 1】

患者女性，1 岁 5 个月，8 个月因肺炎就诊，发现心脏扩大，于我院门诊检查超声心动图，显示右肺动脉缺如合并 PDA。查体未闻及右肺呼吸音，于胸骨右缘第 2~3 肋间可闻及 2/6 级收缩期杂音。经皮血氧饱和度 98%。超声心动图提示左心房室内径增大，动脉导管肺动脉端宽约 5.7mm，左向右分流，各切面未探及右肺动脉回声。胸部 X 线检查提示气管右移，左侧肺血大量增多，右肺动脉主干观察不清，右侧胸腔塌陷，双心室增大，心胸比例（C/T）0.64。CT 提示右侧胸廓较左侧缩小，右肺体积减小，右肺动脉主干及右肺内动脉分支缺如，主动脉弓部可见动脉导管与肺动脉交通。行造影提示动脉导管呈长管型，肺动脉端直径 5.1mm，主肺动脉、左肺动脉明显增宽，右肺动脉未见显影（图 7-27）。右心导管资料：主肺动脉压 59/26（42）mmHg，全肺阻力 2.4WU。应用 10~12mm Amplatzer 封堵器，封堵后行主动脉造影，提示大动脉水平分流消失。封堵后主肺动脉压降至 30/12（18）mmHg。术后 1 个月，心腔大小正常范

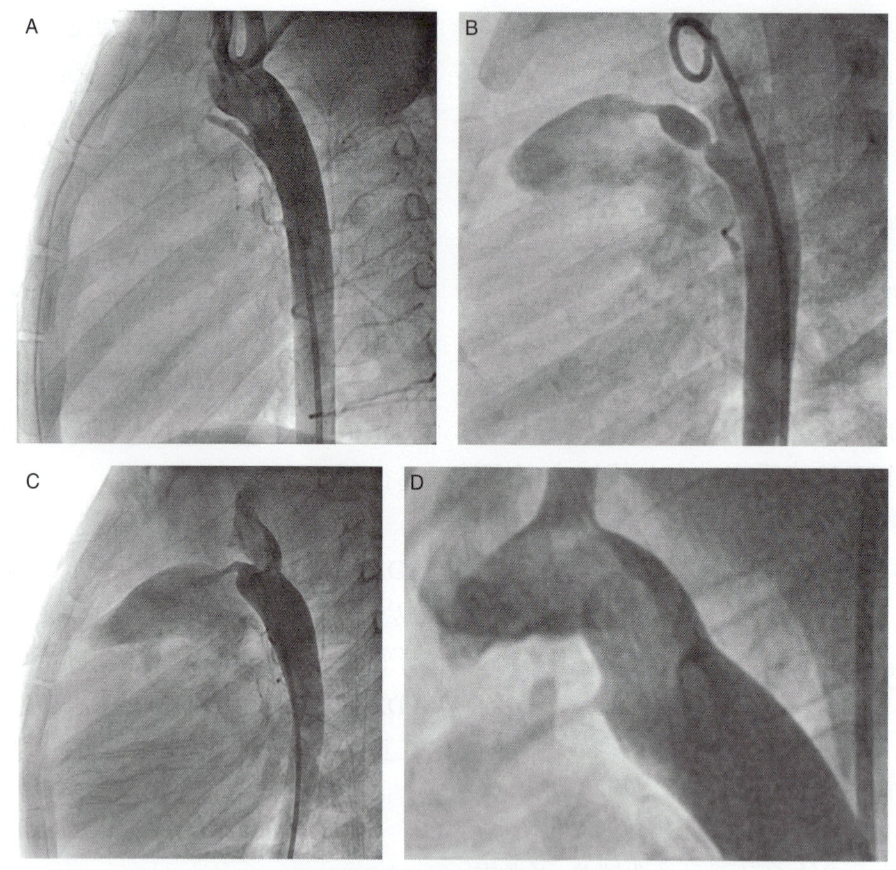

图 7-26　特殊形态 PDA 造影图片

A. 细长管型 PDA；B. 串珠型 PDA；C. 不规则型 PDA；D. 外科结扎术后残余分流。

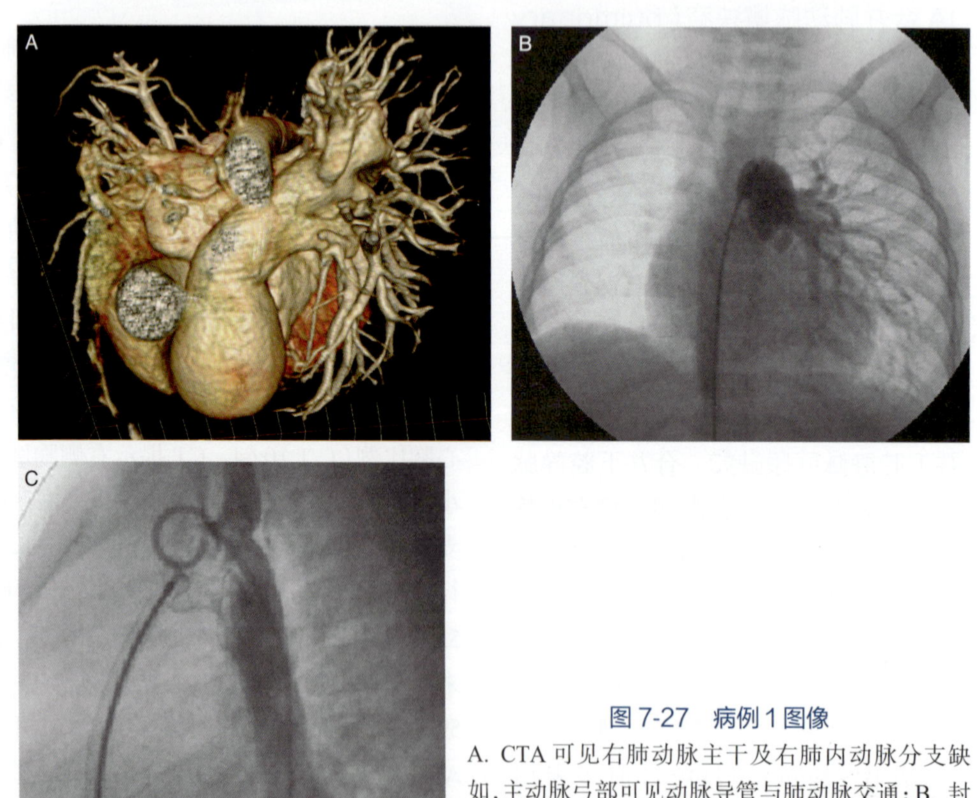

图 7-27　病例 1 图像

A. CTA 可见右肺动脉主干及右肺内动脉分支缺如，主动脉弓部可见动脉导管与肺动脉交通；B. 封堵前肺动脉造影显示的左侧肺动脉及肺动脉分支；C. 封堵后造影侧位图显示大动脉水平分流消失。

围，超声估测肺动脉压 30mmHg，无临床症状。随诊半年、2 年、4 年，心腔大小正常范围。

【病例 2】

患者女性，3 岁，16kg，经皮血氧饱和度 98%，因“发现心脏杂音 1 周”入院。查体：胸骨左缘第 2 肋间闻及 2/6 收缩期杂音。胸部 X 线检查提示肺血多，左心增大。心电图显示大致正常。超声心动图显示 LVDD 30mm，PDA 2mm。造影提示不规则型 PDA，两处狭窄分别为 1.3mm、2.0mm，中央壶腹部 4.3mm，长度 9.9mm，应用 ADOⅡ 6mm × 6mm 经主动脉端进行递送堵闭 PDA，再行造影大动脉水平分流消失，术后超声复查恢复正常（图 7-28）。

【病例 3】

患者女性，18 岁，45kg。查体：胸骨左缘第 2~3 肋间可闻及收缩期杂音，P_2 亢进。四肢经皮血氧饱和度 96%。心电图提示窦性心律，电轴右偏，右心室肥厚。超声心动图提示 PDA（管型），内径 10mm，双向分流；左向右分流速度 241cm/s，PG 23mmHg；左室舒张末径 45mm，EF 66%。胸部 X 线检查提示肺血多，肺动脉段突，左心略大，C/T 0.47；造影提示 PDA 粗大漏斗型肺动脉端 9.8mm，主动脉端 20mm，长 12mm。封堵前：主动脉压力 120/76（95）mmHg，主肺动脉压力 123/71（93）mmHg，$Qp : Qs$=1.5 : 1，全肺阻力 11.7WU。应用 26/28mm PDA 封堵器堵闭 PDA 观察 20min，主动脉压 106/76（91）mmHg，主肺动脉压 76/39（57）mmHg，无全身不适反应，血氧饱和度无下降，释放封堵器，进行永久封堵，术后 24h 复查超声封堵器形态良好，位置固定；大动脉水平分流消失，左室舒张末径 43mm，EF 66%；封堵术后口服波生坦继续治疗（图 7-29）。

A

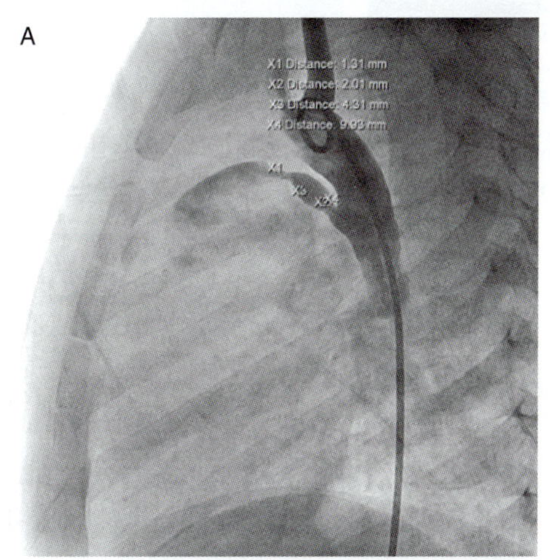

B

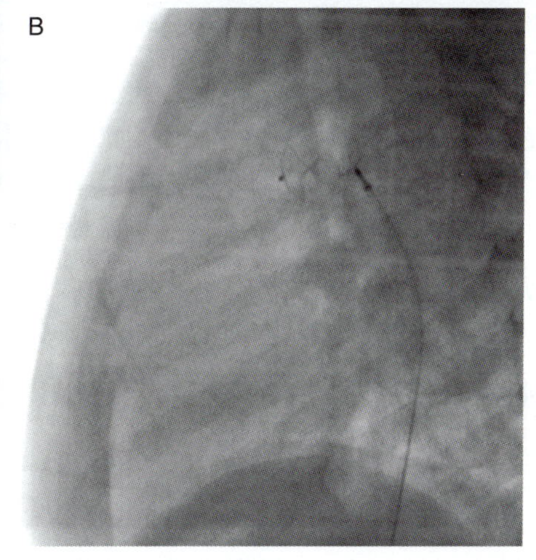

C

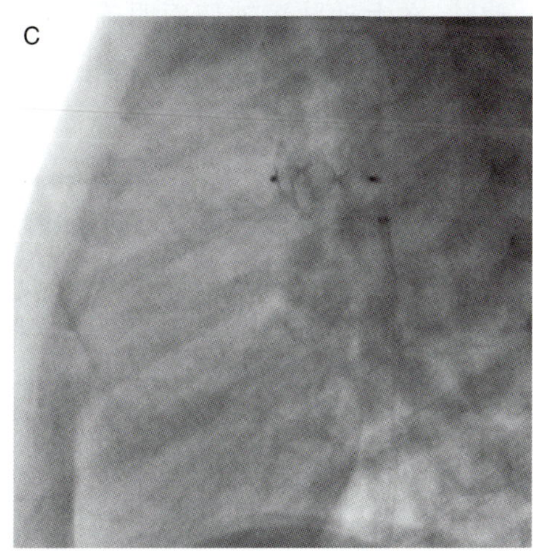

图 7-28　病例 2 造影图像

A. 不规则型 PDA；B. PDA 封堵术后，放置 ADO Ⅱ 6mm × 6mm 封堵器，透视下看封堵器位置固定、形态良好；C. 封堵器释放后。

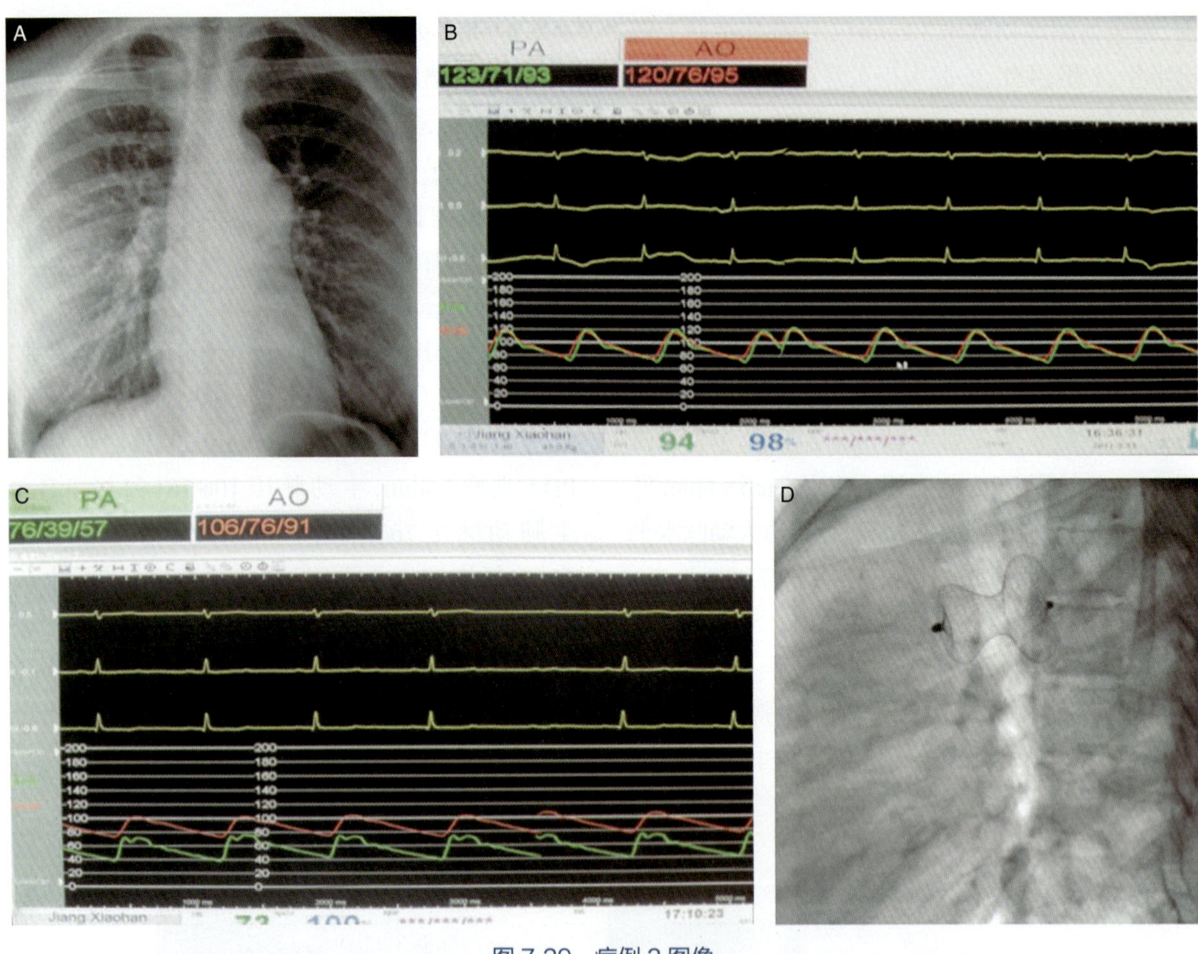

图 7-29　病例 3 图像

A. X 线检查显示肺血多，二尖瓣型心，主动脉结增宽，可见漏斗征，肺动脉段突，左心略大；B. 封堵前同步测主动脉压力及肺动脉压力；C. 封堵 20min 后测主动脉压力及肺动脉压力；D. 堵闭 PDA 后透视下观察，确定封堵器位置固定，形态良好。

四、学术拓展

【超声心动图在 PDA 封堵术中的监测和评估】

经典的介入治疗方法需要穿刺股动静脉，全程需要在放射线引导下完成，根据主动脉造影选择合适的封堵装置。笔者中心采用经胸超声心动图作为主要引导，并结合透视完成 PDA 介入治疗。采用在胸骨旁大动脉短轴、高位胸骨旁和胸骨上窝三个重点切面监测评估手术，以二维超声和彩色多普勒超声相结合，评价 PDA 的形态，测量肺动脉端最细处内径，选择比经胸超声心动图测量最窄处内径大 3~6mm 的封堵装置封堵 PDA，再通过经胸超声心动图及透视方法评价封堵效果。操作时患者取仰卧位，分别经股静脉顺行或股动脉逆行。两种入路途径均需明确导管已送至肺动脉：经股静脉途径首先在大动脉短轴切面明确导管经股静脉、右心房、右心室送至肺动脉，在胸骨上窝切面同时显示左肺动脉、PDA 及降主动脉，清晰显示导管经 PDA 进入降主动脉；经股动脉途径首先在胸骨上窝切面明确导管经股动脉到达降主动脉峡部，经 PDA 进入左肺动脉，在大动脉短轴切面明确导管顺利经 PDA 送至肺动脉，随后监测导丝、输送鞘管、封堵伞的分别送入。分别在前述三个重点切面观察封堵器形态和血流，评估封堵效果：要求伞腰部与动脉导管管壁贴合紧密，无明显残余分流；封堵器肺动脉及主动脉侧伞面完全张开，且不影响血流。多切面验证封堵伞位置、形态满意，伞面贴合紧密，伞腰位于导管内，封堵器未过度占据降主动脉及左肺动脉管腔；降主动脉、左肺动脉血流通畅，彩色多普勒显示局限在封堵器边缘的 1~2mm 细线样、低速分流认为可以接受；结合术中输送导管连续测量主动脉弓部是否存在压差，判断是否需要调整封堵伞的位置，必要时收回封堵伞，调整角度，重新植入合适的封堵器。确认封堵器位置形态良好后释放，释放后再次评价。超声引导经皮 PDA 封堵有效避免了对比剂可能引起的肾脏损伤，以及小年龄、低体质量儿童穿刺股动脉导致的血管闭塞等并发症。但超声引导经皮介入技术是用切面的方式进行探测，往往不能准确显示导管头端的位置，这也是初学者面临的最大挑战。值得强调的是，规范化操作是必要的，单纯经胸超声心动图监测下介入治疗需建立在患儿一般情况好、术者经验丰富、超声图像清晰、PDA 为常规形态基础之上。

【新生儿、早产儿 PDA】

PDA 与胎龄、出生体重密切相关，早产儿 PDA 发生率约为 20%，胎龄不足 30 周早产儿约 1/3 发生 PDA，而胎龄不足 28 周的早产儿 PDA 发生率则高达 60%。此外，肺部疾病也是影响 PDA 严重程度的潜在危险因素。持续的 PDA 不仅使婴儿病死率上升 4~8 倍，而且也与颅内出血、坏死性小肠结肠炎、肾功能不全、脑室周围白质软化、支气管肺发育不良等疾病的发生密切相关。新生儿 PDA 的治疗主要包括对症治疗、药物治疗和手术结扎，从历史上看，PDA 的经导管封堵术尚未常规用于非常小的婴儿（体重≤2kg）。近期，随着新型封堵装置 Amplatzer Piccolo Occluder 的应用，越来越多的临床证据表明，PDA 的经导管封堵术可以安全、有效地用于早产儿，小至 700g 或更小。Amplatzer Piccolo Occluder 以前称为 Amplatzer Duct Occluder Ⅱ附加尺寸（ADOⅡ AS），极早产儿的 PDA 形态类似于其胎儿形态，它通常很长，呈管状，Amplatzer Piccolo Occluder 不同型号的设计更适用于闭合早产新生儿 PDA。

（撰写：梁永梅、毛俊　审校：王霄芳）

参考文献

[1] ZHANG D Z, ZHU X Y, LV B, et al. Trial occlusion to assess the risk of persistent pulmonary arterial hypertension after closure of a large patent ductus arteriosus in adolescents and adults with elevated pulmonary artery pressure[J]. Circ Cardiovasc Interv, 2014, 7(4): 473-481.

[2] 中国医师协会儿科医师分会先天性心脏病专家委员会，中华医学会儿科学分会心血管学组，《中华儿科杂志》编辑委员会．儿童常见先天性心脏病介入治疗专家共识[J]. 中华儿科杂志，2015, 53(1): 17-24.

[3] 汪翼．先天性心脏病介入治疗的常见并发症及处理[J]. 实用儿科临床杂志，2005, 20(7): 614-615.

[4] 中国医师协会心血管内科医师分会．2015 年先天性心脏病相关性肺动脉高压诊治中国专家共识[J]. 中国介入心脏病学杂志，2015, 23(2): 61-69.

[5] 李奋，周爱卿，蒋世良，等．动脉导管未闭封堵的临床研究[J]. 临床儿科杂志，2006, 24(11): 924-926.

[6] 高伟，周爱卿，余志庆，等．特殊的动脉导管未闭的封堵术[J]. 中国介入心脏病学杂志，2003, 11(4): 197-200.

[7] PORSTMANN W, WIERNY L, WARNKE H, et al. Catheter closure of patent ductus arteriosus: 62 cases treated without thoracotomy[J]. Radiol Clin North Am, 1971, 9(2): 203-218.

[8] RASHKIND W J, CUSSO C C. Transcatheter closure of a patent ductus arteriosus: Successful use in a 3.5 kilogram infant[J]. Pediatr Cardiol, 1979, 1(1): 63-67.

[9] 蒋世良，黄连军，徐仲英，等．先天性心脏病介入治疗的严重并发症分析及其防治[J]. 中国循环杂志，2005, 20(1): 21-24.

[10] 孟红，逄坤静，王燕单，等．单纯依赖超声心动图引导并监测动脉导管未闭经皮介入治疗的应用[J]. 中国超声医学杂志，2017, 33(2): 104-106.

[11] WAGDI P, RITTER M. Patient radiation dose during percutaneous interventional closure of interatrial communications[J]. J Cardiol, 2009, 53(3): 368-373.

[12] 梁永梅，金梅，王霄芳，等．应用二代动脉导管封堵器 ADOⅡ介入治疗儿童小型动脉导管未闭疗效评价[J]. 心肺血管病杂志，2019, 38(12): 1240-1243.

[13] SILVA J, DOMENECH O, MAVROPOULOU A, et al. Transesophageal echocardiography guided patent ductus arteriosus occlusion with a duct occluder[J]. J Vet Intern Med, 2013, 27(6): 1463-1470.

[14] 潘雨晴，薛辛东．早产儿动脉导管未闭管理及其争议[J]. 中国实用儿科杂志，2015, 30(2): 85-88.

[15] BROTSCHI B, HUG M I, KRETSCHMAR O, et al. Incidence and predictors of cardiac catheterisation-related arterial thrombosis in children[J]. Heart, 2015, 101(12): 948-953.

[16] 王志远,金梅,王霄芳,等.比较经胸超声心动图与造影引导动脉导管未闭封堵术治疗低体质量患儿的临床研究[J].心肺血管病杂志,2022,41(12):1238-1241.

[17] ZAHN E M, PECK D, PHILLIPS A, et al. Transcatheter closure of patent ductus arteriosus in extremely premature newborns: Early results and midterm follow-up[J]. JACC Cardiovasc Interv, 2016, 9(23): 2429-2437.

[18] SATHANANDAM S, AGRAWAL H, CHILAKALA S, et al. Can transcatheter PDA closure be performed in neonates ≤1000 grams? The Memphis experience[J]. Congenit Heart Dis, 2019, 14(1): 79-84.

[19] SATHANANDAM S, BALDUF K, CHILAKALA S, et al. Role of transcatheter patent ductus arteriosus closure in extremely low birth weight infants[J]. Catheter Cardiovasc Interv, 2019, 93(1): 89-96.

[20] SATHANANDAM S K, GUTFINGER D, O'BRIEN L, et al. Amplatzer Piccolo Occluder clinical trial for percutaneous closure of the patent ductus arteriosus in patients ≥700 grams[J]. Catheter Cardiovasc Interv, 2020, 96(6): 1266-1276.

第 4 节 肺动脉瓣狭窄

肺动脉瓣狭窄(pulmonary valve stenosis, PVS)属于右心室流出道梗阻性病变的最常见的一种类型,主要由肺动脉瓣叶增厚、交界粘连和开放受限等所致。静息时,右室收缩压与肺动脉收缩压的压差超过10~15mmHg提示有肺动脉瓣狭窄的存在。

一、知识要点

【流行病学】

单纯性PVS占先天性心脏病(congenital heart disease, CHD)的8%~12%,合并其他心血管畸形可占CHD总数的50%。本病发病无明显的性别倾向,亚洲的新生儿出生患病率略高于欧美国家。研究表明肺动脉瓣狭窄10%~20%合并染色体异常,9%~14%患有RAS信号通路异常综合征(RASopathy),其中最常见的是Noonan综合征。此外,本病有20%~26%合并心外畸形。轻到中度PVS患者临床表现不显著,生存良好;但严重的肺动脉瓣狭窄也可以威胁胎儿及新生儿的生存,属于危重先天性心脏病。目前,经皮球囊肺动脉瓣成形术(percutaneous balloon pulmonary valvuloplasty, PBPV)已成为单纯性肺动脉瓣狭窄的首选根治性治疗方法。

【病理特点】

正常情况下,肺动脉瓣叶为三个半月瓣,瓣叶交界处完全分离,瓣环与右心室漏斗部肌肉相连接。先天性肺动脉瓣狭窄的肺动脉瓣环和瓣叶有不同程度的发育异常,可有右心室向心性肥厚以及肺动脉狭窄后扩张等继发性改变。病理分型包括:

1. 典型肺动脉瓣狭窄　肺动脉瓣叶结构完整,三个瓣叶游离缘互相融合呈鱼嘴状,绝大多数瓣口位于中央,偶偏于一侧,在肺动脉壁上可见三个瓣叶融合的嵴线向肺动脉壁放射,瓣叶可缩短、增厚和僵硬。少数可呈肺动脉瓣二瓣化畸形或单瓣化畸形。瓣叶活动灵活且呈圆顶状,瓣环发育正常,肺动脉干呈狭窄后扩张,其周径可超过主动脉,扩张自瓣环起,可延伸到左肺动脉。初生时并无扩张,可能由于狭窄口喷射出的急速血流及形成侧向的旋涡所具有的动能作用于肺动脉管壁,年久后使管壁弹力纤维失去弹性而扩张,但扩张程度与肺动脉瓣的狭窄程度无相关性。

2. 发育不良型肺动脉瓣狭窄　肺动脉瓣叶形态不规则且明显增厚或呈结节状,瓣叶之间无粘连但瓣叶启闭不灵活,瓣环发育不良,肺动脉干轻度扩张或不扩张。常有家族史,多合并Noonan综合征。

3. 危重型肺动脉瓣狭窄(critical pulmonary stenosis, CPS)　包括从右心室发育正常的重度肺动脉瓣狭窄到伴右心室发育不良、近乎肺动脉瓣闭锁的一系列疾病谱,肺动脉瓣增厚、粘连和发育不良,肺动脉瓣下流出道通常较短,由于右心室高压,室壁及肌束通常较肥厚,使右心室窦部、漏斗部狭窄,心尖部可呈裂隙状,可伴有三尖瓣狭窄,其病理改变几乎与肺动脉瓣闭锁相仿。

【病理生理】

肺动脉瓣狭窄导致右心室向肺动脉射血受阻，右心室必须提高收缩力才能向肺动脉射血，右心室收缩压增高的程度与肺动脉瓣狭窄的程度成正比。肺动脉瓣严重狭窄时，由于室间隔是完整的，右心室收缩压可超过左心室。如果狭窄不解除，随着年龄的增长可继发右心室进行性向心性肥厚，心内膜纤维化和右心室顺应性下降，右心室舒张压升高，出现三尖瓣反流，右心房、右心室扩大，甚至右心衰竭。重度肺动脉瓣狭窄时，胎儿期就可导致右心室充盈阻力增加，三尖瓣反流，右心房压力升高，自腔静脉回流的血流大多数通过卵圆孔或房间隔缺损进入左心房、左心室，可使右心室腔偏小呈先天性发育不良，三尖瓣环也偏小。出生后，心房水平大量右向左分流，导致持续性低氧血症，血流动力学类似于室间隔完整的肺动脉闭锁（pulmonary atresia with intact ventricular septum，PA/IVS）。由于通过肺动脉瓣的前向血流极少，肺血主要依赖于动脉导管供应。一旦动脉导管关闭，肺血流量急剧减少，回流左心的血液骤减，心排血量明显不足，同时由于肺氧合不足，体动脉血氧饱和度进一步降低，患儿发生难以纠正的低氧酸中毒，死亡风险极大，需及时予以持续静脉滴注前列腺素 E_1（prostaglandin E_1，PGE_1），以维持动脉导管开放，改善低氧血症，待全身情况稳定后应立即行 PBPV 或外科手术治疗。

【临床表现】

（一）症状

1. 轻度肺动脉瓣狭窄及部分中度狭窄者可无临床症状，仅于常规体检时发现。当右心室心排血量不能维持正常所需时可出现临床症状，轻者仅表现为活动时气促及易疲劳，重者可呈右心衰竭的表现，自觉症状随年龄增长而增多，偶尔剧烈活动可导致晕厥甚至猝死。

2. 极重度肺动脉瓣狭窄的新生儿表现为发绀、喂养困难、呼吸窘迫和心力衰竭。

（二）体格检查

1. 大部分患儿无发绀，生长发育正常。

2. 左侧胸骨旁（偶尔在胸骨上切凹）可触及右心室的抬举搏动和收缩期震颤。

3. 在胸骨左缘上方闻及收缩期喷射性喀喇音。第 2 心音分裂，肺动脉瓣区第 2 音降低。胸骨左缘上部有响亮的喷射性收缩期杂音，可向左上胸、心前区、颈部、腋下及背面传导。通常杂音越响、持续时间越长提示狭窄越重，但极重度狭窄者通过瓣口血流减少则杂音反而轻。

4. 狭窄严重者如心房水平存在右向左分流，可产生中央型青紫。若合并充血性心力衰竭，可有肝脏肿大、颈静脉充盈、外周水肿等。

【诊断】

1. 超声心动图（ultrasonocardiography，UCG） 肺动脉瓣狭窄首选的影像学诊断方法。通常采用剑突下及胸骨旁短轴切面显示右心室流出道、肺动脉瓣、肺动脉总干及狭窄后扩张，剑突下及心尖四腔切面评估心室腔、三尖瓣形态和功能（图 7-30A、B）。采用连续波多普勒超声心动图可量化肺动脉瓣狭窄的严重程度（图 7-30C）。按照连续波多普勒超声心动图测量的跨肺动脉瓣压差（pulmonary transvalvular gradient，PTG）可进行肺动脉瓣狭窄的严重程度分级（表 7-1）。重度肺动脉瓣狭窄伴有明显心功能不全时，由于右心室收缩功能降低，超声心动图测量的跨瓣压差可能会低估肺动脉瓣的狭窄程度，此时需综合评估。对于新生儿，跨瓣压差可能会低估肺动脉瓣狭窄的程度，因为此时肺动脉压力较高，尤其是合并动脉导管未闭且左向右分流者。

2. 心电图（electrocardiogram，ECG） PVS 的心电图可表现为不同程度的右心室肥厚，电轴右偏，V_1 导联呈 rSR' → rR' 或 RS → R 或 Rs、qR 波（依严重程度逐渐过渡），部分 P 波高尖提示右心房增大。

3. 胸部 X 线检查 PVS 最具特征性的胸部 X 线影像学改变是肺动脉段突出（80%~90%），系肺动脉狭窄后扩张所致，重度或极重度肺动脉瓣狭窄时肺血减少，心影一般正常，发生心力衰竭时心脏扩大。

4. 其他 心导管和心血管造影检查通常在肺动脉瓣狭窄行经皮球囊扩张术之前进行，对狭窄的形态及严重程度进行评估。

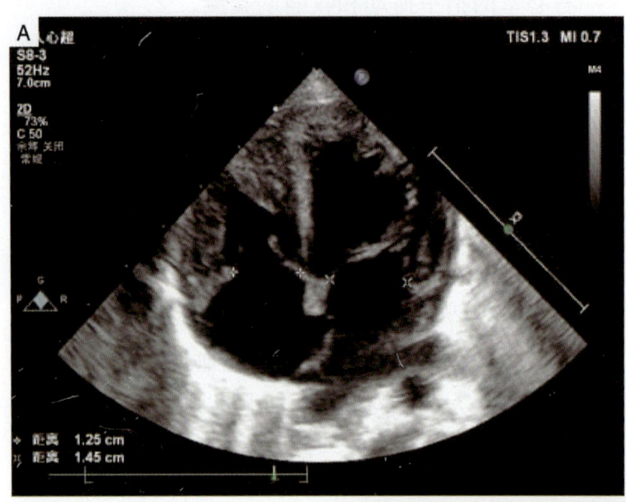
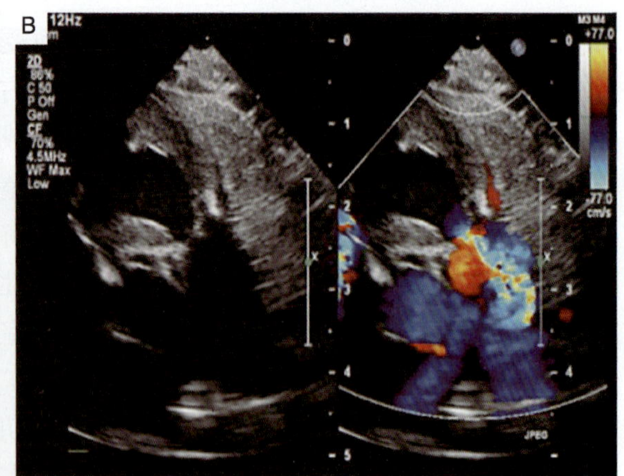
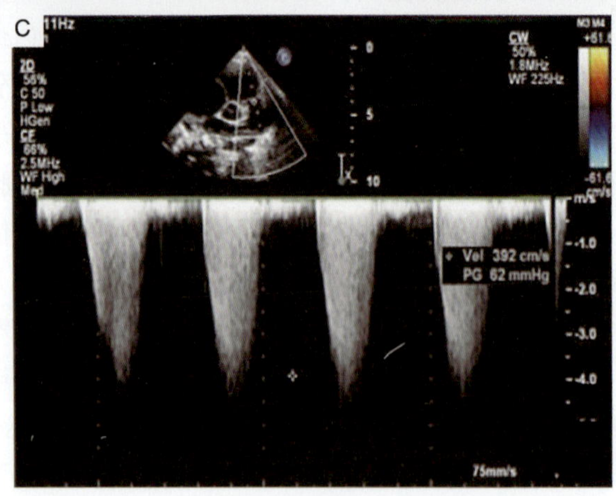

图 7-30　PVS 超声心动图表现

A. 心尖四腔心切面；B. 胸骨旁短轴切面；C. 连续多普勒估测 PTG。

表 7-1　肺动脉瓣狭窄程度分级

项目	轻度	中度	重度
超声心动图			
峰值流速 /（$m \cdot s^{-1}$）	<3	3~4	>4
峰值压差 /mmHg	<36	36~64	>64
平均压力 /mmHg	—	—	>40
心导管			
右心室收缩压 / 左心室收缩压	<50%	50%~74%	≥75%
跨瓣压差 /mmHg	<40	40~60	>60

注：—表示无数据；1mmHg=0.133kPa。

【经皮球囊肺动脉瓣成形术】

自 1982 年 Kan 等首次采用 PBPV 治疗 PVS 获得成功以来，此种方法广泛应用于临床，被认为是任何年龄肺动脉瓣狭窄患儿的首选治疗方法。40 余年来随着介入技术及工艺的不断改进，PBPV 手术适应证逐步扩大，而相对禁忌证也在逐渐缩小。

（一）经皮球囊肺动脉瓣成形术的指征（表 7-2）

（二）PBPV 手术操作方法

在进行 PBPV 前，首先行右心导管术及右心室造影，以确定跨肺动脉瓣压差及瓣膜狭窄类型，并测量肺动脉瓣环直径作为选择球囊大小的依据。先建立经过肺动脉瓣膜的钢丝轨道，将加硬钢丝放置于左下肺动脉，将球囊导管沿钢丝经股静脉送入，国外亦有儿童期经肝脏或颈静脉途径、新生儿期经脐静脉途径送入导管的报道，直至球囊中央位于肺动脉瓣处。推注稀释对比剂（1∶3 或 1∶4）快速扩张球囊，随球囊腔内压力的增加，

表 7-2　经皮 PVS 介入治疗建议

推荐	推荐等级	证据级别
超声或心导管测量肺动脉瓣跨瓣峰值压差≥40mmHg 或合并右心功能不全表现的 PVS	推荐	A
依赖动脉导管开放的重症新生儿 PVS	推荐	A
符合上述经皮球囊肺动脉瓣成形术指征的瓣膜发育不良型 PVS	建议	C
室间隔完整的肺动脉瓣闭锁，如果解剖合适且排除右心室依赖性冠状动脉循环，可进行经皮瓣膜打孔＋球囊肺动脉瓣成形术	建议	C
婴幼儿复杂 CHD 伴 PVS，暂不能进行根治术时，可采用经皮球囊肺动脉瓣成形术进行姑息治疗	建议	C
室间隔完整的肺动脉瓣闭锁或极重度 PVS，合并右心室依赖性冠状动脉循环	不推荐	C
合并明显瓣上狭窄，无肺动脉干狭窄后扩张；单纯肺动脉瓣下漏斗部狭窄，即使瓣膜正常者	不推荐	C

注：PVS，肺动脉瓣狭窄；CHD，先天性心脏病；1mmHg=0.133kPa。

凹陷随之消失。球囊扩张时，一旦球囊全部扩张，凹陷消失，即可吸瘪球囊。通常从开始扩张球囊至吸瘪球囊总时间 5~10s。这样可减少由于右心室流出道血流中断时间过长而引起的并发症。通常反复扩张 2~3 次。有时 1 次有效扩张即可达治疗目的。术后重复右心导管检查，记录肺动脉至右心室的连续压力曲线，测量跨瓣压差，一般肺动脉瓣跨瓣压差下降至 25mmHg 以下或较术前下降 50% 以上为效果满意，必要时再次行右心室造影。

（三）PBPV 技术要点

1. 重视围手术期管理

（1）严格把握手术适应证，以减少手术并发症，术前应对肺动脉瓣膜狭窄的类型及程度做出准确判断；对于 CPS 及 PA/IVS 患儿，应仔细观察双心室发育情况、冠状动脉循环情况（有无心肌窦状隙开放）。

（2）术前需缓解缺氧状态、改善心功能、维持内环境的稳定及防治感染，为介入治疗创造条件，对于 CPS 或 PA/IVS 新生儿应静脉滴注 PGE_1［5~10ng/（kg·min）］，保持动脉导管开放以维持肺血流。

（3）术者手术过程中操作应规范、轻柔、细致，避免反复粗暴操作，术中应维持体温及循环稳定。对于危重患儿，心脏储备差，术中麻醉最好选择全身麻醉气管插管，球囊扩张前应用药物提高心率、血压，以保证心排血量。

（4）重症患儿术后由于灌注肺损伤及右心室功能差易出现低氧血症，术后仍需持续泵入 PGE_1 维持动脉导管开放。术后需充分镇静，适当延长呼吸机辅助时间，增加呼吸次数，吸入高浓度氧，合理应用血管活性药物。

2. 球囊导管的选择

（1）球囊大小及长度：通常选择的球囊与瓣环直径比值为 1.2~1.4，瓣膜狭窄严重者，其比值可偏小，瓣膜发育不良者选择的球瓣比值偏大；球囊长度根据患儿的年龄来决定，新生儿或小婴儿宜选择长度为 20mm 的球囊，长度为 30mm 的球囊可适用于小婴儿外所有儿童患者。

（2）单、双球囊的选择：大多数儿童应用单一球囊即可达满意疗效，重症 PS 可先插入 1 枚较小球囊扩张，然后选择不同直径的球囊依次序贯扩张，较大儿童也可选用双球囊扩张或 Inoue 球囊法。

3. 手术疗效及随访　笔者中心早在 1987 年与国际同步开展了 PBPV 治疗 PVS，目前已完成 PBPV 971 例，包括单纯性 PVS、CPS 及 PA/IVS、复杂 CHD 伴 PVS 等的介入治疗。笔者中心经验表明，单纯性 PVS 行 PBPV 术后即刻疗效显著，PTG 下降明显，技术成功率达 99.5%（967/971）。手术相关死亡 1 例（病死率 0.1%），死亡原因为右心室流出道穿孔。严重并发症发生率为 0.61%，包括心脏压塞 3 例、急性左心功能不全 1 例、三尖瓣腱索断裂 2 例。大部分严重并发症发生于技术开展早期，且多见于新生儿、婴幼儿重度 PS 及瓣膜发育不良者，随着技术的成熟，并发症发生率逐渐降低，这与国内外大宗文献报道大致相同。中远期随访少数病例术后发生肺动脉瓣再狭窄，再狭窄的发生考虑与球囊选择、小年龄、体表面积及肺动脉瓣发育不良等因素有关。PBPV 术后再狭窄，可适时再度行球囊扩张术。

笔者中心单纯 PVS 术后再狭窄 7 例，其中 5 例行二次 PBPV 术，均取得满意效果。

（四）外科手术治疗

外科治疗肺动脉狭窄的适应证为经皮球囊肺动脉瓣成形术失败或解剖类型不适合经皮球囊肺动脉瓣成形术，如肺动脉瓣环发育不良和右心室流出道肌性狭窄等。手术入路通常为标准的胸骨正中切口，对于不合并复杂心脏畸形且肺动脉瓣环发育良好的单纯肺动脉瓣狭窄，也可选择右侧第 4 肋间切口。

常规建立体外循环后，在主肺动脉处纵行切开，暴露肺动脉瓣，用小圆刀仔细切开粘连的肺动脉瓣膜交界至瓣根（图 7-31），瓣膜与窦壁的粘连也仔细分离，增厚的瓣缘略作削除修整后，使用聚丙烯线连续缝合肺动脉切口。

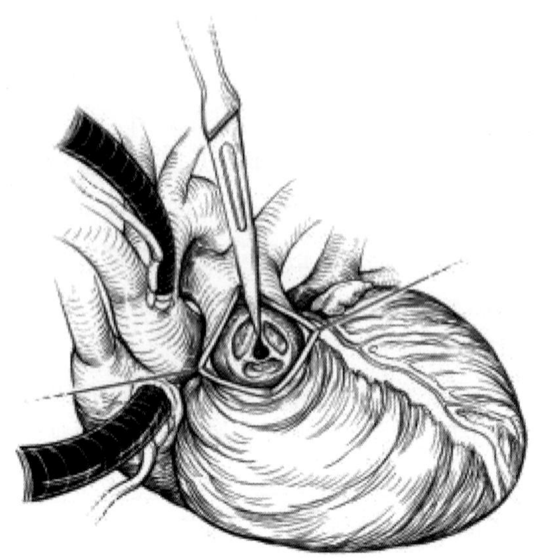

图 7-31　肺动脉瓣膜交界切开

如果合并严重的肺动脉瓣环发育不良（直径小于 2 个标准差），则将主肺动脉纵行切开，沿肺动脉瓣前交界切开瓣环并将切口延伸至右心室流出道，注意避免损伤冠状动脉（图 7-32）。同上述切开粘连的肺动脉瓣交界，切除右心室漏斗部异常增厚的肌束以解除梗阻。漏斗部梗阻最常见的原因是漏斗间隔的隔束及壁束肥厚。做右心室流出道疏通时，通常从隔束开始切除，注意勿切除过深，可在每个肥厚肌束后方先穿过直角钳，然后再切断，以避免室间隔穿孔或损伤冠状动脉前降支的间隔支（图 7-33）。三尖瓣圆锥乳头肌的基底部可能附着在肥厚的隔束上，应注意避免切断。用类似方式切除增厚的壁束，切除范围向尾侧延伸到达三尖瓣乳头肌。随后适当修剪流出道顶部的漏斗间隔。应用自体心包、牛心包或聚四氟乙烯补片，裁剪为大小适当的卵圆形补片，应用聚丙烯线将补片自肺动脉切口头端向右心室流出道连续缝合修补切口（图 7-34）。若患者为危重型重度肺动脉瓣狭窄，应暂时保留动脉导管，因为术后右心功能恢复前，动脉导管可保障足够的肺动脉血流。如合并明显的右心室功能不全或发育不

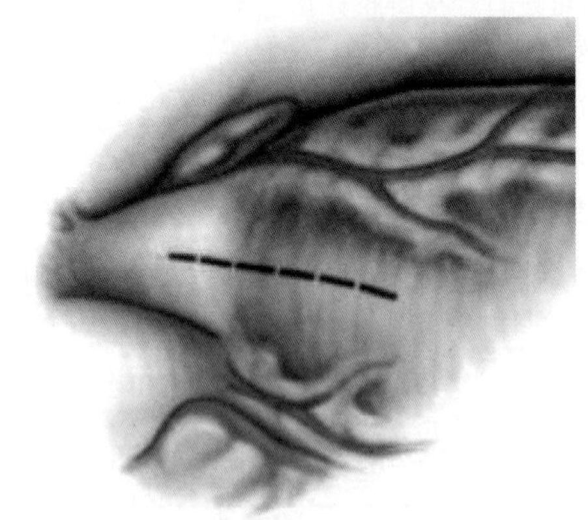

图 7-32　主肺动脉至右心室流出道跨瓣环切口

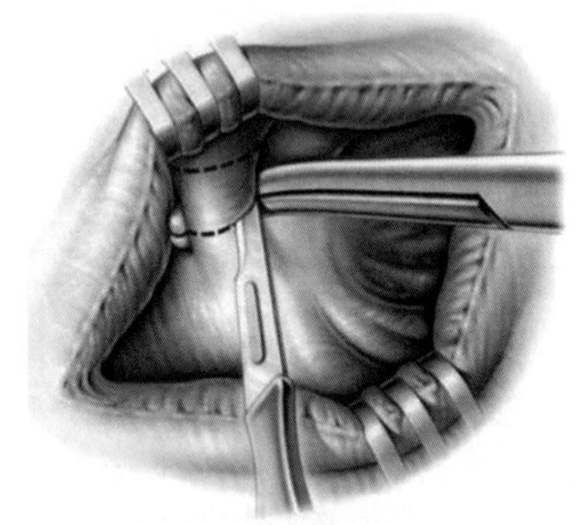

图 7-33　切除右心室漏斗部异常增厚的肌束

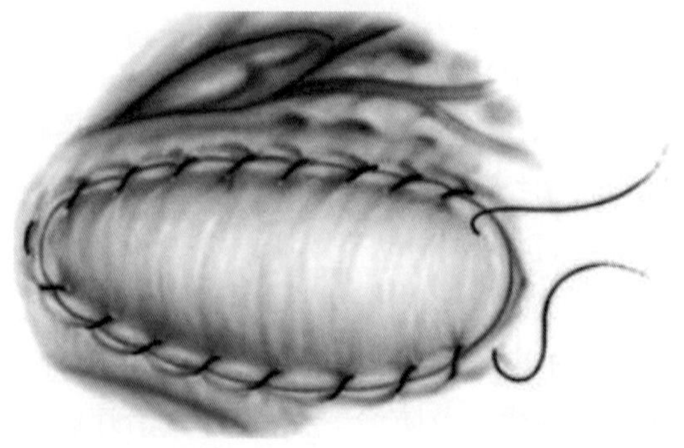

图 7-34　补片修补主肺动脉至右心室流出道切口

良，可保留卵圆孔或部分房间隔缺损，作为右心室减压的通道。术中建议应用经食管超声心动图评估右心室功能、瓣膜反流程度、残余压力阶差及存在心房间交通时的分流方向等。

二、临床实践

【肺动脉闭锁伴室间隔完整（PA/IVS）与危重型肺动脉瓣狭窄（CPS）】

PA/IVS 是一种较少见的发绀型先心病，常合并不同程度的右心室发育不良，属新生儿时期的危重急症，手术病死率高。对于肺动脉瓣呈膜性闭锁的患儿，若右心室漏斗部未闭合、三尖瓣及肺动脉瓣发育良好、除外右心室依赖性的冠状动脉循环，可行激光或射频打孔术和经皮球囊肺动脉瓣成形术治疗。CPS 患儿因其在新生儿期即出现严重的低氧血症，故在处理上与 PA/IVS 类似，即应用 PGE_1 维持动脉导管开放，待病情稳定后行 PBPV。目前绝大多数研究都认为，初始介入治疗作为条件适宜的 PA/IVS、CPS 的首选治疗方式。对于右心室发育欠佳的患者，PBPV 术后右心室不能立即承担正常的容量负荷，术后血氧饱和度缓解不理想且在不能脱离 PGE_1 的情况下，动脉导管内支架植入被认为是为 CPS 患者提供稳定肺血流的有效方法，然而导管支架植入指征及时机仍然具有争议。目前国内 PDA 支架植入术开展较少，大多行 B-T 分流术，这与我国支架品种、类型较少有关，随着国内支架的研制，相信会有越来越多的 PDA 支架植入术得到开展。

【复杂先心病合并 PVS】

有报道采用 PBPV 及肺动脉分支狭窄球囊扩张术治疗有明显低氧血症或伴肺动脉分支狭窄的复杂先心病。同样在治疗复杂先心病外科术后的血管狭窄性或梗阻性病变也可考虑做球囊扩张术，适应证包括生物瓣膜置换术后再狭窄，主要应用于法洛四联症伴肺动脉闭锁、完全型大动脉转位及永存动脉干等病例，其球囊扩张成功率报道不一（33%~100%），其疗效能维持多久尚需进一步观察，由于方法简便且有一定效果，仍为外科再次置换瓣膜或安置血管内支架前的治疗手段。笔者中心目前已完成 41 例复杂先心病姑息或根治术后经皮肺动脉（瓣）球囊扩张术，术中未出现心脏穿孔、心脏压塞、假性动脉瘤及肺动脉瓣撕裂等严重并发症；术后即刻肺动脉瓣及狭窄近、远端压差和右心室收缩压均较术前下降，围手术期治疗效果肯定；中心前期的研究结果显示在介入术后近期随访中，肺动脉瓣狭窄压差下降稳定，肺动脉主干及分支进一步发育，临床症状较术前有显著改善。

【先天性心脏病复合畸形的介入治疗】

先天性心脏病复合畸形，如 PS 合并 PDA、ASD、VSD 等复合型先心病的介入治疗基于单纯性先心病的介入治疗，但又不是其介入技术的简单相加。其介入治疗的原则是先做技术难度大的，后做简单的，且后期的操作不影响前期治疗的效果为宜。对于并发 PS 的心脏畸形患者，先行 PBPV，成功后再行其他心脏畸形的封堵，可避免 PVS 球囊扩张时指引导丝以及球囊本身可能对封堵器产生的不良影响。CPS 合并 ASD 者，若同时存在右心发育不良、右心室顺应性降低，应首先行 PBPV，术后随右心室发育及右心功能改善，房水平的右向左分流将逐渐减少或转为左向右分流，可再行介入性 ASD 堵闭术。

三、实战病例

【病例 1】

患者男性，3 个月，体质量 5kg，生后 2 个月因"呼吸困难、发绀进行性加重"急诊送我院抢救。查体：发育落后，青紫貌，经皮血氧饱和度（SpO_2）40%~50%，呼吸困难，双肺呼吸音粗，心率 150 次 /min，律齐，胸骨左缘 2~4 肋间可闻及Ⅱ级收缩期杂音，肝大。超声心动图检查发现：①肺动脉瓣膜性闭锁，肺动脉主干及分支发育可；②动脉导管未闭，宽 2~3mm；③卵圆孔未闭，宽约 5mm（右向左分流）；④三尖瓣关闭不全（重度）；⑤右心房增大，右心室壁增厚明显，左心内径小（图 7-35）。胸部 X 线片

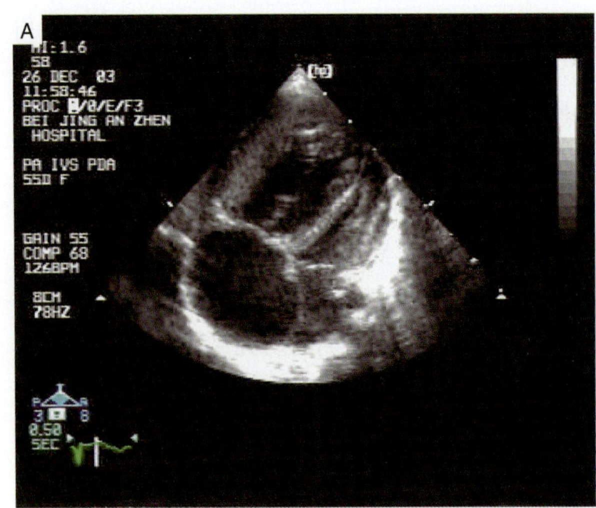

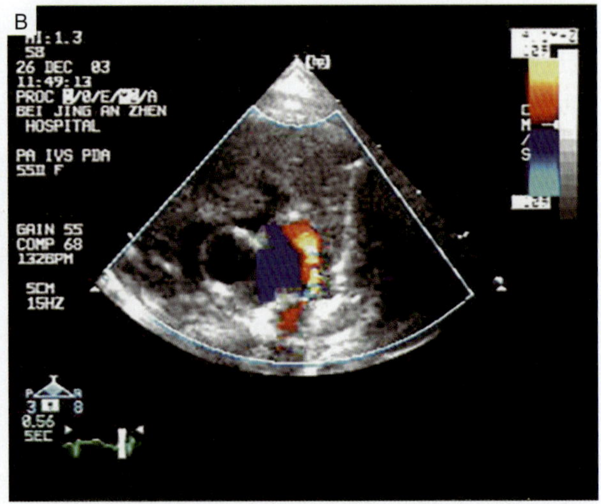

图 7-35　PA/IVS 术前超声心动图表现

A. 心尖四腔心切面显示右心房增大，三尖瓣环增大，右心室壁增厚，房间隔向左心房膨出，左心内径小；B. 胸骨旁短轴切面显示肺动脉瓣呈膜性闭锁，肺内血流依赖 PDA。

提示肺血少，主动脉宽，肺动脉段凹陷，右心显著增大。心电图提示窦性心律，P 波高尖，右心室肥厚。

手术过程及预后：全身麻醉、气管插管后，行右心导管测右心房、右心室压；正侧位右心室造影及主动脉弓降部造影显示肺动脉瓣闭锁、流出道呈盲端，测量 PDA 3mm，肺动脉瓣环径 10.6mm（图 7-36A）。将 5Fr JR4 导管置入右心室流出道，使导管顶端恰在闭锁的肺动脉瓣膜下方中央，准确定位后送入装有射频打孔导丝的同轴导管，采用 BMC 射频发生器选择功率 8W × 2s 放电（图 7-36B）；打孔成功后将射频打孔导丝、同轴导管送入肺动脉，更换 0.014in 导丝至肺动脉，从右股动脉送入网篮抓住 0.014in 导丝建立动静脉轨道；从股静脉分别依次送入 2mm × 20mm、3mm × 15mm、6mm × 20mm、10mm × 30mm 扩张球囊扩张肺动脉瓣，见腰凹切迹消失（图 7-36C、D）；再次行右心导管及右心室造影术。手术过程中持续泵入前列腺素 E_1。介入手术成功，术前右心房压 15/10（11）mmHg、右心室压 139/3（8）mmHg；术后测右心室压 68/6（10）mmHg、肺动脉压 28/16（22）mmHg，连续测 PTG 39mmHg；术后右心室造影，右心室→主肺动脉→左、右肺动脉顺序显影（图 7-36E）。术后即刻 UCG 提示肺动脉瓣最大开瓣径 5~6mm，左心内径增大，三尖瓣反流显著减少。术后不到 24h 拔除气管插管，面罩给氧 SpO_2 94%~96%；术后 48h 血流动力学趋于平稳，停用前列腺素 E_1；术后 5 日后 UCG 显示 PTG 45mmHg，左心室较前增大，PDA 近闭合，卵圆孔双向分流。中远期随访跨肺动脉瓣压差逐步下降至 25mmHg。

【病例 2】

患者女性，生后 7 天，体质量 2.9kg，生后表现为“气促、青紫”，持续 PGE_1 泵入并急诊转入我院。患儿为 36 周早产儿，双胎之大，剖宫产娩出，出生体重 2 700g。入院查体：发育落后，青紫貌，SpO_2 82%~85%，呼吸急促，双肺呼吸音粗，心率 155 次 /min，律齐，胸骨左缘 2~4 肋间可闻及Ⅲ级收缩期杂音，肝大。UCG 显示：①肺动脉瓣狭窄（重度），PTG 100mmHg（图 7-37A、B）；②卵圆孔未闭，宽约 3.5mm（右向左分流）（图 7-37C）；③动脉导管未闭，宽约 2mm（图 7-37D）；④三尖瓣关闭不全（轻度）。胸部 X 线片提示肺血少，主动脉结正常，心脏大小形态正常。心电图提示窦性心律，电轴右偏，右心室肥厚。

手术过程及预后：出生后 17 天于全身麻醉、气管插管后行右心导管，测右心房压、右心室压；正侧位右心室造影见右心室流出道呈管状，内径约 5mm，肺动脉瓣叶增厚，瓣口狭窄，瓣口径 1.8mm（图 7-38A、B）。常规建立经过肺动脉瓣膜的钢丝轨道，将加硬钢丝放置于左下肺动脉，将球囊导管沿钢丝经股静脉送入从股静脉分别依

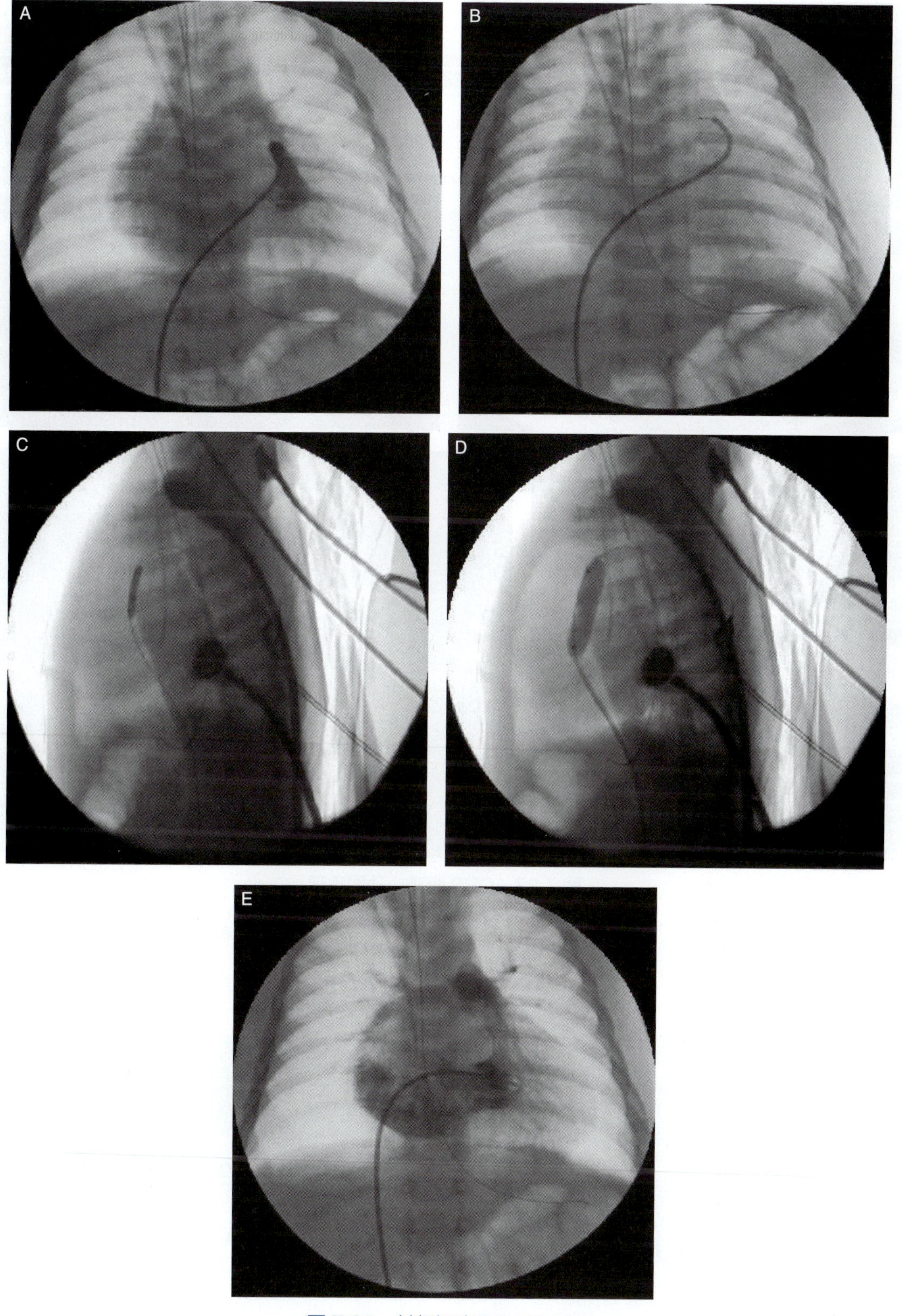

图 7-36　射频打孔及 PBPV 术

A. 右心室造影显示肺动脉瓣闭锁、流出道呈盲端；B. 透视下显示同轴导管定位于肺动脉瓣膜下方中央；C、D. 由小到大依次选择球囊导管扩张肺动脉瓣，至凹陷消失；E. 术后右心室造影显示：右心室→主肺动脉→左、右肺动脉顺序显影。

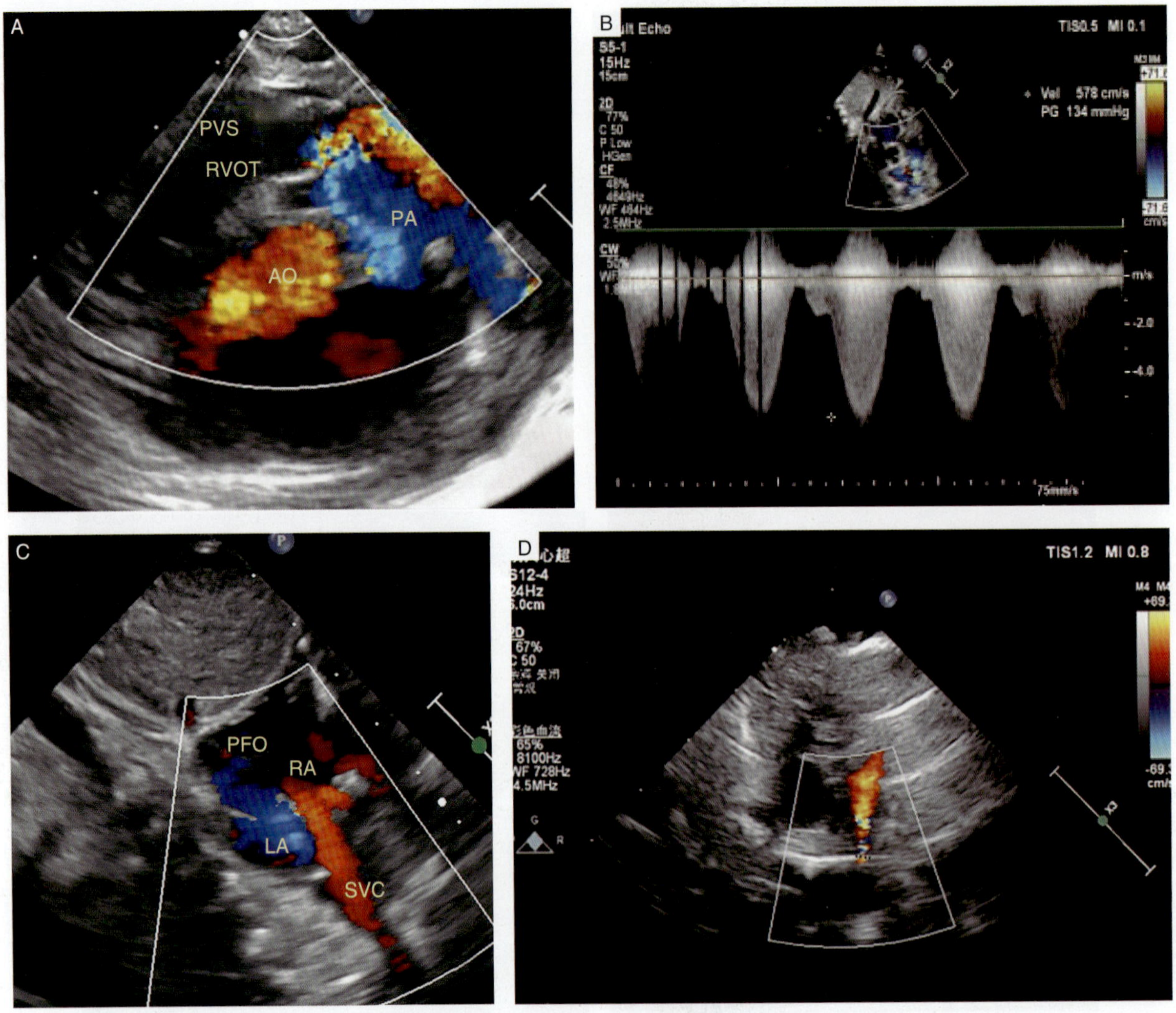

图 7-37　CPS 超声心动图表现

A. UCG 显示肺动脉瓣瓣膜增厚，活动度降低；B. 连续多普勒显示重度 PVS；C. PFO 存在右向左分流；D. 细小 PDA。

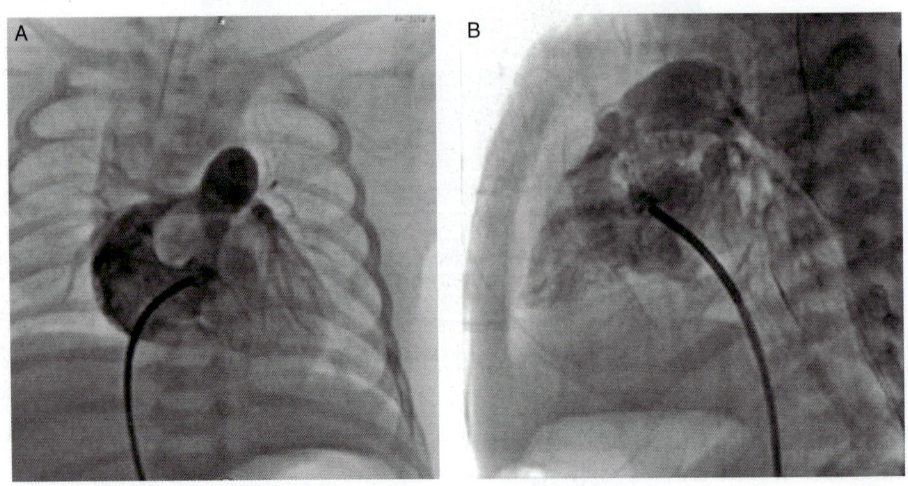

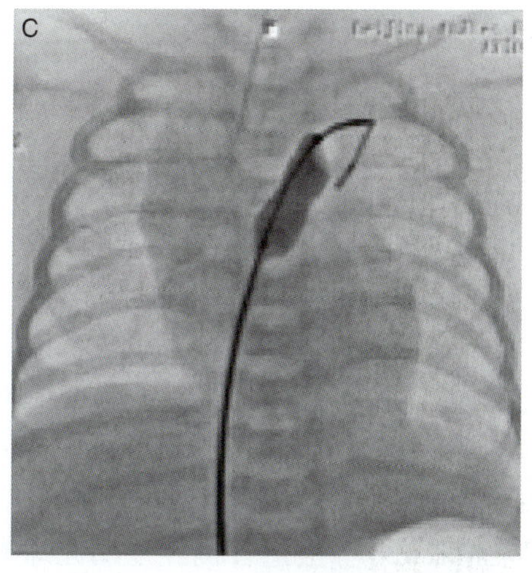

图 7-38　PBPV 术

A、B. 右心室正侧位造影显示典型 PVS；C. 透视下可见球囊中央位于肺动脉瓣处，扩张球囊至凹陷消失。

次送入 8mm × 20mm、10mm × 20mm 扩张球囊扩张肺动脉瓣，见腰凹切迹明显消失（图 7-38C）。再次行右心导管。手术过程中持续泵入 PGE_1。介入手术成功，术前右心室压 115/1（3）mmHg，术后测右心室压 60/5（8）mmHg、肺动脉压 30/10（15）mmHg，连续测 PTG 30mmHg。术后即刻 SpO_2 89%；术后 1 天拔除气管插管，停用前列腺素 E_1；术后 4 天测 SpO_2 99%，UCG 显示 PTG 进一步下降至 24mmHg，卵圆孔左向右分流；术后 1 年，UCG 测 PTG 20mmHg（图 7-39），疗效稳定。

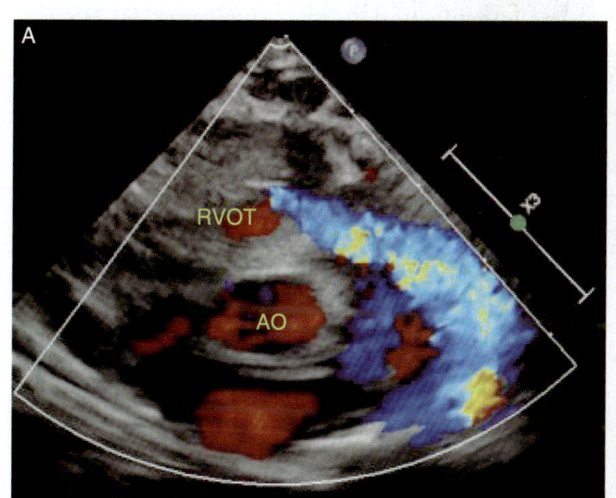

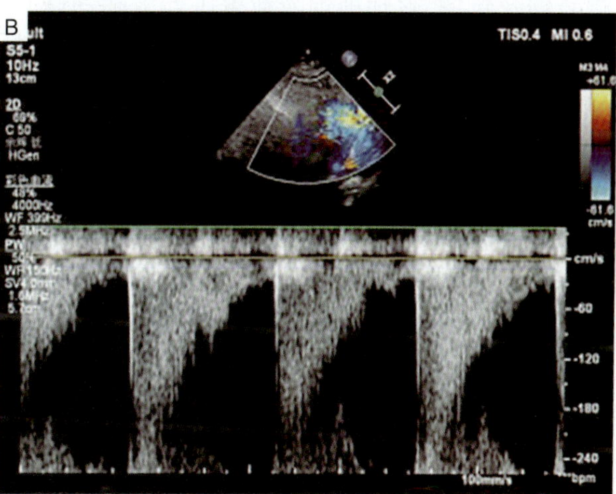

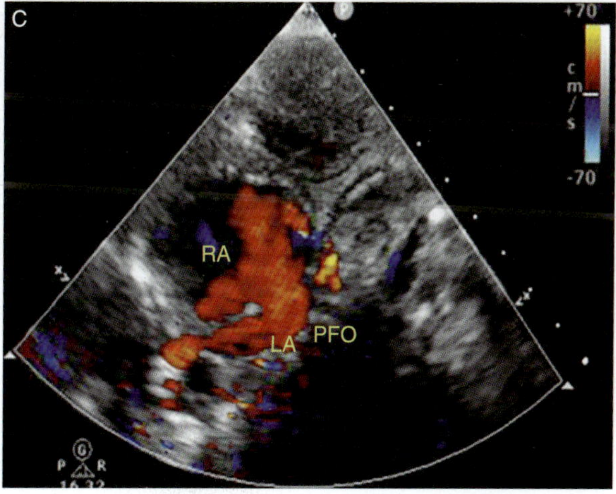

图 7-39　PBPV 术后超声心动图表现

A. UCG 显示肺动脉前向血流通畅；B. 估测 PTG 较术前明显下降；C. PFO 存在左向右分流。

【病例 3】

患者男性，3 岁 6 个月，体质量 15kg，因“法洛四联症术后残余肺动脉狭窄”入院。患儿生后 8 个月于我中心诊断为“法洛四联症”，行 B-T 分流术；1 岁 10 个月行法洛四联症根治术，术后规律复查 UCG，估测 PTG 进行性加重。专科查体：SpO_2 99%，心率 100 次 /min，律齐，胸骨左缘 2~3 肋间可闻及Ⅳ级收缩期杂音。UCG 检查发现：①肺动脉瓣狭窄（重度），PTG 111mmHg；②三尖瓣关闭不全（重度）；③肺动脉瓣关闭不全（中度）。

手术过程及预后：于非插管全身麻醉下行右心导管，测右心房压、右心室压；正侧位右心室造影见右心室流出道呈瘤样扩张，肺动脉瓣叶增厚，瓣口狭窄，可见“喷射征”，肺动脉瓣环内径约 11mm，瓣口径 4mm，窦管交界处直径 9mm，主肺动脉增宽（图 7-40A）。常规建立经过肺动脉瓣膜的钢丝轨道，将加硬钢丝放置于左下肺动脉，将球囊导管沿钢丝经股静脉送入，从股静脉送入 18mm × 30mm 扩张球囊扩张肺动脉瓣，见腰凹切迹明显消失（图 7-40B）。再次行右心导管。介入手术成功，术前右心室压 110/4（5）mmHg，肺动脉压 40/10（19）mmHg，术后测右心室压 70/5（7）mmHg，连续 PTG 30mmHg。术后 48h 复查 UCG 估测 PTG 64mmHg，术后 1 年及 2 年复查 UCG 估测 PTG 42mmHg、三尖瓣反流（轻度）、肺动脉瓣反流（中度）。

四、学术拓展

随着胎儿超声心动图等筛查技术的迅速发展，胎儿心脏畸形特别是复杂畸形检出率明显提高，可对疾病自然演变进行有效评估。部分心脏畸形在妊娠中晚期可演变进展致心肌不可逆损害，危及胎儿生命，生后预后不良。适时接受胎儿心脏介入治疗（fetal cardiac intervention，FCI）可及早中断此类疾病进展，改善远期预后。自 1991 年 Maxwell 等报道首例经皮胎儿球囊主动脉瓣成形术以来，胎儿先心病介入治疗理论研究和临床技术得到稳步发展。目前超声引导下经皮 FCI 主要治疗以下 3 种疾病：室间隔完整的肺动脉闭锁（PA/IVS）伴右心发育不良综合征（hypoplastic right heart syndrome，HRHS）、重度主动脉瓣狭窄（critical aortic stenosis，CAS）伴左心发育不良综合征（hypoplastic left heart syndrome，HLHS）及 HLHS 伴完整（或高度限制性）房间隔缺损（IAS/RAS）。国内自 2016 年开展胎儿先心病介入手术，目前仍处于初步探索阶段，文献可见的报道仅有 10 余例，以 PA/IVS 伴 HRHS 的宫内介入治疗为主，且仅集中在少数几个大的儿童心血管诊疗机构。PA/IVS 伴 HRHS 胎儿超声心动图诊断特征：①肺动脉瓣膜性闭锁，无跨瓣膜前向血流；②室间隔完整或高度限制性室间隔缺损；③右心室明显发育不良；④动脉导管见逆向血流信号；⑤胎儿水肿；⑥右心室发育停滞或落后 3~4 周。

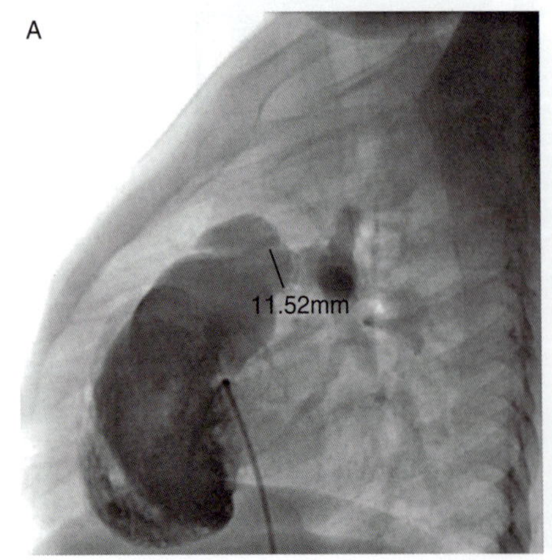

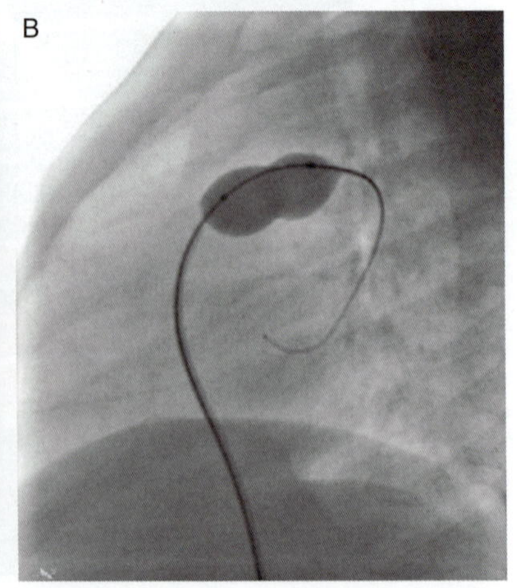

图 7-40　PBPV 术

A. 右心室侧位造影显示肺动脉瓣狭窄；B. 球囊扩张时呈“腰凹征”。

介入手术实施的客观指标可借鉴国外对生后单心室结局的预测方法，即：①三尖瓣环 / 二尖瓣环≤0.83；②右心室长径 / 左心室长径≤0.64；③肺动脉瓣环 / 主动脉瓣环≤0.75；④三尖瓣流入时间 / 心动周期 <0.36。该评分法符合其中 3 项即提示生后单心室结局，其灵敏度为 100%。另外，右心室肥厚伴卵圆孔低速分流往往反映右室心肌储备能力不足，或者由于三尖瓣严重反流导致右心室呈低压萎缩，考虑其无手术机会。右心室流出道肌肉闭锁，三尖瓣低速反流（<2.5m/s）或存在依赖右心室冠状动脉窦隙开放，属于手术禁忌证。多项研究总结干预时间为孕 26~29 周。现有数据显示，胎儿行肺动脉瓣球囊扩张术后生后双心室修补率为 40%~70.4%。但目前大部分研究都是单个病例报道，最佳评价指标仍需要参考大样本长期研究。总之，胎儿宫内介入治疗为胎儿期先心病干预提供了经验，预示胎儿心脏手术的可行性，但手术技术和预期结果仍然有很大提高的空间。

（撰写：李伟、毛俊　审校：王霄芳）

参考文献

[1] VAN DER LINDE D, KONINGS E E, SLAGER M A, et al. Birth prevalence of congenital heart disease worldwide: A systematic review and meta-analysis[J]. J Am Coll Cardiol, 2011, 58(21): 2241-2247.

[2] WEAVER K N, CHEN J, SHIKANY A, et al. prevalence of genetic diagnoses in a cohort with valvar pulmonary stenosis[J]. Circ Genom Precis Med, 2022, 15(4): e003635.

[3] BEHJATI-ARDAKANI M, FOROUZANNIA S K, ABDOLLAHI M H, et al. Immediate, short, intermediate and long-term results of balloon valvuloplasty in congenital pulmonary valve stenosis[J]. Acta Med Iran, 2013, 51(5): 324-328.

[4] DEVANAGONDI R, PECK D, SAGI J, et al. Long-term outcomes of balloon valvuloplasty for isolated pulmonary valve stenosis[J]. Pediatr Cardiol, 2017, 38(2): 247-254.

[5] 国家卫生健康委员会国家结构性心脏病介入质量控制中心，国家心血管病中心结构性心脏病介入质量控制中心，中华医学会心血管病学分会先心病经皮介入治疗指南工作组，等．常见先天性心脏病经皮介入治疗指南（2021 版）[J]. 中华医学杂志，2021，101(38): 3054-3076.

[6] 中国医师协会儿科医师分会先天性心脏病专家委员会，中华医学会儿科学分会心血管学组，《中华儿科杂志》编辑委员会．儿童常见先天性心脏病介入治疗专家共识[J]. 中华儿科杂志，2015，53(1): 1724.

[7] 金梅，王霄芳，郑可，等．经皮球囊肺动脉瓣成形术治疗婴儿重度肺动脉瓣狭窄及室间隔完整的肺动脉瓣闭锁[J]. 心肺血管病杂志，2013，32(2): 130-133.

[8] MAOSTAFA B A, SEYED-HOSSIEN M, SHAHROKH R. Long-term results of balloon pulmonary valvuloplasty in children with congenital pulmonary valve stenosis[J]. Iran J Pediatr, 2013, 23(1): 32-36.

[9] RAO P S. Percutaneous balloon pulmonary valvuloplasty: State of the art[J]. Catheter Cardiovasc Interv, 2007, 69(5): 747-763.

[10] TAGGART N W, CETTA F, CABALKA A K, et al. Outcomes for balloon pulmonary valvuloplasty in adults: Comparison with a concurrent pediatric cohort[J]. Catheter Cardiovasc Interv, 2013, 82(5): 811-815.

[11] 王霄芳，金梅，吴邦骏，等．经皮球囊肺动脉瓣成形术 204 例临床分析[J]. 心肺血管病杂志，2011，30: 371-374.

[12] ALWI M. Management algorithm in pulmonary atresia with intact ventricular septum[J]. Catheter Cardiovasc Interv, 2006, 67(5): 679-686.

[13] MALLULA K, VAUGHN G, EL-SAID H, et al. Comparison of ductal stenting versus surgical shunts for palliation of patients with pulmonary atresia and intact ventricular septum[J]. Catheter Cardiovasc Interv, 2015, 85(7): 1196-1202.

[14] 王志远，叶文倩，丁文虹，等．介入治疗在法洛四联症根治术后残余畸形中的应用[J]. 中国医药，2020，15(3): 354-357.

[15] MAXWELL D, ALLAN L. Balloon dilatation of the aortic valve in the fetus: A report of two cases[J]. Br Heart J, 1991, 65(5): 256-258.

[16] 中华医学会儿科学分会心血管学组，中华医学会儿科学分会心血管学组新生儿心脏病协作组，《中国实用儿科杂志》编辑委员会．胎儿结构性心脏病介入治疗专家指导意见（2019 年制定）[J]. 中国实用儿科杂志，2019，34(6): 458-460.

[17] MOON-GRADY A J, MORRIS S A, BELFORT M, et al. International fetal cardiac intervention registry: A worldwide collaborative description and preliminary outcomes[J]. J Am Coll Cardiol, 2015, 66(4): 388-399.

[18] TULZER A, ARZT W, GITTER R, et al. Immediate effects and outcome of in-utero pulmonary valvuloplasty in fetuses with pulmonary atresia with intact ventricular septum or critical pulmonary stenosis[J]. Ultrasound Obstet Gynecol, 2018, 52(2): 230-237.

第 8 章　复杂先天性心脏病的镶嵌治疗

第 1 节　复杂先天性心脏病的诊断性心导管术

诊断性心导管术指将导管由外周血管插入并送至心腔和血管腔，通过监测压力和血氧饱和度等各项生理参数并按需进行造影以获取所需的生理和解剖资料的技术。传统意义上的诊断性心导管术主要包括左、右心导管检查和选择性心血管造影术，广义的诊断性心导管术还可包括电生理检查和心内膜心肌活检等。

心导管术自诞生即被用于心血管疾病的诊断。已知最早的心导管术是 1711 年英国科学家 Hales 以两端开口的黄铜管通过颈动、静脉分别插入马的心室，完成了马动、静脉系统的测压。随着 1895 年伦琴发现了 X 射线，用于人体的心导管术逐步发展。自 1929 年德国外科医生 Werner Forssman 受 Hales 启发而首次成功地将输尿管在透视下经上肢静脉送至右心房（因此成为心导管术创始人，并获得 1956 年诺贝尔生理学或医学奖），到 20 世纪 40 年代 Cournand 及 Ranges 报道 1 200 例右心导管检查，再到 1954 年 Zimmerman、Cope 及 Ross 等将左心导管检查首次应用于临床以及 Judkins 和 Amplatz 在 1967 年发明的经皮冠状动脉造影，心导管术逐步发展并成为心脏病诊断的重要手段之一。20 世纪 50 年代，体外循环技术的开创和发展使先天性心脏病的矫治手术成为可能，对复杂先天性心脏病的准确诊断和评估提出了更高需求，也推动了诊断性心导管术的发展。20 世纪 70 年代，经皮穿刺插管技术的推广和 Bargeron 及 Fellows 等开创的成角投照心血管造影技术（axial angled angiography）使诊断性心导管术的临床应用得到进一步推广。

近年来由于超声心动图及磁共振等其他辅助检查技术的发展，绝大多数简单先天性心脏病已能经无创性检查方法评估及确诊。部分复杂先天性心脏病的解剖畸形也得到较准确的评估，但肺血管压力、阻力等血流动力学资料及诸如远端肺血管床发育程度等信息的获取和评价仍依赖心导管术。随着外科手术适应证的拓宽，诊断性心导管术在复杂先天性心脏病的诊疗中仍然不可或缺。心导管术的技术、方法和器械等也一同日益成熟和完善。此外，诸如电生理检查、心内膜心肌活检和肺血管扩张试验等新兴的检查手段进一步拓宽了诊断性心导管术的应用。正如 Cournand 在 1956 年的诺贝尔演讲中所说，“心导管就是开锁的钥匙”。这简洁而优雅的比喻完美地描绘了心导管术所提供的对心脏及整个循环系统的解剖和生理学认识是其他手段替代不了的，如同用钥匙打开封闭循环系统的一把把锁、向我们揭示门内的奥秘。

一、诊断性心导管术的适应证与禁忌证

【适应证】

1. 明确复杂先天性心脏病的解剖畸形　在复杂先天性心脏病外科手术前，须明确与手术相关的解剖结构，并对患者生理状况准确评价。诊断性心导管术须注意根据具体病种和拟行术式个体化方案。

2. 评价肺动脉压力和阻力　临床实践中，评价肺动脉压力、阻力以及肺血管床发育的程度，对确定手术指征、选择手术方法和判断预后等极为重要。

3. 特殊部位的评价　主动脉、主动脉瓣和肺动脉瓣、冠状动脉、外周血管（肺动脉分支、体肺动脉侧支血管、腔静脉及肺静脉等）的病变靠超

声心动图、CTA 等方法难以准确评估时，可通过诊断性心导管术明确。

4. 动静脉瘘及血管回流异常　包括肺动静脉瘘、冠状动脉瘘、肺静脉异位引流及体静脉回流异常等，通过探查异常途径、测定血氧饱和度及心血管造影可作出较为准确的诊断。

5. 复杂先天性心脏病术后早期的应用　外科手术后可出现临床情况不稳定，当怀疑存在畸形矫治不满意或血流动力学异常时，若超声心动图、CTA 等方法难以明确，可行诊断性心导管术，必要时还可同期治疗。

6. 复杂先天性心脏病外科手术的效果评价　对因技术新、难度高或效果不确切的外科手术以及某些复杂先天性心脏病的分期减症手术后患者，通过诊断性心导管检查可详细了解术后结构与生理状态以评价手术远期效果，并为下一步治疗方案提供依据。

7. 电生理检查和心内膜心肌活检等　复杂先天性心脏病合并心律失常、心脏扩大及心功能不全者并不罕见。术前行电生理检查、射频消融术可明确心脏电传导异常并适当干预，利于手术顺利进行和术后恢复。心内膜心肌活检可明确复杂先天性心脏病是否伴心内膜心肌病变，有助于术前准备评估手术风险、制订手术方案和评价预后。

【禁忌证】

传统意义上的相对禁忌证包括：发热或败血症等炎症感染，严重且未被控制的心功能不全，严重心律失常或未被控制的心室易激惹，未纠正的电解质紊乱，因出血性疾病或正在接受抗凝治疗而存在严重的出血倾向，洋地黄中毒，新近发生的体循环或肺循环栓塞，严重营养不良或存在不能平卧等导致难以耐受和配合手术的因素，检查器材或设备不完备等。由于心导管技术及围手术期治疗技术的进展，近年来普遍认为诊断性心导管术并无绝对禁忌证。对危重复杂病例（如为抢救需获取必要资料或需急诊镶嵌治疗者）在以最大程度改善患者预后为最终目的的前提下，权衡风险和获益后，即便存在相对禁忌，仍可进行心导管术。

二、左、右心导管检查

左向右分流型先天性心脏病多致肺动脉高压，而肺动脉高压的程度和性质决定手术指征及预后；右向左分流型先天性心脏病多伴肺血管发育欠佳，而肺血管发育程度是外科术式选择的重要决定因素。但对肺循环情况的评价恰是目前临床上诊断和治疗先天性心脏病（尤其是复杂先天性心脏病）的难题之一。左、右心导管检查是目前评价肺血管压力和阻力的重要方法，因此也是复杂先天性心脏病诊断性心导管术的重要组成部分。心导管检查虽然仍需与诸如肺活检、外科手术所见及疾病预后等信息比对分析以进一步验证本技术的准确率，毋庸置疑心导管检查是目前评价肺血管的最可靠方法。心导管检查及造影可直接观察肺小动脉及肺血管床结构改变的影像学，同时获取多种血流动力学参数（如心内及肺动脉内压力、肺小动脉楔压及各处血氧饱和度等）从而计算肺血管阻力、肺循环和体循环血流量等数据，还可进一步按需行肺血管扩张试验等，评价肺动脉高压的程度、性质以及肺血管发育程度。左、右心导管检查的具体方法和结果判读在本书后续章节讨论。

三、选择性心血管造影术

通过导管将对比剂注入心腔或大血管，并以电影摄影或数字减影等方式记录其显影过程的方法称心血管造影术。心血管造影术是诊断性心导管术中心导管检查之外的另一重要组成，临床上大量用于先天性 / 结构性心血管疾病及冠状动脉疾病（儿童以川崎病后冠状动脉瘤样扩张和闭塞、冠状动脉瘘、冠状动脉起源异常等疾病为主，成人则主要是冠状动脉粥样硬化性心脏病）。通过观察如充盈情况及显影顺序等获得形态、大小、位置和相互连接关系等解剖信息，以及异常分流、瓣膜活动、反流程度和心室收缩和舒张状态等功能信息，从而更加准确和全面地认识解剖畸形，为后续诊疗方案提供依据。

心血管造影术可追溯到 20 世纪 30 年代出现的静脉造影检查。经过数十年的飞速发展，目前已成为包括先天性心脏病在内的多种疾病诊断的“金标准”。先天性心脏病因其解剖畸形和血流动力学的复杂性和多样性，对诊断的要求极高且诊断十分困难。心血管造影术正是其诊断的重要手段，也往往是介入治疗中必备的环节。复杂先天性心脏病的心血管造影检查技术比成人冠心病等的复杂，为达到检查目的需高度个体化造影检查方案。恰当的心血管造影术对复杂先天性心脏病的诊断和治疗意义重大。以下仅对先天性心脏病的造影检查进行简单介绍。

【复杂先天性心脏病造影检查中对比剂的应用】

1. 常用对比剂的种类及其特点 对比剂可以改变机体局部组织的影像对比度，是放射诊断中最常用的药物之一。目前小儿心血管造影检查使用可经肾脏排泄的水溶性离子型或非离子型含碘对比剂。与离子型对比剂相比，非离子型对比剂具有渗透压低、水溶性大和毒性低等优点，不良影响发生率相对较低，尽管其价格较高，复杂先天性心脏病尤其危重症患者行造影检查时应多首选非离子型对比剂。碘海醇（iohexol）350 和优维显 370 等非离子型对比剂的渗透压虽远低于离子型对比剂，但仍高于血浆，因此仍属高渗对比剂。注射对比剂后血浆渗透压和血容量会增高，继而红细胞在肺循环微血管内皱缩聚集，可致肺动脉压力增加和肺血流量减少，甚至有血栓形成的报道。注射高渗对比剂还可引起局部疼痛和灼热感。高渗及药物毒性均可损伤肾脏，出现一过性血尿和蛋白尿。因此，对肺血减少的复杂性先天性心脏病（如法洛四联症）患儿使用高渗对比剂应尤其警惕。威视派克是目前常用的等渗非离子型对比剂，为避免高渗带来的不良反应，可酌情优先使用。我国常用对比剂的种类见表 8-1。

表 8-1 我国常用对比剂名称及其特性

种类	结构	通用名	浓度 /（mg·ml^{-1}）	渗透压 /（mOsm·kg^{-1}·H_2O^{-1}）
低渗	离子型二聚体	碘克酸（ioxaglate meglumine/sodium）	320	600
	非离子型单体	碘普罗胺（iopromide）	300	590
			370	774
		碘佛醇（ioversol）	320	702
			350	792
		碘帕醇（iopamidol）	300	616
			370	796
		碘海醇（iohexol）	300	672
			350	844
等渗	非离子型二聚体	碘克沙醇（iodixanol）	320	290

2. 对比剂的用法与用量 对比剂剂量和输注速率是显影效果的两个重要因素。剂量要考虑到患儿本身能承受的范围，又要依造影部位及其解剖特点调整。剂量与心腔血容量有关，通常心脏容量与对比剂剂量之比为 8∶1。此外，需根据患者年龄体重、大血管与心腔连接处情况、心内外分流及是否合并瓣膜反流等具体情况调整。Fellows 推荐的对比剂量可供参考（表 8-2），国内已有使用对比剂下限剂量甚至更少，也可获得满意显影效果的报道。

小儿心血管造影检查的对比剂用量为 1.2~1.5ml/kg。对于无分流的梗阻性病变可酌情减为每次 1.0ml/kg，心腔明显扩大或存在大量分流的患者可增至每次 1.8ml/kg。一般来说，左、右心室对比剂量每次不超过 1.5ml/kg，主动脉造影每次 1ml/kg，左心房造影每次 1~1.5ml/kg。复杂心血管畸形常需多部位多次造影，应注意控制对比剂总量。年龄越大，单位体重所需的对比剂越小，总量不应超过 5ml/kg（泛影葡胺不宜超过 4.5ml/kg，非离子型对比剂可用至 8~10ml/kg）。

表 8-2　先天性心脏病对比剂量表（Fellows）

部位	剂量 /（ml·kg^{-1}）		
	正常心脏	容量增加但血流量正常	容量及血流量均明显增加
主动脉	1	1.5	1.8
左心室	1.2	2	2.5
左心房	1	1.5	2
肺动脉	1	1.2	2
右心室	1.2	2	2.5
右心房	1	1.5	1.5

3. 对比剂相关不良反应　造影检查中对比剂相关不良反应的发生并不少见（离子型对比剂为 3.8%~11.7%，非离子型对比剂为 0.7%~3.1%）。对比剂反应可分为特异质反应及物理化学反应。特异质反应包括荨麻疹、血管性水肿、喉头水肿和血压下降等，与肥大细胞释放组胺以及 5- 羟色胺和缓激肽等介质释放相关；物理化学反应包括恶心呕吐、面色潮红发热及局部疼痛等，与渗透压变化等相关。临床上最常见的反应是皮肤反应，重者也可出现呼吸困难、过敏性休克、心搏和呼吸骤停等危重情况。对比剂反应多发生在造影检查过程中，危重不良反应几乎都发生在对比剂注射后 20min 内，迟发性反应最迟可见于注射后 2 日。目前大多数对比剂无须过敏试验，且尚无可靠的方法预防对比剂反应的发生。因此，医务人员须重视不良反应的早期识别，熟知其处理流程，造影检查前应了解是否为过敏体质或存在对比剂反应史，预防措施包括氧气面罩等抢救设备和肾上腺素等药品。

【导管及造影部位的选择】

（一）造影导管的选择

1. 便于对比剂快速注入　导管应壁薄、腔大，减少对比剂注入时的阻力。

2. 便于操纵　导管体部过硬或过软都不利于导管操作，且需适度的韧性和弹性。造影导管被设计成不同形状以造影的需要：如猪尾导管头端卷曲形似猪尾，头端圆滑组织损伤小；球囊导管可随血流漂至目标位置；侧孔导管适用于右心室造影；左、右冠状动脉造影导管头端的特定角度利于在主动脉窦部操作将导管送入冠状动脉。

3. 减少造影造成的损伤　导管的材质和形状需尽量避免对组织的刺激和损伤。

（二）常用的心血管造影导管

1. 猪尾导管（pigtail）　最常用的高流量薄壁左心造影导管，易于进入左心室，对心腔及血管损伤小。

2. 端孔测压导管　最常用于心导管术的测压，还可用于手推法完成小血管造影，如 MAPCAs 选择性造影、肺小动脉及肺静脉造影等。

3. 侧孔造影导管　NIH 导管为常用的高流量薄壁右心造影导管。规格有 4~6Fr，长 50~80cm，应用于腔静脉、右心房、右心室、肺动脉等造影，以及经右心途径的左心室造影。

4. Berman 漂浮球囊造影导管　因顶端球囊可随血流漂浮，可将导管送至普通导管难以到达的部位。导管头端可游离于心腔内减少造影时组织损伤。由于导管头端侧孔位于球囊后方，可扩张球囊堵闭血管，使对比剂逆流达到特殊造影的目的。

5. 其他特殊心血管造影导管　冠状动脉造影导管、肾动脉造影导管及各种形式的造影导管。

（三）造影部位的选择

儿童复杂先天性心脏病的诊断性心导管术需将心导管自四肢血管（以右侧股动、静脉最为常用）插入，送至心腔和大血管等处完成测压、取样和造影等操作，左、右心导管术及造影术通常同时进行。造影部位选择的基本原则如下：

1. 分流性病变，导管尽量置于高压腔造影　导管置于高压腔造影可以快速输注足量对比剂，实现高质量显影。例如室间隔缺损的诊断和评估，左心室造影可以观察到对比剂从高压的左心室向低压的右心室分流，导管若位于低压的右心室则无法获得准确的显影结果。

2. 反流性病变　导管置于反流性病变上游、尽量不要通过待评估的瓣膜。如评估二尖瓣反流时需经主动脉逆行左心室造影，左心房在左心室之后显影，而在经三尖瓣右心室造影评估三尖瓣反流时，由于导管影响三尖瓣的正常关闭，所见的反流量往往大于实际。

3. 狭窄性病变　最理想的情况是将导管置

于狭窄性病变近端，如肺动脉瓣狭窄的右心室造影，肺动脉分支狭窄的右心室或主肺动脉造影。若无法将导管置于狭窄性病变近端，也可置于狭窄性病变远端，如主动脉瓣狭窄无法做左心室造影时可行升主动脉造影，不含对比剂的左心室血流从狭窄瓣口喷出并冲淡升主动脉内的对比剂，形成透明束（即“负性射流征”），可间接反映瓣口狭窄的严重程度。

4. 心功能评价　在心腔内注射对比剂，观察心脏的收缩和舒张运动以及对比剂的排空特点，可评价心室功能。应控制对比剂注射速度，因为将对比剂快速输注入心室时可能刺激心室引起室性期前收缩等影响其功能评价。

5. 静脉造影　复杂先天性心脏病的造影检查中，腔静脉和肺静脉造影并不少见，静脉壁不如动脉壁强韧，因此应注意降低流速和压力避免穿孔等并发症。

6. 堵塞血管后造影　在特殊情况下需用球囊堵塞血管后再进行造影，为探明左、右上腔静脉间有无桥静脉存在时，可用球囊堵塞左上腔静脉后行左上腔静脉造影。不同部位的堵塞血管后造影所需导管也不同，常用端孔球囊导管或多侧孔球囊导管，造影时要注意根据具体情况控制对比剂注射速度，端孔球囊导管允许的对比剂注射速度远低于多侧孔球囊导管，多侧孔球囊导管所允许的对比剂注射速度又低于一般多侧孔导管。

（四）常用投照体位

合理选择造影投照角度是复杂先天性心脏病高质量心血管造影的关键。目前一般通过旋转X线机C型臂来实现轴位成角投照。临床常用体位如下：

1. 长轴斜位（左前斜60°~75°复合向头成角20°~30°）　长轴斜位投照既可使左、右心室分开，又适当拉长室间隔，明确室间隔膜部及肌部的完整性，显示心室与大动脉的连接关系，还可显示左心室流出道、二尖瓣前叶及主动脉弓部。长轴斜位投照常用于诊断膜部和肌部室间隔缺损、主动脉骑跨、法洛四联症、主动脉瓣上狭窄、主动脉瓣狭窄、主动脉瓣下狭窄、完全型大动脉转位、右心室双出口、永存动脉干、二尖瓣畸形、左心发育不良等，也可用于诊断冠状动脉走行异常和头臂动脉异常。

2. 肝锁位（左前斜40°复合向头成角40°）　肝锁位投照下四心腔相互重叠最少，因此又称四腔位。肝锁位可分别显示房间隔、后部室间隔、两个房室瓣及四个心腔，常用于诊断房间隔缺损、室间隔缺损、房室间隔缺损、左心室右心房通道、三尖瓣狭窄或闭锁等，也可用于观察冠状动脉瘘口位置。

3. 坐观位（正位向头成角40°）　坐观位使肺动脉主干拉长、肺动脉分叉部不再被肺动脉主干遮挡，肺动脉主干、分叉部以及左、右肺动脉起始部均能显示。常用于法洛四联症等疾病的肺动脉造影。另外，在坐观位的基础上复合左斜或右斜5°~15°可以更好地显示左侧及右侧肺动脉起始部。

4. 正位　对腔静脉、肺静脉及头臂动脉显示较好，可用于房室间隔缺损（示鹅颈征）、主动脉弓中断、肺动静脉瘘、完全性肺静脉异位连接、三房心、三尖瓣下移、左上腔静脉和下腔静脉中断等病变的造影检查。此外，在先天性矫正大动脉转位中由于心脏逆时针转向、左右心室呈左右关系、室间隔基本呈前后走向，也常用正位投照造影。

5. 侧位　对肺动脉瓣、主动脉弓及动脉导管未闭显示较好。可用于动脉导管未闭、主动脉缩窄、肺动脉瓣狭窄等病变的造影检查。在完全型大动脉转位、右心室双出口和单心室等复杂先天性心脏病中为观察主动脉和肺动脉的前后位置关系也常用侧位投照。

6. 右前斜位　投照时主动脉和肺动脉左右并列，对漏斗部室间隔、房室瓣及肺动脉瓣显示较好。可用于漏斗间隔部室间隔缺损、主肺动脉间隔缺损、右心室双腔心、主动脉窦瘤破裂和房室瓣关闭不全等病变的造影检查。法洛四联症主动脉位置偏前，仅需轻度右前斜，主、肺动脉主干即成并列关系，X线与圆锥间隔相切，对法洛四联症漏斗部间隔的移位及肥厚显示最好。

心脏和大血管位置关系正常或仅轻微转位的病例，造影部位及最佳投照角度的选择见表8-3，在心脏位置异常或旋转不良时应灵活选用适当的投照角度。

表 8-3　各病种常用造影部位及其最适投照角度

病种	造影部位	投照角度	病种	造影部位	投照角度
室间隔缺损（膜部、肌部）	左心室	长轴斜位	右心室双出口	左心室	长轴斜位
室间隔缺损（漏斗部）	左心室	右前斜位		右心室	左侧位
房间隔缺损	右上肺静脉或左心房	肝锁位	完全型大动脉转位	左心室	长轴斜位
				右心室	左侧位
动脉导管未闭	主动脉	左侧位	矫正大动脉转位	左心室	坐观位
房室间隔缺损	左心室	正位、肝锁位		右心室	正位
冠状动脉瘘	升主动脉	肝锁位	解剖纠正大动脉异位	左心室	正位
主肺动脉间隔缺损	升主动脉	右前斜位	共同动脉干	动脉干	坐观位
主动脉缩窄	升主动脉	左侧位		左心室	长轴斜位
主动脉瓣上狭窄	升主动脉	左前斜位	单心室	主要心室	坐观位
主动脉瓣狭窄	左心室	长轴斜位			左侧位
主动脉瓣下狭窄	左心室	长轴斜位	室间隔完整的肺动脉闭锁	右心室	正位
肺动脉瓣狭窄	右心室	左侧位		左心室	肝锁位
右室双腔心	右心室	右前斜位	肺动脉闭锁伴室间隔缺损	右心室	坐观位
肺动脉狭窄	右心室	坐观位		主动脉	坐观位
主动脉弓中断	升主动脉	正位	左心室双出口	左心室	长轴斜位
肺动静脉瘘	肺动脉	正位	上、下心室畸形	右心房	正位
肺静脉异位引流	肺动脉	正位	二尖瓣畸形	左心室	长轴斜位
三房心	肺动脉	正位	左心发育不良	升主动脉	左前斜位
腔静脉畸形	腔静脉	正位	冠状动脉异常起源于肺动脉	升主动脉	左前斜位
法洛四联症	左心室	长轴斜位	双主动脉弓	升主动脉	肝锁位
	右心室	坐观位	主动脉窦瘤破裂	升主动脉	右前斜位
三尖瓣闭锁	左心室	肝锁位	肺动脉吊带	肺动脉	坐观位
三尖瓣下移	右心室	正位			

【心血管造影的正常表现】

右心房位于心脏右侧、呈椭圆形，上、下腔静脉分别自上、下方进入右心房，腔静脉正位观时在心影外侧稍右，侧位观则稍偏后。此外，冠状静脉窦也开口于右心房，右心房造影时偶可见对比剂逆向进入冠状静脉窦。右心耳较左心耳宽大，呈三角形，于右前斜位时显示最佳。三尖瓣环位于心影中线以右，于右前斜位时显示最佳。房间隔自右后向左前斜行，于左前斜位及肝锁位时显示最佳。在复杂先天性心脏病中右心房位置可改变，右心房可与肺静脉相连，可不与上腔静脉相连，而下腔静脉往往与右心房相连（除下腔静脉中断外）。宽大呈三角形的右心耳是识别形态学右心房的重要特征。

左心房位于心脏后方中央略偏左侧，四支肺静脉从左右两侧分别进入左心房。左心耳狭长、呈手指状，左心耳与心房相连处相对狭窄。在复杂先天性心脏病中，左心房位置可有改变、肺静脉可不与左心房相连，狭长呈手指状的左心耳识别形态学左心房的重要特征。由于右肺静脉回流的血液主要沿房间隔流动，肝锁位投照的右上肺静脉造影往往可能显示房间隔轮廓。

右心室位于心脏前方中央，呈圆锥状，右缘经三尖瓣口与右心房相连。右心室上部为流出道、较光滑，经肺动脉瓣口与肺动脉相连；下部为流入道、也较光滑；左缘为小梁区，肌小梁粗糙。右心室造影可见肺动脉瓣与三尖瓣分离，但一般不能显示乳头肌。侧位造影可见流出道后下方有一肌性隆起即室上嵴。在复杂先天性心脏病中右心室位置可有改变、发出的大血管也可能为主动脉，但肌小梁粗糙是形态学右心室的特征，与形态学右心室相连的总是三尖瓣，与其相连的是右或左心房无关。

左心室位于心脏左后方，呈卵圆形，前上缘为主动脉瓣、后上缘为二尖瓣。主动脉瓣与二尖瓣之间存在纤维连续而无肌性隆起。左心室肌小梁较细（区别于右心室）。左心室造影偶可见两个乳头肌影。室间隔多为弧形，自右后向左前斜行。长轴斜位投照下的左心室造影，室间隔位于前方，室间隔上部紧邻主动脉瓣的一小段为室间隔膜部，其下方较长一段为室间隔肌部。复杂先天性心脏病中左心室位置可有改变、发出的大血管也可为肺动脉，但肌小梁细腻是形态学左心室的特征，与形态学左心室相连的总是二尖瓣，同样与相连的心房无关。

四、诊断性心导管术在复杂先天性心脏病诊疗中的应用

【评估肺动脉高压】

肺动脉高压为左向右分流性先天性心脏病及部分复杂重症先天性心脏病常见和严重的并发症之一。肺动脉高压的性质和程度是影响患者生活质量和预期寿命的独立危险因素，也是决定手术指征和判断预后的重要因素，诊断性心导管术在伴肺动脉高压的先天性心脏病的诊断和治疗中具有重要意义，既包括术前评估肺动脉高压性质和程度以明确手术指征，制订后续治疗方案，又包括评价术后残留的肺动脉高压。肺动脉高压的定义、分类、病理和病理生理改变、评估方法及临床意义等在本书中另有论述，下文讨论肺动脉高压在复杂先天性心脏病诊疗过程需关注的特殊意义。

【Glenn 术后及 Fontan 术前评估】

判断双心室矫治是否可行，是某些复杂先天性心脏病治疗决策中的关键环节。尽可能选择双心室矫治，以避免单心室循环相关的血流动力学问题；若不可行，Glenn 术及 Fontan 术是目前可行的术式。双向 Glenn 术即双向腔静脉 - 肺动脉吻合术，是常用于功能性单心室等复杂先天性心脏病治疗效果确切的姑息手术方式，通常作为二期改良 Fontan 术的过渡。改良 Fontan 术则是终结性手术可达到生理矫治。值得注意的是，某些病例可能心肺条件并不适宜 Fontan 循环，或 Glenn 循环更佳，此类患者可将 Glenn 术作为终末姑息术。患者的肺血管条件是否能耐受 Fontan 循环，须术前通过心导管术及造影评估。

Glenn 术后肺动脉失去与右心室的连接，仅可经上腔静脉进入，故心导管及造影检查时除经典股动、静脉插管，还需锁骨下静脉或颈内静脉穿刺置管，评估上腔静脉和肺动脉（图 8-1）。需测量的参数包括上腔静脉、左右肺动脉、左右心房、肺静脉、心室及主动脉的血氧饱和度和压力，计算肺血管阻力（除路径不同外，心导管术的操作方法和结果处理与常规并无区别）。由于 Glenn 术后上腔静脉压力增高，可能出现奇静脉和半奇静脉开放，腔静脉血液被分流而非完全进入肺动脉参与氧合，或与肺静脉连接的侧支静脉或原有细小的上腔静脉冠状窦（或左心房）连接扩大，造影时除需了解包括肺血管发育程度及疾病固有的结构外，还需注意静脉相关的解剖，包括奇静脉是否开放以及无名静脉和侧支静脉等。此外，Glenn 术后出现肺动静脉畸形（pulmonary arterio-venous malformation，PAVM），文献中发生率高达 10%~60%，虽多为亚临床状态，严重者可在复杂先天性心脏病的基础上加重低氧血症。推测肺动静脉瘘与肝因子（可抑制其形成和发展）有关，但具体机制尚不明确。近年来研究显示，Glenn 术后肺血管血管紧张素转换酶 mRNA 表达相对降低、血管生长相关因子调控失衡、血管内皮生长因子（vascular endothelial growth factor，VEGF）及其受体表达增多、内皮源性舒张因子（endothelium-derived relaxing factor，EDRF）和一氧化氮（nitric oxide，NO）的合成变化都可能与 PAVM 的形成有关。Glenn 术后造影检查时，对比剂在肺循环的通过时间少于三个心动周期、出现点状或团状血管影、肺静脉血氧饱和度下降，均为肺动静脉瘘存在的证据（图 8-2）。

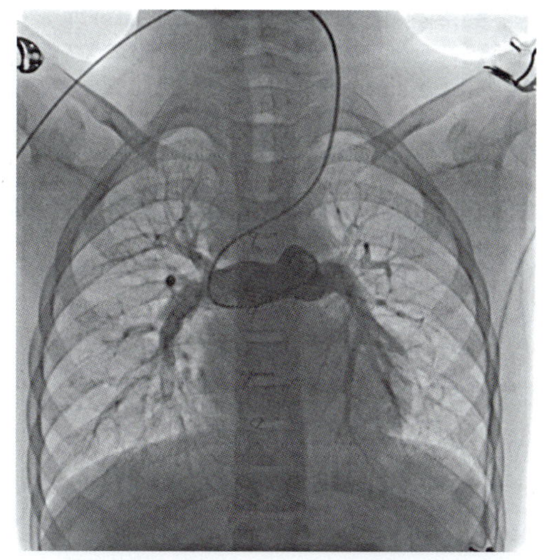

图 8-1　导管经左颈内静脉、左上腔静脉入肺动脉融合部，肺动脉造影示肺血管床发育程度

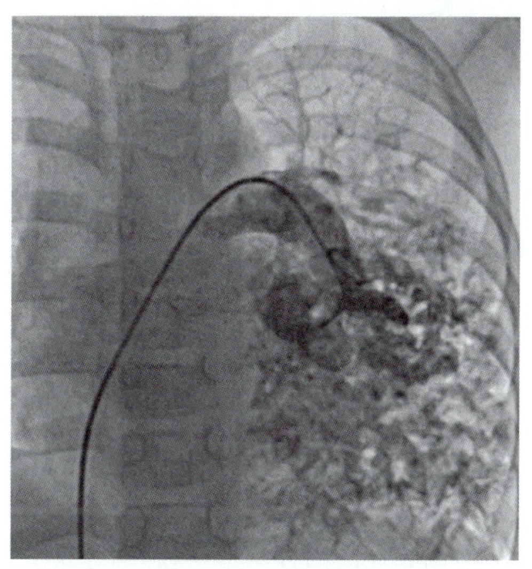

图 8-2　肺动脉造影，右上肺血管床正常，右下肺可见广泛肺动静脉瘘形成

肺动脉及其分支发育、肺动脉压力、上下腔静脉解剖、心室发育及房室瓣功能等对 Fontan 手术成败至关重要，术前尤须注意。下腔静脉缺如者还需静脉造影明确肝静脉回流位置以及有无与肝静脉或肺静脉连接的异常通道。主动脉造影时，若肺动脉显影、伴或不伴肺动脉血氧饱和度升高，应该考虑存在主肺动脉之间的交通（除 PDA 外，常系 MAPCAs 所致），应考虑封堵。否则，Fontan 术后可出现肺循环血量过多、肺动脉压升高等，还易导致咯血等并发症，影响术后恢复。存在 MAPCAs 者往往血氧饱和度较低，异常血管往往数量众多且位置多变、走行迂曲。其栓塞常需大量弹簧圈且难度大，若手术时间及经济条件所限，可依侧支分流量等因素灵活掌握封堵指征。若近期无 Fontan 手术安排，造影检查中可考虑镶嵌治疗调整心肺功能，有助于向 Fontan 手术过渡或改善症状。如肺动静脉瘘分流量较大，可于造影检查中以弹簧圈或封堵器等栓塞，避免异常通道内持续右向左分流加重低氧血症；上腔静脉冠状窦（或左心房）连接也可以弹簧圈封堵，栓塞位置应选择奇静脉入口处近心端；若栓塞无名静脉端，远期仍存在经奇静脉至左心房的右向左分流，而此时难以再经导管栓塞；若存在明显的奇静脉窃血（或其他引流至右心房或膈下下腔静脉的侧支静脉），也应考虑栓塞；当造影显示的肺动脉狭窄时，即便未测得明显压差，也应行血管球囊扩张或支架植入术。

【Fontan 术后评估】

诊断性心导管检查在改良 Fontan 术后早期，主要用于评估 Fontan 循环的血流动力学状态，术后远期则多为明确发绀及体循环静脉高压的原因。

1. Fontan 术后早期的诊断性心导管术

Fontan 术后早期需心导管术已较少，应归功于近年术前评估技术完善及术中开窗等手术技术的进步，而需要的常见原因是开窗自行闭合。术后动脉氧分压超过 200mmHg 并出现低血压时应怀疑开窗闭合，经胸超声心动图可证实。多数情况下可致病情恶化，表现为 CVP 持续增高（≥20mmHg）、CO 下降、胸腔引流量增加及肾功能不全等。偶有患者可耐受开窗的闭合或开窗闭合后自发开放，但往往需要紧急开窗再通治疗。经典路径是经股静脉，完成常规压力和氧饱和度测量等操作后造影。用成角端孔导管（如 5Fr 多功能导管）在开窗部位附近探查，通常可直接通过，再导引钢丝送入心房。极少数导管不能通过的情况，需以房间隔穿刺技术将导引钢丝置入心房后行球囊扩张，扩张大小通常为 6~8mm，期间需严密监测，维持 SpO_2 在 75%~85%。扩张后应再次静脉端造影确认窗孔开放。一般术后 6~12h 内 SpO_2 会继续升至 85%~88%；此外，若 Fontan 术后胸腔持续引流量多，超过 10~14 天可能需心导管术重新评估；若发现缝合部位以远的肺动脉狭窄，可予球囊扩张，缝合部位及其邻近的严重狭窄往往需行支架植入术；若发现遗漏的MAPCAs，也应将其栓塞。

2. Fontan术后远期的诊断性心导管术 Fontan术后远期心导管检查的原因常是再次出现发绀或体循环静脉高压表现，需重新评估Fontan循环状态。必须强调，由于Fontan术后下腔静脉回流占全部体循环回流的比例较大，而诊断性心导管术系患者平卧状态完成，因此其回流途中即便1mmHg的压力阶差也可能是症状出现的原因。

（1）发绀：术后发绀再次出现的原因通常是右向左分流，包括肝静脉与肺静脉间的侧支血管、无名静脉与肺静脉间的连接、开窗的大量分流及板障漏等。可依实际情况予弹簧圈或封堵器封堵，但理论上较大的右向左分流在封堵之前，应先行堵闭试验以确认封堵后血流动力学稳定。如关闭右向左分流后静脉端压力超过20mmHg或伴有血压下降及静脉端血氧饱和度下降，则不应封堵。Fontan术后也可出现肺动静脉瘘，若PAVM局限于某一肺段且存在明显主干，可考虑介入封堵，但PAVM多弥漫存在不宜封堵，可考虑外科手术将肝静脉血引流改道。

（2）体循环静脉高压：静脉回流肺动脉的途径存在狭窄或肺静脉压力增高均可导致体循环静脉高压，严重者可致Fontan衰竭。原则上一旦造影发现心房板障狭窄，无论有无压差均应球囊扩张及支架植入。右心房与右心室或主肺动脉间的管道连接常有狭窄，使用双腔导管可同时记录狭窄两端压力，准确评价梗阻程度，而单独测量平均压可能造成误判。传统Fontan术（心房-肺动脉吻合）患者偶可见巨大右心房压迫右肺静脉的情况，这类患者的右肺毛细血管嵌压与心室舒张末压常接近，予Fontan转化术变为心房内隧道可改善病情。肺静脉狭窄也可予球囊扩张及支架植入治疗，但其成功率低。残留心室-肺动脉连接若造成腔静脉及肺动脉压力过高，亦可介入封堵。残余MAPCAs应以弹簧圈栓塞。肺静脉狭窄或闭锁及肺动脉狭窄均可致肺血分布不均衡而引起体循环静脉高压，可行球囊扩张或支架植入缓解。主动脉弓狭窄且压差≥10mmHg，尤其伴心室舒张末压升高者，应球囊扩张及支架植入干预（表8-4）。

表8-4 体循环静脉高压的原因及处理

病因	处理	病因	处理
心房板障狭窄	球囊扩张/支架	心室舒张末压升高	
心房-心室/主肺动脉间管道狭窄	球囊扩张/支架	单纯性	内科治疗
		房室瓣反流	内科/外科
巨大右心房压迫右肺静脉	外科	主动脉瓣下梗阻	支架/外科
肺动脉狭窄	球囊扩张/支架	主肺动脉侧支/分流	弹簧圈
肺静脉狭窄	球囊扩张/支架	主动脉弓梗阻	球囊扩张/支架
心室-主肺动脉连接残存	双伞装置/弹簧圈		

五、特定复杂先天性心脏病的诊断性心导管术要点

【法洛四联症】

法洛四联症是最常见的发绀型先天性心脏病，凭无创检查方法已可诊断。本病行诊断性心导管术的目的多为手术所需特定的资料。通常认为法洛四联症的四种畸形中，肺动脉狭窄是影响血流动力学及病情的最主要因素，也是决定手术方案和预后的重要因素，因此也是术前心导管检查的核心内容。此外，是否合并冠状动脉异常及多发室间隔缺损等也是决定外科术式的重要因素。

1. 心导管术要点 常规穿刺股动、静脉，完成左、右心导管检查。心导管术应常规测量腔静脉、左右心房、左右心室及主动脉的压力和血氧饱和度，一般无须测量肺动脉压力。心室和主动脉血氧饱和度的高低与其类型有关：典型法洛四联症右心室血氧无升高、左心室和主动脉血氧均降低；而轻型法洛四联症（如“粉红法四”和“广义法四”）的血流动力学更类似大型室间隔缺损，常有右心室血氧升高而主动脉内无明显降低。

2. 造影术要点

（1）右心室造影：坐位观，多侧孔造影导管置于右室心尖部，对比剂 1.2~1.5ml/kg。

右心室造影是法洛四联症造影检查中最核心的部分，主要观察肺动脉及右心室流出道解剖。为减少肺动脉影像的重叠缩短，建议选用坐观位投照以显示肺动脉瓣环小、瓣膜增厚和狭窄及肺动脉主干和分支狭窄。为观察一侧肺动脉起始部，可在坐观位基础上左斜或右斜 5°~20°，坐观位复合左前斜可显示左肺动脉起始部、复合右前斜位可显示右肺动脉起始部及右心室漏斗部（图 8-3）。

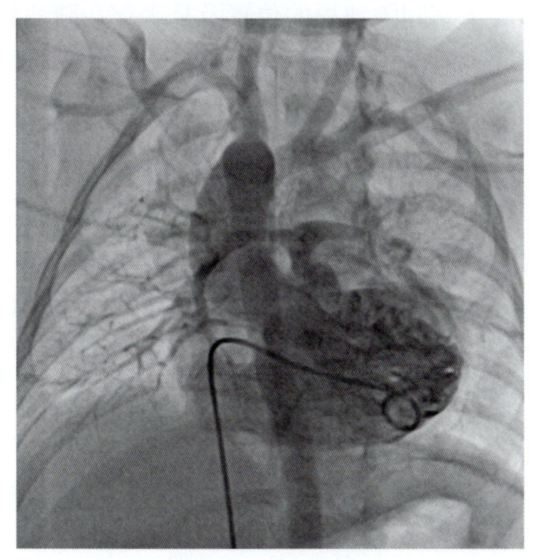

图 8-3　右心室造影提示肺动脉瓣环、肺动脉主干及肺血管床发育欠佳

（2）左心室造影：长轴斜位或左侧位，猪尾造影导管置于左室心尖部，对比剂 1.5ml/kg。

长轴斜位左心室造影所示左、右心室显影互不重叠，可判断心室发育情况，也可观察主动脉骑跨。另外应注意室间隔，因本病除非限制型室间隔缺损外尚可合并多发室间隔缺损，多发室间隔缺损多位于肌部，缺损可大可小，外科术中探查较困难，往往不会刻意探查。故术前遗诊可直接影响术后恢复。此外，长轴斜位左心室造影可显示冠状动脉。法洛四联症可伴冠状动脉异常，以左前降支异常起源于右冠状动脉或右冠状窦最为常见，此畸形中左冠状动脉前降支横越右心室漏斗部前壁而进入前室间沟；法洛四联症中第二常见的冠状动脉异常是单冠状动脉畸形，右冠状动脉可起始于左前降支并横跨右心室流出道前方。由于法洛四联症根治术需做右心室流出道前壁切口，而术中心脏表面的冠状动脉并非总是肉眼可见，若术前未明确冠状动脉的起源及走行，术中可能发生损伤。冠状动脉解剖若经左心室造影未能明确，应继续行主动脉根部造影，通常不必行选择性冠状动脉造影。

（3）主动脉造影：坐位观，猪尾造影导管置于主动脉根部及降主动脉，对比剂 1.5ml/kg。

观察可能合并的 RAA 及 PDA 等畸形。另外，法洛四联症作为发绀型先天性心脏病可合并 MAPCAs，向肺内或直接向肺动脉供血。MAPCAs 的主要危害有：①非手术患者，MAPCAs 血流来自体循环动脉，灌注压及血氧含量高，长期冲击肺血管床可引起肺动脉高压。在年长儿常出现咯血，可致慢性失血性贫血、增加呼吸道感染风险，影响生活质量，甚至因大咯血而危及生命。②外科手术中，体外循环建立后将有大量体循环血液经术前未处理的 MAPCAs 回流左心，影响术野增加手术难度。③外科手术后，若 MAPCAs 未经处理（单源化手术或封堵）而直接矫治心内畸形及重建右心室流出道，术后早期由于肺血增多，可致左心功能不全。此外，有报道显示存在未处理的 MAPCAs 也是术后远期死亡的危险因素之一。因此，外科术前须明确 MAPCAs 的位置、走行、内径及血流量等，但相对细小、走行迂曲且位置多变的侧支血管仅靠超声心动图及心脏 CT 等往往难以精准评估，故主动脉造影和选择性侧支血管造影也是法洛四联症术前检查的核心内容。造影检查遇预计外科术中难以结扎且血流量较大者，应一并予栓塞。法洛四联症伴一侧肺动脉闭锁的患者，显示闭锁的肺动脉多依赖主动脉系统造影。闭锁的肺动脉若系 PDA 供血，应以肝锁位或长轴斜位的主动脉弓部造影显示；若由 MAPCAs 供血，则可以坐观位行选择性造影；若上述方法均未能显示肺动脉，可考虑肺静脉楔入造影（图 8-4，图 8-5）。

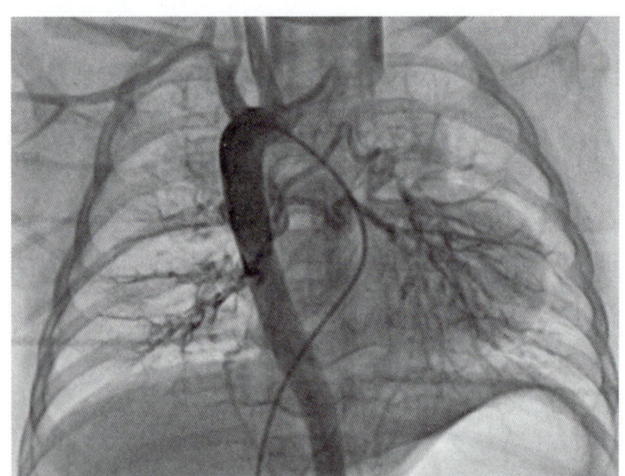

图 8-4　降主动脉造影可见 MAPCAs

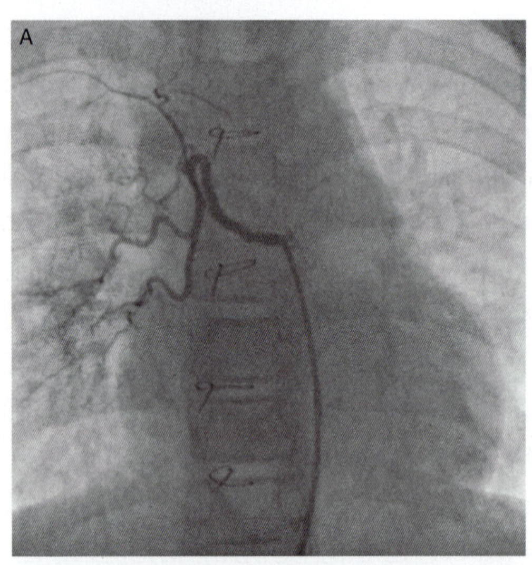

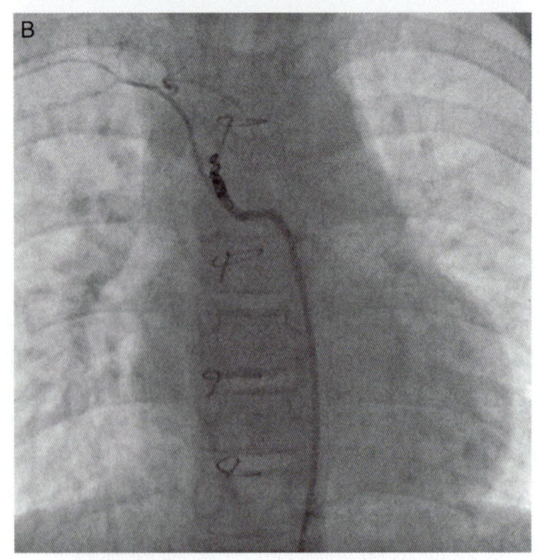

图 8-5　MAPCAs 选择性造影

A. 其向右肺部分肺野供血；B. 弹簧圈封堵该侧支后再次选择性造影，示侧支封堵完全且邻近的肋间动脉血流未受影响。

【右心室双出口】

右心室双出口（double outlet right ventricle，DORV）的形成与心脏胚胎发育中圆锥的旋转和吸收异常有关。其解剖复杂多变，心房可以正位或反位；房室连接可以一致或不一致；室间隔缺损可位于主动脉下、肺动脉下、双动脉下或远离两大动脉；两大动脉可以螺旋或并列；肺动脉可狭窄或无狭窄。因此，本病分类复杂多样，血流动力学差异大，心导管检查需根据具体情况个体化制订诊断方案。右心室双出口的血流动力学改变主要取决于室间隔缺损的位置及是否存在肺动脉狭窄：①室间隔缺损位于主动脉下时，含氧高的左心室血主要经室间隔缺损进入主动脉，血流动力学类似室间隔缺损，患儿可有心力衰竭；若合并肺动脉狭窄，则血流动力学类似法洛四联症，患儿可有发绀。②当室间隔缺损位于肺动脉下，含氧高的左心室血主要经室间隔缺损进入肺动脉，血流动力学类似完全型大动脉转位，患儿可既有发绀又有心力衰竭；此时若合并肺动脉狭窄，则血流动力学改变类似完全型大动脉转位伴肺动脉狭窄，发绀相对明显。各解剖分型及血流动力学特点本书中另行讨论。

1. 心导管术要点　左、右心导管检查需常规经股动、静脉插管，测量腔静脉、右心房、右心室、左心房、左心室、主动脉和肺动脉的压力及血氧饱和度。升主动脉与主肺动脉的血氧饱和度有助于判断室间隔缺损位置，较高者提示室间隔缺损很可能位于该大动脉下。左、右心室及主动脉压力通常相等，肺动脉压力一般取决于是否合并肺动脉瓣和瓣下狭窄及狭窄程度。左心室发育良好、预计可接受双心室矫治的患者，通常肺动脉压力稍高对手术决策影响不大；但初步评估预计行单心室矫治的患者，心导管检查中应关注肺动脉压力以明确手术指征。此外，本病的心导管检查，导管尖端进入右心室相对容易而进入左心室较难，若合并房间隔缺损或卵圆孔未闭，可将导管自右心房经左心房送入左心室。

2. 造影术要点　DORV 诊断较难，常与法洛四联症及大动脉转位等混淆。结合超声心动图等检查综合分析以及选择合适的投照角度完成造影对诊断尤为重要。通常 DORV 的心血管造影应注意主、肺动脉发出部位，左心室发育情况，室间隔缺损部位、大小以及与大血管的位置关系，二尖瓣与主动脉间有无圆锥，肺动脉发育情况，冠状动脉起始及走行，主动脉弓发育以及房室连接等。要点与本病类型密切相关：主动脉瓣下室间隔缺损不伴肺动脉狭窄者，其血流动力学接近大室间隔缺损，造影检查要点也类似；主动脉下瓣室缺伴肺动脉狭窄者则与法洛四联症类似，需关注外周肺动脉狭窄及冠状动脉解剖；肺动脉瓣下室缺不伴肺动脉狭窄者与完全型大动脉转位类似，应关注冠状动脉解剖和主动脉弓发育情况。

最理想的 DORV 外科治疗是彻底的解剖矫治（即左心室连接主动脉、右心室连接肺动脉并关闭室间隔缺损）。主动脉瓣下室间隔缺损不合并肺动脉狭窄者，其外科手术类似室间隔缺损修补手术；合并肺动脉狭窄者则与法洛四联症手术相似，常需使用心室内隧道技术修补室间隔缺损；合并肺动脉狭窄者也可修补室间隔后以外管道连接右心室与肺动脉；肺动脉瓣下室间隔缺损的患者可选用动脉调转术、Nikaidoh 术或 Kawashima 术等。术前完善造影检查以明确冠状动脉解剖、两大动脉位置关系等也对手术意义重大。总之，DORV 分型不同，选择的术式不同，其造影检查的要点也不尽相同，须经超声心动图等无创检查充分评估后有针对性地行诊断性心导管术，盲目开展造影检查往往事倍功半，徒增风险。

（1）左心室造影：长轴斜位和坐观位，猪尾造影导管置于左心室尖部，对比剂 1.5ml/kg。

室间隔缺损部位的判断是 DORV 造影检查的重点和难点。主、肺动脉的位置关系有助于诊断，长轴斜位行左心室造影时 X 线与室间隔呈切线位，左、右心室呈前后关系，分别显影。此时若主动脉与肺动脉重叠，则室间隔缺损多位于主动脉下；若主、肺动脉分开，则室间隔缺损多位于肺动脉下。此外，长轴斜位左心室造影还能较好地显示心室、两大动脉瓣下圆锥及二尖瓣与半月瓣间的纤维连续。

（2）右心室造影：侧位和坐观位，猪尾造影导管置于右心室尖部，对比剂 1.5ml/kg。

侧位右心室造影可观察主动脉和肺动脉的前后位置关系、主动脉弓的发育情况、PDA、两大动脉瓣下圆锥等。伴有肺动脉狭窄的 DORV 需行坐观位右心室造影，能较好地显示主肺动脉、融合部及左右肺动脉，了解肺动脉主干及周围肺动脉的发育情况（图 8-6）。

（3）主动脉造影：坐位观，猪尾造影导管置于主动脉根部及降主动脉，对比剂 1.5ml/kg。

部分类型与法洛四联症类似，应注意明确冠状动脉解剖以及 MAPCAs 等。

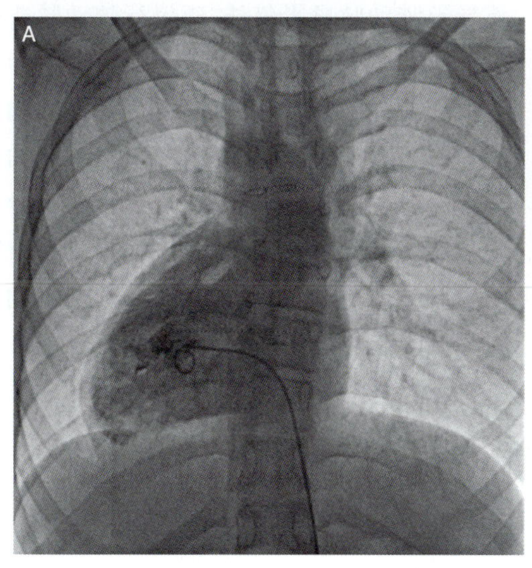

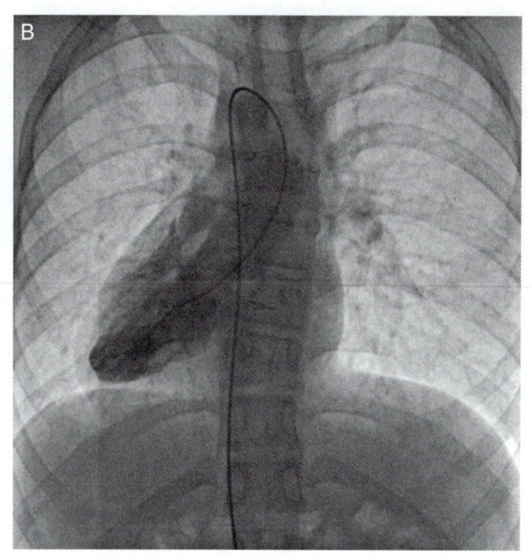

图 8-6　DORV 的右心室造影

正向（A）及逆向（B）两种方法。主动脉及肺动脉同时显影，示肺动脉狭窄。

【单心室】

单心室（single ventricle，SV）是一种少见而复杂的发绀型先天性心脏病，体、肺静脉血回流至单一的心室腔，混合后进入主、肺动脉。体、肺循环的血流量比例由其阻力决定，而血流量的变化决定主要临床表现。不伴肺动脉狭窄者肺血增多，临床上以容量负荷增加致心力衰竭为主要表现；伴肺动脉狭窄者肺血减少，临床上发绀明显。单心室的解剖类型多样，房室瓣可有两组或一组、单心室可为形态学左心室或为形态学右心室、残腔可有或无、大动脉可发自主腔或发自残腔、心房位置可为正位、反位或不定位、还可合并其他畸形如腔静脉异常、冠状静脉窦异常、肺静脉异位引流等。单心室的房室瓣也可存在异常，如房室瓣狭窄、关闭不全及骑跨等。单心室也可合并大动脉异常，以伴肺动脉狭窄者最为常见。通常为肺动脉瓣及瓣下狭窄、也可同时伴远端肺动脉狭窄。其狭窄程度轻重不一甚至肺动脉闭锁。主动脉缩窄及主动脉弓中断等主动脉畸形也偶见于单心室。随着改良 Fontan 和 Glenn 等手术的方法普及，单心室的诊疗过程中对诊断性心导管术的需求也大大增加。多数单心室患者可以经手术达到不同程度的生理矫治，术前心导管及造影检查提供准确的生理和解剖资料，制订适当的手术方案十分重要。

1. 心导管术要点　左、右心导管检查常规穿刺股动、静脉。常规测量腔静脉、左右心房、心室主腔及残腔、肺静脉、主动脉及肺动脉的压力及血氧饱和度。考虑行改良 Fontan 术的患者，测量肺动脉压力尤为重要。心导管术中需重点关注的包括：

（1）肺动脉压力及阻力：各型单心室仅有一个有功能的心室，手术治疗中此心室优先供体循环使用无疑，肺循环的正常运转则无心室支持。故 Fontan 手术前需要准确评估肺动脉压力、阻力。通常肺动脉收缩压应低于 20mmHg、平均压低于 15mmHg，肺血管阻力低于 4Wood 才能考虑手术。因 Glenn 术后肺循环仅接受上半身体循环回流的血液，对肺动脉压力和阻力的要求可比 Fontan 术略有放宽。

（2）肺静脉楔压：没有明显肺动脉高压的前提下，肺静脉楔压可间接反映肺动脉压，心导管检查中若无法测得肺动脉压力，导管可由右心房经卵圆孔或房间隔缺损至左心房入肺静脉，测量肺静脉楔压。

（3）心室压：肺循环血能否顺利回流很大程度上取决于心室舒张末压，一般应小于 12mmHg，且心室射血分数大于 60%。

（4）心房压：心房压与心室舒张末压一致可除外房室瓣狭窄，还应注意有无反映房室瓣反流的压力波形，以及两心房间是否存在压差。

2. 造影术要点

（1）心室造影：正位（不伴肺动脉狭窄）或坐观位（伴肺动脉狭窄）联合侧位，猪尾导管置于心尖部，对比剂 1.5ml/kg。

可依据心肌小梁判断单心室的类型。左室型单心室应观察前上方的流出道小腔，右室型单心室应观察后下方的左心室残腔。正侧位心室造影一般显示心室 - 大动脉连接关系及两大动脉位置关系，必要时可加行残腔造影。此外应关注心室舒缩功能及房室瓣反流情况，房室瓣大量反流及心功能不全者亦难以耐受根治性外科手术、应考虑瓣膜修复。

（2）肺动脉造影：正位，猪尾造影导管置于肺动脉，对比剂 1ml/kg。

肺动脉情况是影响单心室的治疗决策的重要因素。心室造影中可因对比剂可被主动脉大量分流导致肺动脉显影欠佳，建议行肺动脉造影更好地显示肺动脉及其分支情况，除观察主肺动脉发育情况外（主肺动脉直径达同水平升主动脉直径的 60%~70% 为发育良好），还应关注肺动脉远端是否存在狭窄以及肺血管发育情况。部分患者虽肺动脉主干发育尚可，但肺内血管纤细稀疏，难以耐受 Fontan 循环。此外，肺动脉造影有助于排除肺静脉异位引流（尤其是心房不定位的右室型单心室患者）。

（3）无名静脉造影：正位，造影导管置于左无名静脉与左锁骨下静脉交界处，对比剂总量 5~8ml/ 次。

心导管及造影检查提示存在 Fontan 手术指征时，无名静脉及上、下腔静脉造影可明确其位置走行，利于手术方案的确定，还可排除左上腔静脉、复杂先天性心脏病可合并心脏转位、心房异构、腔静脉异位回流等情况，术前明确可降低 Fontan 手术困难，减少风险。

（4）主动脉造影：正位，猪尾造影导管置于主动脉弓部或降主动脉上段，对比剂 1.2~1.5ml/kg。

主要为明确 MAPCAs。与法洛四联症类似，单心室在接受 Fontan 类手术前也应按需行侧支血管栓塞术，尤其是粗大及预测外科术中难以游离结扎者。

【肺动脉闭锁】

合并室间隔缺损的肺动脉闭锁（pulmonary atresia with ventricular septal defect，PA/VSD）是经典的发绀型先天性心脏病之一。虽然发生率不高，但早期未经手术者亦可长时间存活，也是需行诊断性心导管术的复杂先天性心脏病之一。虽自然病程的预期寿命较其他复杂发绀型先天性心脏病长，但本病的手术治疗仍复杂而困难，常需依具体情况如肺血管发育程度等选择分期手术，心导管术及造影检查是评估病情的重要方法。合并室间隔缺损的肺动脉闭锁、右心室双出口伴肺动脉闭锁、大动脉转位伴肺动脉闭锁以及Ⅳ型永存动脉干等疾病的血流动力学、心导管术和造影检查要点以及手术方式等有共通之处，本文仅以合并室间隔缺损的肺动脉闭锁举例讨论。

合并室间隔缺损的肺动脉闭锁中，来自左、右心室的氧合血和非氧合血均进入主动脉，患儿发绀的程度一般取决于主动脉内混合血液的比例。向肺动脉供血的动脉导管或体肺侧支血管通常相对纤细，血流量远不能满足肺循环供血的需要，经肺循环回流左心的氧合血量因而相对不足，造成主动脉内氧合血比例小、血氧饱和度降低。但若供应肺的血管多发且粗大、肺循环血流量甚至可能多于正常，这类患者多无明显发绀，但易出现重症肺炎、肺动脉高压及左心功能不全等，尤其多见于伴有 MAPCAs 的Ⅳ型永存动脉干。在诊断方法和治疗策略的选择上应依临床表现及相关检查结果具体分析，不可教条。

1. 心导管术要点　常规股动、静脉穿刺置管，测量上下腔静脉、左右心房、左右心室及主动脉的压力和血氧饱和度。由于肺动脉闭锁，需股动脉插管逆行进入主动脉后由 PDA 进入肺动脉，而不伴 PDA 者导管一般无法进入肺动脉。此外心导管往往可自右心室通过骑跨室间隔上方的主动脉瓣进入动脉系统，但经此途径封堵 MAPCAs 往往难以实现。肺血增多的患者还应警惕肺动脉高压，须测量肺动脉压力，实际操作中由于测量肺动脉压力需尽量排除经侧支血管传导的来自主动脉压力的影响，技术上存在难度。

2. 造影术要点

（1）右心室造影：坐观位，造影导管置于右心室尖部，对比剂 1.2ml/kg。

对比剂经室间隔缺损进入主动脉，而右心室为盲端。肺动脉早期无显影，对比剂可经来自主动脉系统的供侧支管进入肺动脉，肺动脉隐约显影。肺动脉明显落后于主动脉显影且对比剂较淡是鉴别特征。肺动脉闭锁可为右心发育不良综合征（hypoplastic right heart syndrome，HRHS）的一部分，因此右心室造影的同时须关注心室及三尖瓣发育情况。

（2）左心室造影：长轴斜位，猪尾造影导管置于左心室尖部，对比剂 1.2ml/kg。

可显示左心室发育情况，室间隔缺损数量、大小和部位，还能显示主动脉骑跨以及主动脉瓣与二尖瓣前瓣之间是否存在纤维连续。

（3）主动脉造影：坐观位及肝锁位，猪尾造影导管置于升主动脉至降主动脉近端均可，对比剂 1.5ml/kg。

主动脉造影可观察肺动脉解剖并明确肺血来源。常见的肺血来源包括 PDA、MAPCAs 及其他固有血管（支气管动脉、胸廓内动脉、肋间动脉、纵隔动脉、冠状动脉等）。肺血来源一般不单一，即上述来源可同时存在。坐观位或肝锁位行主动脉弓降部造影主要用于显示 PDA 形态，两侧肺动脉也可较好显示。造影时应注意两侧肺动脉是否汇合、有无主肺动脉存在、肺动脉主干与右心室流出道盲端的距离、左肺动脉起始部是否有狭窄以及肺动脉分支的分布等。因侧支血管个体差异大，通常需完整的主动脉系统造影（升、降主动脉及左、右锁骨下动脉造影）以免遗漏。侧支血管多起自降主动脉、左右锁骨下动脉主干、乳内动脉、头臂动脉、甲状颈干等处。造影时应注意观察侧支血管的起始位置、内径、走行及供血范围。侧支血管可较粗大而肺动脉纤细；侧支血管多迂曲紊乱，走行特异，而肺动脉形态相对规则，左、右肺动脉融合部形态常呈飞鸟状；侧支血管一般不会如肺动脉随心搏上下移动——造影中应予鉴别。外科手术需切开右心室，以流出道补片重建右心室-肺动脉连续性者，造影检查时应明确冠状动脉解剖，明确有无横跨右心室流出道的冠状动脉分支，避免手术损伤；选择外管道连接右心室和肺动脉者，冠状动脉走行一般不影响手术。

（4）选择性MAPCAs造影：坐观位，Cobra导管或Sidwinder导管头端置于侧支血管内，对比剂4~8ml手推注入。

MAPCAs常发自左主支气管下方水平的降主动脉上段，也可起自乳内动脉、头臂动脉及腹主动脉等处。侧支血管与肺动脉的汇合处可在肺外或肺内。较粗大者往往起源于胚胎主动脉第6弓，早期未退化的节段动脉；细小者则以出生后为代偿持续发绀和肺血不足而新生血管为主。侧支血管往往数量繁多且迂曲紊乱，主动脉系统造影时众多侧支血管与主动脉同时显影，相互重叠，难以辨识其起源、走行及相互关系，因而常需选择性侧支血管造影，尤其是拟行肺动脉单源化手术（unifocalization operation）者。侧支血管多数较细，手推对比剂即可显影。造影后可依病情需要行选择性侧支封堵术，但对血氧饱和度低、肺血主要依赖侧支血管者封堵应谨慎，避免造成难以纠正的低氧血症和代谢性酸中毒。这种因解剖畸形所致的严重低氧难以经机械通气改善，往往需要被迫急诊手术。若病情需要，可选择行镶嵌手术（hybrid procedure），外科术中同期介入封堵更为稳妥。用于肺血管单源化手术的侧支血管非但不应封堵，还应注意是否存在局限性狭窄。

（5）肺静脉楔入造影：坐观位，端孔血流导向气囊导管置于肺小静脉，对比剂0.4ml/kg手推后迅速推入1ml/kg生理盐水。

若前述方法肺动脉显影均不理想，可选用肺静脉楔入造影。一般并不列入常规检查。

【大动脉转位】

大动脉转位（transposition of great artery，TGA）是胚胎期圆锥部发育异常（包括圆锥干转位、分隔和吸收异常）引起的先天畸形。其中，单纯TGA相对多见（占50%~60%），室间隔完整且无主动脉瓣及肺动脉瓣病变，多合并PDA及卵圆孔开放。合并其他畸形者（占40%~50%）以室间隔缺损最多见（占30%~35%），还可伴流出道梗阻。TGA需体、肺循环间存在足够的分流，两侧血液充分混合以维持生命。单纯TGA多存在严重低氧血症，合并大室间隔缺损等分流途径者发绀不重，但可造成早发性重度肺动脉高压并常在低月龄时已形成肺血管的不可逆改变。因此，无论何种类型的TGA，理论上都建议尽早手术治疗。本病早期依靠无创检查方法诊断评估，心导管术和造影检查用于早期未能接受手术矫治者。

1. 心导管术要点　心导管术应测量上下腔静脉、左右心房及心室、主动脉及肺动脉的压力和血氧饱和度，还应注意各处的压力阶差。新生儿及小婴儿患者，为减少损伤及避免股动脉栓塞等血管并发症，可仅穿刺股静脉置管。将导管经下腔静脉、右心房、右心室，送入与右心室相连接的主动脉系统。心导管检查中导管可经卵圆孔进入左心房，完成肺静脉探查后进入左心室及肺动脉，也可经室间隔缺损进入左心室和肺动脉。受限于因心腔小等因素导管难以到位者可选用顶端有气囊的漂浮导管。对于较年长的患者，为了排除主动脉弓及冠状动脉异常，明确心脏位置和其他合并畸形，可穿刺股动脉置管逆行完成心导管检查。

2. 造影术要点　造影检查多为明确冠状动脉情况和肺血管床状态。怀疑合并主动脉弓畸形等也可借助造影明确。造影检查结果应结合患者年龄、临床表现等信息以协助手术决策的制订。另外，镶嵌治疗（如球囊房隔造口术）之前造影检查也是必需的。

（1）右心室造影：左侧位及正位，NIH导管或球囊漂浮造影导管置于右心室中部，对比剂1.0~1.5ml/kg。

侧位右心室造影示主动脉起自右心室且瓣下

有圆锥，还应留意是否合并 PDA（肺动脉高压时两大动脉压力可相似，PDA 水平少或无分流可致超声心动图漏诊）。侧位右心室造影与长轴斜位左心室造影相比，可更好地显示两大动脉的相对位置关系。

（2）左心室造影：左心室长轴斜位和肝锁位，NIH 导管或球囊漂浮造影导管置于左心室，对比剂 1.0~1.5ml/kg。

长轴斜位左心室造影可显示肺动脉起自左心室，还可显示室间隔缺损的部位、大小及数目。同时可借助室间隔的偏离方向初步判断两心室的相对压力水平，若合并左心室流出道或肺动脉瓣狭窄也可显示。坐观位左心室造影可观察肺动脉分支狭窄。

（3）升主动脉造影：正位（或向足成角），球囊漂浮造影导管或猪尾导管置于升主动脉，对比剂 1.0~1.5ml/kg。

拟行动脉调转术（arterial switch operation，ASO）者需行升主动脉造影观察冠状动脉情况。

（撰写：王霄芳、孟琪　审校：王霄芳）

第 2 节　复杂先天性心脏病的镶嵌治疗

介入技术曾在先心病的诊断和评估中扮演重要角色，自 20 世纪 80 年代起，心导管术从以诊断为主要目的的检查法迅速转变为治疗心血管疾病的重要手段，并逐渐独立成为介入心脏病学。复杂先天性心脏病的治疗仍依赖外科手术，但相当一部分需多次手术且风险较大。随着介入治疗技术的飞速发展，近年来复杂先天性心脏病的镶嵌治疗（hybrid procedure）应运而生，打破了内外科各行其道的传统格局。虽然介入治疗仍达不到根治心脏畸形的目的，应用于术前姑息性治疗、术后补救性治疗以及有计划地与外科联合，可达到解剖或功能矫治的效果。镶嵌治疗的新理念可最大限度地发挥外科和介入治疗各自的优势，相互配合相互补充，最终使患者获益。复杂先天性心脏病的治疗体系中介入治疗技术正发挥着越来越重要的作用。

广义先天性心脏病镶嵌治疗包括外科手术前、手术中和外科手术后的镶嵌治疗。狭义镶嵌治疗仅指外科手术中应用介入治疗。

1. 外科手术前的镶嵌治疗　可缓解重症复杂先天性心脏病患者严重缺氧等危重情况，为外科手术争取时间、创造机会（如室间隔完整型大动脉转位等动脉导管依赖的复杂先天性心脏病，术前予房间隔造口及动脉导管支架植入术），也可以达到为外科手术创造有利条件、降低手术难度和风险、简化手术等目的（如低氧的复杂先天性心脏病根治术前行 MAPCAs 封堵术）。

2. 外科手术中的镶嵌治疗　避免传统外科手术体外循环及心脏切开的损伤，避免经皮介入手术的血管栓塞和房室瓣腱索损伤等并发症，手术效果确切，术后恢复快（胸部正中切口经右心室流出道穿刺的肺动脉瓣球囊扩张术治疗极低体重极重度肺动脉瓣狭窄，以及外科修补室间隔缺损同期介入封堵合并的多发肌部室间隔缺损）。

3. 外科手术后的镶嵌治疗　可部分解决外科手术后的遗留问题，避免或推迟再次开胸手术（如封堵 PDA 结扎术后的残余分流，球囊扩张术和肺动脉支架植入术治疗法洛四联症根治术后的肺动脉狭窄，右心室流出道成形术后远期的肺动脉带瓣支架植入术，以及 Fontan 术后板障窗孔的封堵等）。

4. 经典术式的特殊应用　复杂先天性心脏病患者解剖和血流动力学差异大，上述镶嵌治疗作为经典方案，在临床工作中需充分个体化、灵活运用，在充分理解病情的基础上拓展经典术式的适应证。近年来发现，心脏术后左心功能不全被迫使用 V-A ECMO 辅助的患者，可能因左心室舒张末期容积持续过高而引起肺静脉高压和肺水肿，同时左心室内血流淤滞可形成左心室血栓，增加体循环血栓栓塞风险。房间隔造口术可以制造心内左向右分流途径，为左心减压。同理，难以控制的重度肺动脉高压也可以行房间隔造口术，达到右心减压的目的。

介入技术用于复杂先天性心脏病复合姑息治疗的经典术式及实战病例，将在本书其他章节中讨论。

（撰写：王霄芳、孟琪　审校：王霄芳）

第3节　心导管术的术前评估和调整

一、心导管术的术前评估

【术前评估和准备】

（一）病史及体格检查

病史包括临床表现和既往治疗经过等，尤其是有心脏手术史的复杂先心病患者，原则上应获取既往检查和手术资料，尽可能充分了解患者心脏结构。此外，应关注是否存在出凝血功能异常、对比剂过敏史等。体格检查除心血管专科查体外，还应注意导管穿刺部位（如腹股沟等）皮肤有无破损感染等，其他系统的体征（如呼吸系统）亦不可忽视。

（二）辅助检查

1. 心电图　术前应常规完善心电图检查，必要时可予远程动态心电监测。可提供与心脏畸形相关资料，识别合并的心律失常。围手术期如疼痛、缺氧、禁食、麻醉和术中导丝导管刺激等因素均可触发或加重原有的心律失常，影响手术操作甚至造成血流动力学不稳定，危及生命。因此，术前应积极评估，做好预案，备齐抢救急救药物和设备，必要时预防性使用抗心律失常药物。

2. X线及CT等影像学检查　有助于心脏位置与内脏关系、心脏及大血管的分段诊断，也有助于评估肺循环血量、脊柱侧弯和胸廓畸形，以及排除呼吸道疾病等。

3. 常规血液检查　一般包括血常规、凝血功能、肝肾功能、心肌酶及B型利钠肽等。对5岁以上、血红蛋白≥200g/L的严重发绀患儿，凝血功能及红细胞压积等检查尤为重要。5kg以下的小婴儿和新生儿及病情危重者，心导管术及心内膜心肌活检前须完成交叉配血。

4. 超声心动图检查　目前多数简单先天性心脏病经超声心动图检查即可确诊。而因畸形复杂需行诊断性心导管术的患者，术前的超声心动图评估也能提供大部分生理和解剖资料，超声心动图可提供如心室运动和瓣膜启闭等功能信息，是其他检查难以代替的。术前完备的超声心动图检查可使心导管术更具针对性，避免盲目探查、减少造影次数、缩短检查时间和减少并发症的发生。原则上，心导管术前必须完成超声心动图检查。

【制订手术计划】

明确心导管术的目的，制订手术计划，备齐检查所需器械，避免盲目操作和无效检查。诊断性心导管术前，须确定单纯心导管术还是需同时行造影检查；选择穿刺部位和导管入路；确定穿刺针、血管扩张鞘管及心导管的种类及型号；明确预期获得的资料。选择性造影须确定造影部位、对比剂种类及注射速度等。治疗性心导管术须根据手术种类、患者年龄和病情以及手术难易程度等，确定手术预案，预测可能出现的并发症及确定预案。

【充分知情同意】

与无创检查相比，心导管术系侵入性操作风险较大。术前应充分告知病情、心导管术的必要性及可能出现的问题。对新生儿和小婴儿、病情复杂危重者、需介入治疗者以及预测术中可能调整治疗方案者，更应注意充分沟通，获取家属的理解和信任。

【局部皮肤处理】

心导管术常选用腹股沟、颈、肘或腕部血管，预定的穿刺部位术前应备皮，尽量避免其他有创操作如抽血等。新生儿和低体重小婴儿应尤其注意，避免出现穿刺部位血管损伤或血肿，影响心导管术的穿刺。若存在穿刺部位皮肤的破溃感染，应更换穿刺部位；无法更换者应积极治疗，痊愈后再行心导管术。

二、心导管术的术前调整

【低氧血症】

心导管术前积极改善低氧血症、纠正酸中毒，可大大降低手术风险。新生儿期以后的发绀型先天性心脏病患儿的低氧血症，可予氧疗以增加氧供、纠正贫血以提高红细胞携氧能力、适度降低血液黏滞度等，改善低氧血症。治疗新生儿期的如室间隔完整的肺动脉闭锁等危重发绀型先天性心脏病时，积极应用前列腺素 E 扩张动脉导管增加肺血流量、增加氧合血，一定程度上扩张肺小动脉、增加肺静脉回心血量，可即刻改善或纠正患儿低氧血症及酸中毒。前列腺素 E 为重要的急救药物。

1. 应用前列腺素 E 的指征　主要应用于 PDA 依赖的复杂先天性心脏病，包括：①右心室流出道梗阻型先天性心脏病如肺动脉闭锁、重度肺动脉瓣狭窄、右心室发育不良综合征、三尖瓣闭锁等，动脉导管的开放可有效增加肺血流量；②室间隔完整型大动脉转位，既可保持动脉导管开放增加肺血流量，又可使肺小动脉扩张，增加肺静脉回流至左心房的血液，升高左心房压力，有助于打开卵圆孔瓣增加心房水平的左向右分流；③左心系统病变，狭窄部位在动脉导管以远的重度主动脉缩窄、主动脉弓中断及左心发育不良综合征等，狭窄部位远端灌注依赖动脉导管开放。

2. 前列腺素 E 的用法与用量　0.05~0.2μg/（kg·min），由外周静脉持续泵入，根据血氧饱和度个体化用量。一般输注 10min 后即可见血氧饱和度上升，全身情况改善。

【高黏滞综合征】

发绀型先天性心脏病由于存在右向左分流，外周血氧饱和度降低，低氧可刺激骨髓增生造血，红细胞代偿性增多，全血黏滞度增高引起一系列病理生理改变和临床表现。血液黏滞度过高影响组织微循环，组织细胞供氧不足；末梢因血流速度缓慢易形成血栓，中枢神经系统血栓形成也十分常见，此外因大量微血栓形成，大量消耗凝血物质，增加出血倾向，相对性缺铁性贫血也是其重要并发症。血液黏滞度高的复杂先天性心脏病患者，心导管术围手术期应注意预防下肢动脉血栓形成和栓塞等并发症。

1. 纠正缺铁性贫血　血氧饱和度低的发绀型先天性心脏病患者，即使血红蛋白含量在正常范围，病理生理上也呈相对性缺铁性贫血状态，术前往往需铁剂治疗，目的在于提高血红蛋白含量，改善红细胞变形能力，降低全血黏滞度，增加抗手术打击能力和减少并发症的发生。临床上儿童常用蛋白琥珀酸亚铁口服液［1.5ml/（kg·d），分两次餐前口服］、多糖铁复合物胶囊（6 岁以下 50~100mg/ 次，6~12 岁 0.1~0.15g/ 次，12 岁以上 0.15~0.3g/ 次，每日一次餐时或餐后口服，不建议打开胶囊，故不建议用于婴幼儿）、右旋糖酐铁口服溶液（5kg 以下 25mg/d，5~9kg 50mg/d，9kg 以上按成人剂量，分三次餐后口服）等，可同时服用维生素 C 促进铁的吸收。

2. 血液稀释疗法　发绀型先天性心脏病红细胞压积超过 65% 者可用等渗液（晶体溶液如生理盐水、林格液等，胶体溶液如低分子右旋糖酐、血浆、5% 人血白蛋白等）稀释。心导管术中导管置腔静脉内，经导管抽放血 10ml/kg，同时注入低分子右旋糖酐或血浆。较理想情况下稀释后红细胞压积可下降至 50%~60%，血红蛋白含量降至 150g/L。

【心功能不全】

先天性心脏病合并心功能不全常见于婴幼儿大量左向右分流性先心病（如大室间隔缺损和粗大的 PDA 等），血流动力学以左心室容量负荷高为主要表现，左心室舒张末径明显增大，重症患儿可有左心室收缩功能降低，临床表现类似于充血性心力衰竭。这类患儿往往需长期口服地高辛及利尿剂以减轻心脏前负荷，卡托普利减轻心脏后负荷和抑制心肌重塑等，直至外科手术。病情危重或有急性心力衰竭证据者可应用去乙酰毛花苷、米力农及血管活性药物如多巴胺、多巴酚丁胺及肾上腺素等维持循环稳定，心导管术前尤其应纠正心功能不全以降低风险。

【电解质紊乱及酸碱平衡紊乱】

需急诊行心导管术或长期心功能不全的重症患者，多伴有电解质紊乱及酸碱平衡紊乱，应在心导管术前尽量纠正。

1. 代谢性酸中毒　低氧血症及重症心功能不全患儿，组织细胞供氧不足致酸中毒。应积极纠正心功能不全、改善组织器官灌注，纠正低氧血症并应用碱性溶液，避免钠负荷过多。

2. 低钾血症 系使用排钾利尿剂或食欲缺乏等引起，可致心导管检查中严重心律失常，需及时纠正。

3. 低钠血症 多为细胞外液增多所致相对性血钠降低。一般无症状无须积极补钠，治疗上以改善心功能及全身情况为重点，可适当限制入量。

【围手术期缺氧发作】

法洛四联症等存在右心室流出道梗阻的先天性心脏病患者，心导管术围手术期更易出现缺氧，可能与禁食、疼痛刺激、哭闹和术中导丝导管及对比剂刺激等因素有关，是心导管术的严重并发症之一。常表现为发绀加重、呼吸困难，呼吸频率加快后渐变为深慢，心脏杂音可减轻甚至消失，严重时意识丧失。术前对缺氧发作高危患者的预防措施包括：

1. β受体阻滞剂 有频繁缺氧发作史的患儿可提前予β受体阻滞剂口服，常用普萘洛尔。剂量应依个体差异调整，一般每日1~3mg/kg，分2~3次口服。建议心导管术前至少服用1周。

2. 吗啡 缺氧发作时常用的治疗药物，镇静及预防右心室流出道肌肉痉挛。

3. 碱性溶液 术前可常规应用碱性溶液（5%碳酸氢钠），通常每次5ml/kg，术毕再予5ml/kg即总量10ml/kg。酸中毒严重者用量应参考血气分析结果。

4. 纠正高黏滞综合征 术前应用低分子右旋糖酐10ml/kg，积极吸氧。

【心导管术围手术期补液】

复杂先天性心脏病患儿多生长发育落后，与血流动力学异常有关（大量左向右分流性先心病患者多有反复呼吸道感染和吸收不良），也因低氧血症影响组织细胞代谢，间接影响全身脏器功能。心功能不全也增加基础代谢。多种因素共同作用下体内营养物质储备减少，因此在心导管术围手术期需合理饮食，避免禁食时间过长而引起的低血糖、脱水和酸中毒。笔者经验：心导管术前小婴儿禁食6h（母乳喂养者4h），幼儿及以上禁食8h。禁食开始即予补液，尤其是新生儿和小婴儿。足月新生儿及小婴儿的液体量约120ml/（kg·d），幼儿100~120ml/（kg·d），学龄期儿童60~80ml/（kg·d）。补液量应依心、肾功能等调整。局部麻醉行心导管术者术毕即恢复正常饮食。基础麻醉者须完全清醒后，从糖水或流食逐步恢复正常饮食。术后进食水量不足或术中液体丢失量较大者应继续补液。必要时可比对心导管术前后的红细胞压积变化，估测补液充足与否。

（撰写：王霄芳、孟琪 审校：王霄芳）

第4节 复杂心脏病的复合姑息治疗

“姑息”一词源自拉丁语（palliate，原指“掩饰”“掩盖”）。“姑息治疗”是减轻症状而未对主要病理生理及解剖畸形纠正的治疗手段。在复杂先天性心脏病的治疗中，患儿往往由于多种因素无法接受一期畸形矫治，这时姑息手术的目的是通过改变血流动力学，使患儿更容易耐受心脏畸形所带来的病理生理改变，以改善患儿的临床症状，有利于患儿继续生长直至有条件完成根治手术。过去姑息手术几乎应用于所有复杂先心病的患儿，待患儿更大一些时再进行根治手术。随着体外循环和微创技术的发展，患儿年龄大小已不再是决定姑息或根治手术的主要依据，往往是特定心血管病理生理改变带来的血流动力学异常或不稳定，成为当今进行姑息手术的原因。本节讨论介入性心导管技术及外科姑息手术在先天性心脏病治疗中的应用。

【知识要点】

（一）球囊房间隔造口术

球囊房间隔造口术（balloon atrial septostomy，BAS）最初是作为房间隔切开术的替代方法来治疗完全型大动脉转位（transposition of great artery，TGA）患儿，以缓解发绀及改善异常血流动力学为主要目的，从而使得这些患儿能够继续存活至可以接受外科根治性手术的年龄，改善了这一疾病的预后。近年随着介入技术的发展和高质量球囊导管的应用，以及超声心动图技术的不断成熟，许多心脏中心已可无须 X 线透视，在超声心动图引导下完成 BAS，进一步减少了危重患儿转运过程的风险。目前在很多地区，BAS 仍是重要的婴儿先心病介入性治疗手段，特别是缺少有经验的先天性心脏病治疗中心的地区，该技术可以使患儿存活至外科手术，降低病死率，也推动了婴儿心脏外科的发展。

1. 适应证　主要为需要创建足够心房水平交通以缓解发绀及改善血流动力学的发绀型先心病。通常婴儿年龄小于 6 周时最为有效。主要包括：

（1）增加心房水平分流，改善动脉血氧饱和度：以 D-TGA 最多见，包括单纯 TGA 及合并室间隔缺损、肺动脉瓣狭窄等的复杂 TGA。这类患儿若心房水平没有足够的血流交通，已氧合的肺静脉血回流左心房后难以供应体循环，即造成导致严重的代谢性酸中毒。同时，部分病例因动脉导管闭合，体循环缺氧加剧。因此，室间隔完整的 TGA 若未经治疗，约 50% 于生后 1 个月内夭折，90% 以上的 TGA 患儿于 1 年内死亡。

（2）缓解右心房高压，改善右心功能不全及体循环淤血：对于肺动脉闭锁、三尖瓣闭锁、右心发育不良综合征、完全性肺静脉异位引流合并限制性房间隔交通等疾病，右心房前负荷增加、血液排出受阻可致右心房扩大和压力增高，引起右心功能不全、体循环淤血，可致患儿早期死亡。这些患儿在接受 BAS 治疗后，右心房压力得到减轻，可以改善循环状态及心功能。

（3）缓解左心房高压，改善左心功能不全及肺循环淤血：对于重度二尖瓣狭窄或闭锁、左心发育不良综合征、重度主动脉瓣狭窄等疾病，左心房血液排出受阻可引起左心房压力增高、肺静脉淤血及肺动脉高压，若无足够大的房间隔缺损，可致左心功能不全。这类患儿接受 BAS 治疗可增加心房水平的左向右分流，降低左心房、肺静脉及肺动脉压力，减轻肺淤血，缓解心功能不全。

2. 原理与方法　常用的方法为 Rashkind 球囊房间隔造口术，对 6 周龄以内的婴儿施行效果更好，因其卵圆窝处组织菲薄，在外力作用下容易发生撕裂；另外，大部分患儿新生儿期卵圆孔开放，在操作过程中导管更易经卵圆孔进入左心房。在操作时利用头端带有球囊的导管经下腔静脉、右心房、卵圆孔达左心房，头端球囊充液并将其快速拉拽回右心房，此时扩张的球囊可将卵圆孔瓣撕裂，形成足够大小的房间隔缺损（图 8-7）。如房间隔较坚韧，则可利用切割球囊拉开房间隔，再用球囊导管进行撕裂造口。

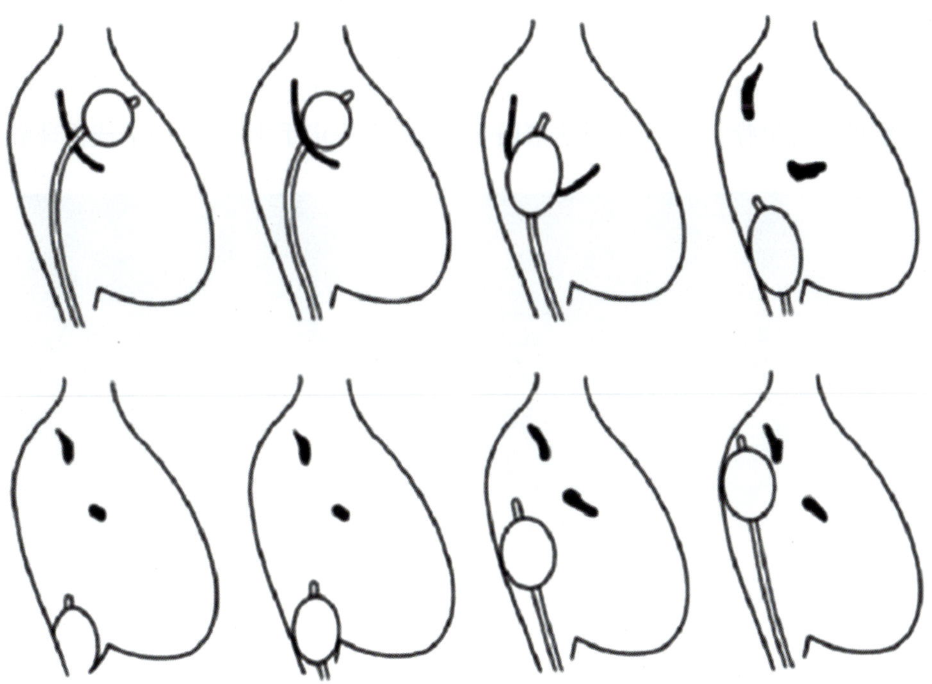

图 8-7　房间隔球囊造口术原理

（二）肺动脉瓣及肺动脉分支球囊扩张成形术

球囊扩张成形术即推送球囊扩张导管至病变狭窄处，利用向球囊内加压产生的张力引起狭窄局部的撕裂，从而解除狭窄。近年来对该技术的适应证、方法学、血流动力学、机制及随访等研究的深入及随访的积累表明其可作为一种简便有效、安全经济的方法，治疗瓣膜及血管狭窄。在先天性心脏病治疗中，球囊扩张成形术已可替代外科开胸手术，作为单纯肺动脉瓣狭窄的首选治疗方法。对各种复杂的先天性心脏病，肺动脉瓣球囊扩张成形术亦成为重要的姑息治疗手段，缓解症状，改善预后。

1. 适应证

（1）室间隔完整的肺动脉闭锁：本病为较罕见的PDA依赖型的复杂先天性心脏病，特征为肺动脉瓣完全闭锁，室间隔完整，三尖瓣口开放，通常肺动脉瓣环大小正常或仅稍小于正常，部分可合并右心室发育不良。肺动脉分支大小及血流均正常。这类疾病中肺动脉瓣往往已形成，但瓣叶交界完全融合形成膜样结构，致肺动脉瓣完全闭塞，造成右心室流出道梗阻。这类疾病可先经导管对闭锁的瓣膜打孔，再行球囊扩张成形术以维持稳定的肺动脉前向血流。部分病例肺动脉瓣下漏斗部肌肉可能完全闭塞右心室流出道（肌性闭锁），则心导管行球囊扩张术往往效果不佳甚至无法实施，需外科手术干预。

（2）缓解发绀及促进肺动脉分支发育：最常见于法洛四联症的姑息治疗，尽管目前对法洛四联症的手术时机及术式选择仍有争议，很多中心对重症法洛四联症伴肺动脉发育不良者常规选择分期手术，即先行分流术或右心室流出道跨瓣补片术以缓解发绀和改善低氧血症，二期完成根治术，通常有良好效果。而在缺乏有经验的先天性心脏病治疗中心的地区，对于低氧血症明显、有缺氧发作或伴肺动脉分支狭窄的患者，可将肺动脉球囊扩张成形术作为第一期治疗。现有研究表明肺动脉球囊扩张成形术可促进瓣环发育，同时由于肺动脉前向血流量增加，动脉血氧饱和度上升，肺动脉分支亦可增粗。

（3）手术后残余狭窄：适应证包括生物瓣置换术后的瓣膜再狭窄及人工管道置换后的管道再狭窄。在肺血减少的先心病根治术中常使用同种或异种生物瓣作右心室-肺动脉带瓣管道，术后易发生再狭窄，此时可考虑球囊扩张成形术。上述情况行球囊扩张成形术报道的成功率不一，但由于方法简便、有效，可作为外科再次瓣膜置换或血管内支架植入术前的治疗。肺动脉瓣上狭窄多见于TGA矫治术后的肺动脉吻合口狭窄，需根据病情选择球囊扩张术。

2. 原理及方法 操作中首先需分别对腔静脉、右心房、右心室、肺动脉测压，评估肺动脉瓣狭窄的类型及跨瓣压差。然后行右心室造影，右心室、流出道、肺动脉、肺小动脉依次显影，可观察肺动脉瓣狭窄的类型，进一步明确诊断。同时造影可测得扩张处的直径（图8-8A）。综合上述数据决定手术指征，通常选择球囊/瓣环直径

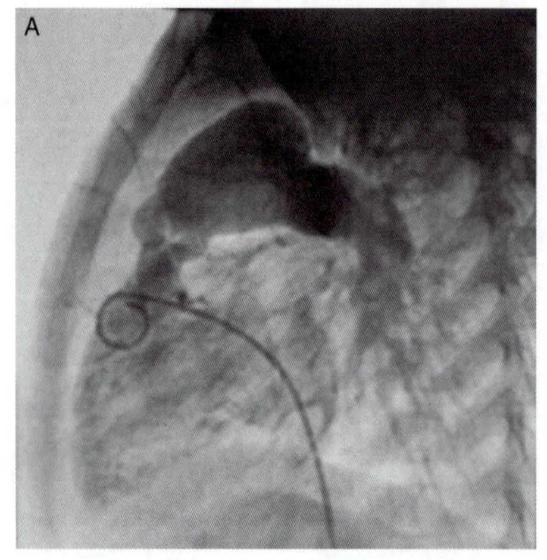

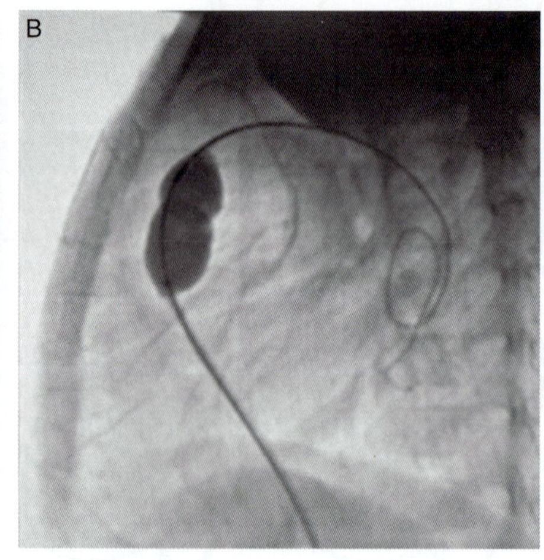

图8-8 侧位右心室造影

A. 流出道及瓣膜狭窄；B. 球囊扩张狭窄的瓣膜，呈腰凹征。

比值在（1.2~1.4）：1。确定直径后，推送球囊导管至狭窄处。先注入少量对比剂使球囊扩张，观察狭窄处是否恰跨在球囊中心呈腰凹征（图 8-8B），球囊到位后使用稀释对比剂以 3~4atm（1atm=101 325Pa）的压力扩张球囊，扩张开始时肺动脉瓣狭窄处可见腰凹，随着球囊腔内压力增加，腰凹消失。

（三）动脉导管支架植入术

某些复杂性先心病患儿需依赖动脉导管的开放来维持有效的肺循环或体循环血流。这些患儿的动脉导管一旦关闭，可导致严重的血流动力学障碍。出生后早期使用前列腺素 E 是常用的维持动脉导管开放的方法，但需持续静脉滴注且作用并不稳定，不能单独作为姑息治疗的手段。体 - 肺动脉分流术是目前这类先心病常用的姑息治疗，目前随着成人心脏病冠状动脉介入治疗日渐成熟，冠状动脉支架多具有优异的径向强度和低血栓形成性，其口径、长度以及放置过程所用导丝导管都适用于新生儿 PDA 的支架植入，血管内植入支架维持动脉导管的开放已在许多中心开展，对特定患者可替代体 - 肺动脉分流术。

1. 适应证　应用于各类依赖动脉导管开放的先天性心脏病，患儿生后早期因动脉导管关闭出现肺循环或体循环血流量不足，均可作为本技术的适应证（表 8-5）。

表 8-5　动脉导管依赖的先天性心脏病

类型	先天性心脏病种类
肺循环血流不足的先心病	室间隔完整的肺动脉闭锁 合并室间隔缺损的肺动脉闭锁 重症法洛四联症 合并肺动脉闭锁或严重狭窄的复杂先心病 三尖瓣闭锁 重度肺动脉狭窄 Ebstein 畸形
体循环血流不足的先心病	主动脉弓中断 严重主动脉缩窄 左心室发育不良综合征 重度主动脉瓣狭窄

下列情况是支架植入的禁忌证：①存在与 PDA 相关的肺动脉分支狭窄；②PDA 为非限制性分流；③PDA 过于曲折；④患儿体重小于 2.5kg。

2. 原理及方法　因支架尺寸及放置技术高度匹配，目前普遍首选冠状动脉支架作为动脉导管支架植入物。一般术前 6h 停用前列腺素 E，但对有导管收缩倾向的患者，前列腺素 E 的应用可维持至支架植入术前。全身麻醉下穿刺股动、静脉，常规心导管检查和心血管造影术，明确动脉导管的起始部位、形态、走行，并了解肺动脉情况，精确测量动脉导管内径和长度。依动脉导管的起始部位不同，选用顺向法或逆向法完成支架安置。

操作时可将指引导管置于动脉导管处，将适宜的冠状动脉导丝插入动脉导管，经动脉导管到达肺动脉分支远端或在肺动脉主干内打圈。支架长度需依造影测得的动脉导管长度而定，支架直径的选择应根据病变类型和患者体重。将选定的支架沿导丝递送入动脉导管，调整位置使其主动脉端与导管 - 主动脉结合部相平，其肺动脉端稍突入肺动脉内 2~3mm，确定支架位置良好后，迅速加压扩张球囊，支架充分扩张后快速回抽球囊内对比剂吸瘪球囊，小心退出球囊，重复心血管造影确定支架的位置和扩张效果。

（四）肺动脉支架植入术

肺动脉分支狭窄的处理通常是以心包或人工补片修补狭窄段。随着球囊血管成形术的出现，由于有些部位外科不易涉及，以经皮球囊血管成形术治疗肺动脉分支狭窄很自然地被广泛接受。然而，经皮球囊血管成形术治疗肺动脉分支狭窄的即时成功率仍较低，而并发症（由于肺动脉破裂致血液外渗、咯血、肺水肿及肺动脉瘤形成）及复发率均较高，未能在临床上取得满意的疗效。随着肺动脉支架技术的不断成熟，目前在许多中心，其已成为治疗肺动脉分支狭窄的主要手段之一。

1. 适应证　肺动脉的介入干预有许多指征（包括球囊血管成形术和 / 或支架植入），但总体上这些指征可概括为客观测量方法证明肺血流减少，和 / 或狭窄区域存在明显压力梯度，从而导致右心室压力升高。目前推荐的血管内支架植入术最佳指征为病变血管或患者足够大，能够容纳支架扩张到成人血管直径的情况下，肺动脉分支存在明显狭窄。尽管最佳适应证定义较为严格，但在特殊情况下，作为严重肺动脉分支狭窄姑息治疗策略的一部分，在儿童中植入小的肺动脉支架也是合理的，尽管这些支架缺乏达到成人尺寸的潜力，这时应该根据具体情况进行评估。随着新型支架的出现，因其在血管生长过程中具有更大的再扩张潜能以及更低的支架断裂可能性，对于儿童患者来说，支架植入也可作为更为合理的治疗选择。

2. 原理及方法　单纯球囊扩张后由于血管的弹性回缩，或者由于血管壁的纤维化变性、血管外部的压迫等，往往效果不佳。此时若在病变部位植入支架以支撑血管，减少弹性回缩，则可维持管腔血流通畅（图 8-9）。

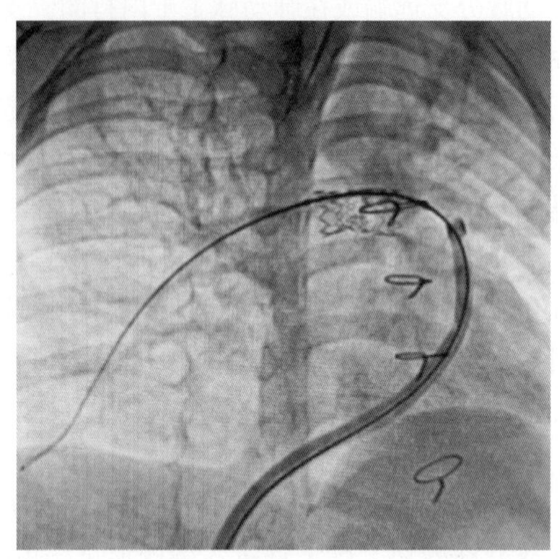

图 8-9　法洛四联症术后右肺动脉狭窄支架植入后

操作时，常规进行心导管检查及选择性心血管造影，测定跨狭窄部的压力阶差，确定狭窄的部位以及与周边血管的关系，精确测量狭窄部的长度与大小，根据测量结果选择合适的支架。在支架选好后，应根据所选支架选择合适的球囊导管，球囊的直径通常应选择约等于病变处远端、近端的正常血管段直径，有效长度应略大于所选支架长度。当支架被传送到病变部位后，需再次经输送鞘造影来调整好支架的位置，确保支架中心准确定位于血管最狭窄的部位，然后使固定在球囊上的支架暴露在长鞘之外，而中央部分仍定位于血管最狭窄的部位。当支架及球囊完全暴露后，重复进行肺动脉造影确定支架的位置，必要时可通过球囊导管进行适当调整。当确定支架位置良好且球囊上的支架无明显移位时，对球囊导管进行加压，释放支架。当球囊扩张到最大直径后，迅速回吸对比剂将球囊抽瘪，支架扩张完成后，重复心血管造影，确定支架的位置良好。

（五）血管栓塞术

血管畸形是先天性心脏病中最常见的畸形。经导管栓塞异常血管及心内交通以利外科手术施行，是先天性心脏病心导管术的重要组成部分。经导管行血管栓塞可避免开胸手术及体外循环，具有便捷有效、并发症少等优点，应用于姑息手术及作为外科手术的补充，为治疗提供了更多选择。

1. 适应证　所有血管栓塞术前须完善检查，确认病变性质、部位及范围，明确栓塞术的适应证及禁忌证，根据导管室条件及可用材料实施血管栓塞。主要包括：

（1）异常血管及动静脉瘘：可应用吸收性明胶海绵、弹簧圈、可分离球囊、血管栓等，完成如异常的体静脉回流、有血流动力学意义的奇静脉开放、肺动静脉瘘及冠状动脉瘘等的栓塞。

（2）MAPCAs：肺缺血型发绀型先天性心脏病，常由主动脉发出侧支血管至肺血管以代偿肺血流量不足，这类疾病在外科根治术前、后均可能需侧支血管栓塞术（图 8-10）。术前对体肺侧支进行封堵可有效缓解根治手术后患者的肺过度灌注，加快术后恢复，减少呼吸机使用时间。而对于那些没有条件接受畸形矫治的患者，因体肺侧支血管存在破裂出血的风险，患者可能会出现反复咯血。这时血管栓塞可作为重要的姑息治疗手段，缓解患者的症状。

（3）外科姑息性分流术后管道封堵：最常应用于锁骨下动脉 - 肺动脉分支分流术（Blalock-Taussig 分流），外科根治术前可使用弹簧圈、可分离球囊及血管栓等进行封堵。

2. 方法及原理　任何血管内栓塞技术都需要递送导管、操纵控制系统、释放栓塞物完成。在栓塞术中存在栓塞物到位与释放、完全与部分栓塞、即刻与远期效果等问题。栓塞前需综合临床情况，包括临床表现、超声心动图、心脏 CT 及造影结果以明确解剖特点，根据病变特点制订手术方案。依病变不同选择适当的导管，由动脉或静脉置入，常见的病变包括体 - 肺侧支血管、冠状动脉瘘、肺动静脉瘘等。导管头端插至病变上游的血管，经导管推送弹簧圈完成栓塞，需选取适当

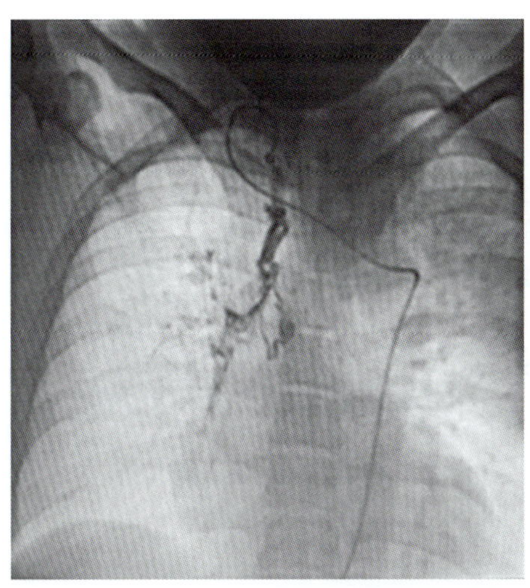
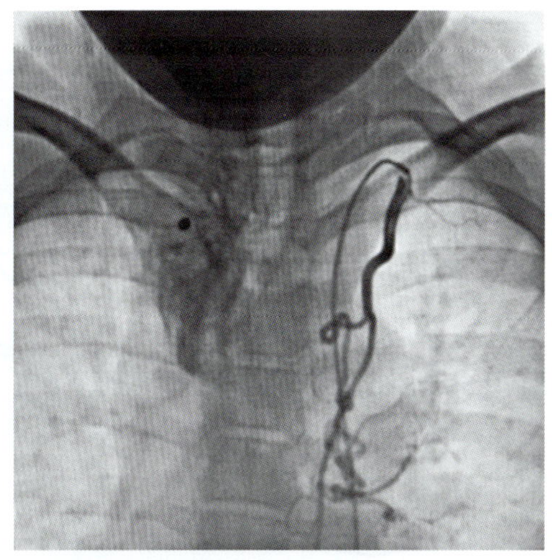

图 8-10　选择性体肺动脉侧支造影

尺寸的弹簧圈，正确判断异常血管的位置，终末血管栓塞通常不致引起意外，但对肺动静脉畸形、PDA、冠状动脉瘘等疾病的栓塞，若选择的直径太小，弹簧圈可通过异常途径进入肺循环或体循环，发生肺循环或体循环栓塞。

（六）腔静脉 - 肺动脉分流术（双向 Glenn 手术）

双向 Glenn（bidirectional Glenn，BDG）手术通常作为单心室系列手术的过渡。通常将上腔静脉切断后近心端缝闭，远心端与肺动脉端 - 侧吻合。该手术适用于具有解剖或功能性单心室的患者。手术之前，无论右心室或左心室的单个心室都同时向高阻力的体循环和低阻力的肺循环供血。双向 Glenn 手术有助于改善缺氧，且简化了后期 Fontan 手术的步骤。

1. 适应证及危险因素　手术最佳年龄通常为 3~6 月龄，建议 McGoon 比值为 1.5 以上的患者。一般多应用于左心发育不良综合征、三尖瓣闭锁、左心室或右心室双入口、室间隔完整的肺动脉闭锁、心室发育不均衡的完全型心内膜垫缺损、矫正型大动脉转位以及合并任一心室发育不全的解剖变异。

危险因素包括平均肺动脉压力超过 18mmHg 和 / 或之前的体肺分流手术所致肺动脉扭曲，同时合并肺静脉与心脏的异位连接，术前存在中重度房室瓣反流、手术年龄 4 个月以下、之前的姑息手术后住院时间长。

2. 手术要点　双向 Glenn 手术在常温下不停跳并行循环，或非体外循环自身上腔静脉 - 右心房旁路完成吻合。

肝素化后分别在上腔静脉高位及右心耳插管，建立并行循环或自身旁路。横断上腔静脉并缝闭心房端，避免损伤窦房结。侧壁钳钳夹右肺动脉上缘并做纵行切口，建议切口上下缘各缝置牵引线，上腔静脉远心端与右肺动脉切口端 - 侧吻合。有时需切除小部分右肺动脉上缘以扩大吻合口。松开侧壁钳停止并行循环或旁路。在行吻合前需注意应充分游离上腔静脉和奇静脉及右肺动脉，防止吻合形成对右肺动脉的悬吊（图 8-11）。

上腔静脉血流量与心排血量的比值，在婴儿为 49%，2.5 岁时上升至 55%，6.6 岁时降到 35%。故大龄儿童双向 Glenn 手术后，测得动脉血氧饱和度低于 80% 时，应部分松开肺动脉结扎线，使肺血增多，成为有搏动的双向腔肺动脉分流，动脉血氧饱和度可提高到 85%~90%。

（七）体 - 肺动脉分流术

体 - 肺动脉分流术（systemic pulmonary artery shunt）是增加肺血的姑息手术，主要应用于合并肺动脉发育不良的复杂先天性心脏病如法洛四联症、肺动脉闭锁、大动脉转位伴肺动脉狭窄及三尖瓣闭锁等。由于肺动脉及其分支发育差，无法一期根治，需行体 - 肺动脉分流术增加肺血流量，促进肺动脉发育，为二期手术创造条件。随着外科手术和体外循环技术的提高，行体 - 肺动脉分流术的患儿逐渐减少。目前常用的体 - 肺动脉分流术有改良体 - 肺动脉分流术（modified Blalock-Taussig-Thomas shunt，mBTT shunt）。经典体 - 肺

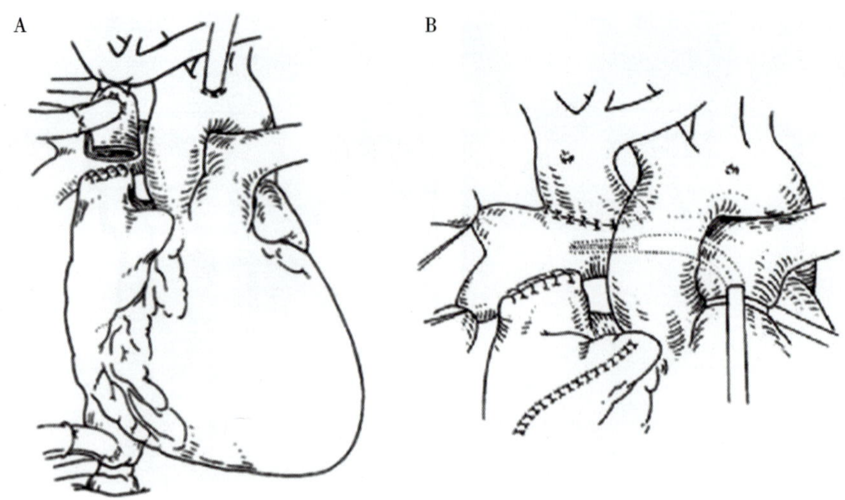

图 8-11 双向 Glenn 手术

A. 游离上腔静脉；B. 吻合上腔静脉与右肺动脉。

动脉分流术是经侧开胸切口完成的，将锁骨下动脉与肺动脉行端 - 侧吻合。经过不断修改，此术式现已演变为 mBTT 分流术，利用聚四氟乙烯（polytetrafluoroethylene，PTFE）管道建立体肺分流，无须牺牲锁骨下动脉或任何头臂支血管，还可通过调整 PTFE 管道的直径、长度及吻合部位，调节分流流量。

1. 适应证及危险因素　某些患有特定结构性先天性心脏的新生儿仍然需行姑息性手术。这些特殊疾病可大致分为无法完全修复和需要增加肺血流以促进肺动脉发育的疾病。此外，患有颅内出血或有其他体外循环禁忌证的新生儿可能是 mBTT 分流术的候选者。患有发绀心脏病变的严重早产儿也可能接受 mBTT 分流术，直到他们成熟到足以接受根治手术。

无法根治但采用 mBTT 分流治疗的疾病包括：①左心发育不良综合征：治疗的第一阶段，将 mBTT 分流作为 Norwood 手术的一部分；②先天性矫正大动脉转位：患者不适合根治手术时，予肺动脉环缩和 mBTT 行心室锻炼。

需增加肺血以促进肺动脉发育的疾病包括：①肺动脉闭锁：合并 MAPCAs 的患儿，mBTT 分流可作为单源化手术的一部分；②法洛四联症：mBTT 分流适用于肺动脉发育不良，无法接受根治手术的患儿。

2. 手术要点　在大多数中心，mBTT 分流术无需体外循环。mBTT 分流术通常经正中开胸，有利于手术显露充分，以及紧急情况下的体外循环建立。

手术方法：在锁骨下动脉与肺动脉之间植入 PTFE 人工血管，人工血管分别与锁骨下动脉和肺动脉完成端 - 侧吻合。分离锁骨下动脉时注意保护迷走神经及其喉返分支。用侧壁钳夹一段锁骨下动脉，上方做纵切口，将人工血管两端分别裁出斜面，一端与锁骨下动脉切口吻合。用侧壁钳夹住一侧肺动脉，纵行剖开后与人工血管的另一端端 - 侧吻合。手术完成后，肺动脉端应能触及连续性震颤，即形成分流（图 8-12）。

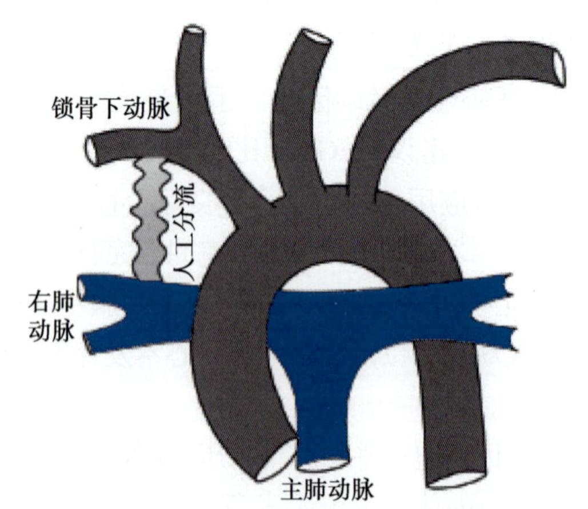

图 8-12 mBTT 分流术

【研究进展】

1. 房间隔球囊造口术在肺动脉高压中的应用　20 世纪 80 年代的观察性研究表明，有严重症状性肺动脉高压且卵圆孔未闭的成年患者比那些没有卵圆孔开放的患者有生存优势。这部分患者被认为是由于分流器"减压"衰竭的右心室，允许右心房向左分流，从而改善左心室前负荷，增加心输出量和氧输送（尽管总体上降低了全身氧饱和度）。随后，一些相对较小规模的病例研究（主要是成人）表明，在部分患者中，通过房间隔造口术（atrial septostomy，AS）创建分流可以改善症状，并可能作为移植前的桥接治疗。然而，由于缺乏对照病例，AS 是否能提高生存率尚不清楚。尽管如此，一些研究认为，与历史对照或预计生存率相比，接受 AS 的患者预后更好。专门针对儿童肺动脉高压 AS 治疗的研究很少。Micheletti 等的一项回顾性研究回顾了 20 例平均年龄为 8.4 岁接受 AS 的患儿，所有患儿均为世界卫生组织心功能分级（WHO-fc）Ⅲ级或Ⅳ级，其中 13 例患有复发性晕厥。这组术后没有出现手术相关的死亡，术后心功能评分显著提高。13 例患儿中 12 例晕厥消失。在平均 2.1 年的随访中，20 例儿童中有 18 例依旧存在临床症状改善。然而，值得注意的是，尽管 AS 后存在临床改善，9 例儿童（45%）仍需要在他们的治疗中添加静脉注射环氧前列醇。总的来说，对有症状并且已接受最大限度的药物治疗的儿童肺动脉高压患者，有一定的证据可以支持将 AS 作为肺动脉高压标准的一部分。成人的经验表明，谨慎的患者选择是十分重要的。对于右心房平均压大于 20mmHg 和 / 或基线血氧饱和度大于 90% 的患者，应避免进行 AS。根据以往报道，该手术的病死率保持在 5%~10%，强调该手术应在具有丰富经验的中心进行。对于患肺动脉高压的儿童，三尖瓣前（心房）分流术能否缓解症状取决于右心房压力是否足够高，以驱使血液从右心房流向左心房。假设三尖瓣功能正常，右心房压直接反映右心室舒张末期压力（RVEDP），要使心房分流术对肺动脉高压患者有益，RVEDP 必须异常升高以产生右向左心房血流。而 RVEDP 升高更常见的是进行性右心室衰竭，右心收缩功能下降。因此，能从 AS 中获益的儿童往往是右心衰竭相对较晚期的儿童。这可能也解释了为什么这部分儿童最终仍然需要额外的降肺动脉压药物治疗，并且 AS 对最终生存结果没有明显改善。

2. 经导管肺动脉瓣导丝打孔 + 球囊扩张在室间隔完整型肺动脉闭锁中的应用 对于肺动脉膜性闭锁的患儿，既往已有许多中心进行了经导管治疗的报道。经皮心导管介入治疗因其创伤小、死亡率低、避免体外循环等优点，已在许多中心成为治疗该疾病的首选治疗方法。但经导管治疗技术中仍存在许多选择。上海交通大学医学院附属新华医院报道了 21 例经导管利用冠状动脉加硬微导丝行肺动脉膜性闭锁穿孔并球囊扩张技术应用于新生儿 PA/IVS 及 CPSIVS 的研究，该组患儿中无死亡，无严重并发症的发生，故研究者认为新生儿期应用微导丝行肺动脉瓣打孔肺动脉瓣成形并球囊扩张是安全、有效的首期治疗方式。值得强调的是，对于这类患儿，应在早期进行干预，这样有利于患儿右心室及肺动脉发育，从而提高未来接受双心室循环修复手术的比例。

3. 新型支架在肺动脉分支狭窄中的应用 生物可吸收支架技术是支架发展的下一步。尽管在冠状动脉试验中缺乏基于证据的数据，但该行业和研究人员仍然对这一技术分支在未来发挥作用抱有希望。这种技术对儿童的应用尤其令人兴奋，因为肺动脉壁可以完全吸收外来物质而不会限制未来的血管生长。但目前仍未有上市或处于临床试验阶段的产品。

此外，目前一些研究人员已经开始制造可断裂支架，该技术允许其结构的关键部分在植入一定时间后发生自然断裂。该支架可以适用于植入婴幼儿和儿童的肺动脉中，以便未来允许其可以被扩张到成人大小，解除了器械上的限制。其中一种支架是 Growth stent（QualiMed）。这种支架是两个独立的纵向半激光切割和电抛光 0.16mm 不锈钢。两半通过一系列聚二氧环酮生物可吸收缝合线连接，在植入后 5 周内失去一半的强度，约 6 个月后完全吸收。

4. 新型血管栓塞装置 微血管栓（micro vascular plug，MVP）是一种自行扩张血管闭塞装置。MVP 设备呈椭圆形，由镍钛诺框架组成，该框架两端用铂金标记带固定。该装置部分用聚四氟乙烯覆盖。该产品主要优点在于可通过更小的传送鞘管完成栓塞，5.3mm（MVP-3Q）和 6.5mm

（MVP-5Q）封堵器可通过内径分别为 0.021in 和 0.027in 的微导管。目前市面上有许多产品可用于血管内栓塞，包括弹簧圈和栓塞装置，如 Amplatzer 血管塞。每种产品都有其独特的优点和局限性。没有单一的血管闭塞方法是普遍适用的，特别是在处理复杂和不同解剖结构的幼儿时。不过该产品的型号和更小的输送装置意味着其可能更适用于儿童先天性心脏病病变。MVP 的另一个用途是用于极低出生体重婴儿的 PDA 封堵。与年龄较大的儿童不同，这些患者 PDA 的形态变化较小，其通常呈现长、管状、弯曲的特点，而且从主动脉到肺端只有很小的锥度。因此，MVP 可能非常适合于经导管封堵这类婴儿的 PDA。

5. 双向 Glenn 手术的治疗效果　双向 Glenn 手术的病死率一般 <5%。术后约 30% 患者可能发生包括紧急心导管介入术（9%）、新发神经功能损伤（9%）、再次手术（6%）、心搏骤停（3%）。常见的术后并发症包括：①上腔静脉综合征：手术后需要持续监测上腔静脉压力，如果发现异常增高（超过 15mmHg），应该排除吻合口梗阻、狭窄等问题。如果存在这些问题，应该及时进行再次吻合。如果是由肺血管阻力引起的，应该使用降低肺动脉压力的药物治疗。②胸腔心包积液、乳糜胸：这是双向 Glenn 手术后比较常见的并发症，可以使用靶向血管药物降低肺动脉压力，增加胶体渗透压，避免过度负荷，采取低脂饮食或全胃肠外营养等措施治疗。③为预防上腔静脉血栓形成，应尽早使用阿司匹林抗凝，特别是双侧双向 Glenn 手术的患者，建议每日口服阿司匹林 3~5mg/kg 抗凝。

6. 体-肺动脉分流术的治疗效果　目前分流术早期病死率为 2%~10%，2 年通畅率为 90% 左右。术后早期效果明显，动脉血氧饱和度上升至 75%~85%，发绀和红细胞增多症减轻。研究表明，有效分流术后动脉血氧饱和度上升明显，肺血管生长，肺动脉指数显著增加。

然而当前的临床实践中，先天性心脏病的姑息手术正逐渐“失宠”。缓解心脏病变的概念已被避免此类干预引起的并发症的必要性所取代。

约翰·霍普金斯大学的一项大型回顾性研究中，mBTT 分流术使用率总体下降，而 mBTT 分流术治疗单心室心脏病变的比例相对上升。比较 mBTT 分流术与侵入性更小且更具成本效益的新型姑息技术（例如导管支架植入术），McMullan 等认为 mBTT 组中，发生手术相关的并发症和远端肺动脉分支狭窄的比例较高，右心室流出道支架是另一种创伤较小的姑息性治疗，对患复杂法洛四联症的新生儿，已证明它同样有效且安全性优于 mBTT 分流术。

【实用技巧】

（一）房间隔球囊造口术中并发症的预防

1. 术前准备　由于绝大多数接受房间隔球囊造口术的患儿均处于组织缺氧和代谢性酸中毒的危急状态，术前应尽可能通过内科治疗改善全身状况。对于新生儿尤其应注意保持体温，预防硬肿症及低体温导致的心律失常等并发症；同时应纠正酸中毒，尽可能改善心功能不全；术前积极应用前列腺素 E 可改善低氧血症、酸中毒及全身情况，对动脉导管依赖型先天性心脏病的新生儿尤其适用。

2. 避免心内损伤　术前应详细进行超声心动图评估确定心内畸形，因在心导管检查时，许多畸形及异常连接在 X 线下难以确诊，必要时可以行造影检查进一步明确；球囊扩张时，有时球囊可经二尖瓣漂浮到左心室，为了防止房室瓣损伤，操作时应避免球囊进入心室。在每次作 BAS 前，除非导管头明确无误地插入肺静脉再退回至左心房，否则都要在 X 线下行正位及侧位定位，必要时可在超声心动图监视下进行。

3. 选择适当大小的球囊　对于一些先心病如左心发育不良综合征及早产儿等，其左心房容积较正常为小，需选择适当更小的球囊导管，以预防心房及瓣膜的损伤，左心房过小应作为 BAS 的禁忌证。

（二）室间隔完整的肺动脉闭锁介入治疗的病例选择

由于 PA/IVS 病理解剖异质性显著，无论是治疗策略的选择，还是最终结局差异都很大。因此，应对 PA/IVS 新生儿进行仔细评估，制订个体化治疗方案。

介入治疗只适用于肺动脉瓣膜型闭锁。对于右心室发育良好或轻度发育不良，三尖瓣 *Z* 值

>–2.5，且无明显右心室依赖的冠状动脉循环的病例，可以选择经导管瓣膜成形术。对于右心室发育程度中等，三尖瓣 *Z* 值在 –4.5~–2.5，且不存在右心室依赖的冠状动脉患儿，介入治疗可作为初始治疗的选择之一，因为增加右心室前向血流后，可有效提高未来患儿双心室循环的比例。而对于右心室重度发育不良，三尖瓣 *Z* 值 <–5.0 的病例，即使进行了肺动脉瓣的成形，也可能不足以维持有效的肺循环血流，此时动脉导管支架植入术及体 - 肺动脉分流术在这类患儿中的效果会更为稳定。对于存在右心室依赖的冠状动脉循环患儿，因为右室心肌窦隙开放并向冠状动脉逆向供血，任何可能降低右心室压力的术式均会导致心肌缺血，进而产生严重后果，所以肺动脉瓣球囊扩张成形术对于该类患儿为禁忌证。

（三）PDA 支架的尺寸及血管入路

支架直径的选择应根据病变的类型和患者的体重，一般体重 3.0~3.5kg 的婴幼儿选择直径 4.0mm 的支架，体重 3.5kg 以上的婴幼儿选择直径 4.5mm 的支架，对于动脉导管依赖性肺血流不足的先心病患者，通常支架直径 3.5~4.5mm 即可，而对于左心发育不良综合征患者，支架的直径则需增加到 6~10mm。根据导丝穿过 PDA 后的测量结果来选择支架长度（目前的冠状动脉支架在完全扩张时不会明显缩短），一般较后者长 1~2mm。PDA 全长应尽可能支架化，以防止无支架的部分加速闭合。最好只使用一个支架，尽管偶尔测量存在误差时需要植入第二个支架。例外的是源自锁骨下动脉的 PDA，它往往更长，因为一个单一的长支架拉直 PDA 可能会扭曲肺动脉。

股动脉入路是最常用的入路，当 PDA 起源于近端降主动脉，类似于孤立的 PDA，或离左锁骨下动脉稍近一点，或朝向左颈总动脉时，均可采用此入路。这在三尖瓣闭锁（tricuspid atresia，TA）、PA/IVS、Ebstein 畸形和单纯 TGA 中更为常见，而在 PA/VSD 及相关病变中少见。

如果 PDA 出现在左颈总动脉近端，如 PA/VSD 和具有类似生理特征的病变中常见的情况，则导丝不太可能被引导穿过 PDA 股动脉路径，此时可考虑应用股静脉途径。这类患儿中，室缺的存在可以允许球囊支架通过股静脉输送至动脉导管，建议首先将诊断性心导管插入升主动脉并经室间隔拱起，然后利用交换导丝更换导管。冠状动脉导丝可以锚定在远端分支，用于球囊和支架输送。

（四）Pul-stent 支架在肺动脉分支狭窄中的应用及术后管理

Pul-Stent 支架由我国自主研发生产，是一种专门用于肺动脉狭窄激光切割的钴基合金支架。相对于闭环设计的 Palmaz 支架、CP 支架，采用半开环设计的 Pul-Stent 支架具有良好的柔顺性、较小的轴向缩短率，有利于术中定位及释放（图 8-13），可适应儿童生长发育的需求，同时避免分支血管的闭塞。同时它具有良好的生物相容性和顺应性，可以经较小的输送系统植入。支架根据尺寸分小、中、大 3 个系列，直径规格为 6~22mm，长度规格为 15~40mm，可以根据患者年龄及肺动脉发育情况选择合适的规格。

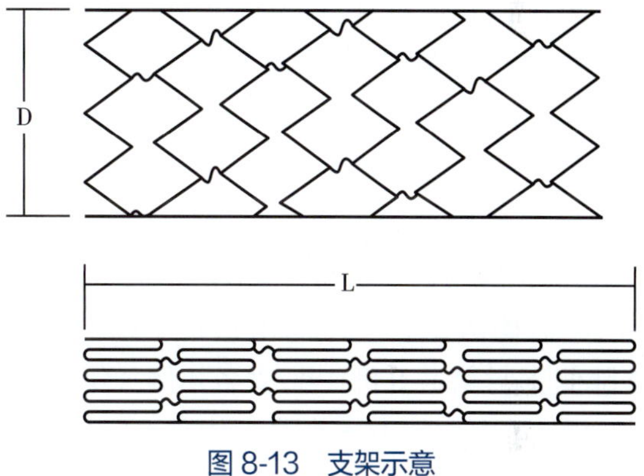

图 8-13 支架示意

在孤立性狭窄中，支架植入术可使梗阻完全解除，使压力梯度降低，使右心室压力正常化，改善肺动脉分支的血流分布。最直观的结果是通过血管造影证实肺动脉直径及远端血流的改善。而在多发性狭窄中，尝试治疗最严重的近端狭窄是一种适当的方法，在许多情况下，单个支架即可以缓解多个区域的血流。这些有许多狭窄部位的病例的总体结果异质性很大，许多病例可能需要多次的介入治疗才能到达预期的结果。

在许多中心，会在术后 24h 使用肝素抗凝并继以低剂量阿司匹林（3~5mg/kg），特别是对于放置小直径的支架，因其在上皮化过程中血栓形成的风险会增加。出院后仍应对术后患儿进行定期随访，以观察有无支架移位、断裂、再狭窄等并发症。

笔者团队 2018—2023 年共完成外科术后肺动

脉分支狭窄的支架植入手术7例，所有病例临床稳定，无与支架植入相关的死亡，说明该技术治疗外科术后残留肺动脉分支狭窄的安全性和有效性良好。

（五）体肺侧支血管栓塞在复杂先天性心脏病外科术后的应用

对于肺血减少型先天性心脏病，如法洛四联症、肺动脉闭锁及单心室伴肺动脉狭窄/闭锁，肺循环的血供可由固有肺动脉、PDA、MAPCAs共同承担。当固有肺动脉存在先天性狭窄或闭锁时，肺血主要依赖MAPCAs和/或PDA供应。这类疾病术前积极封堵体肺侧支血管可避免术中肺静脉回血多，提供较清晰的术野，减少术后灌注肺及充血性心力衰竭的发生。但这类患者存在封堵后急性缺氧发作的风险，且部分侧支血管走行迂曲、起始位置多变，临床实践中全部封堵体肺侧支血管存在相当的难度。这类患者术后排除肺部感染及低心排血量，若出现下列临床表现，应考虑残余有意义的体肺侧支血管，并积极予血管栓塞以改善临床状态：①灌注肺、血痰或粉色痰；②需较高条件的机械通气；③呼吸末气道压高；④胸部X线检查提示肺血多、肺部渗出或斑片影；⑤无法脱离机械通气或拔管后不能耐受。

笔者团队2018—2023年完成心脏外科术后体肺侧支封堵共8例（男、女各4例），年龄5个月~17岁（中位数16.5个月），体重6.6~38kg（中位数12.5kg），这部分患者在封堵术后均有临床症状的明显改善，证实侧支血管栓塞在肺血减少型先天性心脏病术后的重要作用。

（六）双向Glenn手术要点

双向Glenn手术处理额外血流的原则是，在不增加肺血管阻力的前提下，去除来自动脉导管和体肺侧支的血流。建议结扎PDA而保留心室-肺动脉的前向血流。大多中心选择双向Glenn手术中结扎奇静脉，防止血氧饱和度降低，但肺血管阻力较高的患者失去缓冲通道。

建议同时考虑处理合并的畸形，如左心室流出道梗阻、轻中度以上的瓣膜反流、肺静脉异位引流等。大多数BDG手术可在非体外循环下进行。但如果术中出现血氧饱和度过低，建立静脉心房旁路后，阻断腔静脉时静脉压超过30mmHg，频发或持续心律失常，血流动力学不稳定或需要同时处理其他畸形，则应选择在体外循环下进行。

有双侧上腔静脉时，除左上腔静脉特别细小可以结扎外，应先做右上腔静脉与右肺动脉吻合，然后做左上腔静脉与左肺动脉吻合。否则遗留左上腔静脉，其血流可经冠状静脉窦进入右心房形成“窃血”现象，导致肺血流减少和严重低氧血症。

（七）体-肺动脉分流术要点

人工血管直径应根据患儿的年龄和体重来选择，一般新生儿选用3.5~4mm的管道，婴儿选用4~5mm的管道，而较大的儿童则使用5~6mm的管道。管道直径过小，无法起到促进肺血管发育的作用；管道直径过大，会导致分流过量，进一步会引起灌注肺和肺高压。mBTT分流术手术生存率的关键在于体循环和肺循环之间的血流分布。根据肺血管的发育情况选择合适的人工血管和结扎未闭的动脉导管是影响术后疗效的重要因素。

乳糜胸和霍纳综合征，主要是手术损伤胸导管和交感神经所致，应小心操作和注意术后引流，严重乳糜胸的患儿应行手术结扎或封堵受损的胸导管。术后低氧，多为人工血管血栓形成或吻合口阻塞导致分流失败，应及时明确原因干预再次分流术或根治手术。同时为了避免血栓形成，术后立即开始预防性肝素化，剂量为10IU/（kg·h），并根据随后的凝血功能结果进行调整。阿司匹林也以每天一次3~5mg/kg的剂量开始，最大剂量为75mg/d，并建议终身服用。

【实战病例】

（一）病例1

7岁男童，体重18kg，SpO_2 75%，因“先心病术后6年余，咯血1天”急诊入院。5月龄时因发现口唇青紫1个月余就诊我院，行心脏CTA诊断为肺动脉闭锁、室间隔缺损、动脉导管未闭，行右侧Glenn+左侧B-T分流术。5岁龄时为进一步手术再次就诊我院，完善右心导管检查提示肺动脉平均压17mmHg，肺小动脉阻力指数1.6WU/m^2，肺动脉造影提示右侧肺动静脉瘘，肺血管发育欠佳，未予进一步治疗。6岁龄时因家长自觉青紫加重、活动耐力降低就诊，完善造影检查提示右侧肺动静脉瘘+奇静脉开放，行肺动静脉瘘封堵+奇静脉封堵术，术后发绀改善（85%）（图8-14）。

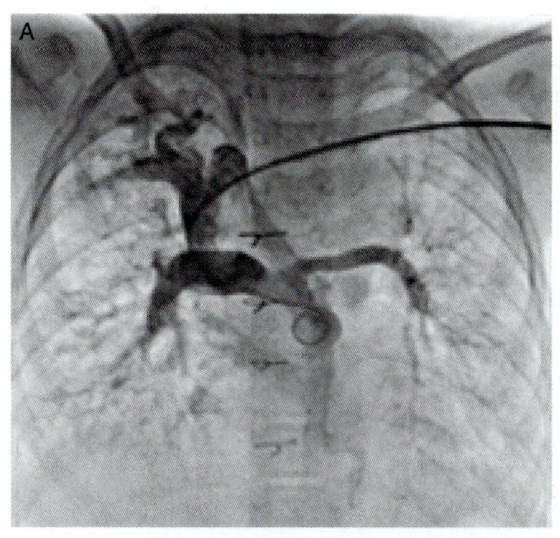

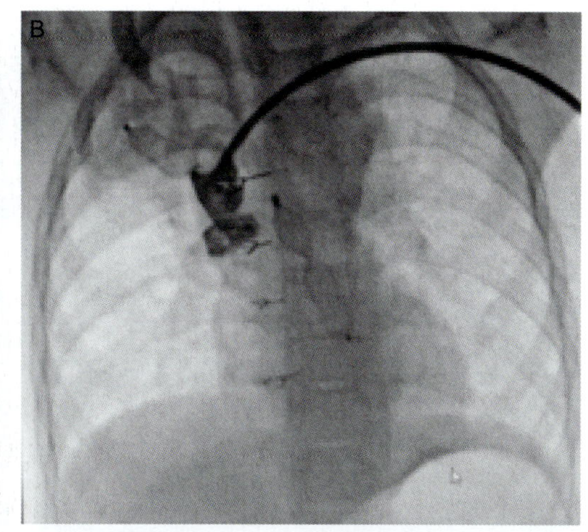

图 8-14 上腔静脉造影

A. 右上肺动静脉瘘及奇静脉开放；B. 动静脉瘘及奇静脉封堵术后。

6 岁龄时因“咯血”就诊，行造影检查提示左侧乳内动脉、甲状颈干，右侧乳内动脉及无名动脉起始部，胸主动脉多发体肺侧支，使用 10 枚弹簧圈封堵，术后饱和度 80%（图 8-15）。历经 7 年余的姑息治疗，患儿终于达到双心室矫治条件，于我中心顺利完成 Rastelli 手术，术后恢复良好。

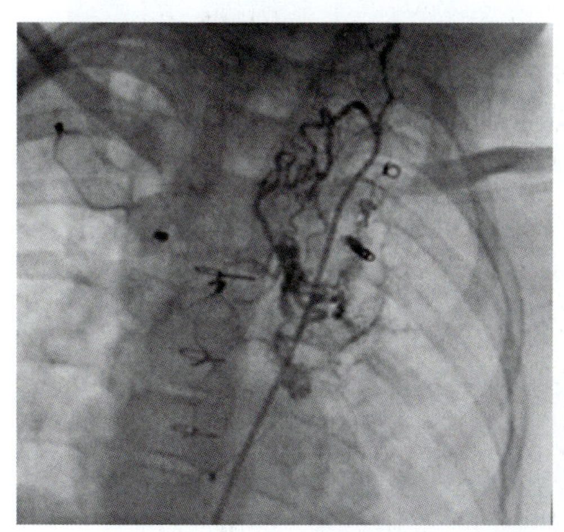

图 8-15 体肺侧支封堵术后

（二）病例 2

9 岁男童，体重 32kg，因“生后发现心脏畸形，右侧 Glenn 术后 1 年”入院。患儿出生后因“口唇青紫”于当地医院检查发现心脏杂音，进一步查超声心动图提示法洛四联症，否认缺氧发作史，无反复肺炎、心力衰竭史，入院前 8 年于当地医院行 CT 检查提示肺动脉发育欠佳，左肺动脉狭窄，行体 - 肺动脉分流术。入院前 1 年患儿在我院住院行心导管检查见左肺动脉起始处明显狭窄，内径 1mm，远端 6mm，术中测得肺动脉压 20/5（8）mmHg，右心室压 104/1（30）mmHg，压差 84mmHg，患儿就诊于外院行超声心动图及心脏 CTA 诊断为左肺动脉发育不良，并行右侧 Glenn 手术，术后发绀改善，活动量增加，安静时家长自测 SpO_2 为 85%~90%。7 天前患儿外院复查心脏 CTA 示右侧 Glenn 连接通畅，B-T 分流管道闭塞，左肺动脉发育不良，近段 2.3mm × 2.4mm，远端 6.8mm × 5.3mm，右肺动脉 12.1mm × 11.5mm，奇静脉开放增粗。为进一步诊治入院。入院后完善造影检查见 Glenn 吻合口通畅，左肺动脉重度狭窄，后行左肺动脉支架植入（图 8-16），术后患儿肺动脉发育改善，达到手术条件，成功接受法洛四联症矫治手术。

（三）病例 3

7 月龄男婴，体重 7kg，SpO_2 88%，因“患儿胎儿期超声发现心脏畸形，生后发现青紫”入院。当地医院超声提示肺动脉闭锁。查体：胸骨左缘 2~4 肋间闻及 3/6 级收缩期杂音。超声心动图提示肺动脉闭锁、室间隔缺损、动脉导管未闭、先天性体肺动脉侧支循环。入院后行肺动脉闭锁矫治术，术后第 1 天患儿出现血痰，量中，呼吸机条件高（PEEP：5cmH_2O），胸部 X 线检查提示肺血多，考虑存在灌注肺，经讨论急诊行侧支封堵，急诊造影示右甲状腺干发出侧支动脉供应右肺，以 3 枚 3mm、2 枚 4mm 的弹簧圈封堵（图 8-17A）。

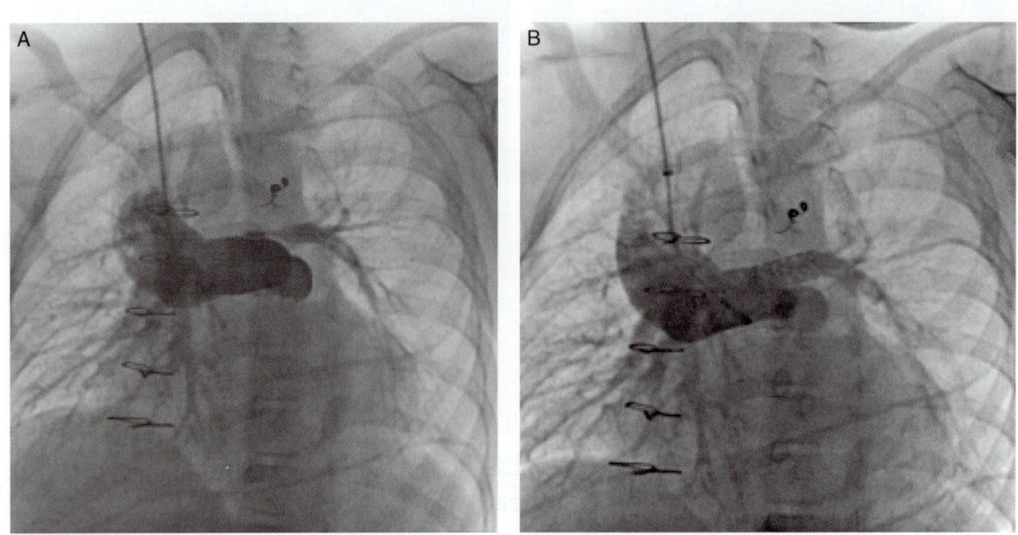

图 8-16　上腔静脉造影

A. 左肺动脉起始部重度狭窄；B. 左肺动脉支架植入术后。

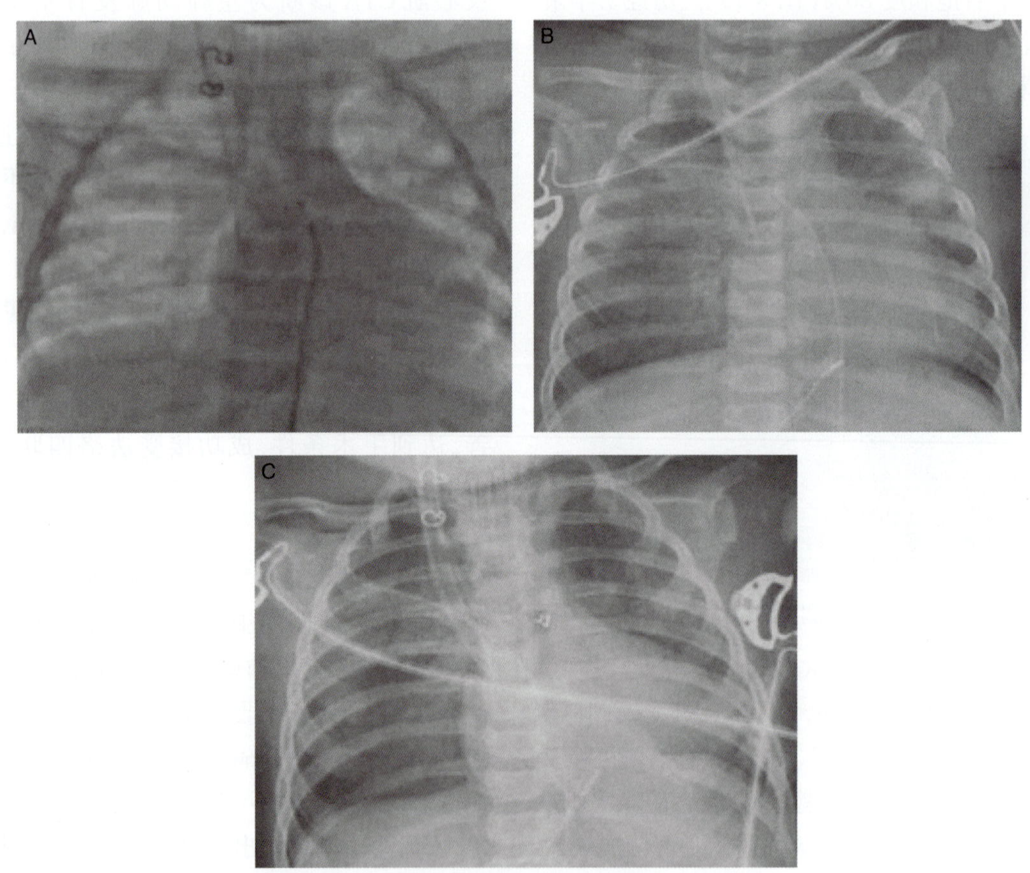

图 8-17　血管造影及封堵前、后胸部 X 线检查

A. 体肺侧支血管封堵术后；B. 封堵前胸部 X 线检查；C. 封堵后胸部 X 线检查。

急诊侧支封堵后20h，PEEP可逐渐降至1cmH_2O，转为粉痰至白痰，拔除气管插管，复查胸部X线检查显示肺血较前明显减少（图8-17B、C）。

（撰写：李刚、刘炘翰 审校：王霄芳）

参考文献

[1] 周爱卿，李奋，朱铭，等．先天性心脏病心导管术[M]．上海：上海科学技术出版社，2009.

[2] ALSOUFI B，GILLESPIE S，KOGON B，et al. Results of palliation with an initial modified Blalock-Taussig shunt in neonates with single ventricle anomalies associated with restrictive pulmonary blood flow[J]. Ann Thorac Surg，2015，99(5)：1639-1647.

[3] FRIEDMAN K G，SALVIN J W，WYPIJ D，et al. Risk factors for failed staged palliation after bidirectional Glenn in infants who have undergone stage one palliation[J]. Eur J Cardiothorac Surg，2011，40(14)：1000-1006.

[4] 肖雅琼，董念国，刘金平，等．功能性单心室外科治疗及近期疗效[J]．中华小儿外科杂志，2011，32(4)：248-251.

[5] ZHANG T，SHI Y，WU K，et al. Uncontrolled antegrade pulmonary blood flow and delayed Fontan completion after the bidirectional Glenn procedure：Real-world outcomes in China[J]. Ann Thorac Surg，2016，101(4)：1530-1538.

[6] MEZA J M，HICKEY E J，BLACKSTONE E H，et al. The optimal timing of stage 2 palliation for hypoplastic left heart syndrome：An analysis of the pediatric heart network single ventricle reconstruction trial public data set[J]. Circulation，2017，136(18)：1737-1748.

[7] ALSOUFI B，ROSENBLUM J，TRAVERS C，et al. Outcomes of single ventricle patients undergoing the Kawashima procedure：Can we do better?[J]. World J Pediatr Congenit Heart Surg，2019，10(1)：20-27.

[8] 赵莉晴，陈笋，武育蓉，等．经皮心导管微导丝肺动脉瓣打孔并球囊扩张治疗新生儿室间隔完整型肺动脉瓣闭锁效果分析[J]．中华儿科杂志，2020，58(2)：96-100.

[9] GOLDBERG C S，GAYNOR J W，MAHLE W T，et al. The pediatric heart network's study on long-term outcomes of children with HLHS and the impact of Norwood Shunt type in the single ventricle reconstruction trial cohort(SVRⅢ)：Design and adaptations[J]. Am Heart J，2022，254：216-227.

[10] HILL G D，FROMMELT P C，STELTER J，et al. Impact of initial Norwood shunt type on right ventricular deformation：The single ventricle reconstruction trial[J]. J Am Soc Echocardiogr，2015，28(5)：517-521.

[11] NEWBURGER J W，SLEEPER L A，GAYNOR J W，et al. Transplant-free survival and interventions at 6 years in the SVR trial[J]. Circulation，2018，137(21)：2246-2253.

[12] SATHANANDAM S，JUSTINO H，WALLER B R，et al. Initial clinical experience with the Medtronic Micro Vascular Plug™ in transcatheter occlusion of PDAs in extremely premature infants[J]. Catheter Cardiovasc Interv，2017，89(6)：1051-1058.

[13] PHILIP R，RUSH WALLER B，AGRAWAL V，et al. Morphologic characterization of the patent ductus arteriosus in the premature infant and the choice of transcatheter occlusion device[J]. Catheter Cardiovasc Interv，2016，87(2)：310-317.

[14] BHAMRA-ARIZA P，KEOGH A M，MULLER D W M. Percutaneous interventional therapies for the treatment of patients with severe pulmonary hypertension[J]. J Am Coll Cardiol，2014，63(7)：611-618.

[15] SANDOVAL J，GOMEZ-ARROYO J，GASPAR J，et al. Interventional and surgical therapeutic strategies for pulmonary arterial hypertension：Beyond palliative treatments[J]. J Cardiol，2015，66(4)：304-314.

[16] BAUER A，KHALIL M，SCHMIDT D，et al. Creation of a restrictive atrial communication in pulmonary arterial hypertension(PAH)：Effective palliation of syncope and end-stage heart failure[J]. Pulm Circ，2018，8(2)：2045894018776518.

[17] 徐欣怡，刘廷亮，郭颖，等．Pul-Stent治疗先天性心脏病外科术后残留肺动脉分支狭窄的中长期随访[J]．中华儿科杂志，2022，60(1)：20-24.

[18] VALENCIA E，STAFFA S J，KUNTZ M T，et al. Transcatheter ductal stents versus surgical systemic-pulmonary artery shunts in neonates with congenital heart disease with ductal-dependent pulmonary blood flow：Trends and associated outcomes from the pediatric health information system database[J]. J Am Heart Assoc，2023，12(17)：e030528.

第 9 章 右外侧小切口剖胸矫治简单先天性心脏病的临床经验

一、右外侧小切口剖胸矫治简单先天性心脏病的发展历程

先天性心脏病（congenital heart disease，CHD）是中国最常见的出生缺陷之一，并且是导致 5 岁以下儿童死亡率最高的原因。CHD 不仅对患儿自身的生活质量造成严重影响，还给他们的家庭带来巨大的心理和经济压力。大多数 CHD 患儿在接受积极治疗后能够恢复正常生活，其中手术修复解剖结构异常是治疗 CHD 的关键方法。

随着近年来心脏外科手术和体外循环技术的进步，常见的简单 CHD 手术成功率已经接近 100%，这使得患者对医疗服务的期望也随之提高。传统的胸正中切口手术虽然有利于手术视野的显露，但也存在诸多问题，如切口较长、创伤大、出血多、感染风险高、体内需要留置金属丝、胸前瘢痕明显，以及可能导致的鸡胸等后遗症。因此，减少手术创伤和改善长期生活质量成为患者和家长的强烈需求，促使医学界寻求更少创伤和更美观的手术方法。

1994 年，刘迎龙教授及其团队根据儿童胸腔较小、肋骨较有弹性等特点，在中国首次提出了通过右外侧小切口进行胸部手术的方法。这种技术与传统的正中切口相比，具有许多优势，如切口更小、不伤及骨头、出血和感染风险较低、不需要留置金属异物，减少了特殊设备的使用和成本。最重要的是，手术瘢痕隐藏在腋下，这极大地提高了患儿手术后的长期生活质量。

该技术最初应用于 2~5 岁单纯房室缺患者，经过 20 多年的发展，已成为大多数中心治疗单纯房室缺等简单先心病的首选手术方式，报道数量已近万例。随着技术的不断进步和相关学科的发展，其手术适应证逐渐扩大。截至 2023 年 4 月，北京安贞医院通过右外侧小切口剖胸体外循环手术的患者最小年龄为 42 天，最小体重为 3.5kg；最大年龄为 60 岁，最大体重为 90kg。该切口通常可成功完成单纯室间隔缺损（ventricular septal defect，VSD）、房间隔缺损（atrial septal defect，ASD）和肺动脉瓣狭窄（pulmonary stenosis，PS）等简单先心病的体外手术治疗，经过合理培训，有经验的术者也可顺利完成合并畸形的简单先心病，包括 PS、三尖瓣轻度反流、主动脉瓣下隔膜，部分心底部畸形如动脉导管未闭（patent ductus arteriosus，PDA）、永存左上腔静脉，甚至也有简单的部分型心内膜垫缺损、部分肺静脉异位引流、法洛四联症以及二尖瓣成形的报道。

近年来，此项技术获得了全国的认同，且国内多个心脏中心报道了各种改进的右外侧小切口剖胸方法。其中，以右侧腋中线直切口及右侧腋中线斜切口手术例数最多，这些手术入路安全性和有效性都得到了临床的验证，儿童多指标研究观察的结果并不逊色于传统的心脏手术。而在未来此项技术的发展方向为：适用于更小的体重，以及可以一期根治更多的合并畸形。

目前笔者团队仍以右侧腋下稍斜的小切口入路为主（图 9-1），切口缝合采用原位缝合，在此将对其操作进行详细阐述（视频 9-1）。

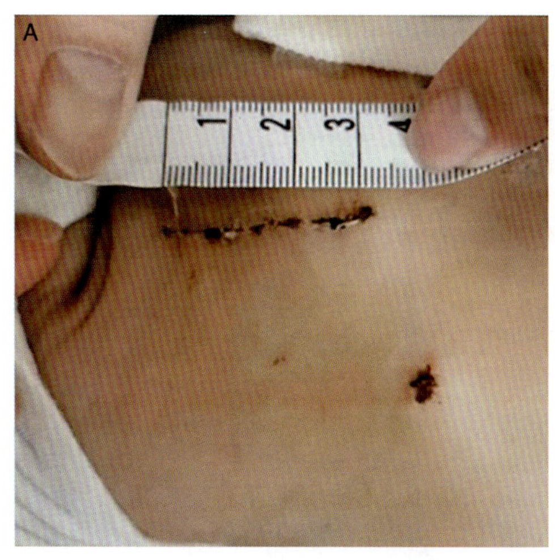

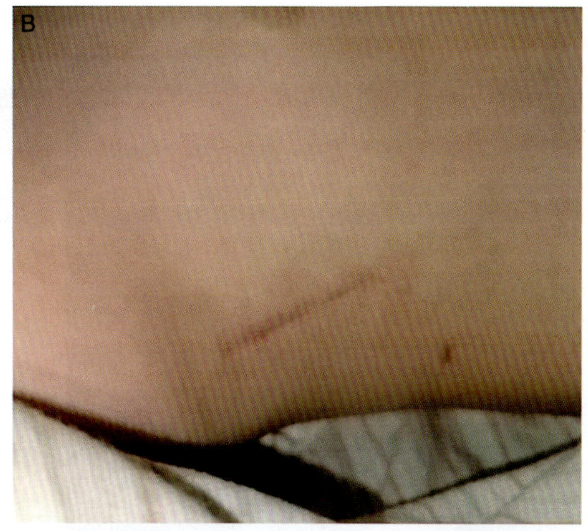

图 9-1　患者切口情况

A. 术后 7 日；B. 术后 2 个月。

视频 9-1　室间隔缺损（干下型）修补

患儿男性，3 个月，体重 4.6kg。

二、右外侧小切口剖胸矫治先天性心脏病技术详解

【体外循环手术外科常规流程】

（一）麻醉后准备

在全身麻醉状态下，进行气管插管后，确保动脉和深静脉导管的顺利插入，以维持患者的稳定循环。同时，仔细监测气道压力，确保双侧呼吸音正常。在呼吸功能正常、气道压不高、循环稳定的情况下，通知手术室团队一起摆放体位。

（二）体位调整

此操作需要麻醉医生、外科医生和手术室护士紧密协作，一般情况下推荐主刀或者负责建立体外循环的医生亲自完成。

1. 翻身　将患者转至左侧卧位，腋下垫高 8~10cm 以上，年龄 / 体重越大的患者需要垫的高度越高，根据胸廓形状综合考虑，需确保手术切口位于视野的最高点。

2. 垫高　头部垫高至颈部与手术床平行，避免颈部过度牵拉。对于较大的患者，可使用治疗巾垫软垫固定右前臂至头架，并通过胶布或巾钳固定右前臂。对于较小的患儿，需注意固定前臂至头架的空间，需要上外展右臂并放置于头部并妥善固定，同时腋下与右颈部之间垫上 4~5cm 的软垫。

3. 固定　固定体位后，需要关注身体位置的牢固。依据身体关节张力，右腿弯曲至 120° 左右与左腿上下交叉。体重较小的患儿在前后体位垫固定加右臂固定后，腿部不需特殊固定。而对于体重较大的儿童或成人，需用体位带固定下半身，避免术中体位变动对手术视野的影响。

（三）切口设计

在固定好体位后，从第 4 肋间与腋中线的交点开始，到第 6 肋接近腋前线略靠后的交点结束，作为稍斜切口（图 9-2 红色指示线所指紫色线）。绿色为腋前、腋后辅助线，熟练后可不画。

根据需要，切口可以稍微向上或向下延伸，具体取决于术者的暴露习惯和手术的实际需求。婴幼儿及低龄儿童切口长度为 3~4cm，大龄儿童或成人切口可延长。但需避免切口过于靠后或靠前，以免造成副损伤，特别是女性患儿，需要增加弧度避开乳腺可能范围。对于低月龄手术的患儿，由于肋间隙窄、胸腔浅，第 4 或第 5 肋间都能顺利完成手术。而对于年龄较大的患儿，特别是 2 岁以上、肋间隙较宽的情况下，准确的肋间定位显得尤为重要。

（四）开胸及显露

1. 在胸大肌和小肌之间分离肌肉，暴露出肋间间隙。

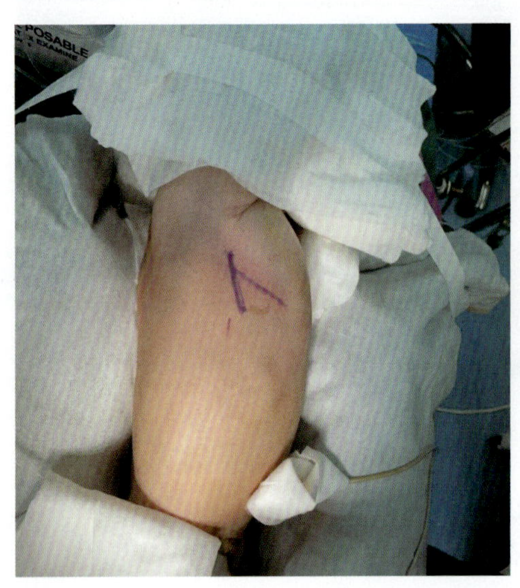
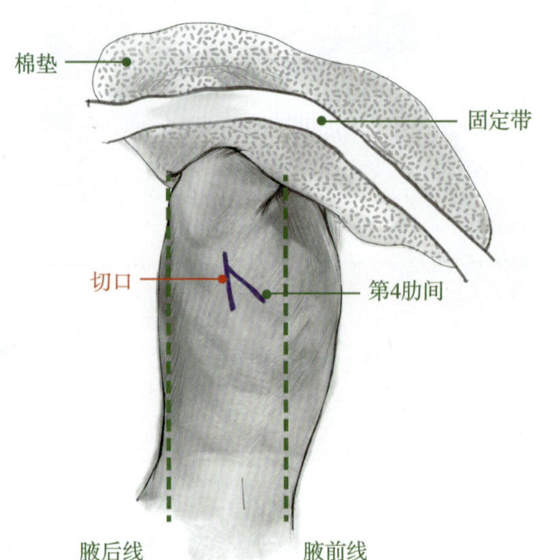

图 9-2　右外侧小切口体位摆放及画线

2. 根据患者的具体情况，选择第 4 或第 5 肋间进入胸腔，注意保护胸长神经和乳内动脉。

3. 垫湿纱布轻推右后方，展露心包和右侧膈神经。

4. 在距离右侧膈神经约 2cm 处，纵向切开心包。切口延伸至主动脉与心包反折处向上，至下腔静脉与心包反折处向下，心包下端可适当向左侧切开，以更好地显露右心室、流出道及肺动脉。

5. 心包悬吊（图 9-3）一般采用 7 号黑丝线。其中，3 根 7 号黑丝线配合湿纱布挡开右侧肺叶（标①）；1 根黑丝线（标②）显露上腔静脉；1~2 根黑丝线于主动脉心包反折处（标③）；如要更好的视野，可于肺动脉处增加 1 根牵引线（标④）。

需要特别注意低月龄患儿的呼吸系统发育不成熟，病情较重，胸廓内空间小，肺及胸腺占据空间多，肺间质充血，容易导致肺损伤。在进胸腔的过程中，尤其要轻柔操作。在此过程中，麻醉医生需密切监测循环及气道压的变化，随时与外科医生沟通。

（五）建立体外循环及畸形矫治

一般情况下，右外侧小切口与正中切口建立体外循环和畸形矫治操作无大差异。

其中，体外循环的建立中，主动脉插管是关键。如果主动脉暴露不佳或右心房较大影响插管视野，可以使用黑丝线活结结扎牵拉右心耳以更好地暴露主动脉。在主动脉与心包反折处稍靠下

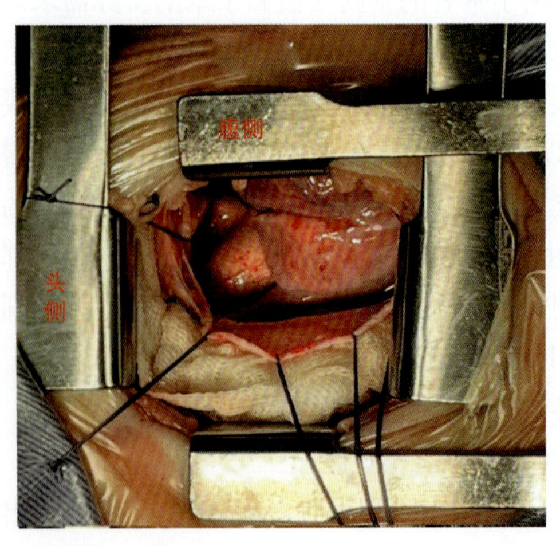

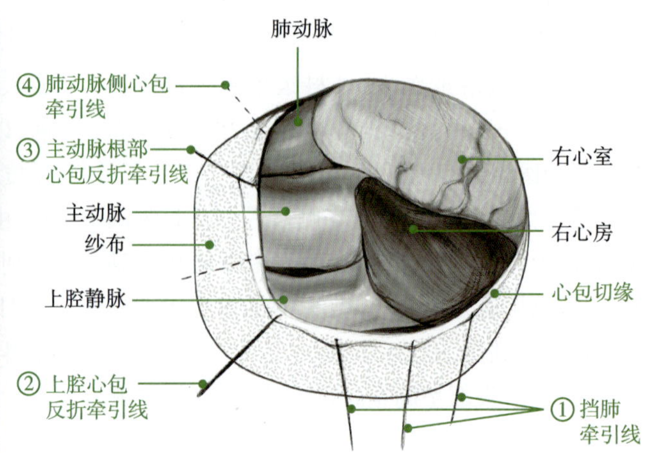

图 9-3　开胸及心包悬吊

缝主动脉插管荷包，游离主动脉外膜后插管。插管时，助手使用扁桃钳向下牵拉升主动脉，术者使用一把长扁桃钳轻持动脉插管前端，完成插管。如果插管失败，可以拉紧荷包线，侧壁钳夹主动脉侧壁，扩大切口后再次尝试。如果再次插管失败，可以结扎荷包线，在其下方重新缝置荷包插管。在体外循环建立并全流量后，停止呼吸机并脱开呼吸机管路，以尽快排出肺内残余气体，有利于手术视野的暴露。

（六）关胸前操作

心内操作完成后，麻醉医生和外科医生密切配合，放松心包牵引线，充分膨肺，避免肺泡长期塌陷引起的肺不张。同时，在膨肺的过程中，协助心脏排气，特别注意复跳早期的心脏引流，以防止肺淤血。

CPB 结束后，按照常规程序撤离体外循环机。可以在腋中线第 6 或第 7 肋间放置引流管。关胸前，要注意膨肺，探查有无复张不全的肺组织。然后，逐层缝合肋间，注意避免使用不可吸收线跨越两根肋骨，以免影响胸骨的发育。关胸结束后，通过引流管排出胸腔内多余气体。对于成人或较大年龄儿童的患者，考虑在手术中使用二氧化碳，以避免气体进入胸腔。

【临床经验分享】

在临床实践中，我们注意到一些操作中需要特别关注的问题：

1. 暴露不佳与插管困难　这一问题往往源于体位与肋间选择的不当。主动脉插管的失败通常由于被膜分离不完全或切口过小。

2. 切口设计　如果切口上缘过于靠近腋前线且过长，可能导致广泛的胸部皮神经损害和感觉缺失。切口下缘向前越过腋前线，则可能影响美容效果，并增加乳腺受损的风险。

3. 关胸技巧　当不可吸收线跨越两根肋骨关胸且打结过紧时，可能对胸廓的发育产生不良影响。关胸出血可能与缝合肋间时损伤肋间动脉有关，需仔细探查针眼。此外，在止血过程中反复烫烙肋骨骨膜可能导致术后骨质吸收，需要谨慎操作。

4. 心包切口　心包切口离膈神经过近可能引发膈神经损伤，需要谨慎选择切口位置。

【拓展技巧】

在临床实践中，外科医生需要根据患者实际情况调整治疗方法。多年来我们在全国推广此种外科术式，经常遇到兄弟单位提出的各种疑问和难点，同时这也是右外侧小切口入路的外科技术提升的要点，现将其总结整理，提供给有一定手术实操基础的同行们阅读。

（一）干下型室间隔缺损

在治疗干下型室间隔缺损（VSD）时，由于其位于组织较深处，且靠近肺动脉瓣和主动脉瓣，使得显露这一区域通常较为困难。这种类型的 VSD 通常通过肺动脉切口或右心室流出道切口进行操作。配合体位和充分的暴露，在右外侧小切口时也可同样操作。同时，由于切口角度，我们也在尝试通过右心房入路来进行 VSD 修补。

在这种方法中，我们利用三尖瓣隔瓣、室上嵴及右心室流出道隔束附近的室缺边缘悬吊牵引线。这种布置可以在这三点之间有效地显露出缺损的具体位置。在修补缺损时，主刀医生和助手之间的配合至关重要。主刀医生使用小针滑线（6-0 Prolene，针 1/2 弧）进行缝合，这样有助于转动针头。同时，助手轻提补片，有助于揭露缺损的边缘，使针尖更易进入。

在缝合接近主动脉瓣环和肺动脉瓣环交界处时，医生需沿着中心纤维体平行走针，确保缝合至肺动脉瓣环上方，以避免损伤主动脉瓣及主动脉窦部组织。在缝合过程中，可以采用再灌注心脏停搏液的方法来识别主动脉瓣的位置，预防对主动脉窦及主动脉瓣的潜在损伤。如果通过三尖瓣暴露肺动脉瓣环有困难，可以结合肺动脉或右心室切口，以确保缝合的准确率并防止损害周围组织。通过肺动脉切口进行操作时，可以将主动脉左侧壁的缝牵引线向主刀医生方向牵引并固定，同时在切口下缘中部设置牵引线向脚侧牵拉并固定，这样可以充分显露 VSD。

（二）合并永存左上腔静脉

永存左上腔静脉在右侧开胸情况下显露较困难，但如果不处理，术中的左上腔血液回流会严重影响视野。如术前超声提示存在永存左上腔静脉，在建立体外循环时，经右心耳插上腔静脉引流管，先将其放置在右心房中，之后下腔静脉插下腔静脉引流管。腔静脉暂不阻断，避免引流受限。于并行循环下将心脏尽量引空，助手以血管钳轻持主肺动脉向主刀侧牵拉协助显露左上腔静脉，如左心耳随心脏跳动影响显露，助手可用片钩弯曲至合适角度，轻轻遮挡左心耳，避免影响视野。操作应该足够轻柔，避免对心脏的直接挤压。

在显露出左上腔静脉后，主刀医生使用左手持组织镊全层轻持左上腔静脉，并向助手侧进行暴露，同时右手持血管钳在左上腔静脉进入心包的根部轻柔地游离主肺动脉心包间隙。这一操作要求非常轻柔和精确，以确保间隙的清晰显露并避免损伤和出血。

接下来，使用小直角钳继续游离左上腔静脉，并使用10号黑丝线带套管留置，以备后续使用。如果右侧上腔静脉较粗，可尝试阻断左上腔静脉，并观察患儿头面部的颜色变化。如果没有明显变化，并且静脉引流顺畅，可在手术中临时阻断左上腔静脉。在阻断期间，医生需要每隔大约10min观察患儿的头面部颜色，以及时调整阻断带，避免淤血。如果右侧上腔静脉较细，或者在试阻断左上腔静脉后患儿头面部颜色变化明显且上腔静脉压力显著增高，医生可以在切开右心房后，通过冠状静脉窦口放置静脉引流管。

在手术完成并心脏恢复跳动后，应及时开放左上腔阻断带，并确保右心的充分引流。关好心房壁后，应尽快开放上下腔静脉，以便将上腔静脉的血液引流至右心房，从而避免在复跳早期左上腔静脉血液回流过多，引起心脏和肺部的淤血。

（三）合并动脉导管未闭

在右侧开胸情况下，动脉导管位置的显露较为困难。原则上，对于动脉导管粗大、术前患者舒张压较低的情况，我们不建议在右外侧小切口进行手术矫治，因为右侧结扎动脉导管未闭需要在建立体外循环后进行。对于合并粗大的PDA患儿，由于其病情较重，舒张压较低，右侧开胸需要牵拉心脏存在较大风险，难以保证手术安全。然而，对于心内畸形合并较细的动脉导管未闭，一般在右侧开胸建立体外循环后，于并行循环下，通过引空心脏，在升主动脉左侧壁外膜缝置牵引线，将主动脉向主刀侧牵拉。如暴露不清，可在升主动脉靠横弓处左侧壁再缝置牵引线向主刀侧牵拉。助手使用血管钳或心耳钳夹住部分主肺动脉壁，向脚侧牵拉，同时助手右手可使用较细的硬质弯曲吸引器头，顶住心包反折靠左肺动脉处的心包，通过反向张力，充分暴露主肺间隔。

依据患儿体重，电刀使用较小功率（10W左右），小心钝性游离主肺间隔并套线结扎PDA。

1. 向右游离至充分显露左右肺动脉分叉间隙。

2. 向左沿主肺动脉间隔游离至充分显露左肺动脉开口。

3. 沿左右肺动脉分叉间隙向深部小心游离，显露动脉导管靠肺动脉处右侧壁，并游离周围间隙。

4. 沿左肺动脉方向分离动脉导管左侧壁，使用小直角钳从动脉导管右侧壁间隙处向左肺动脉开口方向的间隙穿出。

5. 套两道黑丝线结扎动脉导管。

需注意紧贴肺动脉游离动脉导管，不要游离过深，结扎前要仔细探查清楚左肺动脉及降主动脉位置，避免结扎错误。如周围间隙游离不清，不能暴露动脉导管，切忌盲目或暴力游离。

如动脉导管难以处理，或游离副损伤风险较大，可在阻断升主动脉后，冷灌心脏停搏液，保证良好的左心引流情况下，在主肺动脉上缝置牵引线，进行纵行切口，右心吸引器伸入肺动脉吸引，根据肺动脉内血流来源方向，观察动脉导管开口位置，透壁缝合动脉导管开口。如肺动脉回血较多显露不清，可在短时间内低温低流量下操作，确保操作精确，避免影响周围组织及血管。仔细探查游离面周围无出血后，再进行心内畸形修复。

（四）合并右心室流出道狭窄或肺动脉瓣狭窄

对于由右心室流出道异常肌束引起的右心室流出道狭窄，或VSD心内分流冲击斑导致的右心室流出道环形狭窄，通过右心房、经三尖瓣入路可得到完美显露。在牵引三尖瓣瓣叶后，术者可使用较细的硬质右心吸引器，经流出道方向探查肺动脉瓣，探查清楚后减除肥厚的肌束或冲击斑，疏通彻底后经三尖瓣可清楚探查肺动脉瓣。如果合并轻度肺动脉瓣狭窄，也可经三尖瓣使用小勾牵拉暴露肺动脉瓣交界，进行交界切开。如果右心室流出道或肺动脉瓣狭窄较为明显，如发绀型先心病、法洛四联症等，需要通过右心室流出道切口进行矫治，右侧腋下手术相对难度较高。较为严重的右心室流出道狭窄在悬吊心包时易受牵拉导致右心室流出道痉挛，因此操作需轻柔并快速建立体外循环。

在心脏停搏后，先进行右心室流出道的悬吊和牵引。通过在肺动脉侧靠近右心室流出道的心包部位悬吊一根缝线，医生可以将心脏轻微右旋，以便更好地暴露手术区域。此外，在主动脉的肺动脉侧缝上牵引线，可以将主动脉向手术者侧拉动，从而提供更佳的手术视野。

接着通过心内外结合的方式探查，医生确定进行右心室流出道切口的最佳位置。在拟定切口的两侧，分别缝上一根牵引线，以助于后续操作。在实施右心室流出道切口时，主刀医生和助手需配合使用镊子轻轻提起右心室流出道的牵引线。手术医生使用小圆刀切开右心室流出道，并在此过程中，助手需用左手持有心内吸引器插入右心室流出道直至左肺动脉，轻轻挑起以确保更好地暴露。这样的操作有助于减少对肺部的摩擦和损伤。在充分暴露手术区域后，再详细探查心内的畸形情况，并根据所见进行必要的手术矫治。

【低龄低体重患儿的右外侧小切口治疗经验】

对于体重低于 5kg，或者月龄小于 3 个月的需要进行手术的患儿来说，由于其病情较重，缺损大，肺部淤血严重，以及婴儿期本身的肺部发育特点（即肺部弹力组织发育差、肺血多、间质多、肺泡少），在右侧小切口手术中需要单肺通气的情况下，容易发生肺出血、肺不张、通气不足等并发症。因此，此类患儿右侧小切口的重点在于肺保护，主要包括以下几点。

（一）外科要点

术前常规给予强心利尿治疗，以减少肺淤血。进入胸膜腔时动作轻柔，避免对肺的局部损伤。在悬吊心包开始后，使用湿纱布小心挡开右肺，与术野隔离，以减少肺的摩擦及损伤。

（二）体外循环管理要点

体外循环医生术中需保证良好的左心引流及打开升主动脉后早期的主动脉根部引流，避免因左心淤血继发的肺损伤。

（三）麻醉管理要点

1. 术前优化和评估　从麻醉诱导到手术开始，我们要注意最大限度优化呼吸道和肺的状态，并协助外科评估患儿是否适合右侧小切口手术。

呼吸道的优化包括：①选择最合适的插管型号；②面罩低压力有效给氧；③轻柔熟练插管、适宜的插管深度（力求导管尖端置于气管中段，以免因体位变动而过深或过浅）；④最优的呼吸参数，一般正常通气下气道峰压不超过 20mmHg；⑤必要时吸痰和 / 或应用支气管解痉药物。

如果经过上述调整呼吸状况仍不满意，如气道压偏高、哮鸣音明显，或存在气道狭窄导致插管偏细 / 偏浅，则需要和外科协商是否改为正中切口手术。

需要注意，摆体位（仰卧位变为左侧卧位）后需再次确认呼吸参数。

2. 肺保护策略　侧切口暴露术野必然造成右侧肺受压，肺保护非常关键。具体措施包括：

（1）呼吸参数设定：推荐使用压力控制 - 容量保证（PCV-VG）模式，小潮气量高频率，开胸后可进一步调低潮气量，防止气道压过高造成压力损伤。CPB 前避免因过度通气、吸入高浓度氧使左向右分流增多，加重肺淤血。允许性轻度高碳酸血症对肺保护有一定作用。

（2）抗炎性反应：CPB 氧自由基引起的炎性反应可表现为不同程度的肺损伤，麻醉诱导后静脉给予乌司他丁可抑制炎性反应，改善 CPB 下心脏手术的肺功能。

（3）肺复张：主要手术操作完成后及早进行肺复张，手控膨肺应从小量低压开始，循序渐进，避免压力过高。关胸期间解除右侧肺压迫后以及闭合肋骨之前要充分膨肺，保证每个肺叶复张完全。

（4）气道分泌物：气管导管内吸痰，偶尔可见血性。如果血量较多，务必紧密观察并及时吸引，严防血凝块堵塞气管导管。

3. 观察心脏　能直视观察心脏，是开胸心脏手术赋予麻醉医生的一大优势。而右侧腋下小切口则无法提供良好的视野去观察心脏的容量和收缩状况。我们更需要依靠中心静脉压的动态变化，以及其与血压、心率之间的相互关系来进行调整，维持循环稳定。此外，加强与术者、体外之间的沟通对于提高患儿安全系数也至关重要。

【临床体会】

当前的大量研究结果一致表明：右外侧小切口剖胸手术矫治简单先心病，具有手术时间短、手术出血少、患者术后恢复快、创伤相对较小以及胸廓畸形少等明显优点。相较于传统开胸手术，右外侧小切口剖胸手术在治疗简单先心病方面展现出显著的优势。然而，因为其暴露有限，在病情较重患者和复杂手术中的应用仍需慎重考虑。对于新生儿、合并肺炎、粗大的PDA、肺部发育不良等患者，我们仍未将此术式列为首选。一般来说，复杂先心病如TOF、完全型肺静脉异位引流、Rastelli等手术，被认为是右外侧小切口的禁忌证。同样，如果右侧胸腔存在手术史或有胸腔内粘连，也不建议选择右侧切口手术。值得强调的是，在采用这一技术时，应循序渐进。在熟练掌握正中开胸手术的基础上，逐步过渡到右外侧小切口手术，年龄、体重、病情和手术复杂程度等因素需要综合考虑，以确保手术的安全性。通过不断总结、实践、讨论，我们相信右外侧小切口剖胸的手术方式在先天性心脏病外科手术领域将迎来进一步的发展和更为广泛的应用。

（撰写：景小勇、陈哲　审校：陈哲）

参考文献

[1] 刘迎龙，张宏家，孙寒松，等. 右胸外侧小切口小儿先天性心脏畸形矫治术793例体会[J]. 中国循环杂志，2000，15(4)：201-203.

[2] 李建荣，刘迎龙，于存涛，等. 右外侧小切口剖胸先天性心脏病矫治术近远期疗效观察[J]. 心肺血管病杂志，2012，31(4)：377-380.

[3] 赵应录. 右腋下小切口与胸骨正中切口两种不同入路治疗简单先天性心脏病疗效的Meta分析[J]. 中国血液流变学杂志，2017，27(4)：419-425.

[4] MISHALY D, GHOSH P, PREISMAN S. Minimally invasive congenital cardiac surgery through right anterior minithoracotomy approach[J]. Ann Thorac Surg, 2008, 85(3): 831-835.

[5] YANG M, SU J, LIU A, et al. Correction of simple congenital heart defects by right axillary thoracotomy in adults[J]. J Card Surg, 2019, 34(11): 1172-1177.

[6] 苏俊武，凌雁，李晓锋，等. 右外侧小切口剖胸矫治小儿先天性心脏病1972例[J]. 心肺血管病杂志，2012，31(4)：358-360.

[7] 陈焱，李磊，范祥明，等. 右外侧小切口剖胸行婴幼儿法洛四联症根治术治疗体会[J]. 心肺血管病杂志，2012，31(4)：373-376.

[8] 范祥明，陈哲，李磊，等. 右外侧小切口剖胸矫治合并心底部畸形的室间隔缺损体会[J]. 心肺血管病杂志，2012，31(4)：364-366.

[9] 陈哲，范祥明，李磊，等. 经右外侧小切口矫治室间隔缺损合并复杂畸形技术的应用[J]. 心肺血管病杂志，2015，34(1)：32-34.

[10] AN K, LI S, YAN J, et al. Minimal right vertical infra-axillary incision for repair of congenital heart defects[J]. Ann Thorac Surg, 2022, 113(3): 896-902.

[11] 王栋，吴永涛，金灿，等. 右腋下入路经右心房切口在小儿干下型室间隔缺损修补中的应用[J]. 中国医药，2019，14(6)：855-857.

[12] 苏俊武，李晓锋，张晶，等. 右外侧小切口行法洛四联症根治术346例临床分析[J]. 心肺血管病杂志，2014，33(2)：152-154.

[13] 李磊，范祥明，吴永涛，等. 2~6个月婴儿右侧开胸室间隔缺损修补手术的体会[J]. 心肺血管病杂志，2012，31(4)：367-369.

[14] LI G, SU J, FAN X, et al. Safety and efficacy of ventricular septal defect repair using a cosmetic shorter right lateral thoracotomy on infants weighing less than 5kg[J]. Heart Lung Circ, 2015, 24(9): 898-904.

[15] NAIMO P S, KONSTANTINOV I E. Small incisions for small children: Is right lateral thoracotomy a right approach in open heart surgery in infants?[J]. Heart Lung Circ, 2016, 25(2): 104-106.

[16] 张涛，葛建军，张海洋，等. 右腋下小切口与胸骨正中切口入路手术治疗儿童简单先天性心脏病疗效比较的回顾性研究[J]. 现代生物医学进展，2022，22(6)：1056-1059.

第 10 章　单心室类心脏病的临床实践

第 1 节　单心室 Fontan 类手术的个体化选择

一、历史

Fontan 手术至今已有 50 多年。最初是为三尖瓣闭锁患者设计的。现在这种手术已被用于治疗在无法实现双心室矫治的情况下多种复杂肺血少的先天性心脏病。随着手术技术的进步、患者个体化选择和围手术期管理的改进，手术患者存活率稳步提高。目前，接受手术的患者 30 年存活率可望达到 80%。

Fontan 手术是单心室手术的最后阶段，其发展历史上经历了多次技术改进。1971 年，Fontan 首次报道对 3 例三尖瓣闭锁患者进行的 Fontan 手术，即上腔静脉与右肺动脉吻合，右心房与左肺动脉近端吻合，缝闭房间隔缺损，在下腔静脉与右心房间植入同种带瓣血管，再结扎主肺动脉，即经典 Fontan 术。1973 年，Kreutzer 等进行了右心房 - 肺动脉直接吻合术。1977 年 Bjork 进行了右心房 - 右心室吻合术。1987 年 de Leval 采用心房内隧道技术，将下腔静脉沿右心房侧壁引流至上腔静脉，再与肺动脉吻合，即全腔静脉 - 肺动脉连接术（total cavopulmonary connection，TCPC）。1990 年 Marcelletti 采用心外管道技术改进了 Fontan 术。目前 TCPC 已成为应用最广泛的改良 Fontan 术，相比以往技术，具有更好的血流动力学和较少的术后并发症，包括心房内隧道、心房内管道与心房外管道技术。

二、术前评估

Fontan 类手术通过利用体循环静脉与肺动脉之间的压力差，使体循环静脉的血直接注入肺动脉，经氧合后再回到心脏。由一个心室或两个心室共同把血泵出到体循环动脉系统以供应全身的需要，从而对无法行解剖学矫治的先心病患者实现生理性矫正。这也要求 Fontan 手术术前的多方面评估，包括基本的病史、体格检查和实验室检查，以了解患者的运动耐量、心脏功能、解剖和肺血管压力与阻力、既往手术、其他病史等情况。病史评估如近期合并的其他疾病，特别是呼吸系统疾病，可增加肺阻力，进而增加围手术期并发症的发生率。如合并呼吸系统感染，最好在症状缓解后 4 周左右进行手术。体格检查在重点检查循环系统、呼吸系统的同时，须注意四肢、躯体的水肿和血管情况。由于此类患者在 Fontan 术前可能进行了多次外科手术、介入检查及介入手术，完整通畅的血管通路对手术尤为重要。

1977 年 Choussat 与 Fontan 提出了 Fontan 手术 10 条标准，随着对单心室循环认识的深入、手术技术的提高以及围手术期技术的发展，适应证已经有了较大的拓展，以往的 10 条标准已不再全部适用。1990 年 Mair 等提出了 Fontan 指数［$FI=(Rap+VEDP)/(Qs+Qp)$，其中 Rap 为肺小动脉阻力，VEDP 为心室舒张末压，Qp 与 Qs 分别表示肺血流指数和全身血流指数］，如果 FI<4.0，则右心房平均压≤20mmHg，早期存活率为 95%，总体存活率为 89%。1995 年 Sharma 等提出了改良 Fontan 手术新的 6 条选择标准：①满意的肺动脉尺寸；②可修复的局部肺动脉狭窄且远端肺动脉发育好；③肺动脉平均压 <18mmHg，存在左向右分流时 <20mmHg；④满意的心室功能；⑤无左心室流出道梗阻；⑥中度以下的房室瓣反流。后随着监护水平的提高和影像学的发展，Fontan 手术的适应证进一步扩大，但仍有部分单心室患者由于中期死亡率或功能衰退而无法接受手术。

目前导致 Fontan 手术的若干早期和晚期死亡因素已得到广泛认可,但对于是否可以接受手术仍未形成共识,尤其是处于“灰色地带”的患者,手术适应证的评估更依赖术者的经验。在这些危险因素中,肺动脉压力与肺血管阻力、房室瓣反流、心室功能显著受损被认为是影响 Fontan 手术效果的重要因素。所以在 Fontan 手术的个体化选择中,术前应充分评估肺血管情况、心室功能和心内畸形。

【肺血管压力与阻力】

Fontan 手术一般适用于肺血管阻力 3~3.5WU 以下、心室功能保留的患者,对术前肺血管情况的评估不应只看肺动脉压力,应尽量评估肺血管阻力(pulmonary vascular resistance, PVR)和(远端)肺动脉横截面积,以及客观的心室功能测量。阻力影响压力,PVR 增加会导致中心静脉压升高,通过 Fontan 回路的前向血流减少,低 PVR 对维持心输出量至关重要。术前肺动脉压力与阻力测定应尽量减少镇静状态、肺部感染、体表面积等因素影响,使结果参考价值更高。随着 Fontan 手术的适应证放宽,一些患者接受 TCPC 的风险仍然较大。例如双向 Glenn 手术后外周静脉广泛开放、肺动脉平均压力 >18mmHg、肺动脉阻力 >4WU、射血分数 <35%,此类患者的手术应谨慎考虑。尽管越来越多的研究证明,西地那非、前列腺素 E 等降肺高压药物的应用有助于降低 Fontan 术后的肺血管阻力,改善患者心室功能与运动能力,但高阻力患者的围手术期并发症和远期结果有待研究。

【肺血管发育评估】

常用的主要指标有以下几种。

1. McGoon 比值(McGoon ratio) McGoon ratio=(LPA+RPA)/DAO,即左、右肺动脉直径之和与膈肌水平的主动脉直径之比,Fontan 术应以 1.8 以上为佳,最低不能小于 1.2。

2. Nakata 指数(Nakata index) Nakata 指数即肺动脉指数(pulmonary artery index, PAI),PAI=(LPA+RPA)/BSA,即左、右肺动脉截面积之和除以体表面积,用于评价末梢肺动脉发育程度,正常值为(300 ± 30)mm^2/m^2(最好超过 $250mm^2/mm^2$);此外,还可通过肺动脉与主动脉比值(PA/AO,正常值约为 1)和肺静脉指数,评估肺血管发育情况。通过增强 CT 和心导管检查评估肺血管发育与体肺侧支情况越来越重要,由于肺动脉压力与阻力受一定的外界因素影响,如检查时的镇静状态、心内分流和体表面积矫正等,临床对肺血管发育情况评估需结合 CT 与肺血管造影综合评估。

3. 心室功能评估 心室功能评估包括:①射血分数(ejection fraction, EF),即指每搏输出量与心室舒张末期容积的比值,反映心室收缩功能的常用指标。对于术前射血分数(EF)<35% 的患者,手术应慎重选择。②心输出量(cardiac output, CO),正常成人为 4~6L/min。③心指数(cardiac index, CI),即单位体表面积的每分心输出量,正常值为 2.5~4L/(min · m^2)。

4. 心内畸形评估 对合并瓣膜反流、肺静脉异位引流和心房异构的患者,术前需进行详细超声心动图、CT 和心导管检查,以评估其对 Fontan 循环的影响。

三、手术策略

Fontan 手术目前没有统一的手术年龄或体重标准,但目前国外大多数中心都是在患者 2~4 岁时进行手术。我国患儿就诊年龄往往较大,依从性差,这些患儿就诊时往往合并不同程度的肺动脉高压、肺动脉发育不良、房室瓣反流或者心室功能受损等问题,需要临床医生根据每个患者的实际情况,个体化选择相应的手术方式。

【术式选择】

Fontan 类手术目前主要采用外管道(extracardiac conduit, ECC)和心房内隧道(lateral tunnel, LT)两种技术。两种技术的优劣一直存在争论,流体力学相关研究认为,减少 Fontan 通路的能量丢失有助于减少术后并发症,降低心律失常、血栓形成、卒中、蛋白丢失性肠病等的发生率,因此有学者认为 ECC 技术在流体力学方面优于 LT 技术。无论选择哪种方式,外科医生须注意吻合口的几何形态，例如一定程度的偏移可减少血流对冲，利于肝血流顺利进入双肺，进而有效降低能量损失。由于两种手术方式均无搏动性的前向血流，不利于肺血管发育，从而增加肺血管阻力，均存在远期 Fontan 衰竭的风险，故应以减少术后能量丢失，以推迟 Fontan 衰竭时间为原则，选择手术方式。

关于两种技术的并发症，目前多数学者认为心房内隧道由于过多的心房缝线和板障可能导致心律失常和血栓形成风险增高，同时耗能较高。而外管道可避免心房扩张，心律失常发生率低于心房内隧道，同时能耗较小，但由于缺乏生长性，对儿童患者使用存在一定限制。多数临床研究认为两种技术早期疗效相当，没有明显差异。多项研究显示目前选择 ECC 技术较多，2012 年美国胸外科医师学会（Society of Thoracic Surgeons，STS）对 68 个中心 2 747 例 Fontan 手术进行了分析，结果显示接受 ECC 技术的患者病死率更高。同样，Iyengar 和 Wilson 提供的 1997—2010 年澳大利亚和新西兰的注册研究显示，ECC 技术较 LT 技术的病死率更低。但 Weixler 最新报道的波士顿儿童医院 2000—2017 年回顾性研究显示，800 多例 Fontan 手术有 638 例接受 LT 技术，尽管 LT 技术的患者似乎有更多不良风险因素，但 ECC 术后的早期病死率高于 LT 组，LT 组的远期生存率更优。LT 技术和 ECC 技术哪种更胜一筹，很难通过现有研究得出结论，术式的选择更多取决于外科医生的倾向。

【外管道尺寸与位置选择】

外管道手术推荐最小体重为 15kg，对管道尺寸的选择尚无定论，一般选择 16~22mm 的人工血管。Keiichi Itatani 等研究发现，由于 Fontan 循环是一种低能量循环，对于 2~3 岁患儿，选择 16mm 或 18mm Gore-Tex 血管是最佳选择，但没有对大年龄体重患儿进行研究。Cho 等的研究也显示，对于体型较小的患者，选择 16mm 管道血流动力学状态良好，耗能最小。对于大体重患儿而言，选择 20~22mm 的人工血管，优势在于可以防止远期再手术，不过有研究通过对体型较大的 Fontan 术后患者心肺运动测试，发现肝静脉与管道的速率不匹配，而每体表面积（body surface area，BSA）12.5mm/m^2 管道直径（18mm 或 20mm Gore-Tex 血管）更适合。总之，对外科医生而言，Fontan 手术“正确的患者需要在正确的时间接受正确的手术”这一理念更为适用。根据患者接受手术的年龄、体重选择管道尺寸，患者更为获益。外管道位置的选择要以血流通畅、耗能最少为原则，根据上、下腔静脉位置和心尖位置选择管道的位置。管道通常放在心尖的对侧。

【开窗与否】

1990 年 Bridges 等首次在 Fontan 心内隧道手术中使用开窗（fenestration）技术，解决了在高肺血管阻力情况下维持正常心输出量的问题，可在年龄增长后重新评估以确定能否关闭分流。这一技术的优势在于可以保证心室前负荷和心输出量的改善，以及全身静脉压的降低，但会牺牲一定的血氧饱和度。同时，增加围手术期低氧血症原因的判断难度。故临床选择不开窗技术较多。因为在开窗技术的实际应用中，外科医生发现很难保持开窗的通畅率，尽管多个中心进行了不同方法的尝试，包括侧 - 侧吻合、人工血管连接等，但多数开窗会在术后 3 个月自行关闭。Bando 等发现，尽管进行了抗凝治疗，但 64% 大瘘管（>4mm）与 90% 小瘘管（2.5mm）在手术后 1 年内自动闭合。

开窗与否与术者喜好、患者病情有关，术前预测 Fontan 术后全身静脉压超过 15mmHg，或肺动脉扭曲或发育不良，肺血管阻力偏高的患者，可考虑术中开窗。一般 3 岁以下开窗 3~4mm，3 岁以上开窗 4mm。Elizabeth H. Stephens 报道了 24 年心外管道不开窗的 Fontan 手术经验显示有较低的病死率。Ismail Bouhout 等对 19 个中心 4 806 例患者的荟萃分析发现，相比非开窗组，开窗组的年龄更小，肺动脉压力与阻力更高，开窗大小以 4~5mm 居多。开窗可以降低肺动脉压力，有效减少胸腔引流管留置时间，但对病死率与住院时间并无显著影响。

【房室瓣反流处理】

房室瓣反流曾经被认为是 Fontan 手术的禁忌证，但随着围手术期管理的进步，房室瓣成形技术的提高,这类患者的手术成功率与生存率随之升高。然而,房室瓣反流仍是影响患者预后的危险因素。无论 Fontan 术前或术中进行房室瓣成形,对远期存活率与心室功能都有消极作用。在房室瓣反流原因中,与三尖瓣和共同房室瓣相关的多于二尖瓣,其机制较为复杂,包括瓣叶发育不良、瓣叶脱垂、瓣环扩张、瓣叶裂和腱索异常等,瓣环扩张往往与心室功能不全相关,因此不同的成形技术也被应用于此,但由于其远期再手术概率较大,建议应根据反流机制制订手术方案。手术方案的制订应在术前进行充分影像学检查,或经食管超声心动图检查,以确定反流的机制。最常见的是瓣环环缩成形和交界对合成形。此外,缘对缘技术也经常用于三尖瓣和共同房室瓣成形,已形成双孔减轻反流。对于共同房室瓣中度反流以上的,成形效果差可同期进行瓣膜置换术,一般选择瓣环较大的 On-X 人工瓣膜。

房室瓣成形的时机选择也是临床关注点。由于瓣膜反流程度不同,处理时机也不同。有研究认为中度及以下的反流暂时不需要干预,其往往在 Fontan 术后随着固有容量减少而缓解。对于中重度反流,同期未进行瓣膜修复的患者,其 Fontan 术后瓣膜反流程度可能会逐渐恶化。对于重度反流的患者,需要在 Fontan 术前或者同期进行手术干预。房室瓣反流在 Fontan 术前进行干预,利于减少体外循环时间、术后并发症和降低手术风险。另外关于患者年龄,年龄小、瓣环小的患者需再次瓣膜成形的概率较高。成年 Fontan 患者合并房室瓣反流的风险较高,房室瓣成形往往同期干预,且可进行房室瓣置换。对于共同房室瓣的患者,特别是合并心房异构的患者,瓣膜成形难度较大。瓣膜置换术往往与 Fontan 手术同期进行,但存在术后血栓和再次瓣膜置换的风险。总之,对于房室瓣反流的理想时机目前尚无具体标准,应根据患者年龄、瓣膜反流机制及程度制订个体化的手术方案。

【心房异构】

在肺静脉连接异常、心腔内解剖结构复杂、可进行单心室或一个半心室修复的患者群体中,心房异构占有很大比例,尤其是右心房异构,由于肺静脉回流异常会对 Fontan 循环产生不利影响。单心室合并完全型肺静脉异位引流的患者多在 Fontan 术前已完成肺静脉异位引流矫治术,Matthew 等研究发现,接受了 Fontan 手术并存活到出院的肺静脉异位回流患者,15 年内免于死亡和移植的比例较高。54 例合并肺静脉异位引流的 Fontan 患者中,66% 患者在 Fontan 术前接受肺静脉异位引流手术。对一期 Fontan 手术的右心房异构患者,术前需判断肺静脉回流情况,必要时予同期矫治。

【Takedown】

Fontan 衰竭是术后面临的严重并发症,早期 Fontan 衰竭的表现形式多种多样,包括低心输出量状态、较高的 Fontan 回流循环压力、大量液体需求和长期大量的胸腔积液。晚期衰竭包括:顽固性心律失常、蛋白流失性肠病和心功能低下等。Fontan 衰竭病死率较高,往往需要积极处理。Takedown 是处理 Fontan 衰竭的方法之一,特别是对于急性 Fontan 衰竭。当常规药物治疗无效时,需通过 Takedown 降低肺循环压力负荷,增加心输出量。临床上 Takedown 发生率不高,但病死率较高。如果发生在 Fontan 术后 2 天内病死率较低,超过术后 3 周则病死率较高。所以术中难以撤离体外循环、术后早期循环难以维持、无法纠正的严重低心排血量或高肺血管阻力,无法适应 Fontan 循环的患者,采用 Takedown 可以暂缓病情恶化,避免死亡。

Fontan 手术是一种独特的手术策略,适用于单心室及单心室类复杂畸形的患者,只需一个系统性心室形成串联循环,完成生理性矫治。这种独特的生理结构会导致患者长期处于低心输出量状态,对多器官产生长期的不利影响。了解每个患者特有的生理结构,制订个体化手术策略,对延缓 Fontan 衰竭使患者获益至关重要。

四、经验总结

我国的 Fontan 手术以大年龄、大体重患儿居多,此类患儿的心室功能和肺血管发育等往往较差,因此详尽的术前评估与准备是必要的。手术方式选择中，我们主要采用外管道技术，管道依据患儿体重而定，多为 20~22mm Gore-Tex 血管。管道位置依心脏解剖位置选择血流最优的方向摆放，尽量将下腔静脉吻合口与肺动脉吻合口置于脊柱同侧。外管道开窗与否取决于患者的肺血管阻力和医生的判断，由于开窗多于短期内闭合，且开窗影响对术后低氧原因的分析，我们选择以不开窗为主，笔者经验认为不开窗并不影响患者预后。房室瓣中度反流以上的患者需一期或同期处理，需同期处理的共同房室瓣反流严重、成形效果差的患者可选择人工瓣膜置换术。术前评估肺血管阻力较高的患者，术后常规应用降肺高压药物，有利于术后心室功能恢复和胸腔积液减少。总体来看，Fontan 手术的术前评估尤为重要，手术方案逐渐趋于个体化，依患儿具体情况设计手术方案，可最大化手术收益。

（撰写：闫军、曹跃丰　审校：闫军）

参考文献

[1] KVERNELAND L S, KRAMER P, OVROUTSKI S, et al. Five decades of the Fontan operation: A systematic review of international reports on outcomes after univentricular palliation[J]. Congenit Heart Dis, 2018, 13(2): 181-193.

[2] RYCHIK J, ATZ A M, CELERMAJER D S, et al. Evaluation and management of the child and adult with Fontan circulation: A scientific statement from the American Heart Association[J]. Circulation, 2019, 140(6): e234-e284.

[3] JOHN A S. Fontan repair of single ventricle physiology: Consequences of a unique physiology and possible treatment options[J]. Cardiol Clin, 2015, 33(4): 559.

[4] ALMODOVAR M C, MULINARI L. Which criteria should be used to select patients for the fontan operation?[J]. J Card Surg, 2021, 36(3): 950-951.

[5] SHARMA S, GOUDY S, WALKER P, et al. In vitro flow experiments for determination of optimal geometry of total cavopulmonary connection for surgical repair of children with functional single ventricle[J]. J Am Coll Cardiol, 1996, 27(5): 1264-1269.

[6] LARDO A C, WEBBER S A, FRIEHS I, et al. Fluid dynamic comparison of intra-atrial and extracardiac total cavopulmonary connections[J]. J Thorac Cardiovasc Surg, 1999, 117(4): 697-704.

[7] BOVE E L, DE LEVAL M R, MIGLIAVACCA F, et al. Computational fluid dynamics in the evaluation of hemodynamic performance of cavopulmonary connections after the norwood procedure for hypoplastic left heart syndrome[J]. J Thorac Cardiovasc Surg, 2003, 126(4): 1040-1047.

[8] DE LEVAL M R, DUBINI G, MIGLIAVACCA F, et al. Use of computational fluid dynamics in the design of surgical procedures: Application to the study of competitive flows in cavo-pulmonary connections[J]. J Thorac Cardiovasc Surg, 1996, 111(3): 502-513.

[9] DALEY M, D'UDEKEM Y. The optimal fontan operation: Lateral tunnel or extracardiac conduit?[J]. J Thorac Cardiovasc Surg, 2021, 162(6): 1825-1834.

[10] STEWART R D, PASQUALI S K, JACOBS J P, et al. Contemporary Fontan operation: Association between early outcome and type of cavopulmonary connection[J]. Ann Thorac Surg, 2012, 93(4): 1254-1261.

[11] YENGAR A J, WINLAW D S, GALATI J C, et al. Trends in Fontan surgery and risk factors for early adverse outcomes after Fontan surgery: The Australia and New Zealand Fontan registry experience[J]. J Thorac Cardiovasc Surg, 2014, 148(2): 566-575.

[12] WILSON T G, SHI W Y, IYENGAR A J, et al. Twenty-five year outcomes of the lateral tunnel Fontan procedure[J]. Semin Thorac Cardiovasc Surg, 2017, 29(3): 347-353.

[13] GOFF D A, BLUME E D, GAUVREAU K, et al. Clinical outcome of fenestrated Fontan patients after closure: The first 10 years[J]. Circulation, 2000, 102(17): 2094-2099.

[14] LEMLER M S, SCOTT W A, LEONARD S R, et al. Fenestration improves clinical outcome of the Fontan procedure: A prospective randomized study[J]. Circulation, 2002, 105(2): 207-212.

[15] GORLA S R, JHINGOERI N K, CHAKRABORTY A, et al. Incidence and factors influencing the spontaneous closure of Fontan fenestration[J]. Congenit Heart Dis, 2018, 13(5): 776-781.

[16] ITATANI K, MIYAJI K, TOMOYASU T, et al. Optimal conduit size of the extracardiac Fontan operation based on energy loss and flow stagnation

[J]. Ann Thorac Surg, 2009, 88(2): 565-573.

[17] CHO S, KIM W H, CHOI E S, et al. Outcomes after extracardiac Fontan procedure with a 16-mm polytetrafluoroethylene conduit[J]. Eur J Cardiothorac Surg, 2018, 53: 269-275.

[18] RIJNBERG F M, VAN DER WOUDE S F S, HAZEKAMP M G, et al. Extracardiac conduit adequacy along the respiratory cycle in adolescent Fontan patients[J]. Eur J Cardiothorac Surg, 2022, 62(1): ezab478.

[19] LEE S Y, SONG M K, KIM G B, et al. Relation between exercise capacity and extracardiac conduit size in patients with Fontan circulation[J]. Pediatr Cardiol, 2019, 40(8): 1584-1590.

[20] STEPHENS E H, TALWAR A A, DEVLIN P J, et al. 24-year results of nonfenestrated extracardiac Fontan including Fontan conversions[J]. Ann Thorac Surg, 2021, 112(2): 619-625.

[21] BOUHOUT I, BEN-ALI W, KHALAF D, et al. Effect of fenestration on Fontan procedure outcomes: A meta-analysis and review[J]. Ann Thorac Surg, 2020, 109(5): 1467-1474.

[22] ONO M, CLEUZIOU J, PABST VON OHAIN J, et al. Atrioventricular valve regurgitation in patients undergoing total cavopulmonary connection: Impact of valve morphology and underlying mechanisms on survival and reintervention[J]. J Thorac Cardiovasc Surg, 2018, 155(2): 701-709.

[23] LIU V J, YONG M S, D'UDEKEM Y, et al. Outcomes of atrioventricular valve operation in patients with Fontan circulation[J]. Ann Thorac Surg, 2015, 99(5): 1632-1638.

[24] TSENG S Y, SIDDIQUI S, DI MARIA M V, et al. Atrioventricular valve regurgitation in single ventricle heart disease: A common problem associated with progressive deterioration and mortality[J]. J Am Heart Assoc, 2020, 9(11): e015737.

[25] MAHLE W T, COHEN M S, SPRAY T L, et al. Atrioventricular valve regurgitation in patients with single ventricle: Impact of the bidirectional cavopulmonary anastomosis[J]. Ann Thorac Surg, 2001, 72(3): 831-835.

[26] PODZOLKOV V P, CHIAURELI M R, YURLOV I A, et al. Results of Fontan operation in patients with atrioventricular valve regurgitation[J]. Eur J Cardiothorac Surg, 2015, 48(2): 308-315.

[27] SETTON M, HE W, BENAVIDEZ O J. Morbidity during adult congenital heart surgery admissions[J]. Pediatr Cardiol, 2019, 40(5): 987-993.

[28] FREEDOM R M, HASHMI A. Total anomalous pulmonary venous connections and consideration of the Fontan or one-ventricle repair[J]. Ann Thorac Surg, 1998, 66(2): 681-682.

[29] YONG M S, ZHU M Z L, DU PLESSIS K, et al. Long-term outcomes of the Fontan operation in patients with total anomalous pulmonary venous drainage[J]. Ann Thorac Surg, 2019, 108(4): 1234-1241.

[30] MARATHE S P, IYENGAR A J, BETTS K S, et al. Long-term outcomes following Fontan takedown in Australia and New Zealand[J]. J Thorac Cardiovasc Surg, 2021, 161(3): 1126-1135.

[31] TREZZI M, CETRANO E, GIANNICO S, et al. Long-term outcomes after extracardiac Fontan takedown to an intermediate palliative circulation[J]. Ann Thorac Surg, 2018, 105(2): 599-605.

[32] 花中东，李守军．先天性心脏病外科治疗中国专家共识（八）：单心室生理矫治系列手术[J]．中国胸心血管外科临床杂志，2020，27(9)：979-986.

第2节　单心室的超声心动检查及评估

一、概述

单心室是一组较少见的复杂心脏畸形，指心房（左、右心房或共同心房）仅与一个主要心室腔相连接的畸形，又称为单一心室房室连接畸形。由于该畸形多数具有两个心室腔（主腔和残腔），为了避免概念混淆，近年来 Anderson 等将这一畸形称为功能单心室。典型代表有三尖瓣闭锁、左心发育不良综合征等。由于两个心房分别与各自相应解剖心室相连接的正常循环状态不同，单心室畸形被认为在房室连接这个节段上心房仅与一个发育较好并占主导作用的心室腔相连接。一个发育良好的心室应具备支撑瓣下心室各部结构的装置，流入道部分、小梁部分及与大动脉连接的流出道；而单心室通常存在一个缺乏正常房室连接，不完全的或部分退化的，发育不良的心室。单心室的最终生理学结果就是体循环和肺循环形成并联模式，而不是正常心脏的串联状态。这一结果严重影响患儿的预后，由于产后病死率高，远期致残率和致死率均高，单心室属国家卫生健康委员会规定妊娠 16~24 周应筛查出的九大畸形之一。此类患儿在生后数天随着动脉导管的逐渐闭合可出现严重的临床症状，多在出生后第一个月内出现症状，症状出现早晚和严重程度与肺动脉瓣狭窄（或主动脉梗阻）、动脉导管关闭相关。新生儿可能死于心功能不全或严重心律失常。如果没有外科干预，患儿可能在出生至 20 岁之前随时发生死亡。

二、病理解剖与分型

【病理解剖】

单心室的病理解剖非常复杂，其基本特征是左、右心房或共同心房与行使主要功能的单一心室腔相连接。

（一）心房的判断

在先天性心脏病节段分析中，心脏位置的判定是第一步，也是最重要的一步，区别心房的解剖特征依据为左、右心耳（外部形态以及内部梳状肌特征），但目前影像学技术对心耳形态的判定均不准确，不能作为判定心房特征的准确标准。研究发现，心耳解剖特征与胸部脏器（支气管、左右肺）的解剖特征高度一致，所以通常应用胸部器官的解剖形态来判定心耳形态，从而推断心房位置。

单心室合并共同房室瓣时，心脏结构非常复杂，由于心房及许多脏器偏侧性分化（结构或位置分化为左右）障碍，常合并心房 - 内脏位置异常，Anderson 称为心房异构，又称为内脏异位。现已证实心房的位置与器官和肺的解剖形态高度一致。

临床上心耳解剖特征判断困难时，可通过支气管及肺的解剖特征来判断心房的位置，超声心动图对心耳的形态显示比较困难，更不能显示气管与肺组织，所以不能采用上述方法。许多研究证实，腹主动脉与静脉（下腔静脉或奇静脉）的关系，与心房位置高度相关。超声心动图可清楚显示腹主动脉与下腔静脉和 / 或奇静脉的关系，间接推断心房 - 内脏的位置异常，准确率在 95% 以上。

（二）心室腔

单心室畸形的心脏大多数仍有两个心室腔，但仅有一个具有心室功能，为真正的心室，即主腔。另一个无功能的心室腔，为残存心腔。主腔为左心室时，肌小梁比较细腻；主心腔为右心室时，肌小梁粗大；仅有单一心室腔时，肌小梁无规律，难以辨别左心室或右心室。主心腔为左心室时，残存右心腔位于主腔的前上方，可以偏左、偏右或正前；主腔为右心室时，残存左心腔位于主心腔的后下方，可以偏左或偏右；主心腔为不定型心室腔时，则仅有一个大心腔，无残存心腔。残存右心室腔通常与大动脉连接（肺动脉、主动脉或双动脉），残存左心室腔则常无大动脉连接。与大动脉相连接的残存心腔称流出小腔，无大动脉连接的残存心腔称心室陷窝。

须强调的是，这一畸形的心脏多数存在两个心腔，故单心室之名并不恰当，但已沿用许久，多数学者已习惯称之为单心室，即便另一个心室腔存在，无论其大小、形态如何，总是缺乏与心房的连接，强调房室连接的单一性而非心室腔的单一性，是本组畸形的本质特征。

（三）房室瓣

单心室畸形中，其房室瓣连接方式可以是双侧房室瓣、共同房室瓣或单侧房室瓣（另一侧房室瓣闭锁）连接，分别称心室双入口、心室共同入口和心室单入口。心室双入口多见于主腔为左心室型的单心室畸形，心室共同入口多见于右心室或不定型心室的单心室畸形。

另外，房室瓣可呈骑跨（指房室瓣腱索骑跨）及坐跨（指房室瓣环骑跨）。当房室瓣跨越时，仅当与主心腔连接的瓣环超过 50%，才能诊断为单心室，否则称双心室连接伴房室瓣骑跨（坐跨和骑跨统称房室瓣骑跨），如图 10-1 所示。

1. 房室连接类型　心房与心室实体之间的连接形式，分为两类。

（1）双心室连接：包括房室连接一致、连接不一致和房室连接不定（心房对称位）三种。

（2）单一心室房室连接：包括心室双入口（含共同入口）、一侧（左侧或右侧）房室连接缺如（图 10-2）。

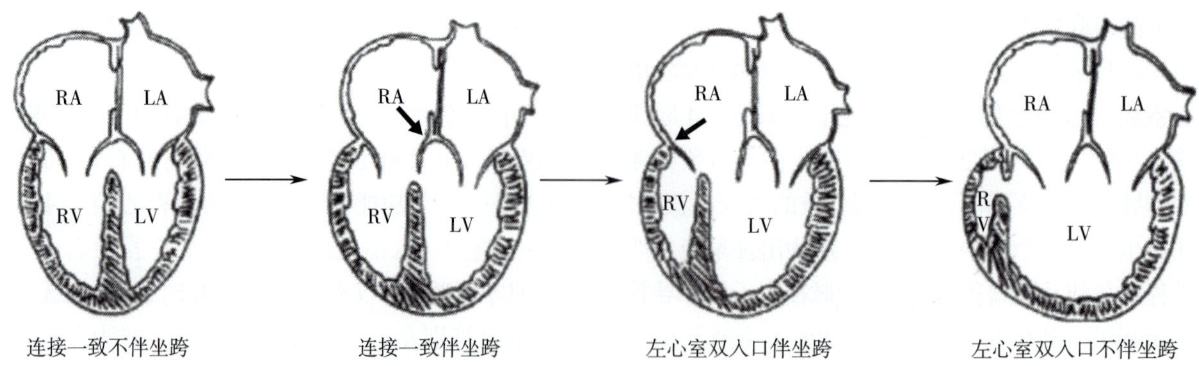

图 10-1　房室瓣骑跨及其与心室连接的关系

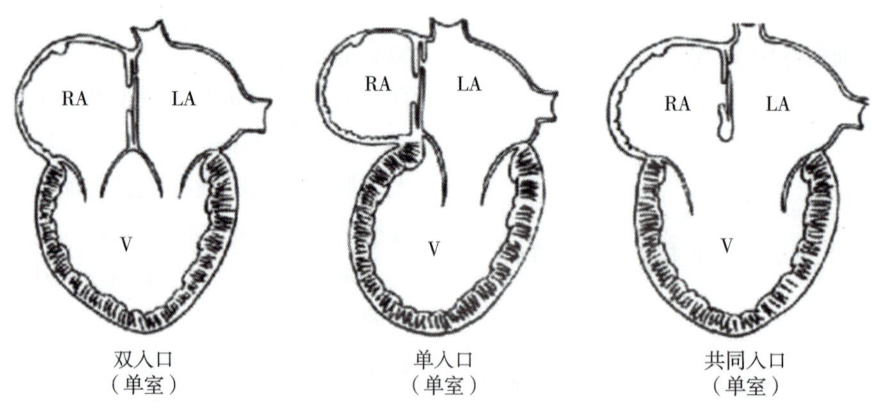

图 10-2　单心室的房室瓣连接方式

2. 房室连接方式　描述房室瓣的形态特征，包括双侧房室瓣、共同房室瓣、一侧房室瓣开放（另一侧闭锁），以及房室瓣骑跨。

（四）其他合并畸形

单心室常合并心房异构，完全型大动脉转位、右心室双出口、肺动脉狭窄和共同房室瓣畸形，以及主动脉缩窄或主动脉弓中断等。

【分型】

随着心脏外科技术的发展（尤其是 Fontan 手术的采用和改良）以及对本病认识的深入，单心室的命名和分类发生了很大的变化。经典单心室畸形是描述房室连接为心室双入口的一组心脏畸形（不论其心脏实体是一个或两个心腔）。

由于一侧房室连接缺如（房室瓣闭锁）的心脏畸形与心室双入口有相似的形态学和病理生理学特征，手术方式也相似，只能予单一心室修复。故越来越多的学者将它们归为同一种畸形，即单一心室房室连接畸形，以区别于双心室连接的心脏（后者指左、右心房与各自的心室连接）。单心室畸形的本质为心房与单一的心室腔连接，三尖瓣闭锁为右侧房室瓣连接缺如，其发育不全的右心室与左心室双入口的残存右心室残腔相似，同样，二尖瓣闭锁为左侧房室瓣连接缺如，发育不全的左心室与右心室双入口的残存左心室残腔相似。

（一）经典单心室（具有两组房室瓣）的分类

1.（1964 年）Van Praaph 根据 60 例单心室解剖结构分四型。

A 型：主腔为左心室解剖结构，右心室的漏斗部为残腔（78%）。

B 型：主腔为右心室解剖结构，左心室残腔位于主腔的后方（5%）。

C 型：左、右侧心室肌各半，组成共同心腔，无或仅有残存的室间隔（7%）。

D 型：无左、右心室及室间隔结构，心室形态分辨不清楚左右结构（10%）。

2. Elliott 将典型单心室分为三种类型。

A 型（左心室双入口）：主腔结构为左心室，残余右心室腔位于主腔的前上方，此型占绝大多数。

B 型（右心室双入口）：主腔结构为右心室，残余左心室腔在主腔的后下方。

C 型（不定型心室双入口）：仅有单一心室腔，肌小梁发育不良，分辨不清左或右心室结构。

（二）功能单心室（单一心室房室连接）畸形的分类

Van Praagh 分类方法的缺点是没有包含共同房室瓣的单心室畸形，且分类依据是主腔肌小梁的解剖学特征，分类复杂，应用临床影像学检查方法对其进行明确分类时常遇到困难。Anderson 根据与心房连接的心室主腔形态学特征将单心室分为三类，目前国际上通常采用这一分类方法。

A 型：心房通过左、右房室瓣、共同房室瓣或单侧房室瓣（另一侧闭锁）与左心室主腔相连。残余心腔为右心室，位于主腔的前上方，此型占绝大多数，多为两组房室瓣。

B 型：心房通过左、右房室瓣、共同房室瓣或单侧房室瓣（另一侧闭锁）与右心室主腔相连。残余心腔为左心室，位于主腔的后下方，此型以共同房室瓣多见。

C 型：心房通过左、右房室瓣、共同房室瓣或单侧房室瓣（另一侧闭锁）与单一的不定型心室腔相连，其心室腔肌小梁发育不良，分辨不清属于左心室还是右心室结构，无残存心腔存在，与 B 型一样，该型以共同房室瓣常见。

三、胎儿及新生儿期的病理生理改变

胎儿存在特殊的血流动力学：动脉导管为胎儿期肺动脉与主动脉之间血流的正常通道，由于此时肺不具呼吸功能，来自右心室的肺动脉血经动脉导管进入降主动脉，左心室的血液则进入升主动脉，动脉导管为胚胎期血液循环所必需。单心室胎儿心房间有卵圆孔交通，由于没有室间隔，血液也在单心室内自由混合。恰由于循环方式的特殊，单心室的胎儿即便存在两大动脉起源异常或肺动脉闭锁/肺动脉重度狭窄，只要不存在先天性动脉导管早闭，胎儿仍有血液循环，但持续低氧血症。

出生后肺膨胀并承担气体交换功能，肺循环和体循环各司其职，动脉导管若关闭，一些患儿（肺动脉闭锁/肺动脉重度狭窄）可能出现极度低氧血症、循环衰竭等危急症状，甚至死亡。

单心室患儿出生后的病理生理差异很大，最主要的表现为发绀、缺氧和心力衰竭，其严重程度取决于肺动脉瓣、主动脉瓣及瓣下狭窄，房室瓣关闭不全等的有无及其程度，以及心室的功能状态。由于只有一个心室主腔，心室腔内动静脉血液混合后被泵入两条大动脉，产生不同程度的发绀。合并明显肺动脉瓣狭窄者肺血减少，发绀及缺氧更重，日久出现红细胞增多症；不合并肺动脉狭窄者，肺循环血量增多，早期出现肺动脉高压及充血性心力衰竭的症状和体征，后期肺动脉高压进行性加重，肺血管阻力增高。心室功能低下和房室瓣关闭不全者，由于长期心室容量负荷过重导致心功能恶化，充血性心力衰竭的症状也逐步加重。伴有主动脉口狭窄以及主动脉缩窄或者主动脉弓中断者，则更易早期发生肺动脉高压和顽固性充血性心力衰竭，因肺血多而行肺动脉环缩术的患儿也较常见心力衰竭发生，多为心室壁过度肥厚所致。

四、超声心动图表现

【胎儿超声心动图】

由于单心室畸形仅有一个主心室腔，在胎儿期容易辨认。胎儿超声心动图看到单一心室腔，可以确定生后的单心室循环结局，此时诊断目的已基本达到，对终止妊娠有决定性意义。若为珍贵儿或父母能够接受患儿出生后多次手术治疗且存在远期并发症等现实，愿意留存胎儿，可进一步详细诊断以明确各节段畸形，为出生后可能发生的危险和早期治疗提供解剖和病理生理依据。

胎儿超声心动图诊断要点：

1. 心尖四腔心切面未见室间隔回声，仅见单一的大心室腔，在单心室腔的左侧或右侧部分可见残腔样回声。

2. 通过左、右心室内膜的不同特征及调节束等结构，可判断主心室是左或右心室，主心室腔与输出腔之间通常有漏斗间隔，通过球室孔相交通。

3. 大动脉短轴切面可判断大动脉的空间方位，分为右前左后、左前右后、正前正后和左右排列。在四腔心切面基础上，连续扫描观察动脉从心底发出的情况，注意观察肺动脉与主动脉的比例，有无狭窄。

4. 单心室内为混合血，故彩色多普勒超声心动图显示心室腔的血流信号应为混合状态。存在三尖瓣或二尖瓣闭锁时，舒张期仅可见心房内单一的血流信号经一侧房室瓣进入心室；若合并肺动脉瓣狭窄，收缩期肺动脉瓣口应可探及五彩镶嵌的血流信号；若合并房室瓣反流，收缩期房侧可探及反流信号。

5. 房室瓣功能的评价对心室功能评价很重要，如果早期出现重度房室瓣反流，多出现宫内心脏扩大、心力衰竭和死亡。

【出生后超声心动图】

1. M型超声心动图及二维超声心动图　可清晰地显示房室瓣数目（是两组房室瓣还是共同房室瓣）、大动脉的空间关系以及残腔与主腔的关系。心室腔内一般不能探及室间隔回声。

（1）多切面显示正常左右对称的心室结构消失，变为一个大的主腔（主心腔）和一个小腔（残腔），两者多通过室间隔缺损（球室孔）相交通。

（2）多切面显示左、右心房通过双侧房室瓣、共同房室瓣或单侧房室瓣（另一侧闭锁）与一主心室腔相连接。

（3）不同类型单心室的超声特征：

1）心室形态学特征：形态学上左心室主腔肌小梁较细腻，右心室主腔肌小梁粗大，不定型心室主腔肌小梁介于左右心室结构之间。但在单心室畸形时，心室解剖学特征会发生明显变异，临床上单纯依靠肌小梁声学特征进行鉴别比较困难，也缺乏可靠性。

2）主腔与残腔空间位置关系：选用左心室长轴切面和心室各短轴切面判断主心腔和残存心腔的空间关系。A 型单心室，残存右心腔位于主腔的前上方，残腔可以偏左、偏右或正前，但总是位于主腔的上方；B 型单心室，残存左心室腔总是位于主腔的后下方，同样可以偏左或偏右；C 型单心室，仅有一个大心室腔，多切面观察无残存心腔存在。

3）发出大动脉的残腔（流出小腔）为右心室残腔，未与大动脉连接的残腔（残存陷窝）多为左心室残腔。

单心室畸形时，心室内部的肌小梁特征常发生很多变化，所以通过肌小梁的声学特征来分辨心室腔的类型是不可靠的。但主腔与残腔的空间位置关系非常固定，因此，通过超声心动图判断主腔与残腔的位置关系来分辨单心室的类型是最可靠的。因残存心腔有时很小，应结合多切面进行扫查以免遗漏，否则易造成分型错误。另外，C 型单心室心腔内常充满许多粗大肌束，肌束多不规则甚至呈复合型（粗大且分叉），超声心动图检查时常将起源于心尖的粗大肌束误认为室间隔，导致误诊为双心室连接畸形（室间隔缺损、右心室双出口、大动脉转位等），手术将造成严重后果，甚至死亡。应多切面（四腔心、心室短轴及室间隔矢状切面等）观察才能准确鉴别。

（4）心室与大动脉的连接：本畸形心室与大动脉连接关系非常复杂，可以连接一致、连接不一致、主腔或残腔双出口以及主腔或残腔单出口，伴有肺动脉闭锁或缺如。根据心室与大血管的关系，可以进一步分为各种亚型。左心室为主腔时，大动脉连接可以正常，或完全型大动脉转位，右心室（残腔）双出口等，左心室主腔双出口少见；右心室为主腔时，左心室残腔通常无大动脉连接，右心室则发出两条大动脉。

（5）其他合并畸形：常合并肺动脉狭窄、心房异构、房室瓣骑跨、主动脉缩窄或主动脉弓中断，以及体、肺静脉畸形（如下腔静脉中断、肝静脉回流异常、左上腔静脉入左心房、肺静脉异位引流）等，应进行多切面扫描观察。

2. 多普勒超声心动图　彩色多普勒声像图显示两侧心房的血流经左、右房室瓣（共同房室瓣）进入主心室腔，以及主心室腔与残存心腔（通过室间隔缺损）血流交通。如果存在肺动脉口狭窄或主动脉口狭窄，彩色多普勒声像图可显示五彩镶嵌高速血流束。

连续多普勒可探及肺动脉狭窄处的高速血流

频谱，并可计算压差，也可显示房室瓣反流的高速湍流频谱。

3. 经食管超声心动图　经食管超声心动图结合四腔心切面、主动脉长轴切面及经胃心室短轴切面等，可清楚地显示房室瓣、主心腔及残存心腔的形态特征，对判定房室连接、心室与大动脉的连接以及观察房室瓣和辅助装置畸形（房室瓣关闭不全、房室瓣骑跨等）均有重要价值。

五、预后及新生儿期治疗

大多数单心室患儿出生后即有明显的临床表现，如发绀、心动过速或体重增加缓慢等，在新生儿或婴儿早期即引起人们注意。对于肺血多的患儿，发绀相对较轻，早期常忽视，但这类患儿容易出现充血性心力衰竭和肺动脉高压，如就诊较晚，可能失去后期手术条件。总的来说，不经治疗，单心室患儿的寿命较短，一半以上的患者只能生存至 20 岁，而存在中度以上房室瓣反流的患者预后更差。死因主要是充血性心力衰竭和心律失常，或不明原因的猝死等，也有个别例外报道单心室孕妇顺利生产。

如前所述，单心室患儿难以长期存活，早期病死率极高，因此出生后即应积极予以内科药物治疗，纠正心功能或给予前列腺素 E 维持动脉导管开放（针对肺动脉严重梗阻型），保证一定的肺血流，从而为患儿接受进一步手术创造条件。但因为单心室是极为复杂的先天性心脏病，内科治疗依不同情况处理不同，例如肺血增多型多伴有心功能不全，应给予强心、利尿纠正心力衰竭治疗；若肺循环血容量过多，体循环血流灌注不足，易出现代谢性酸中毒和休克，如果存在动脉导管未闭，可采取降低体循环阻力、升高肺循环阻力的方法来平衡体肺循环血流量；但对于肺血减少型，则采用升高体循环阻力和升高血压的方法，使血流能够更多地进入肺循环，增加血氧交换。

【单心室治疗原则】

在新生儿期出现症状并且明确诊断单心室者，除了中度肺动脉狭窄限制肺血流量，以及体循环系统梗阻但体、肺循环平衡尚好这两种情况外，其他均需外科或介入治疗。

必须密切监测患儿血氧饱和度、血气及酸碱平衡等内环境问题，严格根据单心室不同分型及以上监测数据用药。

内科药物治疗仅为短期调整，为外科手术提供手术条件，而不能长期依赖药物治疗存活。

对因肺动脉狭窄、闭锁导致的肺循环血流不足，或心内及主动脉弓水平梗阻所致的体循环血流不足，静脉滴注前列腺素 E 是有益的；如果存在肺静脉回流受阻，单纯药物治疗是无效的，必须考虑急诊手术，术前应保持体 - 肺循环及阻力平衡，动脉血氧分压 >30mmHg，以避免腹部内脏、冠状动脉及脑的损伤。

无论是否存在体循环梗阻，只要有严重的肺血流不足或肺血流过多，均需外科治疗。大多于出生后数日或数周即应完成手术，手术方式包括体 - 肺动脉分流术、肺动脉环缩术、Norwood 手术、双向 Glenn 手术及改良 Fontan 手术等。

Fontan 手术是目前唯一单心室的生理性外科治疗手术，手术方式近年已有不断改进，目前接受 Fontan 手术患者 30 年存活率可望达到 80%。

（撰写：丁文虹、杨静　审校：丁文虹）

第 3 节　单心室解剖畸形外科手术麻醉

【病历摘要】

患儿女性，1 岁 3 个月，身长 75cm，体重 9kg。

患儿生后 2 个月因“肺炎”就诊于当地医院，查体发现心脏杂音，经超声心动图检查诊断为三尖瓣闭锁，后间断于门诊就诊，未行手术治疗。患儿体力稍差，易气促多汗，哭闹后口唇青紫，休息可自行缓解。

【Ⅰ期手术：上腔静脉 - 肺动脉吻合术（双向 Glenn 手术）】

超声心动图：三尖瓣闭锁，右心室发育不良（残腔约 13mm × 18mm），房间隔缺损（中央型，约 14mm,右向左分流),室间隔缺损(膜周部,约 6.6mm,左向右分流),肺动脉瓣下右心室流出道呈肌性狭窄(重度,较窄处内径 4.0mm),肺动脉分支发育尚可,右上肺静脉异位引流。

胸部 X 线检查:心影增大,双侧肺血减少。

其他检查:血红蛋白 113.0g/L,SpO_2 74%。

拟行手术:体外循环下部分肺静脉异位引流矫治术 + 双向 Glenn 手术。

(一)麻醉要点

1. 术前评估　本例为大动脉关系正常的伴有肺动脉瓣下流出道重度狭窄及室间隔缺损的三尖瓣闭锁患儿,其心房水平存在交通(房间隔缺损)导致右向左分流,使体、肺循环静脉血在左心房内完全混合,因左心室接受的是动静脉混合血,患儿外周动脉血氧饱和度降低。低氧、发绀的程度与肺循环血流量相关,肺血流来自左心室,通过室间隔缺损经右心室流入肺动脉。本例患儿还存在肺动脉瓣下狭窄,肺血受限,因而存在比较明显的青紫以及活动和发育受限。

根据患儿的病理生理学特点,体外循环前麻醉的管理目标是避免肺血进一步减少和氧合状态的恶化。通过充分扩容和左心功能的维护保障必要的心排血量,避免交感应激等诱发的右心室流出道痉挛以及通气不足、酸中毒等引起的 PVR 升高,从而改善肺血流量,保证机体的必要氧供。

2. 麻醉诱导　患儿入室保温,常规建立心电监护(窦性心律,心率 122 次 /min)及脉搏血氧饱和度监测(SpO_2 79%),静脉予咪达唑仑 2mg、哌库溴铵 2mg、舒芬太尼 5μg 行麻醉诱导,明视下经口置入 4.0# 有囊气管导管后行机械通气(吸入氧浓度 50%)。左股动脉穿刺置管监测动脉血压,经右侧股静脉置入 5.5Fr 三腔中心静脉导管,用于监测 CVP、泵注有缩血管作用的血管活性药物以及补液使用,经右侧颈内静脉置入 4Fr 双腔中心静脉导管以监测术后肺动脉压力及输注具有扩血管效应的血管活性药物。因手术操作涉及上腔静脉的离断和再吻合,颈内静脉置管深度应较常规酌减,本例患儿置入 5.5cm。诱导完成后,患儿 ABP 95/40mmHg,心率 102 次 /min,SpO_2 92%。

3. 麻醉维持　经静脉持续泵注咪达唑仑、哌库溴铵、舒芬太尼维持麻醉。

4. 术中情况　于体外循环下实施部分肺静脉异位引流矫治及双向 Glenn 手术,手术顺利,开放升主动脉后患儿自动复跳,持续泵注多巴胺 5μg/(kg·min),成功撤除体外循环。为避免和减轻鱼精蛋白可能诱发的肺血管收缩,中和时从股静脉中心静脉管输注。停机后,患儿 ABP 95/50mmHg,心率 148 次 /min(窦性心律),潮气量 10ml/kg,平均气道压 8cmH_2O,$ETCO_2$ 32mmHg,SpO_2 94%(吸入氧浓度 40%),经颈内静脉留置的导管测得平均肺动脉压力 20mmHg,经股静脉留置的导管测得 CVP 12mmHg。考虑到 mPAP 偏高,经颈内静脉通路泵注米力农 0.5μg/(kg·min),并适当调高吸入氧浓度,维持轻度过度通气。关胸后患儿 ABP 98/60mmHg,心率 136 次 /min,mPAP 16mmHg,CVP 10mmHg,SpO_2 94%(吸入氧浓度 60%)。充分止血后关胸,患儿转入 ICU。

5. 术后转归　术后第一日拔除气管插管,经面罩吸氧(FiO_2 40%),SpO_2 85%~90%,窦性心律,心率 118 次 /min,ABP 100/50mmHg,mPAP 14mmHg,CVP 8mmHg。此后患儿恢复良好,循环稳定,于术后第三日转出 ICU。术后第十日顺利出院。

(二)麻醉管理经验

本例患儿因伴有肺动脉瓣下的重度狭窄,使自左心室经由室间隔缺损进入肺动脉的血流量明显受限,从而加重了体循环的低氧程度,同时患儿的单心室(左心室)要平行供应体、肺循环,容量负荷增加,而对患儿实施双向 Glenn 手术,在增加肺血、促进肺动脉发育、改善机体氧合的同时减轻了心脏的容量负荷,为二期全腔静脉 - 肺动脉吻合手术做了必要的过渡和准备。

上腔静脉 - 肺动脉分流完成后,麻醉管理的要点在于降低 PVR,促进上腔静脉血回流,以及心输出量的维护。通过改善内环境纠正酸中毒,调整呼吸参数维持正常的二氧化碳水平低限和尽可能低的平均气道压,从而降低 PVR,减轻机械通气对肺血流的限制。停机早期上腔压力(肺动脉压)偏高,除肺血管自身条件之外,还掺杂体外循环对肺血管的影响,以及鱼精蛋白可能引起的肺血管收缩。所以我们采用了上腔泵入扩血管药物和呼吸调控,在止血关胸过程中可见 PAP

逐渐下降。需要注意的是，过度通气和低碳酸血症虽然有利于降低 PVR，但同时也会诱发脑血管收缩、减少脑血流，应维持在轻度；此外，由于此类患儿肺动脉驱动压（依赖于上腔静脉压力）较低，尽管其肺通气比例增加，但肺灌注却并没有相应增加，应采取积极措施减少 V/Q 不匹配和肺内分流，必要时提高吸入氧浓度，以免因肺静脉血氧饱和度的下降而恶化机体的氧合。心输出量下降将会降低下腔静脉血氧饱和度，此“乏氧”的下腔静脉血与肺静脉血在共同心房内混合，将导致动脉血氧饱和度下降。术中对于心输出量的保障，我们可以通过维持适宜的心率、心肌收缩力和前负荷，并辅以适当的正性肌力药物来实现。

【Ⅱ期手术：全腔静脉 - 肺动脉吻合术（TCPC）】

前述双向 Glenn 手术后 4 年，患儿为行Ⅱ期全腔静脉 - 肺动脉吻合术入院。其间规律复查，现生长发育尚满意（5 岁 5 月龄，身长 115cm，体重 23kg），体力稍差，多汗，一般体力活动尚无明显受限。

超声心动图：三尖瓣闭锁，右心室残腔约 15mm × 18mm，室间隔缺损（8mm，双向分流），房间隔缺损（16mm，中央型，右向左分流），肺动脉瓣下流出道重度狭窄，较窄处内径 3mm，肺动脉瓣增厚开放受限，肺动脉分支发育尚可，左心增大（左室舒张末径 43mm，左室收缩末径 28mm），射血分数 63%，二尖瓣及主动脉瓣见微量反流信号，细小体肺侧支形成，右上腔静脉与右肺动脉吻合口内径 9mm，吻合口血流通畅。

胸部 X 线检查：心影增大，以右心房增大为主，心胸比例 0.64。

心脏 CT：肺动脉瓣上内径约为 11mm，主肺动脉管腔约 14.8mm × 11.3mm，右肺动脉约 9.9mm × 13.8mm，左肺动脉约 9.3mm × 10.0mm，升主动脉管腔内径约为 20.2mm，降主动脉管腔内径约为 10.4mm，部分肺静脉异位引流术后，右中、下及左侧肺静脉回流未见异常，腔静脉回流正常。

其他检查：血红蛋白 191.0g/L，HCT 55%，入院时安静未吸氧状态下脉搏血氧饱和度 82%。

心导管检查 + 体肺侧支封堵：肺血管床发育尚可，左、右肺动脉内径分别为 10mm 和 8mm，上腔静脉与肺动脉吻合口处通畅，肺动脉压力 19/17（18）mmHg，全肺阻力 3.8WU，右上肺主要靠侧支循环供血（第 6 后肋水平发出一体肺侧支，右锁骨下动脉发出多支细小体肺侧支）；推送 2 枚栓塞弹簧圈进入降主动脉胸段体肺侧支血管完成封堵。

拟行手术：体外循环下全腔静脉 - 肺动脉吻合术。

（一）麻醉要点

1. 术前评估　本例患儿心功能良好，房室瓣仅有微量反流，肺血管床发育尚可，但其平均肺动脉压力及肺血管阻力偏高，增加了患儿的围手术期风险。

体外循环前的麻醉管理原则与上腔静脉 - 肺动脉分流完成后的管理原则一致，即通过改善内环境、优化呼吸管理，降低 PVR；适当扩容，维持适宜的心率和心肌收缩力，保障必要的心排血量。此外需要注意的是，双向 Glenn 手术所致相对较高的上腔静脉压力会导致患儿头部和舌部静脉淤血，可能会对面罩通气和气管插管造成一定困难；呛咳、屏气或其他导致胸腔内压升高的因素均可致肺血流减少，应尽量避免；红细胞显著增多和组织氧压的下降，会导致患儿出现凝血因子缺乏、反应性毛细血管密度增加以及侧支循环血管形成，往往有出血倾向，同时双向 Glenn 手术后患儿因静脉压增高和再次手术，术期出血也会显著增加，因此在术前应充分备血，准备好可能需要的凝血物质（纤维蛋白原、凝血酶原复合物等），开放粗大的静脉通路，开胸游离过程中注意补充容量，并随时做好紧急转机的准备。

2. 麻醉诱导　患儿入室保温，连接心电及脉搏血氧饱和度监测（窦性心律，心率 100 次 /min，SpO_2 82%），静脉予咪达唑仑 2mg、罗库溴铵 30mg、舒芬太尼 25μg 进行麻醉诱导，于明视下经口置入 5.0# 有囊气管导管后行机械通气（吸入氧浓度 50%）。于左桡动脉穿刺置管监测动脉血压，经右侧股静脉置入 5.5Fr 三腔中心静脉导管（监测 CVP、泵注有缩血管效应的血管活性药物以及补液使用），经右侧颈内静脉置入 4Fr 双腔中心静脉导管（监测 mPAP、输注具有扩血管效应的血管活性药物使用)。诱导完成后,患儿 ABP 98/55mmHg,心率 92 次 /min,SpO_2 93%,经颈内静脉留置的导管测得平均肺动脉压力 10mmHg。常规放置体外除颤电极。

3. 麻醉维持　经静脉持续泵注咪达唑仑、罗库溴铵、舒芬太尼、丙泊酚维持麻醉。

4. 术中情况　于体外循环下实施全腔静脉 - 肺动脉吻合术,手术顺利,开放升主动脉后患儿自动复跳,经股静脉通路持续泵注多巴胺 5μg/(kg·min)和多巴酚丁胺 5μg/(kg·min),成功撤除体外循环。停机后,患儿 ABP 102/55mmHg,心率 107 次 /min(窦性心律),SpO_2 100%(吸入氧浓度 40%),$ETCO_2$ 31mmHg,经颈内静脉留置的导管测得上腔静脉压力 14mmHg(等同 mPAP),经股静脉留置的导管测得下腔静脉压力 13mmHg(用于参考评估患儿的容量状态)。经股静脉通路予鱼精蛋白充分中和肝素,后经外周及股静脉通路输注血小板 1U、血浆 400ml,在补充凝血因子、改善凝血功能的同时扩充血容量。经充分的外科止血后关胸,患儿转入 ICU。

5. 术后转归　术后第一日拔除气管插管,经面罩吸氧患儿 SpO_2 95%~100%,窦性心律,心率 110 次 /min,ABP 102/56mmHg,上腔静脉压 13mmHg,下腔静脉压 12mmHg,继续应用正性肌力药物及适当的容量治疗维持循环的稳定,同时予西地那非降低肺阻力。此后患儿循环及氧合稳定,于术后第四日转出 ICU。

(二)麻醉管理经验

Fontan 手术的目的是实现体循环和肺循环的分隔,从而改善患者氧合,减轻心脏容量负荷。此类手术的麻醉管理要点在于保证足够的肺血流量以及维护心脏的泵功能。由于肺循环缺乏动力泵,为保障足够的肺血流灌注和必要的左心室充盈,需要相对更多的容量以维持稍高的腔静脉压力,同时通过优化通气和内环境的管理,降低 PVR。平均气道压应维持在能够输送适当的每分通气量(维持正常的 $PaCO_2$)和肺膨胀的最低水平,以避免较高平均气道压对非搏动性肺血流的机械性限制。通常采用相对较大的潮气量(10~12ml/kg)、较慢的呼吸频率(10~15 次 /min)和较短的吸气时间(I∶E 为 1∶3 或 1∶4)的通气方式,并慎用呼吸末正压通气(positive end expiratory pressure,PEEP)。Fontan 循环的独特之处在于其所有阻力和压力均为串联,左心室后负荷相应增加,加之手术创伤和体外循环的“打击”,需要一定正性肌力药物的支持,优化心脏做功的同时有助于降低左心房压,从而实现体、肺循环的“良性互动”。

此外,由于胸膜腔负压有助于增加肺血流和心输出量,建议 Fontan 术后早期拔管,及早恢复自主呼吸。

(撰写:许路遥、林霖　审校:林霖)

参考文献

[1] LAKE C L, BOOKER P D. 小儿心脏麻醉学[M]. 晏馥霞,李立环,译. 北京:人民卫生出版社,2008.

[2] NASR V G, DINARDO J A. 小儿心脏麻醉手册[M]. 郑吉建,张马忠,白洁,译. 上海:世界图书出版公司,2018.

[3] 张明杰,徐卓明,黄蕊,等. 肺动脉高压对功能性单心室患儿 Fontan 术后早期转归影响的病例对照研究[J]. 中国胸心血管外科临床杂志,2018,25(2):123-127.

[4] 潘燕军,何晓敏,陈会文,等. 功能性单心室合并肺动脉高压的分期手术结果[J]. 中国胸心血管外科临床杂志,2018,25(3):183-187.

[5] 花中东,李守军. 先天性心脏病外科治疗中国专家共识(八):单心室生理矫治系列手术[J]. 中国胸心血管外科临床杂志,2020,27(9):979-986.

[6] FREDENBURG T B, JOHNSON T R, COHEN M D. The Font procedure, anatomy, complications, and manifestations failure[J]. Radiographics, 2011, 31(2): 453-463.

[7] LEYVI G, WASNICK J D. Single-ventricle patient, pathophysiolc and anesthetic management[J]. J Cardiothorac Vasc Anest, 2010, 24(1): 121-130.

第 4 节　Fontan 类手术后的护理管理

先天性心脏病中的一些病种由于某一心室的发育障碍不能承担起正常的心泵功能,只能行单心室的生理性纠治，即将体静脉血引入肺循环进行氧合后进入另一功能尚存的心室。此类手术称全腔静脉手术，以 Fontan 手术为代表。术后患儿病情变化迅速、多样，护理的重点与难点不同于其他心脏手术。监护室护士需要协助患儿采取特殊体位，维持较高的中心静脉压和胶体渗透压；遵医嘱应用扩血管药物降低肺血管阻力，维持有效肺循环；做好呼吸道管理，预防感染，促进患儿康复。

一、监护室准备用物

依据监护室实际工作情况，准备监护仪含心电图导联线、有创动脉血压及 CVP 监测模块与导线、一次性血氧饱和度指套、一次性肛温导线、呼吸机（须根据患者体重提前调节参数）、固定气管插管及各种引流管所用胶布、贴膜（2~3 张）、水胶体敷料、翻身软枕（4 个）、气垫床、约束带、微量注射泵、吸痰用物。

二、护理评估

患儿返回监护室后，监护室护士协助麻醉科医生连接呼吸机、床旁监护设备与微量注射泵，与外科医生、麻醉医生、手术室护士详细了解术中情况以及目前用药情况，对患儿的生命体征包括中心体温、末梢皮肤颜色和温度、心率（律）、有创动脉血压、经皮血氧饱和度、左心房压、右心房压、中心静脉压、肺动脉压力作出综合护理评估，依评估结果明确护理重点。

三、监护要点

【体位管理】

患儿术后采取特殊卧位，即中凹位，以促进腔静脉血液回流，减轻上半身水肿，增加肺血量，促进氧合及维持有效的循环血量。

【容量管理】

循环容量的管理重点在对患儿血压及中心静脉压的监测上。由于术后失去了右心泵的功能，全身的静脉血靠自身循环回流入肺动脉，容量依赖性很强。维持较高的中心静脉压才能保证有效的肺动脉灌注和左心循环血量。术后遵医嘱补充充足的全血以及血浆、白蛋白等胶体成分，调整补液量及速度，维持血压及中心静脉压的相对稳定。

【呼吸道管理】

术后需要呼吸机辅助通气，采用同步间歇指令通气（synchronized intermittent mandatory ventilation，SIMV）模式，PEEP 会增加胸腔压力，影响静脉血向心回流，降低心排血量，呼吸机使用期间设置为 $0cmH_2O$，做好人工气道的湿化管理，避免痰液黏稠，预防肺部感染。

每班需检查气管插管的固定情况，防止气管插管移位或脱出。按需吸痰，吸痰前充分镇静，防止患儿因刺激躁动而增加肺血管阻力；吸痰时严格遵守无菌操作原则；定时监测动脉血气，根据结果调整呼吸机参数。

患儿拔除气管插管后，按时雾化吸入，做好肺部理疗，协助患儿咳嗽排痰。

【镇静镇痛管理】

Fontan 术后充分镇静镇痛治疗至关重要，烦躁使耗氧增加导致缺氧及肺血管阻力增加。监护室采用右美托嘧啶和舒芬太尼联合用药，应用微量泵匀速准确泵入，肌肉松弛药哌库溴铵和水合氯醛间断镇静，保证镇静镇痛治疗期间循环稳定。

【抗凝管理】

Fontan 术后应尽早开始抗凝，监护室术后 6h 早期采用肝素抗凝，24h 后华法林和肝素重叠，而后用华法林抗凝，将国际标准化比值（international normalized ratio，INR）调整到 2.0 左右。

【用药管理】

术后所有药物均用微量注射泵准确、均匀输注，护士应确保管路通畅。血管活性药物选择单一通路，更换药物时应采取双泵换药法，以维护循环稳定。

【胸腔积液与乳糜胸】

胸腔积液是 Fontan 术后常见的并发症，术后胸腔引流量较多，持续时间较长，大量胸腔积液会加重对呼吸和循环的影响。监护室护士应严密观察引流液的量、颜色、性质，保持引流管通畅。胸腔积液出现乳白色，及时报告医生进行胸腔积液乳糜试验，乳糜试验阳性患儿给予戒脂、高蛋白、高热量及维生素饮食。拔出胸腔引流管后，仍需观察患儿是否有呼吸困难、血氧饱和度下降等，必要时通过胸部 X 线检查是否有胸腔积液。

（撰写：张倩倩、王红帅　审校：闫军）

第 11 章　先天性大血管发育异常

第 1 节　血管环的诊疗经验

血管环（vascular ring）指先天性主动脉弓及其分支发育异常，形成完全或不完全的环形结构，压迫气管、食管，引起相应症状的血管畸形。发病率约占所有先天性心血管畸形的 1%。

血管环患儿的临床表现差异较大，重症患儿可能存在吸气困难，轻症患儿术前可无症状。对于存在心内畸形且合并血管环的患儿，在完成心内畸形矫治手术后，易发生气管软化、无法脱离呼吸机等情况。

血管环可分为完全型血管环及不完全型血管环两类，完全型血管环包括：双主动脉弓（double aortic arch，DAA）、右位主动脉弓（right aortic arch，RAA）合并左侧动脉导管未闭（patent ductus arteriosus，PDA）或动脉韧带、RAA 合并迷走左锁骨下动脉（aberrant left subclavian artery，ALSA）及 PDA，左位主动脉弓（left aortic arch，LAA）合并右侧 PDA 或动脉韧带，颈位主动脉弓或伴有回旋主动脉。不完全型血管环包括：左位主动脉弓合并迷走右锁骨下动脉（aberrant right subclavian artery，ARSA），压迫气管的无名动脉或左颈总动脉，心脏旋转不良伴 PDA。

2000 年国际先天性心脏外科命名和数据库委员会提出了血管环的标准化分类法，将其分为五大类：DAA、RAA 伴左侧 PDA 或动脉韧带、无名动脉压迫、肺动脉吊带及其他。

2017 年，国际儿科和先心病编码（International Paediatric and Congenital Cardiac Code，IPCCC）及国际疾病分类第 11 版（International Classification of Diseases 11th Revision，ICD-11）则将血管环分为三类：LAA 伴右侧 PDA 或动脉韧带、RAA 伴左侧 PDA 或动脉韧带、气管 - 食管受压综合征。

解剖分型强调各类血管环的解剖走行、位置特点，有助于指导手术方案的制订。对于 DAA 患儿，术前需结合超声及 CT 评估优势弓位置。RAA 易合并 Kommerell 憩室。Kommerell 憩室部分存在远期扩张，压迫气管、食管，发生动脉瘤破裂、主动脉夹层的风险，因此建议对于 RAA、ALSA 合并 Kommerell 憩室的患儿，将 Kommerell 憩室切除，并行左锁骨下动脉 - 左颈总动脉吻合。左位主动脉弓合并 ARSA 畸形属于不完全型血管环，有症状即有手术指征。对无症状 ARSA 的处理方法是，如合并其他心内畸形，需正中开胸手术，可考虑同期行 ARSA 矫治，如无其他心脏畸形或仅合并简单先心病无须胸骨正中切口手术，可不处理 ARSA，继续随访观察。Ruzmetov 等报道的血管环病例中，30 例 ARSA 患儿全部采用切断缝扎的方式，并未行再吻合，术后并无右上肢缺血的表现。

一、右位主动脉弓合并迷走左锁骨下动脉及动脉导管未闭

【知识要点】

迷走锁骨下动脉又名“食管后锁骨下动脉”，相对常见。因为胚胎期一侧背主动脉弓吸收变为同侧第 4 号吸收（图 11-1），故 ALSA 必然合并右位主动脉弓（RAA），而 ARSA 必然合并左位主动脉弓（LAA）。因为右位主动脉弓与左侧动脉韧带 / 动脉导管相连，则形成以主动脉弓、ALSA、动脉韧带 / 动脉导管为边界的完全环，压迫气管及食管，导致患者不同程度的呼吸困难和 / 或吞咽困难。而 ARSA 合并 LAA 时，左位动脉韧带 / 动脉导管并不参与构成血管环，鲜造成临床症状，故单纯 ARSA 不具备明确手术指征。

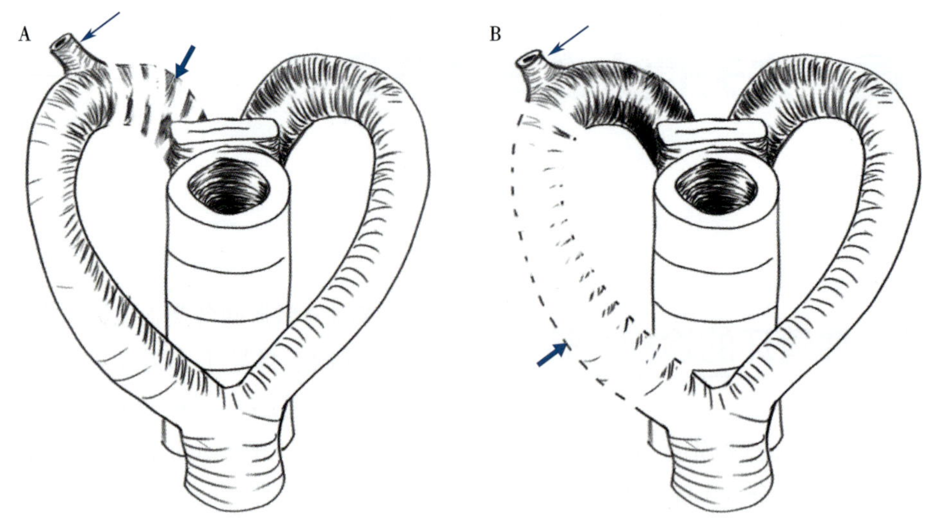

图 11-1 胚胎期迷走锁骨下动脉形成机制

A. 右侧背主动脉（粗箭头）被吸收，则右锁骨下动脉（细箭头）正常由右侧第 4 弓（后演化为无名动脉）发出；B. 箭头示被异常吸收的右侧第 4 弓，则右侧锁骨下动脉通过未吸收的右侧背主动脉与左位主动脉弓连接，并绕行于食管及气管后方。反之，左侧第 4 弓异常吸收则形成右位主动脉弓并导致左锁骨下动脉迷走（该示意图已略去与迷走右锁骨下动脉形成无关的结构）。

【临床实践】

若影像学证实完全血管环存在但无食管及气管压迫症状，是否需要手术治疗仍存在争议；若食管气管压迫症状明显，须手术切断并再植 ALSA；或虽症状轻微，但存在其他原因需开胸心脏手术，应术中同期行 ALSA 再植，因“O”形血管环对气管及食管的压迫可随时间进展加重。

病例：患儿男性，2 岁 4 个月，胎儿期发现心脏畸形。生后多汗，生长发育正常下限。心脏大血管 CT 提示（图 11-2）RAA 合并 ALSA、ALSA 近中段狭窄、Kommerell 憩室、无顶冠状静脉窦、永存左上腔静脉。超声心动图见 ALSA 起自降主动脉，起始段内径约 4mm，至气管后方，ALSA 内径为 3mm，该处血流加速，PW 1.9m/s，PG 14mmHg。ALSA 远端内径约 5mm。手术正中开胸，剔除胸腺。游离主动脉及右侧无名动脉、左侧颈总动脉，游离动脉韧带，沿动脉韧带探查并游离 ALSA。切除 Kommerell 憩室，关闭切口，于狭窄后切断 ALSA，端 - 侧吻合再植于左侧颈总动脉近端。体外

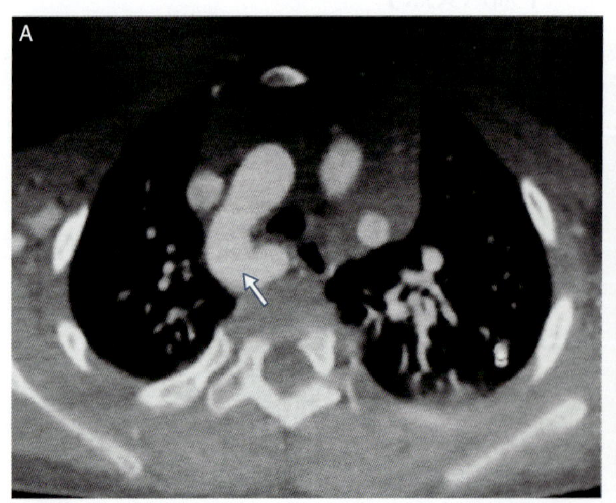

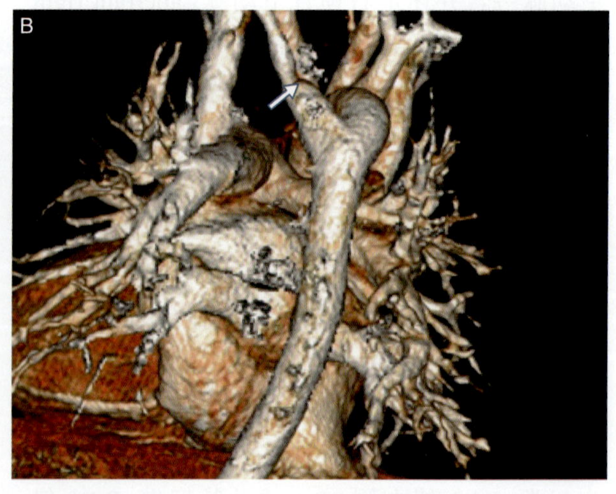

图 11-2 心脏大血管 CT

A. 降主动脉发出 ALSA，起始段（箭头）走行于气管后方；B. ALSA 与 Kommerell 憩室的狭窄连接部（箭头）。

循环心脏停跳下修补冠状静脉窦型房缺。术后超声心动图提示右位主动脉弓，左锁骨下动脉起自左侧颈总动脉根部，起始段内径约 4mm，血流通畅。手术当日脱离呼吸机，ICU 治疗 1 天，术后 1 周出院。

【治疗经验】

如合并心内畸形，常用正中开胸、体外循环下再植 ALSA；单纯 ALSA 可选择左侧切口开胸。术中沿动脉韧带游离，ALSA 与动脉韧带相连，可于连接处离断 ALSA，切除 Kommerell 憩室后缝闭主动脉端切口，ALSA 断端再植。如 ALSA 未与动脉韧带相连，则需全程游离 ALSA，包括其位于食管及气管后的部分。

二、双主动脉弓

【知识要点】

在双主动脉弓畸形中，升主动脉离开心包后分成左主动脉弓和右主动脉弓，两者越过食管及气管后汇为降主动脉。降主动脉多位于左侧，少数位于右侧，偶尔位于脊柱正前方。

右弓发出右颈总动脉和右锁骨下动脉，左弓发出左颈总动脉和左锁骨下动脉。右主动脉弓通常比左主动脉弓粗大，称右弓优势，见于约 75% 病例，左主动脉弓发出左锁骨下动脉后通常狭窄或闭锁；约 20% 病例中左主动脉弓粗大即左弓优势，右主动脉弓分出右锁骨下动脉后远端较小，但很少出现闭锁。左、右主动脉弓口径基本一致（平衡）的约占 5%。

双弓畸形几乎均会对气管及食管造成明显压迫导致临床症状，手术指征明确。手术原则为离断非优势弓，解除压迫。对术前评估双弓均衡的患儿，术中可尝试阻断一侧主动脉弓，如双上肢血压、饱和度无明显变化，可切断此主动脉弓。对于降主动脉位于左侧的患者，考虑到右弓走行于气管后方，有压迫气管可能，因此优先选择保留左弓而切断右弓。切口选择上，大部分患儿降主动脉位于脊柱左侧，可经左后外侧切口，第 3 或第 4 肋间进胸，切断非优势主动脉弓。对少数降主动脉位于脊柱右侧患儿，可选择右后外侧切口。

【临床实践】

患儿男性，4 个月，哭闹喘憋。CTA 检查发现 DAA 畸形（图 11-3），右弓优势，右侧降主动脉，左弓发出左侧锁骨下动脉后近闭塞，降主动脉可见 Kommerell 憩室，气管轻度受压。超声心动图所见同 CTA。患儿症状明显，手术指征明确。术中一侧股动脉、双侧桡动脉穿刺测压。左后外侧切口经第 3 肋间进胸，迷走神经旁 1cm 纵行切开后纵隔胸膜，沿左锁骨下动脉游离左弓、降主动脉及右弓。阻断左侧锁骨下动脉起始位置以远的左侧主动脉弓，同时阻断 Kommerell 憩室起始部，于阻断钳之间离断左侧主动脉弓，近心端缝闭，切除

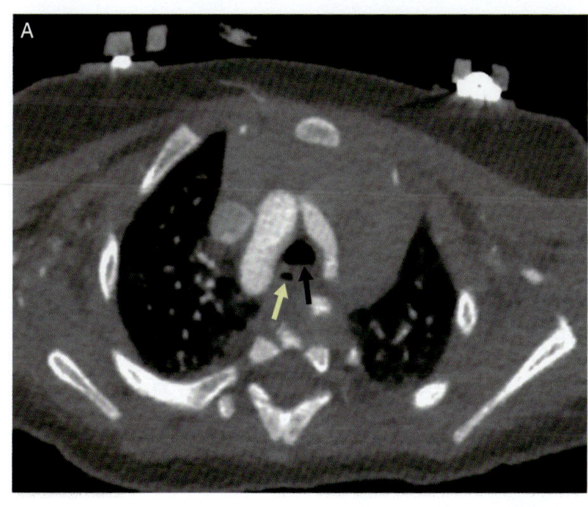

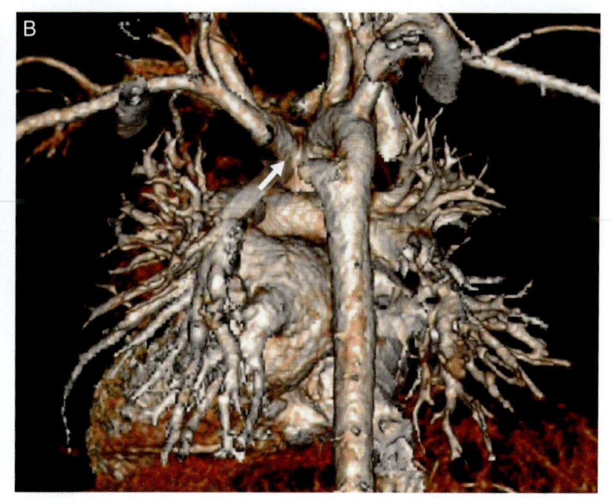

图 11-3 CTA 检查

A. 气管（黑色箭头）及食管（黄色箭头）被两侧的主动脉弓包绕；B. 劣势弓与 Kommerell 憩室连接处闭锁（白色箭头）。

Kommerell 憩室后缝闭远心端。手术室内苏醒，拔除气管插管，回 ICU，术后 5 天出院。

【治疗经验】

术前判断优势弓，术中下肢及双上肢测压。非优势弓侧开胸后，以左侧锁骨下动脉为标志解剖游离，术中应留意查找同侧主动脉弓、对侧主动脉弓及降主动脉，游离主动脉弓及降主动脉时，注意操作轻柔，避免损伤食管。

三、肺动脉吊带

【知识要点】

胚胎期左、右肺动脉由肺原基发出，与动脉干分出的主肺动脉相连。这一过程的异常即肺动脉连接错误，将产生一系列畸形或变异。如粗大体肺侧支血管（major aortopulmonary collateral arteries，MAPCAs）、一侧肺动脉起源于升主动脉、共同动脉干、左右肺动脉交叉走行及肺动脉吊带。若胚胎期的左肺动脉走行至气管后方直接起源于右肺动脉，即构成肺动脉吊带畸形。该畸形患儿往往合并先天性气管“O”形环、桥支气管等气管先天性病变，致使患儿气道狭窄，常存在气促喘息、呼吸困难等临床表现。一旦合并呼吸道症状，建议行外科手术治疗。手术常规选择正中开胸，先行左肺动脉再植手术，对于气道狭窄合并呼吸道症状的患儿，建议同期行滑动气管成形术（Slide 手术）及气管外固定手术。术后注意患儿气道管理，避免气道感染穿孔、肉芽增生等情况出现。

【临床实践】

患儿男性，2 个月，生后呼吸急促，体重不增。心脏 CT 提示肺动脉吊带、气管狭窄（图 11-4），予手术治疗。手术见主动脉外径 1.2cm，主肺动脉外径 1.5cm，左肺动脉起自右肺动脉，绕行气管后方入左侧肺门。左主支气管狭窄，最窄处 2.6mm。手术经正中剖胸切口建立体外循环，游离动脉韧带并切断缝合。游离左肺动脉后自起始部横断，缝闭右肺动脉侧切口。左肺动脉自气管后方移出，其起始部与主肺动脉端 - 侧吻合。术后第一日脱离呼吸机，术后 9 天出院。

肺动脉吊带的患儿常合并先天性气管“O”形环、桥支气管等气管先天性病变，致使患儿气道狭窄。对于存在呼吸道临床症状的患儿，建议在行肺动脉再植的同时，行气道手术矫治气道狭窄问题。但对于不合并呼吸道症状的患儿是否同期行气管外科手术，不同中心存在不同意见。对于行气道外科手术的患儿，术后应注意气道的护理，定期进行纤维支气管镜检查，注意保持气道通畅、避免气道感染穿孔及肉芽组织形成。本例患儿在左肺动脉再植后恢复顺利，考虑到“O”形气管环生长速度较正常“C”形气管环较慢，应定期随访患儿气管生长情况及呼吸道的临床表现。

【治疗经验】

应避免纵向大范围游离气管而损伤气管血供。术后早期气道分泌物多，脱离呼吸机后气促症状可能较术前加重，加强化痰、体疗、无创正压通气等综合治疗度过围手术期。

四、回旋主动脉（弓对侧降主动脉）

【知识要点】

回旋主动脉（circumflex aorta）是一类罕见的主动脉弓发育异常，主动脉弓与降主动脉分别位于脊柱两侧，即主动脉弓绕行气管及食管后方连接对侧降主动脉，引起与气管食管受压相关的症状。由于发病率极低，目前世界范围内仅有少量个案报道。

【临床实践】

患儿男性，3 岁 6 个月，因“气促、反复呼吸道感染、发育落后”入院。心脏 CT 提示迷走左锁骨下动脉、先天性主动脉右弓（图 11-5）。诊断为迷走左锁骨下动脉、先天性主动脉右弓、气管狭窄、染色体病。术中见右位主动脉弓，左位降主动脉，压迫气管。手术操作：正中剖胸建立体外循环，游离主动脉及各分支后主动脉插管置入主动脉第一分支行选择性灌注，临时阻断降主动脉。沿左锁骨下动脉近心端横断降主动脉并关闭近心端开口，降主动脉远端提至主动脉弓小弯侧，与近端主动脉弓侧壁端 - 侧吻合。

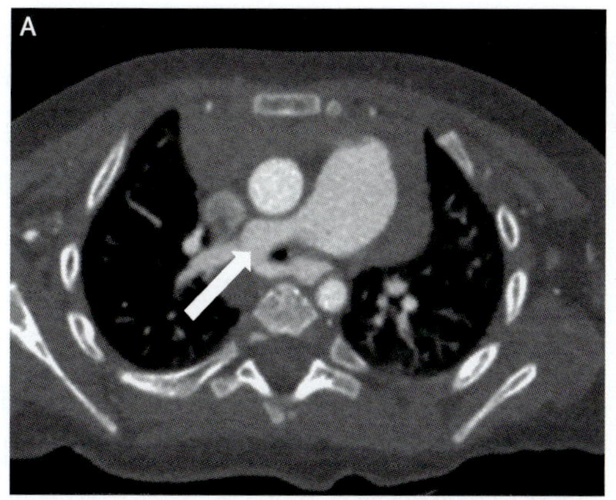

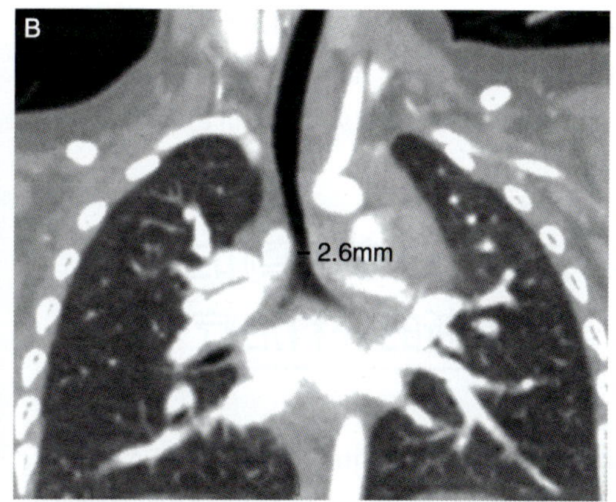

图 11-4　心脏 CT

A. 箭头示绕行气管的左肺动脉；B. 冠状面胸部 CT 示气管。

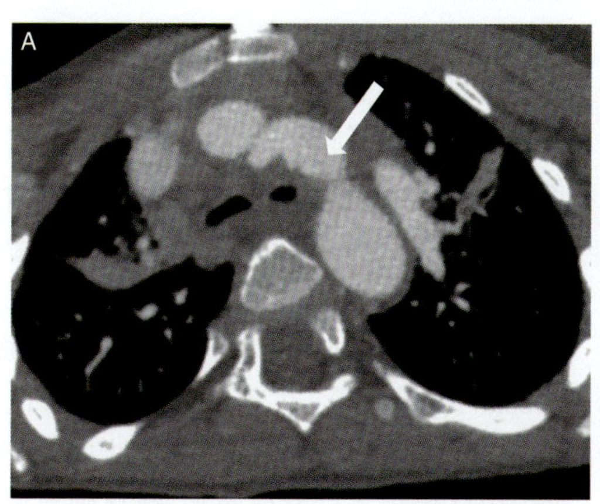

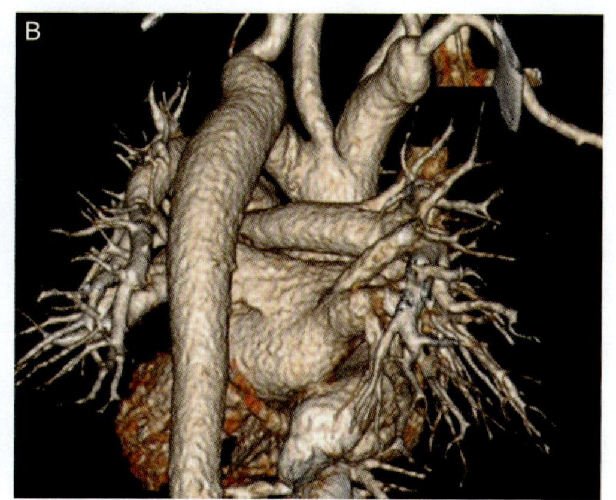

图 11-5　手术矫正后的主动脉弓，位于食管及气管左侧

A. 箭头示主动脉弓，位于气管左侧；B. 心脏 CTA 三维重建。

【治疗经验】

因回旋主动脉矫治需将降主动脉移位“再植”，手术须在选择性灌注或深低温停循环下操作。

（撰写：闫军、杨尧　审校：闫军）

参考文献

[1] YOSHIMURA N, FUKAHARA K, YAMASHITA A, et al. Congenital vascular ring[J]. Surg Today, 2020, 50(10): 1151-1158.

[2] 饶姣，李虹，刘琴，等．54 例婴儿先天性血管环的临床特征和治疗[J]. 中华胸心血管外科杂志，2018, 34(11): 679-682.

[3] 高漫辰，董硕，段亚冰，等．小儿血管环外科治疗的单中心临床分析[J]. 中国胸心血管外科临床杂志，2021, 28(10): 1242-1247.

[4] BACKER C L, MAVROUDIS C. Congenital heart surgery nomenclature and database project: Vascular rings, tracheal stenosis, pectus excavatum[J]. Ann Thorac Surg, 2000, 69(4 Suppl): S308-S318.

[5] FRANKLIN R C G, BÉLAND M J, COLAN S D, et al. Nomenclature for congenital and paediatric cardiac disease: The International Paediatric and Congenital Cardiac Code(IPCCC) and the Eleventh Iteration of the International Classification of Diseases(ICD-11)[J]. Cardiol Young, 2017, 27(10): 1872-1938.

[6] RUZMETOV M, VIJAY P, RODEFELD M D, et al. Follow-up of surgical correction of aortic arch anomalies causing tracheoesophageal compression: A 38-year single institution experience[J]. J Pediatr Surg, 2009, 44(7): 1328-1332.

[7] 徐志伟，张海波，王顺民，等．婴幼儿先天性心脏病伴气管狭窄的一期矫治[J]. 中华胸心血管外科杂志，2007, 23(4): 217-219.

[8] PENG E, MCALLISTER K, WALKER A, et al. Surgical approach for hypoplastic mirror circumflex aortic arch [J]. Ann Thorac Surg, 2019, 107(5): e313-e315.

第2节　主动脉缩窄和主动脉弓中断的外科治疗

主动脉缩窄(coarctation of aorta, CoA)是降主动脉发育异常导致的先天性狭窄,狭窄通常位于左锁骨下动脉远端,邻近动脉导管或动脉韧带连接处。CoA占所有先天性心脏病的4%~8%,发生率为(2~6)例/1万名活产婴儿。CoA的自然预后较差,可致婴幼儿心源性休克死亡,而部分患儿可无症状存活至较大年龄但寿命较短,死亡原因多为充血性心力衰竭、心肌梗死、脑血管意外、心内膜炎、主动脉瘤等。

主动脉弓中断(interrupted of aortic arch, IAA)是升主动脉与降主动脉之间管腔的连续性中断,最常发生在左颈总动脉和左锁骨下动脉之间。IAA是较少见的先天性大血管畸形,约占全部先天性心脏病的1.5%。IAA的自然预后极差,未经治疗,75%患儿将在生后1周内死亡,生存期平均4~10天。

随着对疾病认识的深入和诊断、治疗技术的提高,CoA和IAA的手术死亡率和并发症发生率逐渐降低,但术后主动脉弓再狭窄、远期高血压等问题仍需要关注。CoA和IAA同时代表一种全身性动脉疾病,会导致患者全生命周期的心血管风险增加,有必要进行终身随访和健康指导。

【知识要点】

(一)胚胎发育与病理解剖

一般认为,CoA的形成与胚胎期主动脉血流减少导致发育异常以及出生后主动脉壁异常的动脉导管组织收缩有关。血流理论认为胚胎期流经心腔和大血管的血流量将决定其出生后的尺寸大小,主动脉峡部血流减少易发生CoA:正常胎儿左、右心室的每搏输出量相近,为并联循环;室间隔缺损合并二尖瓣狭窄或主动脉狭窄等左心梗阻性疾病,可导致通过升主动脉和主动脉峡部的血流减少;胎儿期卵圆孔狭窄和边缘角度异常,可致下腔静脉回流向左心系统引流的血量减少,导致左心结构发育不良。血流理论较好地解释了CoA常合并室间隔缺损、房室间隔缺损等心内间隔缺损和主动脉瓣狭窄、主动脉瓣二叶畸形、二尖瓣狭窄、Shone综合征、主动脉弓发育不良等左心结构发育异常,却很少合并法洛四联症、肺动脉狭窄、三尖瓣闭锁等右向左分流疾病的原因。动脉导管组织收缩理论认为,CoA的病因是动脉导管组织在主动脉壁的分布范围异常扩大:镜下发现缩窄处嵴状突起所含的细胞与动脉导管内的细胞类似;组织学检查证实,动脉导管组织呈圆筒状延伸入邻近的主动脉壁;出生后动脉导管组织的收缩和纤维化引起峡部主动脉收缩,同时被牵拉向小弯侧。动脉导管组织收缩理论与不合并心内畸形时出现CoA更契合。一些基因和染色体病也与CoA相关,如*NOTCH1*基因、*MCTP2*基因、特纳综合征、PHACE综合征、DiGeorge综合征、Noonan综合征等。主动脉弓的不同节段来源于胚胎的不同部分:主动脉弓近段源于主动脉囊,远段由胚胎第4弓发育而来,峡部则起源于胚胎第6弓和左侧背主动脉及胚胎第4弓的接合。相应节段的异常退化导致IAA可能发生在主动脉弓的不同部位。

CoA的主要病理改变为主动脉管壁局限且均匀的狭窄。缩窄处由于动脉导管或动脉韧带的牵拉内移,局部动脉壁中层变形,内膜增厚,腔内有膜状或纤维嵴状突起,导致内径狭窄较外观更严重。根据是否合并其他心内畸形,国际先天性心脏病手术命名与数据库项目将CoA分为3类,即孤立性CoA、CoA合并室间隔缺损、CoA合并其他心内畸形。根据缩窄的范围和程度,又可将CoA分为单纯CoA与主动脉弓发育不良两类。主动脉弓发育不良的判定方法有:①主动脉近弓、远弓和峡部的直径分别小于升主动脉直径的60%、50%和40%;②新生儿或小婴儿的横弓直径(mm)小于体重(kg)加1;③横弓直径小于膈肌水平降主动脉直径的50%;④近弓直径Z值小于−2。依缩窄部位,CoA分导管前型(婴儿型)和导管后/近导管型(成人型),详见下文。

IAA 根据中断部位不同分为 3 型：A 型的中断发生在主动脉峡部，即左锁骨下动脉起始部远端；B 型发生在左颈总动脉与左锁骨下动脉之间；C 型发生在无名动脉与左颈总动脉间。A 型中断偶可见一短小的纤维条索连接中断的两端，但管腔不连续。B 型可合并起源于降主动脉的迷走右锁骨下动脉，此型在胚胎期通过动脉导管的血流更多，流经左心室流出道及升主动脉的血流更少，左心室流出道狭窄的风险更高。国外文献报道中以 B 型最为常见，约占 55%；A 型其次，约 40%；C 型极为罕见。而国内报道的 A 型病例可占 2/3 以上，显著高于 B 型。孤立性 IAA 极少见，常合并动脉导管未闭、室间隔缺损和房间隔缺损，室间隔缺损多为圆锥隔后向对位不良型，致左心室流出道梗阻，可合并其他畸形如单心室、永存动脉干等。B 型 IAA 与染色体 22q11 微缺失（DiGeorge 综合征）高度相关。

（二）病理生理与临床表现

CoA 患儿的临床表现与发病年龄相关，分为婴儿型与成人型。婴儿型 CoA（导管前型）缩窄范围广且多合并心内畸形，下肢血供依赖动脉导管的开放，侧支血管不丰富，通常在生后 1 周内出现症状。此型动脉导管突然关闭可致缩窄远端血供不足，引起肾功能不全、坏死性小肠结肠炎、代谢性酸中毒等，同时左心室后负荷突然升高会导致急性充血性心力衰竭和肺动脉高压。患儿表现为呼吸急促、心动过速、多汗、喂养困难、下肢脉搏减弱或消失等。成人型 CoA（导管后型）动脉导管多已闭合，缩窄范围局限，较少合并心内畸形，因侧支血管丰富早期多无明显自觉症状。患者常表现为上半身高血压引起的头痛、鼻出血和下半身缺血引起的下肢发冷、间歇性跛行等，体检发现上肢血压高于下肢。

IAA 的降主动脉血流完全来自动脉导管，出生后动脉导管关闭导致降主动脉远端缺血，患儿表现为下肢动脉搏动消失、代谢性酸中毒、肾功能不全、坏死性小肠结肠炎等，同时心内血流大量进入肺循环，引起充血性心力衰竭。偶有动脉导管未于新生儿期关闭而是延迟数周，随着肺血管阻力降低，左向右分流增加，患儿出现充血性心力衰竭的表现。

（三）术前检查与评估

超声心动图和心脏增强 CT 是 CoA 患者常规的术前检查。超声心动图可显示主动脉弓的形态，并以彩色多普勒超声测得的流速估算压差，判断缩窄的严重程度，同时评估心功能，发现合并畸形。经胸超声心动图具有无创、安全等特点，是首选检查，但狭窄程度的评估受成像质量与角度影响，难以准确。经食管超声心动图存在创伤，应用较少。由于在宫内通过主动脉峡部的血流有限，CoA 产前超声诊断的假阳性率较高，但胎儿超声心动图对出生后早期是否需要前列腺素输注，延迟动脉导管闭合和手术决策的制订仍有重要的指导意义。心脏增强 CT 和三维重建可清晰、直观地显示心脏和大血管结构，显示缩窄处和主动脉弓的直径、形态，侧支循环和气管发育情况等，方便测量与评估，对手术时机和术式的选择尤为重要。

超声心动图是 IAA 患者常规的术前检查，需明确的内容包括主动脉弓中断的位置和长度、左心室流出道狭窄的程度、主动脉瓣环大小、升主动脉直径以及是否合并其他畸形等。IAA 的产前诊断非常重要，孕期确诊可提前准备，出生后即予前列腺素输注维持动脉导管开放。心脏增强 CT 和三维重建能清晰直观地显示心脏和大血管结构，方便确认分型，开展测量及评估，或作为超声心动图的补充，适用于临床情况稳定的患儿。对于术前一般情况较差的患儿，增强 CT 检查存在转运风险且对比剂可加重肾脏负担，甚至增加坏死性小肠结肠炎的发生率。

心导管术和造影检查曾被认为是 CoA 诊断的“金标准”，能够清楚地显示解剖结构及侧支循环，同时准确测量压力梯度，但由于创伤和辐射量较大，目前很少用于单纯的诊断性评估，而是用于其他合并心内畸形的诊断或考虑同期行支架植入或球囊扩张等治疗时。也用于就诊较晚的 IAA 患者，评估肺动脉压力和肺血管阻力，判断手术指征。心脏磁共振成像（cardiac magnetic resonance，CMR）有创伤小、无辐射等优点，但由于检查时间较长，检查空间密闭，需要患儿镇静，目前国内较少用于术前检查评估。

（四）手术治疗

孤立性 CoA 的手术多选择左后外侧切口，经第3肋间进胸。合并心内畸形或主动脉弓发育不良时采用胸骨正中切口进胸。主动脉弓的外科重建方式包括:①缩窄段切除加端-端吻合术,适用于局限性缩窄或远弓狭窄段较短的患者,术中需充分游离,减少吻合口张力;②缩窄段切除加端-侧吻合术,常用于合并近弓或全弓狭窄的患者,由于吻合口两端距离较远且缩短了弓横部的长度,增加了弓部的高宽比,术后易引起左支气管受压和主动脉"哥特式"形态;③左锁骨下动脉翻转主动脉成形术,可用于远弓狭窄段较长的患者,也可反向翻转左锁骨下动脉扩大发育不良的弓横部,虽然避免了使用人工补片材料且操作相对简便,但术后再狭窄和左上肢缺血等风险较高;④单纯补片扩大成形术,用于较大龄患者,纵行剖开主动脉超越缩窄段后使用人工补片塑形,具有无张力、手术简便等优势,但存在远期动脉瘤等风险;⑤人工管道植入或旁路术,用于大龄、长段复杂性缩窄或复发性缩窄的患者,管道不具备生长潜能。CoA术后早期并发症包括出血、截瘫、左主支气管压迫、反常性高血压、邻近组织(喉返神经、胸导管等)损伤等,远期并发症有再狭窄、继发性高血压、动脉瘤形成和锁骨下动脉盗血综合征等。

介入治疗主要是球囊扩张血管成形术和支架植入术。球囊扩张血管成形术适用外科术后再狭窄的低龄患者,主要风险为狭窄解除不满意和内膜损伤引起主动脉夹层、破裂或动脉瘤成形等。支架植入术多用于成人CoA患者和外科术后再狭窄的大龄患者,再狭窄和内膜损伤发生率低于单纯球囊扩张,但传统裸金属支架及覆膜支架均不具备生长潜能且弹性差不利于搏动压力向远端传导,可生长和可降解支架的安全性和效果有待进一步研究。

危重IAA患儿术前应避免高浓度吸氧或过度通气,予持续输注前列腺素E_1维持动脉导管开放以改善降主动脉血供,维持腹腔脏器灌注,纠正代谢性酸中毒。机械通气维持$PaCO_2$在40~50mmHg,维持较高的肺阻力以增加腹腔脏器灌注,维持左心的中等容量负荷,常规使用正性肌力药物,积极纠正代谢性酸中毒。诊断明确的IAA患儿,在代谢复苏后应尽早手术治疗,手术多选择一期根治,体外循环降温期间充分游离和松解动脉以降低吻合口张力,在深低温停循环或选择性灌注下完成主动脉弓重建,重建方法与CoA相似,转流复温过程中修补室间隔缺损及疏通左心室流出道。主动脉弓重建方法选择不当或游离不充分易导致吻合口张力高,出现术后出血、左主支气管压迫等并发症。远期并发症主要为主动脉弓再狭窄、左心室流出道梗阻和高血压。

【研究进展】

新生儿期矫治CoA的手术效果:CoA诊断明确后,应尽早手术治疗。我们建议胎儿期怀疑CoA的患儿,出生后尽快行超声心动图检查明确诊断。对缩窄严重、动脉导管依赖的患儿立即输注前列腺素E_1维持动脉导管开放并完善术前准备,在充血性心力衰竭、肾功能不全、代谢性酸中毒等出现之前接受手术治疗,矫正解剖畸形。对出生后早期超声显示缩窄不严重但动脉导管保持开放的患儿,应密切关注症状与体征变化,间断复查超声心动图,因动脉导管组织的收缩可加重缩窄和主动脉弓部折曲,须动态观察反复评估有无狭窄加重表现和手术指征。

对新生儿CoA,我们多采用主动脉弓缩窄段切除加自体补片成形术,合并室间隔缺损等心内畸形时选择一期根治。术中充分切除缩窄段和邻近的动脉导管组织,主动脉后壁直接吻合,前壁取新鲜自体心包或自体肺动脉片加宽。缩窄段较长的患者可使用两个或多个补片予成形,尽可能恢复主动脉弓的生理形态,保证足够的管径并减少补片张力和成角畸形。少部分患者根据解剖特点,采用缩窄段切除加端-端或端-侧吻合等其他术式。新生儿期纠正解剖畸形可有效降低心脏负荷,恢复全身正常血流分布,减少后期继发性高血压和心室重构以及由此引发的心脑血管事件发生。新生儿期手术治疗有助于尽快缓解患儿家属的心理负担。

我科2022年1月至2023年8月共收治胎儿超声心动图提示可疑CoA和生后确诊CoA的新生儿共33例,其中不具备手术指征、一般状况良好、出院随诊14例,主动脉弓部狭窄轻、仅行心内畸形矫治1例。共完成新生儿期主动脉缩窄矫治18例,其中合并心内畸形同期行心内畸形矫治者 13 例（含合并心下型 TAPVC 1 例）。18 例手术患儿中男性 6 例，手术日龄 1~27 天（中位数 13 天），体重 1.8~4.5kg（中位数 3.1kg）。主动脉弓部重建方法：缩窄段切除加自体肺动脉补片成形术 12 例；缩窄段切除加新鲜自体心包补片成形术 2 例；缩窄段切除加端 - 端吻合术 2 例；缩窄段切除加端 - 侧吻合术 1 例；降主动脉移植术 1 例。术后死亡 1 例，死亡原因为肺高压危象、三尖瓣关闭不全；术后肾功能不全 1 例，切口愈合不良 1 例，均治疗后好；围手术期无再狭窄、出血、截瘫、左主支气管压迫和神经系统并发症。术后呼吸机时间 27~264h（中位数 79h），其中 48h 内拔管 4 例；术后 ICU 滞留时间 4~34 天（中位数 9.5 天）；术后住院时间 10~41 天（中位数 17.5 天）。术后随访 2~14 个月，超声心动图示降主动脉压差 4~22mmHg（中位数 8mmHg）。中远期手术效果有待进一步随访评估。

【实用技巧】

1. 新生儿和小婴儿主动脉弓重建方式　新生儿和小婴儿主动脉弓的重建需根据解剖特点、合并畸形等个体化选择，我们认为，缩窄段切除加主动脉弓自体补片成形具有以下优势：①仅后壁做直接吻合，主动脉弓和降主动脉移位小，吻合张力低，不改变主动脉弓原有几何形态，降低了术后因牵拉、吻合口张力高导致的出血、左主支气管压迫和主动脉弓“哥特式”形态等风险。②补片材料充足，使用单片或多片法成形主动脉弓能够矫治较长段的狭窄，保证管径足够，减少再狭窄发生。③无须切断左锁骨下动脉，避免术后左上肢缺血。④自体材料具有良好的组织相容性和生长潜能，不易挛缩钙化，吻合后不易出血和再狭窄。⑤自体材料具有良好的弹性，减少硬质人工补片术后主动脉后壁完全承担搏动引起动脉瘤的风险。动脉搏动可有效传导至降主动脉和远端脏器，优于硬质的血管支架，减少远期高血压的发生。⑥充分切除动脉导管组织减少再狭窄发生，同时避免了单纯补片加宽因切除缩窄嵴破坏内膜造成的动脉瘤风险升高。

2. 主动脉成形补片材料的选择　人工合成血管补片不具备生长潜能且弹性差不利于动脉搏动向远端传导，术后血管壁张力不均，增加术后再狭窄、主动脉瘤和远期高血压的风险。牛心包补片不具备生长潜能，远期易钙化变硬。戊二醛处理的自体心包补片抗拉强度提高，但生长潜能降低，炎性反应重，易发生钙化、挛缩。我们推荐使用新鲜自体肺动脉或自体心包补片，二者都具有良好的组织相容性和生长潜能，不易挛缩和钙化，吻合后不易出血和再狭窄且弹性良好，动脉搏动可有效传导至降主动脉和远端脏器，减少远期高血压和心脑血管事件的发生。自体肺动脉补片弹性和生长潜能好，是较理想的补片材料，其弧形结构更有利于主动脉塑形，对于较长的狭窄段可采用双片或多片法以获得更接近生理的主动脉形态。若合并室间隔缺损等心内畸形致肺动脉增粗，可弱化自体肺动脉补片取材相对受限的劣势。为避免术后肺动脉狭窄，取材后以自体心包补片加宽肺动脉。新鲜自体心包补片同样具有良好的生长潜能和组织相容性，研究证实其强度不亚于戊二醛处理的自体心包，能承受成人主动脉根部压力。新鲜自体心包取材限制更小，能满足狭窄段较长患者的需要。根据笔者经验，新鲜自体肺动脉和自体心包补片用于主动脉弓成形均已获得良好的早中期结果，远期效果有待进一步验证。

【实战病例】

（一）病例 1

患儿于宫内胎儿超声心动图提示肺动脉增宽，肺 / 主动脉比例失常，主动脉瓣环 7.9mm，升主动脉 6.8mm，横弓 4.2mm，峡部 2.9mm，考虑 CoA 可能。宫内转运至我院产科，足月剖宫产后经绿色通道转入。

术前超声：主肺动脉 10mm，升主动脉 7mm，横弓 5mm，峡部 4.5mm，动脉导管对侧内径窄（最窄 2mm），降主动脉 6.5mm，狭窄处血流增快，PW 测 Vmax 267cm/s，PG 28mmHg。动脉导管肺动脉端 2mm。卵圆孔未闭 3mm。

术前 CT（图 11-6）：主动脉缩窄，升主动脉 8.6mm，弓降部变窄，最窄处约 2.5mm，降主动脉膈段 7.2mm。动脉导管短管型，约 1.6mm。卵圆孔未闭 4mm。

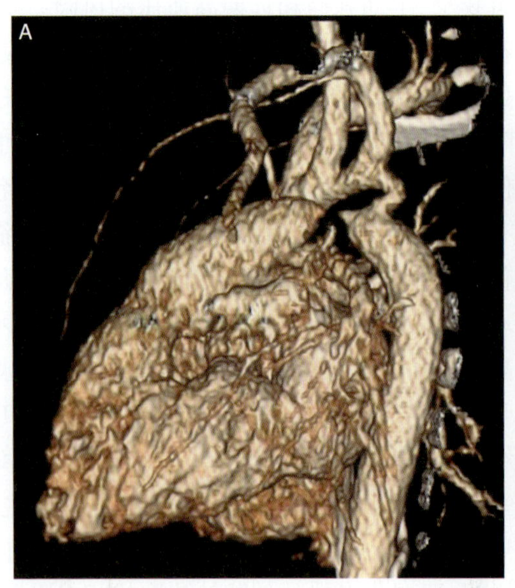

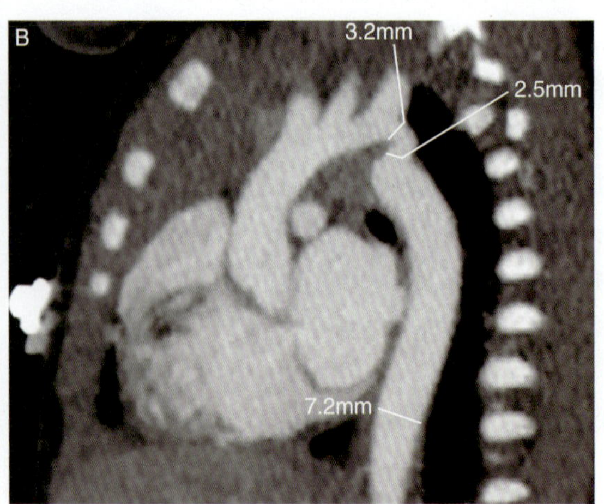

图 11-6　CoA 矫治术前 CT
A. 心脏 CTA 三维重建；B. 心脏 CTA 近矢状面。

生后 13 日行 CoA 矫治术（缩窄段切除加主动脉弓自体肺补片成形），术日体重 3.1kg。术中切除缩窄段，主动脉后壁直接吻合，前壁以自体肺动脉补片加宽，肺动脉取自体心包补片加宽。术中体外循环 123min，主动脉阻断 71min，选择性脑灌注 50min。

术后机械通气时间 27h，滞留 ICU 7 日，住院 27 日。术后超声：降主动脉血流通畅，PG 18mmHg。术后 CT 示主动脉弓形态满意（图 11-7）。

（二）病例 2

患儿于宫内胎儿超声心动图提示主动脉弓中断，主动脉弓发育不良，室间隔缺损。宫内转运至我院产科，足月剖宫产后经绿色通道转入。

术前超声：主动脉弓中断（A 型），升主动脉 5.8mm，升主动脉走行陡直，发出左锁骨下动脉后呈盲端，未与降主动脉相连。动脉导管内径约 4.5mm，室间隔缺损 6.4mm，房间隔缺损 4mm。

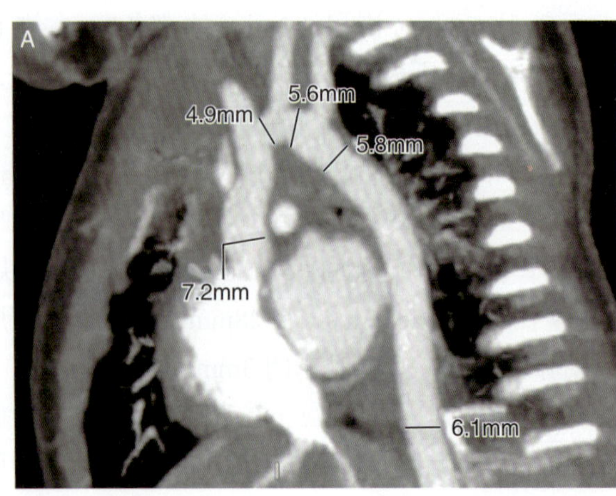

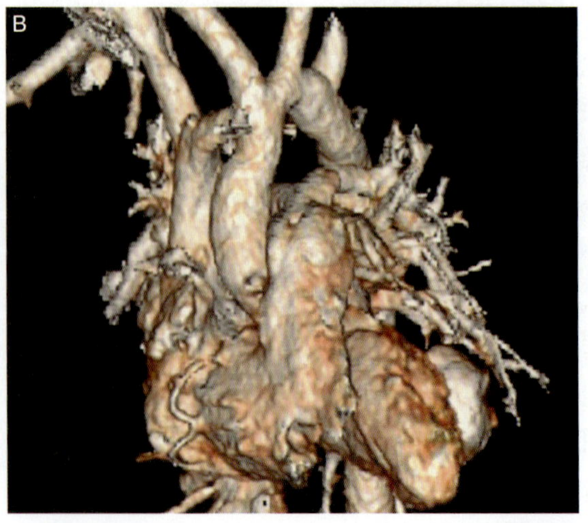

图 11-7　CoA 矫治术后 CT
A. 心脏 CTA 近矢状面；B. 心脏 CTA 三维重建。

术前 CT（图 11-8）：心房及双心室发育可。房间隔缺损 7.5mm × 5.0mm；室间隔缺损 7.0mm × 6.2mm。主动脉瓣下流出道偏细，最窄处内径约 3.8mm，窦部管径约 8.1mm，升主动脉管腔内径约为 6.9mm，主动脉弓部离断，弓上分支头臂干、左颈总动脉及左锁骨下动脉起源及走行无特殊，主动脉峡部可见管样血管与肺动脉干顶壁相连，管径约 5.0mm × 4.7mm，降主动脉管腔内径约为 8.0mm。

生后 3 日行 IAA 矫治术，术日体重 3.1kg。术中切除动脉导管组织，主动脉后壁直接吻合，前壁取新鲜自体心包补片加宽。体外循环 214min，主动脉阻断 159min，选择性脑灌注 33min。

术后机械通气 46h，ICU 时间 7 日，住院 13 日。术后超声：主动脉弓降部连续通常，降主动脉流速 101cm/s。术后 CT 示主动脉弓形态满意（图 11-9）。

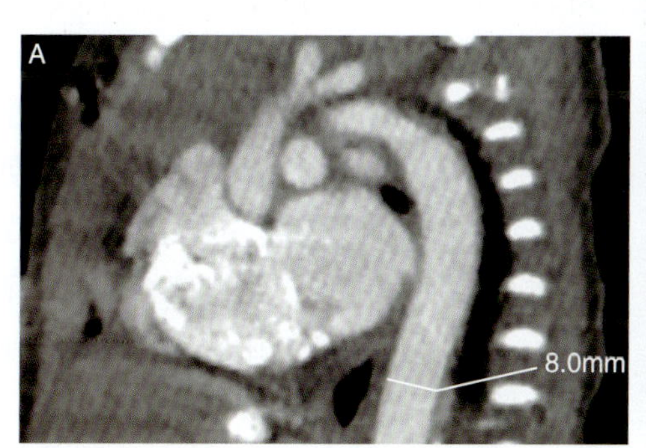

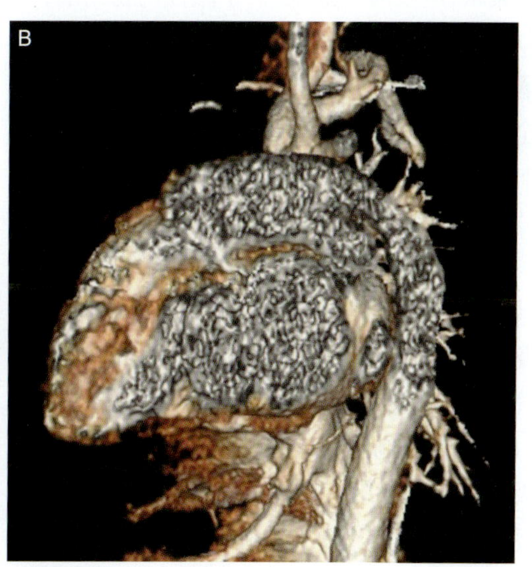

图 11-8　IAA 矫治术前 CT

A. 心脏 CTA 近矢状面；B. 心脏 CTA 三维重建。

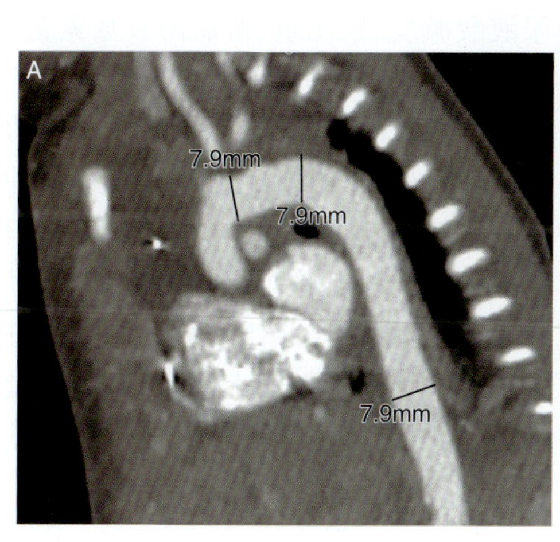

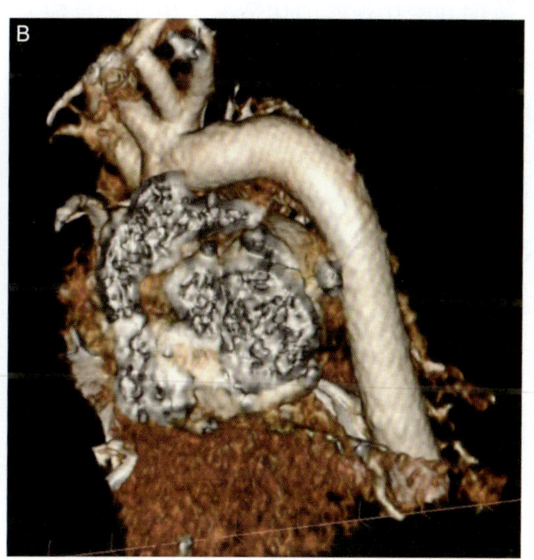

图 11-9　IAA 矫治术后 CT

A. 心脏 CTA 近矢状面；B. 心脏 CTA 三维重建。

（撰写：闫军、杨明　审校：闫军）

第3节　主动脉弓中断的护理要点

一、术前护理

1. 改善心功能，维持内环境稳定　主动脉弓中断患儿术前通常会伴有严重的代谢性酸中毒和充血性心力衰竭，应及时对症处理，予碱性药物纠酸，正性肌力药物增强心肌收缩力，提高心输出量。

2. 酌情给氧，维持动脉导管开放　为了确保患儿安全，首先必须建立可靠的静脉通路，用以持续泵入前列腺素 E_1，维持动脉导管开放；严防药液外渗，引发静脉炎。同时尽量集中进行各项护理操作，减少不必要的刺激致使患儿哭闹，导致缺氧发作，可适量应用镇静剂；当患儿发绀明显时，可给予低流量吸氧（FiO_2 25%~30%），切忌高浓度给氧诱发动脉导管痉挛或闭合，必要时可应用呼吸机辅助通气，维持 $PaCO_2$ 40~50mmHg；另外应避免大潮气量，避免呼吸性碱中毒以维持较高的肺血管阻力，使更多血液经动脉导管进入降主动脉；此外，还应密切观察尿量（肾功能）及股动脉搏动强弱等的改变。

3. 合理喂养　饮食方面要注意少食多餐，对于吸吮能力弱的患儿，为了保证安全及能量摄入，可遵医嘱鼻饲并密切观察消化情况。患儿奶具应定期消毒，防止腹泻。

4. 预防感染　保持室内温湿度适宜，空气流通，减少人员流动，预防交叉感染。

二、术后护理

【循环系统管理】

1. 维持心功能稳定，预防低心排血量综合征　低心排血量综合征是直视心脏术后循环不稳定致死的主要原因之一，其原因包括患儿年龄小、术前心功能差、体外循环转机时间长、术后血流动力学改变等。术后应持续心电监护，密切监测 ABP、CVP、LAP、心率及心律的动态变化和四肢末梢情况，高度警惕患儿出现血压下降、心率加快，末梢湿凉等体征，保持 CVP 在 6~12cmH$_2$O，LAP 在 6~10mmHg。

2. 监测不同部位血压，判断吻合血管的通畅度　IAA 手术成功的标志是上、下肢动脉血压差值的缩小或消失。差值小于 15mmHg 或呈现由大向小改变的趋势，说明血管再通良好。A 型 IAA 血管中断部位为左锁骨下动脉起点的远端，两侧上肢血供均不受影响，通过吻合血管的血流只供给双下肢，因此 A 型患儿术后同时监测任意一侧上、下肢动脉血压即可。B 型 IAA 血管中断部位在左锁骨下动脉与左颈总动脉之间，术后通过吻合部位的血流供给左上肢、双下肢，因此 B 型 IAA 患儿须同时监测左、右上肢与任一下肢血压。同时观察双下肢的皮温、湿度、颜色及足背动脉搏动等情况。若上、下肢血压差值消失，足背动脉搏动良好，表明吻合血管通畅；反之，若上肢血压高，下肢血压低，足背动脉搏动弱，皮温欠暖，说明血管吻合口可能狭窄或不通，需做床旁超声心动图确诊。若狭窄程度轻，可继续观察压差的变化，期待狭窄减轻或消失；若狭窄较重，可再次手术治疗。同时由于术后早期易出现主动脉吻合口近端高血压，故术后需血管扩张剂如硝普钠严格控制血压，以防血管张力过高，造成吻合口破裂或出血。

3. 肾功能监测　IAA 手术采用深低温低流量或停循环技术，术后低血压易造成急性肾小管坏死，因此术后早期要准确记录 24h 出入量，严格控制入量，泵入液体速度以 4~5ml/（kg·h）为宜，同时密切观察尿液的量、颜色及性状，监测尿液酸碱度、尿比重、血肌酐及尿素氮，根据血气分析结果，维持电解质及酸碱平衡。尿量在 1~2ml/（kg·h）及以上，是心脏术后肾功能恢复的重要标志。若出现少尿，应根据血压、中心静脉压水平判断其原因，血容量不足、血压过低、中心静脉压高、心脏压塞均可导致尿少。婴幼儿尿管内径小，可因尿沉渣堵塞不通而无尿，需正确判断并予相应处理，排除以上原因后可静脉使用利尿剂。少尿超过 4h 且利尿剂无效时，须考虑行床边腹膜透析治疗，同时严格限制液体入量。

4. 胸腔引流液的观察及护理　引发 IAA 患儿术后出血的原因包括肋间血管丰富、吻合口过多或张力过大、术中对升主动脉和降主动脉松解度不足等，因此术后需密切观察胸腔引流液的量、颜色及性状。若出现 3h 内引流液量连续大于

4ml/(kg·h)且颜色鲜红的患儿，宜缩短挤管间隔，保持引流管通畅，检测激活全血凝固时间(activated clotting time of whole blood，ACT)，积极分析出血原因，及时给予止血药物，合理补充血容量。给予大剂量止血药后要加强引流管的挤压，防止引流管堵塞。应用止血药后引流突然减少，可能出现引流管堵塞或心脏压塞，应及时报告医生，冲洗或更换引流管；心脏压塞者须即行床旁开胸。

若术中损伤胸导管，进食后 2~3 天可出现乳糜胸。表现为引流量增多，引流液颜色为白色或黄色且浑浊，乳糜试验阳性。应予禁食或无脂饮食，待引流减少后逐渐予低脂高蛋白饮食。保守治疗无效时，应手术结扎胸导管。

【呼吸系统管理】

IAA 患儿常合并中、重度肺动脉高压，肺功能基础较差，储氧能力不足，加之术后机械辅助通气时间较长，易继发呼吸道感染，因此呼吸道管理至关重要。首先机械通气应根据患儿体重选择适宜的呼吸机管路、呼吸机模式及呼吸参数；通过加温湿化、雾化吸入、定时拍背吸痰等措施保持呼吸道通畅；其次每日拍摄床旁胸部 X 线检查，观察肺部变化及气管插管位置，并每班交接记录，气管插管固定胶布潮湿及时更换，防止插管脱出。四肢予保护性约束。保持气管插管套囊压力适宜，及时清理口鼻腔分泌物，加强口腔护理，床头抬高 30°~45°，防止胃内容物反流导致呼吸机相关性肺炎(ventilator-associated pneumonia，VAP)。加强肺部体疗，俯卧位通气预防肺不张。按需吸痰，吸痰动作轻柔，时间不宜过长，期间严密监测血氧变化，防止出现低氧血症。定时监测血气，及时调整呼吸机参数。拔除气管插管后即予面罩吸氧、雾化吸入，严密观察皮肤、甲床、口唇黏膜颜色，观察呼吸频率及听诊两肺呼吸音，判断有无缺氧和呼吸困难征象。

采用端 - 侧吻合术的 IAA 患儿，可能因降主动脉紧绷压迫左主支气管。如拔管后听诊左肺呼吸音低，经反复吸痰及肺部理疗后无明显改善，同时胸部 X 线检查提示左肺不张等，应即行胸部 CT 检查，确定左主支气管是否存在外压性狭窄。若 CT 提示降主动脉与升主动脉吻合后压迫左主支气管，需急诊手术解除压迫。

【神经系统观察】

术中选择性脑灌注的灌注流量、温度及压力、血液稀释程度等均影响神经系统的恢复，术后对神经系统的观察尤为重要。观察瞳孔大小、对光反射灵敏度、有无偏瘫抽搐、双下肢肌张力、有无大小便失禁等。若怀疑神经系统并发症，须及时应用冰帽降低脑耗氧量；应用大剂量糖皮质激素及甘露醇。拔管后若出现声音嘶哑、饮水呛咳等喉返神经损伤症状，可应用营养神经药物，同时避免饮水误吸，继发肺部感染。

【预防肺高压危象】

合并 VSD 的患儿，由于肺血流量多，多合并肺动脉高压。此外各种因素刺激，均可导致肺动脉压力骤然升高，从而诱发肺高压危象，术后应积极采取预防措施。如遵医嘱予静脉泵入前列腺素 E_1、口服西地那非、吸入 NO 等，降低肺血管阻力。术后早期充分镇静镇痛，使患儿保持安静状态。机械通气过程中吸痰前、后予纯氧，吸痰时动作轻柔，每次不超过 10s。

【监测胃肠功能并行营养支持】

IAA 患儿术后易出现胃肠道并发症，表现为肠鸣音减弱或消失、腹胀腹痛、呕吐、胃肠道出血等。与患儿术前腹腔脏器缺血缺氧、术后内脏压力骤然升高、肠系膜动脉痉挛或破裂出血以及手术引起全身炎症反应等因素有关。当患儿呕吐时，应保持呼吸道通畅，防止误吸。术后常规留置鼻胃管，每班测量胃管外露长度及观察鼻部皮肤，每次喂养前要听诊肠鸣音，抽吸胃液，判断消化吸收情况。若出现咖啡色胃液、肠鸣音减弱或消失、黑便等情况，应予禁食并持续胃肠减压，行腹部超声、X 线检查、大便常规检查，了解肠蠕动情况及是否存在气液平面、气腹等，每 4h 测量腹围并记录。患儿禁食期间予全胃肠外营养支持，营养液现用现配，均匀混合，微量泵持续泵入，酌情增减输入量。待消化系统症状好转后，可逐步增加肠内营养。为充分保证患儿能量摄入，胃肠营养初期可与肠外营养结合，直至过渡到完全肠内营养。

(撰写：邢鑫欣、黄敬　审校：闫军)

第 12 章　儿童心脏肿瘤的临床实践

一、概述

多数心脏肿物为偶然发现，最终诊断为心脏肿瘤。相较于其他占位如血栓或赘生物，肿瘤并不常见。本章首先总览对心脏肿瘤的认识过程，继而介绍心脏肿瘤的早期症状和体征，以及说明其评估过程，在很大程度上依赖于影像学。心脏肿瘤的确诊通常须活检或手术后病理检查确认，因为组织学诊断直接影响后续的治疗计划。本章的其余部分集中描述心脏肿瘤和潜在的治疗以及总体预期结果。必须指出，由于心脏肿瘤相对罕见，这是一门不精确的科学，且最终的病理诊断通常是决策性治疗已发生之后做出的。

1559 年，Columbus 发表了关于心脏肿瘤最早的病例报道，随后是 1666 年 Malpighi 题为“De polypo cordis”（法语，意为“心脏息肉”）的论文。Morgagni 关于心脏肿瘤的论文于 1762 年发表。1931 年 Yater 发表的关于原发性心脏肿瘤的论文中，已使用与现在所用类似的分类方式。首个心脏原发性肿瘤（肉瘤）的临床诊断在 1934 年。1951 年，首例非尸检黏液瘤的诊断借助血管造影术实现。之后心脏肿瘤诊断的里程碑事件是 1968 年，左心房黏液瘤经超声心动图诊断，且在手术中得到证实并取得治疗成功。1934 年，Beck 部分切除心包内畸胎瘤，1951 年 Maurer 成功切除心包内脂肪瘤。1952 年 Bahnson 和 Newman 等经右前开胸，常温下临时阻断腔静脉，经右心房切除黏液瘤，是早期的黏液瘤手术方法，虽然患者在 24 天后死于输液和电解质紊乱相关的并发症。之后的数年中，报道了多例成功的体外循环辅助下心房黏液瘤切除术。至 1967 年，已有左心房黏液瘤术后 4 年复发的文献发表。

二、定义及特点

心脏肿瘤包括发生在心腔内和心肌内的良性及恶性肿物。

儿童肿瘤在许多方面与成人肿瘤有着根本的不同。第一，儿童肿瘤多种多样，虽仅占所有肿瘤诊断的约 1%，却是儿童疾病相关死亡的最常见原因。第二，组织来源不同。成人恶性肿瘤多来源于上皮组织且通常由长期接触致癌物引起，而儿童肿瘤的胚胎起源主要是中胚层或神经外胚层。第三，病因不明。除约 10% 患者具有遗传性癌症倾向外，其病因在很大程度上未知。与成人细胞随着时间积累不断获得基因变异不同，儿童肿瘤通常是由未成熟细胞的成熟阻滞引起的。一般儿童肿瘤携带的遗传畸变量要低得多，通常由单一的，即克隆遗传事件驱动，例如致癌基因的易位融合。绝大多数儿童肿瘤的免疫细胞浸润非常有限，因此通常被认为是免疫“冷”肿瘤。儿童癌症所有类似的特性，在对患儿的诊断和最终治疗中均应考虑。

因此，最新的第 5 版世界卫生组织（World Health Organization，WHO）肿瘤分类与之前的版本不同，儿童肿瘤及成人肿瘤不是在各器官系统中一并收录，而是儿童肿瘤单独成卷。

三、发病率

原发心脏肿瘤罕见，尸检报告中发病率为 0.056%~1.23%。继发心脏肿瘤或称心脏转移瘤，发病率约为原发心脏肿瘤的 30 倍，尸检中发生率在 1.7%~14%。心脏肿瘤罕见，使仅依靠尸检研究、个案报道、单中心经验很难估计其发病率，早期没有无创影像学筛查手段也增加了这一难度。各年龄段先心病的总发生率约 0.02%；超声心动图面世后，儿童中心脏肿瘤的发病率为 0.17%~0.2%，在胎儿中为 0.14%。

人群（成人及儿童）中原发性良性肿瘤比原发性恶性肿瘤常见。横纹肌瘤是儿童最常见的肿瘤。在成人中最常见的心脏肿瘤则是黏液瘤，约占成人原发性心脏肿瘤切除病例的 80%。Elbardissi 等报道了 1957—2006 年间接受手术切除心脏肿瘤的 323 名成年患者，大多数为良性肿瘤，其中 163 例（50%）是黏液瘤，只有 19 例（6%）是原发恶性肿瘤。乳头状弹力纤维瘤是第二常见的良性肿瘤（26%），之后是纤维瘤（6%）和脂肪瘤（4%）。表 12-1 为 1998—2014 年期间中国四家医院发表的 166 例 18 岁以下患儿、2002—2023 年北京安贞医院 18 岁以下患儿以及美国波士顿儿童医院 21 岁以下各类型原发性心脏肿瘤的比较。原发性恶性心脏肿瘤中，肉瘤是最常见的，其次为淋巴瘤。心脏转移瘤远比原发性恶性心脏肿瘤更为常见，在死于转移癌的患者中，20% 有不同程度的心脏受累但通常无症状。肿瘤可直接蔓延（乳腺、肺、食管或纵隔肿瘤）、经动脉转移（黑色素瘤或肺、乳腺、泌尿生殖或胃肠道肿瘤）、经静脉转移（肾、肾上腺、甲状腺、肺或肝肿瘤）或通过淋巴转移（淋巴瘤、白血病）扩散至心脏。最常见累及心脏的恶性肿瘤包括肺癌、乳腺癌、淋巴瘤和髓细胞白血病。黑色素瘤也好发于心脏，50% 晚期患者存在心脏受累。

表 12-1　各类型儿童原发心脏肿瘤的比较

肿瘤类型	山东、上海共四家医院，1998—2010		北京安贞医院，2002—2023		波士顿儿童医院，1968—2010	
	例	百分比 /%	例	百分比 /%	例	百分比 /%
横纹肌瘤	100	60.2	6	13.6	106	61
纤维瘤	21	12.7	4	9.1	25	14
黏液瘤	15	9	21	47.7	14	8
血管瘤	6	3.6	—	—	6	4
脂肪瘤	5	3	—	—	3	2
乳头状纤维瘤	2	1.2	—	—	—	—
心包囊性瘤	1	0.6	—	—	—	—
原发恶性肿瘤	8	4.8	4	9.1	—	—
心脏转移瘤	6	3.6	2	4.5	—	—
其他	2	1.2	7	15.9	19	11
总计	166	100	44	100	173	100

四、分类

1931 年 Yater 关于原发心脏肿瘤的论文中，首先将其分为原发性与继发性心脏肿瘤，再依组织起源分类，这一分类方式沿用至今。原发心脏肿瘤为起源于各种心脏组织的肿瘤，包括良性和恶性肿瘤。

分类体现人类对客体的认识过程。心脏肿瘤依组织起源分类，因而涉及胚胎学、病理学、分子生物学等学科，电镜技术、免疫组织化学乃至基因组学和蛋白质组学的进展，推动且甚至改变了对心脏肿瘤的认识。2000 年胸科医师协会（Society of Thoracic Surgeons，STS）出版的先天性心脏外科命名法与数据库分类中，原发性心脏肿瘤包括黏液瘤、乳头状弹力纤维瘤、横纹肌瘤、纤维瘤、脂肪瘤、房间隔脂肪瘤样肥厚、嗜铬细胞瘤、畸胎瘤、血管瘤、房室结间皮瘤、肉瘤、心脏淋巴瘤、心脏血栓、心脏赘生物共 14 项；而在最新的 WHO 儿童肿瘤分类中，心脏肿瘤无单独的分类，而是归于软组织肿瘤分类中（表 12-2）。

表 12-2　心脏肿瘤的分类

2000 STS 分类	2021 WHO 心脏肿瘤分类（成人）	2021 WHO 儿科肿瘤分类（心脏相关）
乳头状弹力纤维瘤	**良性肿瘤**	淋巴造血系统肿瘤
黏液瘤	8820/0 乳头状弹力纤维瘤	弥漫性大 B 细胞淋巴瘤，NOS
纤维瘤	8840/0 黏液瘤，NOS	脂肪细胞瘤
横纹肌瘤	8810/0 纤维瘤，NOS	纤维母细胞及肌纤维母细胞瘤
脂肪瘤	8900/0 横纹肌瘤，NOS	血管瘤
房间隔脂肪瘤样肥厚	8904/0 成人细胞横纹肌瘤	静脉性血管瘤
嗜铬细胞瘤	8850/0 脂肪瘤，NOS	毛细血管性血管瘤
	房间隔脂肪瘤样肥厚	动静脉血管瘤
	房室瓣脂肪瘤样错构瘤	血管肉瘤
畸胎瘤	成熟心肌细胞错构瘤	分化情况不明的肿瘤
血管瘤	心脏间质性错构瘤	黏液瘤
	9120/0 血管瘤，NOS	胸部肿瘤
	9122/0 静脉性血管瘤	心脏横纹肌瘤
	9131/0 毛细血管血管瘤	内分泌肿瘤
	9123/0 动静脉血管瘤	嗜铬细胞瘤
	9121/0 海绵状血管瘤	
房室结间皮瘤	传导系统错构瘤	
肉瘤	8454/0 房室结囊性瘤	
	恶性肿瘤	
	9120/3 血管肉瘤	
	8890/3 平滑肌肉瘤，NOS	
	8802/3 未分化多形性肉瘤	
	8000/6 肿瘤，转移瘤	
心脏淋巴瘤	淋巴造血系统肿瘤	
	9680/3 弥漫性大 B 细胞淋巴瘤，NOS	
心脏血栓	9680/3 纤维蛋白相关大 B 细胞淋巴瘤	
心脏赘生物		

注：NOS，其他方面无特指。

五、临床表现

心脏肿瘤大多无症状，而症状一旦出现，多与肿瘤的数量、位置和大小相关而非组织学。心脏肿物局部侵袭可影响心脏功能及瓣膜功能，而肿物脱落可致栓塞，甚至形成梗阻出现血流动力学症状。心室肿物可阻塞流出道，引起胸痛、呼吸困难或晕厥，甚至出现相应心室的心衰表现，而心房肿物更容易阻塞房室血流，类似瓣膜狭窄。症状往往不明显且与体位有关。心律失常多见于传导组织的直接浸润或心肌本身受刺激。房室传导阻滞和室性心动过速并不少见，最初表现可为猝死。心包积液常见，通常见于所有心脏肿瘤。

【体格检查】

一般而言，心脏肿瘤的体格检查呈非特异性。杂音往往缺少特异性，但某些非典型体征可能提示心脏肿瘤而非原发性瓣膜病或心肌病，包括杂音强度可随体位改变，以及所谓肿瘤“扑落音”。在左心房黏液瘤患者中，扑落音是有蒂或活动度较高的肿瘤的特征。在一项大型研究中，仅约 16% 患者可闻及扑落音。可能由于舒张期瘤体脱垂入左心室，瘤蒂突然张力增高，同时与瘤体撞击心室壁有关。

皮肤改变也应引起重视，考虑某些类型的肿瘤。结节性硬化综合征与横纹肌瘤和特征性皮肤病变如面部血管纤维瘤、色素脱失斑、鲨鱼皮样斑片和甲周纤维瘤有关。Carney 复合体与心房黏液瘤相关。这类患者有各种皮肤色素沉着异常，包括重症雀斑和蓝色痣。Gorlin 综合征与纤维瘤相关，特征为多发基底细胞癌。

六、诊断方法

直到 20 世纪下半叶，心脏肿瘤的诊断几乎完全来自尸检。心脏肿瘤患者最初可能没有症状或体征，仅存在影像学异常；或者存在许多非特异性的症状或体检结果，增加了诊断的难度。心脏肿瘤成为可以治疗的疾病，依赖心脏影像学进展以及体外循环技术水平的提高。虽然心脏肿瘤患者可有心血管或全身症状，其诊断却常是为其他目的进行的影像学检查中偶然建立的。心脏肿物最可能的原因是血栓或赘生物。

肿物切除后可依病理确定诊断，若是肿瘤，需综合临床、人口统计学、组织学、可能的基底及部位做出诊断。确定心脏肿瘤存在最重要的一步，是怀疑心脏肿瘤，并将症状、体征和影像学表现合理整合。这一过程将有助于建立合理的诊疗计划。

初步评估通常为影像学检查，若二维超声心动图或磁共振成像（magnetic resonance imaging，MRI）发现肿物，根据肿物的特征和已知的合并症，进一步行影像学检查。包括三维超声心动图、钆增强 MRI、冠状动脉造影（确定是否存在冠状动脉病变）、正电子发射计算机体层显像仪（positron emission computed tomography，PET）确定癌症分期，或计算机体层扫描（computed tomography，CT）以明确胸腔内结构。经食管超声心动图检查（transesophageal echocardiography，TEE）还可为治疗计划提供至关重要的具体解剖信息。

初步评估心脏肿物是否为肿瘤时，影像学检查的临床背景至关重要。心脏肿物的鉴别诊断范围很广，包括肿瘤、血栓、感染和伪影。例如，新发心衰患者的二维超声心动图示心尖肿物，心脏肿瘤的可能性较小。严重的室壁运动异常加上明显异于心肌壁的肿物，且呈分叶状（图 12-1），强烈提示肿块为血栓而非肿瘤。另一种情况是对有黑色素瘤转移病史的患者行常规心脏影像学检查，发现不寻常位置的实性肿物。无室壁运动异常，也无明显的瓣膜疾病或感染性心内膜炎的临床征象，可能为心脏转移癌（图 12-2）。动态成像可能有助于诊断心脏肿瘤。如果肿瘤浸润心肌，心肌就不可能以正常方式收缩。运动成像可能有助于诊断心脏肿瘤。受肿瘤浸润的心肌就不可能以正常方式收缩。左室心尖肿物与周围组织收缩方式相似，可能是局灶性肥厚或左心室致密化不全，而非心脏肿瘤。图像随时间变化可能表明其病理过程：大小在两张图像间发生变化，为心脏肿瘤的可能性大大增加。而若一心尖部肿物数月或数年不变则不太可能是心脏肿瘤。肿块的确切性质和部位对于确定其是否为肿瘤至关重要。典型案例是房间隔脂肪样肥厚，最初可能疑为黏液瘤或其他肿瘤，但 TEE 可清楚揭示脂肪性肥厚的特异性改变进而确定诊断。

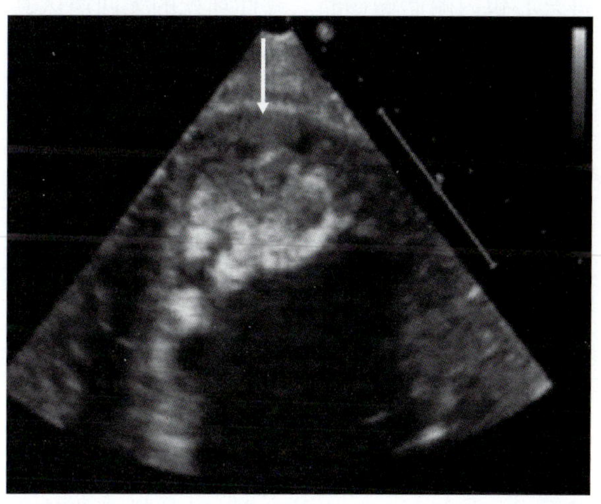

图 12-1 左心室功能不全患者，左室心尖部不规则的巨大肿块（箭头）。边缘明显与心肌不同，是血栓的典型标志

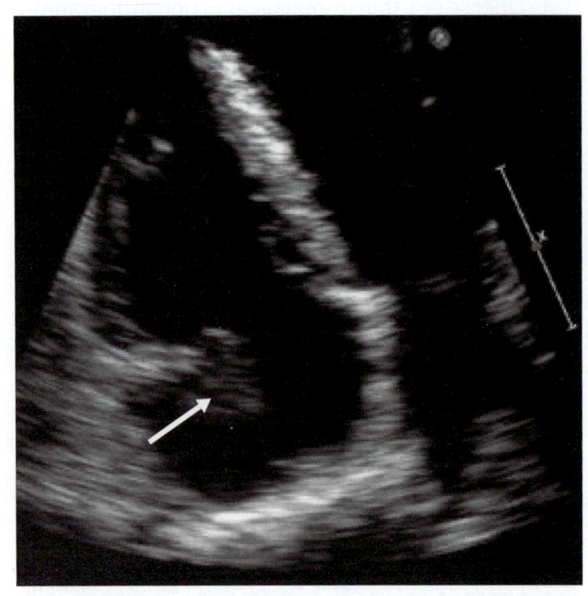

图 12-2　转移性黑色素瘤患者，三尖瓣心房侧的不规则肿块（箭头）

一些心脏肿瘤好发于特定部位：黏液瘤常见于左心房，通常附着于房间隔。肉瘤也见于房间隔，常于术前误诊为黏液瘤。血管肉瘤多见于右心房，而横纹肌瘤和纤维瘤通常位于心室内。乳头状弹力纤维瘤通常位于瓣膜内，转移性肿瘤常直接浸润累及心包。经静脉转移侵入心脏的肿瘤会出现在肺静脉或腔静脉内，而经血液扩散的肿瘤会出现在心肌内。胎儿或新生儿单发的心室肿瘤可能为横纹肌瘤或纤维瘤。钙化或肿瘤纹理的变化，提示可能为纤维瘤。胎儿或新生儿的心包内，单发的起源于主动脉或肺动脉根部的肿瘤，最符合心包内畸胎瘤诊断。囊性坏死的无回声区其内夹杂钙化灶，有助于诊断心包内畸胎瘤。儿童或青少年的单发心房肿瘤，有蒂连接于卵圆窝最符合黏液瘤表现。

若计划手术治疗，心脏肿瘤一般不单独安排活检，因为并发症尤其是栓塞的风险，往往超过术前诊断的收益。

七、影像学

影像学初步评估的目的是确定是否存在心脏肿瘤、病变在心脏内的位置，以及尽可能确定肿瘤的良恶性质，对进一步评估及规划治疗至关重要。

【胸部 X 线检查】

偶尔可因胸部 X 线检查异常发现肿瘤；且超过 80% 的心脏肿瘤患者存在胸部 X 线检查异常，虽多为非特异性改变。常见心脏扩大、纵隔增宽、胸腔积液、心衰征象、肺水肿等。心影若存在严重而奇特的扭曲，应考虑心脏肿瘤。原发性心脏肿瘤尤其是纤维瘤，可能存在大范围钙化而见于胸部 X 线检查。任何胸部 X 线片提示心影不规则或可疑纵隔钙化均应考虑心脏肿瘤并深入检查。各种腔内肿瘤可导致特征性的心腔增大，而壁内肿瘤可致心影异常、心脏异位或特异的心脏钙化或心脏增大。心包肿瘤通常产生迅速进展的心包积液，而心包积液的存在可增加诊断难度。左侧梗阻性肿瘤患者可有肺静脉阻塞伴左心房增大的影像学表现。

【心电图】

心脏肿瘤的心电图改变并不少见，但也通常缺少特异性，取决于肿瘤的范围和位置。心电图异常除心律失常外，还包括不同程度的房室传导阻滞、心房增大、心室肥厚、ST-T 改变等。心包受累者可出现 QRS 波群低电压、电交替、ST-T 改变。壁内肿瘤表现为心肌梗死、束支传导阻滞及不同程度的房室传导阻滞。腔内肿瘤可致心室肥厚和心房增大。心内膜 / 心肌或心包受累的患者可出现房性或室性心律失常。局灶性 ST-T 异常可能是由于冠状动脉受压所致心肌缺血的前兆，而弥漫性 ST-T 异常和低电压与肿瘤广泛的壁内浸润有关。偶见心室预激，尤其是心内肿瘤形成房室旁路时。

【超声心动图】

超声心动图空间和时间分辨率高，并可描述形态外观、质地、位置、附着、是否存在外膜以及血流动力学影响，且简单、无创、便携，是小肿物（<1cm）或肿物起自瓣膜时最佳的影像学检查。在心内疾病成像中具有极大优势，应用广泛。

作为心内肿物最主要的影像学检查手段，影像学技术如组织谐波等的进展，提高了超声心动图的成像质量。多普勒超声心动图可显示相关的心肌功能障碍、瓣膜反流和流入 / 流出道梗阻。连续波多普勒可揭示血流动力学变化，以及肿瘤作为栓塞来源的可能性。对比超声心动图使用微气泡穿过肺血管床，在左心内以充盈缺损显示腔内肿瘤。心肌收缩超声心动图用于显示心内肿物的灌注，以鉴别肿瘤与血栓。三维超声心动图可以更好地显示心脏和心旁肿瘤的形态学及空间特征，确定其与邻近结构的关系。经食管超声可显示经胸超声无法显示的肿物，可提供更多信息，特别适合显示如心房、房间隔、腔静脉房室瓣等后方结构，因而广泛用于术中监护。经食管三维超声可提供术中可视化的图像三维重建。术中经食管二维及三维超声可用于辅助心脏肿瘤手术切除及指导经静脉活检。胎儿超声心动图可早在妊娠 15 周发现胎儿肿瘤（胎儿和新生儿心室腔的多发肿瘤高度提示横纹肌瘤，约占 2/3），预先知晓肿瘤的存在，使挽救生命的治疗成为可能，如宫内心包穿刺术，甚至宫内手术。产前诊断亦可优化产后护理。

正常的心脏结构可形似肿物，如下腔静脉瓣、Chiari 网、终嵴、梳状肌、调节束、房间隔脂肪样肥厚等，故异常肿块（肿瘤、血栓、赘生物）须仔细鉴别。起搏器电极和外科缝线产生的伪影可通过回顾病史排除。另一需鉴别的类型是心外肿块，包括纵隔肿瘤、冠状动脉瘤或食管裂孔疝。血栓是最常见的心内肿物。可以其他合并症如心房颤动、左房内烟雾征及左心室局部运动异常等与肿瘤鉴别。若仍存疑，CT 可根据密度将血栓与其他组织鉴别。

【心脏 CT 和心血管磁共振成像】

CT 和心血管磁共振成像（cardiovascular magnetic resonance，CMR）均可提供无创、高分辨率的心脏图像，成像整个纵隔和心脏外病变范围，提供肿物及其外延的特征。

与超声心动图相比，CT 对软组织成像的对比度更好，且可区别脂肪成分与钙化，这对心脏肿瘤的鉴别诊断十分重要。畸胎瘤的典型胸部 X 线片表现为牙齿或软骨，在 CT 上很容易发现。可提供心脏恶性肿瘤全局的解剖信息。恶性肿瘤的 CT 表现包括心腔广泛附着、心腔壁的破坏以及侵及心包尤其是出血延伸至肺动脉、肺静脉或腔静脉，或肿物坏死、多发病变及心包外受累。此外，CT 较超声心动图更快速、更易于施行，且图像质量通常更可靠。

CMR 的软组织分辨率、组织特征和血管分布特性对肿瘤形态描述更为有效，还可提供有关肿瘤质地和包膜的信息。典型的 CMR 检查包括多个心脏平面的平衡稳态自由进动序列血管造影（亮血）。这些序列可清晰提供心脏、心包、脉管系统和邻近结构的影像，也可展示肿瘤的大小、位置和毗邻，且可在完整心脏周期内评估以体现梗阻情况；心室功能亦清晰可见。自旋回波序列（黑血）应用基于 T_1（脂肪增强）和 T_2（水增强）的加权和压脂相表征组织特征。T_1 和 T_2 加权序列还反映肿瘤内的化学微环境，肿瘤在不同 MRI 序列中信号各异，可用于鉴别肿瘤类型，使其成为检测肿瘤浸润和描述肿瘤组织的最佳方式。注射钆增强对比剂后，首次通过灌注序列可评估肿瘤的血管。晚期钆增强序列可用于评估纤维化和识别血栓。适当的磁共振血管造影可以显示肿瘤与血管的关系。有 / 无对比剂均可行三维捕获，用于多平面重建、三维建模和打印。钙化须以基于 X 线的技术和超声心动图观察，而 MRI 无法评估。

评估各序列中肿瘤的信号强度，与已知的不同类型肿瘤比较。某些肿瘤具诊断性的病理特征，如纤维瘤表现为强烈的晚期钆增强、脂肪瘤的压脂相，血管肿瘤的强首过灌注。恶性肿瘤的特征是边界不清、心内组织结构混杂、累及心内和心外结构，以及沿大血管线性生长。

对声窗较差的患者，MRI 比超声心动图显示心脏结构更佳，且视野更宽，更清晰地显示心脏和肿瘤相对于邻近的纵隔、肺及血管等结构的关系。超声心动图似乎更适合低龄患儿以及小的可移动肿块和菲薄的连接。MRI 对某些植入式设备的铁磁性高度敏感，因而禁用于携带起搏器、除颤器和人工耳蜗等设备的患者使用。对心律失常患者，MRI 可能耗时且难以实现，8 岁以下患儿需深度镇静或全身麻醉。与 CT 相比，MRI 具有无辐射及无碘对比剂的优势。

CT 多切面影像的空间分辨率优异。对钙化的评估优于 MRI，但对组织的表征能力有限。对冠状动脉及评估其与肿瘤的位置关系时，CT通常优于MRI。现代大螺距CT辐射剂量低，且成像快速因而无须镇静。

八、心脏肿瘤治疗的一般原则

一般认为，心脏肿瘤一经诊断，就可考虑手术切除，手术策略因肿瘤位置、大小、形态而异，如肿瘤广泛侵犯心肌或累及重要结构，也可考虑部分切除；横纹肌瘤具有可消退的特点，可定期随访，只有出现难以控制的心律失常和严重的梗阻时才考虑手术。对于心脏恶性肿瘤，由于局部蔓延，往往不可能完全切除；即使勉强完全切除，原发性心脏恶性肿瘤患者的预后也很差；通常予辅助化疗和放疗，但大多数情况下效果仍不理想。心脏移植是个别病例的唯一选择。

九、原发性良性心脏肿瘤

【横纹肌瘤】

横纹肌瘤是儿童中最常见的良性肿瘤，其临床和血流动力学表现与肿瘤的数量、位置和大小有关。大的肿瘤可能阻塞瓣膜口或阻塞腔内空间，导致充血性心力衰竭或低心输出量。横纹肌瘤经常在产前诊断，可导致胎儿心律失常或非免疫性水肿。由于横纹肌瘤在心室壁内生长，体表心电图常见心室肥大及ST-T异常。此外，它们多合并Wolff-Parkinson-White综合征，且增加心律失常的风险。

横纹肌瘤是边界清楚的分叶状结节，可发生在心脏的任何部位，以左心室游离壁和室间隔最常见，而累及心房壁或右心室者约占30%。尺寸从几毫米到几厘米不等。超声心动图显示横纹肌瘤均质且边界清，比周围心肌稍亮。增强CT表现为低密度，T_1加权相与心肌等信号，T_2加权相呈高信号。

横纹肌瘤通常与结节性硬化症相关。结节性硬化症是一种累及多个器官，以错构瘤、癫痫和典型皮肤病损为特征的常染色体显性遗传病。胎儿期多发心脏横纹肌瘤，可作为结节性硬化症最早的临床表现。在一项针对结节性硬化症患者的研究中，48%患者发现了心脏肿瘤，这一比例在2岁以下患儿中为66%。结节性硬化症患者的肿瘤通常为多发（>90%），可由许多小于1mm的粟粒状结节组成，称横纹肌瘤病。

偶有患儿因心律失常和心力衰竭就诊，但大多数患儿通常无症状，无症状的横纹肌瘤患儿，瘤体可能随年龄增长而消退，故无症状患者可选择期待疗法；有可能在青春期生长或出现，瘤体较大明显影响血流动力学者需手术切除。由于这些不确定的预后，结节性硬化症患者需要长期的临床随访和超声心动图检查。大多数情况下手术可以避免，如果心律失常症状严重，可能需要考虑抗心律失常治疗并最终进行手术。

【心脏纤维瘤】

心脏纤维瘤是几乎仅发生于室间隔的孤立性心脏肿瘤。其起自左室面的概率是右室面的5倍。心脏纤维瘤主要见于儿童，但也有成人病例的报道。此肿瘤极为罕见，但也是手术切除的最常见的儿童心脏肿瘤及尸检报告中第二常见的原发性良性心脏肿瘤。它们多为单发实性肿瘤，通常边界清晰，常呈中央钙化，而无囊性变、坏死或出血。心脏纤维瘤通常较大，平均直径约为5cm，可充满心室腔，不存在性别优势。心脏纤维瘤在Gorlin综合征患者中患病率更高，Gorlin综合征是一种常染色体显性遗传疾病，与多发性基底细胞癌、颌骨囊肿、骨骼异常和多个器官好发肿瘤有关。

约1/3心脏纤维瘤病例伴有心律失常。心脏纤维瘤是与猝死相关的第二常见的原发性心脏肿瘤，仅次于房室结内胚层异位。它们也产生占位效应引起症状，阻塞血流或影响瓣膜功能导致心力衰竭，亦可干扰房室传导或室内传导，致心律失常。最后，对于无症状患者，肿瘤可由心电图、胸部X线片异常和/或心脏杂音诊断。

典型心脏纤维瘤超声心动图表现，是位于室间隔或心室游离壁内，直径1~10cm，边界清楚、单发且无收缩性的肿物，肿瘤一般非常大，导致心腔内梗阻。肿瘤可呈结节状互不相连，或类似肥厚型心肌病、室间隔肥厚。CT表现为均匀肿物，软组织衰减，边界清或已有浸润，常见钙化。CMR 表现为 T_2 加权像呈均匀低信号，而在 T_1 加权像上相对于肌肉呈等信号。肿瘤通常很少或无对比剂增强，CMR 也可显示心肌浸润范围，指导肿瘤切除。

大型纤维瘤造成严重的新生儿流入或流出道阻塞及心排血量降低，或青少年出现晕厥，应予切除。肿瘤虽没有被膜，但通常与心肌界限清楚，瘤体可完整“剥离”。对于阻碍冠状动脉血流进而导致室性心律失常甚至猝死的心脏纤维瘤，通常予外科干预。困难在于若纤维瘤巨大，手术操作可能损伤冠状动脉或瓣膜装置，甚至导致严重的心肌功能障碍。减瘤手术也取得了令人满意的结果，肿瘤部分切除后室性心动过速消退。巨大心脏纤维瘤患者可接受心脏移植术。而当纤维瘤较小且与室性心律失常无关时，通常无需手术治疗。但据报道纤维瘤会随着时间推移增大，故应密切随访。

【黏液瘤】

黏液瘤是成人最常见的心脏肿瘤（占所有原发性心脏肿瘤的 30%），但在婴儿和儿童中罕见。在女性中更常见（女性与男性的比例为 2∶1），大多数患者在 40~70 岁确诊。心脏黏液瘤通常（75%~80%）起自左心房的卵圆窝，仅 1/4 见于右心房。偶见心脏黏液瘤通过卵圆窝生长至双侧心房。其发病机制尚不清楚，有学者认为，黏液瘤起源于心脏胚胎发育的分隔阶段受困的胚胎剩余。

心脏黏液瘤多为散发病例，而家族性病例约 7%，作为常染色体显性遗传病称卡尼综合征。这些患者表型各不相同，但卡尼综合征患者在以下主要特征中至少具备两条：面部大量雀斑、内分泌亢进（即库欣综合征）、黏液性及非黏液性内分泌肿瘤、非心脏黏液瘤（通常是乳房和皮肤）和心脏黏液瘤。这种情况下的心脏黏液瘤：男女比例相等，诊断年龄较轻，多发，且见于非典型部位，且切除后复发的风险更高。编码蛋白激酶 A 调节亚基的 *PRKAR1A* 基因突变，似与高达 70% 的卡尼综合征病例有关。鉴别卡尼综合征与卡尼三联征很重要，卡尼三联征即肺错构瘤、肾上腺外副神经节瘤和胃平滑肌肉瘤。

组织学上心脏黏液瘤呈凝胶状，由散在黏多糖基质中的细胞组成。内部常包含囊肿、坏死和出血区域。16% 肿瘤存在钙化。心脏黏液瘤通常有蒂，凝胶状，表面光滑、绒毛状或易碎。肿瘤大小不一，从 1cm 至 15cm 不等。较大的肿瘤更倾向于表面光滑或轻微分叶，多伴有心血管症状；而易碎或绒毛状的肿瘤多伴有栓塞症状。

心脏黏液瘤的临床表现取决于其位置、大小和活动性。最常见的临床表现与心血管症状有关，如呼吸困难，通常与二尖瓣流入道梗阻有关，但也可表现为心源性猝死。听诊时有二尖瓣梗阻的征象，但仅 15% 患者有“肿瘤扑落音”，即舒张期肿瘤脱垂进入左心室时响而沉闷的声音，可与第三心音相混淆。栓塞或心律失常也是典型临床表现。此外，心脏黏液瘤可引起类似于胶原血管病的全身症状，典型体征和症状为发热、厌食和体重减轻、乏力、关节痛、红细胞沉降率和 C 反应蛋白升高、白细胞增多、血小板减少、高丙种球蛋白血症和贫血。黏液瘤引起全身症状的机制尚不完全清楚，而多种黏液瘤可生成白细胞介素 6，引起肝脏合成急性期反应物及随后的全身性疾病。

Pinede 等报道的 112 例心脏黏液瘤患者中，67% 存在心血管症状，多类似二尖瓣梗阻。29% 患者存在体循环栓塞的证据，20% 患者神经功能受损，值得注意的是，尽管心脏黏液瘤在女性中更常见，但栓塞更多见于男性，总之约 34% 患者存在症状。

超声心动图可确定肿物的位置、大小、形状、附着和活动性，通常可诊断为心脏黏液瘤。在左心房内的位置、具有附着于房间隔的蒂以及肿物的活动性等特征，使得黏液瘤诊断的可信程度增加。肿物可呈均质，高透亮度的中央区是出血和坏死的表现。宽基底的、非移动性黏液瘤也存在，但超声心动图无法确定。CT 和 CMR 在表现病理特征方面各异，由于黏液瘤的凝胶状性质，CT 通常具有不均匀的低衰减；CMR 的 T_2 加权信号增强。黏液瘤的对比剂增强通常是不均匀的，也可以看到强烈的增强。然而，若肿物的外观及位置典型，CT 和 CMR 并非必需。

彻底切除肿瘤，应包含肿瘤蒂在内的心肌尽可能广泛切除，一经诊断即应手术，且可视为根治手术。散发型黏液瘤的复发罕见，而家族性黏液瘤综合征的复发率高达22%。复发通常见于切除术后4年内，之后复发风险降低，因此建议术后4年内每6个月复查一次超声心动图，尤其是家族性黏液瘤综合征患者。

【脂肪瘤和房间隔脂肪瘤样肥厚】

心脏脂肪瘤占切除肿瘤的0.5%~3.0%，可发生于心脏的任何部位，但通常来自心包表面，自宽大的蒂生长入心包腔内；也可起自心内膜，以宽基底、带蒂肿物的形式生长入任何心腔内。偶见于心脏瓣膜，称纤维脂肪瘤。组织学上，心脏脂肪瘤是成熟的脂肪细胞团块，边界清晰。

房间隔脂肪瘤样肥厚的定义是房间隔卵圆窝水平的脂肪沉积，横径超过2cm，使卵圆窝呈哑铃状。这种情况常被报道为心脏肿瘤。然而，它是脂肪细胞数量增加引起的，并非真正的肿瘤；此外，与心脏脂肪瘤不同，房间隔脂肪瘤样肥厚没有包膜，与高龄和肥胖有关，比心脏脂肪瘤更常见。

临床表现因肿块的位置和大小而异。心内膜下脂肪瘤一般较小，很少引起梗阻，但可引起心房颤动、室性心律失常，甚至房室传导阻滞；心外膜下脂肪瘤往往较大，可压迫心室，或可引起肺移位导致呼吸短促但不影响左心室功能。它们可被误认为心包囊肿，并致心包积液。

心脏脂肪瘤的超声心动图表现因其位置而异。心包内的脂肪瘤通常为低回声，而心腔内脂肪瘤通常是高回声，造成这一差异的原因尚不清楚。起自房间隔的心脏脂肪瘤可被误认为黏液瘤，但黏液瘤的附着范围较窄且活动性更强。CT和CMR对脂肪的识别特异性高，因而可以诊断脂肪瘤。心脏脂肪瘤的CT表现为心腔或心包腔内均匀的低密度肿物。CMR的T_1加权像呈均匀的信号增强，且随脂肪饱和序列而减弱。

若技术可行，有症状的患者须手术切除肿瘤。

【乳头状弹力纤维瘤】

乳头状弹力纤维瘤是第二常见的心脏肿瘤，是一种罕见的良性肿瘤，主要累及心脏瓣膜。由于患者通常无症状，真实患病率不明，最新报告的患病率约10%，绝大多数是超声心动检查中偶然发现的。平均检出年龄为60岁，实际上可见于所有年龄组中。男女比例为1∶1，无性别偏向，与梗阻性肥厚型心肌病和医源性因素（如手术、放射线和血流动力学损伤）密切相关。与散发性病例（多累及心脏瓣膜）不同，医源性乳头状弹力纤维瘤往往发生于各种非瓣膜的心内膜表面，并与诱发的医源性因素邻近。

组织学上，乳头状弹力纤维瘤浅表为内皮细胞，中层由蛋白聚糖构成，中央是无血管的内核。弹力纤维在内核含量最高，但可在乳头远端缺失。乳头状表面可见急性和形成中的血栓而模糊不清。肉眼观，有多个乳头状叶通过单支短小的蒂附着于心内膜表面。浸入水中形似“（啦啦队用的）塑料绒球”或“海葵”。心腔内发育的乳头状弹力纤维瘤通常很小，从2mm到70mm不等，平均9mm。常为单发。据报道，多发肿瘤约9%。乳头状弹力纤维瘤常见于心脏瓣膜，以主动脉瓣心室侧最多，其次是二尖瓣心房侧。乳头状弹力纤维瘤类似Lambl赘生物，但与发生在半月瓣对合缘的Lambl赘生物不同，前者可发生在瓣膜表面的任何部位。

心脏乳头状弹力纤维瘤通常无症状。症状出现，通常是附壁血栓或乳头叶碎裂所致体循环栓塞。最常见的临床表现是卒中或短暂性脑缺血发作，其次为心绞痛、心肌梗死、猝死、晕厥或先兆晕厥。

乳头状弹力纤维瘤呈小的、圆形、椭圆形或不规则肿物，边界清晰且质地均匀，易于超声心动图发现。通常经短蒂附着于瓣膜上，活动性好，具有清晰的“头部”和呈“闪光”或“振动”的特征性斑点边缘区分肿瘤边缘与周围血液，可与血栓相鉴别。经食管超声心动图的高分辨率使其成为确诊的影像学检查。虽然CMR及CT对心脏瓣膜的评估已有明显改良，其时空分辨率仍不足以诊断体积过小的肿瘤。

对乳头状弹力纤维瘤患者的治疗尚无共识。由于存在栓塞风险，有人建议所有患者采用手术治疗，也有人认为小且非活动性的肿瘤患者密切监测即可。Bruce在最近的综述中提出一种基于肿物位置、大小和症状的治疗方法：位于右心的小肿物仅监测即可；若较大、可移动或伴有卵圆孔未闭存在左向右分流，则无论大小如何，都应考虑手术。若肿物位于左心，1cm 以下的肿物可予监测及抗血小板治疗，否则应考虑手术切除，尤其是手术风险低或有相关心血管疾病需要手术的患者。

【心脏畸胎瘤】

大多数心脏畸胎瘤起源于心包，仅约 10% 见于室间隔。它们表面光滑，呈分叶状。75% 以上的心脏畸胎瘤发生于 15 岁以下儿童。心包内畸胎瘤通常位于心脏右侧，使器官向左侧和后方移位。畸胎瘤通常有直接来自主动脉的动脉供应。

尽管是良性的，畸胎瘤也可引起心脏压塞或直接压迫心脏造成严重后果。越来越多的心包畸胎瘤可在妊娠中晚期的胎儿中被诊断出来，仍存在因心脏压塞或心脏受压而在宫内或出生后立即死亡的风险。治疗需要胎儿肿瘤切除术或剖宫产并立即对新生儿进行干预。畸胎瘤通常只有单一血液供应，且没有侵袭性，故适时干预通常直接有效。与心包畸胎瘤相比，心腔内畸胎瘤位于室间隔上，故更难切除。

【血管瘤】

血管瘤是主要由血管组成的良性肿瘤。大多数心脏血管瘤是偶然发现的，最常见的部位是左心室游离壁（21%）、右心室前壁（21%）、室间隔（17%），偶见于右心室流出道。心内膜下可见直径 2~4cm 的结节。由于富含血管，完全手术切除肿瘤通常不可行。可出现室性心动过速和心脏压塞。

【浦肯野细胞错构瘤】

瘤体由小而扁平的细胞组成，多见于左心室，位于心内膜或心外膜表面。通常在幼儿期起病，表现为持续的室性心动过速。超声心动图诊断有难度，而电生理检查可定位肿瘤，帮助手术切除。

十、原发性恶性心脏肿瘤

原发性心脏恶性肿瘤约占心脏肿瘤的 1/4，大多数（95%）是肉瘤。肉瘤来源于间充质，儿童心脏肉瘤中以横纹肌肉瘤最为常见。其他心脏肉瘤统称“非横纹肌肉瘤”，包括平滑肌肉瘤、血管肉瘤、滑膜肉瘤、骨肉瘤、纤维肉瘤、黏液肉瘤、脂肪肉瘤、间质肉瘤、神经纤维肉瘤和恶性纤维组织细胞瘤等。原发恶性心脏肿瘤可出现在心脏的任何部位，但以左心，尤其是左心房居多。血管肉瘤主要见于右心，而骨肉瘤和其他肉瘤主要见于左心，心包血管肉瘤极为罕见。由于局部浸润范围广、易发腔内梗阻及早于初诊的转移，预后通常很差，中位生存期为 1 年。尽管总体预后较差，Simpson 等认为，与不完全切除相比，接受完全手术切除的患者生存时间更长（17 个月 *vs.* 2 个月）。由于发病率极低，化疗和放疗的治疗作用尚有争议。

【横纹肌肉瘤】

横纹肌肉瘤是向横纹肌分化的恶性心脏肿瘤，是儿童最常见的心脏肉瘤，约占心脏肉瘤的 20%，无心腔倾向且常多部位受累。与其他肉瘤相比，横纹肌肉瘤多为壁内肿瘤而非腔内生长，且更可能累及瓣膜，多发于儿童和青壮年，平均初诊年龄为 20 岁，是儿童最常见的恶性心脏肿瘤。

即便仅为姑息治疗及明确诊断，肿瘤的切除也有手术指征。如无转移，可考虑心脏移植。无论如何，预后很差，诊断后的平均生存期不足 1 年。

【平滑肌肉瘤】

平滑肌肉瘤是向平滑肌细胞分化的恶性心脏肿瘤。多见于左心房后壁，侵犯肺静脉和 / 或二尖瓣。多于 50~60 岁被诊断，无性别偏好。通常无法完整手术切除，生存时间小于 1 年。

【血管肉瘤】

血管肉瘤是最常见的高分化心脏原发性恶性肿瘤，由形成血管管道的恶性细胞组成。诊断年龄范围广，通常在 30~50 岁，男性和女性的发病率相同。其他类型的肉瘤通常位于左心房，而血管肉瘤不同，几乎仅见于右心房的房室沟周围及心包内。

与其他心脏肿物一样，临床特征反映肿物部位、大小、局部受累程度以及有无转移等。侵及心外膜、心内膜或心腔内常见，肿瘤局部蔓延至胸膜或纵隔也多见，因肺内转移就诊的情况并不少，最常见的症状是胸痛，见于约半数患者，还有右心衰竭、心包积血、室上性心律失常及腔静脉阻塞等症状。肺转移多见，确诊后生存期很少超过 6 个月。

超声心动图见右心房下腔静脉附近宽基底的肿物。CT 和 CMR 提示高信号，动脉期增强，可为确诊依据。

【其他肉瘤】

纤维肉瘤、脂肪肉瘤、滑膜肉瘤和骨肉瘤构成肉瘤的其他组织学亚型。纤维肉瘤在左、右心发病率相同，常为多发，可侵犯心腔和心包，预后极差。恶性纤维组织细胞瘤与纤维肉瘤临床表现相似，区别在于前者组织学可见涡旋排布的梭形细胞。骨肉瘤特征性地发生于肺静脉分叉处，并可延伸至肺静脉内，易于经食管超声心动图发现。

【心脏淋巴瘤】

原发性心脏淋巴瘤是仅累及心脏和 / 或心包的淋巴瘤。其他学者则将大部分瘤体位于心脏中、其他部位存在小的继发病变，视为原发性心脏淋巴瘤。播散性非霍奇金淋巴瘤累及心脏的情况应予排除，因其更为常见，可见于近 20% 尸检报道。

原发性心脏淋巴瘤是一种罕见的恶性心脏肿瘤，常浸润心肌并以息肉样结节的形式延伸到心腔内。多数患者右心房受累、心包因肿瘤浸润而增厚。心包积液如果存在，通常是大量的，心包穿刺术有诊断意义，然而这仅见于不到 1/4 的病例。多数患者以心力衰竭的症状就诊，通常无法直接做出诊断，需高度存疑。2 年生存率不足 40%，预后不良的主因是发现及诊断已晚，及时应用蒽环类化疗药可改善预后。

十一、继发性心脏肿瘤

继发心脏恶性肿瘤的发病率是原发性心脏恶性肿瘤的 30 倍。继发性心脏肿瘤可见于心外膜、心肌或心内膜，但绝大多数位于心外膜。原发性心脏恶性肿瘤很少没有症状。与之相反，仅 10% 继发性心脏肿瘤有症状。癌症患者出现心律失常、心脏扩大或心力衰竭等，应怀疑心脏转移。心脏受累作为恶性肿瘤首发症状的情况罕见，通常表现为大量心包积液或早期心脏压塞。

心脏受累可能源于直接蔓延，如肺癌和乳腺癌常侵入心包，导致心包积液和 / 或心包缩窄；肺癌也可侵犯肺静脉并进入左心房，引起二尖瓣梗阻。类似的，肾癌也有侵及下腔静脉的倾向，可栓塞至右心房甚至生长入心腔内。恶性黑色素瘤特别容易扩散至心脏。白血病和淋巴瘤对心脏的影响通常是弥漫性侵犯心肌和心包。白血病产生广泛的心肌内浸润，而淋巴瘤沉积物通常肉眼可见。除原发性中心静脉系统恶性肿瘤外，大多数癌症可转移至心脏，因此一旦出现心脏症状，应考虑心脏受累。

（撰写：金戈　审校：王强）

参考文献

[1] YATER W M. Tumors of the heart and pericardium: pathology, symptomatology and report of 9 cases[J]. Arch Intern Med, 1931, 48(4): 627-666.

[2] GERBODE F, KERTH W J, HILL J D. Surgical management of tumors of the heart[J]. Surgery, 1967, 61(1): 94-101.

[3] PUI C H, GAJJAR A J, KANE J R, et al. Challenging issues in pediatric oncology[J]. Nat Rev Clin Oncol, 2011, 8(9): 540-549.

[4] BEHJATI S, GILBERTSON R J, PFISTER S M. Maturation block in childhood cancer[J]. Cancer Discov, 2021, 11(3): 542-544.

[5] GRÖBNER S N, WORST B C, WEISCHENFELDT J, et al. The landscape of genomic alterations across childhood cancers[J]. Nature, 2018, 555(7696): 321-327.

[6] MA X, LIU Y, LIU Y, et al. Pan-cancer genome and transcriptome analyses of 1, 699 paediatric leukaemias and solid tumours[J]. Nature, 2018, 555(7696): 371-376.

[7] PFISTER S M, REYES-MÚGICA M, CHAN J K C, et al. A Summary of the Inaugural WHO Classification of Pediatric Tumors: Transitioning from the Optical into the Molecular Era[J]. Cancer Discov, 2022, 12(2):

331-355.

[8] BRUCE C J. Cardiac tumors: diagnosis and management [J]. Heart, 2011, 97(2): 151-160.

[9] ELBARDISSI A W, DEARANI J A, DALY R C, et al. Survival after resection of primary cardiac tumors: a 48-year experience [J]. Circulation, 2008, 118(14 Suppl): S7-S15.

[10] SHI L, WU L, FANG H, et al. Identification and clinical course of 166 pediatric cardiac tumors [J]. Eur J Pediatr, 2017, 176(2): 253-260.

[11] MIYAKE C Y, DEL NIDO P J, ALEXANDER M E, et al. Cardiac tumors and associated arrhythmias in pediatric patients, with observations on surgical therapy for ventricular tachycardia [J]. J Am Coll Cardiol, 2011, 58(18): 1903-1909.

[12] MEHTA S M, MYERS J L. Congenital Heart Surgery Nomenclature and Database Project: cardiac tumors [J]. Ann Thorac Surg, 2000, 69(4 Suppl): S358-S368.

[13] SHAPIRO L M. Cardiac tumors: diagnosis and management [J]. Heart, 2001, 85(2): 218-222.

[14] BASSO C, RIZZO S, VALENTE M, et al. Cardiac masses and tumours [J]. Heart, 2016, 102(15): 1230-1245.

[15] DUJARDIN K S, CLICK R L, OH J K. The role of intraoperative transesophageal echocardiography in patients undergoing cardiac mass removal [J]. J Am Soc Echocardiogr, 2000, 13(12): 1080-1083.

[16] BEGHETTI M, GOW R M, HANEY I, et al. Pediatric primary benign cardiac tumors: a 15-year review [J]. Am Heart J, 1997, 134(6): 1107-1114.

[17] TAKACH T J, REUL G J, OTT D A, et al. Primary cardiac tumors in infants and children: immediate and long-term operative results [J]. Ann Thorac Surg, 1996, 62(2): 559-564.

[18] STILLER B, HETZER R, MEYER R, et al. Primary cardiac tumors: when is surgery necessary? [J]. Eur J Cardiothorac Surg, 2001, 20(5): 1002-1006.

[19] HOLLEY D G, MARTIN G R, BRENNER J I, et al. Diagnosis and management of fetal cardiac tumors: a multicenter experience and review of published reports [J]. J Am Coll Cardiol, 1995, 26(2): 516-520.

[20] TWORETZKY W, MCELHINNEY D B, MARGOSSIAN R, et al. Association between cardiac tumors and tuberous sclerosis in the fetus and neonate [J]. Am J Cardiol, 2003, 92(4): 487-489.

[21] BADER R S, CHITAYAT D, KELLY E, et al. Fetal rhabdomyoma: prenatal diagnosis, clinical outcome, and incidence of associated tuberous sclerosis complex [J]. J Pediatr, 2003, 143(5): 620-624.

[22] JÓŹWIAK S, KOTULSKA K, KASPRZYK-OBARA J, et al. Clinical and genotype studies of cardiac tumors in 154 patients with tuberous sclerosis complex [J]. Pediatrics, 2006, 118(4): e1146-e1151.

[23] BURKE A, VIRMANI R. Pediatric heart tumors [J]. Cardiovasc Pathol, 2008, 17(4): 193-198.

[24] BJESSMO S, IVERT T. Cardiac myxoma: 40 years' experience in 63 patients [J]. Ann Thorac Surg, 1997, 63(3): 697-700.

[25] CARNEY J A. The triad of gastric epithelioid leiomyosarcoma, pulmonary chondroma, and functioning extra-adrenal paraganglioma: a five-year review [J]. Medicine (Baltimore), 1983, 62(3): 159-169.

[26] SUN J P, ASHER C R, YANG X S, et al. Clinical and echocardiographic characteristics of papillary fibroelastomas: a retrospective and prospective study in 162 patients [J]. Circulation, 2001, 103(22): 2687-2693.

[27] PAW P T, JAMIESON S W. Surgical management of intrapericardial teratoma diagnosed in utero [J]. Ann Thorac Surg, 1997, 64(2): 552-554.

[28] KEARNEY D L, TITUS J L, HAWKINS E P, et al. Pathologic features of myocardial hamartomas causing childhood tachyarrhythmias [J]. Circulation, 1987, 75(4): 705-710.

[29] ROBERTS W C. Primary and secondary neoplasms of the heart [J]. Am J Cardiol, 1997, 80(5): 671-682.

[30] GIBBS P, CEBON J S, CALAFFORE P, et al. Cardiac metastases from malignant melanoma [J]. Cancer, 1999, 85(1): 78-84.

第 13 章　房室间隔缺损的外科治疗

一、知识要点

【概述】

房室间隔缺损（atrioventricular septal defect，AVSD）又称房室管缺损（atrioventricular ductal defect，AVCD）或心内膜垫缺损（endocardial cushion defect，ECD），是一种罕见而复杂的先天性心脏病，是由于胎儿时期房室间隔发育不全、吸收过多而形成。AVSD 约占心脏畸形的 3%，每 10 000 名活产儿中约有 2 名患此疾病。AVSD 被发现与唐氏综合征有显著关系，但男女患病率无差异。此类畸形的显著特征是存在共同房室连接：一个共同房室瓣开口而非两个房室瓣开口，房室瓣周围的间隔组织包括房间隔下方、室间隔流入道部分存在不同程度的未完全发育，以及房室瓣本身不同程度的发育不良。

【解剖分型】

根据房室间隔缺损及房室瓣畸形的程度，AVSD 可被划分为部分型房室间隔缺损（partial atrioventricular septal defect，PAVSD）、过渡型房室间隔缺损（intermediate atrioventricular septal defect，IAVSD）及完全型房室间隔缺损（total atrioventricular septal defect，TAVSD）（图 13-1）。

1. 部分型房室间隔缺损　PAVSD 其原发孔型房间隔缺损位于房室瓣上方、房间隔下部，呈新月形。房室瓣存在不同程度的裂隙，呈三瓣化：二尖瓣包括左上瓣叶、左下瓣叶和左侧瓣叶，三尖瓣包括右上瓣叶、右下瓣叶和右侧瓣叶，造成不同程度的瓣膜关闭不全。

2. 过渡型房室间隔缺损　IAVSD 是介于部分型和完全型之间的过渡类型，存在一个原发孔型房间隔缺损，一个室间隔缺损和两个独立但结构异常的房室瓣。室间隔缺损通常为限制性缺损，位于室间隔的流入道部分，被腱索组织所填充。房室瓣通过腱索连接在室间隔嵴，当二尖瓣前叶被众多腱索附着在室间隔嵴上时，则会增加左心室流出道梗阻的风险。

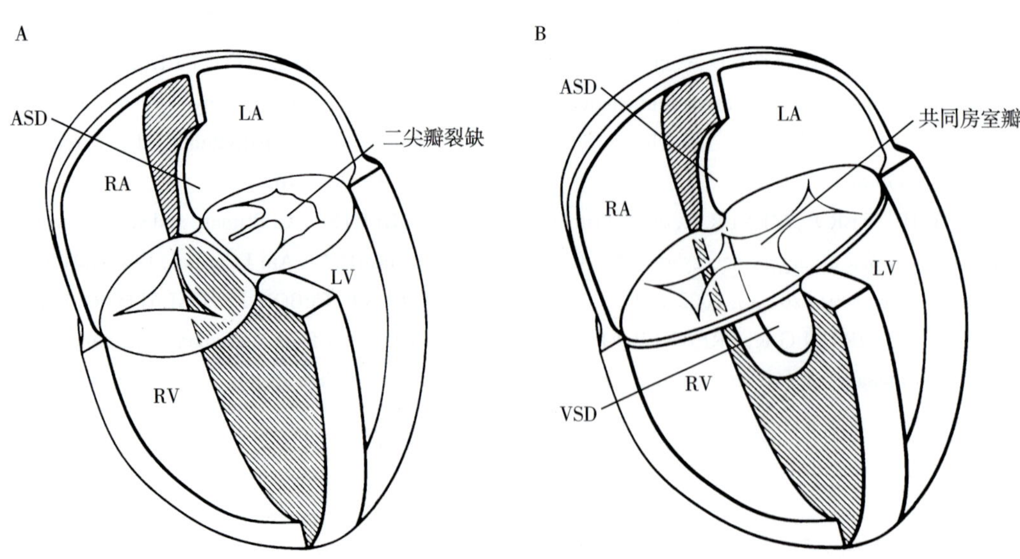

图 13-1　房室间隔缺损示意

A. 部分型房室间隔缺损；B. 完全型房室间隔缺损。

3. 完全型房室间隔缺损　TAVSD 既存在房室瓣上方的房间隔缺损，也存在房室瓣下方的室间隔缺损。房室瓣是一个连接心脏左右两侧的共同房室瓣，形成上（前）桥瓣叶和下（后）桥瓣叶。共同房室瓣并未附着在室间隔嵴上，形成一个非限制性流入道室间隔缺损。根据共同房室瓣腱索附着的位置、桥叶的形态和瓣叶桥接的程度，Rastelli 等将完全型房室间隔缺损又分为 A、B、C 三个亚型（表 13-1，图 13-2）。

表 13-1　完全型房室间隔缺损的 Rastelli 分型

Rastelli 分型	A 型（75%）	B 型（罕见）	C 型（25%）
病理解剖特点	前共同瓣被腱索附着于室间隔顶部而被完全分为左上瓣叶和右上瓣叶，左上瓣叶完全覆盖左心室，右上瓣叶完全覆盖右心室。后共同瓣罕见分隔。前共同瓣下方的室间隔缺损大小通常更大，因为附着在前共同瓣和室间隔的腱索通常长而稀疏；后共同瓣下方的缺损通常很小，因为附着的腱索通常短而致密	涉及从室间隔右侧到前共同瓣左侧的腱索异常附着。跨越腱索可从三尖瓣跨越至左心室（常见于左心室优势型）或从二尖瓣跨越入右心室（常见于右心室优势型）	前共同瓣通常未被分隔，漂浮在室间隔嵴上方，无腱索从瓣叶中部连接至室间隔嵴。合并法洛四联症的完全型房室间隔缺损患者多为 C 型

A

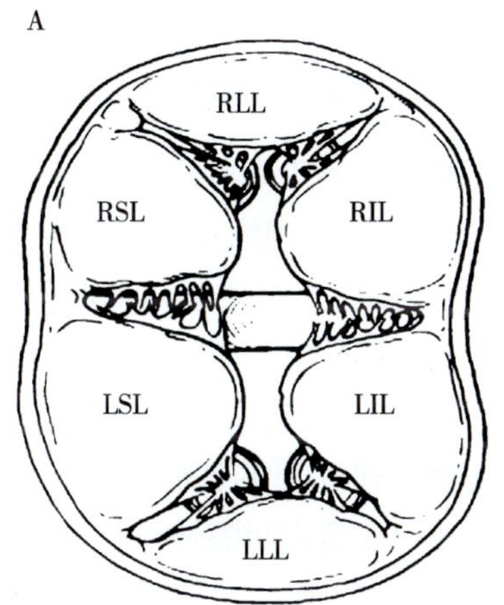

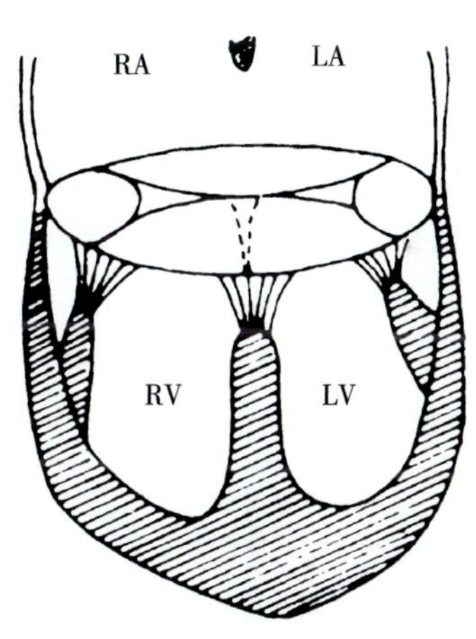

B

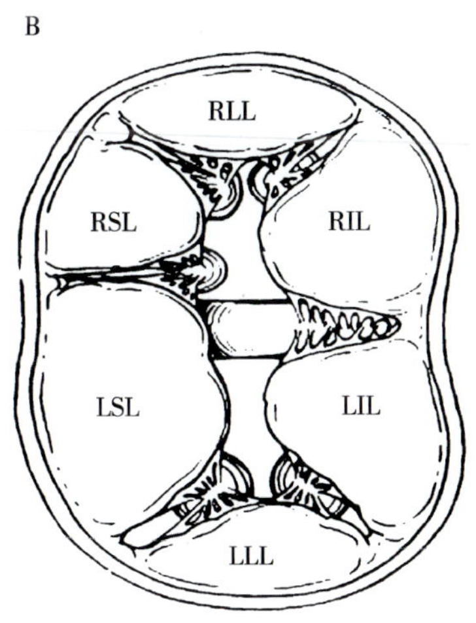

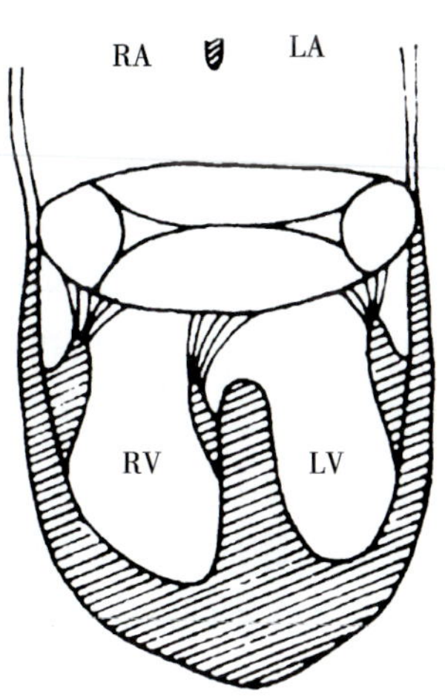

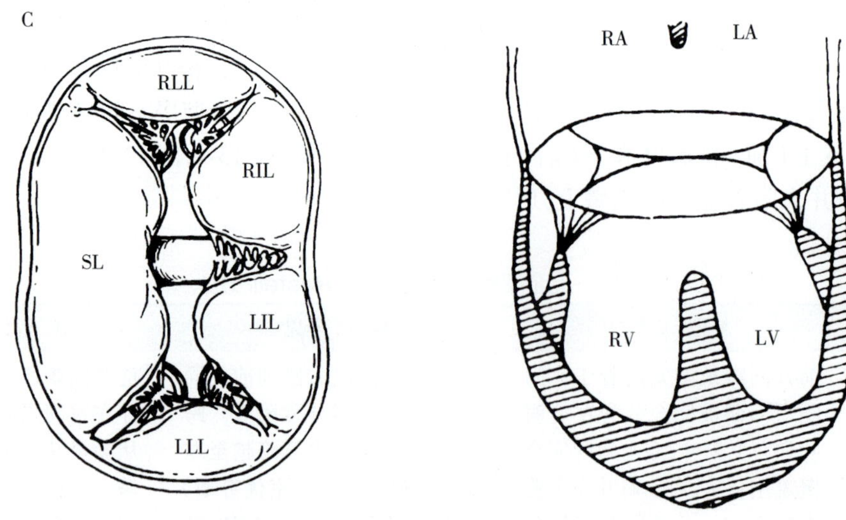

图 13-2　完全型房室管缺损 Rastelli 分型

A. A 型完全型房室间隔缺损；B. B 型完全型房室间隔缺损；C. C 型完全型房室间隔缺损。

【合并畸形】

1. 法洛四联症　TAVSD 合并法洛四联症是一种罕见的先天性心脏畸形，在完全型房室间隔缺损患儿和法洛四联症患儿中的发病率分别为 5%~10% 和 1.7%。此类畸形表现出 TAVSD 和法洛四联症的特征，包括非限制性的室间隔缺损、原发孔型房间隔缺损、一个共同的房室瓣、漏斗间隔向前上方偏曲以及右心室流出道梗阻。当患儿右心室流出道梗阻严重需要使用跨环补片缓解时，会在重建三尖瓣后引起肺动脉瓣反流，导致右心衰竭。

2. 右心室双出口和大动脉转位　当 TAVSD 合并主动脉骑跨严重，超过 50% 位于右心室上方时即为完全型房室间隔缺损合并右心室双出口。若主动脉骑跨程度严重且肺动脉瓣后移至大部分位于左心室上方即为合并大动脉转位，需要进行房室间隔缺损修补术和大动脉调转术。

3. 左心室流出道梗阻　左心室流出道梗阻多见于 PAVSD 中，当两侧心室发育不均衡且右心室占优势时，常合并有左心室流出道梗阻。AVSD 患儿合并主动脉缩窄或主动脉弓发育不良时，即标志着左心室流出道梗阻的存在。

4. 多发室间隔缺损　除房室瓣下方的缺损外，额外室间隔缺损可发生在室间隔的任意位置。

5. 单组乳头肌　当左心室发育不良时，左心室的两组乳头肌相互靠近，融合成单组乳头肌。若所有腱索都附着于单组乳头肌的情况下手术缝合二尖瓣裂缺，则可能造成降落伞形二尖瓣。单组乳头肌往往标志着左心发育不全。

【临床病理生理及诊断】

AVSD 患儿生后几周内，由于肺阻力较高可能没有明显的症状，4~6 周后即可出现临床症状，如发育迟缓、充血性心力衰竭和频繁的肺部感染等。这主要是由左向右分流引起的肺血增多和肺动脉高压，以及房室瓣关闭不全引起的。PAVSD 的病理生理改变主要来自心房的左向右分流，类似于继发孔型房间隔缺损。若存在严重的二尖瓣反流，则会增加左、右心室容量负荷，造成充血性心力衰竭。TAVSD 的病理生理变化主要取决于左向右分流的程度、房室瓣反流的程度以及合并畸形的影响。TAVSD 其室间隔缺损为非限制性，心室左向右分流严重，心脏受累扩大引起房室瓣关闭不全，房室瓣反流则加重了心室的容量负荷，进一步引起心脏扩大和心力衰竭。心力衰竭的症状包括喂养困难、多汗、心动过速、呼吸急促、喘息、肝大和外周灌注不良等。未经治疗的房室间隔缺损患儿约半数在出生后第一年因心力衰竭或肺炎死亡。存活的患者由于左向右分流引起肺血增多，肺血管重构程度加重，导致肺动脉高压，远期预后情况差。

AVSD 的诊断主要依靠患者的临床表现及几种常见的检查手段（表 13-2）。

表 13-2　房室间隔缺损的临床诊断方法

临床诊断方法	检查表现
超声心动图	是最有意义的确诊手段，能够明确患者的病理分型，评估心内缺损的大小及分流方向、房室瓣的形态及反流程度、乳头肌的数量和位置、左右心室的平衡情况以及是否合并其他心内畸形等。胎儿超声心动可在宫内早期诊断房室间隔缺损，能够评估缺损类型、解剖和血流动力学异常，有效筛查患儿
胸部 X 线检查	主要表现为肺血增多和受累心腔的扩张。肺血增多表现为右心房、右心室增大和肺动脉段突出膨隆，肺实质内血管纹理增多。当二尖瓣反流严重时，可呈现明显左心房、左心室增大和左主支气管抬高
心导管检查	此检查并非强制性，很少用于描述患者解剖结构异常，主要适用于 6 个月以上，疑似不可逆性肺动脉高压的患者。心导管术可以准确量化左向右分流，并通过吸氧或药理学试验评估肺动脉高压的程度和肺血管阻力的可逆性

二、临床实践

【概述】

1955 年，Lillehei 等首次报道了 TAVSD 的外科矫治手术，同年由 Kirklin 等报道了首例 PAVSD 的修补。Lev 在 1958 年报道了 AVSD 的心脏传导系统，Rastelli 等在 1966 年对 TAVSD 分为了三个亚型，这些报道对降低手术死亡率和并发症发病率带来了极大的帮助。1962 年 Maloney 和 Gerbode 分别报道了使用单片法修补 TAVSD，将发育不良的房室瓣悬吊在一块补片上。1975 年 Trusler 报道了双片法技术：使用 Dacron 补片修补室间隔缺损，将补片上缘与共同房室瓣瓣叶连续缝合在一起，再使用一块心包补片修补房间隔缺损。Wilcox 和 Nnnn 分别于 1995 年和 1997 年报道了不使用补片闭合 VSD，直接将房室瓣下压至与室间隔嵴对拢，取得了良好的疗效。目前 AVSD 的手术疗效已经得到了显著的提升，PAVSD 死亡率低于 1%，TAVSD 的死亡率约为 3%，再手术率为 10%~15%。

【手术适应证和时机选择】

PAVSD 或 IAVSD 的患儿左向右分流程度轻，肺血管病变速度相对较慢，早期出现危重情况者很少，因此其手术治疗通常不属于急诊或限期考虑的范畴，过去倾向于将手术矫治的时间推迟到学龄期进行。但若推迟治疗的时间，房室瓣组织可能发生继发性病变，增加矫治的难度。在 1 岁左右手术矫治，其组织完整性更好。若患儿早期存在心力衰竭的症状或存在房室瓣关闭不全，应尽早手术。

TAVSD 患儿手术治疗应在出生后 3~6 个月尽早进行，最晚不应超过 1 岁，以避免进行性肺动脉高压的发生，达到改善手术预后目的。若患儿表现出明显的充血性心力衰竭或存在明显的房室瓣反流，应不受年龄限制尽早手术。目前原则上主张行一期矫治术，包括关闭房室间隔缺损、修复重建左右侧房室瓣，减少或消除瓣膜反流。对于合并肺部感染、心力衰竭（心衰）以及全身状况差的，或合并左心发育不好的患儿，一期矫治术风险较大，患儿难以耐受体外循环手术，可以先行肺动脉环缩术，以控制心内分流和肺动脉高压。待心脏以及全身情况改善，肺动脉压力下降后再行二期手术根治心脏畸形。

术前应通过超声心动图，评估患者心内缺损大小、分流方向、房室瓣的形态及反流程度、乳头肌的数量和位置、左右心室的平衡状况以及是否合并其他畸形等。已明确诊断的患儿术前应积极药物治疗，强心利尿，控制出入量和充血性心力衰竭。病情严重、术前营养不良的患儿应注意营养支持治疗。对于年龄较大、疑似存在不可逆性肺动脉高压者，应行心导管检查，测定肺动脉压力和肺血管阻力，吸氧和一氧化氮，应用血管扩张剂，降低肺阻力。若存在不可逆的肺血管病变，但肺循环阻力超过体循环阻力的 70% 或肺血管阻力超过 10WU，则为手术的相对禁忌证。

【外科手术方法】

(一) PAVSD

1. 病例摘要　患儿女性，2岁2个月，体重12.3kg。术前诊断：部分型心内膜垫缺损，房间隔缺损。超声心动图显示两组房室瓣，位于同一水平，左侧房室瓣前叶可见明显裂隙，并有源自裂口处中量反流信号；右侧房室瓣可见少量反流信号；房间隔原发孔处可见回声中断5.4mm。

2. 手术方法　正中开胸，常规建立体外循环，降温阻断后切开右心房。注射器注入冷盐水使房室瓣瓣叶充分漂浮，观察房室瓣瓣叶裂缺形态。使用6-0聚丙烯缝线间断5针缝合二尖瓣前叶裂隙，缝合自裂缺起始至瓣叶游离缘上的腱索起始部位。关闭裂缺后，注射器注入冷盐水，确定瓣膜修复效果。二尖瓣裂缺关闭后发现瓣环明显扩大，在瓣膜中央存在反流束，后使用5-0聚丙烯线环缩左侧房室瓣后外侧交界实施瓣环成形。成形后再次测试瓣膜闭合情况满意。使用自体心包补片修补原发孔型房缺，5-0聚丙烯线连续缝合。补片下缘缝合于两侧房室瓣之间，将冠状静脉窦隔至左心房。术后超声心动图显示房间隔可见补片强回声。彩色多普勒血流成像（CDFI）显示房水平分流信号消失。二、三尖瓣成形术后改变，CDFI显示瓣口前向血流通畅，二、三尖瓣可见微量反流信号。

3. 外科要点与体会　左侧房室瓣裂的修复必须采用间断缝合的方法，连续缝合一方面很难将瓣裂对齐缝合，另一方面一旦缝线断开，将重新出现二尖瓣前瓣裂口，引起严重的瓣膜关闭不全。如果瓣叶组织非常菲薄，应使用6-0聚丙烯线带心包垫片水平褥式缝合，防止瓣缘组织撕裂；当存在左心发育不良时，应在瓣叶游离缘处保留部分裂缺，以防术后二尖瓣狭窄。环缩瓣膜交界时吃针要浅，以避免损伤冠状动脉回旋支。冠状静脉窦口可留在右心房或隔至左心房，但对合并有左上腔静脉者，必须将冠状静脉窦隔于右心房。如将冠状静脉窦口留在右心房，注意缝合方法，以免损伤传导束引起房室传导阻滞；如将冠状静脉窦隔至左心房，窦上方的补片应有预留，避免冠状窦口被补片紧贴覆盖，影响冠状静脉血液回流。

(二) IAVSD

1. 病例摘要　患儿男性，1岁9个月，体重10.6kg。术前诊断：过渡型心内膜垫缺损，卵圆孔未闭。超声心动图显示心内十字交叉结构基本消失，室间隔上段回声缺失，右室面可见纤维性包绕，形成瘤样结构，基底8mm，顶端可见多个破口，较大的破口约4mm。CDFI显示室水平可见左向右为主的双向分流信号。房间隔原发孔处可见回声中断12mm。两组房室瓣，位于同一水平，部分融合为共同瓣，前桥瓣借腱索与室间隔嵴顶相连，左侧房室瓣少量反流信号，右侧房室瓣可见中量反流信号。

2. 手术方法　正中开胸，常规建立体外循环，降温阻断后切开右心房。注射器注入冷盐水使房室瓣瓣叶充分漂浮，观察房室瓣瓣叶裂缺形态以及室间隔缺损分流位置。先使用6-0聚丙烯线间断缝合6针关闭左侧房室瓣前叶裂隙，缝合自裂缺起始至瓣叶游离缘上的腱索起始部位。关闭裂缺后，注射器注入冷盐水，确定瓣膜修复效果。再使用5-0聚丙烯线间断褥式缝合5针修补室间隔缺损，修补后注射器注入冷盐水确定室间隔缺损处分流消失。术中测试左侧房室瓣环扩大，瓣口中央存在反流束，使用5-0聚丙烯线环缩左侧房室瓣后外侧交界实施瓣环成形。成形后再次测试瓣膜闭合情况满意。使用自体心包补片修补原发孔型房缺，5-0聚丙烯线连续缝合，补片下缘缝合于两侧房室瓣之间，将冠状静脉窦隔至左心房。术后超声心动图显示室间隔上段可见补片强回声。CDFI显示室水平分流信号消失；房间隔中部可见补片强回声，房水平分流信号消失；左、右侧房室瓣前向血流通畅，均可见微量反流信号。

3. 外科要点与体会　IAVSD如果在二尖瓣裂缺下方存在限制性室间隔缺损，使用一针或几针5-0聚丙烯缝线带垫片间断褥式缝合缺损。缝合修补室间隔缺损要确实，保证术后室间隔缺损处无明显残余分流。分割左、右侧房室瓣时，首先要保证左侧房室瓣有足够的面积，避免引起左侧房室瓣口和左心室流出道狭窄。其余要点同PAVSD。

（三）TAVSD

1. 单片法

（1）病例摘要：患儿女性，4 岁 7 个月，体重 14kg。术前诊断：完全型心内膜垫缺损（C 型），右心室双出口，肺动脉高压（重度）。超声心动图显示心内十字交叉结构完全消失，室间隔上段回声缺失，大小约 20mm×12mm。CDFI 显示室水平可见左向右为主的双向分流信号。房间隔原发孔处可见回声中断 15mm。主动脉大部分起自右侧心室。一组房室瓣，前桥瓣借腱索与室间隔嵴顶相连，收缩期共瓣中央可见中重度反流信号。

（2）手术方法：正中开胸，常规建立体外循环，阻断后切开右心房。注射器注入冷盐水测试共同房室瓣。在室间隔嵴上方共同房室瓣前后瓣叶之间做一水平标志线，在标志线右侧切开前后瓣叶直至瓣环。使用 5-0 聚丙烯线将心包补片于瓣叶切开处缝置在室间隔嵴中央，在室间隔下端，将缝线缝置在室间隔嵴偏右侧位置，以防损伤传导束。使用 5-0 聚丙烯线连续缝合将左、右房室瓣组织分别悬吊于心包补片上，用 5-0 聚丙烯线带垫片加固。悬吊瓣叶后，间断缝合 5 针关闭二尖瓣裂缺，5-0 聚丙烯线行左侧瓣环后内侧交界成形。连续缝合心包补片关闭原发孔型房缺，将冠状窦隔至左房侧。术后超声心动图显示室间隔上段及房间隔下段可见补片强回声。CDFI 显示房、室水平分流信号消失；左、右侧房室瓣前向血流通畅，均可见微量反流信号。

2. 双片法

（1）病例摘要：患儿女性，1 岁 3 个月，体重 9.7kg。术前诊断：完全型心内膜垫缺损（A 型），房间隔缺损，肺动脉高压（重度）。超声心动图显示心内十字交叉结构完全消失，房室间隔共同缺失约 17mm，室间隔上段回声中断约 12mm。CDFI 显示室水平可见左向右为主的双向分流信号。房间隔中部可见多出回声缺失，累及范围 14mm。一组共同房室瓣，前桥瓣借腱索与室间隔嵴顶相连，收缩期共瓣左侧可见少量反流信号，共同瓣右侧可见中量反流信号。

（2）手术方法：正中开胸，常规建立体外循环，降温阻断后切开右心房。注射器注入冷盐水使房室瓣瓣叶充分漂浮，观察房室瓣瓣叶裂缺形态以及室间隔缺损分流位置。先使用 6-0 聚丙烯线间断缝合 6 针关闭左侧房室瓣前叶裂隙，缝合自裂缺起始至瓣叶游离缘上的腱索起始部位。关闭裂缺后，注射器注入冷盐水，确定瓣膜修复效果。将心包补片剪成新月形置于室间隔嵴右侧，用 5-0 聚丙烯线连续缝合室间隔缺损，5-0 聚丙烯缝线带垫片间断缝合加固补片。将右侧房室瓣，补片上缘，左侧房室瓣连续缝合。注水测试瓣膜关闭状况，使用 5-0 聚丙烯线对左侧房室瓣后内侧交界进行成形。连续缝合心包补片关闭原发孔及继发孔房间隔缺损。术后超声心动图显示室间隔上段可见补片强回声。CDFI 显示室水平分流信号消失；房间隔中部可见补片强回声，房水平分流信号消失；左、右侧房室瓣前向血流通畅，均可见微量反流信号。

3. 改良单片法

（1）病例摘要：患儿女性，6 个月，体重 5.3kg。术前诊断：完全型心内膜垫缺损（A 型），肺动脉高压（重度）。超声心动图显示心内十字交叉结构完全消失，室间隔上段回声缺失，大小约 12mm×8mm。CDFI 显示室水平可见左向右为主的双向分流信号。房间隔原发孔处可见回声中断 20mm。一组房室瓣，前桥瓣借腱索与室间隔嵴顶相连，收缩期共瓣左侧可见中量反流信号，共瓣右侧可见中量反流信号。

（2）手术方法：正中开胸，常规建立体外循环，降温阻断后切开右心房。注射器注入冷盐水使房室瓣瓣叶充分漂浮，观察房室瓣瓣叶裂缺形态以及室间隔缺损分流位置。先使用 6-0 聚丙烯线间断缝合 5 针关闭左侧房室瓣前叶裂隙。使用 6-0 聚丙烯线间断褥式 5 针修补室间隔缺损，缝线从室间隔右室面进针，依次穿过室间隔嵴以及前、后共同瓣的左右侧房室瓣和心包补片，将房室瓣夹在室间隔和补片之间。心包补片上的针距应略小于室间隔上的针距，以起到瓣环成形的效果。自体心包补片修补原发孔房间隔缺损。术后超声心动图显示室间隔上段可见补片强回声，CDFI 显示室水平分流信号消失；房间隔中部可见补片强回声，房水平分流信号消失；左、右侧房室瓣前向血流通畅，左侧房室瓣可见轻＋量反流信号，右侧房室瓣可见轻量反流信号。

4. TAVSD 治疗体会　笔者经验认为，使用任何技术来成功对 TAVSD 进行修补的关键之一是仔细审视心内解剖，这包括评估右心室和左心室的大小、房间隔缺损和室间隔缺损的大小和形状、乳头肌的数量和位置以及腱索的排列，包括其在室间隔上的附着。修补室间隔缺损的补片要有足够的宽度和高度，应特别注意术后勿造成左心室流出道狭窄。以上三种方法各有一定的优势和不足：单片法便于显露和修补室间隔缺损，可提升房室瓣环，防止左心室流出道狭窄，但容易减小房室瓣开口面积和增加瓣叶撕裂的风险；双片法更有利于保留房室瓣有效开口面积，且不破坏瓣叶形态和功能，术后通常反流量少，但是修补室缺时显露稍困难一些；改良单片法虽压低瓣叶，但不改变瓣膜的基本结构，手术相对简便，但如果室间隔缺损过大，常导致瓣环不在同一平面，可能使房室瓣反流增加（图 13-3）。

【术后常见并发症及处理】

当前，AVSD 手术疗效已经得到了显著提升，对于 PAVSD，其死亡率低于 1%，接近于单纯房间隔缺损。但术后远期可能因为左侧房室瓣关闭不全或狭窄而再次手术，若手术修复效果不理想，则需要进行瓣膜置换。TAVSD 死亡率约为 3%，再手术率为 10%~15%。若术后出现房室瓣反流程度严重，出现充血性心力衰竭症状，应及时再次手术。

1. 肺动脉高压　TAVSD 术后肺动脉高压发生率高，尤其是术前存在肺动脉高压、手术年龄大于 6 个月或合并唐氏综合征的患儿。首先应确定是否存在左侧房室瓣的严重反流或狭窄、残余室间隔缺损等导致术后肺血管阻力异常增高情况，若存在，应及时再次手术矫治。术后肺动脉高压也可能由长时间体外循环引起炎症反应介导造成肺血管内皮损伤、肺血管反应性增高引起，应在术后给予芬太尼镇静、肌肉松弛，高浓度氧气吸入，过度通气避免呼吸性酸中毒，给予正性肌力药和血管扩张药等。

2. 残余二尖瓣关闭不全　术后存在明显二尖瓣反流的发生率为 5%~10%。随着使用术中经食管超声心动图在心脏复跳后评估二尖瓣修复状况，术后二尖瓣明显反流的发生率显著降低。术后二尖瓣明显反流的发生可能由二尖瓣裂缺处缝线撕脱或瓣环较大而未做瓣环成形导致。术后早期保持患儿镇静，避免快速扩容导致瓣环扩大加重反流，选用降低后负荷的扩血管药物如硝普纳，控制血压在正常低值。若反流程度严重，应及时二次手术治疗。

3. 残余室间隔缺损　室间隔缺损修补不完善，可能由暴露不充分、缝线撕裂、细菌性心内膜炎等导致。分流量较大，术后引起心功能不全、肺动脉高压，术后撤离呼吸机困难者应及时二次手术修补。观察期间控制血压，避免分流量加大。

4. 左心室流出道狭窄　左心室流出道狭窄的原因是房室瓣环下移而术中没有得到很好的纠正。表现为复跳后体外循环停机困难或严重低

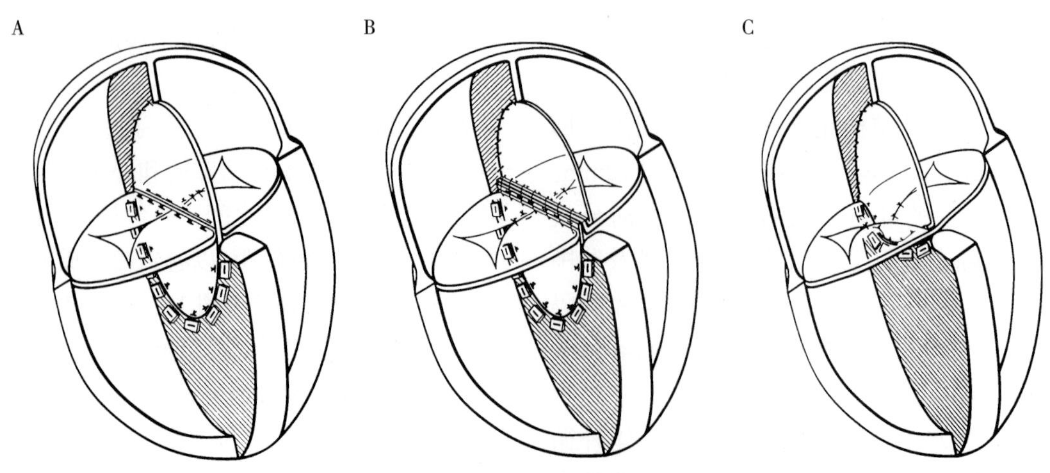

图 13-3　完全型房室间隔缺损修补的三种方法
A. 单片法；B. 双片法；C. 改良单片法。

心排。预防的方法是室缺补片够大，修复左侧房室瓣时要尽量使瓣环提高到正常水平。预防是关键，一旦证实为左心室流出道狭窄，应尽早二次手术处理。

5. 心律失常　可表现为结性心律、交界性异位心动过速、窦房结功能障碍，或出现完全性房室传导阻滞。心律失常多由心房内操作导致的机械性损伤，也可能是术中低温、缺氧及酸中毒所引起；房室管缺损由于房室间隔缺失常导致房室传导组织异位，房室结较正常位置更靠后下，更接近冠状静脉窦；His 束常沿室间隔缺损的下缘走行，束支分叉更靠下，因此这类患者最容易发生手术导致的传导系统损伤。首先应在术中加强心肌保护，手术操作尽可能轻柔。出现心律失常，可使用抗心律失常药物治疗；如发生房室传导阻滞，应放置起搏导线使用临时心脏起搏，若 2 周以上未见好转，应放置永久心脏起搏器。

（撰写：许耀强　审校：闫军）

参考文献

[1] JACOBS J P, BURKE R P, QUINTESSENZA J A, et al. Congenital heart surgery nomenclature and database project: ventricular septal defect[J]. Ann Thorac Surg, 2000, 69(4 Suppl): S25-S35.

[2] LILLEHEI C W, COHEN M, WARDEN H E, et al. The direct-vision intracardiac correction of congenital anomalies by controlled cross circulation; results in thirty-two patients with ventricular septal defects, tetralogy of Fallot, and atrioventricularis communis defects[J]. Surgery, 1955, 38(1): 11-29.

[3] KIRKLIN J W, DAUGHERTY G W, BURCHELL H B, et al. Repair of the partial form of persistent common atrioventricular canal; so-called ostium primum type of atrial septal defect with interventricular communication[J]. Ann Surg, 1955, 142(5): 858-862.

[4] LEV M. The architecture of the conduction system in congenital heart disease. I. Common atrioventricular orifice[J]. AMA Arch Pathol, 1958, 65(2): 174-191.

[5] RASTELLI G, KIRKLIN J W, TITUS J L. Anatomic observations on complete form of persistent common atrioventricular canal with special reference to atrioventricular valves[J]. Mayo Clin Proc, 1966, 41(5): 296-308.

[6] MALONEY J J, MARABLE S A, MULDER D G. The surgical treatment of common atrioventricular canal[J]. J Thorac Cardiovasc Surg, 1962, 43: 84-96.

[7] GERBODE F. Surgical repair of endocardial cushion defect[J]. Ann Chir Thorac Cardiovasc, 1962, 1: 753-755.

[8] MILLS N L, OCHSNER J L, KING T D. Correction of type C complete atrioventricular canal. surgical considerations[J]. J Thorac Cardiovasc Surg, 1976, 71(1): 20-28.

[9] WILCOX B R, JONES D R, FRANTZ E G, et al. Anatomically sound, simplified approach to repair of "complete" atrioventricular septal defect[J]. Ann Thorac Surg, 1997, 64(2): 487-493.

[10] NICHOLSON I A, NUNN G R, SHOLLER G F, et al. Simplified single patch technique for the repair of atrioventricular septal defect[J]. J Thorac Cardiovasc Surg, 1999, 118(4): 642-646.

第14章 儿童体外生命支持

第1节 儿童体外生命支持发展概述

世界首例原发性肺动脉高压(primary pulmonary hypertension,PPH)新生儿在体外膜氧合(extracorporeal membrane oxygenation,ECMO)辅助下存活出院距今已40多年了,Bartlett教授和他的团队给这位新生儿取名Esperanza,西班牙语意为“希望”。正是在这些先驱者的引领下,婴幼儿、儿童ECMO开始逐渐兴起,尽管早产儿的ECMO支持存在许多困难(例如颅内出血并发症发生率高),但成熟新生儿因ECMO获益却是显而易见的。在美国和英国的几项随机对照研究中看到ECMO支持较传统治疗可以明显改善临床结果,这些研究真正促使临床儿科医生接受ECMO这种高级体外生命支持治疗。随之而来的是将ECMO扩展到更广的应用范围,越来越多的儿童接受了ECMO支持治疗。来自体外生命支持组织(Extracorporeal Life Support Organization,ELSO)的最新报告(2019年7月)显示,超过9 000例儿童患者因呼吸衰竭而接受ECMO,11 000例儿童因心脏功能不全接受了ECMO支持。

2008年以后的技术进步无疑促进了ECMO受众的不断扩大和ECMO数量的急剧增加,新材料、新设备的开发也使得ECMO应用越来越得心应手。

一、离心泵替代滚压泵

离心泵利用在一个坚硬的圆锥形腔体内旋转形成的涡流来推进血液流动。通常来说,虽然在非常低速或者高速旋转中增加的湍流和切应力会增加对血液的损伤,但是在恒定转速情况下这些泵很少损伤血液成分。

低阻力氧合器的出现使得驱动泵由早期的阻闭型滚压泵升级为开放型的离心泵。某些新型设备甚至采用全磁悬浮技术进一步减少剪切力,达到低预充、无死腔、血液破坏轻、使用时限长等优势。尽管离心泵会在静脉血液引流端产生高负压,泵头内的前向血流的形成必须依赖于泵出口端的压力高于后端阻力。因此,离心泵后管路阻闭将导致泵头内血液无法泵出,因而也避免了泵管崩脱的风险。

滚压泵和离心泵的驱动都会在泵前产生负压,负压过高将导致血液破坏溶血发生及气穴现象,同时负压会导致管路塌陷和插管附壁引起血管内皮或心房组织受损。目前普遍认为滚压泵由于滚轴挤压血液破坏较重,离心泵可能会产生微血栓。现在的低阻力聚甲基戊烯(PMP)材料中空纤维氧合器更容易使血流通过,这才是离心泵在各年龄段患者中普遍使用的主要原因。

二、中空纤维氧合器替代硅胶膜氧合器

ECMO 1.0时代的硅胶膜氧合器因其高阻力、血栓易形成、气体交换能力差、系统预充量大等,目前临床已经不再使用。PMP材料制成的中空纤维氧合器具有先前提到的诸多优势,不同品牌的ECMO中空纤维氧合器因设计方法的差异会有血液弥散分布的差别,从而导致血液中气体交换能力及血液变温能力存在差异,但目前临床认证使用的中空纤维ECMO氧合器均可以达到ECMO病患管理的需求。众多临床研究显示,进行稳定的气体交换而没有发生血浆渗漏的时间最多为4周。当氧合器后PO_2<200mmHg或在支持患者所需的最低流量时氧合器前的循环阻

力 >300mmHg，则需要更换氧合器。

儿童型 ECMO 膜式氧合器以低预充、高氧合能力而著称，目前也有将成人型 ECMO 系统借助动静脉间的短路连接而应用于儿童患者的报道，对于无法获得小儿 ECMO 系统的中心也是一种替代方法。伴随不同品牌新型氧合器的使用，其临床相关并发症也相应产生，ECMO 专业人员需要对各种氧合器的特点充分掌握并不断加强训练以应对氧合器并发症的发生。

三、插管

ECMO 系统中决定阻力及流量的关键因素来源于 ECMO 插管。理论上长度较短、内径较大的插管能够提供更加理想的 ECMO 支持流量。不同厂家生产的不同型号的插管其产生的阻力是不一样的（图 14-1）。

目前临床建议选择插管时引流管阻力不超过 40mmHg、回血管阻力不高于 150mmHg，被视为理想指标，但临床使用时可能会超出这个限制。厂家提供的压力流量曲线通常是用水试验测得的，而非血液，选择插管时需要考虑血液黏滞度的影响。有研究提示，阻力超过 20mmHg 就有可能导致右心房内皮受损，因此 ECMO 系统中需要监测静脉端离心泵前的负压。目前 ECMO 管路有 1/4in 和 3/8in（1in≈2.54cm）内径，选择插管时需要考虑到插管接头与管路内径匹配的问题。

四、涂层技术

建议选用成套的 ECMO 管路或自行设计的涂层管道。管路、氧合器、离心泵及所有接头、三通、连接管等采用涂层保护对 ECMO 长期辅助具有重要意义。系统内壁涂层可以显著减轻血液非生物材料表面接触反应及血液抗凝要求。目前临床使用的 ECMO 系统套包均已采用涂层技术处理，常见的涂层技术包括 BioMed、Balance、Soface、Phisio 等方法。

五、总体结果

ELSO 最新统计报告显示，儿童呼吸支持 ECMO 总体成功出院率达到 58%，其中包括婴幼儿结果，新生儿最高达到 73%，儿童与新生儿 ECMO 总体结构见表 14-1。不同辅助类型具体脱机率及出院率见表 14-2。儿童 ECMO 心脏支持的成功率为 52%，新生儿只有 42%，病种分类见表 14-3。此类患儿目前建议在出院前行全面的神经系统功能检测，对于后期随访的存活患儿有些会建议行形态学方面的扫描检查及智力发育方面的评估。现在尚缺乏大数据的长期随访研究，小组数据显示儿童患者脑功能分类指数（Pediatric Cerebral Performance Category，PCPC）为轻度功能障碍的比例达到 27%，中度和重度功能障碍均达到 9%。文献报道，经受 ECMO 及体外心肺复苏（extracorporeal cardiopulmonary resuscitation，ECPR）心脏支持后的儿童神经系统形态扫描有 31% 显示不完全正常。

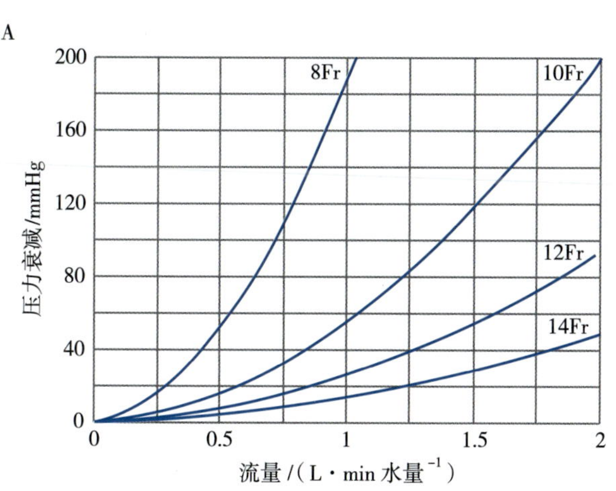

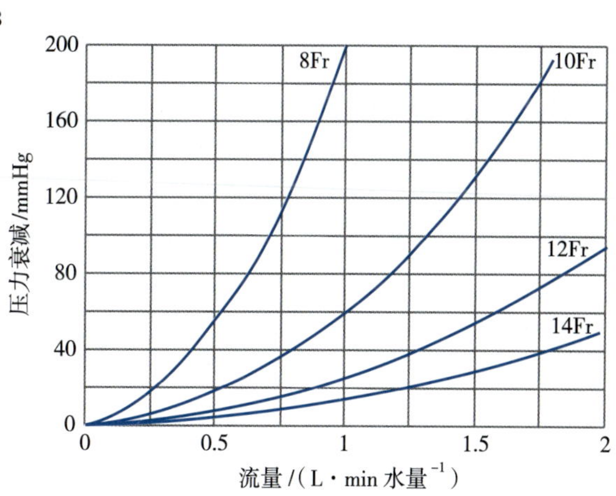

图 14-1 插管流体力学参数

A. 小儿动脉插管；B. 小儿静脉插管。

表 14-1 2023 年 10 月 ELSO 登记数据儿童与新生儿 ECMO 总体结构

ECMO 类别	总数	ECMO 成功撤机		患儿存活出院或转院	
		数量	比例 /%	数量	比例 /%
儿童					
呼吸支持	12 885	9 438	73	7 951	61
循环支持	16 598	12 146	73	9 172	55
ECPR	6 779	3 954	58	2 842	41
新生儿					
呼吸支持	35 023	30 605	87	25 552	72
循环支持	10 856	7 532	69	4 882	44
ECPR	2 636	1 840	69	1 138	43

表 14-2 ELSO 登记数据儿童心脏辅助病因分类结局（2018—2022 年）

诊断	总数	平均辅助时间 /h	最长辅助时间 /h	存活数量	存活比例
先天性心脏病	1 600	169	6 429	928	58%
心搏骤停	134	143	2 326	72	53%
心源性休克	800	167	3 158	475	59%
心肌病	72	197	2 182	41	56%
心肌炎	92	198	1 746	81	88%
其他	2 927	190	6 194	1 825	62%

注：有些 ECMO 辅助缺乏原始诊断。

表 14-3 ELSO 登记数据儿童心脏 ECMO 辅助先天性心脏病分类结局（2018—2022 年）

诊断	总数	平均辅助时间 /h	最长辅助时间 /h	存活数量	存活比例
左向右分流（ASD/VSD/PDA/ECD）	301	164	902	177	58%
左心梗阻型（AS/MS/CoA）	138	171	2 538	88	63%
左心发育不良	246	185	6 429	118	47%
右心梗阻型（PS/PA/TA）	64	172	913	41	64%
发绀型肺血多（TGA/TGV/ 共干）	48	145	527	25	52%
发绀型肺充血（TAPVC/PAPVC）	52	232	3 224	18	34%
发绀型肺血少（TOF/DORV/Ebsteins）	278	167	1 752	167	60%
其他	473	160	3 549	294	62%

注：有些 ECMO 辅助缺乏原始诊断。

伴随科学技术的进步，ECMO 及相关治疗水平不断提高，相关并发症的减少、长期随访的研究及投入产出比相关的综合分析，都将促进此项拯救生命的治疗方法的应用和发展。

（撰写：赵举 审校：赵举）

第 2 节　儿童体外生命支持的临床应用

一、适应证

【呼吸功能支持】

先天性膈疝（congenital diaphragmatic hernia，CDH）已成为 ELSO报告的最常见的诊断，约占新生儿的 1/3。患儿能够存活至出院或转院的概率为 50%，CDH 是新生儿 ECMO 辅助治疗的主要疾病中存活率最低的。VA-ECMO（venoarterial extracorporeal membrane oxygenation，静脉 - 动脉体外膜肺氧合）历来是支持 CDH 患者的首选模式，其原因是考虑到患儿的循环不稳定、静脉引流不足、需要额外的氧疗支持和插管技术上的挑战性。然而，一些中心主要利用 VV-ECMO（venovenous extracorporeal membrane oxygenation，静脉 - 静脉体外膜肺氧合），取得了与 VA-ECMO 相似的结果，并且由 VV-ECMO 转为 VA-ECMO 的发生率较低。ECMO 治疗 CDH 的疗程平均为 320h，明显长于其他疾病的治疗。

胎粪吸入综合征（MAS）仍然是新生儿 ECMO 的第二大适应证，通常需要相对较短的疗程，平均 145h，存活率为 92%。这些新生儿通常是 VV 支持的理想患儿，而感染性休克新生儿通常需要 VA 支持来增加氧的输送和血流动力学支持。据报道，孤立性肺炎的 ELSO 存活率为 60%，而当合并脓毒症时，存活率下降到 45%。

新生儿持续性肺动脉高压（persistent pulmonary hypertension of the newborn，PPHN）的发生大约占活产新生儿的 2‰，病死率为 5%~10%。发生原因以胎儿应激、酸中毒以及母亲用药导致的不可逆性肺动脉高压为主。PPHN 的 ECMO适应证为患儿导管前血氧饱和度低于 88%，同时导管后氧分低于 50mmHg，自身肺氧合能力明显下降无法维持新生儿氧耗需求，需要行颈部 VA-ECMO 支持。据 ELSO 数据库信息统计，PPHN 的 VA-ECMO 成功率高达 77%，死亡与新生儿颈部置管相关。

儿童呼吸衰竭的病因很多，主要包括病毒或细菌性肺炎及 ARDS 患儿。尽管近年来针对儿童呼吸衰竭救治有了技术更新和进步，ECMO 仍然是常规治疗失败时的一个重要救治措施。通过 ECMO 支持，可以降低呼吸机参数，有效防止呼吸机相关性肺损伤，或者作为肺移植的桥梁。在 ELSO 最新报告中，共有 9 902 例儿童因呼吸衰竭接受 ECMO 支持，总体存活率为 59%。目前许多评价 ECMO 治疗效果的大型临床对照研究尽管只针对成人 ARDS 患者，但临床儿科医生也认可 VV-ECMO 在儿童 ARDS 中的作用而积极应用。

【心脏功能支持】

（一）围手术期心脏支持

对于心脏手术前、手术后发生自身心脏无法承担全身系统循环，需要机械性辅助的患儿，除单纯心室辅助（VAD）的应用外，ECMO 辅助心脏功能成为广泛选择，其适应证包括以下几种。

1. 心脏直视手术后出现的一过性心功能不全（或心肌顿抑）或严重的灌注肺，不能脱离体外循环者。

2. 在 ICU 内严重依赖缩血管药物和正性肌力药物，心指数 <2L/（m^2·min）持续 3h，酸中毒（BE>−5mmoL 持续 3h）和少尿［<0.5ml/（kg·h）］达 6h 者。

3. 心搏骤停患儿，对心肺复苏有反应但不稳定者或者对心肺复苏无反应达 5min 者。

4. 平均动脉压 <50mmHg，必须要通过高风险插管生命支持系统才能维持生命者。

5. 心功能不全患者心脏移植术前呼吸循环衰竭，常规药物无法维持，且知道能肯定可以移植，可以行 ECMO 支持治疗，等待合适供体。

6. 心脏移植术后肺动脉高压危象或心肺功能不全者。

7. 严重出血需要压迫止血而影响循环状态稳定的情况可行 ECMO 支持。

（二）非结构性心脏病变

儿童心肌病和心肌炎导致严重低心排血量综合征作为 ECMO 心脏支持的辅助对象越来越受到重视，ELSO 数据库显示儿童心肌病 VA-ECMO 辅助比例达到 8.3%、心肌炎比例达到

4.5%。此类患儿总体生存率达到67%，尤其年龄较大不合并有肾功能不全的患儿生存率更高，其中暴发性心肌炎患儿占到所有患儿的50%。

二、不同类型ECMO置管方法

VV-ECMO不能直接支持心脏，通常选择单根双腔插管，从右心房引流静脉血经氧合后重返右心房，VV-ECMO如出现低血压、心力衰竭、酸中毒，需转为VA-ECMO。VV-ECMO的优点是不损伤右颈总动脉、保持搏动血流和避免左心室顿抑，有时新生儿<2.5kg，颈内静脉太细，无法插双腔管，则选择VA-ECMO。

VA-ECMO可以直接支持心肺功能，适用于心力衰竭和/或呼吸衰竭继发心力衰竭的患儿，通常选择右颈总动脉和右颈内静脉分别插管。

（一）VA-ECMO

1. 颈部置管 做颈部横切口，打开右颈血管鞘，选择尽可能大的插管以保证足够的静脉回流和动脉流量，静脉插管12~14Fr，动脉插管6~10Fr，静脉注入肝素（50~100U/kg）后，动脉远端结扎，近端临时阻断，切开一小口，置入动脉插管2.5~3.5cm，插管顶部位于无名动脉和主动脉弓交界处，超声或X线定位后，用2-0丝线环绕血管两周固定插管，血管与丝线之间置入垫片避免血管损伤，静脉插管尖端应位于右心房（深度6.0~6.5cm），静脉远端根据情况决定是否结扎。

2. 中心置管 小儿心脏术后无法脱机或外周血管无法建立VA-ECMO时采用中心置管。胸骨正中切口静脉插管选择大2Fr引流管通过右心耳的荷包缝合口插入右心房，尖端指向下腔静脉但不要插入下腔静脉，以便获得最大量的静脉引流。升主动脉双层荷包缝合，插入所选整体插管，尖端指向主动脉弓部位，通常插管需要插入血管内1~1.5cm，切忌插管尖端朝向主动脉瓣膜。此类患者通常建议再通过右上肺静脉置入左心房引流管，可以选择12~14Fr直头静脉管尖端，置于左心房中部，忌入左心室，引流血液与右心房的静脉血汇合进入ECMO系统。置管需要牢固固定，避免静脉插管侧孔外露，防止ECMO系统进气。连接ECMO管路后插管需要经过胸骨切口穿出体外，因此锯开的胸骨无法闭合，为维持胸骨稳定需要用特殊装置撑开胸骨断缘，插管可在胸骨边缘固定。采用无菌材料（心包或医用消毒手套）缝合皮肤切口。

3. 腹股沟置管 体重大于20kg的小儿患者建立VA-ECMO可选择股动静脉置管，推荐采用切开置管，方法与颈部置管相似。可选择较长的股静脉插管，尖端到达右心房中部；股动脉尽量插深，尖端超越与股静脉的交叉点（右侧置管时），避免动脉回血端压力过高的同时保证氧合血尽量供应重要脏器。切口暴露股动脉置管后，需要给股浅动脉放入远端灌注管，可选择6~8Fr动脉插管供应下肢远端肢体，如果有条件建议持续监测远端灌注管血流量，通常根据体重大小维持100~200ml/min流量即可。

（二）VV-ECMO

插管方法与VA-ECMO相似，操作更简便，将双腔管的尖端置入右心房的中部，双腔管的动脉管（红色）平靠在婴儿颈部和耳后（头位于中线），这样可使动脉氧合血直接对向三尖瓣，减少再循环。也可采用经皮穿刺法置入双腔管，类同麻醉颈部置管，此法简便、损伤小、易止血、不必结扎远端颈内静脉，若需转为VA-ECMO，只需暴露颈动脉行切口置管即可。

（三）拔管

无论哪个部位插管建立的ECMO支持，拔管时均需要切开插管部位后拔出插管，同时清理血管内血栓并完全修复血管破口，最大限度地恢复血管自身原有功能。新生儿颈总动脉以往有直接结扎的报道，长期随访发现此类患儿大脑发育及学习智力均受到一定影响，因此推荐采用外科修补的方法恢复颈动脉血流对新生儿发育是有利的。

（四）ECMO系统预充

在紧急的情况下，新生儿ECMO管路系统可用平衡盐水如勃脉力（Plasmalyte），直接预充，接上患者后再输血和超滤。如果时间允许，系统应采用血液-胶体预充，预充液成分：1U红细胞匹配50ml新鲜血浆（可避免凝血因子的稀释）、白蛋白10g、5%碳酸氢钠10ml、10%葡萄糖酸钙10~20ml、肝素5mg。调整预冲液还包括循环保温以最大限度减少预冲液对本已脆弱的机体循环系统的影响；检验预冲液血气并调整酸碱度和电解质在正常值范围。

三、ECMO 辅助支持的建立

【操作原则】

（一）插管选择

插管型号的正确选择（参考表 14-4）对于 ECMO 支持成功的重要性是不言而喻的。管径较粗的右颈总动脉是新生儿和婴幼儿最常用的外周动脉插管的理想血管，直接通向右心房的右颈内静脉则是静脉插管的最佳位置。对于体重 <10kg 的患儿，可经过颈动脉和颈静脉建立 VA-ECMO。最佳的插管尺寸必须考虑颈动脉粗细和通过插管的血流量。应该避免过粗的插管，以防止损伤颈动脉内皮或者造成灾难性的血管破裂。

颈动脉插管在直视下通过局限的颈部切口被插入颈总动脉中。插管被推进至其顶端到达无名动脉的基部。避免插管在大动脉中插入过深是很重要的，这样可以避免部分遮挡主动脉弓及损伤对面的主动脉壁或插管逆行进入升主动脉。在颈动脉插管时，外科医生应该考虑一旦 ECMO 支持停止以后颈动脉重建的可能性。任一侧的颈动脉闭塞显然是颈动脉插管的禁忌证。在插管拔除时应该完全修复颈动脉破口，重新恢复正常的颈动脉血流。

升主动脉直接插管通常应用于术后需要紧急循环支持的患者。在心脏外科手术期间插管的原则对 ECMO 患者也适用。插管的位置应该是高于主动脉窦部连接处，以避免主动脉瓣的损伤或扭曲而导致瓣膜关闭不全。管道应该用荷包缝合和套带固定。插管的尖端应避开主动脉瓣并避免损伤主动脉后壁是很重要的。插管过粗或者插入主动脉的位置太深，会对通过主动脉弓的前向血流造成机械阻塞，并造成 ECMO 停机困难。

股动脉插管适用于一些大体重患儿（>20kg）或颈动脉血流不畅的患者。任一侧股动脉都可以在直视下或经皮穿刺插管。插管被插入至其尖端到达髂总动脉或降主动脉。撤除插管时对股动脉破口进行完整缝合修补，以避免术后出现与血管功能障碍相关的下肢并发症。

表 14-4　ECMO 插管型号与体重的关系

体重 /kg	动脉插管 /Fr	静脉插管 /Fr
<2	8	10
2~5	8~10	10~12
5~10	10~12	12~14
10~20	12~14	14~18
>20	14~17	18~22

另一个关于心脏术后 ECMO 置管很重要的部分是左心引流减压管的放置，心脏术后患儿心功能不全多为左心功能受损，通常需要在建立 VA-ECMO 时插入左心引流管，中国医学科学院阜外医院的方法是经右上肺静脉置入柔软的进口静脉引流管，引流的血液汇入 ECMO 静脉管路，从而形成右心房 + 左心房至升主动脉的 ECMO 支持。左心引流管推荐选择大号的静脉引流管，防止血流缓慢而导致的血栓形成。

（二）辅助流量

ECMO 流量（ECMO flow）的选择可见表 14-5。心肺联合支持主要依靠 VA-ECMO 模式提供，既包括心功能低下的患者在长时间 CPB 后行部分心脏支持，也包括严重的肺疾病和完全性心脏顿抑的患者需要的完全心肺支持。ECMO 管理策略必须考虑患儿自身的心肺功能状态和计划的 ECMO 支持时间。最佳 ECMO 流量应该提供给全身器官足够的灌注，而在 ECMO 回路内需要限制不必要的湍流和压力梯度以免增加溶血。临床参数例如尿量和体温，提供了有关重要脏器灌注的总体状态。同样，如动脉血乳酸和混合静脉血氧饱和度等指标可提供和估计氧供是否充分，并且应被定期仔细观察。

表 14-5　达到完全心肺支持的 ECMO 辅助流量

体重 /kg	推荐支持流量 /[ml/(kg·min)]
<7	120~150
7~10	100~120
10~25	80~100
>25	60~80

在某些特殊临床情况下应适时调整目标流量，例如单心室和外科造成的主肺动脉分流或

PDA 的婴儿。肺循环和体循环都异常的婴儿可能需要更大的 ECMO 流量。诸多心脏中心都避免对需要 ECMO 的单心室患者切断或结扎其主肺动脉分流，这很有可能促进提高这组患者的存活率，文献报道 ECMO 期间维持必要的肺血流量是此类患者存活很重要的影响因素。

【临床实践】

患儿 13 岁，4 岁时因“先天性心脏病，单心房，完全型房室间隔缺损，完全型肺静脉异位引流（心内型），矫正型大动脉转位，肺动脉瓣狭窄，中位心，镜面右位弓”行双侧双向 Glenn 手术。半年前患儿出现无明显诱因胸痛，超声心动图提示左室心尖部占位，血栓形成可能。予低分子量肝素和华法林抗凝治疗后血栓消失，过程中有突发胸痛，ST 段改变，肌钙蛋白增高，考虑血栓脱落导致急性心肌梗死，给予对应治疗后好转。

完善各项术前检查后，于全身麻醉体外循环下行全腔静脉 - 肺动脉连接术。第一次 CPB 时间 206min，阻断 122min，开放后自动复跳，顺利停机。止血关胸过程中循环不能维持，紧急再次转机，辅助 146min 后停机。关胸过程中循环不稳定，经食管超声心动图提示外管道通畅，房室瓣无反流，心室 EF 值 20%~30%，血管活性药物用量大，遂行 ECMO 辅助并延迟关胸。VA-ECMO 辅助静脉选用右侧股静脉切开置入 19Fr 长股静脉插管联合左心房引流（常规左心吸引管），因股动脉偏细，动脉选择经升主动脉置 16Fr DLP 小切口整体动脉。ECMO 转速 2 954rpm，流量 2.3L/min，通气量 1.5L/min，FiO_2 60%。出血部位纱布压迫止血，胸骨未闭合，延迟关胸返 ICU。因出血明显 ECMO 早期未给予肝素抗凝，激活全血凝血时间（activated coagulation time，ACT）维持在 190~230s。术后第一天入量 2 958ml，出量 3 490ml。次日入量 5 726ml，出量 6 295ml。辅助 2 日血管活性药及正性肌力药物逐渐减量至停用，床旁超声提示 EF 值由 12% 恢复至 67%，胸部 X 线片透亮度好，乳酸由 13.5mmol/L 逐渐下降至 1.5mmol/L，综合评定后决定撤除 ECMO。术后第 3 日 16:00 入手术室撤除 ECMO 辅助，循环平稳，内环境稳定，ECMO 辅助共 62h。止血关胸，顺利返回 ICU。患儿清醒后右侧肢体刺激无反应，无自主活动，头 CT 显示左侧颞叶、枕叶、部分额叶脑软化灶形成伴左侧侧脑室受压。予脱水治疗，监测凝血功能，预防梗死后出血。术后 5 日拔出气管插管。术后 7 日复查头 CT 显示左侧额颞叶及左侧基底节区、放射冠区脑梗死。右侧肢体仍无自主活动，肌力 1~2 级。术后 12 日 CT 显示左侧额颞叶及左侧基底节区和放射冠区脑梗死伴渗血。术后 23 日右侧上肢肌力 2 级，右下肢肌力 3 级，余恢复可，嘱出院后继续康复治疗。

本例 ECMO 治疗的特点：患儿中位心，复杂畸形，单心室矫治术后，第一次体外循环后顺利停机，提示心脏畸形矫治满意，止血过程中循环不稳定与患儿心脏位置异常、再次手术创面大、吻合口位置偏深等有关，ECMO 辅助后可以减轻心脏做功，充分暴露后充分止血，结合纱布填塞压迫止血，ECMO 可以保证相对平稳的血流动力学。整个 ECMO 治疗期间（62h）未使用肝素抗凝，这在心脏术后的 ECMO 辅助中比较少见。因本例患儿属于发绀型先天性心脏病，两次体外循环转流抗凝并中和，自身凝血系统损害较大，考虑到二次手术创面渗血问题，在术后全面的凝血功能检测指导下，ECMO 过程中未使用肝素进行抗凝。ECMO 期间全面的凝血功能检测指导抗凝是避免出血及血栓并发症的重要措施。该患儿 ECMO 期间 D- 二聚体（D-dimer）和纤维蛋白降解产物（fibrin degradation product，FDP）均没有明显升高，ECMO 撤除后患儿表现出局部脑梗死症状，考虑跟术前梗塞及手术创伤打击有关，需要进一步康复治疗。

（撰写：赵举　审校：赵举）

第 3 节　儿童体外生命支持的护理经验

ECMO 是一种临时性的部分心肺辅助系统，是一项急救的有效手段，也是整个治疗系统中的一个环节。随着近几年 ECMO 技术的进步，ECMO 在新生儿和儿科领域的应用不断增加，ECMO 技术在小儿危重症治疗中也发挥了重要作用。据 2022 年 ELSO 数据显示，557 家 ECMO 中心登记 ECMO 病例中新生儿和儿童分别占 ECMO 运行总数的 24.7% 和 18.3%，但儿童 ECMO 较成人 ECMO 起步晚、例数少，护理难度大，儿童与成人在先心病领域疾病的种类、病理生理、治疗模式、置管方法等方面也有较大差异，新生儿尤其差异明显，因此成功的实施不仅需要较高的资源配置和人员资质，也需要成熟高效的团队合作，以及不断完善的小儿 ECMO 护理管理指南。重症监护室护士作为 ECMO 团队中不可或缺的重要成员，是 ECMO 治疗的全程参与者，包括病情监护、转运、手术配合、专科护理、早期康复等环节，同时护士还是 ECMO 团队中的协调者。护士应根据患者的护理问题，制订最有效的护理方案，并提供专业化、精细化的护理，实时将病情变化进行反馈，这对于提高患儿的救治成功率有重要意义。

一、ECMO 安装护理管理

【安装前】

（一）人员要求

由于 ECMO 护理的特殊性，护理人员不仅要具备扎实的重症护理基础，还要具备 ECMO 专科知识，包括 ECMO 各部件功能与管理及 ECMO 基本的病理生理特点。

1. 当评估后决定床旁安装 ECMO 时，责任护士要与 ECMO 小组、外科医生、监护室医生、手术室团队之间保持信息的畅通，备好床旁抢救物品和药品，保证抢救物品迅速到位。

2. 手术室安装时，责任护士应配合外科医生、麻醉科医生及手术室护士做好床旁交接，根据不同转流途径的插管位置给予清洁备皮。

（二）监护室环境的管理

1. 调整床单位，准备相对独立且有足够放置 ECMO 及其他设备的空间，如 ACT 机、血滤机、NO 等，备出足够电源连接装置。

2. 除了呼吸机气源以外，另备出空气和氧气气源接口。

3. 预防性铺设气垫床、啫喱垫等，压力性损伤高风险位置应用水胶体敷料进行保护。

4. 抢救物品、抢救车、开胸包定点放置。

5. 开始前做好气道准备，按需吸痰并清理口鼻腔分泌物，妥善固定各级管路，更换负压吸引装置，调整导联片粘贴位置。

6. 先心病术后患儿常规留置 CVC 及动脉测压等管路，提前调整注射泵位置及泵管长度，保证使其能够在安全且正常工作的情况下方便术中给药并进行血流动力学监测，为手术铺巾及操作提供最大无菌屏障的条件。

7. 因 10kg 以下的患儿需应用悬红进行 ECMO 预充，紧急联系血库配血，护理人员及时取回，并按需备出血浆、白蛋白等用于术中补充血容量。

8. 予患儿充分镇静镇痛，必要时应用肌肉松弛药。

9. 遵医嘱准备肝素，在全身肝素化建立 ECMO 之前完成各种穿刺置管操作。

10. ECMO 预充完成后提前打开水箱进行升温，避免因体温过低造成凝血功能障碍或心律失常等不良影响。

11. 准确观察并记录患儿生命体征，掌握用药情况及各种检查的阳性指标，明确影响患儿生命和术后效果的危险因素，为临床判断及应用效果提供可靠信息。

【安装时】

（一）人员要求

规范人员的手术配合，安排相对固定人员进行配合，实行定人定位操作。

1. 由有经验的监护室或外科医生作为团队领导主持抢救，负责整体协调工作，包括病情观察及药品的使用。

2. 外科医生床旁开胸建立插管，手术室器械护士辅助。

3. ECMO 小组人员在旁进行预充并紧密配合。

4. 监护室护士分别安排配合配药、给药、病情观察并记录数据。

5. 抢救执行口头医嘱时，严格双人查对制度并进行复述，保留空安剖，抢救后 6h 内据实补记。

6. 遵医嘱 2U/kg 给予肝素全身抗凝，按需查 ACT。

7. 按需查动脉血气，积极纠正酸中毒及电解质紊乱，婴幼儿补钙剂、碱剂等高危药品前需要稀释，避免造成脑出血等不良后果。

8. 补充血容量时单一通路并密切观察血压及中心静脉压（CVP）变化。

（二）监护室环境的管理

1. 保持床单位及周边环境的干净整洁，创造相对独立空间，应用隔帘或屏风遮挡，减少无关人员走动，限制人员出入，减少外部干扰。

2. 操作及配合人员均穿戴无菌隔离衣，严格手卫生及无菌操作，保证最大无菌屏障。

3. 注意保暖，保持室温在 22~26℃。

【运行中】

（一）人员要求

1. ECMO 运行期间为了使监护工作具有连续性及安全性，安排相对固定且年资高有资质的护理人员轮班。

2. 行外出检查前，责任护士及护理组长按照转运清单准备并核查抢救设备及药品，妥善安置所有管路保证安全、有效，提前确定转运路线、预约电梯，与医生及 ECMO 小组人员合理分工保障 ECMO 的安全运转。

（二）监护室环境的管理

ECMO 治疗期间持续插管时间相对较长，患儿抵抗力差且侵入性操作较频繁，且部分 ECMO 患儿由中心插管处于延迟关胸状态，为预防感染需对患儿进行保护性隔离，尽量将患儿置于单间病房，加强消毒隔离，控制室温在 22~26℃，限制人员出入，接触患儿前严格进行手卫生，避免交叉感染。

（三）ECMO 管道及氧合器的护理

1. 责任护士每班进行详细交班，明确置管位置及运行模式，检查 ECMO 环路情况。

2. 应用管钳妥善固定 ECMO 管路确保稳定且顺畅，使管路简洁化，防止管路牵拉、扭曲及打折，盖被勿完全遮盖影响观察，管路与离心泵、氧合器连接处应用扎带固定，管道接头及三通连接处无松动，避免脱管。

3. 维持静脉引血端处于封闭状态，禁止由 ECMO 管路进行抽血和给药。

4. 注意观察管路颜色，如动脉端管路颜色发黑，首先排除氧合器故障 / 氧气管路脱落等问题，避免 ECMO 气路与呼吸机等其他气路混淆，墙壁插头端应注有警示标识，防止误拔使气路断开造成急性脑缺氧，当一条气源断开时空氧混合器报警，两条全部断开则无报警提示音。

5. 检查电源是否连接完好，ECMO 使用外部电压供电时外部电压指示灯应亮起。电源线路安全落地，避免与其他线路缠绕或靠近水源造成短路。

6. 氧合器由气血水三路混合，ECMO 开始时即应严密监测氧合器效能，使用强光手电，每 2h 一次，检查 ECMO 管路及氧合器内有无凝血及血栓、血浆渗漏、气泡的发生，观察动脉管道血液颜色变化，氧气供应不良或氧合器气体交换功能下降时，血液颜色会变深变黑，同时存在凝血倾向，遵医嘱调节肝素剂量，必要时更换膜肺及管路。

7. 观察变温器水位及温度，避免因水箱缺水无法有效进行温度调节。

8. 手摇把、氧气瓶、管钳均处于完好备用状态。

9. 更换体位时与 ECMO 小组、监护室 / 外科医生及护理团队共同配合完成。

（四）ECMO 参数监测

1. 每班记录离心泵转速及血液流速，密切观察转速及流量变化，气流量及氧浓度根据化验指标调整后观察氧合情况并准确记录。

2. 若血液流速下降而转速不变，应首先检查管道是否出现打折扭曲。

3. 如果一定转速达不到相应的流量则提示以下原因。①静脉端抖动：提示血容量不足，无法达到相应容量；②静脉端不抖动：心脏功能有所恢复 / 氧合器或动脉管路端形成血栓。

4. 离心泵是非阻力性泵，在运转时要保证足够的转速并对离心泵进行流量监测，停止泵运转时，需要夹闭环路，避免血液倒流。

二、ECMO 辅助期间的护理管理

VA-ECMO 是先心病患儿心脏手术后休克的最佳支持手段，其主要目的是帮助心脏功能恢复或为心脏功能恢复提供时间。因此，应用 ECMO 辅助期间需要持续监测和保护各脏器的功能以达到辅助目标。在 ECMO 辅助的前 24~48h，此时应维持相对稳定的生命体征，减轻心脏负荷，促进氧供与 CO_2 的排出，纠正电解质及内环境紊乱。在 ECMO 辅助的第 72h 起，应重点关注保持内环境及血流动力学的稳定，保证患儿有效的全身性循环灌注，维持适宜的抗凝指标，避免并发症的发生，等待心脏功能的恢复。在 ECMO 结束前的 24~48h，随着患儿心功能的恢复，以及各项指标的改善，此时可逐渐降低 ECMO 辅助流量，让心脏行使正常功能。

（一）ECMO 参数监测

1. 每班密切观察并记录离心泵转速及 ECMO 的真实流量，关注流量与血压的关系及生命体征的变化趋势。参考流量一般为新生儿 150ml/（kg·min），婴幼儿 100ml/（kg·min），儿童 70~100ml/（kg·min），成人 50~75ml/（kg·min）。

2. 若流量下降而转速不变，应首先检查管道是否出现打折扭曲。

3. 如果一定转速达不到相应的流量则提示以下情况。①静脉端抖动：提示血容量不足，无法达到相应容量；②静脉端不抖动：提示心脏功能有所恢复 / 氧合器或动脉管路端形成血栓。

4. 离心泵是非阻力性泵，在运转时要保证足够的转速并对离心泵进行流量监测，停止泵运转时，需要夹闭环路，避免血液倒流。

（二）患者的护理

1. 循环与内环境的监测与护理　循环管理的原则是降低前负荷，适当维持后负荷，尽量减少血管活性药物的应用，让心脏得到充分休息的同时保持机体氧供与氧耗的平衡。

（1）严密观察生命体征：①ECMO 是非搏动装置会产生层流，大部分患儿植入 ECMO 后会出现心脏搏动不良或无心脏搏动的症状，因此动脉波形只显示平均动脉压，婴幼儿平均压维持在 30~50mmHg，儿童或成人平均压维持在 50~70mmHg 即可。注意观察动脉波形的形态变化，如搏动性压力波形提示心室功能开始恢复。②及时处理恶性心律失常，维持顺行的房室传导，必要时通过房室顺序起搏器进行调整，保证 ECMO 流量的稳定，避免进一步加重心肌损伤。③尽量减少正性肌力药的用量，使心脏得到充分休息，去甲肾上腺素及盐酸肾上腺素调整到 0.05μg/（kg·min）以下，多巴胺和多巴酚丁胺维持在 5μg/（kg·min）以下，必要时适当应用硝酸甘油等扩血管药物。换药时采取双泵交替的方式，最小限度减少因换泵引起的血压波动。④经外周置管的 VA-ECMO 为了监测或诊断差异性缺氧，需监测右手血氧饱和度及右侧桡动脉血气。⑤新生儿体温调节中枢还未发育完善需加强体温管理，保持体温在 36~37℃，可通过 ECMO 变温水箱调节温度，当体温过高时机体氧耗增加，而体温过低时则凝血机制及血流动力学易发生紊乱。

（2）内环境的改善往往需要较长的过程，初期每 1~2h 查动脉血气及时进行干预和处理，平稳后过渡为每 4h 一次查血气，维持酸碱平衡正常，保持水电解质平衡，高危药品应稀释后匀速泵入，及时复查血气。

（3）加强对患儿的生理评估：①应用 ECMO 期间，如乳酸 <1.5mmol/L、中心血氧饱和度 >60%、尿量正常，则提示机体有充分的血液灌注。②ECMO 辅助初期患儿常会出现液体超载，在平稳后需要加强对容量的管理，每天严格控制液体的出入量和速度，关注肝脏大小，随时根据情况进行动态调整。③每小时尿量 >1ml/（kg·h），观察患儿尿色，如尿量明显减少、无尿、肉眼血尿或深茶色尿应立即通知医生，及时碱化尿液、利尿，减少对肾脏等的损害；尿量减少时及时调整入量，急性肾损伤发生时关注离子变化，谨慎补钾。

（4）维持合适的胶体渗透压，关注患儿体征变化，如颜面部、四肢，阴囊有无水肿加重，水钠潴留严重者可联合腹膜透析、平衡超滤（膜后泵前）、CRRT 等治疗加强水的排出，同时可应用白蛋白提高胶体渗透压，促使组织间隙的水排出体外。

（5）避免高胶体渗透压，过高可导致血压下降、尿量减少、痰液黏稠难以排出。

（6）可通过各种监测导管，如 CVC、LAP、Swan-Gans 导管、CCO 监测等进行血流动力学监测，每日床旁行心电图及超声心动图检查，通过定期观察进行前后对比判断心功能恢复情况。

2. 呼吸的监测与护理　先心病术后患儿常采取“SIMV+PRVC+PS”通气模式，呼吸机参数的设置按“呼吸机肺保护”的原则，保证患儿呼吸道通畅，避免肺泡萎陷，减少渗出，避免氧中毒。

（1）呼吸机设置在正常范围的最小参数，给予低潮气量、低呼吸频率、低氧浓度、高 PEEP，密切观察患儿有无鼻扇、呼吸费力等呼吸窘迫的表现。

（2）新生儿血气氧分压在 60~80mmHg，儿童维持 130~180mmHg，不必要的高氧会对新生儿造成视神经不可逆的损伤，因此必要时维持动脉血氧分压在 100mmHg 左右即可，可通过血气指标调节空氧混合器的流量和氧浓度。

（3）肺动脉高压的患儿应用 NO 吸入时可维持在 10~20ppm，当长时间吸入 NO 需要停止治疗时，需要逐渐减量谨慎撤离。突然停止可瞬间引起肺动脉高压，甚至导致肺动脉高压危象。有报道称 NO 可引起血小板聚集，降低其黏附性，从而影响凝血功能，对于长期吸入 NO 和已有出血倾向的患儿，在吸入过程中需严密观察。

（4）小儿口鼻腔分泌物较成人多，且新生儿气管插管可能无套囊，因此需要及时清除呼吸道分泌物，有套囊按要求监测套囊压力，加强气道湿化，循环平稳情况下适当抬高床头，预防呼吸机相关性肺炎（VAP）发生。

（5）患儿处于全身抗凝状态，因此吸痰时动作轻柔，应避免气道出血。观察痰液的性质、颜色及量，遵医嘱留取痰培养并应用抗生素，每日观察胸部 X 线片变化适时予肺部体疗，必要时行纤维支气管镜检查。

（6）对于肺功能不好的患儿，可以采用俯卧位通气，同时更换为外周输液。

3. 神经系统的监测与护理

（1）ECMO 运行初期患儿往往刚经历过复苏、低灌注或低氧的过程，因此应每 2h 一次监测瞳孔大小、对光反射、跟随反应、肢体活动、肌张力等，观察患儿有无惊厥、抽搐等表现。

（2）可通过瞳孔对光反射、囟门饱满度判断新生儿颅内压是否增高，也可以通过床旁颅脑超声检查和监测颅内出血和缺血性损伤。

（3）予患儿充分镇静，减少躁动，降低脑组织氧耗，给予适当约束。

（4）适当抬高床头促进静脉回流。必要时给予脱水治疗。

（5）尽可能集中护理，减少对患儿的不良刺激，保证其充分休息，促进神经功能的恢复。

（6）床旁予近红外光谱仪（near infrared spectrum instrument，NIRS）可测定脑组织氧饱和度，评估是否存在脑缺氧。

4. 凝血功能监测与护理　对于新生儿和婴幼儿，凝血系统发育不完善，新生儿血小板功能比成人低，抗凝过度就会造成出血，反之抗凝不足则会引起血栓的发生，因此如何把控血栓形成与出血并发症之间的动态平衡成为管理的重中之重。

（1）因心脏手术存在全身抗凝的基础，且 ECMO 管路带有肝素涂层，因此在建立 ECMO 时不额外给予肝素，ECMO 运行初期适当提高流量，防止管路血栓形成。在随后的 24~48h 给予少量肝素，从小剂量 2~10U/（kg·h）开始连续泵入肝素予全身抗凝。

（2）早期每 2h 一次监测 ACT，稳定后每 4h 一次监测 ACT，出血时维持在 140~160s，非出血时维持在 180~200s，活化部分凝血活酶时间（APTT）维持治疗前基线的 1.5~2.5 倍，即 50~80s，红细胞压积（HCT）维持在 35% 左右，血小板不低于 70×10^9/L，血红蛋白（Hb）不低于 100g/L，必要时遵医嘱输入全血或血小板。输入血制品时禁止在氧合器前输入，应从外周静脉输入。

（3）尽量避免在 ECMO 辅助过程中建立新的静脉通路、皮下注射和肌内注射，尽量用动/静脉管路采血。

（4）进行护理操作如吸痰、放置鼻胃管、口腔护理时，应特别注意黏膜的保护。

（5）观察患儿是否出现巩膜及皮肤黄染，监测患儿胆红素变化，及时给予蓝光照射或药物治疗，避免因胆红素增高增加出血的风险。

（6）避免血压过高，术后加强观察患儿的神志、肢体活动情况，及早发现脑血栓或脑出血的征象。

5. 营养支持 应用ECMO辅助的危重患儿易出现高分解代谢、负氮平衡、营养不足等，增加机体营养风险，但同时绝大多数采用VA-ECMO模式的患儿由于微循环血流的减少可能会加重肠道血流灌注下降及黏膜缺血损伤，早期容易出现胃肠道出血，因此ECMO运行的24~48h可优先选择肠外营养（PN）作为营养干预途径，在血流动力学稳定及胃肠道功能恢复后开始肠内营养。

（1）使用肌肉松弛药和镇静剂时会抑制患儿的胃肠蠕动，胃内残余容物的堆积易导致腹胀、炎症、坏死，应促进肠道排空，必要时停止肠内营养，持续胃肠减压，改为肠外营养。

（2）在给予肠内营养时，应加强对胃肠道、胃管安全性评估及营养状态的评估。①胃肠道评估：评估患儿是否有腹胀、腹部是否柔软、肠鸣音情况、对胃肠营养的耐受性、胃肠减压引流物的性状、大便的颜色和性状等。②鼻胃管或鼻肠管安全性评估：检查并记录鼻胃管或鼻肠管外露或深度、留置时间、是否通畅等。③营养状况评估：若条件允许，每天称体重，指导临床计划患儿热量的摄入。

（3）肠内营养泵较间断鼻饲更加符合生理特征，根据患儿情况由全肠外营养逐渐过渡至肠内/外混合喂养。

（4）婴幼儿肠内营养应由1/2奶逐渐过渡转为全奶，喂养量根据消化吸收情况少量多次逐渐调整，防止坏死性小肠炎的发生。

（5）新生儿定时监测血糖变化，保证每小时有含糖液体泵入，避免出现糖代谢紊乱。

（6）应用肠外营养时，肾功能较差患儿应慎用氨基酸，脂肪乳可能对氧合器中空纤维产生一定的损伤而加速氧合器的渗漏。

6. 黄疸的观察与护理 因红细胞在ECMO内机械性受损导致肝前性胆红素生成增多，同时在ECMO术前和术中由于低血流量灌注或全身性缺氧，致使肝功能不同程度受损，导致血浆胆红素升高，高胆红素血症对中枢神经系统、心脏、肝、肾等生命重要器官均可能产生毒性作用，在新生儿中尤为高发。

（1）及时观察患儿皮肤和巩膜颜色、黄疸程度的变化，判断黄疸进展，每日监测肝功能变化，根据患儿具体情况分析原因，给予蓝光照射、白蛋白等药物脱黄治疗，严重者可应用血浆吸附治疗。

（2）遵医嘱调节辅助循环流量和维持适当的红细胞压积，以减少红细胞损伤。

（3）光疗中要注意保护眼部及会阴部，间断观察患儿精神反应，若出现双目斜视、四肢强直或抽搐等症状，需立即报告医生处理。

7. 感染的预防 先心病术后患儿应用VA-ECMO辅助，常在术后会给予延迟关胸，患儿处于应激状态，各种置管均为潜在感染源，因此应做到以下几点。

（1）应严格执行手卫生。

（2）尽量在有创操作之前提供最大化无菌保护。

（3）严格遵守无菌技术操作规程，每班评估伤口有无渗出、穿刺处有无感染表现。

（4）采取保护性隔离措施。

（5）应用敏感抗生素治疗，监测体温、生化指标，观察用药效果。

（6）每日评估，应适时拔除不必要的导管。

（7）做好呼吸道的管理，呼吸机管路及时更换，减少VAP的发生。

（8）加强基础护理，保持皮肤清洁。

8. 心理支持 重症监护病房因其特殊的环境、封闭的管理，患儿家属多会产生焦虑、恐惧等负面情绪，一方面要向患儿家属介绍环境，加深对监护病房的了解；另一方面要对患儿家属进行ECMO相关知识的宣教，增强家属对ECMO专业的了解度和认知度，缓解家长焦虑不安的情绪，取得家长的信任。

9. 并发症的观察与护理 在ECMO辅助过程中辅助流量的选择、充分左心引流、延迟关胸、及时调整正性肌力药物用量、内环境的改善、营养支持、感染控制等治疗措施均需要积极配合，将ECMO辅助的效益最大化，在促进心脏功能恢复同时尽可能减少或推迟相关并发症的出现。一旦出现，患儿死亡率将显著提高，因此加强脏器功能管理，防治并发症是非常重要的环节。

（1）出血：据2022年ELSO数据统计，儿童及新生儿最常见的出血部位依次为颅内出血、导管出血、手术区域出血、肺出血。处理措施及注意事项：①加强对患儿神经系统监测以及黏膜、各管路、穿刺部位的评估。②观察胃液、胸腔引流液、尿液、粪便的颜色与性状。胃肠道出血时应禁食水并给予胃肠减压，间断应用生理盐水洗胃，泵入生长抑素及抑酸剂。③若患儿引流量骤然增多出现明显的活动性出血或血流动力学不稳定，应积极寻找出血原因。④如果出现黏膜和其他部位的轻度出血，可采用按压、填塞、加压包扎的方法。⑤如果处理明显的出血，可适当降低ACT阈值，早期探查伤口，准确记录出血量，及时输血、应用止血药。⑥长时间出血或严重出血应考虑提前终止ECMO。⑦ECMO运行期间会慢性消耗血小板红细胞，监测血小板计数，维持血小板计数在70×10^9/L以上，若血小板计数低于50×10^9/L则尽可能输注血小板。⑧输血时注意复温，避免引起低体温，增加出血倾向；同时输入大量血制品应注意复查血色素及离子变化，如高钾血症及低钙血症，观察输血不良反应。

（2）血栓：据2022年ELSO数据统计，儿童及新生儿最常见的血栓生成部位依次为ECMO管路、ECMO滤器、脑血管栓塞、肢体栓塞。处理措施及注意事项：①经股动脉、静脉插管的患儿，观察插管侧肢体皮肤的颜色、温度以及足背动脉的搏动情况，观察有无下肢缺血、栓塞等征象。②每2h一次使用强光手电检查氧合器内有无血栓形成，除了暗红色血栓外，管路连接处等湍流区域还易产生由血小板及纤维蛋白组成的乳白色血栓，一旦发现有血栓形成，标记位置及大小，观察血栓活动度，遵医嘱及时调整抗凝剂量，严密观察心脏压塞症状，注意血流动力学参数动态变化。③放置左心引流管的患儿，由于流速相对较慢，更易形成血栓，加强对左心引流管的观察。

（3）溶血：在新生儿及儿童ECMO运行期间会因管路扭折、系统血栓形成、静脉引流负压过大（机械性红细胞损伤）、动脉插管过细、长时间流量过大等造成血液破坏和慢性溶血，出现血红蛋白尿，直接损伤肾脏功能，严重时可引起肾衰竭或弥散性血管内凝血（disseminated intravascular coagulation，DIC），急性肾损伤的发生会明显增加ECMO患儿的死亡率，其主要表现为血浆肌酐水平上升、氮质血症、尿量减少及电解质、酸碱平衡紊乱。处理措施及注意事项：①严密观察尿色，碱化尿液，维持尿量；②尽可能使静脉引流的负压绝对值最小；③观察患者皮肤黏膜有无黄疸表现，每日监测游离血红蛋白、血常规、肝肾功能，及时进行腹透、CRRT，以维持机体内环境相对稳定，等待和帮助肾脏功能恢复；④如有溶血，必要时更换ECMO装置，严重溶血时可行血浆置换。

（4）下肢缺血：远端组织缺血常发生在使用外周动脉插管作为动脉灌注管的V-A ECMO治疗中。处理措施及注意事项：①术后观察皮肤颜色、温度、感觉、肌张力情况，必要时测量腿围，注意观察有无淋巴管漏；②观察足背、胫后动脉搏动，必要时进行多普勒监测；③如置管侧肢体血运障碍，及时通知医生，必要时行远端动脉转流术；④骨筋膜室综合征应早期切开减压，松解所有外固定物，将肢体放平，减少患肢活动，严禁按摩，患肢避免热敷、烘烤，必要时给予冷敷。

（撰写：张倩倩、王璇　审校：赵举）

参考文献

［1］龙村，赵举．ECMO手册［M］．2版．北京：人民卫生出版社，2019：338-348.

［2］张琳琪，曲斌．儿童ECMO临床护理操作手册［J］．北京：人民卫生出版社，2022：22-63.

［3］GAJKOWSKI E F，HERRERA G，HATTON L，et al. ELSO Guidelines for adult and pediatric extracorporeal membrane oxygenation circuits［J］．ASAIO J，2022，68（2）：13-152.

［4］丁培成，莫绪明，彭卫，等．体外膜氧合在先天性心脏病儿童危急重症中的应用［J］．中国体外循环杂志，2021，19（4）：195-200.

［5］BROWN G，MOYNIHAN K M，DEATRICK K B，et al. Extracorporeal life support organization（ELSO）：guidelines for pediatric cardiac failure［J］．ASAIO J，2021，67（5）：463-475.

［6］LIAO M T，TSAI I J，LIN F H，et al. Risk factors

for in-hospital mortality and acute kidney injury in neonatal-pediatric patients receiving extracorporeal membrane oxygenation[J]. J Formos Med Assoc, 2021, 120(9): 1758-1767.

[7] 曾子桓,崔云. 儿童体外膜肺氧合支持下的心肺复苏进展[J]. 中华儿科杂志, 2018, 56(9): 709-712.

[8] NELLIS M E, VASOVIC L V, GOEL R, et al. Epidemiology of the use of hemostatic agents in children supported by extracorporeal membrane oxygenation: a pediatric health information system database study[J]. Front Pediatr, 2021, 9: 673613.

[9] 程晔,陆国平. 体外膜肺氧合技术在儿童重症疾病中的应用[J]. 中华实用儿科临床杂志, 2020, 35(18): 1361-1364.

第 15 章　儿童肺动脉高压

第 1 节　儿童肺动脉高压概述

肺动脉高压（pulmonary hypertension，PH）为一类由不同病因导致的、以肺动脉压力升高为主要特征的临床和病理生理综合征。肺部血管异常、肺间质疾病、外部受压以及血管内部狭窄，甚至一些全身疾病都可导致 PH。PH 可在任何年龄段发病。儿童 PH 有不同于成人患者的病因疾病谱，尤其新生儿和小婴儿，更易受到遗传缺陷、先天性发育性疾病影响。

先天性左向右分流型先天性心脏病、结缔组织病、特发性肺动脉高压（idiopathic pulmonary arterial hypertension，IPAH）等疾病导致的 PH，病变主要累及毛细血管前 50~200μm 内径的肺小动脉，即动脉性肺动脉高压（pulmonary arterial hypertension，PAH）。PAH 在儿童 PH 中所占比例为 27%~87%。儿童先天性心脏病相关 PAH 和 IPAH 是最常见的 PAH 类型。本章节重点介绍先天性心脏病相关 PAH 和 IPAH，同时简要介绍儿童期常见的 PH 类型，包括新生儿持续性肺动脉高压（persistent pulmonary hypertension of the newborn，PPHN）、左心疾病导致 PH、发育性肺疾病相关 PH 及遗传代谢病相关 PH 等。

20 世纪 90 年代以后，国际上对于 PH 的诊断、评估及特异性治疗进行了大量研究并取得巨大的进展。得益于基础研究和基于成人患者的临床研究，儿童 PH 的诊疗也在摸索中前行。在过去的 20 年间，北京安贞医院小儿心脏中心成立 PH 诊疗团队，是国内诊治儿童 PH 的主要中心之一。小儿心脏中心致力于推动国内儿童右心导管术的开展以及儿童 PH 的规范化诊疗，先后参与编写了 5 部 PH 的相关指南。借此成书机会，希望整合本中心丰富的研究成果，为读者呈现一部基于我们自身独特经验的深入研究之作。

一、儿童肺动脉高压的临床分类

儿童临床 PH 分类主要依据《2022 年欧洲心脏病学会 / 欧洲呼吸学会肺动脉高压诊断和治疗指南》（表 15-1）。该分类主要用于成人，同时也进一步突出了儿童特点，比如增加 PPHN 到第一组中独立的亚型，重点强调了儿童期常见的发育性肺疾病。

表 15-1　肺动脉高压的临床分类

肺动脉高压分类	
1　动脉性肺动脉高压（PAH）	1.1　特发性肺动脉高压 1.1.1　急性血管反应试验阴性 1.1.2　急性血管反应试验阳性 1.2　遗传性肺动脉高压 1.3　药物和毒物相关 1.4　疾病相关 1.4.1　结缔组织病 1.4.2　HIV 感染 1.4.3　门静脉高压 1.4.4　先天性心脏病 1.4.5　血吸虫病 1.5　对钙通道阻滞剂长期有效的肺动脉高压 1.6　具有明显肺静脉 / 肺毛细血管受累（肺静脉闭塞病 / 肺毛细血管瘤病） 1.7　新生儿持续性肺动脉高压
2　左心疾病导致肺动脉高压	2.1　射血分数保留的心力衰竭 2.2　射血分数降低的心力衰竭 2.3　瓣膜性心脏病 2.4　导致毛细血管后肺动脉高压的先天性 / 获得性心血管病

续表

肺动脉高压分类	
3　肺部疾病和/或低氧导致肺动脉高压	3.1　阻塞性肺疾病 3.2　限制性肺疾病 3.3　其他阻塞性和限制性并存的肺疾病 3.4　低通气综合征 3.5　非肺部疾病导致的低氧血症 3.6　发育性肺疾病
4　肺动脉阻塞性病变导致肺动脉高压	4.1　慢性血栓栓塞性肺动脉高压 4.2　其他肺动脉阻塞性疾病：肺动脉肉瘤或血管肉瘤等恶性肿瘤、肺血管炎、先天性肺动脉狭窄、寄生虫（包虫病）
5　原因未明和/或多因导致肺动脉高压	5.1　血液系统疾病（如慢性溶血性贫血、骨髓增殖性疾病） 5.2　系统性疾病（如结节病、肺朗格汉斯细胞组织细胞增多症和 1 型神经纤维瘤） 5.3　代谢性疾病（如戈谢病、糖原贮积病） 5.4　伴或不伴血液透析的慢性肾功能衰竭 5.5　肺肿瘤血栓性微血管病 5.6　纤维性纵隔炎

在临床上，儿童 PH 的病因可能复合存在，如非限制性室间隔缺损可合并存在二尖瓣及主动脉系统梗阻，也可能合并存在肺部疾病。此类 PH，并非单纯属于第一大类，可同时合并第二类和第三类 PH。有些患者还可能存在染色体异常或相关基因突变，进一步增加了 PH 的复杂性和治疗难度。

在 2011 年巴拿马国际肺血管病研究院儿童工作组报告中，将儿童 PH 分为 10 类，包括：①出生前或发育型肺血管病；②围产期肺血管适应性不良；③儿童心血管病；④支气管肺发育不良；⑤单纯儿童肺血管病；⑥伴有先天性异常综合征的多因素肺血管病；⑦儿童肺疾病；⑧儿童血栓性疾病；⑨儿童低压缺氧环境相关；⑩与其他系统性疾病相关的肺血管病。该分类以肺发育异常为核心，体现了不同于成人的儿童 PH 病因和发病特点。

二、儿童肺动脉高压的诊断标准

儿童 PH 的诊断标准与成人一致，但需要特别注意新生儿的特殊生理状态，即出生后胎儿循环的转换过程。在出生后 1~2 个月后肺动脉压力才逐渐下降至成人水平。对于大于 3 个月的儿童，在海平面水平、静息状态、血流均匀遍布双肺的情况下，右心导管检查（right heart catheterization，RHC）测得肺动脉平均压 >20mmHg 时，即存在 PH。PAH 是一类以毛细血管前肺小动脉病变为特征的 PH。儿童 PAH 诊断标准为肺动脉平均压 >20mmHg，肺小动脉楔压（pulmonary arteriole wedge pressure，PAWP）或者左室舒张末压 ≤15mmHg，肺血管阻力指数（pulmonary vascular resistance index，PVRI）≥3WU·m^2（表 15-2）。

表 15-2　儿童肺动脉高压的血流动力学定义

	血流动力学定义
毛细血管前 PH（PAH）	肺动脉平均压 >20mmHg，PAWP ≤ 15mmHg，PVRI ≥3WU·m^2
单纯毛细血管后 PH	肺动脉平均压 >20mmHg，PAWP> 15mmHg，PVRI<3WU·m^2
混合性毛细血管前及后 PH	肺动脉平均压 >20mmHg，PAWP> 15mmHg，PVRI ≥3WU·m^2
Fontan 循环合并 PAH	跨肺压（肺动脉平均压 -PAWP）> 6mmHg，PVRI ≥3WU·m^2

注：PH，肺动脉高压；PAH，动脉性肺动脉高压；PAWP，肺小动脉楔压；PVRI，肺血管阻力指数。

三、儿童肺动脉高压的临床表现和筛查

儿童 PH 的临床表现可能与原发疾病的临床表现同时或先后出现。第二类及第三类 PH 患者往往在基础疾病就诊期间发现存在 PH。当然也有因 PH 或右心衰竭相关症状而就诊。PH 的临床表现缺少特异性，婴幼儿可出现食欲差、生长发育落后、多汗气急、心动过速等。学龄期儿童 PH 症状与成人相似，最常见的表现是活动后呼吸困难和乏力，晕厥也是儿童 PH 的常见症状。当出现右心功能不全时，患者会有肝大、胸腔积液、腹水及水肿等症状。

超声心动图是筛查和评估 PH 最常用的无创性检查方法。超声心动图可根据连续多普勒波形来估计肺动脉收缩压。通常先获得三尖瓣反流峰

值速度（peak tricuspid regurgitation velocity，peak TRV），使用简化的伯努利方程计算心室收缩期经三尖瓣的压力梯度，加上右心房压力，可估测出右心室收缩压。无肺动脉瓣狭窄或右心室流出道狭窄时，肺动脉收缩压等于右心室收缩压。其他指标如右心大小、肺动脉扩张程度、右心室收缩功能及左心室受压程度等，可辅助判断存在PH的可能性及评价右心功能。此外，超声心动图还有助于鉴别PH的潜在病因，如先天性心脏病、左心疾病等。

四、肺动脉高压的诊断流程与病因分析

PH的病因众多，分类复杂，疑似PH的患者应到专业儿童PH中心就诊，依据规范的诊断流程逐一排除或确诊。在诊断思路上，儿童PH首先考虑先天性心脏病相关PAH、左心疾病相关PH和肺部疾病相关PH，然后考虑结缔组织病相关PAH，排除所有已知病因后再考虑IPAH。IPAH为排他性诊断，故需要尽量全面检查评估，避免漏诊或误诊。基因检测是确诊遗传性肺动脉高压（heritable pulmonary arterial hypertension，HPAH）的重要手段。

2019年欧洲儿童肺血管病网络（European Pediatric Pulmonary Vascular Disease Network，EPPVDN）专家共识提出儿童PH诊断流程（图15-1）。该诊断流程简便易行，但对于婴幼儿及低龄患者，难以完全按照诊断流程，比如肺功能检查、心肺运动试验等检查，低龄儿童往往难以配合完成，需要其他替代检查方法排除相关疾病。国内外关于PH诊断的指南都强调了RHC的重要性，并建议进行急性血管反应试验。

2023年发表的我国儿童PAH多中心注册登记研究结果显示，儿童PAH最常见的病因是先天性心脏病相关PAH以及IPAH/HPAH。儿童结缔组织病相关PAH在所有PAH中占0~4%，在经济欠发达地区，需警惕血吸虫病相关PAH。儿童肺毛细血管瘤病和肺静脉闭塞病少见，仅占儿童PAH的0.7%~2%，其中*EIF2AK4*突变者约占2/3。PPHN是儿童特有的PH类型，是因多种疾病导致的出生后肺血管阻力下降不良的临床综合征，其诊断和治疗具有不同于一般儿童PAH的特点。左心疾病相关PH在儿童中并不少见，但其

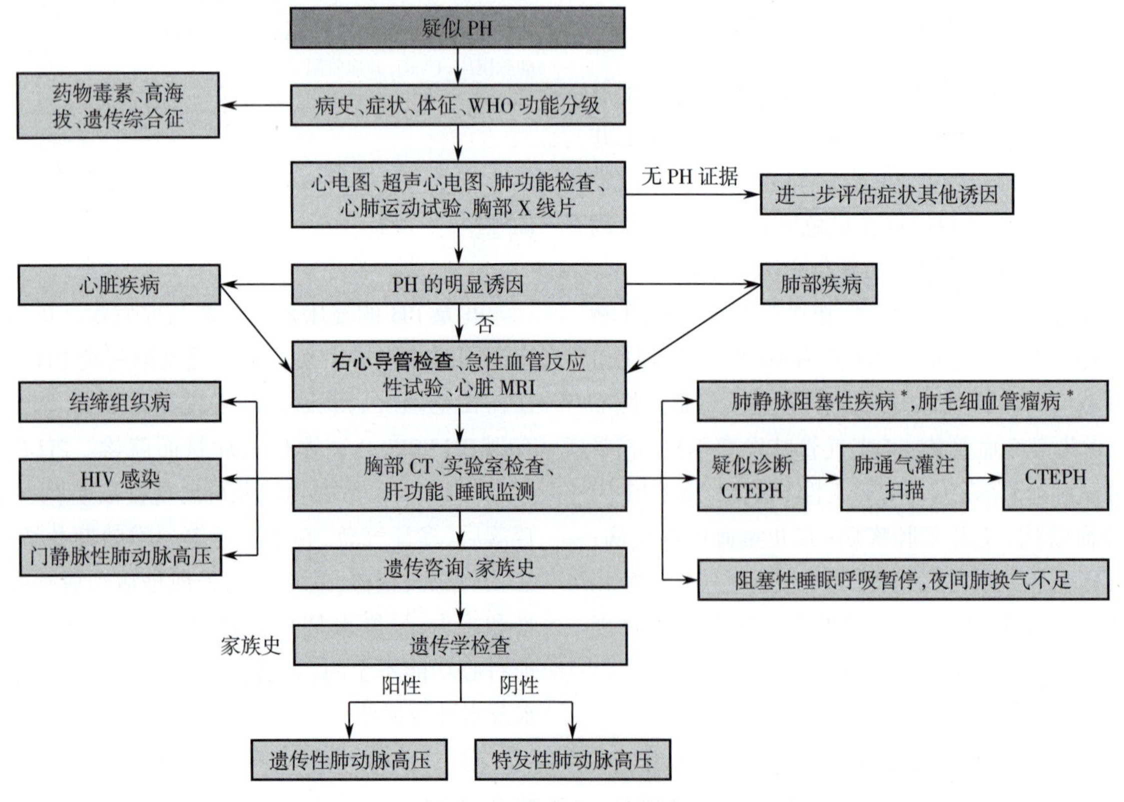

图15-1 儿童PH诊断流程

*通常是组织学诊断。MRI，磁共振成像；CT，计算机断层扫描；CTEPH，慢性血栓栓塞性肺动脉高压。

病因多、病程复杂，缺乏流行病学调查研究，其准确患病率尚不清楚。在肺部疾病 / 缺氧相关 PH 类型中，儿童发育性肺疾病常见，其中支气管肺发育不良（bronchopulmonary dysplasia，BPD）是近年来引起广泛关注的一类疾病，该病合并 PH 者远期预后差。另外，儿童也存在睡眠呼吸障碍风险，尤其是合并 21- 三体综合征、其他遗传综合征或有明显日间嗜睡的患者应行睡眠监测。第四大类肺动脉梗阻性 PH 包括肺动脉内血栓、异物（肿瘤、寄生虫等）梗阻或血管炎导致的 PH。儿童慢性血栓栓塞性 PH 非常少见，仅占 0~1.4%。先天性肺动脉分支狭窄在一些临床综合征中常见，通常合并其他先天性畸形。儿童遗传代谢病合并 PH 并不少见，常见的包括甲基丙二酸血症、糖原累积症、戈谢病，由于临床症状缺乏特异性，漏诊、误诊率较高，早期代谢筛查及干预有利于改善患者预后。

五、儿童右心导管检查

RHC 是诊断 PH 的“金标准”。在 PH 诊断流程中，根据病史和无创性检查的手段除外明确的肺部疾病和心脏疾病后，患者即应考虑进一步完成 RHC。虽然一些常规的血液学化验和无创性辅助检查都可能在前期基本完善，但在特异性药物治疗前，必须做 RHC。RHC 的意义在于：明确肺动脉压力增高的证据；测定肺小动脉楔压，除外毛细血管后 PH；测定肺血管阻力（pulmonary vascular resistance，PVR），了解肺血管病变严重程度。必须满足以上三个条件，患者才具有应用 PAH 靶向治疗的必要性和理论依据。所有 IPAH 及 HPAH 患者均应完成急性血管反应试验，评估是否应用钙通道阻滞剂（calcium channel blocker，CCB）。先天性心脏病相关 PAH 患者也建议行急性血管反应试验，用于协助判断矫治手术适应证；同时，急性血管反应试验也可以评估预后，既往我中心研究显示急性血管反应试验阴性是影响预后的独立危险因素。

RHC 在儿童患者中是安全的，PH 患者行 RHC 并发症发生率在 1%~3%。本中心是国内开展儿童 RHC 数量最多的中心之一。根据笔者经验，B 型利钠肽（brain natriuretic peptide，BNP）>500pg/ml、WHO 功能分级Ⅲ~Ⅳ级、全身麻醉是儿童 RHC 发生肺动脉高压危象的危险因素。因此，RHC 应在经验丰富的儿童中心进行。对于高危患者，若无创性检查高度怀疑 PAH 且病情不稳定时，可以先给予药物治疗，病情稳定后再行 RHC。

（撰写：顾虹、李强强　审校：陈哲）

第 2 节　儿童肺动脉高压的诊断和治疗

一、儿童特发性肺动脉高压

IPAH 是无明显的 PAH 相关基因突变和明确的危险因素及接触史的 PAH 类型，其病因不明。若基因检测结果提示 PAH 相关致病基因突变，可诊断为 HPAH。IPAH 在 2018 年被纳入了我国第一批罕见病目录，一项针对罕见病患者住院情况的全国性研究显示，IPAH 患者数量居所有罕见病首位。目前，我国仍缺乏儿童 IPAH 的流行病学数据。法国的 Fraisse 等对儿童 PAH 的随访研究显示，儿童 PAH 的患病率为 3.7/100 万，年幼儿童与年长儿童间无明显差异。

【儿童 IPAH 的临床症状】

IPAH 患者临床症状多样，且与年龄有关。年龄较小的儿童主要表现为生长发育障碍，而大多数年长儿早期往往无明显症状且无特异性。因此，IPAH 儿童早期诊断率低，诊断延误现象非常常见，患者初次就诊时病情通常较为严重。既往研究显示，IPAH 患者从出现症状到确诊需（24.4 ± 58.8）个月。法国登记注册研究显示，平均诊断时间为 27 个月。相对于成人，儿童 IPAH 患者临床表现有相似之处，同时也具备自身的特点，呼吸困难仍是最常见的症状，晕厥较成人更多见，儿童胸痛及水肿则较成人少见。

【RHC 及急性血管反应试验】

如前所述，RHC 是诊断 PAH 的“金标准”。急性血管反应试验是在 PAH 患者 RHC 术中，应用快速起效的肺血管扩张剂，检测血流动力学变化，评价肺血管反应性。原则上所有 IPAH 及 HPAH 患者均应完成急性血管反应试验，以筛选适合应用大剂量 CCB 的患者，以及评估患者预后。吸入纯氧是较早用于肺血管扩张试验的方法，至今仍是国内外许多中心常用的血管扩张剂。但是纯氧对于部分 PAH 患者不能最大限度地扩张肺血管床，因此阳性率较低。目前国际上应用最多的急性血管反应试验药物是吸入一氧化氮（inhaled nitric oxide，iNO），但对设备要求较高，在很长的一段时间内国内无医用 iNO。我们首先在国内开展应用吸入伊洛前列素作为急性血管反应试验的血管扩张剂，证实伊洛前列素在儿童 RHC 中安全可耐受，并且可以显著改善患者的肺动脉高压及阻力，具有和 iNO 相似的扩血管效应。该研究成果得到了国内外专家的认可，被 2019 年 EPPVDN 专家共识所引用。肺血管扩张试验阳性的标准尚不统一。目前常用的标准：①Barst 标准：肺动脉平均压下降 ≥20%，心指数增加或不变，肺血管阻力与体循环阻力比值（ratio of pulmonary to systemic vascular resistance，PVR/SVR）不变或降低；②Rich 标准：肺动脉平均压以及 PVR 均下降 ≥20%；③Sitbon 标准：肺动脉平均压下降 >10mmHg 并且绝对值降至 40mmHg 以下，同时心排量不变或增加；④改良 Barst 标准：考虑到儿童 PH 的临床特殊性，2016 年 EPPVDN 专家共识提出了改良 Barst 标准，来判断 PAH 患者的肺血管反应性，阳性标准为肺动脉平均压以及 PVR/SVR 下降 >20%，同时心排血量无降低、PVR/SVR<30%。

【儿童 PAH 的遗传学研究】

与成人期发病的 PAH 患者不同，儿童 PAH 患者的病因更为复杂，遗传负担更重。在西方国家，罕见的遗传因素至少可以解释 35% 儿童 PAH，而本中心儿童 IPAH 患者的基因变异阳性率高达 60%。因此，基因检测对儿童 PAH 患者的病因学诊断至关重要。到目前为止，已有文献报道超过 30 种基因的变异可能与 PAH 的发病相关，但这些基因变异的致病性等级各异，目前认为致病性证据等级更高的基因包括：*ACVRL1*、*SMAD9*、*AQP1*、*ATP13A3*、*BMPR2*、*CAV1*、*EIF2AK4*、*ENG*、*GDF2*、*KCNK3*、*SOX17*、*TBX4*、*KDR*。而 *SMAD4*、*SMAD1*、*KLF2*、*BMPR1B*、*KCNA5*、*ABCC8* 等基因变异的致病性证据等级较低。在欧美国家，*BMPR2*、*TBX4* 以及 *SOX17* 的罕见变异解释了大部分儿童 PAH 的发病原因。然而在亚洲，*ACVRL1* 以及 *GDF2* 基因的致病变异在 PAH 的发病中发挥了更重要的作用。本中心 PAH 患者以 *BMPR2*、*ACVRL1* 以及 *TBX4* 突变携带者最多。

PAH 基因型可能影响患者疾病的进展以及预后。因此，有学者提出将儿童 PAH 的基因型作为危险分层的方式，从而指导患者的治疗以改善预后。我中心既往研究显示，相较于未携带 PAH 相关基因突变以及携带其他 PAH 相关基因突变的患者，*BMPR2* 以及 *ACVRL1* 突变携带者在诊断时通常表现出更重的临床表现以及更差血流动力学状态，同时这些患者对于口服 PAH 靶向药反应欠佳，是影响预后的独立危险因素。这提示对于已检测出携带有相关致病基因突变的患者，应更加积极地给予充分的靶向药物治疗，并进行密切随访以改善预后。

【儿童 IPAH/HPAH 的评估与危险分层】

PAH 诊断后的初始评估及治疗效果监测是非常重要的环节。由于儿童检查项目的局限性，需要简便易行、可操作性强的指标作为监测治疗效果和预测预后的指标。WHO 功能分级作为最常用的评估手段，是良好的反映儿童 PAH 预后的指标。六分钟步行距离用于大龄儿童（6 岁以上）治疗效果的评估。超声心动图因其良好适用性、无创性且儿童耐受良好应用广泛。虽然成人的很多超声心动图指标可用于评估右心室功能，但在儿童中仅三尖瓣环收缩期位移（TAPSE）是评估治疗效果及预后的强的预测指标。血清生物标志物包括 N 末端 B 型利钠肽原（N-terminal pro brain natriuretic peptide，NT-proBNP）及尿酸具有重要指导意义，二者不只在基线状态反映患者预后，治疗期间的变化也可反映预后。

PAH 的风险评估采用包括右心衰竭的临床表现、症状进展、晕厥、WHO 功能分级、六分钟步行距离、NT-proBNP/BNP 水平，超声心动图及血流动力学的众多指标也作为评估指标（表 15-3）。同成人一样，儿童治疗目标也是使患者持续处于低度危险组。

表 15-3　儿童肺动脉高压危险分层

危险因素	低危	高危
右心衰竭的临床表现	无	有
症状持续恶化	无	有
晕厥	无	有
生长发育情况	正常	受限
WHO 功能分级	Ⅰ、Ⅱ	Ⅲ、Ⅳ
血浆 BNP/NT-proBNP	正常或轻微升高	显著升高
超声心动图	右心房 / 右心室轻度扩张，无右心室收缩功能障碍，右心室 / 左心室内径比例 <1，三尖瓣环收缩期位移正常范围（TAPSE Z 值 >–2），收缩期与舒张期时间比值 <1，多普勒测得肺动脉血流加速时间 >100ms（大于 1 岁）	右心房 / 右心室显著扩张，右心室收缩功能障碍，右心室 / 左心室内径比例增高（>1.5），三尖瓣环收缩期位移减低（TAPSE Z 值 <–3），收缩期与舒张期时间比值 >1.4，多普勒测得肺动脉血流加速时间 <70ms（大于 1 岁），心包积液
血流动力学	体循环心室心指数 >3L/min·m^2，右心房压力 <10mmHg，肺动脉平均压 / 体动脉平均压 <0.5，急性血管反应试验阳性	体循环心室心指数 <2.5L/min·m^2，右心房平均压 >15mmHg，肺动脉平均压 / 体动脉平均压 >0.75，急性血管反应试验阴性

注：BNP，B 型利钠肽；NT-proBNP，N 末端 B 型利钠肽原。

【儿童 IPAH/HPAH 的治疗】

建议将 PAH 患者转诊至有经验的中心进行治疗。治疗方式包括药物治疗与非药物治疗。患者应在开始治疗后的每 3~6 个月进行规律随访，以评估治疗效果。

儿童 PAH 患者的药物治疗主要依据危险分层结果（图 15-2）。推荐急性血管反应试验阳性的患者接受高剂量 CCB 治疗，同时需要进行严密的随访。但是，若患者病情不稳定，即使急性血管反应试验强阳性，也不建议应用 CCB。应用 CCB 期间需要定期复查急性血管反应试验，只有持续阳性方可继续应用 CCB。对于急性血管反应试验阴性的患者，应使用 PAH 靶向药物治疗。当患者处于低风险时，考虑初始单药后双药联合治疗；如果患者处于高危状态，推荐在双联口服药物的基础上积极加用持续静脉或皮下输注曲前列尼尔在内的联合治疗。笔者经验是：静脉 / 皮下持

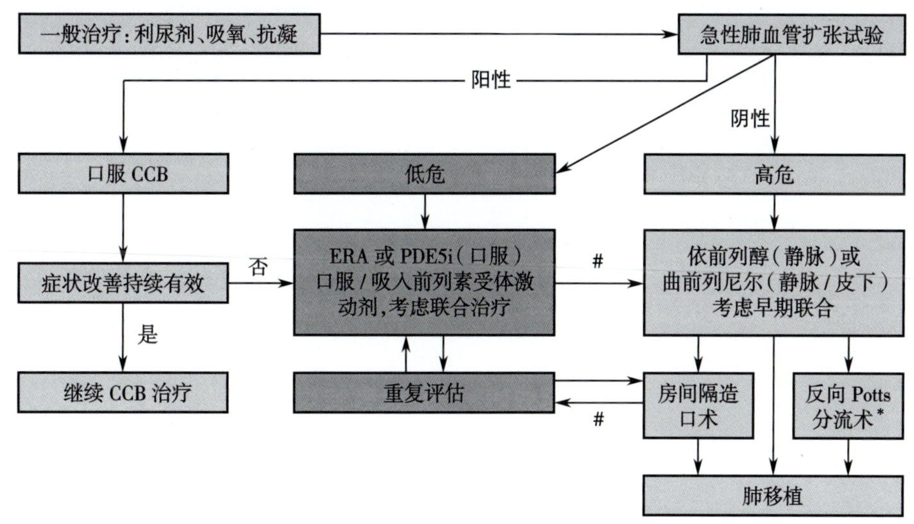

图 15-2　儿童肺动脉高压的治疗策略

CCB，钙通道阻滞剂；ERA，内皮素受体拮抗剂；PDE5i，5- 磷酸二酯酶抑制剂。# 没有达到治疗目标。*Potts 分流术可能是替代疗法。

续泵入曲前列尼尔在儿童 IPAH/HPAH 中是安全的，并且可以显著改善患者的临床症状、右心功能以及预后。

尽管近年来 PAH 靶向药物治疗取得了较大进展，但儿童患者的用药仍然较大程度上是根据成人患者的循证医学证据以及临床医生的经验。儿童 PAH 的治疗大部分都是适应证外应用，因此应用时需要小心谨慎、充分权衡利弊，并及时签署患者知情同意书。儿童用药剂量推荐如表 15-4 所示。目前，国内仅有内皮素受体拮抗剂（endothelin receptor antagonist，ERA）波生坦获得了儿童 PAH 适应证使用许可并被纳入医保，但越来越多的靶向药物已经在儿童患者中开展了临床研究（表 15-4），我们期待研究结果为儿童应用提供依据。近期，激活素受体ⅡA-Fc 型（actRⅡA Fc）融合蛋白 Sotatercept 等新药的临床试验结果陆续发布，期待儿童患者有越来越多的 PAH 治疗药物可供选择。

表 15-4　儿童 PAH 用药现状以及推荐用药剂量

	已完成临床试验	正在进行的临床试验	儿童适应证	儿童推荐用药剂量
磷酸二酯酶 5 抑制剂				
西地那非	START-1 START-2		1~18 岁（欧洲）	<8kg：0.5~1mg/（kg·次），每日 3 次 8~20kg：10mg/ 次，每日 3 次 >20kg：20mg/d，每日 3 次 儿童避免大剂量应用
他达拉非			否	建议剂量：0.5~1mg/（kg·d），每日 1 次 最大剂量：40mg/d 仅在年龄 >3 岁的儿童中进行过药物评估
内皮素受体拮抗剂				
波生坦	BREATHE-3 FUTURE-1		3~18 岁（中国）；1~18 岁（欧洲）；3~18 岁（美国）	2 mg/（kg·次），每日 2 次；最大剂量 125mg/ 次，每日 2 次
安立生坦			是（欧洲）	仅用于年龄 >8 岁，2.5~10mg/d，每日 1 次
马昔腾坦		TOMORROW（2~18 岁），SERAPHIN（>12 岁）	否	
前列环素类似物				
依前列醇			否	建议剂量：起始剂量 1~2ng/（kg·min），无推荐最大剂量 在儿童患者中，稳定的维持剂量为 40~80ng/（kg·min），可增加剂量
曲前列尼尔			否	建议剂量：起始剂量 2ng/（kg·min），无推荐最大剂量 在儿童患者中，稳定的维持剂量为 50~100ng/（kg·min），可增加剂量
伊洛前列素			否	

续表

	已完成临床试验	正在进行的临床试验	儿童适应证	儿童推荐用药剂量
前列环素受体激动剂				
司来帕格		Ⅱ期/Ⅲ期临床研究（2~18 岁）	否	
可溶性鸟苷酸环化酶激动剂				
利奥西呱		PATENT-CHILD（6~17 岁）	否	

对于经过充足 PAH 靶向药物治疗仍然持续处于高危状态的患者，应考虑尽早进行反向 Potts 分流术、房间隔造口术及肺移植。经房间隔造口是 IPAH 外科治疗的手段之一，已有研究显示可以改善成人 PAH 患者临床症状，并可能作为移植的桥梁。但房间隔造口术可能造成全身缺氧，不利于儿童生长发育，而且造成的瘘口容易自行闭合而使手术失败。在儿童 PAH 患者的小样本研究显示，房间隔造口可以改善反复晕厥症状，但术后大部分患者仍需要持续皮下或静脉的前列环素类药物治疗。2004 年 Blanc 等报道了通过建立左肺动脉到降主动脉的连接以缓解 PAH，即 Potts 分流术，用于缓解极度增高的肺动脉压力和右心负荷，起到“泄洪”的作用。同时由于右向左分流导致的低氧血症仅限于降主动脉的供血范围，可避免房间隔开窗术后脑部缺氧导致的不良反应。而近年有报道显示，虽然重症儿童存在较高的手术风险和围手术期风险，但是顺利通过手术并得以存活的患者，5 年无死亡或肺移植的生存率可达到 68%，这与肺移植的生存率相当，因此 Potts 分流术也被认为是可以替代肺移植的治疗方法。但应注意的是，术前右心功能的下降是影响患者术后生存的危险因素，应在决定进行 Potts 分流术前对患者病情进行仔细评估，以判断患者是否可以从中受益。

对药物治疗无反应 PAH 患者来说，肺移植是唯一可以达到治愈目的治疗手段。然而，肺移植作为一种治疗策略涉及多方面问题，每个患者需要个体化治疗。在儿童患者中，选择移植的时机尤其具有挑战性。在过去 10 年间，国际心肺移植协会数据库中全球每年平均登记儿童肺移植手术约 100 例。儿童肺移植治疗 IPAH 的生存率与其他基础疾病的儿童肺移植相当，1 年生存率约为 80%，5 年生存率为 64%~65%。来自我国最大肺移植中心的数据显示，在过去 12 年间，该中心完成了 10 例儿童肺移植手术，其中 6 例为 IPAH 患者，2 例患者在术后短期内死亡，剩余 8 例患者在平均 5 年的随访期内均存活。因此，肺移植领域不断发展的技术使得患有药物治疗不佳的 PAH 儿童的总体生存前景得到了改善。

【儿童 IPAH/HPAH 预后】

国内外队列研究显示，儿童 IPAH/HPAH 生存情况远差于先天性心脏病相关 PAH 患者。在没有靶向药物的时代，儿童 IPAH 中位生存期仅为 10 个月，PAH 靶向药物的发展极大地改善了患者的预后。以本中心为例，在靶向药物治疗不充分的时代，第 1、3、5 年生存率仅为 86.3%、51.4%、37.8%。随着近年来对儿童 IPAH/HPAH 认识的加深以及越来越多的靶向药物纳入医保，本中心 IPAH/HPAH 患者的第 1、3、5 年生存率已提升至 93.4%、79.8%、68.1%。尽管如此，部分患者在现有的靶向药物治疗下仍无法获得满意的生活质量以及预后。我们深信，基础医学和药物治疗以及其他非药物治疗手段的进展将为这些病痛中的孩子带来更多希望。

二、先天性心脏病相关肺动脉高压

先天性心脏病是儿童 PH 的主要病因，是由于其特殊的心脏血流动力学特点使肺血管容量增加,肺动脉压力升高。根据心脏畸形发生的部位不同和血流动力学作用的不同,可能涉及多种PH类型,也可复合存在多种病变类型(表15-5)。

表15-5 常见的可能引起肺动脉高压的先天性心脏病类型

分类	导致PH的机制	先天性心脏病畸形
常见左向右分流型先天性心脏病	肺动脉内高流量、高压力导致毛细血管前肺小动脉病变(累及直径<200μm的肺小动脉),即PAH	非限制性分流的房间隔缺损、室间隔缺损、动脉导管未闭,房室间隔缺损,共同动脉干,无回流梗阻的肺静脉异位回流,不合并肺动脉狭窄的右心室双出口等
左心系统疾病	肺静脉回流梗阻,肺淤血导致肺动脉压力升高,可合并肺小动脉病变	肺静脉狭窄,三房心,梗阻型肺静脉异位回流,二尖瓣狭窄,主动脉瓣狭窄,主动脉缩窄等
复杂先天性心脏病(涉及多种致病因素或机制)	多病因致病,可能的机制包括毛细血管前肺小动脉病变,肺动脉分支狭窄,肺血管床发育不全,侧支血管形成	一侧肺动脉起源异常或缺如,肺动脉闭锁合并粗大体肺侧支供血,单心室循环(包括不合并肺动脉狭窄的单心室生理和合并肺血管疾病的Fontan循环),弯刀综合征

注:PH,肺动脉高压;PAH,动脉性肺动脉高压。

其中,左向右分流型先天性心脏病是导致PAH最常见的先天性心脏病类型。其发病原因通常是由于心脏间隔或动脉间隔大型缺损,而体循环系统与肺循环系统的压力阶差导致该部位出现异常分流(左向右分流),引起肺循环内血流量增加、压力升高,导致肺血管疾病。此种PAH系毛细血管前PH的一种,血流动力学诊断标准与其他类型PAH相同。

在本部分中,仅介绍此种类型先天性心脏病相关的PAH,先天性左心梗阻性疾病相关PH在后续章节中进行介绍,本文涉及的疾病特点和治疗方法均不适用于左心疾病相关PH。

根据患者临床表现和治疗策略的不同,先天性心脏病相关PAH临床分为艾森曼格综合征、左向右分流型先天性心脏病相关PAH、PAH合并小缺损和先天性心脏病术后PAH四大类。此外,全腔静脉肺动脉连接术后PAH(Fontan术后PAH)是比较特殊的类型。有40余年历史的Fontan术以及目前广泛应用的全腔静脉肺动脉连接术的出现,使单心室患者生存率获得了极大的改善。PVR增高是影响Fontan术后心功能和长期预后的重要因素。影响PVR升高的因素包括术前肺血流量异常增加,以及术后肺循环缺乏搏动性血流致使肺血管重塑(表15-6)。

表15-6 先天性心脏病相关性肺动脉高压临床分类

临床分类	疾病特点
艾森曼格综合征	因肺血管阻力增加引起的肺动脉压力在主动脉压力水平,并出现缺损水平双向分流或逆向(右向左)分流的肺动脉高压状态;患者临床表现明显发绀,可合并高血红蛋白血症以及多脏器损伤,肺血管阻力大于10WU
左向右分流型先天性心脏病相关肺动脉高压	包括可手术或不可手术的中等至大型缺损导致的肺血管阻力;肺血管阻力轻度升高的肺动脉高压状态
肺动脉高压合并小缺损	肺动脉高压程度与心脏缺损大小或心脏畸形的自然病程不符;部分患者存在肺动脉高压相关致病基因的突变
先天性心脏病术后肺动脉高压	心脏畸形矫治手术时患者已存在严重肺血管疾病;心脏畸形矫治手术后肺血管疾病持续进展;患者表现为不同程度的肺动脉高压
Fontan循环合并肺动脉高压	术前肺动脉压力升高、肺血流量增加以及术后肺循环缺乏搏动性血流导致的肺血管阻力增高;肺循环缺乏心室收缩力驱动,轻度肺动脉压力增高可导致严重循环障碍

【左向右分流型先天性心脏相关 PAH 的评估及手术适应证的判断】

左向右分流型先天性心脏病是最常见的先天性心脏病，对于有潜在导致 PAH 可能的患者需早期手术以避免患者发展为肺血管不可逆改变，通常需要在出生后 6 个月以内手术矫正，对于分流量大、肺血管直接连接体循环的心脏畸形，比如共同动脉干等心脏畸形，往往需要在更早的时间进行手术矫正或接受肺动脉环缩术以避免发生肺血管病变。对于暂时不能手术的非限制性先天性心脏病患者，应尽快创造条件早期行手术矫正，而不是推迟治疗或长期随访，也不推荐由非心脏专科医生对先天性心脏病患者做出推迟治疗或长期随访的建议。

需要重点提出的是，出生后早期阶段或婴儿期的非限制性分流先天性心脏病儿童，肺动脉压力升高，PVR 正常，也无肺小动脉病变，在既往研究或文献中常称为一过性或暂时性 PH，并不属于 PAH。此类患者应尽早接受外科手术矫正，除非存在 PVR 增高的证据，否则不建议加用 PAH 靶向治疗药物。

对于存在肺血管病变的患者，根据肺动脉高压严重程度，将 PAH-CHD 分为动力性和梗阻性。动力性 PAH 患者虽然存在 PAH，但肺血管尚未发生严重病变，关闭缺损之后肺动脉压力可降至正常。梗阻性 PAH 患者的肺血管已发生不可逆病变，关闭缺损后，患者肺动脉压力不能降至正常，或反而升高而出现术后持续 PAH。如何将动力性和阻力性 PAH 完全分开，目前尚无统一标准。动力性 PAH 患者，通常临床上无发绀（经皮氧饱和度正常），有充血性心力衰竭表现，听诊缺损部位杂音响亮，胸部 X 线片提示心影增大，外带肺纹理粗重，超声心动图在缺损部位以左向右分流为主，左心室增大。而出现肺血管疾病的梗阻性 PAH 患者则经皮氧饱和度下降（小于 90%），听诊缺损部位杂音减弱，肺动脉瓣听诊区第二心音亢进，胸部 X 线片提示心影不大，外带肺纹理稀疏，超声心动图在缺损部位出现双向分流或右向左分流，提示手术禁忌。对于难以判断能否手术的介于动力性或梗阻性 PAH 之间的患者，需要行 RHC（表 15-7，图 15-3）。

在决定心脏缺陷的手术矫正时，需要依据血流动力学参数如 PVR、PVRI、肺循环与体循环血流量比值（ratio of pulmonary to systemic flow，$Qp : Qs$）以及 PVR/SVR。目前尚没有统一的血流动力学标准来预测术后 PAH 转归。通常，对于 PVRI 小于 6WU·m^2 且 PVR/SVR<0.3 的儿童患者，

表 15-7 先天性心脏病相关的肺血管疾病严重程度的评估

临床特征	倾向于动力性肺动脉高压	倾向于梗阻性肺动脉高压
年龄	婴幼儿	大龄儿童或成人
临床症状	生长发育受限，反复呼吸道感染	安静状态或活动后发绀，活动量减低
体征	无发绀，心脏杂音响亮	发绀，心脏杂音减弱或消失，肺动脉瓣区第二心音亢进，杵状指 / 趾
动脉血氧饱和度	动脉血气中血氧饱和度或经皮血氧饱和度正常	动脉血气中血氧饱和度或经皮血氧饱和度低于正常（动脉导管未闭患者需测定下肢血气）
胸部 X 线片	肺血增多，左心增大为主	肺动脉段突出明显，外带肺血减少，截断征，右心增大
超声心动图	缺损部位左向右分流，左心室扩大	缺损部位双向分流或右向左分流，右心增大为主，左心室内径正常或缩小
RHC	肺血管阻力正常或轻度升高，肺循环体循环血流量比值大于 1.5，肺循环体循环阻力比值小于 1/3	肺血管阻力明显升高，肺循环体循环血流量比值小于 1.2，肺循环体循环阻力比值大于 2/3
肺动脉造影	主肺动脉及分支轻度增宽，肺纹理显影增粗增多	主肺动脉及主要分支扩张增宽，远端肺小动脉呈团簇样显影或不显影，对比剂通过肺循环时间延长

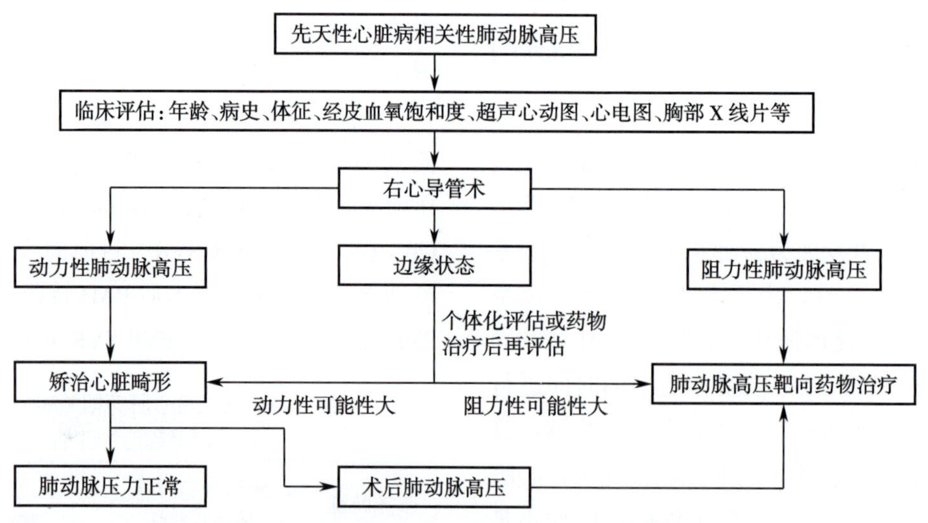

图 15-3 先天性心脏病相关肺动脉高压诊治流程

或 PVR<5WU、*Qp*∶*Qs*>1.5 且 PVR/SVR<0.33 的大龄儿童或成人患者，倾向于手术修补缺损。对于基础血流动力学参数未满足以上标准的患者，可吸入伊洛前列素、纯氧或一氧化氮等药物行急性血管反应试验，然后观察这些参数的变化。需要注意的是，氧气吸入可导致肺血流量计算值过高，低估 PVR（具体原因参考右心导管术相关章节），导致过于乐观地估计肺血管疾病严重程度。根据本中心经验，术前 RHC 基础或吸入伊洛前列素后 PVRI>8WU·m^2、PVR/SVR>0.6 的患者均存在术后 PAH，中远期死亡风险高，而 PVRI<5WU·m^2、PVR/SVR<0.3 的患者术后大部分肺动脉压力可降至正常，但仍有小部分存在轻度 PAH，在积极治疗基础上患者可长期存活。若行吸氧试验，*Qp*∶*Qs*>2.8、PVRI<4WU·m^2 的患者术后肺动脉压力降至正常的可能性大。

【先天性心脏病合并重度 PAH 患者的“药物治疗 - 修补缺损 - 药物治疗”的治疗策略】

对于初次 RHC 未符合手术标准且未接受过 PAH 靶向治疗的患者，可接受 PAH 药物治疗。治疗方案可采用双联靶向药物，包括 ERA、磷酸二酯酶 5 抑制剂（phosphodiesterase 5 inhibitors，PDE5i）或前列环素受体激动剂，通常不建议应用大剂量静脉 / 皮下前列环素类似物。通常以 3~6 个月为周期进行手术指征评估，若 PVR 明显下降且降至以上可手术标准，提示 PAH 以动力性为主，手术后 PAH 可下降至正常或轻度升高水平。需要注意的是，该策略下可能仍有较大比例的患者仍存在术后 PAH，需要转内科进行 PAH 长期管理。这些患者的预后尚不清楚，需要和患者及家属交代清楚。另外，还需要长期的观察研究以证实该策略的可行性。

【艾森曼格综合征的评估及危险分层】

先天性心脏病发生肺血管疾病的严重程度以及是否早期出现艾森曼格综合征，取决于畸形分流水平以及复杂程度、多发畸形复合程度、缺损大小（即分流量多少），以及缺氧、肺血管发育不良等因素。分流水平及分流量也是影响 PAH 发生和发展的重要因素，一般来说，三尖瓣后水平非限制性缺损以及复杂心脏畸形的患者可能更容易早期出现艾森曼格综合征，而三尖瓣前水平分流如房间隔缺损即使在成人中也很少发生艾森曼格综合征。

目前还没有针对艾森曼格综合征患者的危险因素评估与危险分层方法（表 15-8）。我们根据国际指南及笔者经验制定了艾森曼格综合征患者的危险分层方法。在本中心的一项回顾性研究中，234 名患者入选，64.5% 为低危组，31.6% 为中危组，3.8% 患者被分为高危组。经过 3.9 年的中位随访时间，17 名（7.3%）患者死亡，第 1 年、3 年和第 5 年的存活率分别为 99.6%、96.2%、90.3%，高危组患者的预后比中危和低危组患者差（$P<0.001$）。

表 15-8　艾森曼格综合征危险分层

影响预后的因素	预后更佳	预后更差
发病年龄	起病年龄大	起病年龄小
先天性心脏病种类	简单缺损	复杂畸形或早期起病的三尖瓣前分流
发绀	轻度静息时氧饱和度降低（85%~90%）	中 / 重度静息氧饱和度降低（<85%）
缺铁性贫血	转铁蛋白饱和度≥20%	转铁蛋白饱和度 <20%
NYHA 功能分级	Ⅰ、Ⅱ	Ⅲ、Ⅳ
症状进展速度	缓慢	迅速
右心衰竭	否	是
六分钟步行距离	>400m	<300m
生物标志物（BNP，CRP）	BNP<50pg/ml，CRP 正常	BNP>300pg/ml，CRP>10mg/L
超声心动图	右心房面积 <25cm²；右心房 / 左心房 <1.5；TAPSE ≥1.5cm；三尖瓣无重度反流；无心包积液	右心房面积 >26cm²；右心房 / 左心房≥1.5；TAPSE<1.5cm；三尖瓣重度反流；心包积液；体循环心室收缩功能减低
基线血流动力学	RAP<8mmHg，且 CI ≥2.5L/（min·m²）	RAP>15mmHg，且 CI ≤2.0L/（min·m²）
急性血管反应试验	PVRI 下降≥25%	PVRI 无变化或下降 <25%

注：BNP，B 型利钠肽；CRP，C 反应蛋白；TAPSE，三尖瓣环收缩期位移；RAP，右心房压；CI，心指数；PVRI，肺血管阻力指数。

【先天性心脏病相关 PAH 的药物治疗】

近年来 ERA、PDE5i 和前列环素类似物等 PAH 靶向治疗药物的临床应用，为包括艾森曼格综合征在内的先天性心脏病相关 PAH 患者带来了新的希望。目前，PAH 靶向药物可用于艾森曼格综合征、左向右分流型先天性心脏病相关 PAH、PAH 合并小缺损和先天性心脏病术后 PAH 四大类患者。

ERA 波生坦在成人可降低肺动脉压力和 PVR，改善运动能力。在 BREATH-5 研究中，波生坦可改善艾森曼格综合征患者的活动耐力。我国目前已批准了儿童用波生坦的剂型。本中心应用波生坦治疗成人及儿童先天性心脏病相关 PAH，可显著改善心功能、运动能力（6 分钟步行距离）和生活质量，降低肺动脉压力和 PVR，提高 $Qp:Qs$。波生坦主要不良反应为肝功能损害，但在儿童中的发生率明显低于成人，约为 3%，在应用时需密切监测肝功能。

一氧化氮是先天性心脏病手术围手术期合并 PAH 时最常用的吸入药物，一氧化氮是内皮细胞产生的一种内源性血管舒张剂，可通过激活可溶性鸟苷酸环化酶来增加环磷酸鸟苷的生成，产生舒张血管作用。吸入一氧化氮可显著改善 PAH 患者的肺动脉压力和阻力。PDE5i 也是通过抑制细胞内 PDE5 而增加细胞内磷酸鸟苷水平引起肺血管的舒张。西地那非和他达拉非是最常应用于先天性心脏病术后 PAH 停用一氧化氮时的过渡用药，目前欧洲已批准其用于儿童 PAH 的治疗。

常用的前列环素类似物有曲前列尼尔与伊洛前列素，伊洛前列素是前列环素类药物的一种吸入性剂型。本中心在国内率先应用伊洛前列素在先天性心脏病相关 PAH 儿童行急性血管反应试验，研究结果表明，短期吸入伊洛前列素可显著改善患者血流动力学参数，对于基础 PVR 明显升高的患者，应用伊洛前列素吸入也可观察到显著的效果。虽然只有少数患者达到可手术标准，肺血管反应性阳性患者（PVRI 下降 >25%）比未达到阳性标准的患者远期预后好。另外，伊洛前列素还被应用于先天性心脏病术后 PAH，与吸入 NO 相比，可以更有效降低 PVR，改善动脉氧饱和度。但是，吸入制剂在一些患者中依从性差，再加上每天需要多次吸药（每日 6~8 次）限制了其在儿童中的长期应用。曲前列尼尔是目前国内唯一静脉用治疗 PAH 的靶向药物，通常用于PH高危患者。艾森曼格综合征和先天性心脏病术后PH危险分层高危的患者,建议纳入PH管理策略,可应用曲前列尼尔治疗。初步研究显示长期应用皮下曲前列尼尔在WHO Ⅲ~Ⅳ级先天性心脏病术后PH儿童患者中安全、有效。前列环素受体激动剂司来帕格可使包括先天性心脏病相关PH在内的PH患者获益,但在艾森曼格综合征患者中应用经验有限,还需要进一步研究证实。小规模临床研究表明,PVR增高的Fontan循环患者可能获益于西地那非和波生坦等PH靶向药物,但仍缺乏大规模随机对照研究的证据。

对于先天性心脏病合并PH儿童患者,无论急性血管反应试验阳性与否,都不建议用CCB。对于婴幼儿一过性PH及明确的动力性PH患者,建议积极手术修补缺损,不建议长期口服PH靶向治疗药物。

【其他非药物治疗方法】

术后PH患者的疾病状态类似IPAH,对于没有分流的术后PH患者,若持续存在严重的PH,患者预后不良好。对于经过充分靶向药物治疗无效的术后PH患者,可采用包括房间隔开窗术、Potts分流术等非药物治疗手段,可缓解右心负荷。

对于先天性心脏病合并严重肺血管疾病的患者,心肺联合移植或心脏修补联合肺移植是目前唯一可行的手术根治方法。但是,心肺移植5年存活率为50%~60%,明显低于艾森曼格综合征的存活率,是否需要移植手术以及手术时机如何选择并不容易,且手术适应证及预后情况不明。随着靶向治疗药物的应用可有效延缓生存期限,心肺移植仅限于终末期肺血管疾病患者。

【先天性心脏病相关PH的预后】

与IPAH等其他类型PH相比,先天性心脏病相关PH预后较好。根据其临床分类的不同,预后也有差异。艾森曼格综合征诊断后5年生存率为91%~95%,然而由于右向左分流引起的动脉氧饱和度的降低,其生活质量不尽如人意,常会出现发绀、活动耐量下降、活动后气促、晕厥、咯血、继发性红细胞增多、外周血管栓塞、肺栓塞、脑血管意外以及肾功能不全、肝胆系统功能失调、感染等并发症。先天性心脏病术后PH是由先天性心脏病诊断较晚、手术年龄偏大、术前PVR已高、存在不同程度的肺血管疾病等因素导致术后肺动脉压力高于正常引起。由于缺乏有效的心内分流,其生存率较未接受手术者更低,常表现为突然升高的肺动脉压力和阻力导致急性右心衰竭、三尖瓣反流加重、体循环低血压和心肌缺血等。英国一项研究显示术后PH预后远差于各种有分流的先天性心脏病合并PH和艾森曼格综合征患者。根据本中心一项针对先天性心脏病相关PH患者大样本研究,小缺损相关PH患者预后最差,而艾森曼格综合征和术后PH患者的预后接近,这可能是由于入选患者的基础状态及严重程度存在差别。

总之,先天性心脏病患者一旦出现肺血管病变,远期生存将明显受限。近数十年来早期筛查和手术的开展,我们国家先天性心脏病相关PAH患者数量逐年下降。更加有效的靶向治疗药物的出现和不同治疗策略的应用,也使得先天性心脏病相关PAH患者们能得到更好的治疗,拥有更光明的未来。

三、结缔组织病相关肺动脉高压

在成人中,系统性硬化、混合结缔组织病和系统性红斑狼疮是常见的易发生PH的类型。儿童结缔组织病(connective tissue disease,CTD)相关PH发病率较低,国外少有相关报道。国内北京协和医院2008年发表的研究显示,在所有类型CTD中,PH发病率为10.4%,不同CTD中重叠综合征发病率为62.5%,抗磷脂综合征发病率为50.0%,系统性血管炎发病率为28.6%,皮肌炎发病率为10.7%,系统性红斑狼疮发病率为7.6%。PH在CTD患者出现的时间为CTD起病后3周至5年,平均为1.5年。早期症状较隐匿,重者表现为呼吸困难和心力衰竭。雷诺现象和抗磷脂抗体或狼疮抗凝物阳性者多为中重度PH。早期定期监测超声心动图和肺功能对早期发现PH非常必要。

四、门静脉高压相关肺动脉高压

门静脉高压相关 PAH 发病机制尚不清楚，目前认为门静脉高压相关的门体分流和肝功能衰竭产生的内毒素和细胞因子，引起内脏血管舒张，导致体循环血容量增加，从而引起肺血流量增加，最终导致肺血管内皮细胞损伤、血管增殖。此外，肝脏来源的内皮素 1 水平升高也可导致肺血管收缩。临床上是否发生 PAH 似乎也与门静脉高压的病因及程度无关，而与门静脉高压的持续时间有关。门静脉高压症的肺血管疾病的病理学改变与其他 PAH 类似，严重 PAH 患者也可见丛状病变。儿童门静脉高压相关 PAH 并不常见，仅见个别病例报道。Condino 等报道 7 例门静脉高压患者，病因包括胆道闭锁（3 例）、门静脉海绵样变（2 例）、原发性硬化性胆管炎和隐源性肝硬化（各 1 例）。5 例患者经 RHC 证实存在 PAH，从诊断为门静脉高压到 PAH 的中位时间为 12.1 年，随访过程中 4 例死亡。Tingo 等报道的 5 例儿童患者中，门静脉高压诊断中位年龄为 6 岁，PAH 诊断年龄为 14 岁，其中 4 名患者通过 RHC 证实，肺动脉平均压为 48.5mmHg，PVRI 为 $9WU \cdot m^2$，所有患者均为急性血管反应试验阴性，即使 5 例患者均接受了靶向治疗，在 PAH 诊断后 3 天到 3 年内，3 名患者死亡。儿童门静脉高压相关 PAH 预后差，疾病进展迅速，诊断时往往已经非常严重，患者对 PAH 靶向治疗反应差异较大。对于存在门静脉高压的儿童患者，建议定期进行超声心动图筛查及时发现 PAH 并进行早期干预。

五、新生儿持续性肺动脉高压

胎儿期肺循环处于高阻力、低血流、高压力状态。在胚胎第 34 天时，心脏和肺毛细血管丛之间即出现连续血流，可视为最早的肺循环。在整个胎儿期，肺小动脉血管管壁的厚度和平滑肌数量一直保持较高水平。此外，肺泡腔内充满的液体维持高的腔内压，保持肺部膨胀。同时，在各种缩血管因子作用下，胎儿肺血管保持收缩状态，而低氧可抑制一氧化氮和前列环素等舒血管物质的产生，从而维持高肺循环阻力。胎儿出生后几分钟内，规律的呼吸开始建立，肺泡腔瞬间开放并迅速充满空气，肺血管壁的剪切力以及氧分压发生改变，触发了涉及一氧化氮和前列环素的一系列信号传递和生理学改变，肺血管舒张，肺循环阻力下降。新生儿通常在出生后 24h 平均肺动脉压力下降至体循环血压的 50%，大多数人肺动脉压力在两周内可降至正常成人水平。之后长达数周至数月的肺血管重塑，逐步建立起低阻力、高流量、低压力的成人型肺循环。

微妙的程序化调控保证了在宫内低氧环境下依赖胎盘和母体的胎儿顺利过渡到完全依赖外界空气进行呼吸的新生婴儿。在此过程出现的任何原因所致的肺小动脉痉挛、平滑肌层增生、肺血管截面积减少及肺静脉高压，均能引起出生后肺循环阻力不能正常下降，而导致一系列严重后果。

因此，PPHN 并不是某一个疾病，而是多种疾病导致的分娩后 PVR 未能正常降低的临床综合征。当肺循环阻力下降不良或异常增加，肺血流量减少，导致肺通气血流比例失衡及氧合障碍，出现缺氧、酸中毒。同时肺动脉压力升高，右心室负荷增加，使得卵圆孔或动脉导管部位出现右向左分流，进一步加重低氧血症，导致全身缺氧加重及呼吸循环障碍。

多种病因可导致 PPHN，常见的原因包括肺实质疾病，如胎粪吸入综合征、新生儿肺炎或败血症、呼吸窘迫综合征等；生产因素，如围产期窒息、缺氧、新生儿暂时性呼吸急促；发育因素，如先天性膈疝、肺发育不良等；较少见的病因，包括肺泡毛细血管发育不良、表面活性蛋白 B 突变或 ATP 结合盒转运蛋白 A3 缺失导致的呼吸窘迫综合征。另有 10%~20% 为原因不明的特发性 PPHN。PPHN 的危险因素包括生产相关的胎膜早破、羊水过少或污染、宫内动脉导管关闭、肺发育不全、唐氏综合征婴儿、宫内生长迟缓、小于或大于胎龄儿、绒毛膜羊膜炎和男性婴儿。母亲因素如种族、高体质量指数、剖宫产、糖尿病、先兆子痫、吸烟、孕期服用选择性 5- 羟色胺再摄取抑制剂和非甾体类抗炎药等。

超声心动图是诊断 PPHN 的主要方法，也是除外先天性心脏病的重要工具。超声心动图可获取肺动脉压力升高的证据，了解心脏功能。发现卵圆孔或动脉导管部位右向左分流，是 PPHN 诊断流程中的最重要的一步。RHC 是诊断 PAH 的“金标准”，但在新生儿中，可行性及必要性均不高，RHC 并不作为常规检查项目。

PPHN 的治疗原则包括改善通气；维护内环境平衡；维持合适的体循环血压及组织灌注；保证有效的组织氧摄取；降低 PVR 和右室负荷；减少有害刺激，防止治疗过程中的医源性损害。PPHN 的预后取决于基础疾病以及肺血管疾病严重程度，基础疾病严重或已造成明显损害者更易合并远期并发症。

六、儿童左心疾病相关肺动脉高压

左心系统疾病（left heart disease，LHD）相关的 PH 是由于先天性或获得性左心系统梗阻性病变、左侧瓣膜疾病及左心收缩及舒张功能不全导致的肺毛细血管后压力增高，导致肺循环淤血，肺动脉压升高。LHD-PH 是成人最常见的 PH 类型，占全部 PH 患者的 65%~80%。儿童与成人可能存在差异，但由于缺乏流行病学资料，具体发病情况及构成比尚不清楚。来自英国儿童 PH 登记研究，儿童 PH 中 PAH 发病率最高，LHD-PH 仅占 1.16%，仅高于第四类肺动脉梗阻性 PH。由于儿童左心心肌病相关 PH 通常依靠超声心动图诊断，很少有心导管确诊的 PH，导致发病率可能被低估。在成人中，心脏瓣膜病相关的 PH 是最常见的 LHD-PH，心脏瓣膜病包括二尖瓣和 / 或主动脉瓣病变，以二尖瓣病变最常见。儿童先天性左心梗阻性疾病，如肺静脉狭窄、三房心、梗阻型肺静脉异位回流、二尖瓣狭窄、主动脉瓣狭窄、主动脉缩窄等均可引起 PH，而是否发生 PH 以及 PH 的严重程度取决于左心梗阻的部位及严重程度。

【左心疾病相关 PH 的病理生理学和病理性特点】

LHD-PH 的病理生理改变始于毛细血管后，在疾病初期，肺静脉压力增高，肺循环淤血，压力传导至肺动脉，肺动脉压力亦增高，但此时 PVR 正常。此阶段的 PH 属于被动性，若解除毛细血管后梗阻，PH 可即刻逆转。随着病情发展，出现毛细血管前肺小动脉病变，即 PVR 进行性升高，这类患者称为混合型毛细血管前和毛细血管后 PH（表 15-2）。这一阶段的病理生理改变是肺血管重构的结果，由于异常的弹力纤维、内膜纤维化和中膜肥厚使血管变得僵硬，即使去除病因，肺循环亦无明显改善，PH 多不能逆转。

在 LHD 相关 PH 中，随着肺动脉压力升高，右心室后负荷增加，早期表现为代偿性心肌质量增加，向心性肥厚，舒张功能不全，随着各种神经体液因素激活、心肌细胞缺血及凋亡，进一步发展则出现右心室收缩功能障碍以及右心室重塑，右心室功能与 PH 的严重程度相关，也是预测 PH 预后的重要指标。

【左心疾病相关 PH 的临床症状及检查】

不同于其他原因所致的 PH，LHD-PH 的最具特征性的临床症状就是端坐呼吸和夜间发作性呼吸困难。常见的检查如胸部 X 线检查有助于判断肺淤血和左心室增大。六分钟步行试验、WHO 功能分级及心肺运动试验等有助于了解患者心肺功能。超声心动图是评估 LHD-PH 最重要的无创性检查方法，具有重要的诊断价值，除了对 PH 的病因，即左心疾病的病因作出诊断及严重程度的评估外，超声心动图可通过估测肺动脉收缩压、测定左右心房的内径、左右心室大小及功能、有无心包积液等来评估病情的严重程度，还可评估左心瓣膜疾病的病变程度。心脏磁共振检查可以更加客观地评价左右心的形态和功能，通过磁共振造影检查可以计算出心室的容积、心肌重量和心肌收缩指数，还可以通过血管或瓣膜的血流速度与横断面积计算得出心排量及瓣膜反流率等。

RHC 是鉴别 PAH 和 LHD-PH 也是必不可少的手段。临床上怀疑存在混合性毛细血管前及毛细血管后 PH 以及需要评估心脏移植的患者，均建议积极行 RHC 获得肺动脉平均压、肺小动脉楔压、跨肺压、舒张压梯度及 PVR 等指标。其中肺动脉平均压、肺毛小动脉楔压的升高可明确毛细血管后 PH 的诊断。跨肺压、舒张压梯度及 PVR 可协助判断是单纯毛细血管后 PH 还是混合性毛细血管前及毛细血管后 PH。跨肺压≥12mmHg 及舒张压梯度≥7mmHg 曾作为存在毛细血管前病变的指标，因缺乏儿童相关研究证据，建议仍以 PVRI>3WU·m^2 作为 LHD-PH 患者存在混合性毛细血管前及毛细血管后 PH 的诊断标准（表 15-2）。

【左心疾病相关 PH 的治疗】

LHD-PH 的治疗以对治疗原发病降低肺静脉压力为主。对于先天性左心梗阻性疾病或瓣膜病，外科或介入手术是主要的手段。对于儿童患者，尤其是合并有其他心脏畸形的患者，外科手术解除梗阻仍然是唯一的有效治疗方法。任何内科药物治疗均不能替代已有肯定疗效的外科手术方案，需要关注的是患者手术或介入治疗的指征和时机。

通常肺动脉压力的升高会影响手术的预后，但是与姑息治疗相比，手术治疗的预后较好。对于二尖瓣狭窄患者，尤其是年幼患者，术前的肺动脉压力严重程度与预后并无直接关系，患者在术后的 6~12 个月内肺动脉压力可恢复至正常水平。但对于肺动脉压力高于主动脉压力者，常提示存在更为严重的肺血管病变，是影响手术预后的重要因素。

内科治疗药物包括利尿剂和正性肌力药，可降低左心室充盈压，缓解 PH 的严重程度。PAH 的靶向治疗不适用于 LHD-PH，盲目应用存在急性肺水肿或死亡风险。对于 LHD 已得到最佳处理，肺小动脉楔压正常或轻度升高，而 PVR>5WU 的患者，西地那非治疗可能有效。目前没有针对 LHD-PH 的靶向药物治疗的循证医学证据，也没有药物被批准用于 LHD-PH。

七、呼吸系统疾病以及缺氧相关肺动脉高压

先天性肺发育不良性疾病是儿童 PH 的重要病因，包括先天性膈疝、支气管肺发育不良、肺泡毛细血管发育不良以及原发或继发性的肺发育不全等疾病。其中又以先天性膈疝、支气管肺发育不良在小婴儿中最常见。支气管肺发育不良是早产儿重要的慢性肺疾病，也是围产儿发病和死亡的重要因素。新生早产儿肺发育不成熟以及正压通气、高浓度吸氧等多种因素导致肺部血管床发育欠佳以及功能受损，最终产生支气管肺发育不良。

近年来随着早产儿成活率的提升，小婴儿发生支气管肺发育不良的比例增多，而支气管肺发育不良的严重程度和 PH 的发生是影响患者预后的重要因素，PH 的早期诊断以及早期治疗对疾病预后起重要作用。先天性膈疝导致的肺发育不良和 PH 也是小婴儿期较常见的发育性肺疾病。其他一些发育性疾病如表面活化蛋白缺陷和肺泡毛细血管发育不良，相对少见。

超声心动图是筛查 PH 的首选工具，用于早期发现肺动脉压力升高和右心功能不全的证据。虽然 RHC 是诊断 PH 的“金标准”，但在此类 PH 中实际开展并不普遍，当 PH 诊断不明确，或者疾病严重程度与 PH 程度不符时，RHC 有助于明确诊断，评估血流动力学状态，指导治疗。发育性肺疾病相关的 PH 的主要治疗方法是优化呼吸管理。虽然没有确切的证据支持 PAH 靶向治疗在呼吸系统相关 PH 患者中的应用，但在临床实践中，西地那非是应用最广泛的药物，在一部分患者中显示较好的效果，耐受良好。

阻塞性睡眠呼吸暂停是较常见的儿童呼吸障碍疾病，尤其是在唐氏综合征患者中，占比高于 50%。阻塞性睡眠呼吸暂停儿童中 PH 的发生率在 0~85%。上呼吸道阻塞会导致肺泡缺氧，致使缺氧诱导因子 1 及其下游信号分子红细胞生成素、血管内皮生长因子以及内皮素 1 生成增加，导致肺小动脉收缩及内皮细胞受损。另外，全身炎症因子可使单核细胞激活，降低内皮一氧化氮合酶的表达和活性，致使肺小动脉舒张功能受损。同时，由于上呼吸道梗阻导致胸腔内负压，进一步增加静脉回心血量及右心前负荷，使室间隔向左偏移，左心室顺应性减低，同时导致肺静脉压升高，因此阻塞性睡眠呼吸暂停患者常合并左心疾病相关 PH。通过手术缓解梗阻或无创性通气治疗可改善 PH。

八、遗传代谢病相关肺动脉高压

常见的合并 PH 的遗传代谢性疾病包括甲基丙二酸血症、糖原贮积病、戈谢病。遗传代谢病

合并 PH 并非罕见，但临床症状缺乏特异性，漏诊、误诊率较高，多合并神经系统等多系统损害表现。儿童及青少年不明原因 PH 应注意遗传代谢疾病的筛查，早期诊断及干预有利于改善患者预后。

甲基丙二酸血症（又称为甲基丙二酸尿症）合并高同型半胱氨酸血症是一类常染色体隐性遗传病，主要是由于 *MMACHC* 基因突变导致细胞内腺苷钴胺和甲基钴胺的合成受损，腺苷钴胺是甲基丙二酰辅酶 A 变位酶和甲硫氨酸合成酶的辅因子，导致其上游代谢物甲基丙二酰辅酶 A 不能被转化为琥珀酸而生成甲基丙二酸等代谢产物在体内蓄积引起多系统损害。在部分患者中，PH 为首发及主要表现，而没有任何神经系统受累。高分辨胸部 CT 检查可有肺部间质病变，以及小叶中心磨玻璃影伴小叶间隔增厚。初筛中血清同型半胱氨酸升高具有提示意义，准确的诊断有赖于血尿代谢的筛查和基因检测，羟钴胺和甜菜碱治疗有效，PAH 靶向治疗可能有获益，但目前证据不足。本中心收治 5 例甲基丙二酸血症患者均以 PH 为首发表现，诊断时右心功能严重恶化，经治疗效果欠佳，其中 4 例患者已死亡。

Ⅰa 型糖原贮积病（葡萄糖 -6- 磷酸酶缺乏）合并 PH 也有报道，是由于血清素等异常血管收缩物质导致肺血管收缩，部分患者的病理诊断提示肺小动脉病变，提示对于 PAH 靶向治疗可能有效。糖原贮积病Ⅱ型（庞贝病）也可合并 PH，多为累及呼吸肌后肺泡通气不足，引起肺血管收缩，肺动脉压力升高。也有糖原贮积病Ⅱ型及Ⅲ型以肺静脉闭塞病为表型的报道。1 型戈谢病常合并 PH，其起病晚，多在成人期发病，以 PAH 为主要表型。

遗传代谢性疾病相关 PH 在 PH 临床分类中属于第 5 大类，即原因不明或多因素致病的 PH，其发病往往和基础疾病的类型及致病机制有关，虽然有的是以 PAH 为主要表型，可能获益于靶向治疗，但治疗期间也存在肺水肿或病情加重的风险。而代谢病筛查的相关检验结果回报往往需要时间，患者在诊断 PH 时已存在严重的 PH 症状和心功能不全，且常不能耐受 RHC。在常规治疗效果不佳的时候，主治医师往往涉及是否应用 PAH 靶向药物的选择，这就非常依赖医生的经验和对病情的判断。同时，一定要和患者家属做好沟通，密切监测病情变化，注意肺部情况及胸部 X 线表现，及时调整治疗方案。

（撰写：李强强、朱燕　审校：陈哲）

参考文献

[1] 中华医学会呼吸病学分会肺栓塞与肺血管病学组，中国医师协会呼吸医师分会肺栓塞与肺血管病工作委员会，全国肺栓塞与肺血管病防治协作组，等. 中国肺动脉高压诊断与治疗指南（2021 版）[J]. 中华医学杂志，2021，101（1）：11-51.

[2] HUMBERT M, KOVACS G, HOEPER M M, et al. 2022 ESC/ERS guidelines for the diagnosis and treatment of pulmonary hypertension[J]. G Ital Cardiol (Rome), 2023, 24(4 Suppl 1): e1-e116.

[3] D'ALTO M, MAHADEVAN V S. Pulmonary arterial hypertension associated with congenital heart disease[J]. Eur Respir Rev, 2012, 21: 328-337.

[4] LI Q, ZHANG C, WANG R, et al. Pulmonary hypertensive crisis in children with pulmonary arterial hypertension undergoing cardiac catheterization[J]. Pulm Circ, 2022, 12(2): e12067.

[5] LI Q, HE Y, ZHANG C, et al. Invasive hemodynamic and vasoreactivity testing with inhaled iloprost in children with pulmonary arterial hypertension associated with congenital heart defects[J]. Cardiol Discov, 2023, 3(4): 232-238.

[6] LI Q, DIMOPOULOS K, ZHANG C, et al. Acute effect of inhaled iloprost in children with pulmonary arterial hypertension associated with simple congenital heart defects[J]. Pediatr Cardiol, 2018, 39(4): 757-762.

[7] ZHANG H S, LIU Q, PIAO C M, et al. Genotypes and phenotypes of Chinese pediatric patients with idiopathic and heritable pulmonary arterial hypertension-a single-center study[J]. Can J Cardiol, 2019, 35(12): 1851-1856.

[8] XU Z, ZHANG H, ZHANG C, et al. Association between genotype, presentation, and outcome in childhood idiopathic and hereditary pulmonary arterial hypertension[J]. J Clin Med, 2022, 11(24): 7331.

[9] HE Y, LI Q, ZHANG C, et al. Treprostinil effectiveness in higher-risk pediatric patients with Idiopathic and heritable pulmonary arterial hypertension[J]. Can J Cardiol, 2024, 40(4): 613-621.

[10] 刘倩,张陈,李强强,等. 特发性肺动脉高压患者预后及其危险因素分析[J]. 中华儿科杂志, 2018, 56(1): 23-28.

[11] SKORO-SAJER N, GERGES C, BALINT O H, et al. Subcutaneous treprostinil in congenital heart disease-related pulmonary arterial hypertension[J]. Heart, 2018, 104: 1195-1199.

[12] IVY D D, ROSENZWEIG E B, LEMARIÉ J C, et al. Long-term outcomes in children with pulmonary arterial hypertension treated with bosentan in real-world clinical settings[J]. Am J Cardiol, 2010, 106: 1332-1338.

[13] HISLOP A A, MOLEDINA S, FOSTER H, et al. Long-term efficacy of bosentan in treatment of pulmonary arterial hypertension in children[J]. Eur Respir J, 2011, 38: 70-77.

[14] LAW M A. Atrial septostomy improves survival in select patients with pulmonary hypertension[J]. Am Heart J, 2007, 153: 779-784.

[15] ESCH J J, SHAH P B, COCKRILL B A, et al. Transcatheter Potts shunt creation in patients with severe pulmonary arterial hypertension: initial clinical experience[J]. J Heart Lung Transplant, 2013, 32: 381-387.

[16] BLANC J, VOUHÉ P, BONNET D. Potts shunt in patients with pulmonary hypertension[J]. N Engl J Med, 2004, 350: 623.

[17] THACKER J, TOYODA Y. Lung and heart-lung transplantation at University of Pittsburgh: 1982-2009[J]. Clin Transpl, 2009: 179-195.

[18] CONDINO A A, IVY D D, O' CONNOR J A, et al. Portopulmonary hypertension in pediatric patients[J]. J Pediatr, 2005, 147(1): 20-26.

[19] 王晓峰,顾虹,张陈,等. 先天性心脏病合并肺动脉高压患者可手术性分析[J]. 中国医药, 2012, 7(4): 449-451.

[20] 付晓云,李强强,张陈,等. 单中心艾森曼格综合征患者临床特征及随访分析[J]. 心肺血管病杂志, 2019, 38(4): 370-373, 398.

[21] 徐苗原,李强强,张陈,等. 先天性心脏病相关肺动脉高压患者死亡的危险因素及不同亚型的临床特点[J]. 中华心血管病杂志, 2020, 48(4): 315-322.

[22] EMMANOUILIDES G C, MOSS A J, DUFFIE E R Jr, et al. Pulmonary arterial pressure changes in human newborn infants from birth to 3 days of age[J]. J Pediatr, 1964, 65: 327-333.

[23] OSTREA E M, VILLANUEVA-UY E T, NATARAJAN G, et al. Persistent pulmonary hypertension of the newborn: pathogenesis, etiology, and management[J]. Paediatr Drugs, 2006, 8: 179-188.

[24] 中华医学会儿科学分会新生儿学组,中华儿科杂志编辑委员会. 新生儿肺动脉高压诊治专家共识[J]. 中华儿科杂志, 2017, 55: 163-168.

[25] DE BOODE W P, SINGH Y, MOLNAR Z, et al. Application of neonatologist performed echocardiography in the assessment and management of persistent pulmonary hypertension of the newborn[J]. Pediatr Res, 2018, 84: 68-77.

[26] GUPTA V S, HARTING M T. Congenital diaphragmatic hernia-associated pulmonary hypertension[J]. Semin Perinatol, 2020, 44: 151167.

[27] BONOW R O, CARABELLO B A, KANU C, et al. ACC/AHA 2006 guidelines for the management of patients with valvular heart disease: a report of the American College of Cardiology/American Heart Association task force on practice guidelines (writing committee to revise the 1998 guidelines for the management of patients with valvular heart disease)[J]. Circulation, 2006, 114: e84-e231.

[28] SILVER K, AURIGEMMA G, KRENDEL S, et al. Pulmonary artery hypertension in severe aortic stenosis: incidence and mechanism[J]. Am Heart J, 1993, 125: 146-150.

[29] MELBY S J, MOON M R, LINDMAN B R, et al. Impact of pulmonary hypertension on outcomes after aortic valve replacement for aortic valve stenosis[J]. J Thorac Cardiovasc Surg, 2011, 141(6): 1424-1430.

[30] HADDAD F, KUDELKO K, MERCIER O, et al. Pulmonary hypertension associated with left heart disease: characteristics, emerging concepts, and treatmentstrategies[J]. Prog Cardiovasc Dis, 2011, 54(2): 154-167.

[31] KURDAK S S, NAMBA Y, FU Z, et al. Effect of increased duration of high perfusion pressure on stress failure of pulmonary capillaries[J]. Microvasc Res, 1995, 50: 235-248.

[32] WEST J B, MATHIEU-COSTELLO O. Vulnerability

of pulmonary capillaries in heart disease[J]. Circulation, 1995, 92: 622-631.

[33] 顾虹. 儿童肺动脉高压诊疗现状与展望[J]. 心肺血管病杂志, 2012, 31(4): 355-357.

[34] FAWZY M E, HASSAN W, STEFADOUROS M, et al. Prevalence and fate of severe pulmonary hypertension in 559 consecutive patients with severe rheumatic mitral stenosis undergoing mitral balloon valvotomy[J]. J Heart Valve Dis, 2004, 13: 942-947.

[35] VARMA A, SHAH K B, HESS M L. Phosphodiesterase inhibitors, congestive heart failure, and sudden death: time for re-evaluation[J]. Congest Heart Fail, 2012, 18: 229-233.

[36] MUBEEN M, SINGH A K, AGARWAL S K, et al. Mitral valve replacement in severe pulmonary arterial hypertension[J]. Asian Cardiovasc Thorac Ann, 2008, 16(1): 37-42.

第3节 儿童肺动脉高压临床实践

一、肺动脉高压合并先心病小缺损的诊治

【病史】

患儿为6岁11个月女童，于2022年3月4日首次就诊于我院，因“房间隔缺损封堵术后2年，5个月前晕厥1次”入院。患者2年前因“上呼吸道感染”在河南当地医院行超声心动图提示房间隔缺损3.6mm（右向左分流），并行经胸房间隔缺损封堵术，术后超声心动图提示右心增大，下腔静脉增宽，三尖瓣反流峰值流速3.81m/s，压差58mmHg，估测肺动脉收缩压68mmHg。当地医院给予口服波生坦治疗2个月后停药，之后患儿未进一步诊治。于5个月前患儿在体育活动中出现晕厥，表现为意识丧失、面色苍白，持续1min自行好转，就诊于当地医院行超声心动图，提示中度PH。患儿近2个月活动量明显减低，不能上楼，可平路行走约20m，否认咯血、水肿、呼吸困难史。

患儿既往足月顺产，出生后Apgar评分10分，生长发育均在正常范围，6个月独坐，1岁独走，语言发育正常。否认反复发热、皮疹、关节肿痛史，无血吸虫接触史，否认反复咳嗽、夜间打鼾及既往肺部疾病史，否认特殊疾病及服用药物史，否认外科手术史。家族中父母健康，哥哥、姐姐体健，否认家族中遗传性疾病、猝死史。

【体格检查】

入院时查体：体温36.5℃，脉搏71次/min，呼吸19次/min，血压99/52mmHg，体重24kg，身高125cm。神志清楚，精神反应好，面容无异常，口唇无发绀，双肺呼吸音粗，无啰音。心率71次/min，律齐，未闻及明显杂音，肺动脉瓣区第二心音亢进。腹部软，肝肋下1cm，脾肋下未触及，双下肢无水肿，无杵状指，病理征阴性，经皮血氧饱和度96%。

【化验检查】

血常规示白细胞（WBC）6.54×10^9/L，中性粒细胞百分比（N%）45.4%，血红蛋白（Hb）131g/L，红细胞压积（HCT）39.9%，平均红细胞体积（MCV）83.2fl，血小板（PLT）297×10^9/L。尿常规未见异常。血生化示谷丙转氨酶（ALT）11U/L，谷草转氨酶（AST）23U/L，尿酸403μmol/L，同型半胱氨酸11.2μmol/L，肾功能、电解质正常范围。高敏肌钙蛋白I 14.3pg/ml。BNP 1 309pg/ml。NT-proBNP 7 626pg/ml。免疫示乙肝表面抗体（+），余阴性。抗核抗体谱（ANA）阴性。抗中性粒细胞胞质抗体（ANCA）阴性。抗磷脂抗体阴性。红细胞沉降率（血沉）3mm。凝血功能示凝血酶原时间（PT）14.3s，活化部分凝血活酶时间（APTT）25.6s，D-二聚体102ng/ml。血、尿代谢筛查未见异常。心电图示窦性心律，电轴右偏，不完全右束支传导阻滞，ST-T改变。超声心动图（2022-03-07，图15-4）示右心房扩大（50mm×50mm），右心室横径45mm，左心室横径21mm，左心室受压（LVEDD 35mm，EF 85%），三尖瓣微量反流，PH（重度），三尖瓣反流峰值流速4.21m/s，估测肺动脉收缩压85mmHg，TAPSE 11mm，右心室游离壁S' 6cm/s。胸部X

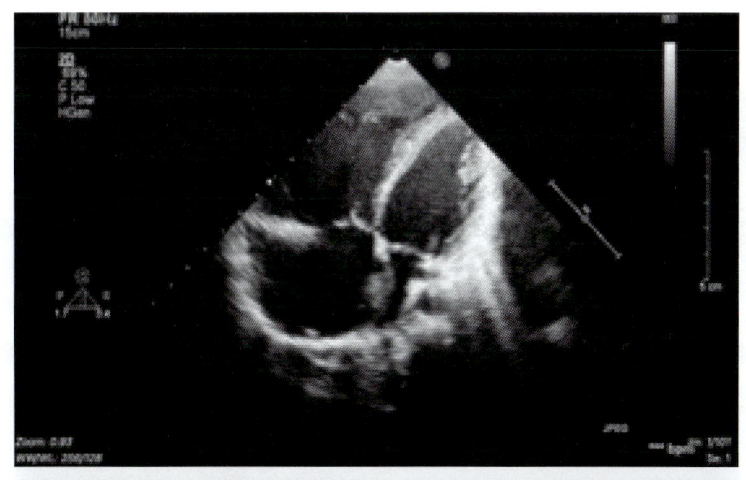

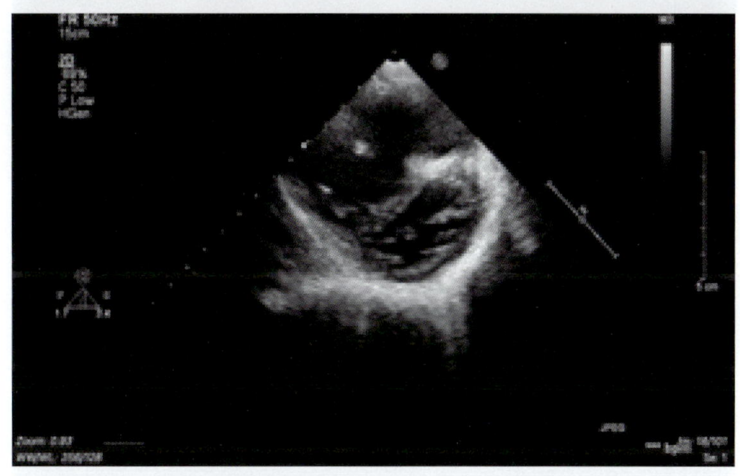

图 15-4　病例 1 超声心动图表现

分别为四腔心及心室短轴切面，显示右心扩大，左心室受压。

线片（图 15-5）示肺动脉段突出，右心增大。肺CT（图 15-6）示两肺血管影增粗，心影大。腹部超声示肝、胆、胰、脾、肾未见明显异常。

【诊断与治疗】

初步诊断为 PH，右心扩大，WHO 功能分级Ⅲ级，房间隔缺损封堵术后。入院后给予地高辛 83μg/d 口服；米力农 0.5μg/（kg·min）持续泵入改善心脏功能；呋塞米 10mg，每日 2 次，口服；螺内酯 10mg，每日 2 次，口服；氯化钾缓释片 0.5g，每日 2 次，口服。

因患儿病情严重，暂不允许心导管检查。综上检查结果及化验结果，不支持 LHD-PH，考虑 PAH 可能性大，故在密切观察下，给予 PAH 经验性治疗：曲前列尼尔 3.75ng/（kg·min）起始持续静脉泵入，每 8~12h 加量，最大加量至 12ng/（kg·min），加用口服波生坦分散片 32mg、每日 2 次。

治疗后患儿病情好转，应用曲前列尼尔 9 天后患儿 BNP 逐渐下降至 117pg/ml。复查超声心动图（2022-03-16，图 15-7）提示右心室横径 33mm，左心室横径 29mm，左心室受压（LVEDD 41mm，EF 75%），三尖瓣微量反流，三尖瓣反流

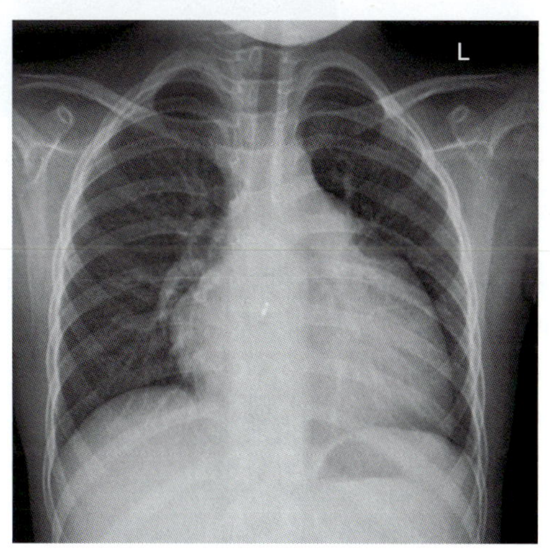

图 15-5　病例 1 胸部 X 线片

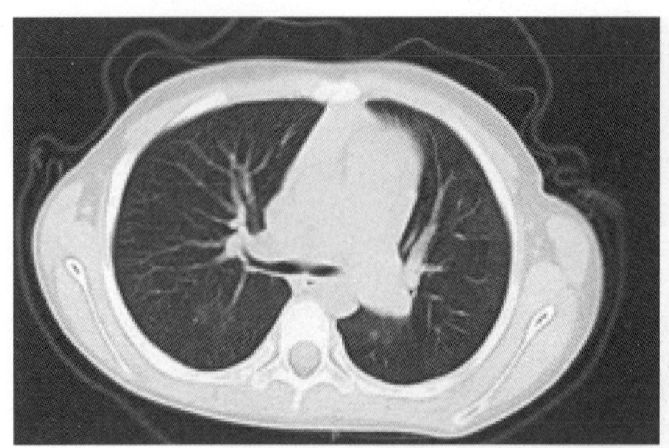
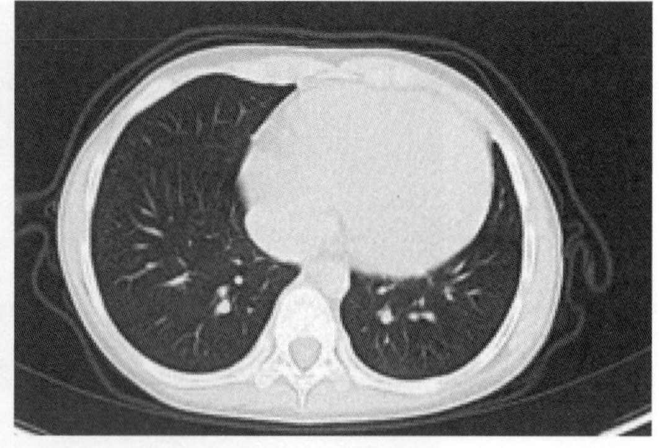

图 15-6　病例 1 胸部 CT 表现

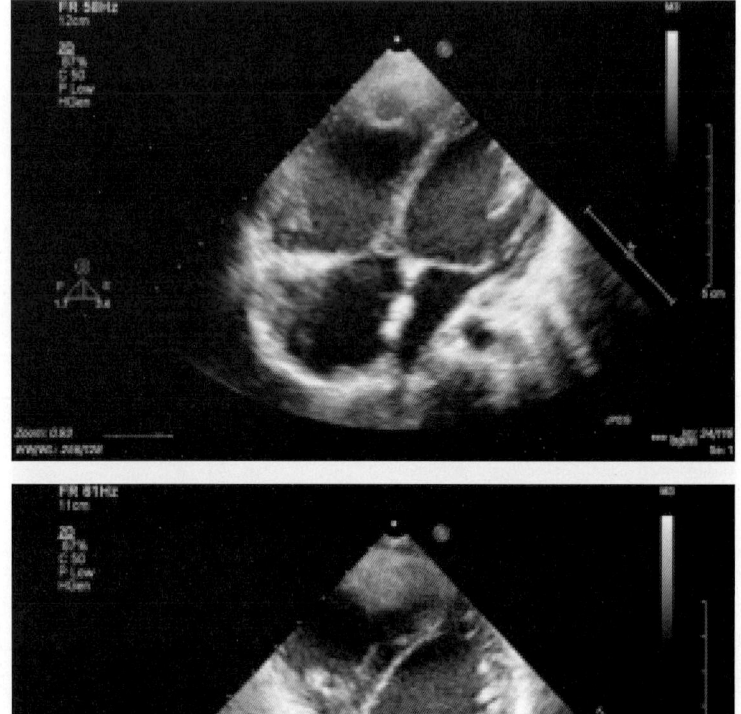

图 15-7　病例 1 治疗后超声心动图表现

右心较前缩小，左心增大，室间隔偏移稍好转。

峰值流速 2.9m/s，估测肺动脉收缩压 44mmHg，TAPSE 22mm，右心室游离壁 S' 10.9cm/s。

患儿于 2022-03-18 在非插管全身麻醉下行右心导管检查。测得基础肺动脉压力 77/39（52）mmHg，主动脉压力 108/72（91）mmHg，右心房压力 8mmHg，PAWP 9mmHg，心排血量（CO）3.1L/min，肺小动脉阻力指数 13.3WU·m^2，*R*p：*R*s=0.52。吸入伊洛前列素 20μg 行急性肺血管扩张试验，在吸入药物 20min 后，肺动脉压力 34/7（14）mmHg，主动脉压力 106/73（90）mmHg，右心房压力 5mmHg，PAWP 6mmHg，CO 3.8L/min，肺小动脉阻力指数 1.94WU·m^2，*R*p：*R*s=0.09。患儿的肺动脉平均压由 52mmHg 下降至 14mmHg，下降幅度大于 10mmHg 且降至 40mmHg 以下，心输出量无下降，符合急性肺血管扩张试验阳性标准。停用波生坦，逐渐减停泵入曲前列尼尔，加用硝苯地平 10mg、3 次 /d 口服，住院期间监测血压稳定，住院治疗 21 天出院。

出院诊断：特发性肺动脉高压（IPAH），急性肺血管扩张试验阳性，房间隔缺损封堵术后，心功能Ⅲ级。出院建议：继续地高辛、呋塞米、螺内酯、枸橼酸钾颗粒，硝苯地平口服，监测心率、血压及血电解质肝肾功能、地高辛血药浓度，每 3~6 个月定期复查。

【随访情况】

首次门诊复查（2022-07-13）：患儿一般情况及活动耐量好，WHO 功能分级Ⅱ级，患儿无头晕及乏力等不适，监测血压高于 80/50mmHg，体重呈生理性增长（28kg）。查体心率 80 次 /min，律齐，未闻及明显杂音，无水肿。化验 BNP 134pg/ml，NT-proBNP 549pg/ml。超声心动图示右心室横径 37mm，左心室横径 36mm，TAPSE 18mm，TRV 3.23m/s。复查结果显示 BNP 仍高于 50pg/ml，仍未达到低危指标，考虑到硝苯地平继续加量风险，停用硝苯地平，加用波生坦 48mg、2 次 /d，西地那非 10mg、3 次 /d，继续口服地高辛、呋塞米、螺内酯片、枸橼酸钾颗粒。

第 2 次门诊复查（2023-02-02）：患儿一般情况好，活动耐量好，WHO 功能分级Ⅰ级，体重呈生理性增长（31kg），化验 BNP 37pg/ml，NT-proBNP 202pg/ml，胸部 X 线片心影较前缩小（图 15-8）。

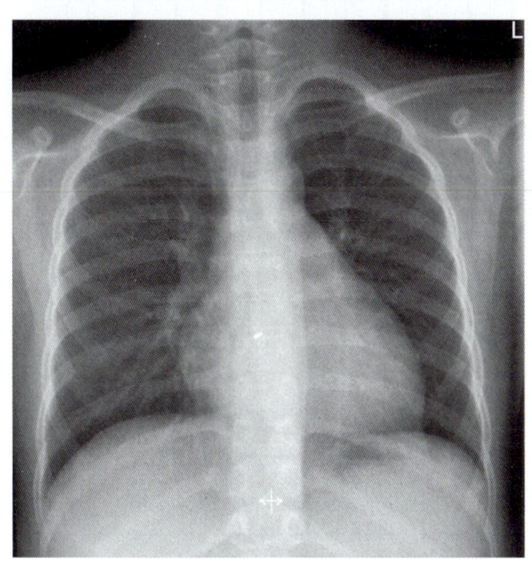

图 15-8　病例 1 第三次门诊复查胸部 X 线片

超声心动图示右心轻大，右心室横径 35mm，左心室横径 37mm，TAPSE 18mm，TRV 3m/s，右心室 / 左心室内径比例 <1，BNP<50pg/ml，NT-proBNP<300pg/ml，达到低危，考虑治疗达标。

第 3 次门诊复查（2023-07-12）：患儿一般情况好，WHO 功能分级Ⅰ级，血压 98/72mmHg，心率 73 次 /min，律齐，未闻及明显杂音，无水肿。化验 BNP 29pg/ml，NT-proBNP 220pg/ml，病情稳定，后续建议每 6 个月门诊复查。

【临床经验】

本患儿为小缺损合并 PH，房间隔缺损小，非 PH 致病原因，封堵前为右向左分流，需要完善右心导管检查明确手术指征，另外存在小型房间隔缺损可缓解右心负荷，对重症 PH 及右心功能不全具有缓解作用。对于合并肺动脉高压的先天性心脏病患儿，应严格遵照诊疗规范，进行合适的治疗，当地医院封堵房间隔缺损为不当操作，需要引以为戒。

本患儿根据 PH 诊断流程完善检查，但因患儿年龄小，如肺功能、心肺运动试验及六分钟步行试验难以配合完成。右心导管检查是 PH 诊断的“金标准”，原则上应用 PAH 靶向药物前需要完善右心导管检查明确诊断，但患儿基础病情重，根据北京安贞医院儿童 PH 诊疗经验，如患儿 BNP>500pg/ml、WHO 功能分级Ⅲ级以上为心导管术高危因素，出现肺动脉高压危象及死亡风险高。本患儿在除外左心疾病后给予 PAH 治疗，治疗好转后再完善右心导管检查。

儿童急性肺血管扩张试验阳性后可应用钙通道阻滞剂，但需要密切监测血压，加量至治疗剂量，在用药期间每半年复查右心导管检查，持续阳性的患者方能继续应用。本患儿应用钙通道阻滞剂后并不能达到低危治疗目标，继续加量风险较大，且大部分患者难以反复行右心导管检查，临床实践中也很少有儿童患者可以单独应用钙通道阻滞剂，本患儿在改用 PAH 靶向治疗后，治疗效果满意，达到 PH 低危状态，PAH 靶向治疗为患儿带来获益。

二、重症儿童特发肺动脉高压的治疗

【病史】

患儿女性，11 岁，于 2022 年 3 月 18 日首次就诊于我院，因“间断腹痛 4 个月，水肿伴活动量减低 10 天”入院。患者 4 个月前因出现腹痛，伴活动量轻度减少，在当地医院行腹部超声未见异常，未给予重视。10 天前患者再次自诉腹痛，家属发现双下肢水肿至膝关节，活动量明显减低，在当地医院行超声心动图提示右心扩大（右心室 52mm × 57mm），估测肺动脉收缩压 114mmHg，TAPSE 15mm，考虑诊断为 PH。当地医院血液化验示 WBC 13.5 × 10^9/L，N% 62.9%，Hb 166g/L，PLT 206 × 10^9/L，ANA 阴性，ALT 46U/L，支原体抗体及类风湿因子阴性，抗链 O 正常范围，免疫球蛋白及补体正常范围。患儿活动量明显减低，不能上楼，短暂平路行走，否认咯血、晕厥史。

患儿既往足月顺产，自幼生长发育均在正常范围。否认既往有发热、皮疹、光过敏、关节肿痛史，无血吸虫接触史，否认反复咳嗽、夜间打鼾史。否认特殊疾病及服用药物史，否认外科手术史。父母健康，一个弟弟体健，否认家族中遗传性疾病、猝死史。

【体格检查】

体温 36.5℃，脉搏 110 次 /min，呼吸 25 次 /min，血压 105/68mmHg，体重 53kg，身高 158cm。神志清楚，面容无异常，口唇无发绀，双肺呼吸音粗，无啰音。心率 110 次 /min，律齐，胸骨左缘闻及 2/6 级收缩期杂音，肺动脉瓣区第二心音亢进。腹部软，肝肋下 2cm，脾肋下未触及，双下肢水肿至膝关节，无杵状指，病理征阴性，经皮血氧饱和度 96%。

【化验检查】

血常规示白细胞 10.73 × 10^9/L，中性粒细胞 60.3%，血红蛋白 162g/L，血小板 254 × 10^9/L。尿常规（-）。血气分析示 pH 7.519，$PaCO_2$ 23.5mmHg，PaO_2 79.9mmHg，BE −0.8mmol/L，乳酸 2.3mmol/L。生化示 ALT 22U/L，AST 25U/L，尿酸 638μmol/L，CK-MB 2.5ng/ml，同型半胱氨酸 11.6μmol/L，肾功能、电解质正常范围。高敏肌钙蛋白 I 14.3pg/ml。BNP 1 944pg/ml，NT-proBNP 6 825pg/ml。免疫示乙肝五项、HIV 等均阴性。抗核抗体谱阴性。抗磷脂抗体阴性。血沉 27mm/h。凝血五项示 PT 13.1s，APTT 29.3s，D-Dimer 222ng/ml。血尿代谢筛查阴性。

心电图（图 15-9）示窦性心律，电轴右偏，不完全右束支传导阻滞，非特异性 ST-T 改变。超声心动图（图 15-10）示右心扩大，右心室横径 62mm，左心室横径 22mm，左心室受压（左心室舒末径 22mm，射血分数 77%），三尖瓣重度反流，

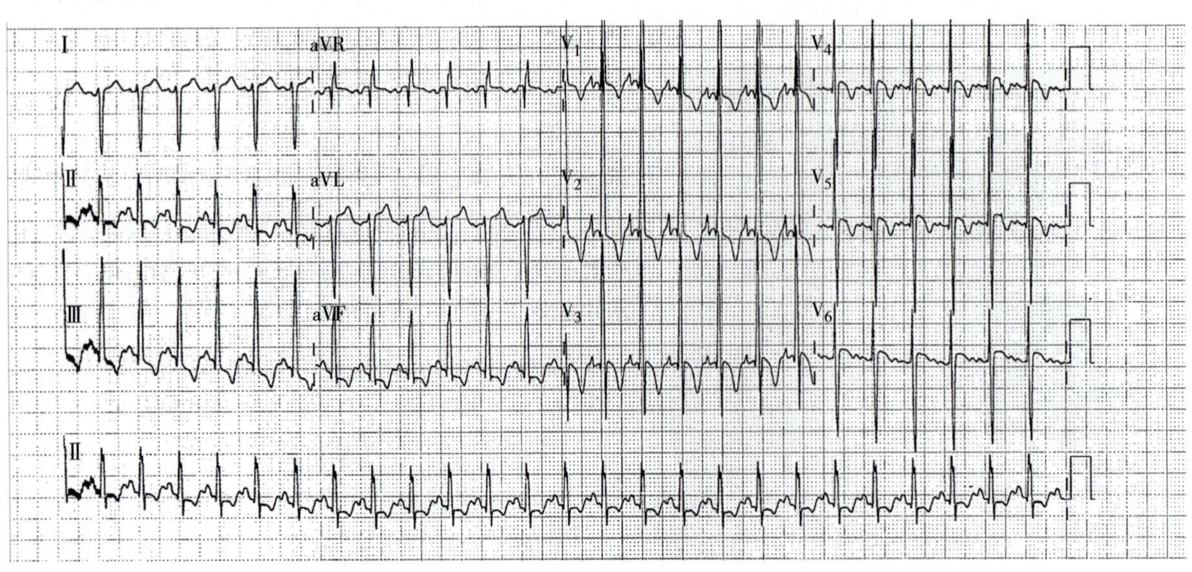

图 15-9　病例 2 心电图表现

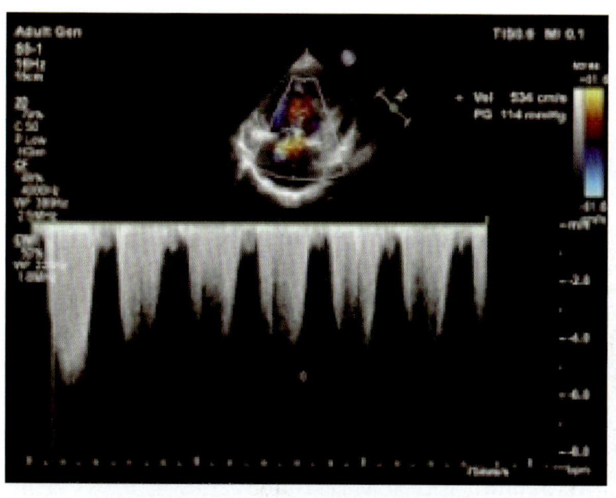

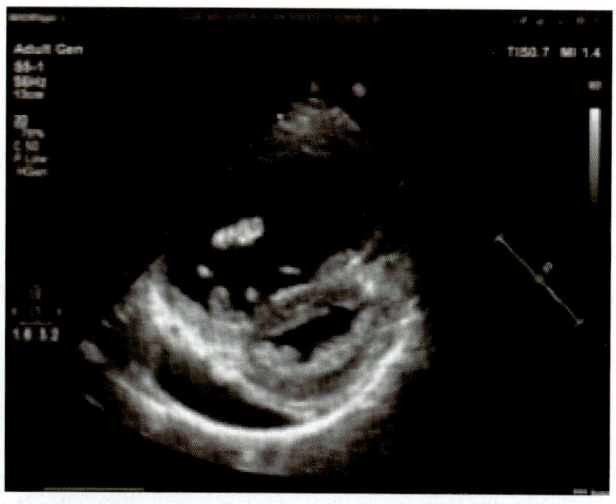

图 15-10　病例 2 超声心动图表现，分别为四腔心及心室短轴切面，显示右心扩大、左心室受压

PH（重度），三尖瓣反流峰值流速 4.21m/s，估测肺动脉收缩压 129mmHg，TAPSE 11.4mm，右心室游离壁 S’ 7.6cm/s，少量心包积液，肺静脉回流未见异常，左心房不大（22mm × 18mm）。胸部 X 线片（图 15-11）示肺动脉段突出，右心增大。肺 CT（图 15-12）示两肺血管影增粗，心影大，双上肺小叶间隔增厚，外带少许渗出。腹部超声示肝门静脉无扩张，肝、胆、胰、脾、肾未见异常。

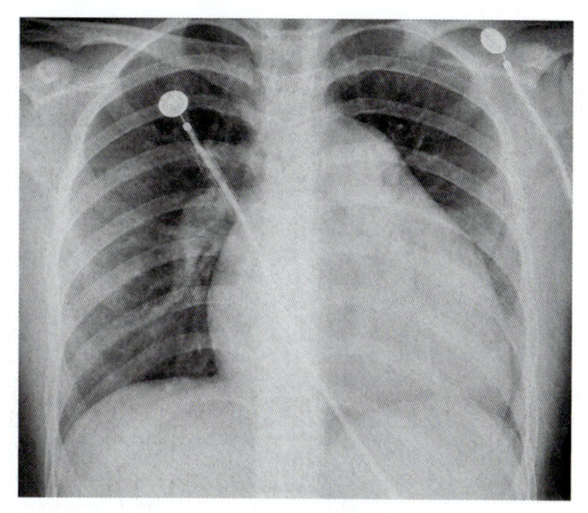

图 15-11　病例 2 胸部 X 线片

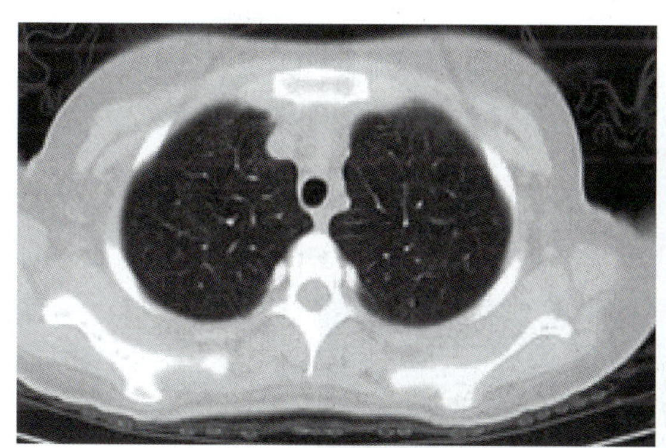

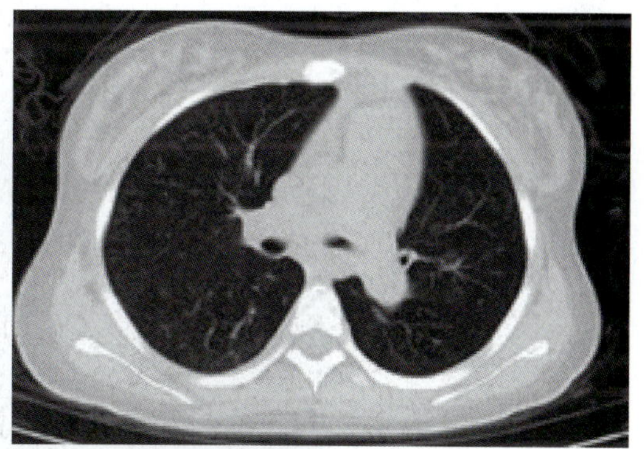

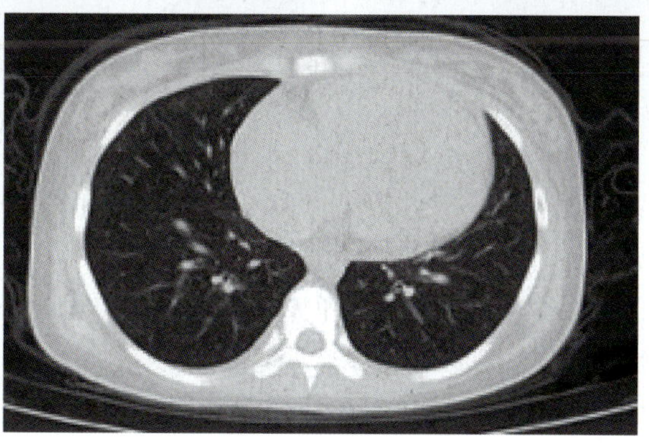

图 15-12　病例 2 胸部 CT 表现

【诊断与治疗】

初步诊断：PH，右心扩大，心功能Ⅲ级。给予初步治疗：地高辛125μg/d口服，米力农0.5μg/（kg·min）持续泵入改善心脏功能，呋塞米20mg、1次/12h静脉推注，螺内酯20mg、2次/d口服；氯化钾缓释片1g、2次/d口服。

治疗第4天，患儿水肿好转，体重由53kg降至45kg，但心率仍快（110~120次/min），偶有烦躁，NT-proBNP升高至13 411pg/ml。入院第4天开始，加用曲前列尼尔2.5ng/（kg·min）持续静脉泵入，每8~12h加量1.25~2.5ng/（kg·min）。入院第6天开始，波生坦分散片64mg、2次/d口服，西地那非片20mg、3次/d口服。入院第5天（曲前列尼尔泵入24h后）患者开始恶心、呕吐，给予对症治疗，72h后恶心缓解，继续加量，入院第6天血压82/50mmHg，加用多巴酚丁胺强心。入院第8天患者无恶心、呕吐等不适，继续加量。心率逐渐下降，精神反应明显好转，血压稳定在90~110/50~70mmHg。患者化验BNP明显下降（图15-13），胸部X线片示心影较前缩小（图15-14）。超声心动图（图15-15）示右心室横径52mm，左心室横径26mm，左心室受压（左室舒末径28mm，EF 70%），三尖瓣中-大量反流，

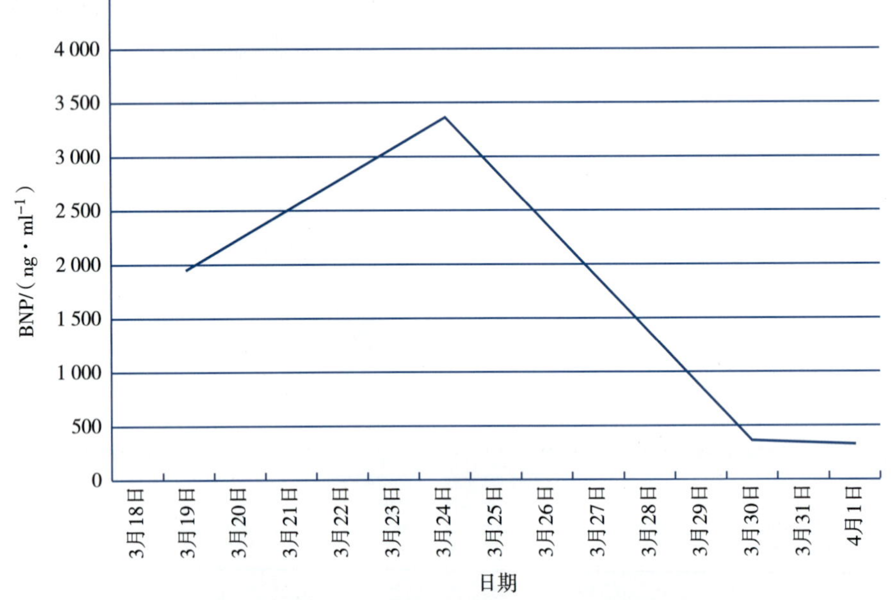

图15-13 病例2患者治疗期间BNP变化

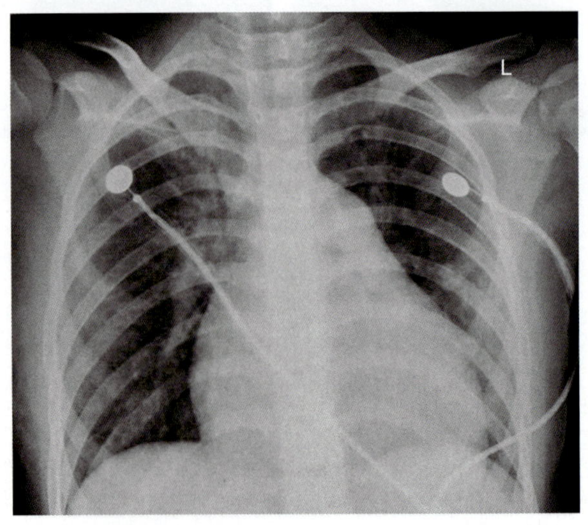

图15-14 病例2复查胸部X线片表现

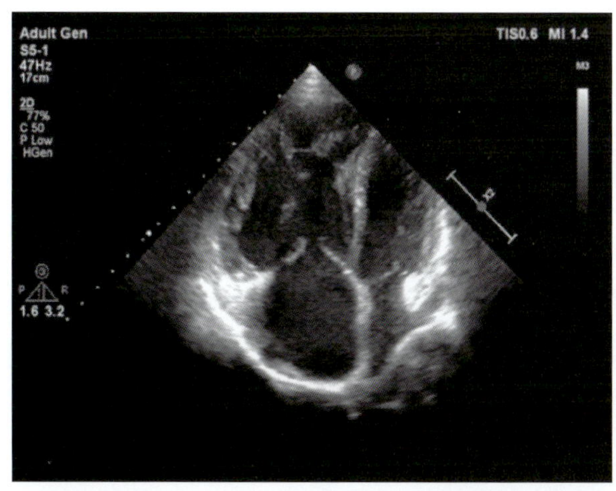

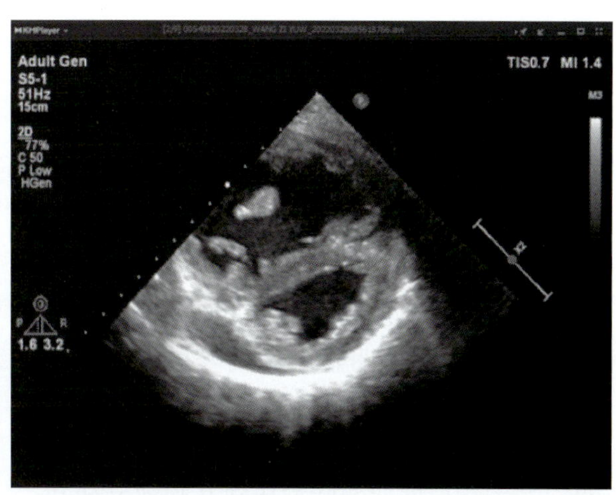

图 15-15　病例 2　2022 年 3 月 28 日复查超声心动图情况

三尖瓣反流峰值流速 4.2m/s，估测肺动脉收缩压 85mmHg，TAPSE 13.9mm。

住院 16 天，家属要求出院，出院诊断：PH，右心扩大，心功能Ⅲ级。出院建议：继续曲前列尼尔皮下注射［35ng/（kg·min）］，波生坦 64mg、2 次 /d，西地那非 20mg、3 次 /d，继续地高辛、呋塞米、螺内酯、氯化钾口服，嘱 1 个月后返院复查。

第 2 次住院日期为 2022 年 5 月 16 日。患者活动量无受限，无水肿及晕厥，入院查体：血压 118/68mmHg，双肺呼吸音清，无啰音，心率 98 次 /min，律齐，无杂音，肺动脉瓣区第二心音增强，肝、脾肋下未触及，双下肢无水肿。BNP 39pg/ml，血常规、肝肾功能、电解质未见异常，六分钟步行距离 497m。全外显子基因检测未见 PH 致病基因突变。完善右心导管检查：肺动脉压力 63/25（38）mmHg，右心房压 3mmHg，肺毛细血管楔压 6mmHg，CI 3.6L/（min·m^2），PVR 6WU。急性肺血管扩张试验（伊洛前列素）阴性。超声心动图示右心轻度扩大，左心室内径正常（图 15-16）。出院诊断：IPAH。建议曲前列尼尔慢减量，同时加用司来帕格口服，波生坦 125mg、2 次 /d，西地那非 20mg、3 次 /d，嘱门诊定期复查（3~6 个月），不适随诊。

【随访情况】

2022 年 7 月 21 日门诊复查病情稳定，无活动受限，心功能Ⅰ级，查体无异常，化验 BNP 27pg/ml，NT-proBNP 143pg/ml，六分钟步行距离 520m，患者维持在低危状态。建议继续口服司来帕格 1.6mg、3 次 /d，波生坦 125mg、2 次 /d，西地那非 20mg、3 次 /d，门诊定期复查。

【临床经验】

本患儿为 12 岁女童，儿童 PH 典型症状起病，

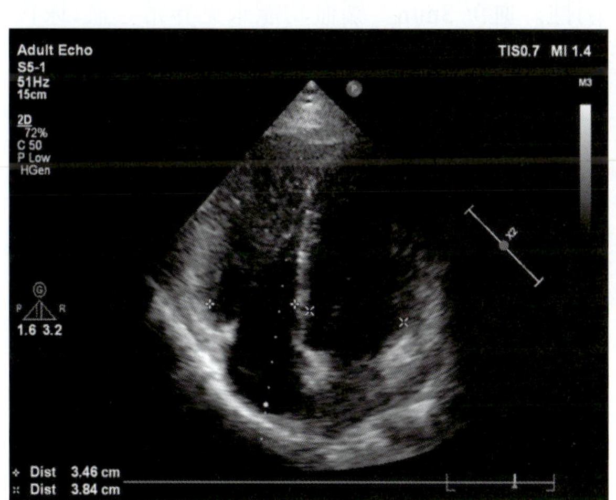

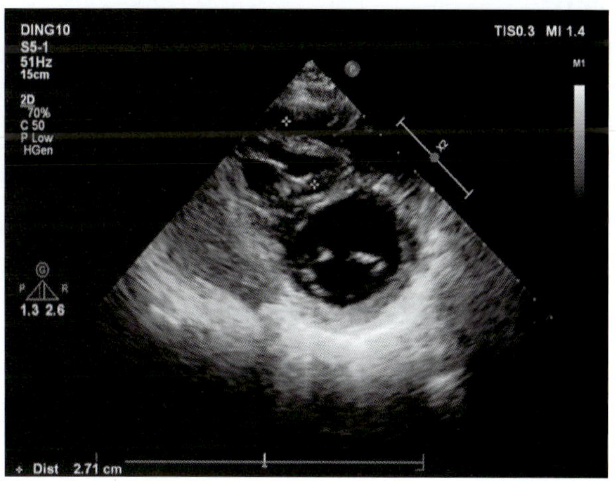

图 15-16　病例 2 第二次住院复查超声心动图情况

入院时病情危重，不具备右心导管检查条件。经初步利尿治疗后，患儿病情逐渐恶化。结合患儿检查，超声心动图提示左心不大，未见肺静脉狭窄及左心梗阻性病变，基本除外左心疾病，肺部CT检查不支持肺静脉闭塞病，故先给予PAH靶向治疗。经过治疗后患儿病情好转，待病情平稳后再完善右心导管检查。对于危重PH患儿，尤其心功能Ⅲ级以上，BNP明显升高，需要全身麻醉的患儿，右心导管风险高，初步检查除外左心疾病相关PH后，可在密切监测病情的基础上给予PAH靶向治疗，治疗后续监测肺部体征及胸部X线片，若出现肺水肿表现立即停药。

对于PAH评估高危的患儿，建议应用静脉治疗。本例患儿是在密切监测下开始静脉注射曲前列尼尔。曲前列尼尔耐受性良好，常见的不良反应包括输液部位疼痛和头痛，可通过一些简单的支持手段得到有效控制，大部分患儿可逐渐耐受用药初期出现的不良反应，较多的文献显示静脉应用曲前列尼尔可有效改善PAH儿童的呼吸困难、活动量减低等PH症状，并可显著改善六分钟步行距离、BNP和血流动力学。该药为目前唯一静脉应用PAH靶向治疗药物，尚无儿童适应证，儿童均为适应证外用药，建议向患儿家属详细解释、并征求家属意见，及时签署知情同意，尤其在无右心导管证据的情况下，应用需要万分谨慎。

三、"药物治疗-修补缺损-药物治疗"策略治疗房间隔缺损合并肺动脉高压

【病史】

患儿女性，12岁，因"活动后气促1年余，加重1个月"于2017年12月4日首次就诊于我院。患者1年余前出现活动后气促，休息可好转，否认晕厥、水肿、活动后发绀病史，家长认为是患儿体重增长所致，故未进一步诊治。近1个月来，患者上述症状加重，易诉乏力，后患者于当地医院行胸部X线检查，提示心脏扩大、肺血增多、肺动脉段突出。后行超声心动图检查，提示右心增大、房间隔缺损、PH。

患儿既往足月顺产，生长发育均在正常范围。否认反复发热、皮疹、关节肿痛史，无血吸虫接触史，否认反复咳嗽、夜间打鼾及既往肺部疾病史，否认特殊疾病及服用药物史，否认外科手术史。家族中父母健康，否认家族中遗传性疾病、猝死史。

【体格检查】

入院时查体：体温36.5℃，脉搏86次/min，呼吸19次/min，血压108/62mmHg，体重65kg，身高165cm。神志清楚，精神反应好，面容无异常，口唇无发绀，双肺呼吸音粗，无啰音。心率86次/min，律齐，未闻及明显杂音，肺动脉瓣区第二心音亢进。腹部软，肝肋下未触及，脾肋下未触及，双下肢无水肿，无杵状指，病理征阴性，经皮血氧饱和度96%。

入院后完善六分钟步行试验，6MWTD 558m，试验后经皮血氧饱和度为90%。

【化验检查】

血常规示WBC 5.48×10^9/L，N% 44%，Hb 126g/L，HCT 38.5%，MCV 86fl，PLT 305×10^9/L。尿常规未见异常。生化示肝、肾功能未见异常，尿酸476μmol/L，同型半胱氨酸9.6μmol/L，肾功能、电解质正常范围。高敏肌钙蛋白I 9.6pg/ml，BNP 56pg/ml。免疫示乙肝表面抗体(+)，余阴性。ANA及抗核抗体谱阴性。ANCA阴性。抗磷脂抗体阴性。血沉3mm。凝血功能未见异常。血、尿代谢筛查未见异常。超声心动图(2017-12-04)示右心扩大，ASD 20mm，左心室内径正常(LVEDD 40mm，EF 70%)，三尖瓣微量反流，PH(轻度)，三尖瓣反流峰值流速2.99m/s，估测肺动脉收缩压46mmHg。胸部X线片示肺动脉段突出，右心增大。腹部超声示肝、胆、胰、脾、肾未见明显异常。后完善基因筛查，未发现与PH相关的基因突变。

【诊断与治疗】

初步诊断为房间隔缺损，PH，WHO功能分

级Ⅱ级。

患儿于 2017 年 12 月 5 日在局部麻醉下行右心导管检查。测得基础肺动脉压力 89/39（64）mmHg，主动脉压力 149/97（116）mmHg，右心房压力 8mmHg，左心房压力 10mmHg，*Q*p：*Q*s=1.06，肺小动脉阻力（PVR）6.72WU。吸入伊洛前列素 20μg 行急性肺血管扩张试验，在吸药 15min 后，肺动脉压力 79/27（50）mmHg（较基础值下降 21.9%），肺小动脉阻力为 4.66WU（较基础值下降 30.9%）。肺动脉造影未见肺血管有充盈缺损，肺静脉回流正常。考虑患儿暂不符合手术指征，先加用 PH 靶向药物治疗。

出院诊断：房间隔缺损，PH，WHO 功能分级Ⅱ级。出院建议：波生坦 125mg、2 次 /d（第一月剂量为 62.5mg、2 次 /d）及他达拉非 10mg、1 次 /d，联合降肺动脉压力治疗。

第 2 次住院（2018 年 7 月 30 日）：患儿一般情况好，活动耐量好，WHO 功能分级Ⅰ级，化验 BNP 21pg/ml。超声心动图示右心轻大，ASD 20mm，三尖瓣反流速度未测出。6MWTD 586m，试验后经皮血氧饱和度 96%。再次复查右心导管检查，测得基础肺动脉压力 73/24（49）mmHg，主动脉压力 123/79（100）mmHg，右心房压力 6mmHg，左心房压力 7mmHg，*Q*p：*Q*s=1.67，肺小动脉阻力 4.08WU。吸入伊洛前列素 20μg 行急性肺血管扩张试验，在吸药 15min 后，肺动脉压力 65/22（42）mmHg（较基础值下降 14.29%），同时主动脉压力 122/81（101）mmHg，肺小动脉阻力 2.03WU（较基础值下降 50%），患者符合手术要求，故随即行经皮房间隔缺损封堵术（封堵器型号 30mm）。术后患者继续维持波生坦及他达拉非双联药物治疗。

【随访情况】

第 3 次住院（2019 年 7 月 22 日）：患儿一般情况好，WHO 功能分级Ⅰ级，6MWTD 608m，心率 73 次 /min，律齐，未闻及明显杂音，无水肿。化验 BNP 17pg/ml。超声心动图示各心腔内径，中度肺动脉高压（PRVmax 3.08m/s）。正常再次复查右心导管检查示肺动脉压力 56/18（34）mmHg，同时主动脉压力 136/88（110）mmHg，肺小动脉阻力为 3.49WU，提示轻度 PH，后将 PH 靶向药治疗调整为单药他达拉非 10mg、1 次 /d 治疗。

最后一次门诊复查（2023 年 8 月 3 日）：病情稳定，无活动受限，心功能Ⅰ级，查体无异常，化验 NT-proBNP 96pg/ml。超声心动图示各心腔大小大致正常，三尖瓣轻度反流（TRVmax 278cm/s）。六分钟步行距离 638m，患者维持在低危状态。建议继续口服他达拉非 10mg、1 次 /d，门诊定期复查。

【临床经验】

本患儿为经 treat-repair-treat 策略治疗的房间隔缺损相关 PH 患者，在初次就诊时经过右心导管检查发现并不符合手术指征，经过靶向药物治疗后复查右心导管检查发现血流动力学改善，达到手术指征，接受了经皮房间隔缺损封堵术并继续维持原有靶向药治疗，最后一次复查右心导管检查提示患儿仅存在轻度 PH。

房间隔缺损患者很少发展有严重的肺血管病变，因此对于房间隔缺损合并 PH 的患者，应警惕是否有其他原因共同导致肺动脉压力的升高。本患儿在诊断过程中同时接受了其他病因筛查，包括自身免疫病、遗传代谢病、肺血栓以及 PH 相关基因的筛查，均未提示异常，故考虑积极应用靶向药物治疗进而争取手术机会的可能。

2020 年 ESC 成人先心病指南提出，对于房间隔缺损合并 PH 的患者，当 PVR ≥5WU 时则不适宜进行缺损的关闭。本例患儿在初次诊断时 *Q*p：*Q*s 仅为 1.06，PVR 为 6.72WU，不符合手术指征，在经过 7 个月的双联靶向药物治疗后，PVR 降至 4.08WU，*Q*p：*Q*s 升高至 1.67，后接受了经皮房间隔缺损封堵术，在最后一次右心导管检查时提示存在轻度 PH，这证实了 treat-repair-treat 在儿童左向右分流型先心病相关肺动脉高压患者中是有效的。在这里，我们强调在缺损关闭后靶向药物治疗的重要性，既往本中心研究显示在关闭缺损后未规律应用靶向药物治疗的患者存在肺动脉压力反弹的风险。

最后，即使本例患儿在最后一次门诊随访时超声心动图未提示PH的可能，我们仍然建议患者坚持单药治疗。诊断PH的“金标准”为右心导管检查，只有右心导管检查提示肺动脉压力以及肺血管阻力正常时才能停药，即使停药，患者也应接受密切的随访，以防肺动脉压力的再次上升。

四、肺静脉狭窄相关PH的诊治

【病例资料】

患儿男性，1岁，体重5.7kg，检查发现房间隔缺损及PH，活动后口唇发绀。超声心动图提示Ⅱ孔型房间隔缺损约7mm，房间隔缺损双向分流，重度PH，根据三尖瓣少量反流估测肺动脉收缩压约72mmHg，未见肺静脉狭窄及流速加快。

右心导管资料：基础状态吸入氧气，上腔静脉氧浓度79.3%，氧分压54.1mmHg；肺动脉氧浓度85.1%，氧分压59.3mmHg；左下肺静脉氧浓度100%，氧分压399mmHg；股动脉血氧饱和度89.5%，氧分压67.6mmHg，肺血管阻力为10WU。左下肺动脉选择性造影可见肺静脉回流，左下肺静脉最窄处上下径4mm（图15-17）。心脏CTA提示左下肺静脉开口狭窄，左下肺静脉显示如图15-18。

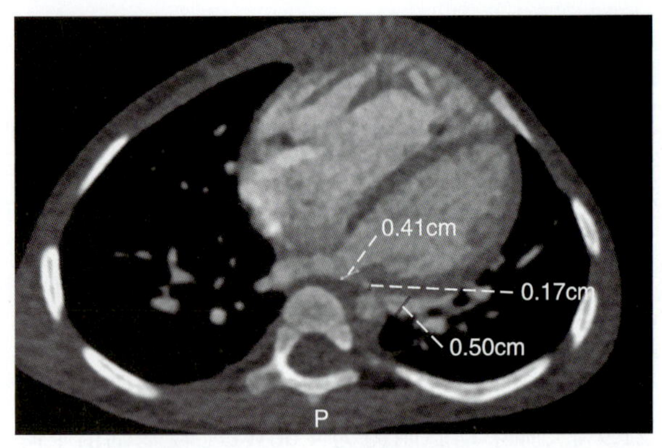

图15-18　病例4术前左下肺静脉CT

患儿完善检查后全身麻醉体外循环下行肺静脉狭窄矫治。在常规气管插管，吸入和静脉复合麻醉，开胸后测量肺动脉压85/55（67）mmHg，右心室压86/6mmHg，中低温体外循环下阻断升主动脉进行，充分游离左下肺静脉。患儿左下肺静脉主干全程及左心房开口均无狭窄，直径均可过6mm探条，剖开左下肺静脉至肺门，近心端至左心房开口，用自体心包加宽左下肺静脉开口及静脉主干至肺门处。术后顺利停机，小剂量多巴合剂及米力农维持，循环稳定。停机时体循环血压67/42（51）mmHg，右心室压力29/1mmHg，较基础显著下降。

术后超声心动图提示右心房室较前缩小，三尖瓣微量反流，左下肺静脉流速57cm/s。左下肺动脉造影见左下肺静脉较前增宽，上下径约5.5mm（图15-19）。CT示左下肺静脉较前增宽（图15-20）。术后未服用PH靶向药物治疗，恢复顺利，无手术并发症。

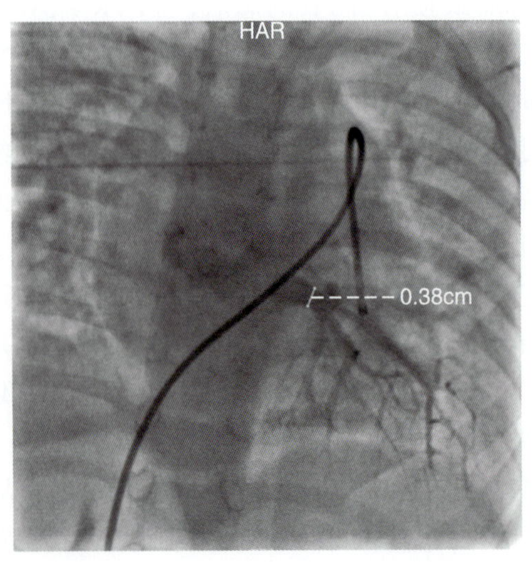

图15-17　病例4术前左下肺动脉造影

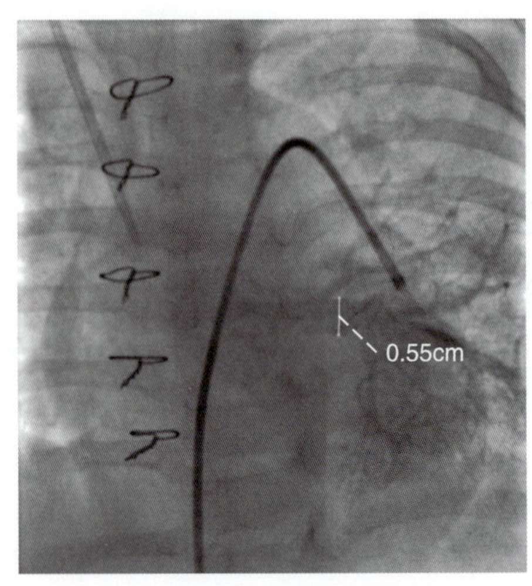

图15-19　病例4术后左下肺动脉造影

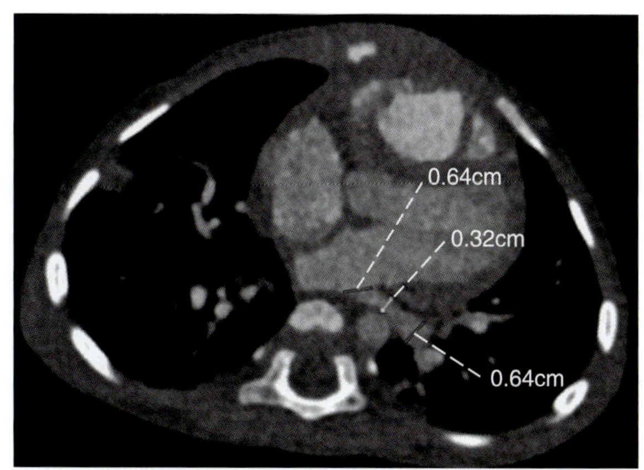

图 15-20 病例 4 术后左下肺静脉 CT

【临床经验】

肺静脉狭窄是导致 PH 的原因之一，合并小型房间隔缺损，但房间隔缺损解释 PH。我们认为对于不明原因的 PH，需要全面完善检查，除外可能的原因，本患儿 CT 报告有左下肺静脉开口狭窄，考虑患儿重度 PH 由一支肺静脉开口狭窄引起，那么解除开口狭窄一定对患儿肺动脉压力的下降有帮助。患儿在手术后肺动脉压力和右心室压力有明显下降，也证实了我们的假设。当然，本患儿术后还需要长期随访，后续将复查右心导管了解 PH 转归情况。

（撰写：李强强、何缘 审校：陈哲）

第 4 节 重度肺动脉高压患儿的麻醉经验

一、病例特点

患儿男性，9 岁，身长 135cm，体重 22kg，4 个月前因“跑步后憋气”就诊，以先心病入院。患儿平素体力差，多汗，剧烈运动憋气严重，休息可自行缓解。

入院查体：生长发育差。血压 89/53mmHg，心率 96 次 /min，呼吸 20 次 /min，经皮血氧饱和度（SpO_2）98%。

超声心动图（ETG）：左室舒张末径 61mm，收缩末径 41mm，右室前后径 24mm。室间隔流出道肌部可见巨大回声中断，26mm × 24mm。室水平可见双向低速分流信号，左向右为主 Vmax 148cm/s，PG 9mmHg。诊断为室间隔缺损（流出道肌部，巨大），PH（重度），左心扩大，心包积液（少量）。

胸部 X 线片：两肺血增多，肺动脉段突出，心影增大。

心导管造影检查：基础肺动脉压力 84/54（68）mmHg，主动脉压力 86/63（71）mmHg，$Qp : Qs$= 4.7，肺小动脉阻力 3.6WU，室间隔缺损，重度 PH。

拟行：CPB 下室间隔缺损修补术。

二、麻醉要点

【术前评估】

由于长时期心室水平大量分流，已造成明显的心脏和肺血管改变，重度 PH、双向分流、左心室扩大，患儿生长发育和活动耐量明显受限。这些因素增加了围手术期不良事件发生率，加大了麻醉风险。因此维持稳定的血流动力学指标，及时了解 PVR、SVR 以及左右心室功能的状况，及时调整患儿的呼吸循环指标至关重要。

【麻醉原则】

术中麻醉管理目标是维持适当的心率、心肌收缩力和前负荷，同时避免有害刺激引起的肺血管阻力增加。对于 PVR 的调控，体外循环前后应区别对待。

【术中监测、诊断与治疗】

1. 麻醉诱导 患儿入室，静息状态 SpO_2 97%。开放外周输液通路，静脉注射咪达唑仑 2mg、哌库溴铵 4mg、舒芬太尼 20μg。明视下经口气管插管，6.0 带套囊，导管深度 18cm，吸入氧浓度百分比（FiO_2）50%。心率（HR）102 次 /min，有创动脉血压（ABP）81/54mmHg，经皮血氧饱和度（SpO_2）100%，呼气末二氧化碳（$ETCO_2$）40mmHg。

2. 有创监测和通路 右颈内静脉（5.5Fr 三腔静脉导管，深度 9cm）、左桡动脉穿刺置管。

3. 麻醉维持 咪达唑仑、哌库溴铵、舒芬太尼、丙泊酚持续静脉泵入。

CPB 下行室间隔缺损修补术，自动复跳，顺利停 CPB。

术中 TEE：补片良好，无残余分流，左、右心室运动协调。

撤除体外循环后：窦性心律，HR 110 次 /min，ABP 95/57mmHg，中心静脉压（CVP）12mmHg。

血管活性药：多巴胺 5μg/（kg·min），米力农 0.5μg/（kg·min）。

4. 术后转归　术后第一天：窦性心律，HR 100 次 /min，ABP 105/64mmHg，CVP 6~7mmHg，SpO_2 99%，镇静状态。术后第 2 天：循环稳定，拔除气管插管。术后第 7 天：患儿术后恢复良好，转出 ICU。术后第 17 天出院。

三、麻醉管理经验

【麻醉诱导与维持】

为了避免体循环的抑制和有害刺激引起的 PVR 增加，我们选用大剂量舒芬太尼为主，辅以小剂量咪达唑仑的静脉诱导。整个手术过程中，注意尽可能减少血流动力学波动，同时维持足够的麻醉深度。在气管插管、手术切皮等强刺激前，单次给予舒芬太尼 1μg/kg。大剂量阿片类药物为主的麻醉方式不仅对循环影响轻微，而且能有效地减轻应激反应，避免 PVR 增加，避免肺动脉高压危象的发生。药物选择上还应慎用具有组胺释放作用的药物，如阿曲库铵。

【CPB 前 PVR 的管理和调控】

室间隔缺损合并重度 PH 患者，整个围手术期我们都需要关注 PVR 并进行合理调控，根据患儿的心脏分流形态及肺血管情况综合决定管理策略。在体外循环前室间隔水平存在大量左向右分流，肺血流明显增加，肺淤血严重。在 VSD 关闭之前，应注意选择适当的 FiO_2，维持 $ETCO_2$ 正常或正常值高限，避免因呼吸因素导致 PVR 和 SVR 比值剧烈波动。注意观察 $ETCO_2$ 变化，并根据血气结果调整呼吸参数，尤其要注意避免吸入高浓度氧和过度通气。

【CPB 后的麻醉管理】

这一阶段的原则是尽可能降低 PVR，维持合适的心输出量（CO）和体循环阻力（SVR）。维持足够的麻醉深度，避免浅麻醉刺激导致肺动脉压力增高，合理使用血管活性药物。

停机前后要充分评估患儿的肺动脉压力和心功能状态。除了血流动力学指标和直接观察到的心脏状态外，TEE 可以给我们提供更加全面的评估。关闭室间隔缺损通常可以在即刻使肺动脉压力大幅度降低。对于较长时间大量左向右分流的重度 PH 患儿，可能已发生肺小动脉中层肥厚，术后依然会残留不同程度的 PH，并且肺血管床对血管收缩刺激反应性较高。另外 CPB 本身也可引起肺血管内皮损伤，引起术后 PVR 增高。因而术后我们需要应用综合性措施，积极降低 PVR。呼吸调控是非常有效的手段，包括轻度过度通气、适度调高 FiO_2 等。应用直接扩张肺血管的药物，如米力农、吸入 NO 等。同时还需要适当应用正性肌力药支持。

【鱼精蛋白反应及处理】

拮抗肝素引发鱼精蛋白反应是心脏手术常见问题，在重度 PH 患儿需要特别关注，因为其发生率和严重程度更高，有时甚至可导致灾难性的肺动脉高压和急性右心衰竭。这可能与病变的肺血管内皮合成前列腺素能力降低、血栓素 A_2 升高、肺血管收缩有关。一旦发生，立即暂停鱼精蛋白，根据反应类型及时应对。血管扩张反应比较常见，表现为轻中度血压下降。适当补充容量，给予苯海拉明和钙剂即可缓解。肺血管收缩型往往比较严重，通常首先表现为气道压进行性增高，继而可伴随血压下降，而 SpO_2 降低通常滞后。注意直视下观察心脏状态，如果右心饱满，立即限制容量，采取头高位，并加大正性肌力药支持，维持心率和右心室收缩力。可改为纯氧吸入，手控呼吸，维持住必要的每分钟通气量，注意避免气道压过高造成肺损伤，建议小潮气量高频率。及时、正确处理大多可以缓解，极端情况可再次建立 CPB 辅助。

【肺动脉高压危象的预防和处理】

肺动脉高压危象是指肺动脉压力急剧增高，达到或超过主动脉压力水平，导致严重低血压及低氧血症的严重综合征。其病理生理特点是：肺小动脉痉挛引起肺小动脉前充血，压力增高，右心室的血液不能顺利通过肺循环进入左心系统，从而引起左心系统缺血和低血压。临床表现为血压下降，血氧饱和度降低，肺动脉压和右心室压力急剧上升，处理不及时可危及生命。预防要点：避免引起 PVR 增加的因素，例如缺氧、高碳酸血症、酸中毒、体循环低血压和交感张力增加。快速诊断和治疗是扭转危象、成功复苏的关键。给予 100% 氧气吸入，过度通气，给予碳酸氢钠碱化血液。给予正性肌力药支持，如多巴酚丁胺或米力农，在强心同时也能降低 PVR。应用多巴胺则有利于维持 SVR，能改善冠状动脉灌注。

【术后管理】

术后保持充分镇静非常重要，适当延长机械通气辅助时间。尽可能减少对患儿的刺激，避免患儿因吸痰、拔除气管导管刺激引起肺动脉压急剧升高。吸痰和胸部物理疗法前，注意加深镇静，使患者镇静深度达 Ramsay 镇静评分 4~5 分。建议在镇静状态下拔除气管导管，避免躁动和剧烈呛咳。

过度延长的机械通气会增加患儿院内感染风险，以及引起肺不张、肺水肿、气道损伤等并发症，增加住院时间和费用，与不良预后密切相关。而对于重度 PH 患儿，术后过早撤机也同样可能诱发肺动脉高压危象，导致再次插管。如何改善机械通气策略、把握撤机指征，仍是需要进一步研究的内容。

（撰写：魏敏、林霖　审校：林霖）

参考文献

[1] FRIESEN R H, WILLIAMS G D. Anesthetic management of children with pulmonary arterial hypertension[J]. Pediatr Anesth, 2008, 18(3): 208-216.

[2] WADIA R S, BERNIER M L, DIAZ-RODRIGUEZ N M, et al. Update on perioperative pediatric pulmonary hypertension management[J]. J Cardiothorac Vasc Anesth, 2022, 36(3): 667-676.

[3] ABMAN S H, HANSMANN G, ARCHER S L, et al. Pediatric pulmonary hypertension: guidelines from the American heart association and American thoracic Society[J]. Circulation, 2015, 132(21): 2037-2099.

[4] MAGEED N A, BASER I, TAMAN H I. Perioperative management of pulmonary hypertension in pediatric cardiac surgery[J]. Anaest Sur Open Access J, 2020, 1(3): 1-6.

[5] LINDBERG L, OLSSON A K, JÖGI P, et al. How common is severe pulmonary hypertension after pediatric cardiac surgery?[J]. J Thorac Cardiovasc Surg, 2002, 123(6): 1155-1163.

[6] SEIFERT H A, JOBES D R, TEN HAVE T, et al. Adverse events after protamine administration following cardiopulmonary bypass in infants and children[J]. Anesth Analg, 2003, 97(2): 383-389.

[7] KAESTNER M, SCHRANZ D, WARNECKE G, et al. Pulmonary hypertension in the intensive care unit. Expert consensus statement on the diagnosis and treatment of paediatric pulmonary hypertension. The European paediatric pulmonary vascular disease network, endorsed by ISHLT and DGPK[J]. Heart, 2016, 102(Suppl 2): ii57-ii66.

第 5 节　儿童肺动脉高压护理要点

【肺动脉高压患者的护理特点】

PH 是指由多种异源性疾病（病因）和不同发病机制所致肺动脉压力升高的临床和病理生理综合征。临床表现为劳力性呼吸困难、晕厥，随着病情进展，还会有胸痛、咯血、杵状指以及发绀等。在护理工作中，要密切注意患者缺氧的表现以及右心衰竭的表现。特别是儿童肺部生理功能发育不成熟，易出现呼吸功能不全，再加上患儿抵抗力低，容易出现呼吸道感染。出现呼吸道感染后，易诱发心肺功能衰竭。PH 患儿住院期间要避免交叉感染。对于有呼吸道感染征象的患儿要做好床旁隔离，并且要密切关注呼吸道感染患儿的病情变化。一旦患儿出现呼吸道感染加重，呼吸道的管理至关重要，加强拍背雾化，通常避免深度吸痰，可间断给予 2~3L/min 低流量吸氧，改善呼吸功能及全身氧合。

【肺动脉高压的护理评估】

1. WHO 功能分级（表 15-9）　WHO 功能分级是 PH 患者初诊时评估病情严重程度和预测

生存的重要指标，而治疗前、后的功能分级变化也是评估疗效的主要指标。此表用于成人患者。

2. PVRI 功能分级（又称巴拿马功能分级，表 15-9） 此表用于 16 岁以下患儿。

3. 六分钟步行试验（6MWT，图 15-21） 6MWT 是测试患者运动耐量以及评价治疗效果的重要且客观的检查方法，操作简便易行，对于年龄大于 6 岁，能够听懂指令且配合良好的儿童可尝试进行 6MWT，部分心肺功能较差的患者难以耐受步行试验，行走过程中可能出现晕厥或肺动脉高压危象。所以，6MWT 前需要初步评估患者心功能状态，同时做好预案，以防意外情况发生。患者首次

表 15-9 WHO 功能分级以及 PVRI 功能分级

WHO 功能分级	PVRI 功能分级				
	0~6 个月	7~12 个月	1~2 岁	3~5 岁	6~16 岁
Ⅰ级：患者体力活动不受限，日常体力活动不会导致呼吸困难、乏力、胸痛或接近晕厥	无症状；生长发育正常；正常竖头，翻身，可扶坐	无症状；生长发育正常；能够自由活动上肢、独坐、抓握、开始站立、爬行、玩耍	无症状；生长发育正常；能够独站、开始独走、攀爬	无症状；生长发育正常；正常上幼儿园 / 学校；活动不受限，活动量与同学相当	无症状；生长发育正常；可正常上学，无活动受限
Ⅱ级：患者体力活动轻度受限，休息时无不适，但日常活动会出现呼吸困难、乏力、胸痛或接近晕厥	活动轻度受限，发育稍落后，安静时无不适，身高体重增长在正常范围内	活动轻度受限；发育迟缓；休息时无不适；身高体重增长在正常范围	活动轻度受限；发育迟缓；休息时无不适；身高体重增长在正常范围	活动轻度受限；休息时无不适；身高体重增长在正常范围；75% 的时间能够正常上学 / 入托	活动轻度受限；休息时无不适；身高体重增长在正常范围；75% 的时间能够正常上学
Ⅲ级：患者体力活动明显受限，休息时无不适，但低于日常活动会出现呼吸困难、乏力、胸痛或接近晕厥	Ⅲa 级：活动明显受限；发育倒退；安静不哭闹；睡眠多；发育增长落后 Ⅲb 级：在Ⅲa 级的基础上，发育增长明显落后；纳奶慢，食欲不佳，需要补充喂养；轻微活动不耐受或晕厥	Ⅲa 级：活动明显受限；不愿爬；安静、不哭闹；睡眠多；犹豫和不愿探索；发育落后 Ⅲb 级：在Ⅲa 级的基础上，发育明显落后；食欲不佳，需要补充喂养；轻微活动不耐受或晕厥	Ⅲa 级：活动明显受限；发育倒退；食欲不佳；不愿玩耍；发育落后 Ⅲb 级： 在Ⅲa 级的基础上，发育增长明显落后；需要补充喂养；轻微活动不耐受或晕厥	Ⅲa 级：活动明显受限；发育倒退；不愿爬楼梯；不愿意和朋友一起玩耍；小于 50% 的时间能够正常上学 / 入托 Ⅲb 级： 在Ⅲa 级的基础上，无法上幼儿园 / 学校，但可在家里活动；外出需要轮椅；食欲不佳；需要补充喂养；轻微活动不耐受或晕厥	Ⅲa 级：活动明显受限；不参加体育活动；小于 50% 的时间能够正常上学 Ⅲb 级：在Ⅲa 级的基础上，无法上学，但可在家里活动；外出需要轮椅；需要补充喂养；轻微活动不耐受或晕厥
Ⅳ级：患者不能进行任何体力活动。存在右心衰竭征象，休息时可出现呼吸困难和 / 或乏力，任何体力活动均可加重症状	在Ⅲ级基础上，出现晕厥或右心衰竭；对父母的互动无反应	在Ⅲ级基础上，出现晕厥或右心衰竭；对父母的互动无反应	在Ⅲ级基础上，出现晕厥或右心衰竭；对父母的互动无反应	在Ⅲ级基础上，稍活动即呼吸困难、疲乏、晕厥或胸痛；依赖轮椅；不与朋友互动；晕厥或右心衰竭	在Ⅲ级基础上，稍活动即呼吸困难、疲乏、晕厥或胸痛；依赖轮椅；不与朋友互动；晕厥和 / 或右心衰竭

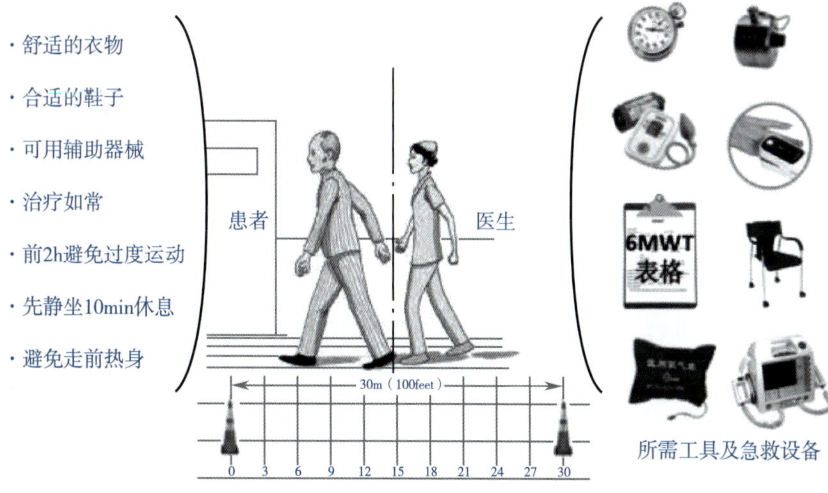

图 15-21　6MWT 准备

住院后的 6MWT 距离与预后关系密切，6MWT 距离小于 165m 的患者风险高，必须提高警惕。

（1）测试准备：准备好表格，各种计数、监测（血压、心率、指氧）和急救器材，确定患者做好了试验准备，并完善表格中患者的基本信息。

（2）行走前：试验前患者应至少休息 10min，确认是否存在禁忌证，患者鞋子和衣服应合身，适于进行步行试验。对患者的生命体征进行测量，包括脉搏、血压、指氧饱和度等。患者站立在 6MWT 的起点，使用 Borg 量表评价患者的呼吸困难和疲劳情况（表 15-10），对量表的基线部分进行填写，同时准备好计时器和计数器。

（3）行走中：医生在患者从起始线开始走时按下计时器并全程站在起点处，实验过程中要注意观察患者的情况并做好圈数的统计。采用标准语言鼓励患者，允许患者在试验进行中停下休息，但应继续计时。

（4）行走后：时间结束后，再次记录患者的心率、血压、指氧饱和度。如果患者感到不适或劳累，可以坐下休息。如果患者在未到 6min 时停下并无法再继续进行，或者是由于不能耐受胸痛、呼吸困难等安全问题需要终止，并记录步行距离、停止时间和停止的原因。进行重复试验或治疗前后对比时应尽量在相同的时间进行。

【护理常规】

（一）护理常规

1. 合理用氧　对于 PAH 患者可给予持续低流量吸氧。对呼吸困难伴低氧血症者，应向患者及其家属讲解吸氧的重要性，以提高治疗的配合度。

2. 观察指标　注意晕厥，警惕缺氧及右心衰竭。指氧饱和度低于 60%，少尿或无尿均提示右心衰竭。

3. 心理、生活护理　指导患者进行戒烟戒酒，适量地运动以养成良好健康的生活习惯。减少探视的时间，避免感染加重病情。保持病室环境干净整洁、温度适宜、安静舒适、空气新鲜。减少患儿的焦虑紧张情绪，避免剧烈活动。由于患儿有不同程度的 PH 或伴有右心功能不全，既往存在晕厥史或心肺功能损害的患儿不能剧烈活动，避免晕厥。与家属一道做好患儿安抚，尽量避免患儿剧烈哭闹。应正确记录出入量，避免发生电解质紊乱，严格控制输液的量和速度，以防诱发急性右心衰竭。

4. 防止窒息　咯血是 PH 常见的临床表现，由于咯血导致咽喉部受到血液的刺激，易发生支气管痉挛。如果血液凝块淤积在气管或支气管时，则容易造成呼吸道堵塞，因此需要警惕由于咯血所引发的窒息。

（1）应严密观察患者的生命体征，有无出现呼吸困难、发绀、三凹征等症状；密切观察患者有无咯血先兆，并注意观察患者有无贫血。应在入院即向患者及家属做好宣教工作，尽早识别咯血先兆，避免发生窒息。根据病情，及时进行血常规及凝血功能的检查。

（2）可在床头悬挂预防窒息的风险标识，嘱患者卧床，根据病情将床头抬高 15°~30°，可采取小角度翻身，避免剧烈活动和咳嗽。

（3）应少食多餐，食用流食或半流食，增加维生素及膳食纤维的摄入。应保持大便通畅。

（4）出现咯血，应在床旁备好负压吸引装置及吸痰管并建立静脉输液通路。

（5）遵医嘱应用止血药，如酚磺乙胺、凝血酶原复合物等。

5. 肺动脉高压危象护理　肺动脉高压危象是在PH的基础上，各种原因诱发肺血管痉挛性收缩，肺循环阻力增高，右心血泵出受阻，导致突发性肺动脉压力明显高于体循环血压，并出现低血压及低心排血量的临床危象状态，是PH患者死亡的常见原因之一。患者会表现为烦躁、呼吸增快、发绀、低氧血症、静脉扩张，肺动脉压和右心房、右心室压均升高，出现心率加快、低血压、严重的低心排和酸中毒等。

（1）高流量吸氧及气道护理：保持呼吸道通畅，立即给予高流量吸氧，可采用带储氧袋的呼吸面罩吸氧以增加吸入氧浓度，监测血氧饱和度。

（2）呼吸机护理：对于呼吸机辅助呼吸患者，给予吸入高浓度氧（一般氧浓度不超过60%），维持适当过度通气，使血液偏碱化，使肺血管扩张，肺血管阻力降低，减轻右室后负荷，从而降低肺动脉压力。

（3）减少刺激，充分镇静、镇痛：因躁动可使全身血管的阻力增加，肺动脉压力也随之增高。

（4）生命体征监测与循环维护：除心电监测外，肺动脉高压危象患者需要监测中心静脉压力及有创动脉血压，及时应用血管活性药物维持血压，保持适当的心排血量；给予液体管理，留置尿管以准确监测尿量；应用PH靶向治疗药物解除肺血管痉挛，降低肺动脉压力。

6. 出院指导　告知患者定时定量服药的重要性，不要随意停药，告知注意事项，当发生不良反应时及时就诊，除此之外，定期进行电话随访，掌握患者的病情情况。

（二）特殊药物护理

1. 肺动脉高压常用药物及不良反应　不同靶向治疗药物用法及常见不良反应见表15-10。

表15-10　常见药物用药剂量及不良反应

靶向药物	用法	不良反应
前列环素类似物		
依前列醇	2~4ng/（kg·min）起始持续静脉泵入，逐渐加到目标剂量	头痛、消化道症状、输注路径感染
伊洛前列素	每次10~20μg，吸入6~9次/d	头痛、脸红、低血压
曲前列尼尔	1.25ng/（kg·min）起始，静脉或皮下注射，逐渐加到目标剂量	输注部位疼痛、头痛、腹泻
贝前列素	20~80μg、4次/d，口服	头痛、面色潮红
前列环素受体激动剂		
司来帕格	200μg、2次/d逐渐上调至耐受剂量，最大剂量1 600μg、2次/d	头痛、腹泻、恶心呕吐、下颌疼痛
内皮素受体拮抗剂		
波生坦	62.5~125mg、2次/d	转氨酶升高、外周水肿、贫血
安立生坦	5~10mg、1次/d	头痛、外周水肿、贫血
马昔腾坦	10mg、1次/d	贫血
磷酸二酯酶5型抑制剂		
西地那非	20mg、3次/d	头痛、脸红、视觉障碍等
他达那非	20~40mg、1次/d	头痛、脸红、肌痛
伐地那非	5mg、2次/d	头痛、脸红、肌痛
鸟苷酸环化酶激动剂		
利奥西呱	1mg、3次/d，根据血压情况每2周上调一次剂量，直至2.5mg、3次/d	消化道症状、低血压、咯血

在用药期间需要密切监测，每 1~3 个月返院门诊复查，监测化验指标，如血常规、肝肾功能并观察相关不良反应。

2. 输注曲前列尼尔患者的护理

（1）药品作用及给药方式：曲前列尼尔静脉起始给药，缓慢加量达到稳定剂量后逐步转为皮下输注，皮下剂量逐步增加，静脉剂量同步减少直到皮下剂量达到稳定治疗剂量后，同步停用静脉药物。

1）静脉给药：此方法比较局限，仅限于院内使用，药物需要用 0.9% 生理盐水或者无菌注射用水稀释至 0.004mg/ml（4 000ng/ml）浓度的药液，可稳定储存 48h，采用中心静脉置管、PICC、外周静脉等通路。

2）皮下用药：皮下用药应使用专用输注泵经皮下导管进行连续皮下泵入给药。操作步骤：首先抽吸所需药量的药液；其次进行穿刺部位的选择——通常选择腹部及上臂背侧。腹部皮下输注部位一般为脐周 2.5cm 以外处，应定期对输注部位进行更换。输注时应避开伤痕、瘀斑、瘢痕组织、妊娠纹等。应用酒精进行消毒，将纽扣型针头垂直进针并进行固定，应用透明敷进行固定并注明日期时间。开机设置输注速度，输注过程中应尽量避免突然停止，如中断应在数小时内以相同剂量速度输注。如果中断时间较长者，则需要在医务人员的指导下重新调整输注剂量。输注导管应每月更换，无特殊情况可每 3 个月到医院更换输注部位。如出现感染、渗液、出血等情况，需立即就诊并及时更换输注部位。

（2）常见不良反应及护理：

1）疼痛：疼痛一般出现在更换输注部位后 12h。2~5 天较严重，1 周后疼痛可消失或者仅有轻微不适，并维持这种状态。对于疼痛不耐受者，可给予冷毛巾局部湿敷患处或涂芦荟胶，严重者可口服布洛芬或对乙酰氨基酚等镇痛药。

2）输注部位反应（红肿、热、皮温升高）：正常红肿反应主要是因为扩血管引起的红肿，特点为均匀，沿从穿刺部位呈圆圈式、局部皮温升高凸起、深樱桃红对称；非正常红肿反应是由药液外漏引起的，特点是红肿为穿刺部位单侧（初期）、表面皮肤呈水泡样疙瘩、红晕不对称、偶尔伴瘙痒、疼痛、白色纺纱胶布湿润、外部透明贴膜有水珠。我们需要拔除针头，常规消毒，及时更换穿刺部位。

3）局部皮肤感染：发生局部皮肤感染，主要是因为穿刺部位长时间未更换、长期处于摩擦状态、皮肤不洁、渗水渗液渗血、无菌观念弱操作不当、患者抵抗力弱等因素，症状轻微者（局部症状）可消毒液常规消毒处理，严重者（全身症状）到医院及时处理伤口。

4）穿刺部位出血、渗液：如果只是在更换药液时有少量回血流入导管内则不需处理，输注泵工作时会将回流血液输注回体内。如果透明敷料上发现有渗液或渗血，应嘱患者及时就医。陈旧伤口应用无菌纱布止血，保持局部清洁干燥，待其自行愈合。

5）患者更换皮下输注部位后可能会出现局部皮肤隆起和硬结，为长期注射造成，应用外敷硫酸镁或热毛巾可缓解。

6）头痛、下颌疼痛、恶心、腹泻、低血压等不良反应，与药物扩张毛细血管前括约肌和微动脉平滑肌细胞的作用有关，可对症处理，严重时需减量。

3. 口服司来帕格患者的护理

（1）每个人的前列环素受体的数量是不一样的，所以每个人需要的司来帕格剂量不一样。当出现无法忍受的不良反应时，如无法忍受的头痛、腹泻等，此为无法耐受的剂量，在此基础上下调一个剂量（0.2mg、2 次 /d），如果还是无法耐受，也可以继续下调剂量，直至可以接受的最大剂量，即“最大耐受剂量”。

（2）司来帕格滴定：见表 15-11。

（3）服药时间：第一次服药，以及每次加药，建议都在晚上，这样可以更好地适应不良反应。每天两次服药的时间应间隔 12h（如早上 8 点第一次，晚上 8 点第二次）。为减轻恶心 / 呕吐，可以在进餐时服药。

（4）滴定期间不良反应：可出现头痛、下颌疼痛、肢体疼痛、关节痛、肌痛、腹泻、恶心呕吐、面部潮红等。

（5）如因故中断治疗达 3 日以上，建议从 0.2mg、2 次 /d，开始重启治疗，重新上调剂量，直至最大耐受剂量不建议从中断的剂量开始，尤其是因不良反应中断治疗时。

表 15-11 司来帕格滴定

阶段	剂量	说明	示例
起始	0.2mg、2 次 /d	从 0.2mg、2 次 /d 开始 建议晚上开始服用	第一周第一天晚上开始服用,起始剂量 0.2mg、2 次 /d
上调	上调 0.2mg、2 次 /d	每周上调一次以 0.2mg、2 次 /d 的幅度增加剂量到 1.6mg、2 次 /d 需要 8 周 建议晚上上调剂量	第二周 0.4mg、2 次 /d 第三周 0.6mg、2 次 /d 第四周 0.8mg、2 次 /d 每周依次加量至 第八周 1.6mg、2 次 /d
下调	下调 0.2mg、2 次 /d	司来帕格作用机制的一些不良反应(例如头痛、腹泻、恶心和呕吐、下颌疼痛、肌痛、肢体疼痛、关节痛和面部潮红),通常为一过性反应或者需进行对症治疗	0.8mg、2 次 /d 时出现腹泻,下调至 0.6mg、2 次 /d
维持	最大耐受剂量	如果达到了无法耐受的剂量,则应将剂量减少至前一个较低剂量,直至最大耐受剂量	腹泻好转 最大耐受剂量为 0.6mg、2 次 /d

(6)不良反应及处理:见表 15-12。

表 15-12 不良反应及处理

不良反应	处理
头痛	头痛是司来帕格常见的不良反应,可能和脑血管扩张有关,可以适当服用止疼药,例如对乙酰氨基酚、布洛芬、曲马多、羟考酮等缓解疼痛。如疼痛难以忍受,可以下调司来帕格剂量
下颌疼痛	下颌疼痛是司来帕格等前列环素药物特有的不良反应,随着时间的推移好转。就餐时慢慢地张嘴、小口喝水,或餐前提前轻咬饼干或者咀嚼口香糖有助于逐渐适应疼痛。如疼痛剧烈难以忍受,可以使用止疼药,如对乙酰氨基酚、布洛芬、曲马多、羟考酮等,或下调司来帕格剂量。下颌疼痛的严重程度与司来帕格的剂量不是绝对的,下颌疼痛通常可以缓解,缓解后可以继续上调司来帕格剂量
恶心呕吐	恶心呕吐是司来帕格常见的不良反应,可能与胃肠道受体激活有关。可以在用餐时服用司来帕格,避免空腹服药,有可能会减轻胃肠道刺激。必要时可服用止吐药,或下调司来帕格剂量
腹泻	腹泻与肠道上的受体被激活,肠道蠕动增强有关。多饮水,调整饮食,食用易消化的食物,避免油腻。可适当服用益生菌或洛哌丁胺,洛哌丁胺可以减轻肠道蠕动。腹泻有导致脱水的风险,应多饮水,暂停利尿剂。严重腹泻应下调司来帕格剂量
面部潮红	与面部血管扩张有关,可以采用冷敷的方式缓解。如果面部潮红不严重,尽量不要因面部潮红减量
下肢、肌肉关节疼痛	与前列环素受体激活导致的痛觉敏感有关。疼痛不严重时可尝试热敷、按摩等理疗,必要时可以服用止疼药,如加巴喷丁、对乙酰氨基酚、布洛芬、曲马多、羟考酮等或者下调司来帕格剂量

(三)健康教育

PH 是一个长期慢性疾病,需要非常好的医患结合,因此需要加强患者出院后的宣教工作,以便患者居家用药及调整。

1. PH 患者的健康教育应根据患者的临床症状、体征、并发症等情况以及预后的影响因素、治疗措施等方面进行实施。

2. 告知患者药物的相关不良反应及注意事项 告知患者遵医嘱服药,服药后应卧床休息 30~60min,避免出现直立性低血压;定期监测血生化指标,如肝肾功能、血常规等。

3. 重度心力衰竭患者应严格控制出入量,避免摄入大量液体;取坐位进食,用餐 30min 后再平卧。

4. 应保持大便通畅,切勿用力排便,防止发生心脑血管意外事件。不要经常使用泻药,会产生过度的依赖性,进而便秘加重。每日睡前可顺时针按摩腹部,刺激肠胃蠕动,促进肠道消化,以缓解便秘。

5. 加强患者心理建设并积极引导，组织病友互相支持，定期给予随访。

6. 保持呼吸道通畅 咯血是 PH 患者常见症状，有血时尽量咯出不要屏气，予侧卧位，并在咯血后立即漱口、清理口鼻腔分泌物，保持呼吸道通畅。

7. 戒烟 吸烟的患者应立即戒烟，并告知患者家属不要吸烟。

8. 避免怀孕 PH 是女性患者妊娠的禁忌证，妊娠期间患者血容量发生改变，导致心脏负荷过重，从而加重病情甚至危及生命。

（撰写：荣敬、陈哲 审校：陈哲）

参考文献

[1] 中华医学会呼吸病学分会肺栓塞与肺血管病学组，中国医师协会呼吸医师分会肺栓塞与肺血管病工作委员会，全国肺栓塞与肺血管病防治协作组，等．中国肺动脉高压诊断与治疗指南（2021 版）[J]．中华医学杂志，2021，101（1）：11-51.

[2] 彭锦莉，李强强，顾虹．静脉或皮下应用曲前列尼尔在儿童肺动脉高压患者中的研究进展[J]．中国医药，2021，7（16）：1092-1095.

[3] 赵谊昶，陈菲菲．肺动脉高压评估与诊断方法研究进展[J]．海南医学，2020，31（12）：1596-1600.

[4] HANSMANN G，KOESTENBERGER M，ALASTALO T P，et al. 2019 updated consensus statement on the diagnosis and treatment of pediatric pulmonary hypertension：The European Pediatric Pulmonary Vascular Disease Network（EPPVDN），endorsed by AEPC，ESPR and ISHLT[J]. J Heart Lung Transplant，2019，38（9）：879-901.

[5] SIMONNEAU G，MONTANI D，CELERMAJER D S，et al. Haemodynamic definitions and updated clinical classification of pulmonary hypertension[J]. Eur Respir J，2019，53（1）：1801913.

[6] 中华医学会心血管病学分会肺血管病学组，中华心血管病杂志编辑委员会．中国肺高血压诊断和治疗指南 2018[J]．中华心血管病杂志，2018，46（12）：933-964.

[7] HUMBERT M，KOVACS G，HOEPER M M，et al. 2022 ESC/ERS guidelines for the diagnosis and treatment of pulmonary hypertension[J]. Eur Heart J，2022，43（38）：3618-3731.

[8] O'BYRNE M L，GLATZ A C，HANNA B D，et al. Predictors of Catastrophic Adverse Outcomes in Children With Pulmonary Hypertension Undergoing Cardiac Catheterization：A Multi-Institutional Analysis From the Pediatric Health Information Systems Database[J]. J Am Coll Cardiol，2015，66（11）：1261-1269.

[9] NICKEL N，GOLPON H，GREER M，et al. The prognostic impact of follow-up assessments in patients with idiopathic pulmonary arterial hypertension[J]. EurRespir J，2012，39（3）：589-596.

[10] BARST R J，CHUNG L，ZAMANIAN R T，et al. Functional class improvement and 3-year survival outcomes in patients with pulmonary arterial hypertension in the REVEAL Registry[J]. Chest，2013，144（1）：160-168.

[11] TWITE M D，FRIESEN R H. The anesthetic management of children with pulmonary hypertension in the cardiac catheterization laboratory[J]. Anesthesiol Clin，2014，32（1）：157-173.

[12] GALIÈ N，HUMBERT M，VACHIERY J L，et al. 2015 ESC/ERS guidelines for the diagnosis and treatment of pulmonary hypertension[J]. Eur Respir J，2015，46（4）：903-975.

[13] 段维勋，金振晓，杨阳，等．成人先天性心脏病合并重度肺动脉高压的围术期及中长期药物治疗观察[J]．中国体外循环杂志，2012，10（3）：158-161.

[14] 丁文祥，苏肇伉．小儿心脏外科[M]．济南：山东科学技术出版社，2002：118.

第 16 章　先天性冠状动脉发育异常

第 1 节　先天性冠状动脉异常起源于肺动脉

一、知识要点

【冠状动脉异常起源于肺动脉】

1. 定义　冠状动脉异常起源于肺动脉（anomalous origin of the coronary artery from the pulmonary artery, ACAPA）是指冠状动脉（冠脉）部分或全部起源于肺动脉的先天畸形，是由胚胎时期动脉干主、肺动脉隔旋转不良和冠状动脉胚芽的错位所致。左冠状动脉胚芽更接近肺动脉，因此左冠状动脉异常起源于肺动脉（anomalous origin of the left coronary artery from the pulmonary artery, ALCAPA）最多见，这种异常现象首次在 1865 年的尸检中被发现，后来在 1933 年被描述为一名 3 个月大婴儿的临床综合征（称为 Bland-White-Garland 综合征）。右冠状动脉异常起源于肺动脉（anomalous origin of the right coronary artery from the pulmonary artery, ARCAPA）较少见，而且多无临床症状；双侧冠状动脉或单支冠状动脉起源于肺动脉极为罕见，多无法生存。

2. 发病率　左冠状动脉或右冠状动脉异常起源于肺动脉是一种罕见且具有血流动力学意义的冠状动脉异常，30 万活产儿中就有 1 例，占所有先天性心脏缺陷的 0.25%~0.5%。在 1 686 例行冠状动脉造影的患者队列研究中，发现此类 ACAPA 的病例有 12 例（0.01%），其中 ALCAPA 10 例，ARCAPA 2 例，左前降支起源于肺动脉 1 例。临床上以 ALCAPA 最多见，约占 90%。ARCAPA 占 7%~8%，较 ALCAPA 少见，人群发病率约为 0.002%。双冠状动脉均起源于肺动脉临床罕见，大多数患儿因心肌缺血，出生后即死亡。

3. 血流动力学　在胎儿和新生儿早期，由于肺动脉压等于体循环压，异常起源的冠状动脉的顺行血流得以维持。然而，随着肺血管阻力的下降和动脉导管的关闭，肺动脉压逐渐降低，导致异常起源的冠状动脉的顺行性血流减少，最终血流反向流入肺动脉。因此，在体循环和肺循环的压差驱动下，出现了所谓的“冠状动脉窃血”现象。血流动力学改变不仅导致左向右分流，而且更重要的是，会导致心肌缺血和心肌梗死，除非冠状动脉间侧支循环广泛形成。实际上，冠脉侧支的范围决定了心肌缺血的程度。因此，成年患者在心脏造影中几乎总是显示冠状动脉侧支。

【左冠状动脉异常起源于肺动脉】

（一）病理解剖

胚胎发育过程中，动脉干内出现间隔分隔，左上部分形成了肺动脉。如果左冠状动脉的胚芽向上移位并与肺动脉相连，则会导致左冠状动脉异常起源于肺动脉。大多数情况下，左冠状动脉主干起源于肺动脉的左窦或后窦，偶尔也可能起源于右窦或肺动脉分支。只有极少数情况下，左前降支或回旋支会单独异常起源。尽管如此，左冠状动脉仍然沿着正常路径行进，而左前降支则位于前室间沟内行进。同时，左回旋支则位于左房室沟内行进；右冠状动脉从主动脉右窦正常起始，并通过侧支循环建立明显扩张的血流通路。

（二）病理生理

根据左、右冠状动脉间侧支循环建立的程度和血流方向，本病可分为两种病理生理循环，并决定临床症状的初始表现和严重程度。①婴儿型：冠状动脉间侧支循环建立极少或没有，导致早期出现症状，一般在出生后几天或几周内。随着动脉导管关闭和肺循环血管阻力逐渐下降，异常起源的冠状动脉灌注压逐渐降低，可能会出现严重心肌缺血、左心功能低下以及乳头肌缺血引起二尖瓣反流。患儿在未出现严重症状之前已死亡，因此确诊后应尽快进行手术治疗以保护心肌。②成人型：右冠状动脉明显占优势，在大量侧支循环建立的情况下，右冠脉将逆向灌注到异常起源的左冠脉中，并能存活至成年。由于肺动脉压力较低，左冠脉将逆向分流到肺动脉中形成“窃血”现象，从而引发心肌缺血、乳头肌失去功能以及二尖瓣反流和左心功能不全；若分流量较大，则可能产生肺动脉高压、加重左心负荷、增加肺部供氧并导致主动脉扩张，左心房与左心室增大，出现充血性心力衰竭。能够存活至成年的患者通常具有较宽的右冠脉，大量侧支循环，由于左冠状动脉起源于肺动脉的开口处狭窄或轻度肺动脉高压使得冠脉内压增加，仅出现轻到中度左心室功能降低，这些患者中 80%~90% 在平均 35 岁时发生猝死，故一旦明确诊断后，建议及早手术治疗。

（三）临床症状

ALCAPA 病程演变分为四期：无症状期、心肌缺血期、动静脉瘘期以及冠状动脉窃血期。出生时发育尚可，症状通常在 2 周至 6 个月内出现。纳奶时出现面色苍白、多汗、哭闹、烦躁等所谓“婴儿心绞痛综合征”表现及呼吸困难、心动过速和肝肿大，多数因心力衰竭而死亡。患儿可反复呼吸道感染及充血性心力衰竭，或青少年时期发生猝死。

（四）体征

若心内膜下心肌缺血和乳头肌功能失调导致二尖瓣关闭不全，可有全收缩期杂音，常可听到第三心音和第四心音。侧支血管丰富者可闻及连续性杂音。

（五）辅助检查

1. 胸部 X 线片　在婴儿型患者中，胸部 X 线检查显示左心室增大，伴或不伴轻度肺水肿。相反，成人型中，胸部 X 线片显示无或轻微的心脏增大。虽然胸部 X 线片可以显示心脏肥大和充血性心力衰竭的存在和严重程度，但胸部 X 线片是非特异性的。

2. 心导管造影　用心导管造影评估冠脉起源异常的系统综述可以追溯到 2001 年，这意味着使用它评估 ALCAPA 已经不再是新的手段。术前心导管造影可以提供准确的诊断，并可以评估冠状动脉侧支情况、左向右分流血流量以及左心室舒张末压和肺动脉压。然而，心导管造影具有一些并发症风险，尤其是在婴幼儿中，随着无创心脏影像学的发展，诊断性导管血管造影不再是首选方式。

3. 经胸超声心动图　经胸超声心动图是最主要的诊断手段，可以显示冠状动脉和肺动脉之间的异常连接冠状动脉和邻近肺动脉的异常血流、冠状动脉间侧支血流、二尖瓣关闭不全的程度、心肌梗死程度和左心室功能。然而，超声心动图对疾病诊断准确性并不是绝对的，据报道在 46.0%~80.0%。成人患者的检出率相对低于儿童患者。因此，通常需要进行额外的心脏影像学检查，例如 CT 或 MRI，才能做出准确的诊断。

4. 心脏 CT　随着心电门控技术的进展，冠状动脉疾病诊断率明显提高，CT 被公认为是评估冠状动脉异常的首选诊断方式。对于冠状动脉异常起源这类疾病的诊断也是如此。此外，可以使用静脉注射碘对比剂后 6~15min 获得的晚期碘增强 CT 来诊断心肌梗死，并且可以使用收缩末期和舒张末期期间获得的数据来评估心室功能。术前心脏 CT 显示冠状动脉与肺动脉之间的异常连接、冠状动脉间的侧支循环、心肌梗死的程度以及左心室功能。

5. 心脏磁共振　心脏 MRI 可用于冠状动脉成像、血管和瓣膜血流成像、心功能评估电影成像、心肌灌注成像和晚期钆增强成像等综合评估。然而，冠状动脉磁共振血管造影展示儿童患者的冠状动脉能力有限。对于此类病例，CT 是诊断以及术后早期随访以确定术后早期并发症的最佳成像方式。相比之下，心脏 MRI 因其能够全面评估心肌活力而被推荐作为术后评估手段。最近报道心脏 mapping 显示婴儿和成人患者的非对比和细胞外容积值整体升高，提示 ALCAPA 患者存在弥漫性心肌纤维化。

6. 心肌灌注SPECT　静息心肌灌注SPECT可通过识别可逆性心肌灌注缺损来确定冠状动脉起源异常的血流动力学意义。它还可以用于评估手术前存活心肌的数量以及不可逆损伤的心肌。

（六）诊断

超声心动显示左冠状动脉未与主动脉根部连接，而在肺动脉瓣上方靠肺动脉外侧壁探及左冠状动脉开口，同时伴继发性心室功能障碍、二尖瓣反流、乳头肌回声增强、右冠状动脉扩张以及心肌内侧支循环的血流信号。CTA或CMR的断层成像有助于更明确的诊断。冠脉造影是诊断ALCAPA的可靠手段，造影目的为明确左、右冠状动脉起源的部位、侧支循环建立情况、左冠状动脉有无狭窄或发育不良以及合并畸形。心电图表现为前侧壁导联心肌缺血及心肌梗死的图形，表现为Ⅰ、aVL导联ST段压低、T波倒置和病理性Q波，左心室肥厚，电轴左偏。根据以上表现可诊断。

（七）鉴别诊断

因临床症状与心内膜弹力纤维增生症、扩张型心肌病、心肌炎、糖原贮积病累及心脏等疾病相似，易被误诊，以致失去手术机会。早期诊断是本病治疗的关键。

（八）治疗

1. 手术指征　ALCAPA一经确诊，建议尽早手术。所有确诊的患儿，即使是危重症婴儿，均应重建冠状动脉，恢复双冠状动脉循环。

2. 手术方式

（1）冠状动脉移植：是首选手术方式。如若冠状动脉开口位于肺动脉右侧壁或者后侧壁，或能够充分游离的左侧壁起源的情况，可以直接行冠状动脉移植；对于预期异常起源的冠状动脉吻合后张力较大的情况，可使用肺动脉壁或心包延长重建冠状动脉，吻合至主动脉根部。绝大部分的ALCAPA患者都可采用冠状动脉移植治疗。

（2）肺动脉内隧道术（Takeuchi手术）：Takeuchi于1979年描述了这种术式，通过在肺动脉内创建一个内隧道来建立主动脉和左主干之间的连续性。适用于异常冠状动脉开口于肺动脉左侧，且侧支丰富，行冠脉移植困难的情况。但由于并发症率较高（包括肺动脉狭窄、板障狭窄、板障漏、主动脉瓣关闭不全），使用此方法正在减少。

（3）二尖瓣反流的处理：一般对于婴儿型ALCAPA合并二尖瓣反流者，建议动态观察，大部分会随着冠脉解剖畸形矫正后改善。而成人型ALCAPA合并中度及以上的反流，建议同期外科处理，可行二尖瓣成形术予以修复。

（4）室壁瘤的处理：对于合并室壁瘤的ACAPA患者，专家共识建议同期处理室壁瘤。

（九）预后

ALCAPA的自然病程预后差。随着诊断率的提高以及手术技术的进步，总体手术死亡率已降至0~2.5%。影响预后的主要危险因素为：术前左心室功能降低以及术前合并二尖瓣中量以上反流。对于成人型ALCAPA合并二尖瓣中量以上反流，以及合并室壁瘤患者，建议同期进行修复和处理。总的来说，早期手术比较大年龄手术的患儿远期心功能和二尖瓣功能恢复更好，提示了早期诊断、早期治疗的重要性。

【右冠状动脉起源于肺动脉】

1. 病理解剖　右冠状动脉起源于肺动脉右窦，沿右房室沟和右心室分布，左冠状动脉正常起源于主动脉左冠状窦，常伴有扩张、扭曲。右心室流出道可见左前降支和右冠状动脉间的侧支循环形成。

2. 病理生理学　由于右心室壁薄且张力低，尽管右冠状动脉起源于肺动脉，仍能为右心室提供一定血液供应。随着侧支血管的建立，可以弥补右心室的血液供应不足，因此心肌梗死不常发生。新生儿期以后，随着肺动脉压力的下降，主-肺动脉之间的压力阶差则会导致出现血流由冠状动脉到肺动脉的“窃血”现象，并减少了其在分布区域心肌的血液供应。如果伴有右冠状动脉开口狭窄，则可以减轻心肌缺血程度。若分流量过大导致肺循环负荷增加，则可能引起左心房、左心室扩大甚至充血性心力衰竭。

3. 临床特点　大多数无症状，部分患儿可有胸闷、胸痛、气促等不典型表现，可因严重心功能不全及恶性心律失常引起猝死。ARCAPA 临床表现以及严重程度主要取决于异常起源的冠状动脉内血流方向以及侧支血管的建立程度。查体发现部分患儿于胸骨左缘可闻及连续性杂音。心电图和胸部 X 线检查大多正常。超声心动图显示增粗的左冠状动脉起源于主动脉左冠状窦，而右冠状窦没有发出右冠状动脉，右冠状动脉与肺动脉的右侧连接；肺动脉内可探测到自冠状动脉来的逆向血流。冠状动脉造影显示仅见左冠状动脉发出，其主干及重要分支迂曲扩张，右冠状动脉经侧支循环逆行充盈显示，与肺动脉相连。多层螺旋 CT 和 MRI 亦能准确地判断冠状动脉的异常起源和行程，使患儿避免了行冠脉造影检查。

4. 治疗及预后　ARCAPA 一经诊断，应考虑手术治疗，原因如下：①随着时间延长，冠状动脉扩张越来越明显，最终造成大量左向右分流；②可由于心肌缺血而造成患者猝死；③由于冠状动脉内窃血可造成左心室缺血、梗死、纤维化等；④如果患者并发冠状动脉粥样硬化，矫正后的心脏双冠状动脉供血，优于未矫正的心脏单冠状动脉循环。手术方法可根据右冠状动脉起始部位不同，分别采用冠状动脉重建术、肺动脉内隧道术。根据最新的 AHA/ACC 指南，对于有症状的 ARCAPA 患者，手术修复是一级推荐，对于无症状的 ARCAPA 但伴有心功能障碍或心肌缺血者，手术修复也是一级推荐。患者术后应长期随访，建议每年超声心动图检查，直至冠状动脉扩张恢复正常。

【左、右冠状动脉均起源于肺动脉】

双侧冠状动脉均起源于肺动脉罕见，至今仅有数例报道。此类患儿常早期心力衰竭症状严重甚至死亡，合并其他左向右分流畸形使肺动脉内的血氧和压力均升高，患儿才可能生存。近期一篇综述显示，50 篇文献中共有 57 例 TCAPA。58% 患者为男性，就诊时的中位年龄为 10 天。发绀和呼吸窘迫是最常见的症状。其中 26 例患者进行了手术干预，病死率为 46.2%（中位随访时间 180 天）。

二、经验分享

冠状动脉起源于肺动脉易被误诊。上海儿童医学中心一项 62 例 ALCAPA 回顾性研究报道，20 例（占 32.3%）患儿在初诊时被误诊为扩张型心肌病或心内膜弹力纤维增生症及二尖瓣病变。韩玲等报道，19 例 ALCAPA 中有 78.3% 患儿初始误诊为扩张型心肌病或心内膜弹力纤维增生症。Rodriguez 等报道，12 例初诊为 ALCAPA 的患儿中有 5 例误诊为扩张型心肌病或心内膜弹力纤维增生症。对于婴幼儿患者，临床表现为心功能不全的症状，超声心动提示左心室明显增大、射血分数明显降低的患儿，需要仔细探查其冠状动脉的起源位置。超声主要表现有主动脉根部左冠状动脉起源位置无明显血管结构、肺动脉总干可见连续性异常血流、左心室明显增大、射血分数减低、二尖瓣反流，尤其是心内膜及乳头肌回声明显增强以及室间隔内丰富的双期血流。主动脉根部有时似可见血管结构，易被误认为是左冠状动脉，但这种血管结构不能探及其与主动脉之间的连续血流。对于婴幼儿心功能不全，建议反复多次，由不同超声心动图医生对其进行检查。心电图中左胸导联病理性 Q 波诊断敏感性较高，诊断要充分结合各项辅助检查，对于初步心电图、超声心动检查不能明确诊断的患儿，可进一步行心脏 CTA、MRI 检查。

三、实战病例

患者女性，1 岁，8 个月前因“哭闹，面色发绀、呻吟”就诊于当地医院，当地医院考虑“扩张性心肌病？心力衰竭”，给予强心利尿治疗，后加用激素及丙种球蛋白治疗，均未见好转。患儿平素生长发育落后，呼吸促，纳奶量少，纳奶间歇，多汗。既往否认其他病史，否认家族遗传病史。查体：心影增大，心尖区可闻及 2/6 级收缩期杂音。

辅助检查：心肌损伤标记物未见异常，BNP 3 225ng/ml。

心电图如图 16-1 所示。

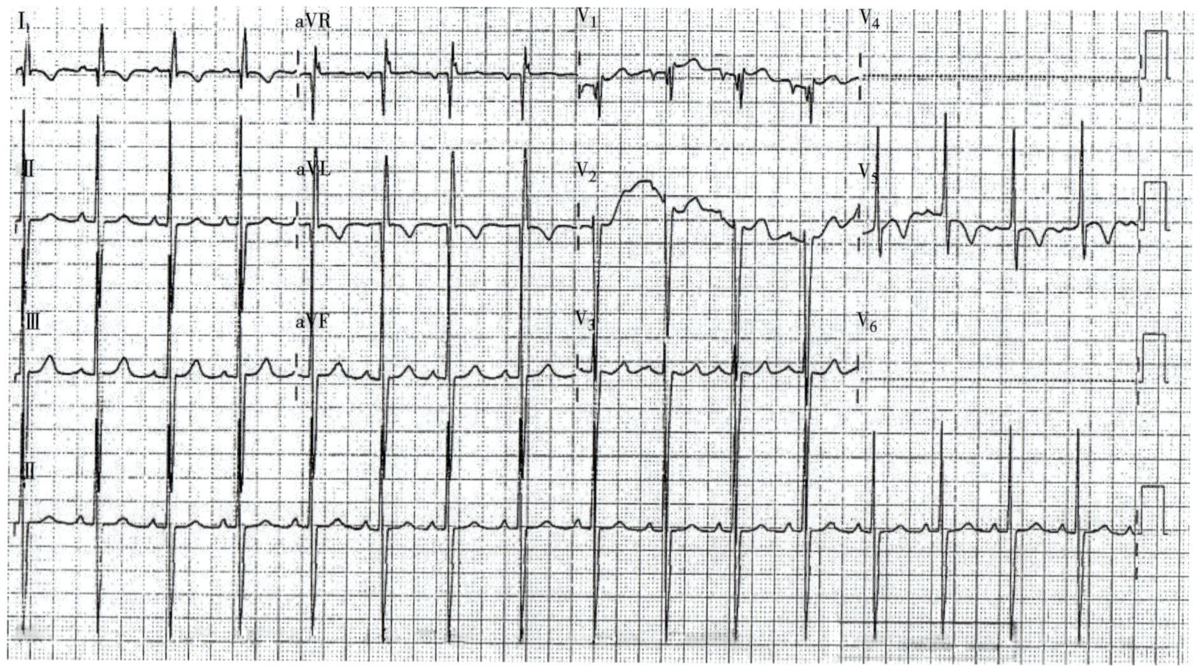

图 16-1 心电图

超声心动图（图 16-2）：左冠状动脉异常起源于肺动脉，二尖瓣反流（轻 - 中度），左心增大（LVEDD 41mm），左室收缩功能减低（EF 38%）。

心脏 CTA（图 16-3）：左主干起自肺动脉后下壁，右冠状动脉起自主动脉右窦，管腔扩张，左心室扩张，考虑室壁瘤形成。

冠脉造影如图 16-4 所示。

结合患儿症状、体征及辅助检查结果，诊断左冠状动脉起自肺动脉明确。诊断明确后，进行手术治疗，术中可见左心室重度扩大，大动脉关系正常，左冠状动脉主干起自肺动脉左瓣窦交界上方的肺动脉管壁上，开口约 0.4cm，右冠状动脉起源

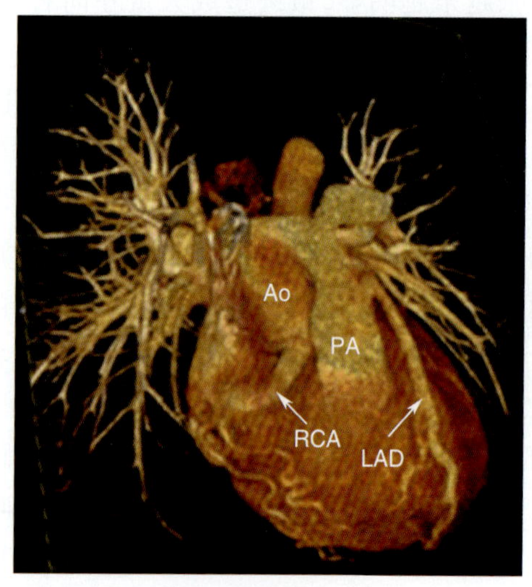

16-3 心脏 CTA

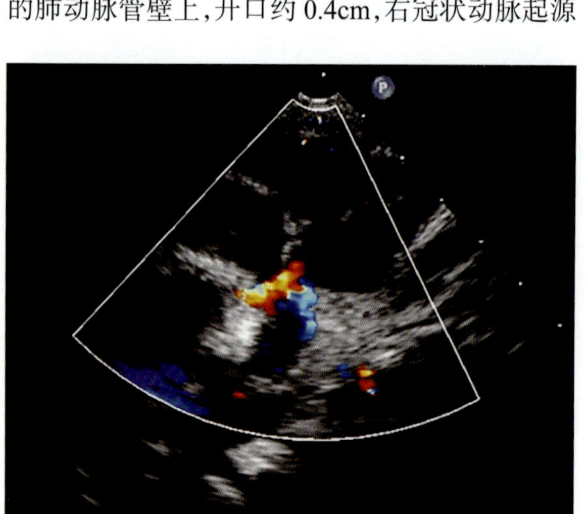

图 16-2 超声心动图

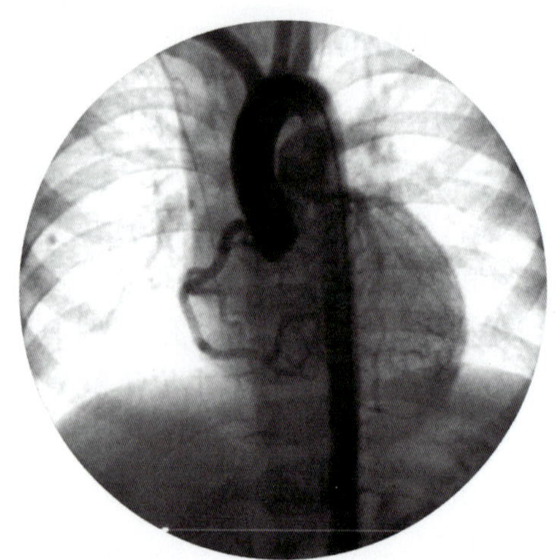

图 16-4 冠脉造影

及走行正常，增粗，右心室表面可见迂曲血管。二尖瓣环扩大，致中大量反流。切开右心房和肺动脉前壁，将主肺动脉管壁连同左冠状动脉切下，连续缝合将肺动脉做成直径 6mm 的管道与左冠状动脉相连续。切开升主动脉左侧壁，将血管远端与升主动脉左侧壁吻合。环缩二尖瓣两交界，二尖瓣未见明显反流。手术后患儿恢复良好，后好转出院。

四、要点总结

1. 左冠状动脉异常起源于肺动脉最多见，约占全部冠脉异常起源于肺动脉的 90%；右冠状动脉异常起源于肺动脉较少见，占 7%~8%，而且多无临床症状；双侧冠状动脉起源于肺动脉极为罕见，如无合并畸形多无法生存。

2. 随着无创影像学技术的进展，心脏 CTA、心脏磁共振已经逐渐取代冠脉造影作为冠脉起源于肺动脉的主要诊断方法。

3. 对于确诊后的冠脉起源异常起源于肺动脉，无论有无症状，建议手术治疗。

（撰写：梁云婷、李嘉晨　审校：王霄芳）

参考文献

[1] GOO H W. Anomalous Origin of the Coronary Artery from the Pulmonary Artery in Children and Adults: A Pictorial Review of Cardiac Imaging Findings[J]. Korean J Radiol, 2021, 22(9): 1441-1450.

[2] MOLOSSI S, DOAN T, SACHDEVA S. Anomalous coronary arteries: a state-of-the-art approach[J]. Card Electrophysiol Clin, 2024, 16(1): 51-69.

[3] YAMANAKA O, HOBBS R E. Coronary artery anomalies in 126, 595 patients undergoing coronary arteriography[J]. Cathet Cardiovasc Diagn, 1990, 21(1): 28-40.

[4] 杨思源．小儿心脏病学[M]．北京：人民卫生出版社，2005.

[5] PATEL S G, FROMMELT M A, FROMMELT P C, et al. Echocardiographic diagnosis, surgical treatment, and outcomes of anomalous left coronary artery from the pulmonary artery[J]. J Am Soc Echocardiogr, 2017, 30(9): 896-903.

[6] GENTILE F, CASTIGLIONE V, DE CATERINA R. Coronary Artery Anomalies[J]. Circulation, 2021, 144(12): 983-996.

[7] 安琪，李守军．先天性心脏病外科治疗中国专家共识(十二)：先天性冠状动脉异常[J]．中国胸心血管外科临床杂志，2020, 27(12): 1375-1381.

[8] LANGE R, CLEUZIOU J, KRANE M, et al. Long-term outcome after anomalous left coronary artery from the pulmonary artery repair: a 40-year single-centre experience[J]. Eur J Cardiothorac Surg, 2018, 53(4): 732-739.

[9] 罗国华，闫军，刘迎龙，等．右冠状动脉起源于肺动脉的诊断和外科治疗[J]．中国循环杂志，2009, 24(2): 135-136.

第 2 节　先天性冠状动脉异常起源于主动脉

先天性冠状动脉异常起源于主动脉（anomalous aortic origin of coronary arteries, AAOCA）是指两支或单支冠状动脉异常起源于不相应的主动脉窦，即左冠状动脉起源于主动脉右窦，或右冠状动脉起源于主动脉左窦。其发病率为 0.1%~0.3%，大部分患儿症状不典型，甚至完全无症状，但也有患者以心搏骤停为首发表现，是青少年及运动员猝死、不明原因猝死的主要原因之一。

一、病理生理

冠状动脉异常起源于主动脉具体可分为：

1. 左冠状动脉主干起自右冠状窦（发自右冠状动脉或单独发自右冠状窦），这一亚型中，又根据左冠状动脉主干的走行分为走行于肺动脉前方、走行于主动脉后方、走行于室间隔中、走行于主动脉和肺动脉之间。

2. 左冠状动脉前降支或回旋支单独发自右冠状窦。

3. 右冠状动脉起自左冠状窦（发自左冠状动脉主干或单独发自左冠状窦），这一亚型中，又根据右冠状动脉的走行分为走行于肺动脉前方、走行于主动脉后方、走行于主动脉和肺动脉之间。

4. 单一冠状动脉起自左冠状窦。

5. 单一冠状动脉起自右冠状窦。

异常起源的冠状动脉近段与主动脉壁呈锐角甚至裂缝样开口，在剧烈运动时会发生冠状动脉供血不足。另外异常起源的冠状动脉近段是埋入主动脉壁内，无血管外膜并与主动脉同一层中，在剧烈运动时动脉舒张压升高时，升主动脉向外扩张和拉长导致冠状动脉在壁内的部分受到压扁或阻塞，从而产生心肌缺血的症状，甚至猝死表现。

二、临床表现

不同类型的冠状动脉异常起源于主动脉临床表现差别大，轻者终身无症状，或仅体检发现心脏杂音、异常心电图，或有胸闷、胸痛、心悸等临床表现，严重者甚至以晕厥、猝死起病。年轻人或青少年如果有劳累后胸痛或呼吸困难，需要考虑冠状动脉异常起源于主动脉的可能。

三、体格检查

对拟诊 AAOCA 的患者，体格检查通常没有特殊表现。

体格检查时应注意与非心源性胸痛、胸闷的相关表现（例如气胸、肺炎、胸膜炎等疾病）相鉴别。若发生严重心肌缺血时，可能出现心脏杂音（乳头肌功能障碍引起瓣膜反流）。

四、辅助检查

1. 心电图检查　在常规心电图检查中，冠状动脉异常起源于对侧冠状窦患者的心电图一般少有心肌缺血表现，因此检出本病的概率较低。平板运动试验可致心输出量增多，对于本病的检出更为敏感，但同时也会带来心肌缺血甚至是猝死的风险，并且运动试验正常不能除外冠状动脉异常起源。因此一般不推荐应用运动试验来检测冠状动脉畸形。

2. 生物标记物　心肌酶水平不足以检出冠状动脉异常起源，除发生急性心肌梗死患儿的心肌酶明显增高外，其余患儿心肌酶均可在正常范围内。

3. 超声心动图　超声心动图具有无创、简便、准确的特点，对于儿科患者是初步检测冠状动脉异常的首选工具，但对于图像质量要求高，需要操作者具备一定的经验。但也有报道提示经胸超声心动图不能很好地提示冠状动脉在动脉间走行路线、壁内走行以及开口的成角情况，并且对于细小冠状动脉显示不佳。对超声心动图图像不清晰或高度提示冠状动脉异常起源者，建议行冠状动脉 CTA 或 MRA。

4. 冠状动脉 CTA 或 MRA　冠状动脉 CTA 或 MRA 具有无创、快速、高分辨、三维重建、费用低等优点，能够表现 AAOCA 多种特征（图 16-5，图 16-6）。尽管冠脉 CTA 存在碘对比剂和辐射暴露，但目前新仪器可提供低辐射暴露、低对比

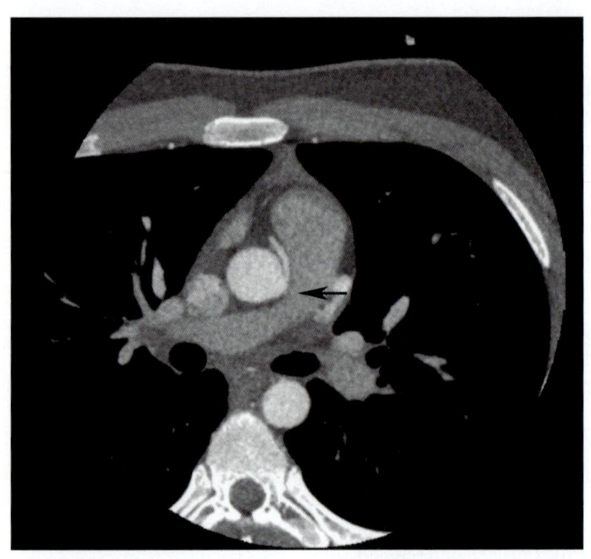

图 16-5　右冠状动脉起自左冠状窦并走行于主、肺动脉之间（箭头）

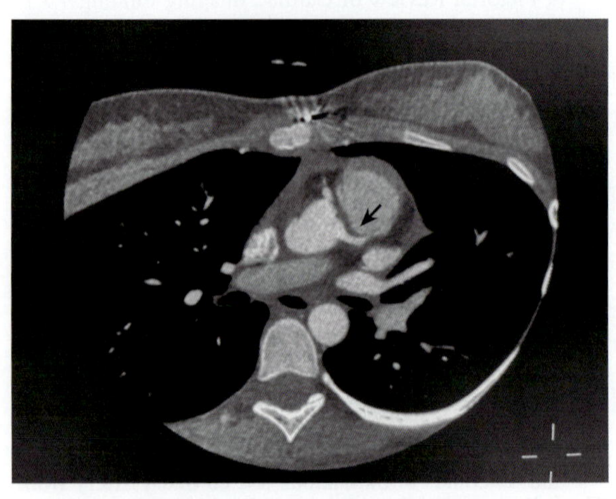

图 16-6　左冠状动脉起自右冠状窦并壁内走行（箭头）

度，以及自由呼吸快速成像技术，从而减少 CTA 对儿童的伤害。与 CTA 相比，MRA 可在没有辐射或损伤情况下提供冠状动脉及其功能成像，但其可能存在较低的空间分辨率、扫描时间增加和较高的成本等问题。

5. 冠状动脉造影　冠状动脉造影主要用于诊断成年人冠状动脉异常，其有较高的时空分辨率，但是它对冠状动脉开口，近段血管走行及周围结构的显示有限。在儿科患者因其为有创性检查，因而应用受限，除非无创性检查无法明确或患者有明确心肌缺血征象，可考虑进一步行冠脉造影。

五、AAOCA 临床风险及猝死相关因素

1. 年龄　在年龄 <35 岁的患者中，AAOCA 更常被认为是心源性猝死（sudden cardiac death，SCD）的主要原因。

2. 冠状动脉口解剖及走行　冠状动脉口解剖和近端冠状动脉走行，裂隙状 / 鱼嘴状开口、冠脉起始部成角斜行发出、壁内走行、两大动脉间走行和近端冠状动脉发育不全都被认为是 AAOCA 患者出现症状、心肌缺血和 SCD 的原因。这些解剖表现都为间歇性心肌缺血提供了病理生理机制，特别是在高心输出量和 / 或主动脉壁张力增加时，例如在运动期间。

3. 冠状动脉异常起源位置　起自右冠瓣的左冠状动脉比起自左冠瓣的右冠状动脉不常见，但在 SCD 患者的尸检中更常见。这表明起自右冠瓣的左冠状动脉异常起源更有可能导致 SCD。这可能是由于左冠状动脉解剖特征使之异常起源容易发生冠状动脉病变，也可能是由于左冠状动脉供应更大比例的心肌，或者两者兼而有之。

4. 运动　AAOCA 患者尸检表明，大多数患者死于运动或与运动密切相关事件。

5. 心肌缺血　尸检系列显示，大量死亡归因于 AAOCA 的患者存在心肌纤维化，尤其是左冠状动脉起自右冠状窦的患者。外科治疗过程中发现，在没有其他冠心病存在的情况下，手术修复前存在心肌缺血或二尖瓣关闭不全的患者，通常存在冠状动脉异常起源所致心肌缺血。也有其他数据表明，正常的负荷测试并不排除 SCD 事件，因为这些研究中的大多数只使用了负荷心电图，而不是更敏感和具体的核灌注成像或负荷超声心动图模式。

6. 临床症状　在尸检和外科治疗中，大量患者存在心血管系统症状，包括 SCD 事件。左冠状动脉起源于右窦的患者更易出现症状。外科手术修复后患者症状可以得到改善。

六、AAOCA 治疗策略和时机

对于冠状动脉异常起源于主动脉的治疗目前有一定的争议：手术有风险，但大多数患者一生中并未发生不良心脏病事件，因此，对于每个个体需反复权衡是否需要手术矫治。2018 年美国心脏病学会 / 美国心脏协会（American College of Cardiology/American Heart Association，ACC/AHA）指南建议，若出现以下情形则行手术治疗：①患者的症状或诊断证据明确支持因 AAOCA 引起的心肌缺血；②即使无心肌缺血表现，左冠状动脉异常起源于右冠状窦也需手术治疗；③因冠状动脉异常起源引起室性心律失常。合并壁内走行或者开口狭窄是猝死的高危因素，即使早期没有明显缺血表现，我们也建议尽早手术。目前在临床上主要采用的手术方法为冠状动脉去顶术或冠状动脉移植术，手术安全且近、远期效果理想。

七、AAOCA 外科治疗

主动脉起源冠状动脉异常的引起心肌缺血和猝死的病理学基础是异常血管的锐角性起源产生裂隙样开口，舒张期主动脉根部膨胀引起冠脉受压导致缺血，尤其运动时同时出现主动脉和肺动脉干扩张，这种受压更明显；如同时合并冠脉起始部的壁内走行，发生心肌缺血和猝死的风险明显增加。因此，外科手术的目的是解除冠脉受压的病理基础，包括恢复冠脉的正常开口和解除起始部位的壁内走行。手术方式包括冠状动脉去顶术和冠状动脉旁路移植术，但后者多用于合并冠状动脉粥样硬化的病例。

冠状动脉去顶术可解除冠状动脉开口的异常，包括左冠脉或右冠脉的主动脉起源异常合并壁内走行，回旋支起源异常需要手术的可能性很小。1982 年，Mustafa 等开始应用该术式于这些冠脉起源异常的矫治，应用过程中又经历了一些改进和完善。游离主动脉根部，显露病变冠脉穿出主动脉壁的部位，确保切开冠脉开口和起始部壁内走行时，切穿主动脉或心表走行的冠脉壁。经主动脉根部切口，切开病变冠脉开口，必要时去除裂隙样开口的部分组织或缝线固定牵开冠状动脉开口，恢复正常开口。对于起始部壁内走行的冠脉，沿壁内部分去顶到穿出主动脉壁的位置，大多数情况下，穿出主动脉壁时冠脉较壁内走行有明显的扩张。没有壁内走行、无法行冠状动脉去顶的病例，异常起源冠脉再植、冠状动脉旁路移植、肺动脉改道等是可能的选择；冠状动脉旁路移植术的操作方法与成人冠状动脉粥样硬化病变时旁路移植术相同。年龄 <40 岁、男性、爱好运动和冠脉起源锐性成角是该病引发猝死的危险因素，如有这些情况，需尽早手术矫治。

八、实战病例

患者男性，17 岁，因"间断胸痛 1 天"入院。患者 1 天前无明显诱因出现胸痛，表现为绞痛，放射至左上肢，伴面色苍白、大汗，持续数十分钟缓解。就诊我院急诊，心电图示窦性心律，超声心动图未见明显异常，心肌酶超敏肌钙蛋白 I 4 833.80pg/ml，CK-MB 12.7ng/ml，2h 后复查超敏肌钙蛋白 I 2 691.90pg/ml，CK-MB 9.6ng/ml。患者既往曾于体力活动后晕厥 1 次，意识丧失、不伴二便失禁，持续 1~2min 后缓解。

查体：一般情况可，生长发育正常，心音有力，心律齐，未闻及明显心脏杂音，肝、脾不大，下肢无水肿。

超声心动图：右冠状动脉起始明显前移，发出后走行于主、肺动脉之间，右冠状动脉起始与主动脉前壁夹角成锐角。

冠状动脉 CTA：右冠状动脉起源于左窦，近段走行于肺动脉与主动脉窦之间。

心脏磁共振：左心室侧壁中央段运动减低，心肌水肿，心肌损伤。

治疗：①药物治疗：予磷酸肌酸钠、维生素 C、果糖二磷酸钠、曲美他嗪营养心肌；定期复查心肌酶逐渐恢复正常。②手术治疗：患儿择期行冠状动脉去顶手术，预后良好。

（撰写：叶文倩、李嘉晨　审校：王霄芳）

参考文献

[1] SERKAN Y, MURAT M, KORHAN S, et al. The primary anomalies of coronary artery origin and course: A coronary angiographic analysis of 16, 573 patients[J]. Exp Clin Cardiol, 2013, 18(2): 121-123.

[2] BROTHERS J A, FROMMELT M A, JAQUISS R D B, et al. Expert consensus guidelines: anomalous aortic origin of a coronary artery[J]. J Thorac Cardiovasc Surg, 2017, 153(6): 1440-1457.

[3] 肖燕燕. 儿童冠状动脉病变相关晕厥[J]. 中国实用儿科杂志, 2020, 35(8): 603-606.

[4] LORBER R, SRIVASTAVA S, WILDER T J, et al. Anomalous aortic origin of coronary arteries in the young: echocardiographic evaluation with surgical correlation[J]. JACC Cardiovasc Imaging, 2015, 8(11): 1239-1249.

[5] CHEEZUM M K, LIBERTHSON R R, SHAH N R, et al. Anomalous aortic origin of a coronary artery from the inappropriate sinus of valsalva[J]. J Am Coll Cardiol, 2017, 69: 1592-1608.

[6] STOUT K K, DANIELS C J, ABOULHOSN J A, et al. 2018 AHA/ACC guideline for the management of adults with congenital heart disease: executive summary: a report of the American College of Cardiology/American Heart Association task force on clinical practice guidelines[J]. J Am Coll Cardiol, 2019, 73(12): 1494-1563.

[7] MERY C M, LEÓN L E, MOLOSSI S, et al. Outcomes of surgical intervention for anomalous aortic origin of a coronary artery: a large contemporary prospective cohort study[J]. J Thorac Cardiovasc Surg, 2018, 155(1): 305-319.

[8] MUSTAFA I, GULA G, RADLEY-SMITH R, et al. Anomalous origin of the left coronary artery from the anterior aortic sinus: a potential cause of sudden death. Anatomic characterization and surgical treatment[J]. J

Thorac Cardiovasc Surg，1981，82（2）：297-300.
［9］MOSTEFA KARA M，FOURNIER E，COHEN S，et al. Anomalous aortic origin of coronary arteries：is the unroofing procedure always appropriate?［J］. Eur J Cardiothorac Surg，2021，59（3）：705-710.

第 3 节　先天性左冠状动脉主干闭锁

先天性左冠状动脉主干闭锁（congenital atresia of the left main coronary artery，LMCAA）是一种罕见的先天性心血管畸形，表现为左冠状动脉主干的开口为盲端，而其发出的左前降支和左回旋支位置在解剖学上是正常的，只能通过右冠状动脉的侧支血管供应血液，并且不接收其他来源的血液供应。因其发病率很低，现有流行病学资料中还没有明确统计，国内外至今报道案例不足 100 例。

一、知识要点

【病因及发病机制】

致病原因和发病机制尚不明确，可能涉及的因素包括左冠状动脉的先天性缺陷或偏移、左冠状动脉无法正常开通、主动脉基质纤维延展至左冠状动脉开口，或者胚胎初期的左冠状动脉阻塞等。

【病理生理】

LMCAA 的左冠状动脉开口在常规位置出现闭塞。左冠状动脉主干变窄，前端仍与左前降支和左回旋支相连接，由左冠状动脉供血的心肌，现借助右冠状动脉的侧支血管实现逆流供血。生后早期，侧支血管尚未完全建立，会导致大面积心肌发生缺血性坏死，心功能减退，乳头肌缺血，出现萎缩，二尖瓣关闭不全，致死率极高。随着年龄的增长，左、右冠状动脉侧支循环网络（即右冠状动脉—侧支血管—左前降支 / 左回旋支—左冠状动脉）全面发育，缺血性心肌病症状较之前有所缓解，部分患儿有可能存活至青少年甚至成年阶段。然而，由于此部分心肌血液供应主要来源于侧支血管，患者仍可能出现心绞痛和呼吸困难等症状。

【临床表现】

不同年龄段患者临床表现各不相同，婴幼儿时期发病的患儿多表现为面色苍白、多汗、烦躁、呼吸困难、晕厥、慢性心功能不全、反复呼吸道感染、充血性心力衰竭、缺血性瓣膜关闭不全等，年龄较大的儿童及成人发病以晕厥和胸痛症状为主，但猝死可发生于任何年龄段，症状轻重与右冠状动脉和左冠状动脉之间侧支发育程度有关。

【辅助检查】

1. 心电图　典型心电图表现为出现酷似心肌梗死的 Q 波（Q>0.04s，Q>1/4R），常在Ⅰ、aVL、V_4~V_6 导联出现。

2. 胸部 X 线检查　显示为心影增大，以左心室增大为主，肺淤血。

3. 超声心动图　超声心动图是确诊本病的重要检查手段。超声心动图检查发现左心室扩张，收缩功能下降或维持在正常范围低限或者有二尖瓣腱索、乳头肌纤维化，回声增强时，提示须对冠状动脉进一步探查。LMCAA 超声心动图直接征象包括：①主动脉左侧冠状动脉窦无法探查到左冠状动脉主干的开口，左冠状动脉开口处出现凹陷状闭锁；②左冠状动脉主干近端呈现闭锁，远心端纤细；③从多个切面来看，右冠状动脉的起源位置正常，内径正常或增宽；④与右冠状动脉系统相比，左冠状动脉系统发育差；⑤多个切面探查左冠状动脉与肺动脉之间无连接。CDFI 特征分析：①收缩期二尖瓣中或大量反流信号；②发育不良的左冠状动脉和右冠状动脉形成微小的侧支血液循环，血液从右冠状动脉通过侧支循环逆流至发育不良的左冠状动脉；③左冠状动脉左前降支和左回旋支的血流是逆向灌注的，血流速度相对较慢；④发育不良的左冠状动脉分布在肺动脉旁边，但 CDFI 无法观察到其与肺动脉之间的明确逆灌血流信号。

4. 超声心动图　超声心动图是诊断本病非常有效的一种非侵入性检查，可明确显示冠状动脉及分支的开口、走行、宽度等，本病特征为左冠状动脉近端呈盲端，未与左冠状窦连接，左冠状动脉主干及分支发育不良，右冠状动脉开口位置正常，内径正常或增宽，左右冠状动脉间可见侧支血管。目前冠脉 CTA 检查对婴幼儿尚有局限，患儿不能主动屏气、心率快、心动周期短都会对冠脉成像造成一定影响。

5. 右心导管检查、冠状动脉造影　右心导管检查和冠状动脉造影是确诊此疾病的“金标准”。先行右心导管检查，后行主动脉根部正侧位造影。冠状动脉起源和走行不清时，需做选择性冠状动脉造影以便确定右侧冠状动脉起源和右冠脉及其分支血管的路径。左侧冠状动脉主干的开口闭锁，左侧冠状动脉的远段分支通过右侧冠状动脉形成侧支显影，但血管相对较细。

【诊断与鉴别诊断】

本疾病可通过临床症状和影像学检查明确诊断，但因其临床表现和解剖特征与其他几种心脏疾病相似，容易被误诊，从而错过手术最佳时间。早确诊对于此病的治疗至关重要，需要和以下疾病进行对比鉴别。

1. 扩张性心肌病、心内膜弹力纤维增生症　虽有左心增大、心功能减低表现，但心电图少有病理性 Q 波改变，超声心动图及心脏 CT 可见正常起源的左、右冠状动脉。

2. 单冠畸形　解剖改变都为主动脉窦只有单一的右冠状动脉开口，但其与单冠畸形血流动力学不同，单冠畸形心脏血供方向是正常的，由大动脉流向细小冠脉分支，而左冠状动脉主干闭锁血液是右冠状动脉通过一个或多个侧支逆流向左冠状动脉，一般右冠状动脉到左冠状动脉的侧支循环不能满足心脏的代谢需要，因此几乎所有患儿都会出现心肌缺血的表现。

3. 先天性冠状动脉异常起源　临床表现与本病相近，都有心脏扩大、左室射血分数减低、心内膜弹力纤维增生、二尖瓣关闭不全、特殊心电图改变等。左冠状动脉起源于肺动脉，由于肺动脉的压力偏低，会引起较严重的右冠状动脉窃血症状，以致右冠状动脉扩张更为明显。利用心脏彩色多普勒血流成像可以观察到肺动脉瓣上的肺动脉左侧壁或后壁的朝探头方向的微小红色分流束，有利于鉴别诊断。主动脉根部造影或选择性右冠状动脉造影可以鉴别诊断。

4. 与其他原因（如川崎病、大动脉炎等）引起的左冠状动脉主干堵塞相鉴别，这些病例虽然主干完全堵塞但其解剖形态和内径正常。

【治疗】

治疗包括抗心力衰竭、抗心律失常药物及手术治疗，左冠状动脉主干闭锁一旦诊断本身即为手术指征，手术的目的为建立正常的双冠脉供血系统。术前需药物调整患儿心功能状态至能耐受手术状态，外科手术方式包括冠状动脉旁路移植术及冠状动脉成形术，术式选择主要取决于主动脉窦部左冠状动脉口至闭锁部位的长度。近年，大家普遍认为冠状动脉成形术术式优于旁路移植术。冠状动脉成形术是利用自体心包补片或动脉壁重构左主干，这种手术可以使左冠状动脉在手术成功后得到再生长，进一步为左冠状动脉供血区域输送更多的血液储备。而旁路移植术则只能为移植血管的周边区域供血。

【预后】

由于本病发病率低，缺乏大规模临床随访。我中心确诊 LMCAA 患儿 12 例，主要表现为心肌缺血、二尖瓣反流及心功能不全，诊断后接受药物治疗患儿心功能会有不同程度好转，生长发育可获改善。12 例患儿随访 1~9 年，1 例在 7 个月时明确诊断，后一直口服药物，未接受手术治疗，在 9 岁活动后猝死；1 例为频繁活动后晕厥患儿，明确诊断后口服药物治疗，晕厥次数逐渐减少，近 2 年未出现晕厥；4 例患儿明确诊断后接受冠状动脉开口成形术及二尖瓣成形术，术后心功能基本恢复正常；余患儿口服药物治疗，症状尚稳定。因本病罕见，症状轻重不一，国内手术例数少，故部分患儿家属不能接受手术风险，仍在随访中。

二、实用技巧

LMCAA 早期诊断的几个关键点：

1. 婴幼儿超声心动图结果提示心脏功能降低，需要重视探查冠状动脉情况，观察左冠状窦内是否有冠状动脉开口，以及右侧冠状动脉与发育迟缓的左冠状动脉形成的侧支血流情形。

2. 心电图　关注心电图是否出现病理性 Q 波。

3. 儿童冠状造影检查流程，儿童需先全身麻醉，然后经皮穿刺至股动脉置入血管鞘。予 50~100U/kg 的肝素抗凝。在完成右心导管的检查之后，用猪尾巴导管继续对主动脉根部进行造影，照射的角度是右前斜 30°、左前斜 60°，头向成角 25°。需重点关注左、右冠状动脉的起始位置，主干和分支的分布，并参照特定投照角度（表 16-1）。使用冠状动脉导管或切头猪尾巴导管置入右冠状动脉开口，注入 0.5ml/kg 对比剂，并记录下右冠状动脉及其侧支血管的形态，明确左冠状动脉末端与主动脉根部的距离和位置关系。检查过程中监控血压、心电图和血氧饱和度，检查结束后，需要对穿刺部位进行常规护理。

表 16-1　冠状动脉造影常用投照角度

常用投照角度	重点观察节段
左冠状动脉	
正位或 RAO 5°~10°	左主干
LAO 30°~45°+ 向头 20°~30°	LAD-CX 分支
RAO 30°~40°+ 向脚 20°~30°	CX+ 圆钝支
RAO 5°~30°+ 向头 20°~40°	LAD+ 对角支
LAO 50°~60°+ 向脚 10°~20°	LAD-CX 分支、CX、圆钝支
右冠状动脉	
LAO 30°~45°+ 向头 15°~20°	近端、中间和 PDA
RAO 30°~45°	近端、中间和 PDA

注：LAD，左前降支；CX，回旋支；PDA，右冠状动脉后降支；RAO，右前斜位；LAO，左前斜位。

三、实战病例

来诊的患者为一名 1 岁男婴，因“反复呼吸道感染，发现心脏杂音 9 个月余”就诊。患儿自幼易患呼吸道感染，3 个月龄时外院听诊发现心脏杂音，曾行超声心动图检查提示二尖瓣脱垂并大量反流，未予正规治疗，为进一步诊治就诊我院，患儿平素纳奶量尚可，易出汗，体重增长尚可，一般活动尚无受限。余无特殊病史及家族史。

入院后心电图检查提示Ⅰ、aVL 导联异常 Q 波（图 16-7）。

胸部 X 线片提示二尖瓣型心，肺血增多，心胸比例 0.68（图 16-8）。

超声心动图提示左心房、室增大，LV 舒张末径 41mm，LVEF 55%，二尖瓣大量反流，左冠状动脉窦未见左冠状动脉开口，左冠状动脉主干显著变细，前降支、回旋支走行未见明显异常，右冠状动脉开口、走行、内径正常，左冠内可见逆灌血流

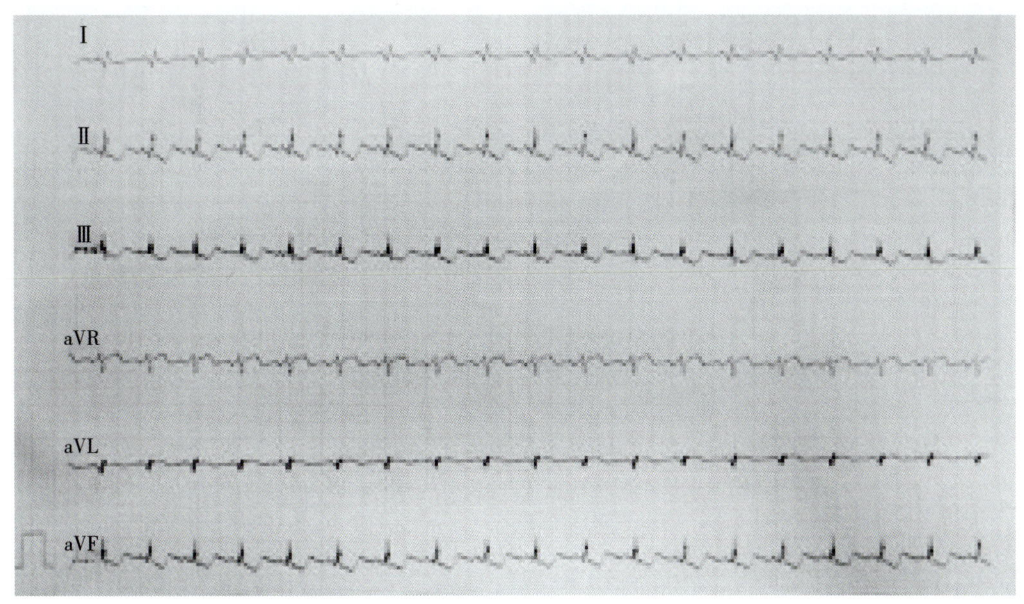

图 16-7　心电图表现

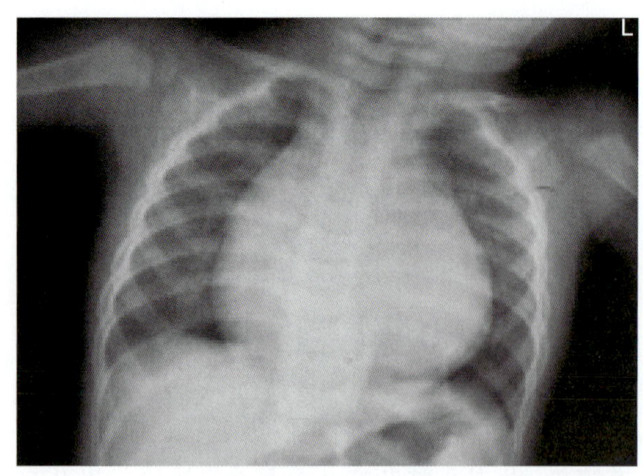

图 16-8 胸部 X 线片

信号。超声诊断为左冠状动脉闭锁，二尖瓣脱垂并大量反流（图 16-9）。

心脏 CTA 表现为左冠状窦内未见左冠状动脉开口，左前降支、回旋支管腔纤细（图 16-10）。

冠状动脉造影显示主动脉根部造影左冠状窦内未见左冠状动脉开口，右冠显影后左冠状动脉逆灌血流，近端呈盲端，内径纤细，未见肺动脉显影（图 16-11）。

通过系列检查患儿明确诊断为先天性左冠状动脉闭锁，充分评估准备后患儿行左冠状动脉开

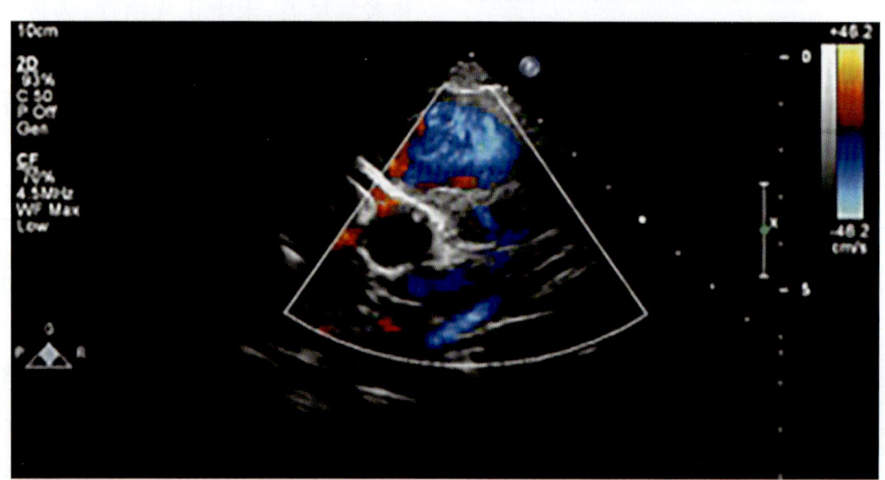

图 16-9 超声心动图

左冠状窦内未见左冠状动脉开口，左冠内可见逆灌血流信号。

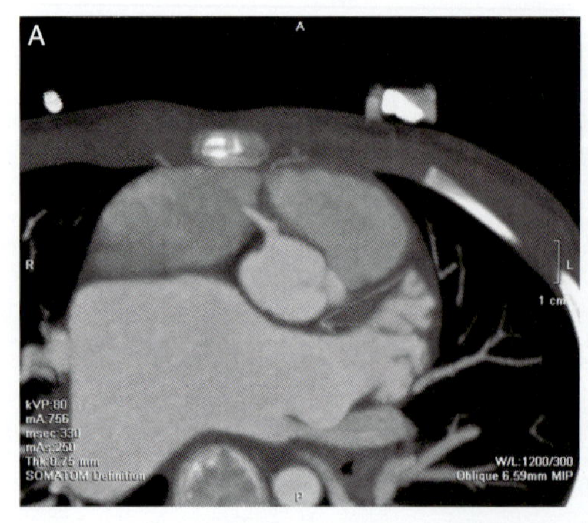

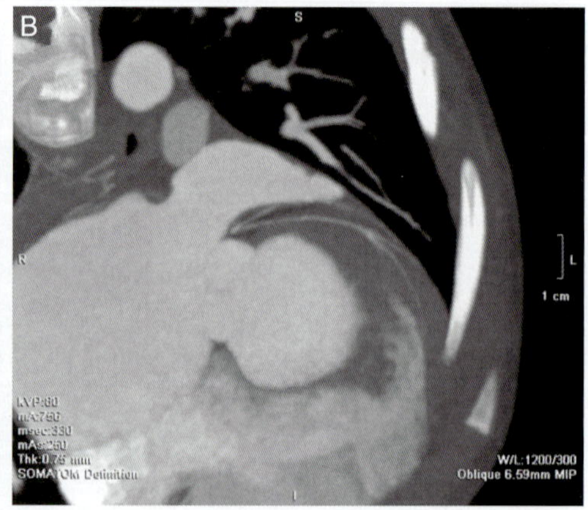

图 16-10 心脏 CTA

A. 左冠状窦内未见左冠状动脉开口；B. 左前降支、回旋支管腔纤细。

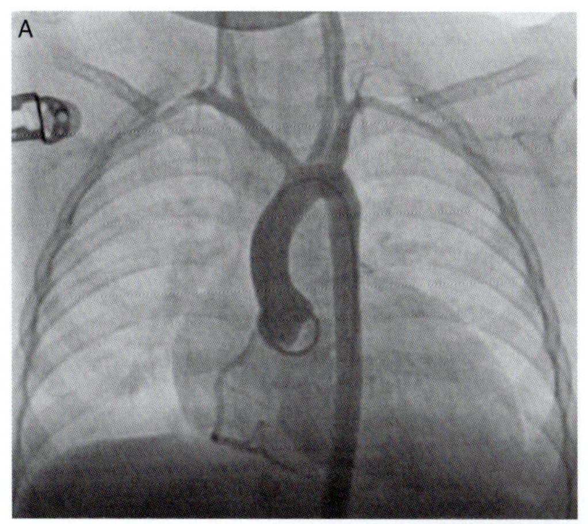

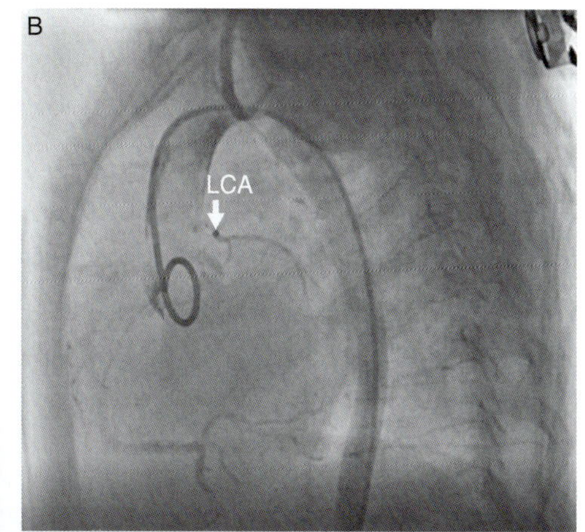

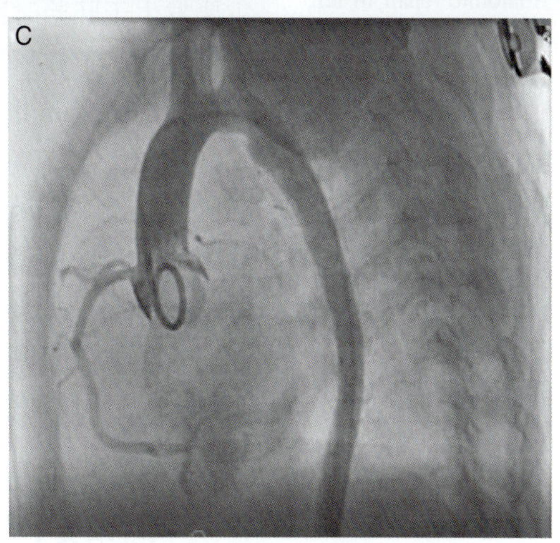

图 16-11　冠状动脉的造影结果

A. 左冠状窦区域并未观察到左冠状动脉的开口；B. 在显影之后，左主干呈现出盲端状态且内径细小，肺动脉的显影未能见到；C. 右冠状动脉的造影过程中，通过侧支实现了左冠的显影。LCA，左冠状动脉。

口成形术＋二尖瓣成形术，术后恢复好，术后随诊 4 年复查超声心动图提示左冠状动脉开口通畅，心功能正常，二尖瓣微量反流。

（撰写：姜小坤、李嘉晨　审校：王霄芳）

参考文献

[1] LAUX D, BESSIERES B, HOUYEL L, et al. Early neonatal death and congenital left coronary abnormalities: ostial atresia, stenosis and anomalous aortic origin[J]. Arch Cardiovasc Dis, 2013, 106(4): 202-208.

[2] YILDIZ A, OKCUN B, PEKER T, et al. Prevalence of coronary artery anomalies in 12, 457 adult patients who underwent coronary angiography[J]. Clin Cardiol, 2010, 33(12): E60-E64.

[3] ALSALEHI M, JEEWA A, WAN A, et al. A case series of left main coronary artery ostial atresia and a review of the literature[J]. Congenit Heart Dis, 2019, 14(6): 901-923.

[4] XIAO Y, JIN M, HAN L, et al. Two congenital coronary abnormalities affecting heart function: anomalous origin of the left coronary artery from the pulmonary artery and congenital left main coronary artery atresia[J]. Chin Med J (Engl), 2014, 127(21): 3724-3731.

[5] WEIGAND J D, GOWDA S, LORBER R, et al. Echocardiographic diagnosis of left main coronary artery atresia[J]. World J Pediatr Congenit Heart Surg, 2017, 8(1): 101-102.

[6] LUO X, LI Z. Congenital atresia of the left main coronary artery: imaging feature in children[J]. Echocardiography, 2019, 36(10): 1941-1943.

[7] 李文秀，耿斌，崇梅，等．先天性左冠状动脉主干闭锁 3 例超声心动图特征及文献复习[J]．中国循证儿科

杂志,2012,7(5):331-335.

[8] 肖燕燕,韩玲,金梅,等.先天性左冠状动脉主干闭锁四例并文献复习[J].中华儿科杂志,2014,52(5):383-386.

[9] D'SOUZA T F,SAMUEL B P,VETTUKATTIL J J,et al. Surgical treatment of neonate with congenital left main coronary artery atresia[J]. Ann Thorac Surg,2016,101(1):352-355.

[10] JIANG X,YE W,XIAO Y,et al. Clinical characteristics of congenital atresia of the left main coronary artery in 12 children[J]. Front Pediatr,2022,10:866010.

[11] MA K,QI L,YUAN J,et al. Anatomic repair of left main coronary artery atresia:coronary ostioplasty with autologous pulmonary artery[J]. Can J Cardiol,2021,37(6):887-894.

[12] 何岚,刘芳,黄国英,等.选择性冠状动脉造影在儿童川崎病合并严重冠状动脉病变中的应用[J].中华儿科杂志,2019,57(2):108-112.

第4节 先天性冠状动脉瘘

一、临床要点

冠状动脉瘘(coronary artery fistula,CAF),也称为冠状动静脉瘘,由德国解剖学家William Klaus于1865年首次发现,其特征为冠状动脉未经过毛细血管网而直接与心腔或大血管(体循环或肺循环)任一阶段进行交通。

【流行病学及发病率】

CAF为一种先天性心血管疾病,发病率较低,约占所有先天性心脏病的1%,在心导管检查患者中的发现率为0.1%~0.2%。但是该病在冠状动脉畸形中是最常见的,约占所有冠脉畸形的一半。CAF有两种表现形式,一部分发自正常解剖走行的冠脉分支(仅占7%),另一部分则伴有冠脉系统走行不明所产生的冠状动脉瘘而非动静脉瘘。冠状动脉瘘多为单发,右冠状动脉来源(占比55%)多于左冠状动脉前降支(35%),很少源于左冠脉回旋支,两支以上同时发生病变的情况较少,仅占5%。90%冠状动脉瘘口分流至低压的右心系统,主要为右心室(40%)、右心房(30%)、肺动脉(20%)及腔静脉、冠状静脉窦、肝静脉等。极少数病例为获得性CAF,主要可能由外伤、感染性心内膜炎、冠状动脉介入治疗或瓣膜置换等因素所致。研究统计发现,CAF也可与房间隔缺损、卵圆孔未闭、动脉导管未闭、室间隔缺损、法洛四联症等先天性心脏病同时发生。

【病因及发病机制】

目前研究表明先天性冠状动脉瘘的发病机制主要发生于胚胎时期,心肌小梁间隙和窦状隙未退化并持续存在所致。目前学术界对CAF有多种分型。Holzera根据交通部位的血流动力学表现,将CAF分为以下两型:①动静脉瘘:指与右心房、右心室、肺动脉、腔静脉交通的CAF;②体循环内瘘:指与左心房、左心室肺静脉交通的CAF。而Sakarupare根据瘘管开口的位置,将CAF分为五型,Ⅰ型为分流至右心房;Ⅱ型为分流至右心室;Ⅲ型为分流至肺动脉;Ⅳ型为分流至左心房;Ⅴ型为分流至左心室。

【病理改变】

合并CAF时冠状动脉开口较正常形态粗大,管壁多扩张、扭曲、变薄,形成梭形扩张或囊状动脉瘤,当瘘管源于冠脉远端时冠脉扩张可不明显,瘘管进入的心腔也有不同程度扩张、增大。但冠脉的扩张与瘘管的分流大小不总是相关。

冠状动脉瘘的血流动力学表现主要取决于瘘口的大小及部位,瘘口分流量小,则对血流动力学影响较小,患者临床表现不明显。当瘘口直径较大时,分流量较大,引流入右心系统的CAF与左向右分流型先天性心脏病的血流动力学改变相同;引流入左心系统的CAF则为左向左分流,使左心室负荷增加,可导致左心室扩张及衰竭。同时,经过瘘口、瘘管分流后冠脉正常血流量减少,导致冠状动脉灌注压下降,影响冠脉血供,可出现"冠脉窃血"现象,引起心肌缺血。此外,若合并冠脉粥样硬化、瘘口局部附壁血栓、赘生物脱落栓塞等均可造成心肌缺血,严重时出现心肌坏死,慢性、反复的心肌缺血则会引起心肌受损及心功能降低,最终出现心力衰竭。

【临床表现】

婴幼儿时期的微小瘘管有自行闭合的可能，较少的 CAF 患者成年之前出现临床症状，大部分患者（约 60%）在 20 岁之后出现临床表现。在婴幼儿期即出现症状的 CAF 病情较重，易出现喂奶及哭闹时烦躁不安、面色苍白、出汗等。成人患者表现大多较轻微，分流量大者可表现为乏力、呼吸困难、胸痛、心律失常、心源性休克、心肌缺血及心肌梗死，也可出现肺动脉高压、感染性心内膜炎等表现。查体心前区听诊可闻及连续性杂音，其中舒张期杂音较为明显，这与其他连续性杂音疾病相反。杂音位置与瘘口部位有关，通常在瘘入口处最响。

【诊断及辅助检查】

多数 CAF 患者的细小瘘是在进行心导管造影检查时偶然发现，多数影像学诊断技术均有助于诊断。心电图可无特异性表现，病情严重者则可出现心肌缺血、心律失常及心肌梗死的心电图表现。胸部 X 线片可显示左向右分流引起的肺血增多及心脏扩大。超声心动图可发现扩张的冠状动脉及瘘口的位置、宽度及类型（图 16-12）。声学造影检查有助于明确 CAF 的位置和扩张程度。尽管经胸超声在筛查及确诊方面有重要作用，但由于其受限于较差的声窗条件和复杂的 3D 构型，往往无法完全探及瘘口远端的血流情况。相对而言，多平面经食管超声心动图能够提供更为精确的 CAF 全程图像，详细展示其起源、走行和引流位置。由于超声诊断具有无创性和经济实惠的特点，因此可作为初步检查手段。

近年来冠脉多层螺旋 CT 及 MRI 重建技术则能更好地显示出冠脉的全貌，并可作为冠脉造影受限时的主要诊断依据。而对于一些结构复杂扭曲的瘘管，应用 CT 重建效果更佳，并可作为冠状动脉造影的术前评估参考。冠状动脉造影是目前诊断 CAF 的“金标准”，可明确显示冠脉走向、瘘口位部位、大小、分流情况及附近冠脉分支情况，大部分情况通过左心室及主动脉根部造影则可显示清楚（图 16-13）。有时瘘口因出现窃血而导致远端冠脉变细或不显影时，则需要选择性冠脉造影。

【鉴别诊断】

冠状动脉瘘症状轻微，不易发现，但一经诊断，较为容易与其他疾病相鉴别。主要包括肺动静脉瘘、主动脉窦瘤破裂、主肺动脉窗、嵴上型室间隔缺损合并右冠状窦瓣脱垂，胸廓内动脉 - 肺动脉瘘、全身动静脉瘘。主动脉 - 左心室隧道、主动脉 - 右心房交通及冠脉起源异常等。

【治疗】

根据 2008 年 ACA/AHA 指南，对于较大的冠状动脉瘘（CAF），无论是否有症状存在，均建议进行手术干预。对于小到中型瘘管，在有症状的情况下，才建议进行干预治疗。有症状的患者，如出现并发症或大量左向右分流，应接受干预治疗。但对于无症状或分流量小的患者是否进行手术干预仍存争议，一些报道认为较小和无症状的瘘管有自发闭合的可能性，可以进行保守治疗。但多

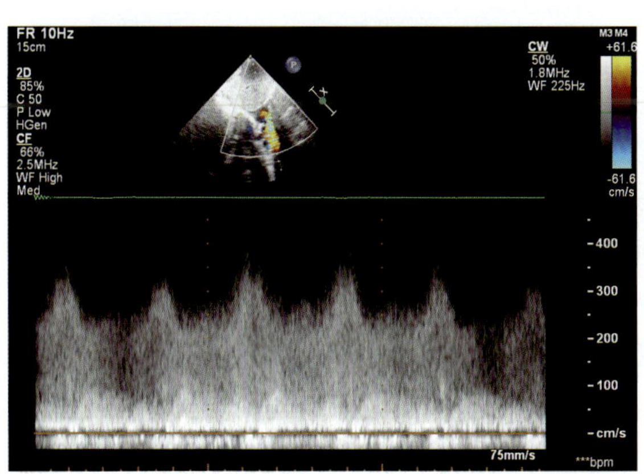

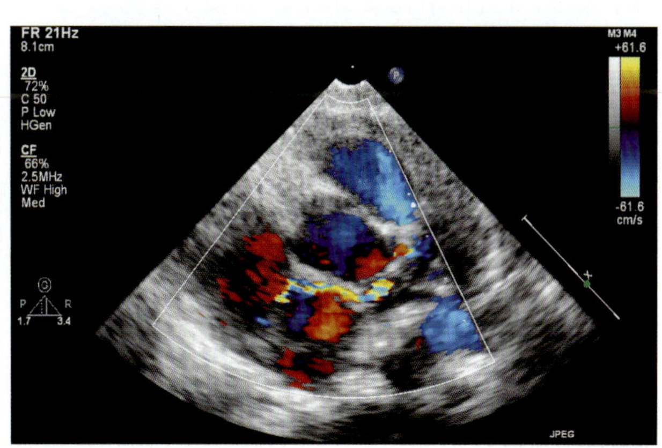

图 16-12　超声心动图示冠状动脉 - 右心房瘘

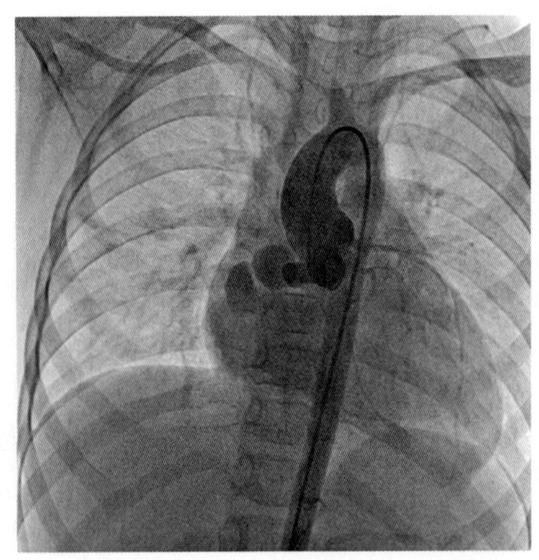
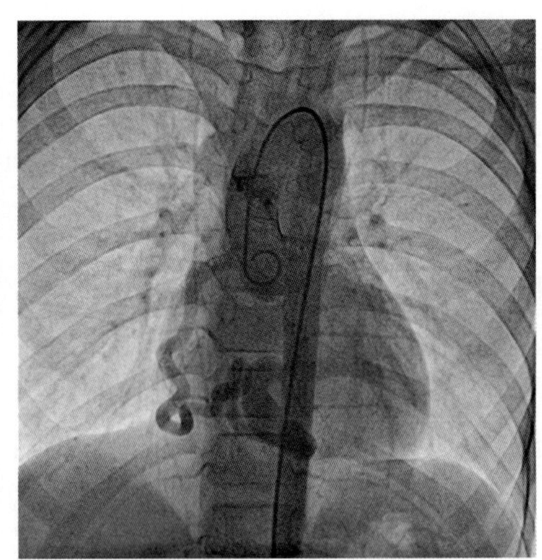

图 16-13　造影示右冠状动脉 - 右心房瘘

数研究者认为，由于在当前技术条件下手术风险较小，相对于病变进展所带来的各种并发症，即使是无症状的患者，也应考虑进行封堵治疗，以预防潜在的后期并发症。

目前治疗冠状动脉瘘的方法主要包括外科手术治疗、介入封堵手术治疗及药物治疗。

（一）外科手术治疗

冠状动脉瘘矫治手术首次报道于 1947 年，手术目的是闭合瘘口而不影响冠脉血流。术前冠脉造影，明确瘘的起止点、瘘与远端冠状动脉的关系；部分瘘可非体外循环下瘘管结扎、切断术；心脏后部瘘，如右心室流入道、冠状窦部位瘘，冠脉明显扩张、动脉瘤形成，合并其他心内畸形，则需体外循环下切开冠状动脉闭合瘘口，血管成形或经心内修复，手术安全疗效明确，根据瘘口具体情况选择个体化手术方式。

1. 结扎或切断术　瘘口远端不向冠脉供血的终端瘘，可直接结扎或切断瘘口，便于暴露的冠状动脉瘘可非体外循环下直接结扎或切断，而暴露困难的瘘口体外循环下手术更安全。手术可在冠脉和瘘口表面适当游离，显露瘘口，确定后暂时阻断，如震颤消失、心电图无冠脉缺血性改变，可结扎或切断瘘道。这些病变也可从瘘口附近冠脉下面水平褥式间断缝合数针闭合瘘口，该技术也称为动脉切线缝扎。

2. 经冠状动脉闭合　冠脉出现明显扩张甚至瘤样扩张的病例适于经冠脉闭合，体外循环前标记瘘口位置，灌注心肌保护液时，手指或器械闭合瘘口，尽可能保证停跳液的有效灌注，然后切开瘘口附近扩张的冠状动脉或动脉瘤，血管腔内直接封闭或补片闭合瘘口。如动脉瘤形成，修剪扩张的冠状动脉后闭合切口。

3. 心内修补　无法从心脏表面显露的瘘道，可在心内找到瘘口，根据瘘口大小直接缝合或补片缝闭瘘口。该术式同样要注意在体外循环时阻闭瘘口，保证停跳液心肌保护效果；术后注意评估是否影响冠脉血供。

（二）介入封堵手术治疗

鉴于手术创伤大、恢复慢，也出现术后心肌梗死及瘘管再通、残余分流等并发症，介入封堵手术自 1983 年首例成功报道后发展迅速，近 10 年来广泛应用。介入封堵需充分评估，把握适应证，经介入治疗成功后多数报道预后随访疗效良好。对于多个瘘口、瘘口过于粗大、血管形态扭曲、封堵部位远端有较大冠脉供血范围等 CAF 仍建议外科手术治疗。

1. 介入治疗的适应证及禁忌证

（1）适应证：易于安全到达、需栓塞的瘘管，以及单发的冠状动脉瘘开口、冠状动脉瘘口狭窄、瘘口附近无正常的冠状动脉分支、瘘道呈瘤样扩张、引流瘘口有明确的狭窄的 CAF，被认为是介入封堵的最佳适应证。具体如下：①单发型 CAF 不合并其他需要手术矫正的心脏畸形；②易于安全到达、能够清晰显影的瘘管；③非多发的冠状动脉瘘开口，单发 CAF 进行 TCC 术治疗效果较好；④冠状动脉一支或多支形成与心腔相连的多发的微小血管网，可用带膜支架进行封堵；⑤外伤性或冠状动脉介入治疗所致医源性冠状动脉瘘；⑥冠状动脉瘘口狭窄、瘘道瘤样扩张。

（2）禁忌证：①较短以及走行自由的通路，如从左冠状动脉引流至左心腔的瘘管，在进行栓塞时封堵材料有进入体循环甚至冠状动脉循环的风险；②需栓塞的冠状动脉分支远端有正常侧支供血；③冠状动脉血管过度迂曲；④右心导管提示右向左分流，重度肺动脉高压；⑤封堵术前 1 个月内患有严重感染。

2. 介入治疗的路径选择　根据 CAF 解剖类型和使用的封堵器类别，可选择经股静脉顺行入路和经股动脉逆行入路。路径选择需考虑封堵器和 CAF 解剖结构，包括瘘血管大小、迂曲程度和出口部位等因素。

（1）经股静脉顺行入路：适用于瘘血管粗大而迂曲、瘘口多位于右冠状动脉近端、计划应用弹簧栓子及带膜支架的栓塞以及单一出口的大型 CAF。此方法有助于防止对股动脉的损伤，特别适用于输送鞘仅进入瘘血管远端的情况，从而相对安全。

（2）经股动脉逆行入路：适用于计划使用 Amplatzer 系列动脉导管未闭封堵器的栓塞，以及对于小型 CAF 或多发细小出口的 CAF，因为只能使用微导管释放微型弹簧圈进行封堵，经动脉途径是唯一选择。

3. 介入材料的选择　常用的封堵器包括弹簧圈、Amplatzer 封堵器及血管塞，也有报道应用覆膜支架对多支形成微小血管网的 CAF 成功栓塞的先例。

（1）圈式封堵器材（Coil 类）：电解脱式弹簧圈（GDC）及可控弹簧栓子是广泛应用于小到中型 CAF 患者的圈式封堵器材。GDC 相较于其他封堵材料，具有易控性好、安全性高、经济性佳等优点。其有直径 1~6mm 等型号，通过 5Fr 输送导管或 5Fr 右冠状动脉造影导管送入，以封堵最接近出口的远端瘘管。封堵最接近出口的远端瘘管弹簧圈一般选用比血管最大直径大 20%~40% 者。另外，GDC 的较好成血栓特性显著提高了封堵率，据统计经导管可控弹簧栓子栓塞法成为介入治疗的主要方式，占介入治疗的 92% 左右。

（2）Amplatzer 蘑菇伞封堵器（Amplatzer vascular plug，AVP）：Amplatzer 封堵器是一种镍钛合金制成的金属网笼，直径为 4~16mm。AVP 封堵器以往较多应用于动静脉畸形的治疗，近年来在 CAF 的应用也取得了良好的疗效。AVP 封堵器材较适用于大型动脉瘘管，使用骑跨出口封堵方法时，建议选用大约 2 倍于出口直径的封堵器。单一的 AVP 就可对直径较大的瘘管进行封堵，完全封堵率高，并有利于节约手术时间。AVP 封堵器的缺点是当使用 AVP 的直径超过 8mm 时，所需要的引导管直径相对较大，对婴儿和儿童会在逆行进入导管的过程中影响患者的冠状动脉血流，此时需要在操作中密切关注患者心电图以防心肌缺血等并发症的发生。

（3）聚四氟乙烯膜带膜支架（Jostent）：Jostent 是一种球囊扩张性支架，由两层不锈钢丝编织而成的管状支架，两层不锈钢丝之间包裹一层多聚酯薄膜。带膜支架堵塞术适用于瘘管开口附近没有或有较少小分支的 CAF，置入覆膜血管支架简单、有效。

（4）经导管诱导血栓形成封堵法：有报道研究，对直径 <2mm 的冠状动脉瘘行介入治疗时，有报道采用导管操作过程中，动脉瘘内血栓形成，自行封堵的介入治疗方法。该方法在封堵微小动脉导管未闭有相似的结果。

（5）可脱卸式球囊也被用于 CAF 的治疗中，但是在使用中需要较长的管鞘并且有可能过早膨胀造成局部栓塞，目前已很少使用。

4. 并发症及防治技巧　介入治疗并非完全没有风险，其最常见并发症为介入材料引起的栓塞。心肌缺血及心肌梗死是最常见的并发症，建议尽量封堵出口处以减少侧支血管。其他并发症包括冠状动脉痉挛、冠状动脉夹层、术后残余分流、溶血、瓣膜损伤、感染性心内膜炎、心律失常、外周血管并发症等，需要根据具体情况进行预防和处理。

（1）心肌缺血及心肌梗死：最常见的并发症，早发者于术后即可出现，可能与堵塞 CAF 侧支血管有关，因此建议尽量封堵出口处，而迟发者系 CAF 封堵术后的一种必然现象，与人为因素无关，系瘘口关闭后血流速度减慢导致整个瘘血管血栓形成所致，外科手术结扎后也存在同样问题。术后加强抗血小板治疗可能能够有效防止这种并发症发生，或者即使瘘血管闭塞，由于能够延迟血栓形成而保证充足时间形成侧支血管，也可防止心肌梗死发生。

（2）冠状动脉痉挛：主要是导管导丝的刺激所致，多见于年轻患者，通过冠状动脉内注射硝酸甘油（200~300ktg）对大多数患者有效。术中持续静脉输注硝酸甘油（10~50min），能预防远端血管痉挛。

（3）冠状动脉夹层（包括瘘夹层及冠状动脉穿孔）：为严重并发症。CAF往往伴有冠状动脉瘤样扩张、湍流和血管钙化。血管壁结构的异常改变容易引起血管破裂或夹层的出现，处理不当或不及时，可以导致患者死亡。常规使用带膜支架来处理。

（4）术后残余分流和溶血：主要由于封堵器大小不合适或者封堵器移位所致，如果是少量或微量分流，一般可随着封堵器内的血栓形成而消失。残余分流时，高速血流通过残余瘘口导致红细胞机械性损伤溶血。为避免选择封堵器直径不当，应多轴位、多角度精确测量CAF的最大和最小直径。

（5）封堵器脱落、异位栓塞：多由于选择封堵器大小不合适、测量有偏差导致，特别是应用不可控弹簧栓子栓塞时，国内外均有报道出现不可逆的肺动脉栓塞。

（6）瓣膜的损伤：如瘘口靠近瓣膜（常见于三尖瓣），输送、放置不当，造成腱索断裂，引起关闭不全。

（7）感染性心内膜炎：多由心内膜损伤引起或侵入操作导致，一般高危患者术前、后可常规应用抗生素。

（8）心律失常：术中和术后均可发生，主要是导管、导丝刺激或损伤心内膜而影响传导系统所致。术者应操作轻柔，减少不必要的刺激，尽量缩短手术时间。

（9）外周血管并发症：与血管穿刺有关，包括出血与血肿、假性动脉瘤、动静脉瘘、血栓性闭塞、腹膜后血肿等，可以通过提高穿刺技术水平加以避免。

（三）药物治疗

CAF的药物治疗主要包括：①对症治疗：针对出现胸痛或心力衰竭等症状的患者，进行对症处理以缓解症状，为手术做好准备；②抗血小板治疗：针对漏口位于冠状动脉远端且冠状动脉显著扩张的患者，进行抗血小板治疗，以预防血栓形成；③抗生素预防：在部分病例中，可以使用抗生素预防亚急性心内膜炎的发生；④药物降低左心负荷：由于血液引流入左心室造成左心负荷增加，可考虑使用β受体阻滞剂和钙通道阻滞剂等药物进行降低左心负荷的治疗；⑤术后药物治疗：对于介入封堵术后的CAF患者，尚未存在统一的方案，一般认为在术后2~3天需要使用肝素进行抗凝，同时在术后1个月内口服抗血小板药物进行治疗。这些药物治疗措施旨在综合考虑患者的症状、病情严重程度以及手术前后的需要，以达到缓解症状、预防并发症的目的。

【预后】

冠状动脉瘘自然闭合的概率较小，文献中鲜有报道。经手术成功关闭冠状动脉瘘的患儿预后良好，数据证明早期手术对并发症的预防非常重要。目前介入封堵和外科手术在安全性、有效性、死亡率方面未发现显著差异。术后长期随访过程中，可能出现瘘管再通、冠状动脉持续扩张、血栓形成、钙化及心肌缺血等可能，应保持对患者密切随访，超声心动图则为随访的重要手段之一。

二、实战病例

患儿女性，5岁8个月，入院前2周因心脏杂音就诊，我院检查超声心动图示右冠状动脉-右心房瘘，右冠状动脉开口左前移位，向下走行至紧邻房间隔处，见瘤样扩张18mm×20mm，瘘入右心房，瘘口约8mm，CW测Vmax 320cm/s，PG 41mmHg。全心增大，心功能正常。经皮血氧饱和度98%。行造影提示右冠状动脉增宽迂曲，内径约6mm，形成一粗大、不规则的瘘管，向下走行至右室隔后侧靠近三尖瓣后叶瓣环根部，瘘口入右心房，约3mm（图16-14）。应用8~10mm Amplatzer PDA封堵器，封堵瘘管出口，封堵后行主动脉造影，提示分流消失（图 16-15），听诊心前区连续性杂音消失。术后第二天超声心动图示心腔大小基本恢复正常范围，予阿司匹林口服半年，随诊 1 个月、3 个月、半年、1 年、2 年，超声心动图显示心脏大小正常，冠脉超声未见分流，心电图无异常，无临床症状。

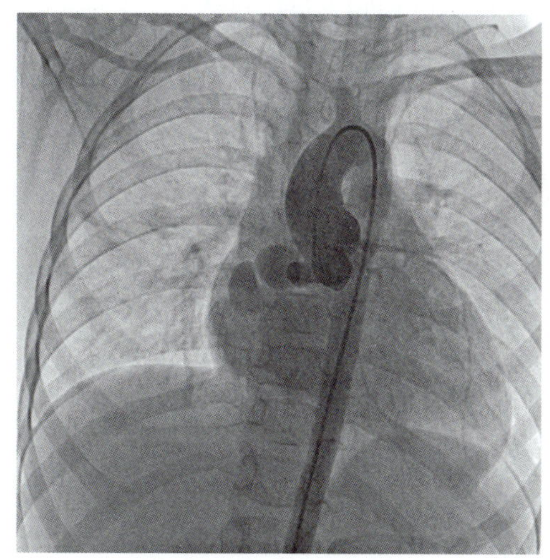

图 16-14　主动脉根部造影见右冠状动脉 - 右心房瘘

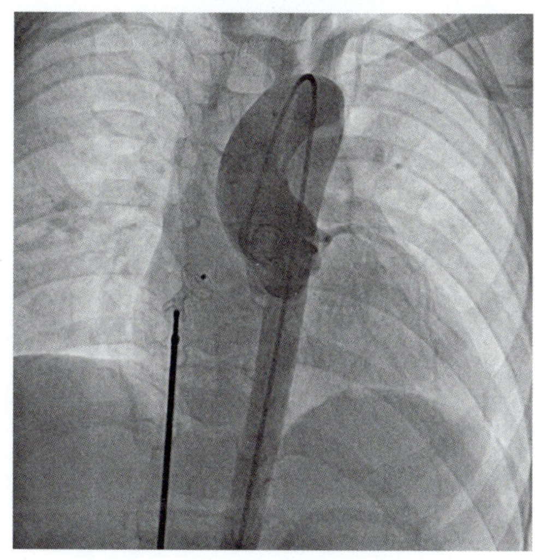

图 16-15　封堵后主动脉根部造影显示分流消失

（撰写：陈凌霄、李嘉晨　审校：王霄芳）

参考文献

[1] ABUSAID G H, HUGHES D, KHALIFE W I, et al. Congenital coronary artery fistula presenting later in life [J]. J Cardiol Cases, 2011, 4(1): e43-e46.

[2] JAMA A, BARSOUM M, BJARNASON H, et al. Percutaneous closure of congenital coronary artery fistulae: results and angiographic follow-up [J]. JACC Cardiovasc Interv, 2011, 4(7): 814-821.

[3] CHIU C Z, SHYU K G, CHENG J J, et al. Angiographic and clinical manifestations of coronary fistulas in chinese people: 15-year experienc [J]. Circ J, 2008, 72(8): 1242-1248.

[4] GOWDA R M, VASAVADA B C, KHAN I A. Coronary artery fistulas: clinical and therapeutic considerations [J]. Int J Cardiol, 2006, 107(1): 7-10.

[5] CANGA Y, OZCAN K S, EMRE A, et al. Coronary artery fistula: review of 54 cases from single center experience [J]. Cardiol J, 2012, 19(3): 278-286.

[6] ARMSBY L R, KEANE J F, SHERWOOD M C, et al. Management of coronary artery fistulae. Patient selection and results of transcatheter closure [J]. J Am Coll Cardiol, 2002, 39(6): 1026-1032.

[7] FISCHER G, APOSTOLOPOULOU S C, RAMMOS S, et al. Transcatheter closure of coronary arterial fistulas using the new Amplatzer vascular plug [J]. Cardiol Young, 2007, 17: 283-287.

[8] LIANG C D, KO S F, LIN Y J, et al. Transcatheter closure of a left circumflex coronary artery fistula in two children using the Amplatzer vascular plug [J]. Pediatr Cardiol, 2009, 30: 1172-1175.

[9] 周爱卿，高伟，王荣发，等．经导管法堵塞治疗先天性冠状动脉瘘 [J]．中华儿科杂志，1996，34：243-245.

[10] RMSBY L R, KEANE J F, SHERWOOD M C, et al. Management of coronary artery fistulae [J]. J Am Coll Cardiol, 2002, 39: 1026-1032.

[11] AID S A, VAN DER WEFT T. Dutch survey of coronary artery fistulas in adults: congenital solitary fistulas [J]. Int J Cardiol, 2006, 106(3): 323-332.

[12] TREHAN V, YUSUF J, MUKHOPADHYAY S, et al. Transcatheter closure of cornary artery fistulas [J]. Indian Heart J, 2004, 56(2): 132-139.

[13] HOFFER E, MATEME P, BECKERS J, et al. Endovascalar treatment of a coronary artery bypass graft to fight ventricle fistula with balloon embolization [J]. Int J Cardiol, 2006, 112(2): e50-e52.

[14] 崇梅，刘迎龙．儿童先天性冠状动脉瘘的诊断与治疗 [J]．实用儿科临床杂志，2012，11：818-820.

[15] 刘迎龙，朱晓东，吴清玉．先天性冠状动脉瘘 94 例

治疗体会[J]. 中华胸心血管外科杂志,2012,20:29-30.

[16] 杨思源,陈树宝. 小儿心脏病学[M]. 北京:人民卫生出版社,2012:410-411.

[17] DORMS G, THOTA V, RAMIDREDDY K, et al. Catheter-based techniques for closure of coronary fistulae[J]. Catheter Cardiovasc Interv, 1999, 46(2): 143-150.

[18] MCELHITMEY D B, BUTCH G H, KUNG G C, et al. Echocardiographic guidance for transcatheter coil embotizafion of congenital coronary arterial fistulas in chlildren[J]. Pediatr Cardiol, 2000, 21: 253-258.

[19] ISSENBERG H J. Transcatheter coil closure of a congenital coronary arterial fistula[J]. Am Heart J, 1990, 120(6 Pt 1): 1441-1443.

第 17 章　儿童心肌炎的诊疗进展

心肌炎（myocarditis）是指心肌的局限性或弥漫性的炎性病变，可累及心肌细胞、间质及血管成分、心瓣膜、心包，最后可导致整个心脏结构损害。

心肌炎可根据引起心肌炎的病因、疾病的严重程度、主要症状和病理组织学表现进行分类。按照传统病理组织学 Dallas 标准，初步判断是活动性心肌炎还是边缘性心肌炎。根据心肌的组织病理学诊断和细胞浸润的类型，分为淋巴细胞性心肌炎、嗜酸性粒细胞性心肌炎、巨细胞性心肌炎和肉芽肿。根据病因，心肌炎可分为感染性心肌炎和非感染性心肌炎。感染性心肌炎是由病毒、原虫、细菌、真菌等病原体等对心肌造成直接损伤引起的。非感染性心肌炎是由于过敏反应、免疫过程、辐射导致的有毒物质（药物、化学品、疫苗）的直接作用对心肌细胞造成损害，或作为全身性疾病的一部分。根据临床特征，心肌炎可分为急性心肌炎（acute myocarditis，AM）、慢性心肌炎（chronic myocarditis，CM）和慢性炎症性心肌病（chronic inflammatory cardiomyopathy，CIC）。

儿童中最常见的病因为病毒感染，其他因素少见。本章节主要介绍儿童病毒性心肌炎诊疗特点。引起病毒性心肌炎的主要病原体包括柯萨奇病毒、埃可病毒、腺病毒、风疹病毒、巨细胞病毒、流感病毒及细小病毒等 30 余种，发病机制包括病毒直接作用及病毒与机体的免疫反应共同作用两方面。

一、知识要点

【病理生理】

心肌炎病理改变缺乏特异性，主要表现为心肌细胞溶解、坏死、变性和肿胀，亦可表现为以心肌纤维之间和血管周围结缔组织中炎性细胞浸润为特征的间质损害。

病毒感染时心肌损伤的机制有两种：①直接细胞毒性作用；②继发性损伤（自身免疫反应）。病毒介导的心肌炎急性期后，临床普遍接受的可能性有三种：①病毒清除无残留炎症，导致完全愈合；②病毒感染持续存在，有或无炎症；③病毒感染导致自身免疫介导的炎症在病毒清除后仍持续存在。如果感染因子被迅速消除，炎症过程结束，疾病将被治愈，心肌仅发生微小变化。如果已经发展为不可逆的心肌损害，则演变为扩张型心肌病（心肌炎后扩张型心肌病）。

【临床表现】

心肌炎是一种以多形性症状和体征为特征的疾病，从无症状病例到心源性猝死，轻重程度差异较大。在病毒感染病原存在的情况下，患儿通常有与呼吸道和胃肠道系统相关的症状或类似于普通感冒的症状，重者可表现为急性胸痛、心悸、严重心律失常、心力衰竭、晕厥、心源性休克甚至死亡。

1. 心力衰竭　心力衰竭患儿可能首先表现为疲劳（年幼儿表现为多汗、烦躁、纳奶困难）、急性胸痛，严重者出现呼吸困难。

2. 心律失常　心律失常通常是心肌细胞的电不稳定性和受损部分病灶发展的结果。

3. 终末器官损伤　由感染和心排血量下降引发，年龄越小越容易发生。

【心电图表现】

心电图 /24h 动态心电图 / 持续心电监护：轻症患儿可能仅有心电图改变。表现包括：肢体导联 QRS 低电压（心包积液、心肌细胞水肿）、异常 Q 波、T 波低平或 ST-T 改变、束支传导阻滞、多形性室性期前收缩，高度房室传导阻滞、窦性心动过速及室性心动过速等。由于心肌炎初始症状不典型,病情可能在短时间内快速恶化,建议患儿卧床持续心电监测,观察病情变化,每天做1~2次心电图,动态观察。在所有心律失常中,窦性心动过速最常发生,且发生频率不一。ST段抬高比ST段降低更常见(患病率在24%~75%),心肌炎的ST段升高最常发生在心包也受到影响时。需要鉴别早期复极伴ST段抬高及急性心肌梗死。希氏束束支传导阻滞及室性心动过速均为暴发性心肌炎的独立预测因素。

【生物标志物】

1. 心肌损伤标志物　天冬氨酸转氨酶(AST)、乳酸脱氢酶(LDH)、肌酸激酶同工酶(CK-MB)、高敏肌钙蛋白(肌钙蛋白T和肌钙蛋白I)水平升高。并建议密切监测肌钙蛋白水平动态变化,早期高水平与持高水平的血清高敏肌钙蛋白浓度都预示病情严重且预后更差。但心肌损伤标志物并不能特异性区分炎症反应还是心肌梗死造成的心肌损伤。大多数存活的暴发性心肌炎患者在24h内hs-cTnI下降。慢性炎症性心肌病患者中,高敏感性TnI水平显著升高为暴发性心肌炎风险独立预测因素。早期发现、及时治疗可改善预后。

2. 用于分析感染源及相关炎症指标　全血细胞分析提示白细胞升高或降低及分类比例变化,必要时可行外周血涂片。ESR加速,超敏CRP升高,炎症生物标志物包括肿瘤坏死因子α、白细胞介素10、白细胞介素6、干扰素γ等。虽然特异性低,但可评价炎症反应的严重程度。

3. 病原学/病因学检查　鼻咽拭子、血培养,急性期-恢复期病毒滴度,聚合酶链反应(PCR)法检测病原,炎症介质、自身抗体检测等。

4. BNP和NT-proBNP　可用于心力衰竭和心功能障碍的诊断生物标志物。心肌炎和疑似心力衰竭的患者推荐使用。

【影像学检查】

胸部X线片偶然发现的心脏扩大有时是最先获得的心肌炎异常表现。严重者伴有肺水肿表现。但鉴于心脏远达相与胸部X线片拍摄方法不同,胸部X线片尤其平卧位拍摄对于心影有一定放大作用,故我科仅作为筛查。

超声心动图用于评估心肌炎患者的心室腔结构与功能。心肌炎患者常见的表现为心腔扩大、不均匀的心肌回声、收缩功能可正常或降低,部分患儿出现心包积液。应特别注意节段性室壁运动异常是否对应于一条冠状动脉的血运重建区域,在缺血性心脏病中更为常见,而在心肌炎中则不常见。暴发型心肌炎的心肌水肿造成室间隔和室壁增厚,心室内径可以不增大或增大不明显。并且同时除外心脏结构异常所致心功能异常及原发性心肌病、肺动脉高压及肺栓塞等。

心脏磁共振证实心肌组织学的特征,目前被认为是诊断心肌炎的无创"金标准"。临床疑似AM的患者推荐使用CMR来确诊,胸痛、冠状动脉造影正常、肌钙蛋白升高的患者推荐使用CMR来鉴别诊断。T_2W_1示心肌水肿和/或心肌延迟强化扫描呈强化信号。同时可用于鉴别冠脉异常所致心肌损伤及原发心肌疾病。最好使用CMR来识别急性、活动性心肌炎症,如果在症状出现后2~3周内进行检查,灵敏度最高。心肌水肿在T_2显像上表现最好。CMR可以在患者随访期间重复,通常在6~12个月后,以确定炎症后瘢痕。

冠脉CTA:用于除外冠状动脉畸形等相关因素。

【心内膜心肌组织活检】

心内膜心肌组织活检仍是公认诊断心肌炎的"金标准"。根据我科经验,心内膜心肌组织活检对于年长儿相对安全、有效,绝大部分患儿临床诊断且治疗有效,因此没有广泛开展,仅应用于少数病情迁延、考虑炎症性心肌病(心肌炎后扩张型心肌病)患儿。心内膜心肌组织活检在诊断心肌炎的同时可提供对预后的评估。

【诊断】

中华医学会儿科学分会心血管学组于1999年修订了"儿童病毒性心肌炎诊断标准"。

(一)临床诊断依据

1. 心功能不全、心源性休克或心脑综合征。

2. 心脏扩大。

3. 心电图改变　以 R 波为主的 2 个或 2 个以上主要导联（如Ⅱ、Ⅲ导联）、左束支传导阻滞，成联律、多形、多源、成对或并行性期前收缩，非房室结及房室折返引起的异位性心动过速，低电压（新生儿除外）及异常 Q 波。

4. CK-MB 升高或心肌肌钙蛋白（cTnI 或 cTnT）阳性。我科目前全部检测 CK-MB（肌酸激酶同工酶质量法）。

（二）病原学诊断依据

1. 确诊指标　自患儿心内膜、心肌、心包（活检、病理）或心包穿刺液检查发现以下之一者，可确诊心肌炎由病毒引起：①分离到病毒；②用病毒核酸探针检测到病毒核酸；③特异性病毒抗体阳性。

2. 参考依据　有以下之一者，结合临床表现，可考虑心肌炎由病毒引起：①自患儿粪便、咽拭子或血液中分离到病毒，且恢复期血清同型抗体滴度较第一份血清升高 4 倍以上或降低至第一份血清抗体滴度的 1/4 以下；②病程早期患儿血中特异性 IgM 抗体阳性；③用病毒核酸探针自患儿血中查到病毒核酸。

（三）确诊依据

1. 具备两项临床诊断依据，可临床诊断为心肌炎。发病同时或发病前 1~3 周有病毒感染的证据支持诊断。

2. 同时具备病原学确诊依据之一，可确诊为病毒性心肌炎：具备病原学参考依据之一，可临床诊断为病毒性心肌炎。

3. 凡不具备确诊依据，应给予必要的治疗或随诊。根据病情变化，确诊或除外心肌炎。

4. 应除外风湿性心肌炎、中毒性心肌炎、先天性心脏病、结缔组织病以及代谢性疾病的心肌损害、甲状腺功能亢进症、原发性心肌病、原发性心内膜弹力纤维增生症、先天性房室传导阻滞、心脏自主神经功能异常、β 受体功能亢进及药物引起的心电图改变。

【治疗】

（一）一般治疗

减少心肌耗氧，利于机体免疫功能的恢复。急性心肌炎患者应避免乏氧运动。疑诊心肌炎的患儿需停止各种竞技性运动 6 个月以上。

（二）药物治疗

1. 病因治疗　抗病毒或治疗其他原发感染，停用致敏药物，积极控制自身免疫性疾病等原发病。

2. 改善心肌代谢　包括磷酸肌酸、1，6- 二磷酸果糖、辅酶 Q_{10} 等。

3. 免疫调节治疗　静脉输注大剂量丙种球蛋白可以通过免疫调节作用，有助于清除病毒并减轻心肌细胞损害，改善心肌炎急性期左心室功能，挽救生命。

4. 免疫抑制剂　笔者中心没有使用免疫抑制剂的治疗经验。

5. 重症患者合并严重心律失常（严重的房室传导阻滞、室性心律失常）、心源性休克、心肌活体组织检查证实心肌病是由自身免疫反应引起时，可以用糖皮质激素。

6. 免疫吸附疗法　目的是吸附血液中的炎症因子及清除抗多种心肌细胞蛋白的抗体，改善心功能，减少心肌炎性病变。该疗法仍在多中心前瞻性随机试验观察中。

（三）合并症治疗

1. 心力衰竭的治疗　可分为药物和 / 或机械辅助治疗两个方面。药物包括 β 受体阻滞剂、利尿剂、ACEI、ARB 等。对于部分药物治疗后血流动力学仍不能稳定的患儿，需选用机械循环辅助支持或体外循环膜氧合器（extracorporeal membrane oxygenation，ECMO）治疗，为患者康复或心脏移植提供桥梁。

2. 心律失常的治疗　心律失常的治疗包括病因治疗、药物治疗及非药物治疗三个方面。对于无自觉症状且室性心律失常发生次数不多时，应积极治疗心肌炎，可暂且不使用抗心律失常药物。心肌炎患者出现严重房室传导阻滞时，可选用糖皮质激素、异丙基肾上腺素提高心室率，若阿 - 斯综合征发生，则需植入临时起搏器，帮助患者度过急性期。在一些患者中，即使在急性期后，完全的房室传导阻滞也可能持续存在，需要植入永久性起搏器。恶性心律失常应结合抗心律失常药物治疗。植入式心律转复除颤器的植入在心肌炎急性发作时应延迟，通常在疾病急性期发作后

3~6个月考虑。

3. 抗凝治疗 用于严重左心室功能不良或已发现左心室栓子形成时，防止进行性栓塞或区复栓子形成。常用药物有华法林、低分子量肝素。

二、实战病例

患儿男性，14岁8个月，因“咽痛、咳嗽半个月余，发热伴胸闷3天”入院。患者青少年男性，起病急，入院前当地医院就诊，提示CK、CK-MB、TnI升高，心电图提示V_3~V_4导联ST段抬高，超声心动提示左心功能减低，左室射血分数47%，考虑暴发性心肌炎转入我院，急诊收入院。患儿既往健康状况良好。入院查体：精神弱，体温37.8℃，脉搏125次/min，呼吸22次/min，血压108/66mmHg，身高169cm，体重50kg；双肺呼吸音粗，未闻及干、湿啰音；心音低钝，心率快，律齐，腹部查体未见异常，双下肢无水肿。入院化验结果：心肌损伤五项示CK 1 498U/L，CK-MB 90.6ng/ml，hs-TnI 24 238.8pg/ml。BNP 350.00pg/ml，NT-proBNP 2 178.00pg/ml，降钙素原0.110ng/ml。CRP 50.67mg/L。白细胞介素2 51.14pg/ml，白细胞介素8 73.98pg/ml，白细胞介素10 11.56pg/ml，干扰素γ 6.03pg/ml。超声心动图提示左心收缩功能减低，EF 50%；左心饱满，左室舒张末径48mm；冠脉开口及走行未见异常。心电图提示窦性心动过速，ST-T改变。心脏磁共振提示心肌延迟强化成像，左心室基底段-心尖段各壁心外膜下广泛条片状延迟强化；左心室基底段-心尖段各壁心外膜下异常信号。入院后即刻予磷酸肌酸钠、维生素C等营养心肌治疗；头孢曲松联合阿奇霉素抗感染，静脉滴注人免疫球蛋白（共30g）进行免疫调节；甲泼尼龙琥珀酸钠静脉滴注（80mg共3天）持续心电监护，嘱绝对卧床。治疗第二天复查hs-TnI 10 120.2pg/ml。治疗第三天复查hs-TnI 2 046.3pg/ml，CK-MB 1.7ng/ml。经积极治疗，患儿心率逐渐下降，但间断出现窦结交替心律，予醋酸泼尼松片（40mg/d）口服治疗。治疗第十天肌钙蛋白恢复正常，治疗1周复查超声心动图，心功能恢复正常，心率降至50~90次/min，窦性心律，无交界性心律出现。经积极治疗后，患儿胸闷不适症状已消失、循环平稳，复查心肌酶降至正常，心电图ST-T改变较前改善，复查超声心动图示心功能已恢复正常。医嘱出院后继续醋酸泼尼松片（40mg/d）口服治疗及营养心肌治疗。1个月门诊复查，心肌酶、心电图、超声心动图均正常，左室舒张末径43mm，左室射血分数72%。心脏MRI：心肌延迟强化成像示左心室基底段-心尖段各壁心外膜下延迟强化较前缩小。醋酸泼尼松片按计划减量治疗，嘱3个月后门诊复诊。

经验总结：患儿起病急，心肌标志物、炎症因子升高明显，结合心率增快、心电图无心肌梗死定位，以及心功能下降、心室增大等，考虑患儿暴发性心肌炎诊断成立，迅速加用大量糖皮质激素控制炎症反应，免疫球蛋白中和抗体。患儿治疗过程中，对药物反应良好，但在清醒状态下出现窦结交替等问题，加用口服糖皮质激素序贯治疗，复查恢复良好。

（撰写：焦萌、王霄芳　审校：王霄芳）

参考文献

［1］AMMIRATI E，FRIGERIO M，ADLER E D，et al. Management of acute myocarditis and chronic inflammatory cardiomyopathy：an expert consensus document［J］. Circ Heart Fail，2020，13：e007405.

［2］CAFORIO A L，PANKUWEIT S，ARBUSTINI E，et al. Current state of knowledge on aetiology，diagnosis，management，and therapy of myocarditis：A position statement of the European Society of Cardiology Working Group on Myocardial and Pericardial Diseases［J］. Eur Heart J，2013，34（33）：2636-2648.

［3］ARETZ H T. Myocarditis：The Dallas criteria［J］. Hum Pathol，1987，18（6）：619-624.

［4］BROCIEK E，TYMIŃSKA A，GIORDANI A S，et al. Myocarditis：etiology，pathogenesis，and their implications in clinical practice［J］. Biology（Basel），2023，12（6）：874.

［5］PANDEY S，RAJASURYA V. Nonviral Myocarditis［M］. Treasure Island（FL）：StatPearls Publishing，2023.

［6］NGUYEN L S，COOPER L T，KERNEIS M，et al. Systematic analysis of drug-associated myocarditis reported in the World Health Organization pharmacovigilance database[J]. Nat Commun, 2022, 13(1): 25.

[7] SCHULTHEISS H P, BAUMEIER C, ALESHCHEVA G, et al. Viral myocarditis-from pathophysiology to treatment[J]. J Clin Med, 2021, 10(22): 5240.

[8] JESERICH M, KONSTANTINIDES S, OLSCHEWSKI M, et al. Diagnosis of early myocarditis after respiratory or gastrointestinal tract viral infection: insights from cardiovascular magnetic resonance[J]. Clin Res Cardiol, 2010, 99(11): 707-714.

[9] BAKSI A J, KANAGANAYAGAM G S, PRASAD S K. Arrhythmias in viral myocarditis and pericarditis[J]. Card Electrophysiol Clin, 2015, 7(2): 269-281.

[10] CHEN J, CHEN S, LI Z, et al. Role of electrocardiograms in assessment of severity and analysis of the characteristics of ST elevation in acute myocarditis: A two-centre study[J]. Exp Ther Med, 2020, 20(5): 20.

[11] BUTTÀC, ZAPPIA L, LATERRA G, et al. Diagnostic and prognostic role of electrocardiogram in acute myocarditis: A comprehensive review[J]. Ann Noninvasive Electrocardiol, 2020, 25(3): e12726.

[12] DESHPANDE A, BIRNBAUM Y. ST-segment elevation: Distinguishing ST elevation myocardial infarction from ST elevation secondary to nonischemic etiologies[J]. World J Cardiol, 2014, 6(10): 1067-1079.

[13] BIRNBAUM Y, PEREZ RIERA A R, NIKUS K. PR depression with multi-lead ST elevation and ST depression in aVR: Is it always acute pericarditis?[J]. J Electrocardiol, 2019, 54: 13-17.

[14] LIU C, WANG Z, CHEN K, et al. The absolute and relative changes in high-sensitivity cardiac troponin I are associated with the in-hospital mortality of patients with fulminant myocarditis[J]. BMC Cardiovasc Disord, 2021, 21(1): 571.

[15] LEHMANN L H, HECKMANN M B, BAILLY G, et al. Cardiomuscular biomarkers in the diagnosis and prognostication of immune checkpoint inhibitor myocarditis[J]. Circulation, 2023, 148(6): 473-486.

[16] FRIEDRICH M G, MARCOTTE F. Cardiac magnetic resonance assessment of myocarditis[J]. Circ Cardiovasc Imaging, 2013, 6: 833-839.

[17] FERREIRA V M, SCHULZ-MENGER J, HOLMVANG G, et al. Cardiovascular magnetic resonance in nonischemic myocardial inflammation: expert recommendations[J]. J Am Coll Cardiol, 2018, 72: 3158-3176.

[18] FRIEDRICH M G, STROHM O, SCHULZ-MENGER J, et al. Noninvasive diagnosis of acute myocarditis by contrast-enhanced magnetic resonance imaging-response to the author[J]. Circulation, 1999, 99: 459-460.

[19] MAURY P, CHILON T, DUMONTEIL N, et al. Complete atrioventricular block persisting after regression of infectious myocarditis[J]. J Electrocardiol, 2008, 41: 665-667.

[20] FUCHS K, RUMMLER S, RIES W, et al. Performance, clinical effectiveness, and safety of immunoadsorption in a wide range of indications[J]. Ther Apher Dial, 2022, 26: 229-241.

[21] 中华医学会儿科学分会心血管病组. 病毒性心肌炎诊断标准(修订草案)[J]. 中华实用儿科杂志, 2000, 15(5): 315.

第 18 章　儿童心肌病

第 1 节　扩张型心肌病的诊断与内科治疗

扩张型心肌病（dilated cardiomyopathy，DCM）是指心室（主要是左心室）扩张和收缩功能障碍，伴或不伴充血性心力衰竭。它是儿童最常见的心肌疾病。据国外研究统计，儿童 DCM 的年发病率为（0.18~0.73）/10 万，男孩高于女孩，黑种人高于白种人，婴儿（<1 岁）高于年长儿童。在北美，34% 患儿在诊断后 1 年内进展为心力衰竭或接受心脏移植，5 年后增加到 49%。

一、知识要点

【病理生理】

心肌细胞损伤是导致细胞死亡的始动因素。如果大量心肌细胞死亡，心肌就无法产生足够的收缩力维持足够的心输出量。将存在以下代偿机制：肾素 - 血管紧张素 - 醛固酮系统被激活；交感神经系统被激活；抗利尿激素产生；心房 B 型利钠肽释放。这些代偿机制在疾病初期有助于维持心输出量，但随着心肌损伤的进展，持续和过度的激活可能损害心脏功能，导致明显的充血性心力衰竭。心肌细胞过度拉伸会导致心肌变薄、心室扩张、继发瓣膜反流和心肌灌注受损。由此产生的心内膜下缺血使心肌细胞损伤持续存在。

心肌重塑是导致心力衰竭恶化的重要因素。死亡的心肌细胞被纤维组织取代，心室顺应性下降。醛固酮、血管紧张素Ⅱ、儿茶酚胺及内皮素等已被证实为心肌重塑介质。

细胞凋亡（即程序性细胞死亡）在慢性心力衰竭中心肌细胞的持续损伤中发挥作用。肌细胞超载可能会引发细胞凋亡而不发生纤维化。

外周血管强力收缩、周围血管异常和过度重塑以及内皮依赖性血管舒张异常会导致心力衰竭的进展。对毒蕈碱刺激的异常反应以及内皮细胞一氧化氮途径的缺陷被认为是潜在机制。

基因表达改变导致钙处理异常、肌球蛋白下调或转化为活性较低的 β 亚型以及异常 β 受体信号转导都已在慢性心力衰竭分子水平上得到证实。

【病因学】

DCM 的直接病因包括致病性基因变异、感染、自身免疫、毒素（例如酒精、毒品和抗癌药）、内分泌疾病等。在一些患者中，遗传易感性与其他因素协同作用而引起 DCM 表现或更严重的临床结果。例如，编码肌联蛋白的 *TTN* 的截断变异（truncating variants，TV）是扩张型心肌病最常见的遗传原因。在大约 0.5% 普通人群中可以检测到 *TTNtv*，但如果没有其他触发因素的情况下不会发展为扩张型心肌病。获得性扩张型心肌病（例如心肌炎、蒽环类药物或酗酒）亦不能排除潜在的 *TTNtv* 或另一种致病基因变异。

遗传因素：目前研究显示 30%~40% 家族性扩张型心肌病都是基因相关的，随着基因检测应用越来越广，越来越多的基因相关性扩张型心肌病将会被发现。家族性扩张型心肌病主要的遗传方式为常染色体显性遗传，也有 X- 连锁遗传、常染色体隐性遗传及线粒体遗传报道。DCM 的致病基因具有广泛的遗传异质性，编码细胞骨架、肌小节、线粒体、桥粒、核膜和 RNA 结合蛋白的基因发生突变均可导致 DCM。肌小节和细胞骨架蛋白是 DCM 致病基因中较常见的突变靶点。目前比较明确的基因位点有 *TTN* 基因、*LMNA* 基因、*MYH7* 基因及 *PLN* 基因等。

病毒感染：研究表明扩张型心肌病最相关的获得性病因是心肌炎，而心肌炎病因多为病毒感染，包括肠道病毒、细小病毒 B19 和 EB 病毒（Epstein-Barr virus，EBV）等。据估计，20% 心肌炎患者可能在 1 年后发展为扩张型心肌病。

自身免疫反应：细胞介导的免疫异常主要与继发于心肌炎的心肌病发生有关。然而，DCM 患者的血清中检测到多种抗心肌抗体。这些抗体被认为与心肌炎引起的心肌细胞损伤有关，研究表明其中一些抗体与 DCM 的病理生理学直接相关。特别是，针对 β_1 肾上腺素能受体的自身抗体表现出激动剂样作用，与导致 DCM 的持续心肌损伤有关，并为致命性室性心律失常提供底物。

营养不良：缺乏某些重要的营养素，如硒和维生素，可能与儿童扩张型心肌病的发生有关。这些营养素对心脏功能和结构的正常维护至关重要。

其他因素：药物毒性及代谢疾病等。

【临床表现】

扩张型心肌病可能表现为无症状、轻微症状，或者严重的充血性心力衰竭（congestive heart failure，CHF）。

轻微症状患者有时会被误诊为上呼吸道感染或反复性“肺炎”。重症患者主要表现为心力衰竭症状，对于婴幼儿，主要表现为多汗、生长发育迟缓、心率增快、气促等症状，年长儿出现胸闷、活动耐力减低等症状。伴有心律失常患儿有心律不齐、心动过速等症状。部分患儿合并心室血栓，如血栓脱落，可导致栓塞部位相关症状。

【辅助检查】

（一）心电图

心电图改变通常是非特异性的。主要作用是检测心肌缺血的证据（Ⅰ、aVL、V_5、V_6 导联中病理性 Q 波伴 ST 抬高和 T 波倒置），除外冠状动脉异常。另外，如果心律失常持续存在，如心动过速及室性期前收缩，应考虑到心动过速心肌病可能。

（二）胸部 X 线片

胸部 X 线检查显示心脏扩大，左室心尖突出，肺动脉段突出。左心房扩大可引起左主支气管抬高。当出现肺动脉扩张可能会导致左下叶支气管受压，导致肺左下叶塌陷。可有肺静脉充血和肺水肿表现。极少数情况下，在暴发性病例中，心脏扩大可能并不明显。

（三）超声心动图

超声心动图无创、技术操作简单，是扩张型心肌病检查及随访的首选检查方法。

1. 心脏结构评估　二维和 M 型超声心动图检查可以观察结构变化。

（1）心腔显著扩张：以左心房室扩张为主，如果累及右心室可表现为全心扩大。

（2）室壁厚度：心脏扩张不明显者，室壁厚度可无明显变化，甚至稍增厚。

（3）室壁动度减低：表现室壁运动弥漫性减低，如有冠状动脉疾病也可出现室壁节段性运动不良。

（4）附壁血栓形成：房室腔内可出现一个或多个附壁血栓，常见于左心室近心尖部。左心腔内血流缓慢淤滞，可出现云雾状回声。

（5）下腔静脉内径增宽（>21mm）及随呼吸塌陷率减低（<50%）：提示右心房压增高。

（6）心包积液：可合并心包积液，多为少量积液。

2. 心脏收缩功能显著下降

（1）推荐改良双平面：Simpson 法测量左心室容积和左室射血分数（left ventricular ejection function，LVEF），特别适用于左心室形态改变时心功能的测量，对于有室壁节段性异常患者也适合。缺点：图像质量欠佳时测量准确性较差。

（2）实时三维超声心动图（real-time 3-dimensional echocardiography，RT-3DE）：在测量心腔大小、心脏容积和射血分数方面，与心脏磁共振检查（cardiac magnetic resonance，CMR）具有相同的准确性和可重复性。

（3）斑点追踪成像（speckle tracking imaging，STI）：根据二维或三维斑点追踪技术可评价心肌应变率，包括纵向运动、圆周运动、径向运动及心室的扭转等。DCM 推荐，使用左心室整体纵向应变（global longitudinal strain，GLS）>-20% 时为收缩功能减低参考值。

（4）右心室功能评估：在左心功能障碍患者

中，心脏可以从单纯的左心衰竭发展为合并右心功能受损。

3. 瓣膜反流

（1）彩色多普勒血流显像：心肌收缩及舒张功能受损，心房和心室内的血流速度缓慢，导致心腔内彩色血流显色暗淡；心腔扩大可导致二尖瓣或三尖瓣环相对扩大，造成相对性关闭不全，瓣口出现收缩期反流。

（2）频谱多普勒：连续波多普勒测量三尖瓣反流速度，并在此基础上估测肺动脉压力。当三尖瓣反流峰值速度超过 2.5m/s 时，患者死亡率、住院率及心力衰竭的发生率增高。

4. 左心室充盈压升高

（1）二尖瓣口舒张期血流频谱 E 峰大于 A 峰：因为左心室功能下降，左心室充盈压升高，左心房收缩时经过二尖瓣血流速度减慢，A 峰变小甚至消失，可出现 E>2A。

（2）组织多普勒（tissue Doppler imaging，TDI）：组织多普勒超声测量二尖瓣环间隔处和侧壁处舒张期平均运动速度 e' 反映舒张早期松弛率，DCM 室间隔处 e' <7cm/s 或侧壁处 e' <10cm/s 提示左心室舒张早期松弛受损。二尖瓣 E/e' 可用以估测左心室充盈压，DCM 时平均 E/e' >14（侧壁 E/e' >13 或间隔 E/e' >15），提示左心室充盈压升高。

5. 心腔声学造影　当常规超声心动图检查心腔结构显示不清晰时，应用声学增强剂可改善静息和应激时心腔内显像，提高 DCM 心腔大小及 LVEF 测量的准确性，更准确地评估左心室收缩功能，并在判断左心室室壁运动、心腔附壁血栓、心肌血流灌注等方面提供更可靠的信息。

6. 负荷超声心动图检查　心肌储备功能与患者生存预后有关。临床上常用多巴酚丁胺负荷试验评价患者心脏收缩储备。左心室收缩功能储备指的是心室功能指标在负荷试验高峰与静息状态时的差异，目前常用的指标有 LVEF、左心室 E/e'、收缩末左心室容积、肺动脉收缩压及左室 GLS。负荷下 LVEF 或 GLS 无变化或降低提示左心室收缩储备不足，预后不良。

7. 心肌机械运动的同步性指标

（1）组织同步显像（tissue synchronization imaging，TSI）：可通过彩色编码使二维超声心动图图像直观显示心肌节段运动的同步性，显示 DCM 患者左室心肌运动延迟的节段和程度，测量收缩期峰值速度和达峰时间，该技术为临床定量评价机械收缩不同步及 CRT 术后疗效的判定提供依据。

（2）RT-3DE：根据各个节段的时间容积曲线，计算出左心室 16 节段的各个节段达到最小收缩容积的时间标准差，即收缩不同步指数（systolic dyssynchrony index，SDI）作为评价左心室不同步的参数，以心动周期的百分比来表示，可以消除心率快慢对心动周期长短的影响。

（3）STI：通过应用二维或三维 STI 获取 DCM 左心室纵向及圆周应变达峰时间，评价 DCM 左心室各节段收缩同步性。

（四）心脏磁共振检查

近年来 CMR 已普遍地应用于扩张型心肌病的诊断与鉴别诊断中。对于超声心动图提示扩张型心肌病患者，在以下情况下可考虑进行磁共振检查：①新发或新诊断扩张型心肌病（病程半年内）潜在的病因学诊断；②扩张型心肌病患者进行 ICD 或心脏再同步化治疗（CRT）前评价左、右心脏功能；③心肌组织学特征定性协助评价预后风险；④标准抗心力衰竭药物治疗后或病情急剧变化时。

就儿童扩张型心肌病患者而言，CMR 无电离辐射，扫描视野较大，尤其适合儿童扩张型心肌病的诊断。左心室扩大、室壁变薄以及运动功能减低伴室间隔壁间强化是 DCM 常见的 CMR 征象。

1. 形态学评估　左心系统扩大，左室舒张末径 *Z* 值 >2，后期亦可出现右心室增大。早期左心室壁可正常，典型者出现室壁变薄。多数患者左心室侧壁可见不同程度小梁化；部分患者可出现脂肪沉积；继发性二尖瓣环扩大导致相对性关闭不全。

2. 心功能评估　DCM 的心功能异常通常包括：①左心室收缩功能明显减低，表现为左心室各节段弥漫性收缩运动降低，LVEF 值常低于 40%，严重者至 20% 以下；②左室各节段的心肌收缩增厚率梯度消失；③流速编码相位对比序列能够定量评估舒张功能的减低及瓣膜关闭不全的程度。

3. 心肌纤维化　26%~42% DCM 患者会出

现 LGE，其中以室间隔壁间细线状强化最常见，也可呈点片状或弥散状强化，多呈沿外膜下或中层内分布。LGE 与左心室壁所受应力及心肌质量密切相关，提示更严重的左心室重塑。

（五）心导管检查和血管造影

扩张型心肌病患儿在心导管检查和血管造影期间容易出现并发症，手术应由经验丰富的儿科心脏病专家执行。目前，心脏移植准备和心肌活检是进行该手术的主要指征。患者在手术前后应接受最佳药物治疗，并保持血流动力学稳定。手术过程中需要仔细观察室性心律失常和血流动力学恶化。术后应进行超声心动图检查，除外心脏穿孔等并发症。可以进行主动脉造影评估冠状动脉解剖结构，并且可以进行左心室造影来评估二尖瓣功能。心肌活检标本数量应限制在所需的最低限度（通常为 4~8 个）。其他发现包括心室（尤其是左心室）舒张压升高、肺楔压升高以及心排血量和每搏输出量减少。在疾病终末期，左心室和主动脉收缩压下降。

（六）心内膜心肌活检

心内膜心肌活检（endomyocardial biopsy，EMB）是心肌炎、炎症性心肌病、浸润性心脏病等诊断的“金标准”，可以直观地对心肌组织进行炎症细胞的免疫组化定量和病毒基因组鉴定。对于不明原因的心力衰竭和疑似巨细胞心肌炎、嗜酸性粒细胞心肌炎、血管炎和结节病的患者，可明确提供自身免疫性疾病诊断的依据。另外，在疑诊浸润性心肌病、储积性心肌病或线粒体心肌病时，可以采用电子显微镜检测心肌组织亚细胞器以辅助诊断。

EMB 为有创介入操作，有并发症风险，因此应在仔细评估风险获益比后，由经验丰富的心肌活检团队进行。另外，由于部分心肌病变受累的节段可呈不均匀分布，采集的 EMB 标本可能未能反映心脏整体病变，具有漏检的可能，因此 EMB 的结果解读需要结合患者的临床表现、实验室检查、超声心动图及 CMR 等多种影像结果。

【诊断】

根据患儿临床表现及辅助检查结果，做出扩张型心肌病诊断不难（表 18-1），重要的是寻找扩张型心肌病的病因（表 18-2）。

表 18-1　扩张型心肌病的临床表现及辅助检查结果

方法	结果	结论
临床疑诊	婴幼儿（≤3 岁）：气促、喂养困难、喘息、发育迟缓、反复肺部感染、肝脏增大、心脏扩大	可能患有心脏病并伴有心力衰竭
	年长儿（>3 岁）：呼吸困难、水肿、颈静脉压升高、心脏扩大	
胸部 X 线片	心脏扩大、上肺叶静脉突出、肺水肿、胸腔积液、左下肺叶萎陷	高度怀疑心力衰竭，伴或不伴肺部感染
心电图	低电压	心包积液
	Ⅰ、Ⅱ、aVL 和 V_4~V_6 导联 Q 波和 T 波倒置（前外侧壁心肌梗死形态）	冠状动脉异常起源于肺动脉
	明显心律失常	继发于心律失常的扩张型心肌病
	左心室或双心室肥厚，伴或不伴左心室应变形态	常无特异性
超声心动图	严重的先天性心脏病	诊断原发病
	左室射血分数正常伴大量心包积液	诊断心包积液
	左心室后壁运动功能减退，乳头肌高回声，肺动脉内见连续血流信号	左冠状动脉异常起源于肺动脉
	左心室扩张（>95%），伴有整体运动功能减退（缩短分数 <25%，射血分数 <50%），没有明显的结构性心脏病	诊断扩张型心肌病

表 18-2 扩张型心肌病的病因

方法	结果	结论
临床特征	阳性家族史	基因相关扩张型心肌病
	急性或慢性脑病、肌无力、肌张力低下、生长迟缓、反复呕吐、嗜睡	涉及能量产生的先天性代谢缺陷
	面貌粗糙或畸形特征、器官肥大、骨骼异常、身材矮小、慢性脑病、眼睛出现樱桃红斑点	贮积性疾病
	骨骼肌无力但无脑病	神经肌肉疾病
血液检测	血尿素氮和肌酐水平高、钙和镁水平低、电解质紊乱	帮助初期管理；偶尔指向 DCM 原因，尤其是新生儿
	急性期反应物和心肌酶水平升高	心肌炎
	病毒滴度呈阳性	病毒性心肌炎
	血清肉碱水平低	系统性肉碱缺乏
	低血糖伴轻度酸中毒或无酸中毒：①高胰岛素水平，低游离脂肪酸水平；②低胰岛素水平，高游离脂肪酸水平	①糖尿病母亲的婴儿，成纤维细胞增多症；②脂肪酸氧化或肉碱代谢缺陷
	低血糖伴中度或重度酸中毒（酮症）：①乳酸低或正常以及尿液和血清有机酸水平异常；②高乳酸	①有机酸血症（丙酸、甲基丙二酸）或 β- 酮硫解酶缺乏症；②糖原贮积病、Bath 和 Sengers 综合征、丙酮酸脱氢酶缺乏症、线粒体酶缺乏症
	高氨血症伴酸中毒	有机酸血症（如上所述）
	特异性酶测定	确认酶缺陷
	无上述物理和生化异常	心肌炎后或特发性扩张型心肌病
心导管检查	血流动力学评估	有助于预测预后和移植评估
冠脉造影	左冠状动脉异常起源于肺动脉	左冠状动脉异常起源于肺动脉
心肌活检	心肌细胞肥大和纤维化，无淋巴细胞浸润	扩张型心肌病
	炎症细胞浸润、细胞坏死	心肌炎
	特异性异常	线粒体或浸润性疾病
分子学研究（血液、成纤维细胞或心肌细胞）	核酸杂交研究，如聚合酶链反应研究	心肌炎
	DNA 突变分析	识别特定的遗传缺陷

【治疗】

DCM 的治疗主要目标是保护心肌，控制心力衰竭，抑制心肌重构，预防并发症和阻止或延缓病情进展，提高生存率。

一般治疗：活动期心力衰竭宜注意休息、避免劳累，以免病情恶化，休息有利于扩大心脏的恢复。心力衰竭稳定期适当进行体育活动，提高生活质量。急性期需低盐软食，保持大便通畅。

药物治疗：药物治疗主要是针对心力衰竭（心衰）的治疗。儿童心力衰竭的药物治疗种类较成人无明显不同，在批准的用药指征上儿科用药明显数量少。剂型方面选择也更加受限。值得注意的是，儿童心力衰竭的药物治疗相关的大型随机对照研究及荟萃分析明显不足，导致儿童用药的证据等级相对较低。表 18-3 总结了用于治疗成人和儿童心衰的药物的证据水平。表 18-4 列了常用抗心力衰竭药的用法与用量供参考。

表 18-3 治疗成人和儿童心力衰竭的药物的证据水平

药物	成人推荐等级	儿童推荐等级
ACEI/ARB	A	C
依那普利	A	B
β 受体阻滞剂	A	C
卡维地洛	A	B
醛固酮受体拮抗剂	A	C
利尿剂	B	C
地高辛	B	C
奈西利肽	A	B
伊伐布雷定	B	C
左西孟旦	B	C

注：A 为来自多项随机临床试验或荟萃分析的数据；B 为来自单一随机临床试验或大型非随机研究的数据；C 为与专家和 / 或小型研究、回顾性研究、登记处的意见一致。ACEI/ARB，血管紧张素转换酶抑制剂 / 血管紧张素受体拮抗剂。

表 18-4 心力衰竭患儿常用药物用法及剂量

药物	用法及剂量
正性肌力药物	
洋地黄制剂	
地高辛	洋地黄化量（饱和量）：口服剂量为早产儿 0.01~0.02mg/kg，足月儿 0.02~0.03mg/kg，≤2 岁 0.03~0.04mg/kg，>2 岁 0.02~0.03mg/kg；静脉注射剂量为口服剂量的 75% 洋地黄化：首剂给予洋地黄化量的 1/2，其余分 2 次给予，每次间隔 6~8h；洋地黄化后 12h 开始维持量（维持量为每日给予，剂量是洋地黄化量的 25%，分 2 次）
西地兰	洋地黄化量：早产儿和足月儿或肾功能减退、心肌炎患儿 0.02mg/kg，≤2 岁 0.03mg/kg，>2 岁 0.04mg/kg 洋地黄化：首次用洋地黄化量的 1/3~1/2，余量分 2~3 次，每次间隔 6~8h
肾上腺素能受体激动剂	
多巴胺	静脉持续滴注：<5μg/（kg·min），激动多巴胺受体，扩张肾血管；5~10μg/（kg·min），激动心脏 $β_1$ 受体，正性肌力作用；>10μg/（kg·min），激动心脏 $β_1$ 受体、外周血管 α 受体，最大剂量为 20μg/（kg·min）
多巴酚丁胺	静脉持续滴注：2.5~10.0μg/（kg·min），持续用药时间不超过 3~7 天
肾上腺素	心脏停跳：静脉推注每次 0.01mg/kg，3~5min 后可重复应用 低心输出量：静脉持续滴注 0.01~1.00μg/（kg·min）
去甲肾上腺素	静脉持续滴注：0.05~0.30μg/（kg·min），最大剂量为 2.0μg/（kg·min）
异丙肾上腺素	静脉持续滴注：0.01~0.05μg/（kg·min）
磷酸二酯酶抑制剂	
米力农	静脉负荷量：25~75μg/kg，静脉注射时间 >10min；继以 0.25~1.0μg/（kg·min）静脉滴注维持；一般用药时间为 7~10 天
钙增敏剂	
左西孟旦[a]	静脉负荷量：6~12μg/kg，静脉注射时间 >10min，继以 0.05~0.20μg/（kg·min）静脉滴注维持 24h；低血压时慎用负荷量

续表

药物	用法及剂量
利尿剂	
呋塞米	口服或静脉推注：每次 0.5~2.0mg/kg、1 次 /6~24h，最大剂量为 6mg/（kg·d） 静脉持续滴注：0.05~0.40mg/（kg·h）
布美他尼[b]	口服或静脉推注：每次 0.01~0.02mg/kg、1~2 次 /d，最大剂量为 5mg/d
托拉塞米	口服：0.2~0.8mg/（kg·d），1 次 /d 静脉推注：每次 1~2mg/kg，单次最大剂量不超过 20mg
氢氯噻嗪	口服：6 月龄至 2 岁 1~2mg/（kg·d）、1~2 次 /d，最大剂量为 37.5mg/d；>2 岁 1~2mg/（kg·d）、1~2 次 /d，最大剂量为 100mg/d
螺内酯	口服：1~3mg/（kg·d）、2~4 次 /d，最大剂量为 4~6mg/（kg·d），总剂量不超过 100mg/d
托伐普坦[a]	口服：0.02~0.76mg/（kg·d），1 次 /d
硝酸甘油	静脉持续滴注，从小剂量 0.05μg/（kg·min）开始，常用 0.25~5.00μg/（kg·min）
硝普钠	静脉持续滴注，从小剂量 0.5μg/（kg·min）开始，常用 2.0~4.0μg/（kg·min），最大剂量 8.0μg/（kg·min）
酚妥拉明	静脉推注：0.5mg/kg、1~4 次 /d，单次最大剂量为 10mg 静脉持续滴注：3~5μg/（kg·min）
哌唑嗪	口服：每次 0.005~0.025mg/kg，1 次 /6~8h
奈西立肽[a]	2μg/kg 初始静脉推注，后 0.005~0.040μg/（kg·min）持续静脉滴注
血管紧张素转换酶抑制剂	
卡托普利	口服：早产儿初始剂量 0.01mg/kg，逐渐增至每次 0.1mg/kg，1 次 /8~12h；新生儿（≤28 天）初始剂量 0.05~0.01mg/kg，逐渐增至每次 0.5mg/kg，1 次 /8~12h；婴幼儿（≤3 岁）及年长儿（>3 岁）初始剂量 0.15mg/kg，1 次 /8~12h，每周递增 1 次，渐增至 2.0mg/（kg·d），分 3 次，观察 3 个月，根据临床疗效可增至最大剂量 6mg/（kg·d）；持续应用至少 6 个月
依那普利	口服：初始剂量 0.05mg/（kg·d），1 次 /12h；每周递增 1 次，每次增加 0.025mg/（kg·d），最大剂量为 0.1mg/（kg·d）；持续应用至少 6 个月
贝那普利[c]	口服：初始剂量 0.1mg/（kg·d），1 次 /d，视血压情况每周加量 0.1mg/（kg·d），最大剂量 0.3mg/（kg·d）；持续应用至少 6 个月
赖诺普利[c]	口服：初始剂量每次 0.07~0.10mg/kg，总剂量≤0.5~0.6mg/（kg·d）
培哚普利[a]	口服：年长儿（>3 岁）起始剂量为 1mg/d，1 次 /d，根据血压调整，最大剂量为 4mg/d
雷米普利[a]	口服：每天 2~6mg/m^2，每天总剂量≤10mg
β 受体阻滞剂	
美托洛尔	口服：初始剂量 0.10~0.25mg/（kg·d），2 次 /d，每周递增 1 次，每次增加 0.5mg/（kg·d），最大剂量 2mg/（kg·d），总剂量 <100mg/d
卡维地洛[a]	口服：初始剂量 0.1mg/（kg·d），2 次 /d，每周递增 1 次，每次增加 0.1mg/（kg·d）；最大剂量 0.3~1.0mg/（kg·d），总剂量 <50mg/d
比索洛尔[a]	口服：初始剂量 0.7mg/（kg·d），1 次 /d；最大剂量 25mg/d
心肌能量代谢药	
辅酶 Q_{10}	口服：5~10mg/（kg·d）
左卡尼丁	口服或静脉滴注：50~100mg/（kg·d）
磷酸肌酸钠	静脉滴注：婴幼儿（≤3 岁）每次 0.5g，1~2 次 /d；年长儿每次 1.0g，1~2 次 /d
1，6- 二磷酸果糖	静脉滴注：每次 50~150mg/kg，1 次 /d 口服：每次 0.5~1.0g，2~3 次 /d

注：[a]18 岁以下儿童用药的安全性和有效性尚不明确；[b]6 月龄以下婴儿避免使用，儿童慎用，尽量选择口服用药；[c]6 岁及以上儿童使用。

【预后】

1. 生存率　儿童 DCM 病情轻重悬殊，部分患儿可无临床症状，多数患儿死于 HF。国外大样本调查发现，儿童 DCM 诊断后 1 年、5 年及 10 年内无移植生存率逐渐下降，至诊断后 10 年时约 50% 患者需行心脏移植。国内目前缺乏大样本研究，刘春晓等对 132 例特发性 DCM 的研究发现，1 年及 5 年无移植生存率分别为 67% 及 46%。

2. 好转率　部分儿童 DCM 治疗后可以发生左心室逆重构，33%~39% 患者在治疗后心功能恢复正常。

二、研究进展

【肺动脉环缩术治疗儿童终末期扩张型心肌病】

对于右心室功能保留的 DCM 导致的晚期 HF 婴儿，肺动脉环缩术已成为一种潜在的治疗替代方案。2013 年来自德国的 Schranz 等最初描述了应用肺动脉环缩术作为一种治疗策略，以延迟甚至避免因 DCM 导致的终末期心力衰竭婴儿和幼儿的心脏移植。这项研究扩展到来自 11 个不同国家的参与者的多中心回顾性分析（世界网络报告），发现肺动脉环缩术与 DCM 患者改善显著相关。来自美国的 Spigel 及其同事最近进行的一项多中心回顾性分析并与 Schranz 等的德国经验进行了比较。发现肺动脉环缩术与 1/3~1/2 DCM 儿童的心肌功能恢复相关。尽管美国和德国研究实现患者“个体目标”（康复或移植）很高，但美国研究的康复率（1/3）低于德国研究（>2/3）。美国研究的康复率较低可能与患者群体病情较重或选择偏倚有关，这是任何回顾性病例研究固有的局限性，未来需要开展更多的多中心前瞻性研究以评价肺动脉环缩术的治疗效果。

三、实战病例

患儿男性，1 岁 4 个月，体重 9kg，因“呼吸促，食欲缺乏，水肿 4 个月”入院。患儿 4 个月前无明显又因出现呼吸急促、乏力、食欲缺乏、眼睑水肿，就诊当地医院，完善超声心动图，提示心脏扩大（LVEDD 50mm，LVEF 16%）、二尖瓣轻度反流。给予多巴胺强心，以及利尿和营养心肌等治疗，复查超声心动图，结果显示左心室扩大（LVEDD 51mm，EF 33%），基因检测提示 *TNNT2* 杂合突变。为进一步诊治就诊于我院。

既往史及个人史无特殊。

家族史：其父心脏扩大，射血分数减低，父亲的堂哥 5 岁时因“心肌病”死亡，母亲健在。

入院行超声心动图提示左心明显增大，运动弥漫性减低（LVEDD 45mm，EF 28%），二尖瓣少量反流信号（图 18-1，图 18-2）。

心脏 X 线片显示心影增大，心胸比例 0.68。

心电图：窦性心律，心率 109 次 /min。

化验：自身抗体 6/ 项（–）。细胞因子六项示白细胞介素 2 受体 853U/ml，肿瘤坏死因子 α 15.2pg/ml；BNP 817pg/ml。EB 病毒四项示壳体抗原 IgG 438U/ml，核抗原 IgG>600U/ml。先天性疾病抗体示风疹病毒抗体 IgG 268IU/ml，巨细胞病毒抗体 IgG 150U/ml。

入院后静脉予丙种球蛋白 2g/kg 冲击及营养心肌治疗，出院继续口服强心、利尿、营养心肌等药物并加用醋酸泼尼松及沙库巴曲缬沙坦钠片治疗。后按计划共应用丙种球蛋白 6 次，激素逐渐减量口服半年后减停。目前继续口服强心、利尿、

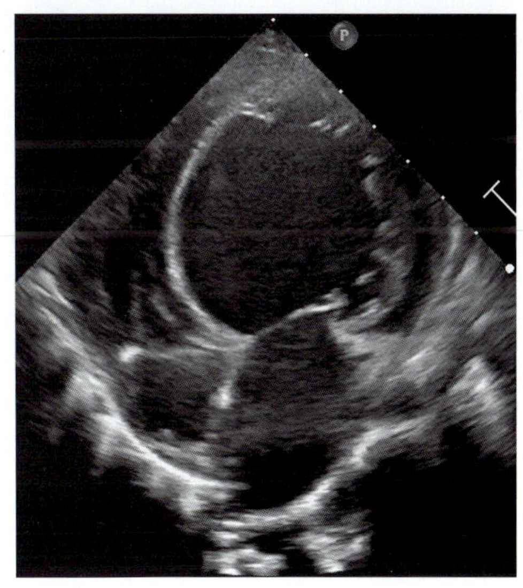

图 18-1　心尖四腔心切面显示左心室球形增大

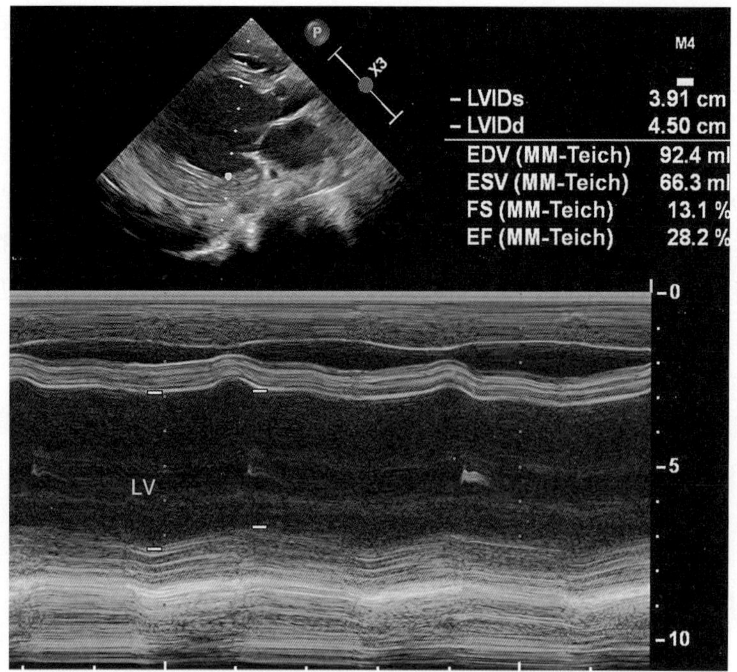

图 18-2 M 型超声显示左心室收缩功能明显减低

扩血管及营养心肌药物，治疗后 2 年复查 BNP 正常。超声心动图示左心轻度增大（LVEDD 37mm，EF 60%）。

（撰写：肖燕燕、王志远　审校：王霄芳）

参考文献

[1] SCHULTHEISS H P, FAIRWEATHER D, CAFORIO A L P, et al. Dilated cardiomyopathy[J]. Nat Rev Dis Primers, 2019, 5(1): 32.

[2] HEYMANS S, LAKDAWALA N K, TSCHÖPE C, et al. Dilated cardiomyopathy: causes, mechanisms, and current and future treatment approaches[J]. Lancet, 2023, 402(10406): 998-1011.

[3] LIPSHULTZ S E, LAW Y M, ASANTE-KORANG A, et al. Cardiomyopathy in children: classification and diagnosis: a scientific statement from the American Heart Association[J]. Circulation, 2019, 140(1): e9-e68.

[4] BOGLE C, COLAN S D, MIYAMOTO S D, et al. Treatment strategies for cardiomyopathy in children: a scientific statement from the American Heart Association[J]. Circulation, 2023, 148(2): 174-195.

[5] 中华医学会超声医学分会超声心动图学组，中国医师协会心血管内科分会超声心动图委员会．超声心动图诊断心肌病临床应用指南[J]．中华超声影像学杂志，2020，29(10)：829-845.

[6] FAGGIANO A, AVALLONE C, GENTILE D, et al. Echocardiographic advances in dilated cardiomyopathy[J]. J Clin Med, 2021, 10(23): 5518.

[7] 中华医学会心血管病学分会，中国医师协会心血管内科医师分会，中华心血管病杂志编辑委员会．心肌病磁共振成像临床应用中国专家共识[J]．中华心血管病杂志，2015，43(8)：673-681.

[8] 欧阳荣珍，郭辰，钟玉敏．儿童心肌病的磁共振检查及临床应用[J]．中国实用儿科杂志，2020，35(5)：338-343.

[9] SAN MARTÍN M A, GARCÍA A, RODRÍGUEZ F J, et al. Dilated cardiomyopathy and autoimmunity: an overview of current knowledge and perspectives[J]. Rev Esp Cardiol, 2002, 55(5): 514-524.

[10] HEIDENREICH P A, BOZKURT B, AGUILAR D, et al. 2022 AHA/ACC/HFSA guideline for the management of heart failure: executive summary: a report of the American College of Cardiology/American Heart Association Joint Committee on clinical practice guidelines[J]. Circulation, 2022, 145(18): e876-e894.

[11] ANDERSON L, PENNELL D. The role of endomyocardial biopsy in the management of cardiovascular disease: a scientific statement from the American Heart Association, the American College of Cardiology, and the European Society of Cardiology

[J]. Eur Heart J, 2008, 29(13): 1696, author reply 1696-1697.

[12] SEFEROVIĆ P M, TSUTSUI H, MCNAMARA D M, et al. Heart Failure Association of the ESC, Heart Failure Society of America and Japanese Heart Failure Society Position statement on endomyocardial biopsy [J]. Eur J Heart Fail, 2021, 23(6): 854-871.

[13] SCHRANZ D, AKINTUERK H, BAILEY L. Pulmonary artery banding for functional regeneration of end-stage dilated cardiomyopathy in young children: world network report [J]. Circulation, 2018, 137(13): 1410-1412.

[14] SPIGEL Z A, RAZZOUK A, NIGRO J J, et al. Pulmonary artery banding for children with dilated cardiomyopathy: US experience [J]. Semin Thorac Cardiovasc Surg Pediatr Card Surg Annu, 2020, 23: 69-76.

第 2 节　肥厚型心肌病的诊断与内科治疗

一、知识要点

【流行病学】

肥厚型心肌病(hypertrophic cardiomyopathy, HCM)是一种全球性疾病，是儿童及青少年发生心脏性猝死的最常见原因之一。早期流行病学调查显示，普通成人 HCM 患病率为 0.16%~0.23%，平均为 0.20%(1/500)。随着基因检测技术的进步，发现了更多携带致病性肌小节基因变异但临床无左心室肥厚表现的患者，即“基因型阳性表型阴性”个体。心脏磁共振等现代心脏影像学技术的发展，有助于识别更多既往超声心动图检查不能识别或容易漏诊的 HCM 表型。因此，估测临床表达的 HCM 和未表达的基因携带者的患病率高于既往调查结果，可以达到 1/200(0.5%)。HCM 多于青少年期发病，婴儿期亦可发病。但当前我国儿童 HCM 发病率尚不清楚，有研究报道儿童 HCM 年发病率为(0.3~0.5)/10 万。2016 年中华医学会儿科学分会心血管学组儿童心肌病精准诊治协作组回顾性总结了国内 16 家医院 2006—2016 年 10 年间的 1 823 例心肌病住院患儿，其中 HCM 占 9.4%。

【病因】

与成年人不同，儿童 HCM 的病因非常复杂，临床表现也呈现出很大的差异。青春期或青壮年发病的患者中 50%~60% 由肌小节蛋白基因突变引起，包括 *MHY7* 和 *MYBPC3* 等，它们编码着粗肌丝、细肌丝、Z 盘结构蛋白以及钙调控相关蛋白。另外 5%~10% 患者则由其他遗传性或非遗传性疾病所致，而这类疾病在临床上相对较为罕见。此外，还有 25%~30% HCM 患者其原因尚不明确。对于 1 岁以下的 HCM 婴儿来说，约有 50% 无法确定病因(表 18-5)。

表 18-5　肥厚型心肌病的病因分类

原发性 HCM
肌小节基因突变
继发性 HCM
糖原贮积病
糖原贮积病Ⅱ型(庞贝氏病)
糖原贮积病Ⅱb 型(Danon 病)
PRKAG2 心脏综合征
糖原贮积病Ⅲ型(Cori 或 Forbes 病)
溶酶体贮积病
黏多糖贮积症Ⅰ型和Ⅱ型
Fabry 病
黏脂贮积病
畸形综合征
Noonan 综合征
多发性雀斑 Noonan 综合征
Costello 综合征
其他：Donohue 综合征、Dwyer 综合征、Beckwith-Wiedemann 综合征
脂肪酸代谢异常
极长链酰基辅酶 A 脱氢酶缺乏症
多种酰基辅酶 A 脱氢酶缺乏症(戊二酸血症Ⅱ型)
长链羟酰基辅酶 A 脱氢酶缺乏症
肉碱 - 酰基肉碱移位酶
肉毒碱棕榈酰基转移酶Ⅱ
肉碱 - 酰基肉碱移位酶缺乏症
线粒体疾病

续表

Friedreich 共济失调
内分泌失调
原发性胰岛素增多
糖尿病母亲所生婴幼儿
肢端肥大症

【病理】

肉眼观察表现为心肌明显肥厚、心腔狭小。左心室多重于右心室，可表现为弥漫性或局限性肥厚。室间隔肥厚为主，使心脏收缩时室间隔突向左心室腔，引起左心室流出道梗阻（left ventricular outflow tract obstruction，LVOTO），称为"非对称性（梗阻性）肥厚型心肌病"。心尖肥厚为主者，称为"心尖肥厚型心肌病"。当心肌最厚部位集中于二尖瓣前叶游离缘的下方时，室间隔在该处与二尖瓣前叶相互冲撞使得内膜局限性增厚，肥厚的室间隔心肌与二尖瓣前叶游离缘之间会导致左心室流出道下段梗阻。显微镜下可见心肌细胞肥大，排列紊乱，细胞核变形，线粒体增多，细胞核外周包有"核周光环"，间质纤维化伴淋巴细胞浸润。随病程进展，晚期心肌纤维化增多，可扩展形成瘢痕样组织。同时可观察到增生的间质纤维中的冠状动脉管壁增厚、管腔狭窄，推测这可能与心肌缺血相关。进行组织化学染色可见细胞核周围的大量糖原累积。

【诊断】

2014 年 ESC 指南中儿童 HCM 的诊断标准：左心室壁厚度超过同年龄、同性别和同体表面积儿童左心室壁厚度平均值加 2 个标准差（或 Z 值 >2），并除外负荷增加，如先天性心脏病、高血压、主动脉瓣狭窄和主动脉瓣下隔膜等引起的左心室壁增厚或全身性疾病。2022 年中国心肌病指南中儿童 HCM 的诊断标准：根据儿童年龄、体表面积、筛查环境及诊断 HCM 的验前概率，采用不同的诊断界值。①对于无 HCM 家族史且无症状的儿童，当左心室壁最大厚度超过预测正常值的 2.5 个标准差，即 Z 值 >2.5 时可诊断 HCM。②对于有明确 HCM 家族史或者致病基因检测阳性的儿童，建议采用 Z 值 >2 的界值。

【临床症状】

HCM 的临床症状差异较大，部分患者无症状，是在体格检查时意外发现，而有些患者首发表现就是心源性猝死（sudden cardiac death，SCD）。症状与左心室流出道梗阻、心功能不全、快速或缓慢性心律失常等相关，主要有：劳力性呼吸困难、胸痛、心悸、头晕、晕厥或者先兆晕厥、猝死、心力衰竭等。在青少年患者人群中，猝死的主要原因是心律失常，偶有死于严重心力衰竭者。

【体征】

体征主要与左心室流出道阻塞相关，于心尖和胸骨左缘之间可闻及递增递减型杂音，不传导至颈部。加重左心室流出道阻塞的因素可使杂音更明显，例如改变体位、Valsalva 动作或使用硝酸甘油后。

【辅助检查】

1. 心电图　心电图的变化通常会较早出现，甚至可能在临床症状之前。因此，在疑诊患者中应常规进行 12 导联心电图或动态心电图检查。超过 90% 的 HCM 患儿在心电图上都有一些改变，包括病理性 Q 波，尤其是在下壁导联（Ⅱ、Ⅲ、aVF）和侧壁导联（Ⅰ、aVL 或 V_4~V_6），还有异常 P 波，电轴左偏，以及 ST 段明显抬高或压低等。心尖肥厚型 HCM 患者常见 V_2~V_4 导联 T 波深倒，部分伴有预激综合征。另外，一些心电图改变具有特定病因提示性意义，例如短 PR 间期、高大 QRS 波和广泛 T 波倒置提示为 Pompe 病；短 PR 间期伴房室传导阻滞提示为线粒体心肌病或 PRAKG2 心脏综合征等。

2. 胸部 X 线检查　HCM 患儿胸部 X 线检查可见左心室增大，也可在正常范围；常有肺淤血，但严重肺水肿少见。

3. 超声心动图检查　为首选的无创诊断方法，是诊断 HCM 的"金标准"之一。所有 HCM 患儿均应行全面的经胸超声心动图检查，包括二维超声、彩色多普勒、频谱多普勒、组织多普勒等，测量舒张末期心室短轴从心底至心尖所有节段的最大心室壁厚度。测量静息状态下 LVOT 的瞬时峰值压差，评估是否存在静息性 LVOTO。如果静息状态下 LVOT 压差 <50mmHg，推荐进行激发试验，评估是否存在隐匿性 LVOTO。

4. 心脏磁共振成像检查　钆对比剂延迟强化是识别心肌纤维化的最佳方法，而心肌纤维化与死亡、SCD 等风险密切相关。因此，在确诊或怀疑患有 HCM 时，建议对患者进行心脏磁共振成像检查。然而，儿童相较于成人来说体重较轻，呼吸频率和心率快，且呼吸不稳定，大多数无法配合完成检查，需使用镇静或麻醉。因此，儿童心脏磁共振所得到的图像存在一些伪影或质量差的问题，影响了其在儿童 HCM 中的应用程度。

5. 心导管和造影检查　不作为常规检查方法。当需要行心内膜心肌活检以与其他心肌病鉴别，以及心脏移植的患者术前评估时，可选择行心导管和造影检查。

6. 基因检测　2018 年美国心力衰竭学会心肌病指南建议对所有临床诊断为 HCM 的患者进行基因检测，特别是有阳性家族史的患者。这提示进行基因检测之前进行全面表型分析以及收集至少 3 代详细家族史的重要性。HCM 基因检测的诊断率约为 40%。基因检测在 HCM 表型的家庭筛查和鉴定中具有重要作用，但肌小节突变不能预测个体患者的猝死、预后或未来临床病程。HCM 患者中已检出至少 11 个致病基因（*MYBPC3* 和 *MYH7* 为最常见的 2 个），有超过 2 000 个变异位点。首选采用二代测序技术，如未检出病变，可考虑扩展为针对心肌病的基因组合测序，或全外显子组测序或全基因组测序。最近研究表明，对 *MYBPC3* 内含子区域进行分析，可以将先前基因检测不确定的明确家族性病例的诊断率提高 20%。

【鉴别诊断】

1. 强化运动引起的心肌肥厚　常见于运动员或长期从事体育锻炼的个体。无家族遗传心肌病史，超声心动图通常显示左心室腔内径增大、室壁轻度均匀增厚，一般不伴随左心房扩大和严重的左心室舒张功能异常，组织多普勒测显示左室心肌收缩速度无减低，停止进行体能训练心肌肥厚程度可减轻。

2. 高血压引起的心肌肥厚　患者长期患有高血压，经超声心动图检查显示心肌增厚通常呈对称性，肥厚的心肌呈均匀的低回声，一般情况下室壁厚度不超过 15mm。在严格控制血压 6~12 个月后，左心室的肥厚程度会减轻或消退。

3. 主动脉瓣狭窄和先天性主动脉瓣下隔膜　主动脉瓣狭窄导致的心肌肥厚 70%~80% 为轻度对称性肥厚，可通过超声心动图或心脏 CT 明确诊断。有血流动力学意义的先天性主动脉瓣下隔膜临床表现与主动脉瓣狭窄类似，可行超声心动图及磁共振检查以鉴别。

4. 内分泌疾病导致的心肌肥厚　如嗜铬细胞瘤等导致肾上腺髓质激素过度分泌的疾病，以及肢端肥大症会引发心肌增厚。通过病史可以进行鉴别诊断。内分泌疾病经过治疗后，左心室肥厚会逐渐恢复正常。

5. 药物导致的心肌肥厚　长期使用某些药物，如促代谢合成的类固醇、他克莫司和羟氯喹，可能导致左心室增厚。然而，这种增厚程度通常较轻，且很少超过 15mm。停止使用这些药物后，左心室增厚通常可逆转。

【治疗】

（一）治疗目标

包括缓解临床症状，改善心脏功能，延缓疾病进展，减少疾病死亡。

（二）药物治疗

1. β 受体阻滞剂　是最早被研究用于治疗 HCM 患者的药物，可以抑制心肌收缩力、降低 LVOT 压差（主要降低运动时 LVOT 压差），缓解流出道梗阻、增加心室顺应性、减慢心率、改善心室舒张期充盈情况，最终改善患者心功能和生活质量。对于症状性梗阻性 HCM 患者，首选无血管扩张作用的 β 受体阻滞剂，包括普萘洛尔、美托洛尔和比索洛尔等，从小剂量起始，逐渐滴定至治疗有效（症状缓解）或最大耐受剂量。儿童或青少年 HCM 患者，β 受体阻滞剂可能对缓解心绞痛或呼吸困难等症状有效。

2. 非二氢吡啶类钙通道阻滞剂(calcium channel blocker, CCB) 具有负性肌力负性频率作用,可以减轻LVOTO,改善舒张期心室充盈,改善患者症状。对于β受体阻滞剂治疗无效、无法耐受或有禁忌的症状性梗阻性HCM患者,推荐使用非二氢吡啶类CCB,包括维拉帕米。但是对于有严重传导阻滞者、病态窦房结综合征者、休息时存在LVOTO者、静息时存在严重呼吸困难或心衰体征者、低血压或心源性休克者、婴幼儿、有肺动脉高压的患者等禁用维拉帕米。一项对携带*MYBP3*基因突变的高危人群研究表明,钙通道阻滞剂地尔硫䓬可能改善患者早期左室重塑。

3. 胺碘酮 有潜在危及生命的严重室性心律失常者可选用胺碘酮治疗,对β受体阻滞剂或其他药物治疗无效时亦可选用。口服数周后起效。

4. 丙吡胺 属于Ⅰa类抗心律失常药物,具有较强的负性肌力作用,可以抑制心肌收缩力,减轻SAM现象和二尖瓣反流程度,可以降低LVOT压差。对于使用β受体阻滞剂和非二氢吡啶类CCB后仍有与LVOTO相关的持续严重症状的患者,推荐加用丙吡胺,与β受体阻滞剂或非二氢吡啶类CCB联合应用并逐渐滴定至最大耐受剂量。

5. 血管紧张素受体阻滞剂(angiotensin receptor blockers, ARBs)和血管紧张素受体脑啡肽酶抑制剂(angiotensin receptor neprilysin inhibitors, ARNIs) VANISH研究发现,高剂量缬沙坦根据年龄和体重滴定到目标剂量,维持剂量2年,比安慰剂更能改善心脏结构和功能左室肥厚。PARALLAX研究证明,沙库巴曲/缬沙坦可以改善射血分数保留的心力衰竭(heart failure with preserved ejection fraction, HFpEF)患者的运动耐受性,该药目前正在非梗阻性HCM患者中开展疗效与安全性评估。

6. 心肌肌球蛋白抑制剂 Mavacamten是一种选择性心肌肌球蛋白抑制剂,通过选择性降低心肌肌球蛋白重链的酶活性,可逆地抑制肌球蛋白-肌动蛋白横桥的过量形成,同时促使整个肌球蛋白群体转向节能的超松弛状态,从而抑制心肌过度收缩,改善舒张顺应性及能量代谢。已经获得包括美国和欧洲在内的五大洲卫生行政机构的批准。EXPLORER-HCM结果显示,Mavacamten显著降低了LVOT压差,并改善了梗阻性HCM患者的峰值耗氧量、NYHA分级、NT-proBNP水平以及临床症状。Aficamten是一种新型选择性小分子心肌肌球蛋白抑制剂,已陆续开展Ⅱ期和Ⅲ期临床试验,但目前没有儿童使用的经验。

(三)手术治疗

1. 心肌切开-切除术 适用于药物治疗无法缓解症状并影响生活质量的患者,通常适用于NYHA功能分级Ⅲ或Ⅳ级的患者。经主动脉切口室间隔肥厚心肌切除术(Morrow手术)是应用最广泛的术式。手术死亡率<1%,临床成功率为90%~95%。成功的心肌切除术减少SAM导致的二尖瓣反流,使左心房、左心室缩小。心肌切除术后的患者长期生存与年龄匹配的一般人群基本相同,复发性左心室流出道梗阻很少见。

2. 室间隔心肌消融术(septal myocardial ablation, SMA) 目前主要采用酒精间隔消融术,这是最经典的经皮SMA,利用无水乙醇(96%~99%乙醇)化学消融、阻断间隔支动脉,造成区域心肌坏死,从而消除室间隔肥厚,降低LVOTO。治疗效果:经皮SMA可以显著降低LVOT峰值压差,减轻LVOTO,减轻或消除二尖瓣反流,从而改善患者症状和心功能,提高活动耐力和生活质量。通常将LVOT峰值压差下降≥50%或LVOT峰值压差<30mmHg作为经皮SMA操作成功的标志。经皮SMA也可以显著提高症状性梗阻性HCM患者的远期生存率,使其接近年龄、性别匹配的普通人群。

3. 经皮心肌内室间隔射频消融术(percutaneous intramyocardial septal radiofrequency ablation, PIMSRA,又称Liwen术式) 可以考虑在有治疗经验的中心作为上面两种术式的一种替代治疗方式,其远期疗效值得进一步研究。

4. 心内膜室间隔射频消融术(endocardial radiofrequency ablation of septal hypertrophy,

ERASH） ERASH 并发症发生率较高，远期疗效需要进一步观察。

5. 双腔起搏器植入术 由于远期疗效不确切，目前应用于梗阻性 HCM 患者中较少，仅用于心肌切开及室间隔心肌消融术后发生心脏传导阻滞风险高危的患者。

6. 植入式心律转复除颤器（implantable cardioverter defibrillator，ICD） 儿童 HCM 患者发生 SCD 的危险因素主要包括：①早发的 HCM 相关 SCD 家族史；②不明原因晕厥的个人史；③极度左心室肥厚（最大室壁厚度 ≥30mm 或 *Z* 值 >6）；④动态心电图检查发现非持续性室性心动过速。指南建议：存在以上至少一项，或者 SCD 风险预测模型评估为高危，应该考虑植入 ICD 进行一级预防（Ⅱa 类推荐，B 级证据）。如果没有上述危险因素，但是 LVEF<50%，或心脏磁共振提示存在广泛心肌纤维化，或 SCD 风险预测模型评估为中危，可以考虑植入 ICD 进行一级预防（Ⅱb 类推荐，C 级证据）。对于无上述危险因素的 HCM 患者，不推荐植入 ICD（Ⅲ类推荐，B 级证据）。儿童 HCM 患者在植入 ICD 前更需要全面、充分评估 SCD 风险及潜在并发症，与患儿及家长充分沟通、权衡利弊后决定。

7. 心脏移植 2%~3% HCM 患者，由于广泛心肌缺血和瘢痕导致心力衰竭，心衰症状逐渐加重；药物治疗和外科手术都无法控制疾病的进展；心室腔进行性扩大、心室壁变薄等终末期患者，可考虑行心脏移植治疗。

二、研究进展

EXPLORER-HCM 是一项国际多中心随机对照研究，是 Mavacamten 的Ⅲ期临床试验。研究纳入了 13 个国家 68 个中心的 251 名患者，按照 1∶1 分为 Mavacamten 组和安慰剂对照组，其中 Mavacamten 组患者接受 Mavacamten+ 标准治疗，对照组患者接受安慰剂 + 标准治疗。治疗共 30 周，每 2~4 周进行一次随访，共随访 12 次。研究结果显示，Mavacamten 治疗可显著改善梗阻性肥厚型心肌病患者的运动能力、LVOT 梗阻、NYHA 功能分级和健康状况。这项试验的结果强调了针对这种疾病的特异性靶向药物治疗的益处，是近 30 年来 HCM 治疗的重大突破，开创了 HCM 药物治疗的新领域。

三、实战病例

患儿女性，15 岁，因“间断胸闷 1 年”入院。患儿 1 年前活动后胸闷、心悸、憋气，伴晕厥 2 次，均为运动后发作，活动耐力受限，6 个月前就诊于当地医院，查超声心动图提示梗阻性肥厚型心肌病，左心房增大，二尖瓣中重度反流，予口服美托洛尔 12.5mg、2 次 /d，症状未见好转。患儿平素多汗，呼吸平稳，食纳可，既往 1 次肺炎，否认心衰史。生长发育尚可。否认家族遗传病史。查体胸骨左缘第 2~4 肋间可闻及 3/6 级收缩期杂音。

心电图：左心室高电压，Ⅰ、aVL、V_4~V_6 导联 ST 段压低伴 T 波倒置（图 18-3）。

超声心动图：左室壁及室间隔明显增厚，最厚处 21mm，左心室流出道压差 119mmHg，非对称性肥厚梗阻性心肌病，二尖瓣大量反流，少量心包积液（图 18-4）。

心脏 CT：左心室室壁均匀增厚，左心房增大，舒张期可见二尖瓣前向移位，左心室流出道重度狭窄，内径约 1.6mm，左心室舒张末期室壁厚度，最厚处 21.1mm（图 18-5）。

心脏磁共振：非对称性梗阻性肥厚型心肌病，左心房增大，左室壁增厚，左室壁心肌中层弥漫性心肌纤维化，间隔壁心肌水肿，二尖瓣关闭不全。

结合患者症状、体征及辅助检查结果，诊断明确，患儿有活动后胸闷、胸痛伴发作晕厥 2 次，左心室流出道压差明显增高，药物治疗效果不佳，给予美托洛尔加量至 25mg、2 次 /d 口服，并准备外科手术，外科术中可见左心室中度增大，左心室流出道可见肥厚的肌束致左心室流出道狭窄，二尖瓣前叶内侧二级腱索部分附着于肥厚的肌束之上，致收缩期 SAM 征阳性，二尖瓣大量反流，瓣环增大。手术术式：改良扩大 Morrow 手术 + 二尖瓣成形术。患儿手术顺利，症状好转，复查超声

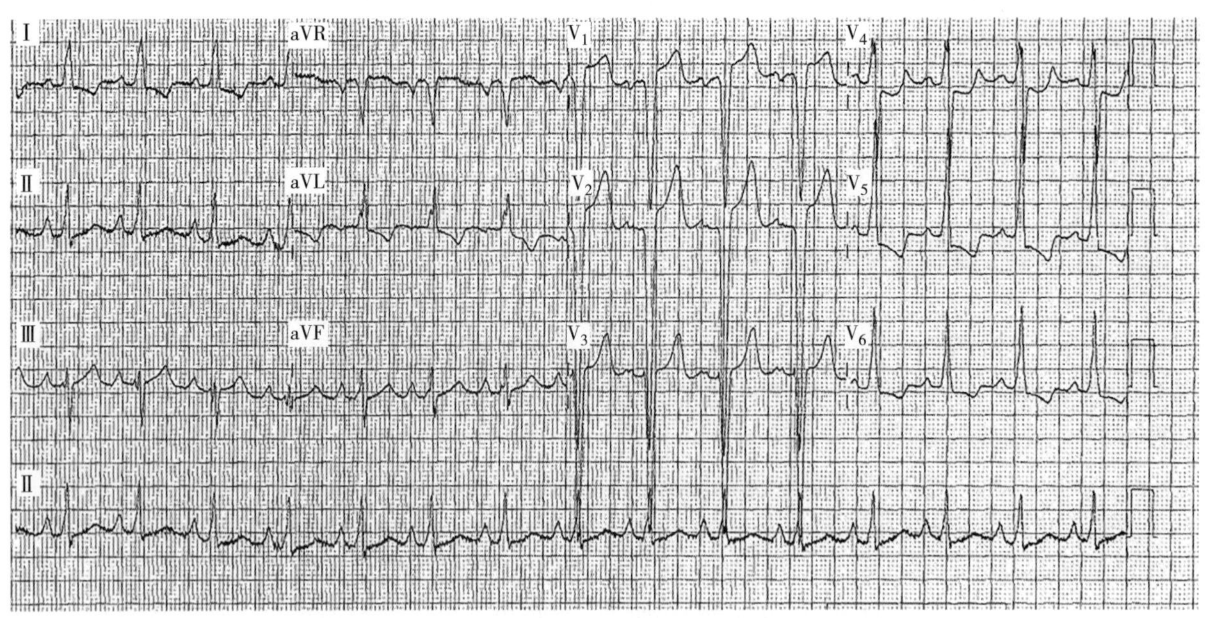

图 18-3　病例心电图

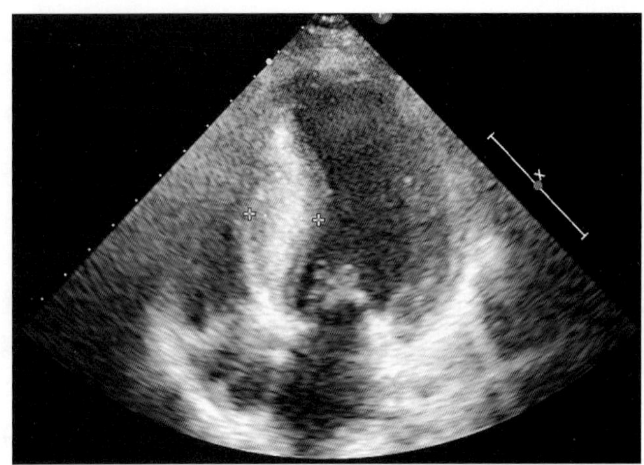

图 18-4　超声心动图

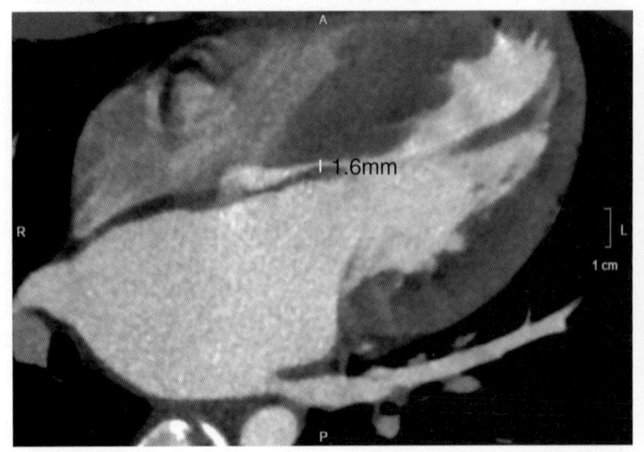

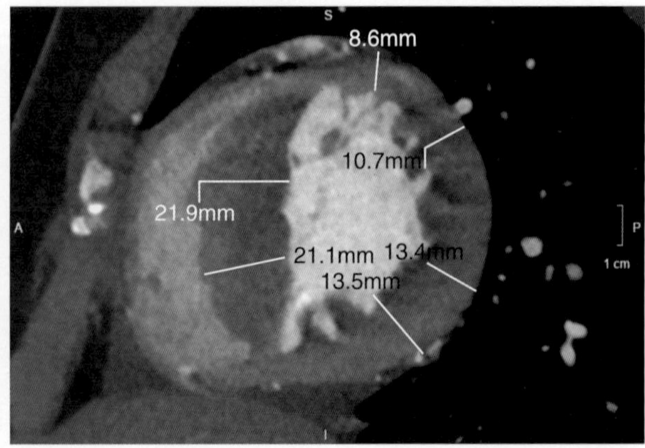

图 18-5　心脏 CT

左心室流出道重度狭窄，最窄处内径约 1.6mm。

心动图示室壁厚度明显缩小、左心室流出道梗阻解除，患儿好转出院。

（撰写：肖燕燕、梁云婷 审校：王霄芳）

参考文献

[1] 国家心血管病专家委员会心力衰竭专业委员会，中国医师协会心力衰竭专业委员会，中华医学会心血管分会心力衰竭学组，等．中国肥厚型心肌病指南2022[J]．中华心力衰竭和心肌病杂志(中英文)，2022，6(2)：26.

[2] 单光颂，袁越，陈永红，等．《中国儿童肥厚型心肌病诊断的专家共识》诊断价值国内多中心研究[J]．中国实用儿科杂志，2022，37(1)：37-44.

[3] LIPSHULTZ S E，LAW Y M，ASANTE-KORANG A，et al. Cardiomyopathy in children：classification and diagnosis：a scientific statement from the American Heart Association[J]. Circulation，2019，140(1)：e9-e68.

[4] ELLIOTT P M，ANASTASAKIS A，BORGER M A，et al. 2014 ESC Guidelines on diagnosis and management of hypertrophic cardiomyopathy[J]. Kardiol Pol，2014，72(11)：1054-1126.

[5] MARON B J，DESAI M Y，NISHIMURA R A，et al. Diagnosis and evaluation of hypertrophic cardiomyopathy：JACC state-of-the-art review[J]. J Am Coll Cardiol，2022，79(4)：372-389.

[6] SPRACKLEN T F，KEAVNEY B，LAING N，et al. Modern genomic techniques in the identification of genetic causes of cardiomyopathy[J]. Heart，2022，108(23)：1843-1850.

[7] STAFFORD F，THOMSON K，BUTTERS A，et al. Hypertrophic cardiomyopathy：genetic testing and risk stratification[J]. Curr Cardiol Rep，2021，23(2)：9.

[8] BOGLE C，COLAN S D，MIYAMOTO S D，et al. Treatment strategies for cardiomyopathy in children：a scientific statement from the American Heart Association[J]. Circulation，2023，148(2)：174-195.

[9] HO C Y，LAKDAWALA N K，CIRINO A L，et al. Diltiazem treatment for pre-clinical hypertrophic cardiomyopathy sarcomere mutation carriers：a pilot randomized trial to modify disease expression[J]. JACC Heart Fail，2015，3(2)：180-188.

[10] HO C Y，MCMURRAY J J V，CIRINO A L，et al. The design of the valsartan for attenuating disease evolution in early sarcomeric hypertrophic cardiomyopathy(VANISH)trial[J]. Am Heart J，2017，187：145-155.

[11] 颜素岚，郑昭芬．肥厚型心肌病的药物治疗新进展[J]．中华心力衰竭和心肌病杂志，2022，6(3)：257-260.

[12] OLIVOTTO I，OREZIAK A，BARRIALES-VILLA R. Mavacamten for treatment of symptomatic obstructive hypertrophic cardiomyopathy(EXPLORER-HCM)：a randomised，double-blind，placebo-controlled，phase 3 trial[J]. Lancet，2020，396(10253)：759-769.

[13] MITAL S，MUSUNURU K，GARG V，et al. Enhancing Literacy in Cardiovascular Genetics：A Scientific Statement From the American Heart Association[J]. Circ Cardiovasc Genet，2016，9(5)：448-467.

[14] OMMEN S R，MITAL S，BURKE M A，et al. 2020 AHA/ACC Guideline for the Diagnosis and Treatment of Patients With Hypertrophic Cardiomyopathy：A Report of the American College of Cardiology/American Heart Association Joint Committee on Clinical Practice Guidelines[J]. Circulation，2020，142(25)：e558-e631.

第3节 限制型心肌病的诊断与内科治疗

一、知识要点

限制型心肌病(restrictive cardiomyopathy，RCM)是一类罕见的心肌病，占到心肌病总数的2%~5%，多由于心肌僵硬度增加导致严重的舒张功能障碍、心室僵硬和心房扩张，且常伴有心律失常。而限制型心肌病心室收缩功能及室壁厚度通常正常或接近正常。由于病因种类多且确诊难度高，目前该病尚无明确患病率报道。

【病因】

限制型心肌病按病因分类被分为原发性和继发性。心肌纤维变性、心肌浸润或心内膜心肌瘢痕组织形是心脏限制性充盈障碍的主要原因。

原发性限制型心肌病通常是遗传性的，部分为散发性，其预后比继发性限制型心肌病差。目前已确定多个突变的基因，大部分存在于常染色体上，为常染色体显性遗传。

继发性限制型心肌病源于影响心脏的全身性疾病，常见的有淀粉样变性、结节病、铁超载、Fabry 病和蒽环霉素中毒等。

【发病机制】

（一）原发性限制型心肌病

原发性限制型心肌病的发病机制主要是心肌肌丝对钙敏感性的增高及结蛋白（desmin，DES）和Ⅲ型胶原蛋白在心肌细胞内的蓄积，进而引起心肌细胞肥大、紊乱和间质纤维化等非特异性退行性改变。其病因通常为蛋白相关的编码基因产生突变所致。目前，在原发性限制型心肌病患者中发现了超过 19 种不同致病基因的突变，原发性限制型心肌病相关的最常见的肌球蛋白基因变异包括 *TNNT2*、*TNNT3*、*ACTC1*、*MYBPC3*、*TPM1*、*MYL2* 及 *MYL3*。通常为常染色体显性遗传，由多个基因突变所致。研究显示，限制型心肌病患者 54%~60% 有明确携带致病或可能致病基因，同时限制型心肌病的致病基因与其他心肌病的致病基因常存在重叠。儿童限制型心肌病发展迅速，常发生猝死，平均生存期仅为 2 年。

（二）继发性限制型心肌病

1. 心肌淀粉样变　心肌淀粉样变性是一种罕见的疾病，是由肌纤维间错误折叠淀粉样蛋白于细胞外沉积引起的。有两种类型淀粉样蛋白通常浸润心脏，即免疫球蛋白轻链（AL）和转甲状腺素（ATTR）。心肌淀粉样变引起的限制型心肌病主要以细胞外淀粉样蛋白浸润整个心脏为特征。浸润过程导致双心室壁增厚伴有心室重构和心输出量减低，随后心房压力升高及心房扩张。心肌内冠脉壁常同时被淀粉样蛋白浸润，引起心肌灌注减少。心电传导系统也经常被影响，进而引起房性心律失常（心房颤动、心房扑动或房性心动过速）和房室传导阻滞。

2. 铁超载心肌病（iron overload cardiomyopathy，IOC）　铁超载心肌病是铁超载患者死亡的主要原因，临床表现主要是心脏组织中（心肌细胞质内）铁过量沉积，从而导致心肌收缩和 / 或舒张功能障碍。发病机制包括游离铁离子影响心肌细胞钙离子通路活性、铁离子进入线粒体激活心肌细胞凋亡、心肌细胞铁死亡等多种途径。因此，铁超载心肌病的临床表现异质性大。限制型心肌病及扩张型心肌病为典型表现。铁超载包括原发性及继发性，原发性主要是遗传性血红蛋白沉着症（hereditary hemochromatosis，HH），继发性铁超载多发生于因肾病及遗传性贫血反复输血的患者。

3. 溶酶体存储障碍（Fabry 病）　Fabry 病是一种由 *GLA* 基因致病性变异导致 α-Gal A 酶活性降低而引起的多器官功能障碍的 X- 连锁隐性遗传性溶酶体存储障碍性疾病。心脏受累是 Fabry 病患者预后不良的主要决定因素。肥厚型心肌病表型是 Fabry 病最常见的心血管表现，疾病中晚期常发展为限制型心肌病表型及恶性心律失常。

4. 心肌内膜纤维化（endomyocardial fibrosis，EMF）　心肌内膜纤维化在热带和亚热带地区很常见。在非洲流行地区，心肌内膜纤维化是心力衰竭的一个重要原因，占心力衰竭病例的 20%，心肌内膜纤维化的病因多种，包括嗜酸粒细胞增多症、寄生虫感染（包括疟原虫、微丝虫、血吸虫、蠕虫、虫媒病毒和弓形虫）、环境因素（铈污染）、自然免疫和遗传等。在 50% 心肌内膜纤维化病例中，纤维化同时累及右心室和左心室。40% 病例只累及左心室，其余 10% 病例累及右心室。这种疾病的标志性特征是受累心室的纤维化闭塞。过程中伴有局灶性或弥漫性心内膜增厚和纤维化，导致限制型心肌病。晚期可发生心内膜钙化沉积和血栓形成，这个过程通常不累及心外膜。心肌活检是诊断心肌内膜纤维化的“金标准”。

【临床表现】

限制型心肌病常见的临床表现为心力衰竭的体征和症状，包括乏力、呼吸困难、阵发性夜间呼吸困难。活动耐力下降为早期症状，因为心率增加可导致舒张期心室充盈和心输出量显著下降。

右心室受累时，可出现下肢水肿和右上腹疼痛。患者还可出现胸痛、晕厥和心悸。由于心房扩大，限制型心肌病最常见的心律失常是心房颤动，进而引起的血栓并发症也是十分常见的。

体格检查疾病早期无明显特异性体征，后期合并心房扩大及心力衰竭时，左心衰竭会出现如肺水肿、第三心音（S_3），右心衰竭表现为颈静脉怒张、下肢水肿、腹水、肝肿大、Kussmaul 征阳性（吸气时静脉压升高）。查体听诊可闻及心脏浊音界扩大、心律失常、可闻第三心音、第四心音。当合并有房室瓣关闭不全时，常会于相应听诊区听到房室瓣收缩期反流性杂音。

【辅助检查】

1. X 线　胸部 X 线片可见到左、右心房扩大和心包积液导致的心影扩大，并可显示肺淤血和胸腔积液的情况。

2. 超声心动图　超声心动图是初步评估限制型心肌病患者的重要工具。限制型心肌病的特征表现包括心室腔大小及收缩功能正常或接近正常，心室壁厚度正常或增厚，双心房明显扩大。超声多普勒血流图可见舒张期快速充盈突然中止；舒张中、晚期心室内径无继续扩大，A 峰减低，E/A 比值增大，吸气式肝静脉内血流回流。

3. 心脏磁共振　心脏磁共振成像是评估心室容量、心肌质量、局部和整体收缩功能的无创“金标准”。心脏磁共振成像在限制型心肌病病因的诊断中也起着至关重要的作用，钆延迟现象和对比后定位序列可用于计算细胞外体积，这是心肌纤维化的定量标志物。常规 T_2 加权成像和 T_2 标测可检测心肌水肿和炎症。同时，心脏磁共振成像是鉴别限制型心肌病和缩窄性心包炎最准确的无创伤性检查手段。心包厚度≤4mm 时可排除缩窄性心包炎；而心包增厚支持缩窄性心包炎的诊断。在某些情况下，心脏磁共振成像减少了心内肌活检的必要性。

4. 心导管检查　在限制型心肌病中，心导管血流动力学常显示双侧心室舒张末压升高，左心室舒末压比右心室舒末压至少高 5mmHg，大部分病例心室压力可出现与缩窄性心包炎相似的典型“平方根”形改变，同时伴有右心房压升高。右心室收缩压可以大于 50mmHg，右心室舒张压通常小于右心室收缩压的 1/3 以下。心室造影可见室腔缩小，心尖部钝角化。相比之下，缩窄性心包炎患者左、右心室舒张末压力更加接近，同时缩窄性心包炎患者双侧心室压力于呼吸（吸气）时分离，而限制型心肌病患者不符合该表现。

5. 心内膜心肌活检　当无创检查不能确诊时，心内膜心肌活检是诊断限制型心肌病及病因的重要手段。组织病理学结果可以帮助识别特定的浸润性和储存性疾病，如淀粉样变性、Fabry 病。原发性限制型心肌病，其特征是心肌紊乱和纤维化。活检相关的手术并发症发生率极低，主要包括损伤三尖瓣结构损伤导致三尖瓣反流、右心室游离壁穿孔、恶性心律失常及心脏压塞。

6. 基因诊断　限制型心肌病的基因诊断在欧洲指南中为Ⅱb 类推荐，推荐在常规检查难以确诊的限制型心肌病或合并相关家族史的患者中，检出对应致病基因突变可以确诊及明确病因。相关基因如表 18-6。

表 18-6　限制型心肌病及拟表型疾病可能致病基因列表

基因	英文全称	中文全称	基因 ID
TNNI3	troponin I3	肌钙蛋白 I3	7 137
TNNT2	troponin T2	肌钙蛋白 T2	7 139
TNNC1	troponin C1	肌钙蛋白 C1	7 134
TPM1	tropomyosin 1	原肌球蛋白 1	7 168
MYL2	myosin light chain 2	肌球蛋白轻链 2	4 633
MYL3	myosin light chain 3	肌球蛋白轻链 3	4 634

续表

基因	英文全称	中文全称	基因 ID
ACTC1	alpha-cardiac actin	心肌肌动蛋白 α	70
MYBPC3	myosin binding protein C, cardiac	心脏型肌球蛋白结合蛋白 C	4 607
TTN	titin	肌联蛋白	7 273
DES	desmin	肌间线蛋白	1 674
MYPN	myopalladin	肌钯蛋白	84 665
CryAB	crystallin alpha B	α- 晶体蛋白 b 链	1 410
BAG3	Bcl-2-associated athanogene 3	B 淋巴瘤 -2 相关凋亡蛋白 3	9 531
FLNC	filamin-C	细丝蛋白 C 基因	2 318
TNN	tenascin N	肌腱蛋白 N	63 923
SMAD	SMAD family member	SMAD 家族成员	4 089
MYH7	myosin heavy chain 7	肌凝蛋白重链 7	4 625
SYNE2	spectrin repeat containing nuclear envelope protein 2	编码核膜血影重复蛋白 2	23 224
JUP	junction plakoglobin	结蛋白	3 728
ACTN2	actinin alpha 2	辅肌动蛋白 α2	88

【鉴别诊断】

缩窄性心包炎：缩窄性心包炎是心包慢性炎症过程的最终表现，其特征是心包纤维增厚、粘连、钙化，使心脏舒张充盈受损，减少心输出量，最终导致全身血液循环障碍的一种疾病。限制型心肌病与缩窄性心包炎的临床表现及血流动力学改变十分相似，以下要点有助于缩窄性心包炎的诊断：

（1）有活动性心包炎的病史或病史中存在引起心包炎高危因素。

（2）查体可有心包叩击音、奇脉。

（3）心电图中无明显心室内及房室传导障碍。

（4）影像学检查提示心包增厚或钙化。

（5）超声心动图示房室间隔切迹，并可见心室运动协调性降低。

（6）心室压力曲线的特点为左、右心室舒张末压几乎相等，差值 <5mmHg。

（7）心内膜心肌活检无限制型心肌病特异性表现。

【并发症】

1. 心力衰竭　是由于双侧心室舒张受限，充盈受阻，从而出现肺循环和 / 或体循环淤血，进而表现出肢体水肿、肺淤血、心包积液等心力衰竭症状。

2. 心律失常　限制型心肌病中晚期最常见的心律失常为心房颤动，同时也常合并窦性心动过速、心房扑动、右束支传导阻滞。多数心律失常与限制型心肌病心内膜下心肌的纤维化和钙化有关，部分与心房扩大引起的电生理结构变化有关。

【治疗】

1. 对因治疗　对于那些有明确原因的限制

型心肌病，应首先治疗其原发病。

2. 对症治疗　限制型心肌病的病理生理学特征影响治疗策略：因心室舒张功能受限，每搏输出量实际上是固定的，心输出量主要取决于心率变化。逆转心肌重塑（即左心室容积减少和左室射血分数恢复）不是治疗目标。相反，左心室舒张末期容积和每搏输出量的小幅增加可能临床改善。

限制型心肌病治疗目的以降低心室充盈压为主，临床中最常用的是利尿类药物。利尿剂类药物可降低心脏前负荷、减少肺循环和体循环淤血，降低心室充盈压、改善症状，从而改善患者生活质量和活动耐量。但利尿剂对心脏功能无明确改善，也不能改善患者的长期预后。β 受体阻滞剂可以减慢心率，延长心室充盈时间，降低心肌耗氧量，有利于改善心室舒张功能，可以作为辅助治疗药物，但在限制型心肌病患者的治疗中，患者心输出量对心率的严格依赖意味着，β 受体阻滞剂可能会使心输出量不足，故 β 受体阻滞剂在限制型心肌病治疗中需要慎重。

患者通常对心动过缓耐受性较差，合并缓慢性心律失常可能需要植入房室顺序起搏器。对于房颤及不同类型快速性心律失常可以使用胺碘酮转复，并口服预防。但抗心律失常药物对于预防限制型心肌病患者的猝死无效，可置入 ICD 治疗。

限制型心肌病易发生附壁血栓和栓塞，合并心房颤动的患者具有极高的血栓栓塞风险，伴有附壁血栓或曾经发生过血栓栓塞的患者无论其 CHA_2DS_2-VASc 评分如何，都应进行抗凝治疗。

3. 外科治疗　心脏移植是目前终末期限制型心肌病患者唯一有效的治疗方案。其中，儿童限制型心肌病患者即使没有明显的心衰症状，仍有较大的猝死风险，所以对诊断明确的患儿可早期进行心脏移植以改善预后。另外，对于严重的心内膜心肌纤维化，可行心内膜剥脱术。伴有严重瓣膜反流的限制型心肌病患者可行瓣膜置换术。

【预后】

限制型心肌病发病率低且预后不佳。及时的心脏移植是终末期限制型心肌病唯一能提高生存率的治疗方案。近 10 年笔者中心共接诊限制型心肌病患儿 17 人，其中半数患儿于确诊 5 年内死亡，其中 1 例患儿因“急性左心衰竭”于我院急诊入院，因循环状态波动急诊行 ECMO 辅助循环，超声心动图提示双心房明显扩大，其后 1 周内予患儿心脏移植（术中病理诊断限制型心肌病），过程顺利，术后定期门诊随诊。目前患儿心功能恢复良好。限制型心肌病作为发病率最低且预后最差的心肌病，目前常规检查对诊断确诊率较低，心导管及心内膜心肌活检为其诊断的“金标准”，早期对疑诊患者行基因诊断有助于对其确诊并明确其病因。针对病因治疗有助于缓解症状，改善患者预后。

二、实战病例

患儿学龄期男童，11 岁，4 个月前因“大叶性肺炎”于当地医院就诊，查超声提示双心房扩大及心包积液，入院查体：心率 90 次 /min，心前区未闻及明显杂音，四肢、眼睑无明显水肿，肝肋下 2cm，脾不大。入院完善胸部 X 线片提示双侧肺门影不大，主动脉结不宽，心影增大，心胸比例约 55%，似见双心房影（图 18-6）。完善超声心动图示双心房明显增大，右心房为著，左心房 49mm × 68mm，右心房 37mm × 51mm，左室心

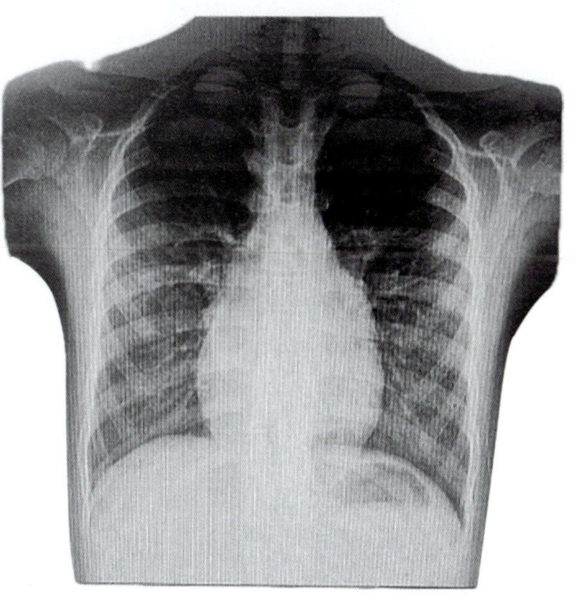

图 18-6　胸部 X 线片

尖圆隆；冠状静脉窦稍增宽 7mm；左室壁弥漫性运动减低，厚度大致正常；心包未见增厚及钙化（图 18-7）。完善基因学检查如表 18-7。结合患儿体征及临床检查，考虑诊断为限制型心肌病，入院后给予利尿等对症治疗后，患儿自觉活动耐量较前上升。出院后规律利尿、改善心肌重塑治疗，目前无明显心衰及体循环淤血表现，门诊定期随访中。

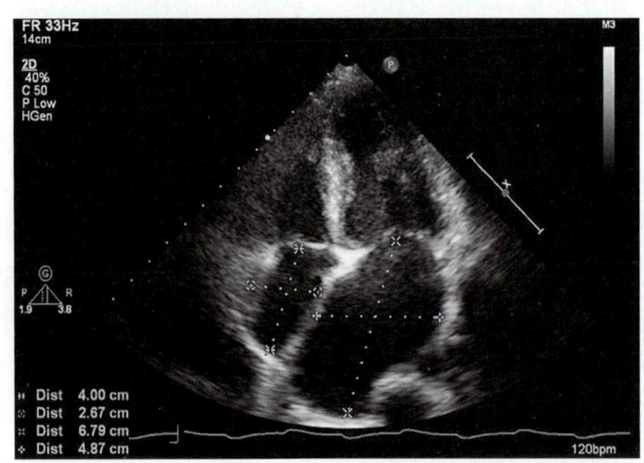

图 18-7　超声心动图表现

表 18-7　病例 1 基因学检查结果

基因 / 转录本 / 外显子	染色体位置	核苷酸变化 / 氨基酸变化	合子性	ACMG 变异分级	相关疾病（遗传方式）	变异来源
TPMI NM_001018005.1 exon3	chr15：63349235	C.292G>A p.E98K	杂合	意义未明	1. 扩张型心肌病ⅠY 型（AD） 2. 家族性肥厚型母源心肌病 3 型（AD）	母源

（撰写：肖燕燕、徐冠一　审校：王霄芳）

参考文献

[1] MUCHTAR E, BLAUWET L A, GERTZ M A. Restrictive cardiomyopathy: genetics, pathogenesis, clinical manifestations, diagnosis, and therapy[J]. Circ Res, 2017, 121(7): 819-837.

[2] GARCIA M J. Constrictive pericarditis versus restrictive cardiomyopathy?[J]. J Am Coll Cardiol, 2016, 67(17): 2061-2076.

[3] GESKE J B, ANAVEKAR N S, NISHIMURA R A, et al. Differentiation of constriction and restriction: complex cardiovascular hemodynamics[J]. J Am Coll Cardiol, 2016, 68(21): 2329-2347.

[4] ELLIOTT P, CHARRON P, BLANES J R, et al. European cardiomyopathy pilot registry: EURObservational research programme of the European Society of Cardiology[J]. Eur Heart J, 2016, 37(2): 164-173.

[5] RICHARDSON P, MCKENNA W, BRISTOW M, et al. Report of the 1995 World Health Organization/International Society and Federation of Cardiology task force on the definition and classification of cardiomyopathies[J]. Circulation, 1996, 93(5): 841-842.

[6] EDWARDS C Q, GRIFFEN L M, GOLDGAR D, et al. Prevalence of hemochromatosis among 11, 065 presumably healthy blood donors[J]. N Engl J Med, 1988, 318(21): 1355-1362.

[7] MUCHTAR E, BLAUWET L A, GERTZ M A. Restrictive cardiomyopathy: Genetics, pathogenesis, clinical manifestations, diagnosis, and therapy[J]. Circ Res, 2017, 121(7): 819-837.

[8] ZHANG J, KUMAR A, STALKER H J, et al. Clinical and molecular studies of a large family with desmin-

associated restrictive cardiomyopathy [J]. Clin Genet, 2001, 59 (4): 248-256.

[9] DAVIS J, WEN H, EDWARDS T, et al. Allele and species dependent contractile defects by restric-tive and hypertrophic cardiomyopathy-linked troponin I mutants [J]. J Mol Cell Cardiol, 2008, 44 (5): 891-904.

[10] YUMOTO F, LU Q W, MORIMOTO S, et al. Drastic Ca^{2+} sensitization of myofilament associated with a small structural change in troponin I in inherited restrictive cardiomyopathy [J]. Biochem Biophys Res Commun, 2005, 338 (3): 1519-1526.

[11] GU Q, MENDSAIKHAN U, KHUCHUA Z, et al. Dissection of Z-disc myopalladin gene network involved in the development of restrictive cardiomyopathy using system genetics approach [J]. World J Cardiol, 2017, 9 (4): 320-331.

[12] KOSTAREVA A, KISELEV A, GUDKOVA A, et al. Genetic spectrum of Idiopathic restrictive cardiomyopathy uncovered by next-generation sequencing [J]. PLoS One, 2016, 11 (9): e0163362.

[13] MIKHAEL J R, SCHUSTER S R, JIMENEZ-ZEPEDA V H, et al. Cyclophosphamide-bortezomib-dexamethasone (CyBorD) produces rapid and complete hematologic response in patients with AL amyloidosis [J]. Blood, 2012, 119 (19): 4391-4394.

[14] GUAN J, MISHRA S, FALK R H, et al. Current perspectives on cardiac amyloidosis [J]. Am J Physiol Heart Circ Physiol, 2012, 302 (3): H544-H552.

[15] ACKERMANN E J, GUO S, BOOTEN S, et al. Clinical development of an antisense therapy for the treatment of transthyretin-associated polyneuropathy [J]. Amyloid, 2012, 19 Suppl 1: 43-44.

[16] MANKAD R, BONNICHSEN C, MANKAD S. Hypereosinophilic syndrome: cardiac diagnosis and management [J]. Heart, 2016, 102 (2): 100-106.

[17] BEATON A, MOCUMBI A O. Diagnosis and management of endomyocardial fibrosis [J]. Cardiol Clin, 2017, 35 (1): 87-98.

第 4 节　心肌致密化不全的诊断与内科治疗

心肌致密化不全（noncompaction of ventricular myocardium，NVM）又称左室心肌致密化不全（left ventricular noncompaction，LVNC）或非致密性心肌病（noncompaction cardiomyopathy，NCCM），是一种罕见的遗传性心肌疾病，其发生原因在于胚胎发育过程中内外层心肌厚度比例失调。此病变主要影响左心室，但也有可能涉及右心室甚至双心室。它既能单独出现，也可出现家族性聚集；亦可与其他的先天性心脏病并存。1995 年世界卫生组织把 LVNC 归类为未分类型心肌病，2006 年美国心脏学会则把它划入了遗传性原发性心肌病。新的回顾性研究指出，儿童 LVNC 发病率大约为 0.11/10 万，并且存在性别差异，男性患儿多见。LVNC 起病早，是造成儿童慢性心力衰竭及死亡的重要原因之一。其发生心力衰竭、室性心动过速、猝死的风险较高，年平均死亡率为 5%~12%。

一、知识要点

【病因及发病机制】

LVNC 的病因和发病机制尚未完全清楚，它可能是遗传因素引起，或者是继发于其他先天性心脏疾病，其发病机制存在多种理论。

早期的理论显示，在正常胚胎发育的前四周，冠脉循环并未完全建立。到第五至第八周，心室肌开始变得致密，隐窝压缩成毛细血管，形成了冠状动脉循环体系。与此同时，心脏的传递系统也在逐步地生长和优化。这个致密化过程自右向左，由底向上，覆盖了心肌内、外两层。随着心脏的发育趋于完善，心肌纤维和小梁之间的间隔逐渐缩小，初始阶段的冠状动脉微循环开始建立。然而，在这个过程中因心肌缺氧或者心腔内压力增高，心肌正常的致密化进程被阻碍，心室中的隐窝持续存在，深度变浅并且周围出现较大的心肌小梁，但它们与冠状动脉循环并不相通，这构成了非致密化的心肌内层，病变主要集中在左室心尖部。另外，致密化的心肌减少，引发 LVNC。

2017 年有学者提出非致密心肌（肌小梁）与致密心肌不具备相同的免疫组化特征，可能是心肌发育异常成脊凸向心腔，否定了胚胎时期心肌致密化假说。2023年关于心肌发育的研究结果显示，胚胎五周之后，心内膜下的心肌小梁和心外膜下的致密心肌开始同步生长，但两者之间并无关联，且致密心肌的成长速度要比小梁更快。妊娠21周时，非致密心肌（NC）/致密心肌（C）的比例小于1。若致密心肌的发育不良，心室肌肉小梁数量异常增长，或者由基因突变、遗传代谢疾病导致的NC/C比例失常所致。

研究表明，LVNC患者中，18%~44%携带致病基因突变。其中，常染色体显性遗传是最常见的遗传方式，占遗传性病例总数的70%。此外，常染色体隐性遗传、伴X性染色体遗传、线粒体遗传以及染色体畸变也有报道。近年来的研究证实，多种编码肌小节蛋白、细胞骨架相关蛋白、离子通道蛋白、心脏发育相关和线粒体相关的基因突变与LVNC密切相关。此外，LVNC常伴随着一些遗传综合征，例如Barth综合征、Melnick-Needles综合征和Roifman综合征等。

【病理改变】

本病主要累及左心室，以心尖部以及侧壁的中间段和心尖段最常受累。LVNC的致密心肌减少，但小梁化心肌始终存在，其病理特征为有大量突出的肌小梁和深陷的小梁隐窝。该疾病可以单独存在，也可以同时与其他心血管畸形（例如室间隔缺损）共存。由于致密心肌薄弱，其收缩力减弱，可导致左心收缩功能减低，从而导致左心衰竭。此外，由于非致密心肌层增厚，心室舒张功能也受限。受损的心肌可能会干扰心脏的传导系统，也有可能妨碍心脏正常的收缩和舒张功能，进而引发心功能不全、心律失常以及血栓等心血管问题。

【临床表现】

LVNC的临床表现多种多样，从没有症状到心功能逐渐恶化、心力衰竭、心律失常、血栓事件甚至猝死都有可能出现。尽管LVNC是一种先天性发育异常，但症状出现的年龄差异很大，儿童通常在其他疾病（如发热、咳嗽、腹泻等）入院或体检时被发现。儿童心肌致密化不全通常与扩张型心肌病、肥厚型心肌病等其他心肌病共存，也可能合并其他不同的先天性心脏病。大多数儿童患者在1岁之前就可以确诊，主要表现为心功能不全、心律失常和血栓栓塞。

1. 心功能不全　心功能不全是LVNC患者常见的首发表现。由于LVNC多见于左心室，故大多患者先出现左心功能不全的表现，射血分数下降。呈进行性发展，最初表现为左心室舒张功能不全，进而发展为收缩及舒张功能均下降，其病程发展快慢不定，发病年龄不一。

2. 心律失常　LVNC患者可出现类型多样的心律失常，如室性心律失常、束支传导阻滞或房性心律失常。快速性室性心律失常是最常见的类型，包括室性心动过速可导致心脏性猝死，还有报道称出现左束支传导阻滞和预激综合征。

3. 心内血栓和栓塞　栓塞症状包括心室或心尖血栓形成、脑梗死、肾梗死以及缺血性肠病等，这些与心腔内的血栓生成并脱落有关。

4. 其他　合并某些综合征的患儿可具有一些特异性特征，例如前额凸出、斜视、眼球震颤、耳垂低、面部小、腭裂、上腭高、生殖器发育不良等。

【辅助检查】

1. 常规化验检查　包括血常规、肝肾功能、电解质、血糖、血脂、心肌酶、B型尿利钠肽（BNP）或N末端B型尿利钠肽原（NT-proBNP）等检查。

2. 心电图检查　有助于评估LVNC预后及药物监测等，心电图可存在多种改变，如ST-T改变、房室肥大及各种心律失常等。鉴于LVNC患者有可能出现房性和室性心律失常的风险，研究者在对LVNC患者进行动态心电图监测后发现，6%患者会有频发室性心律失常，3%存在非持续性室性心动过速。因此，建议LVNC病患每年接受一次动态心电图检查。

3. 胸部X线片　显示心影增大，儿童心胸比例超过0.50，婴儿心胸比例超过0.55。

4. 超声心动图　LVNC诊断和评估病情首选超声心动图，具有无创、价格低廉、易于操作的优点。目前临床上常用Jenni等提出的诊断标准：在胸骨旁短轴图像收缩末期，NC/C>2为该病的诊断标准。病灶通常集中于心尖部(超过 80%)、侧壁或下壁,同时伴随局部收缩能力减低;通过彩色多普勒技术能够检测到隐窝内的血液流动并与心腔内存在低速血流相通,但并未与冠脉循环连通,另外,超声心动图还能探查心脏瓣膜的功能状态、心腔内的血栓情况以及肺动脉压力等数据。

5. 心脏磁共振成像(CMR)　CMR 检查可见心室肌小梁粗厚、间隙加深、隐窝内有流动的血液。Jacquier 等研究提出,LVNC 的 CMR 诊断性标准是基于左心室的质量、小梁的数量和占比,即小梁质量占总质量的 20% 以上具有诊断价值。CMR 可同时评估心肌存活量,致密层心肌经常异常变薄,尤其是在心尖,增强磁共振可提供预后信息。CMR 能区分组织成分的微小改变,对心肌致密化不全病变部位有所提示,同时可观察心肌整体纵向应变,特别是心尖部。

6. 心导管和心血管造影　能够准确地测量心脏内的压力和容积,并且可以定性和定量地评估左、右心室的收缩和舒张功能。通过心室造影,可以看到心肌在舒张阶段出现海绵样变化,也可观察到在收缩期肌小梁之间有对比剂的残留。

7. 基因检测　LVNC 为遗传性原发性心肌病,具有家族聚集的特点,进行基因检测可以帮助确定疾病原因,并提供再生育的遗传咨询。对于患者,应详细了解其病史和至少三代以内的家族史。2022 年的一篇文章纳入 LVNC 基因相关研究 405 篇,获得与 LVNC 相关的基因 189 个,染色体位点异常 19 个。其中基因证据等级确定的有 11 个,分别为 *TAZ*、*MIB1*、*MYH7*、*RYR2*、*TTN*、*MYBPC3*、*TPM1*、*DES*、*DSP*、*NONO*、*ACTC1*。

【诊断与鉴别诊断】

目前,LVNC 尚无统一的诊断标准,主要依赖于超声心动图和心脏磁共振等影像检查来评估心脏形态学。

广泛应用的诊断标准来自 Jenni 等制定出的超声心动图标准。具体包括:①排除其他先天或后天的心脏畸形;②左心室致密层较薄而非致密层较厚;③收缩末期非致密化心肌厚度 / 致密化心肌厚度 >2;④可见小梁隐窝与心室间有血流交通。另外一些研究者也提倡使用 MRI 影像学检查结果来辅助判断 LVNC 的存在及其严重程度的情况。Petersen 提出了 LVNC 的 MRI 诊断标准:在左心室长轴位舒张末期,非致密化心肌层厚度与致密化心肌层厚度之比 >2.3。因此,目前临床医生通常结合两种手段共同完成患者的确诊工作。另一项研究表明,左心室小梁化质量占左心室总质量的比例大于 20% 可作为 LVNC 的诊断标准。

LVNC 与许多心血管疾病的临床症状类似,需与以下疾病相鉴别:

1. 扩张型心肌病　扩张型心肌病可以合并心内膜下心肌过度小梁化表现,表现为左心室扩大,左心室心内膜下心肌小梁化,心室壁运动弥漫性减低,左心室收缩及舒张功能减低伴瓣膜反流。

2. 肥厚型心肌病　心肌显著肥厚,肥厚心肌向心腔内隆突,但肥厚心肌不能分为致密层和非致密层,心肌层均匀增厚,同时也观察不到深陷的隐窝。

3. 心内膜弹力纤维增生症　心内膜光滑连续,以心内膜增厚,回声增强,心功能减低为主要表现。

4. 多发性室间膈肌部缺损　室间隔多发肌部缺损,尤其是近心尖段多发性缺损,缺损处左、右心室心内膜面粗糙,与心肌致密化不全图像相似,室间隔局部中断,超声心动图可见穿隔血流信号。

【治疗】

LVNC 患者暂无特异治疗方法,轻者无症状患儿可临床随诊观察,治疗以对症治疗为主。

1. 一般治疗

(1)对于诱因的治疗:积极预防呼吸道感染,及时纠正心衰的诱因,避免使用可能伤害心脏的药物。

(2)饮食和运动:保持饮食均衡,并进行适度的运动。如果有心肌病家族史、LVEF<50%、心电图异常或心律失常等情况存在,则应避免从事竞技性耐力运动或举重训练。

(3)供氧及容量管理:根据患儿脉搏血氧饱

和度情况供氧，可采用鼻导管、面罩吸氧或启动正压通气等呼吸支持治疗，对于处于轻症或稳定期的患儿，并不需要限制盐分或水分摄取，心功能Ⅲ~Ⅳ级并伴有水肿患儿，每日钠元素摄取应该是在生理需要量的基础上降低20%，如果有严重低钠血症，则需对水的摄取也做出同样的调整，也是在生理需要量的基础上降低20%。

2. 心功能不全的治疗

（1）药物治疗：抗心衰药物应根据心功能分级来选择，遵守个体化、联合、长期应用的原则。常用药物有血管紧张素转换酶抑制剂（ACEI）、洋地黄和/或β受体阻滞剂、醛固酮受体拮抗剂、利尿剂等；心功能Ⅲ级以上患儿静脉应用利尿剂、血管扩张剂、正性肌力药和洋地黄，加用口服ACEI和醛固酮受体拮抗剂，小剂量逐渐加用β受体阻滞剂。难治性心衰者予静脉正性肌力药，必要时应用机械循环支持。血管紧张素受体脑啡肽酶抑制剂沙库巴曲缬沙坦治疗射血分数降低的心衰患者的效果理想，可以有效降低心力衰竭患者的死亡率和住院率。目前尚无沙库巴曲缬沙坦在LVNC心衰患者中的疗效研究，但根据笔者中心经验，沙库巴曲缬沙坦应用于LVNC心衰患者可有效改善患儿临床症状。另外，根据笔者中心治疗经验，应用丙种球蛋白及激素治疗在改善LVNC患儿心衰中有一定的疗效。

（2）心脏再同步化治疗（cardiac resynchronization therapy，CRT）：是一种针对慢性心脏病患者的治疗方法。然而，对于LVNC患者，CRT的适用标准尚未达成一致。大多数专家认为LVNC心肌存在不同步收缩，因此当常规药物治疗无效时，可以为LVEF低于35%且预计生存期超过1年的LVNC患者提供心脏再同步化治疗。

（3）心脏移植：针对那些无法通过内科手段治愈且已进入晚期的LVNC心衰患者，可以实施心脏移植手术。是否进行心脏移植，需要考虑到内科治疗效果、患者的生活质量和有无其他替代方案，同时还要评估移植后的预期寿命。

3. 心律失常的治疗　主要采用对症治疗，例如使用β受体抑制剂和胺碘酮等药物或者安装起搏器、植入式心脏复律除颤器（ICD）以及实施射频消融手术等。而那些有持续性室性心动过速、有过心室颤动历史或曾经发生过心脏骤停的患者，则需要通过ICD治疗的方式来降低心脏猝死的风险。

4. 血栓栓塞的治疗　对LVNC伴随有血栓栓塞的患者而言，目前尚无最有效的预防措施与治疗方法。然而，根据现有研究结果来看，如果LVNC患者并发心脏血栓或体循环栓塞，需积极应用抗凝药物。

【预后】

该病的症状多样化并且差异较大，发病时间也因人而异，因此导致了不同的临床特征及严重程度，容易出现漏诊误诊。此外，12%~50%患有此病的个体具有家庭遗传背景，所以需要关注那些没有明显临床症状的患者及其亲属的超声心动图检查和跟踪观察，以便能够尽早发现疾病并采取相应的措施以防止病情恶化，从而提高患者的生活质量和生活水平。LVNC具有较高的心衰和室性心律失常发生风险，LVEF是最重要的预后预测因素，心肌纤维化与心血管不良事件风险增加相关。心电图正常、左心室收缩功能保留、无心肌纤维化、无家族聚集的患者在长期随访期间未发生心血管事件。

笔者中心近10年来共收治LVNC患儿86例，经过正规治疗后，LVEF恢复正常率与非LVNC心衰患儿无明显差异。根据笔者诊治经验，小梁化仅在心尖部、无其他异常者良性居多，无须过度治疗；对有心功能不全或心律失常的LVNC患儿应积极治疗，完善基因测序检查对治疗管理、心脏不良事件的研判和遗传咨询有一定帮助。

二、实战病例

患儿男性，3个月，体重6kg，因“发现心脏扩大10余天”入院。患儿入院前10余天因呼吸道感染在当地行胸部X线检查发现心影增大，后行超声心动图检查提示全心增大、左心室收缩功能减低，为进一步诊治就诊于我院。患儿入院时呼吸促，纳奶稍差，生长发育尚可，查体示精神稍弱，听诊双肺呼吸音粗，未闻及明显干、湿啰音；心率

140 次 /min，心尖部可闻及 2/6 级收缩期吹风样杂音；腹软，肝肋下 1cm，双侧下肢无明显水肿。

入院行超声心动图提示左心明显增大，左心室基底段至心尖段各壁肌小梁逐渐加深，左室心尖满布肌小梁，其内可见低速血流信号进出，右室心尖段肌小梁增多，左室心尖段 NC/C=17/5.3；二尖瓣腱索回声增强，少量反流信号；LV 舒张末径 27mm，LVEF 33.5%。超声心动图诊断为双心室致密化不全，左心明显增大，双心室收缩功能减低，二尖瓣腱索回声增强（图 18-8）。

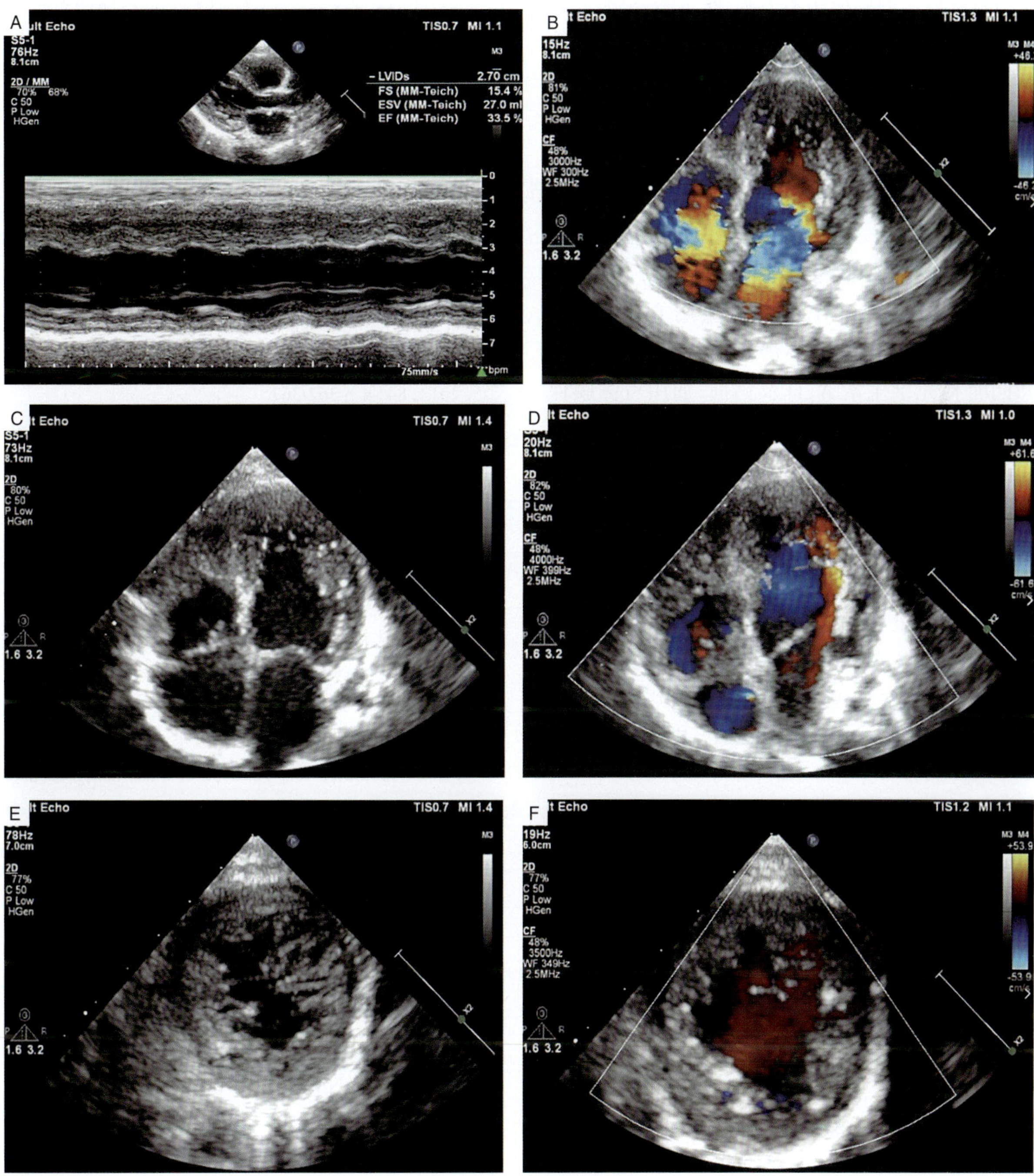

图 18-8　心肌致密化不全

A. 二维超声心动图测量 LVEDD 27mm，LVEF 33.5%；B. 彩色多普勒显示二尖瓣少量反流；C. 四腔心切面显示双心室多发的肌小梁；D. 彩色多普勒显示肌小梁间隐窝内血流与心室腔交通；E. 心室短轴切面显示左心室多发的肌小梁；F. 心室短轴切面显示左心室肌小梁间隐窝内血流与心室腔交通。

经胸超声心动图示左、右心室肌小梁增多，心功能减低，彩色多普勒显示肌小梁间深陷的隐窝内血流与心室腔相通，二尖瓣少量反流。

心电图示窦性心律，心率 140 次 /min。心脏 X 线片显示心影增大，心胸比例 0.7。完善化验检查显示 NT-proBNP 12 976pg/ml，明显增高。巨细胞病毒抗体 IgG(+)、IgM(+)，余化验未见明显异常。基因检测：与临床表现相关的罕见变异未检出。

入院后予静脉应用米力农、呋塞米，口服地高辛、螺内酯、枸橼酸钾、卡托普利、左卡尼汀、果糖二磷酸钠，维生素 B_1、B_2 及维生素 C，完善感染相关及免疫球蛋白化验后，予丙种球蛋白 1~2g/kg 分 3 天冲击治疗，后出院继续口服强心、利尿、营养心肌等药物治疗。后序贯丙种球蛋白每月 1 次、连用 3 次，每 3 个月 1 次、连用 3 次。第二次住院时复查巨细胞病毒抗体 IgG、IgM 转阴后，加用醋酸泼尼松片 1~2mg/kg 应用 1 个月后逐渐减量，3 个月时减至小剂量维持，应用激素期间同时补充维生素 A、D 及钙剂，加用胃黏膜保护剂。

患儿近期来我院复查(2 岁，11.5kg)，一般状况明显好转，食纳可，体重增长满意，复查超声心动图提示左心增大(LVEDD 35.5mm)，左室心尖满布肌小梁，其内可见低速血流信号进出，右室心尖段肌小梁亦增多，二尖瓣腱索回声略增强，前叶脱垂并轻量反流信号；左心室收缩功能减低(LVEF 49.5%)。目前仍在随诊治疗中。

(撰写：肖燕燕、姜小坤　审校：王霄芳)

参考文献

[1] SHI W, MB M, NUGENT A, et al. Long-term outcomes of childhood left ventricular noncompaction cardiomyopathy: results from a national population-based study[J]. Circulation, 2018, 138(4): 367-376.

[2] KISS A, GREGOR Z, FURAK A, et al. Left ventricular characteristics of noncompaction phenotype patients with good ejection fraction measured with cardiac magnetic resonance[J]. Anatol J Cardiol, 2021, 25(8): 565-571.

[3] TOWBIN J A, LORTS A, JEFFERIES J L. Left ventricular noncompaction cardiomyopathy[J]. Lancet, 2015, 386(9995): 813-825.

[4] STÖLLBERGER C, FINSTERER J. Understanding left ventricular hypertrabeculation/noncompaction: pathomorphologic findings and prognostic impact of neuromuscular comorbidities[J]. Expert Rev Cardiovasc Ther, 2019, 17(2): 95-109.

[5] JENSEN B, VAN DER WAL A C, MOORMAN A F M, et al. Excessive trabeculations in noncompaction do not have the embryonic identity[J]. Int J Cardiol, 2017, 227: 325-330.

[6] STEFFEN E, BJARKE J, NAY A, et al. Excessive trabeculation of the left ventricle: JACC: cardiovascular imaging expert panel paper[J]. JACC Cardiovasc Imaging, 2023, 16(3): 408-425.

[7] LORCA R, MARTIN M, PASCUAL I, et al. Characterization of left ventricular non-compaction cardiomyopathy[J]. J Clin Med, 2020, 9(8): 2524-2539.

[8] DIGILIO M C, BERNARDINI L, GAGLIARDI M G, et al. Syndromic non-compaction of the left ventricle: associated chromosomal anomalies[J]. Clin Genet, 2013, 84(4): 362-367.

[9] RAO K, BHASKARAN A, CHOUDHARY P, et al. The role of multimodality imaging in the diagnosis of left ventricular noncompaction[J]. Eur J Clin Invest, 2020, 50(9): e13254.

[10] JENNI R, OECHSLIN E, SCHNEIDER J, et al. Echocardiographic and pathoanatomical characteristics of isolated left ventricular non-compaction: a step towards classification as a distinct cardiomyopathy[J]. Heart, 2001, 86(6): 666-671.

[11] JACQUIER A, THUNY F, JOP B, et al. Measurement of trabeculated left ventricular mass using cardiac magnetic resonance imaging in the diagnosis of left ventricular non-compaction[J]. Eur Heart J, 2010, 31(9): 1098-1104.

[12] GROTHOFF M, PACHOWSKY M, HOFFMANN J, et al. Value of cardiovascular MR in diagnosing left ventricular non-compaction cardiomyopathy and in discriminating between other cardiomyopathies[J]. Eur Radiol, 2012, 22(12): 2699-2709.

[13] ACKERMAN M J, PRIORI S G, WILLEMS S, et al. HRS/EHRA expert consensus statement on the state of genetic testing for the channelopathies and cardiomyopathies: this document was developed as a partnership between the Heart Rhythm Society(HRS) and the European Heart Rhythm Association(EHRA)[J]. Europace, 2011, 13(8): 1077-1109.

[14] PAKDEE R, LEIGH N, SEBASTIAN P, et al. Genetic basis of left ventricular noncompaction[J]. Circ

Genom Precis Med, 2022, 15(3): e003517.
[15] CASELU S, ATTENHOFER JOST C H, JENNI R, et al. Left ventricular dnoncompaction diagnosis and management relevant topre-participation screening of athletes[J]. Am J Cardiol, 2015, 116(5): 801-808.
[16] 中华医学会儿科学分会心血管学组. 儿童心力衰竭诊断和治疗建议(2020 年修订版)[J]. 中华儿科杂志, 2021, 59(2): 84-94.
[17] MCMURRAY J J, PACKER M, DESAI A S, et al. Angiotensin neprilysin inhibition versus enalapril in heart failure[J]. N Engl J Med, 2014, 371(11): 993-1004.
[18] EPSTEIN A E, DIMARCO J P, ELLENBOGEN K A, et al. ACC/AHA/HRS 2008 guidelines for device-based therapy of cardiac rhythm abnormalities: a report of the American College of Cardiology/American Heart Association Task Force on Practice Guidelines(writing committee to revise the ACC/AHA/NASPE 2002 guideline update for implantation of cardiac pacemakers and antiarrhythmia devices) developed in collaboration with the American Association for Thoracic Surgery and Society of Thoracic Surgeons[J]. Circulation, 2008, 117(21): e350-e408.
[19] CASAS G, LIMERES J, ORISTRELL G, et al. Clinical risk prediction in patients with left ventricular myocardial noncompaction[J]. J Am Coll Cardiol, 2021, 78(7): 643-662.

第 5 节　心内膜弹力纤维增生症的诊断与内科治疗

心内膜弹力纤维增生症(endocardial fibroelastosis, EFE)病变以左心室为主,临床表现为心脏扩大、心室壁增厚、心脏收缩功能与舒张功能均下降。本病多见于婴儿,亦可见于年长儿和儿童。

一、知识要点

【病因】

病因尚未明确,可能与母亲怀孕期间感染病毒有关,主要是柯萨奇 B 组病毒。某些病例可能由病毒性心肌炎发展而来,心内膜供血不足及缺氧可能为致病原因,也可能与免疫及遗传因素有关。继发性心内膜弹力纤维增生症可发生于左心梗阻型先天性心脏病,如左侧冠状动脉起源异常、重度主动脉缩窄、主动脉瓣狭窄及左心发育不良综合征等。

【病理改变】

病理改变主要表现为心内膜弹力纤维增生,呈瓷白色,硬如橡皮,厚度在 3~6mm。心脏各个心腔都可单独或联合受累,但以左心室为显著。心脏增大可达正常的 2~4 倍之多,1/5~1/2 病例有瓣膜病变,以主动脉瓣及二尖瓣最多。当心脏扩大时,房室瓣扩张引起关闭不全,反流的血液冲击瓣膜使瓣膜卷曲变形,进一步使关闭不全加重。

EFE 患儿心肌显微镜下可见大量与心内膜表面平行的弹力组织及纤维组织增生,以及心内膜下与心肌交界处有心肌组织退行性变,偶可见到轻度炎性细胞浸润和空泡变性。病变瓣膜中菱形结缔组织细胞增多,嗜碱性基质集聚,致瓣叶肿胀,呈黏液状。EFE 病理检查结果提示本病不单是一个心内膜疾病,是心内膜和心肌同时受累,但以心内膜病变为主。

【临床表现】

1. 年龄与性别　EFE 主要见于婴幼儿,尤其以 1 岁以内婴儿为多见,新生儿也不少见,男女发病率无明显差别。

2. 症状与体征　多数病例表现为左心衰竭,可有呼吸急促、咳嗽、烦躁、多汗、喂养困难。伴有肺淤血、肺水肿,易反复患肺炎,双肺可听到中小水泡音。个别患儿可因心源性休克而猝死。查体可见心前区饱满,心界明显向左侧扩大,心率增快,偶可听到奔马律及心律不齐。合并肺动脉高压的患儿肺动脉瓣区听诊 P_2 亢进。大部分患儿无杂音,部分患儿可听到二尖瓣关闭不全的收缩期杂音,偶尔可听到主动脉瓣关闭不全的舒张期杂音。部分患儿有肝大,少数患儿有下肢水肿。

【辅助检查】

1. 胸部 X 线　以左心室扩大为显著,左心缘搏动多减弱，肺纹理增多。心脏增大可自出生后即存在，但有的病例生后正常，数周或数月后才增大。

2. 心电图检查　对EFE的诊断有重要价值，多呈左心室肥大，少数表现为右心室肥大或左、右心室均肥大，伴ST段、T波改变以及房室传导阻滞。少数患儿可出现房室传导阻滞、室性心动过速（简称室速）、左束支传导阻滞等。

3. 超声心动图　可见左心室和左心房扩大，左心室后壁和室间隔增厚，左心室心内膜增厚、反光增强为本病特征性表现。部分患儿合并肺动脉高压，此时右心室、右心房显著扩大，右心室前壁增厚，肺动脉增宽。如有三尖瓣反流，可估测肺动脉压。一般左室射血分数明显减低，但EF下降，有时与临床表现不完全平行。部分病例的左心室舒张功能也减低。

4. 心导管检查　选择性造影可见左心室增大、室壁增厚及排空延迟，同时左心室舒张压增高。

【诊断与鉴别诊断】

1岁以内心衰患儿，心脏无显著杂音，胸部X线片显示心脏显著增大，心电图示左心室高电压并ST-T改变，即应高度怀疑EFE。超声心动图检查提示左心室腔扩大，心室壁增厚，心内膜显著增厚（一般都大于3mm），排除先天性心脏病及其他心血管疾病，即可确定诊断。EFE需与以下疾病进行鉴别：

1. 肺炎并发心衰　约一半的EFE被误诊肺炎并发心衰，肺炎并发心衰与EFE的临床表现极其相似，导致误诊率增加。肺炎合并心衰时，肺部体征要随肺部炎症被控制而减轻，但EFE经洋地黄类药物治疗心功能改善后，肺部体征可改善或消失，结合以上可鉴别。

2. 病毒性心肌炎　病毒性心肌炎在婴儿中少见，多有病毒感染前驱史，心电图以ST-T改变、低电压和心律失常为主，同时超声心动图无心内膜增厚表现，而且心力衰竭控制后心脏扩大可恢复，结合以上分析即可鉴别。

3. 冠状动脉起源异常　左冠状动脉起源于肺动脉干，患儿因冠状动脉灌注不足出现心肌缺血，极度烦躁不安、哭闹、心绞痛，心电图提示前壁心肌梗死图形，同时超声心动图及心脏增强CT可见左冠状动脉起源于肺动脉，可鉴别。

4. 扩张型心肌病　多见于3岁以上患儿，病情进展相对缓慢，超声心动图可见左心室扩大，但无心内膜增厚及回声增强表现，可鉴别。

【治疗】

1. 一般治疗

（1）注意休息，限制体力活动，酌情给予镇静，以减轻心脏负荷。

（2）限制液体入量，包括静脉、口服液体量，使患儿保持轻度脱水状态。

（3）控制呼吸道感染，及时应用抗生素及加强气道管理。

2. 药物治疗　目前长期小剂量应用地高辛及泼尼松，辅以血管紧张素转化酶抑制剂卡托普利是治疗EFE的基本方法。

（1）正性肌力药：急性心衰时可用西地兰（小于2岁0.03~0.04mg/kg，大于2岁0.02~0.03mg/kg，首次给总量的1/2，6~8h后给总量的1/4，再过6~8h给总量的1/4，24h达饱和；维持剂量为总量的1/8，每12h一次），病情缓解后改为口服地高辛。主张长期服用小剂量地高辛，以洋地黄化量的1/5~1/4，分2次服用，心力衰竭控制后逐渐减量至维持量，依据患儿体重增加而增加其维持量。过早停用药物可导致心力衰竭复发，甚至造成死亡。长期服用该类药物应定期检测地高辛药物浓度，避免中毒。停用地高辛指征：一般用药至心电图正常，X线检查接近正常，超声心动图检查示左心室大小基本正常，左室射血分数（LVEF）、心指数（cardiac index，CI）等收缩功能指标和二尖瓣舒张早期快速充盈峰值流速（E）、舒张晚期充盈峰值流速（A）、等容舒张时间（isovolumic relaxation time，IVRT）等舒张功能指标恢复正常，可逐渐停药。

（2）利尿剂：对急性心力衰竭者可用呋塞米，维持治疗可用氢氯噻嗪和螺内酯交替或联合使用。长期使用利尿剂可导致血管紧张素增高，可加用血管紧张素转换酶抑制剂。长期使用利尿剂可引起电解质紊乱，尤其可产生低钾血症，增加地高辛毒性反应的可能，因此必须定期监测电解质，采取措施以保持水电解质平衡。

（3）ACEI：对慢性心衰如无禁忌证都应使用ACEI，卡托普利需从小剂量开始，逐渐增加，维持到心功能恢复。

（4）β 肾上腺素能受体阻滞剂：β 受体阻滞剂美托洛尔在治疗 EFE 时可起到以下作用。①抑制过高的交感神经系统活性；②抑制肾素 - 血管紧张素 - 醛固酮系统（renin-angiotensin-aldosterone system，RAAS）；③使 β 受体密度上调；④保护心肌，降低心肌耗氧量；⑤预防和治疗心室重构。

（5）免疫调节剂：有学者认为 EFE 为自身免疫性疾病，故可酌情应用人静脉注射免疫球蛋白（intravenous immunoglobulin，IVIG）等免疫调节剂来提高机体免疫力。通过静脉注射大剂量免疫球蛋白，中和体内的抗心肌自身抗体而保护心肌，可提高左室心脏功能，改善心衰症状。笔者经验是在传统的抗心力衰竭治疗基础上，应用大剂量IVIG 冲击治疗，每日 1g/kg，连用 2 天，每月 1 次，连用 3 次。后延长为每日 1g/kg，连用 2 天，每 3 个月 1 次，连用 3 次，疗程共 1 年，可明显改善心功能。

（6）激素：笔者中心多年治疗经验表明，足量、足疗程［1~2mg/（kg·d）］应用泼尼松龙，疗程半年至 1 年，可促进心功能恢复及心脏内径恢复正常。

（7）营养心肌及改善心肌代谢：可静脉滴注磷酸肌酸钠，口服 1, 6- 二磷酸果糖、辅酶 Q_{10}、门冬氨酸钾镁等营养心肌及改善心肌代谢药物。其他如维生素 C、维生素 B_1、维生素 B_6、维生素 E 也可应用。

3. 心肺联合支持治疗　EFE 患儿多伴有慢性心功能不全，发生急性呼吸道感染会加重心脏负担，可导致急性心功能不全。同时，心功能不全也会加重肺部炎症，诱发呼吸衰竭。伴有呼吸衰竭、心力衰竭时，予经鼻持续气道正压通气，可显著改善心功能及肺功能。

4. 外科治疗　对于药物难以控制的因瓣膜反流造成的心力衰竭，应及时行瓣膜置换术。EFE 终末期可行心脏移植。

二、实战病例

患儿女性，2 个月 3 天，体重 3.8kg，因“心脏扩大 20 余天”入院。患儿生后 42 天常规体检发现心脏杂音，外院行超声心动检查提示“心肌病变，二尖瓣轻中度反流，肺动脉高压，卵圆孔未闭，心包积液”，予 IVIG 冲击治疗 1 次，随后入住我科。入院查体：神志清，精神反应弱，双肺呼吸音清，未闻及干、湿啰音；心界扩大，心率 128 次 /min，律齐，心音略低，胸骨左缘第 3~4 肋间闻及 1/6 级收缩期杂音，无心包摩擦音；腹软，肝肋下 2cm，质中，脾未触及；双下肢无明显水肿。

入院第 1 天超声心动图提示左心球形扩大（左心室舒张末径 31mm），心内膜回声增强，左室心尖部肌小梁略增多，左心室心内膜整体回声增强，左心室壁厚度正常，运动普遍减低，左心室收缩功能（EF）30%，诊断为心内膜弹力纤维增生症（图 18-9）。心电图提示左心室增大。NT-proBNP 7 595pg/ml，hs-TnI 52pg/ml。入院后予米力农及多巴酚丁胺强心，呋塞米利尿，予 IVIG 2.5g/（次·d），疗程 3 天。加用泼尼松 1.5mg/kg，实予 2.5mg、1 次 /12h，疗程 1 个月。

入院第 6 天复查超声心动提示左心室球形增大（左心室舒张末径 28mm），左心室心内膜回声增强，左心室收缩功能减低（EF 48%，较前改善）。

入院第 13 天复查超声心动检查提示左心室球形增大（左心室舒张末径 25mm，较前回缩），左心室心内膜回声增强，左心室收缩功能减低（EF 50%，较前改善）。复查 NT-BNP 2 804pg/ml，TnI 18.5pg/ml，较前明显好转。予口服强心、利尿、扩血管、改善心肌重构及营养心肌药及激素等出院。

1 个月后再次入院，入院超声心动图示各房室内径大致正常，左室心尖部肌小梁略增多，左心室心内膜稍增强，EF 73%，心内结构未见明显异常。监测血地高辛浓度正常，BNP 27pg/ml，肌钙蛋白 I 测定 50.1pg/ml。再次予丙种球蛋白冲击治疗，2.5g/ 次，疗程 3 天，磷酸肌酸营养心肌，口服强心、利尿、扩血管及改善心肌重构药物治疗，目前我科定期随诊，心功能正常范围。

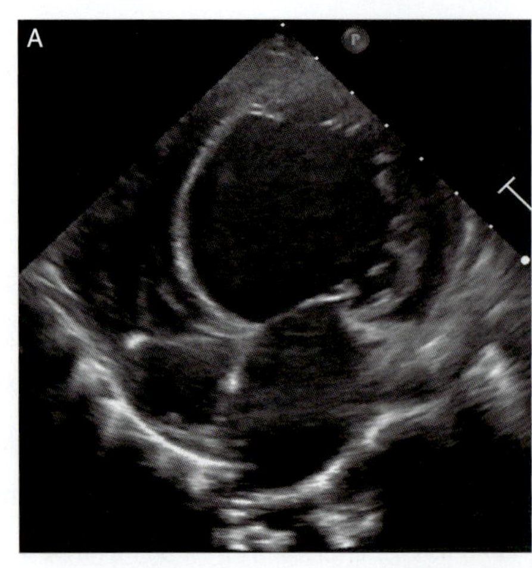

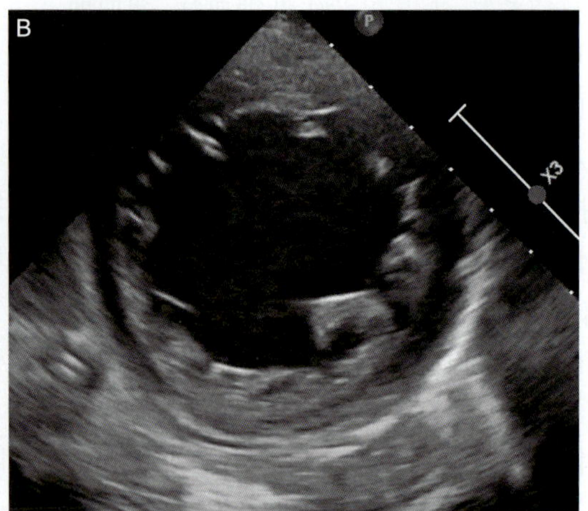

图 18-9 EFE 患儿超声心动检查提示左心室明显扩大，伴心内膜回声增强

A. 明显扩大的左心室，伴心内膜回声增强；B. 明显扩大的左心室，伴心内膜回声增强。

三、治疗体会

心内膜弹力纤维增生症的主要临床表现为心脏扩大、心室壁增厚、心脏收缩功能与舒张功能下降，以往预后差，死亡率高，但随着对该病认识的深入，以及医学技术的发展，近年来通过药物治疗的治愈率明显增加。经长期随访经验表明，早期诊断、早期治疗，坚持长期规律治疗，是决定预后的主要因素之一。持续心脏扩大和严重心律失常，提示预后欠佳。感染是影响预后的重要因素之一，心脏收缩、舒张功能障碍和房室瓣大量分流是 EFE 致死的危险因素。心指数和左室射血分数是评价预后的重要指标。对洋地黄治疗反应良好而又能长期坚持服药者，预后较好，且有临床痊愈可能。笔者经验是建议心功能恢复正常后，每年复查心功能。

（撰写：张欣欣、肖燕燕 审校：王霄芳）

参考文献

[1] 胡亚美，江载芳．诸福棠实用儿科学[M]. 7 版．北京：人民卫生出版社，2009：1545-1546.

[2] PARK P K. 实用小儿心脏病学[M]. 桂永浩，刘芳，译．北京：人民军医出版社，2009：321-324.

[3] SJOBERG G, CHOW C W, COOPER S, et al. X-linked cardiomyopathy presenting as contracted endocardial fibroelastosis[J]. J Heart Lung Transplant, 2007, 26(3): 293-295.

[4] NIELD L E, SILVERMAN E D, TAYLOR G R, et al. Melemal anti-Ro and anti-La antibody-associated endoeardial fibroelastesis[J]. Circulation, 2002, 105(7): 843-848.

[5] KAMISAGO M, SCHMITT J P, MCNAMARA D, et al. Sarcomere protein gene mutations and inherited heart disease: a beta-cardiac myosin heavy chain mutation causing endocardial fibroelastosis and heart failure[J]. Novartis Found Symp, 2006, 274: 176-276.

[6] 吴明君，刘畅，付秀婷，等．继发性心内膜弹力纤维增生症的超声诊断[C]. 第十届全国超声心动图学术会议论文，北京：中国超声医学工程学会，2010.

[7] 邵魂，袁越，张永兰，等．小儿左冠状动脉起源于肺动脉临床分析[J]. 心肺血管病杂志，2010，29(4)：284-286.

[8] 焦萌，韩玲，王惠玲，等．原发性心内膜弹力纤维增生症 75 例远期疗效[J]. 中华儿科杂志，2010，48(8)：603-609.

[9] 蔡华波，李志川，徐明国，等．先天性心脏病伴心内膜弹力纤维增生症和心肌致密化不全 6 例[J]. 实用儿科学杂志，2010，25(7)：530-531.

[10] 夏利平，夏露，麦根荣．38 例心内膜弹力纤维增生症临床分析[J]. 中国当代儿科杂志，2002，4(3)：229-230.

[11] 廖悦华，陆岭，周伟，等．心内膜弹力纤维增生症 1 例尸检病理学观察[J]. 临床与实验病理学杂志，2013，29(6)：682-684.

[12] 刘慧，毕文静，任卫东，等．探讨超声心动图对儿童心内膜弹力纤维增生症合并心肌致密化不全的诊断价值[J]. 中国超声医学杂志，2016，32(4)：316-318.

第 6 节　致心律失常性心肌病的诊断与内科治疗

致心律失常性右室心肌病（arrhythmogenic right ventricular cardiomyopathy，ARVC）是一种主要累及右心室的遗传性心肌病，以心肌细胞被纤维或脂肪组织进行性替代为病理特征，易引发室性心律失常和心源性猝死。人群发病率为 1 :（2 000~5 000）。因近年来发现 ARVC 可以累及一侧或两侧心室，2019 美国心律学会专家共识（HRS Expert Consensus Statement）将 ARVC 命名为致心律失常性心肌病（arrhythmogenic cardiomyopathy，ACM）。ACM 临床可表现为心律失常和心功能不全的相关症状。

一、知识要点

【病理基础】

ACM 特征性的病理学特征是右心室腔扩张，右室心肌缺失并被纤维组织和脂肪组织取而代之。斑块性炎性细胞浸润（主要是 T 淋巴细胞）通常与死亡的肌细胞相关，提示病理过程可能是免疫介导的。纤维脂肪瘢痕组织从心外膜向心内膜进展，主要累及右心室游离壁，导致壁变薄和动脉瘤样扩张，通常局限于流入道、流出道和心尖，即“右心室发育不良三角”。在典型 ARVC 中，左心室受影响的程度小于右心室，目前新观点进展为“ACM 四合院”观点，除了受累的右心室外，还包含了左心室下侧壁受累，其为最常累及的左心室区域。

【发病机制】

绝大多数 ACM 为常染色体显性遗传，具有不同程度的外显率和多态表型表达（表 18-8）。最常见的突变基因编码桥粒体蛋白。目前认为 ACM 的发病主要为桥粒基因突变导致，即桥粒重塑导致心肌细胞对机械应力的异常反应和随后的心肌细胞丢失是疾病发病机制的核心。大约 50% ACM 患者由桥粒基因突变所致，常见的突变基因分别为 *PKP2*（10%~45%）、*DSP*（10%~15%）、*DSG2*（7%~10%）和 *DSC2*（2%）。少数患者可能存在非桥粒基因缺陷，还有部分患者病因尚不明确。另外，ACM 病因也可能是全身疾病的一部分（如结节病、淀粉样变性）、单纯心脏异常（如心肌炎）、感染（南美锥虫病）等。

表 18-8　致心律失常性心肌病最常见遗传病因与相关表型

基因型	表型
桥粒 demosomal	ARVC/ALVC、头发、皮肤异常
核纤层蛋白 lamin A/C	传导疾病、室性心律失常 / 猝死、DCM 脂肪营养不良、肌肉营养不良
SCN5A	Brugada 综合征、传导疾病、心房颤动、室性心动过速 / 心室颤动、DCM
PLN	心电图低电压、室性心动过速 / 心室颤动、DCM、HCM、ARVC
TMEM43	猝死、男性 > 女性、DCM
FLNC	猝死、DCM
RBM20	DCM、心房颤动；室性心律失常 / 猝死很少作为早期特征
结蛋白 desmin	骨骼肌疾病、DCM；心律失常很少作为早期特征

注：ALVC，致心律失常性左室心肌病；ARVC，致心律失常性右室心肌病；DCM，扩张型心肌病；FLNC，细丝蛋白 C；HCM，肥厚型心肌病；PLN，受磷蛋白；RBM20，RNA 结合基序蛋白 20；SCN5A，钠电压门控通道 α 亚单位 5；TMEM43，跨膜蛋白 43。

【临床表现】

ACM 的临床表现差异很大，从无症状到猝死均有可能，包括胸部不适、心悸、晕厥、头晕等，它随年龄及疾病发展阶段而异。部分 ACM 患者首发表现可能是心源性猝死，其中约 75% 死亡发生在家中或工作场所的日常活动中。它的先兆可能是心悸、头晕，甚至是与体育锻炼有关的晕厥前期或晕厥。这些症状通常由持续或非持续性室性心律失常引起。也有部分患者的首发症状是心力衰竭，有时很难与其他心肌病或心肌炎鉴别。

目前考虑将 ACM 分为 4 个临床阶段：①早期隐匿期，常无症状，或轻微室性心律失常；②局部结构性与功能性改变，伴电不稳定，心电图可见起源于右心室的心律失常；③右心室功能障碍；④左、右心室均严重受累。

【辅助检查】

（一）心电图表现

1. 复极异常　由于研究的人群不同，V_1~V_3导联T波倒置的发生率为19%~67%。在>14岁的患者中，T波倒置是ACM一项主要诊断性异常。V_1~V_4导联T波倒置伴完全性右束支传导阻滞是ARVC的一个次要诊断标准。

2. 除极和传导异常

（1）epsilon波：epsilon波是指V_1~V_3导联QRS波群终末与T波起点之间可重复的低振幅偏折波（图18-10）。epsilon波代表了右心室内的延迟传导。它与心内膜和心外膜大面积瘢痕所致的严重传导延迟相关。epsilon波可能反映短期心律失常风险，但意义有限，敏感性和特异性都比较低，并依赖于心电图的滤波设置和放大情况。

（2）终末激动时限（terminal activation duration，TAD）延长：终末激动时限的延长可通过从S波最低点到全部除极波结束来测量（图18-11）。在没有完全性右束支传导阻滞的情况下，V_1~V_3导联中任一导联终末激动时限≥55ms被定义为终末激动时限延长。据报道，V_1~V_3导联中终末激动时限延长有助于鉴别ARVC与右心室流出道室性心动过速。

从S波的最低点测量到全部除极波结束，在没有完全性右束支传导阻滞时，如果在V_1~V_3导联中任一导联的TAD值≥55ms，则为终末激动时限延长。

3. 动态心电图监测　拟诊ACM的患者中，动态心电图监测（24~48h）对特征分析十分重要。每24h存在>500个室性期前收缩是ACM的次要诊断标准。

（二）心脏影像学表现

1. 超声心动检查　典型ACM可见右心室内径明显扩大，室间隔和右心室壁运动异常，游离壁运动减弱、无运动或室壁瘤样突出，部分左心室受累的患者可见左心室壁运动异常，亦可发现心包积液及血栓（图18-12）。

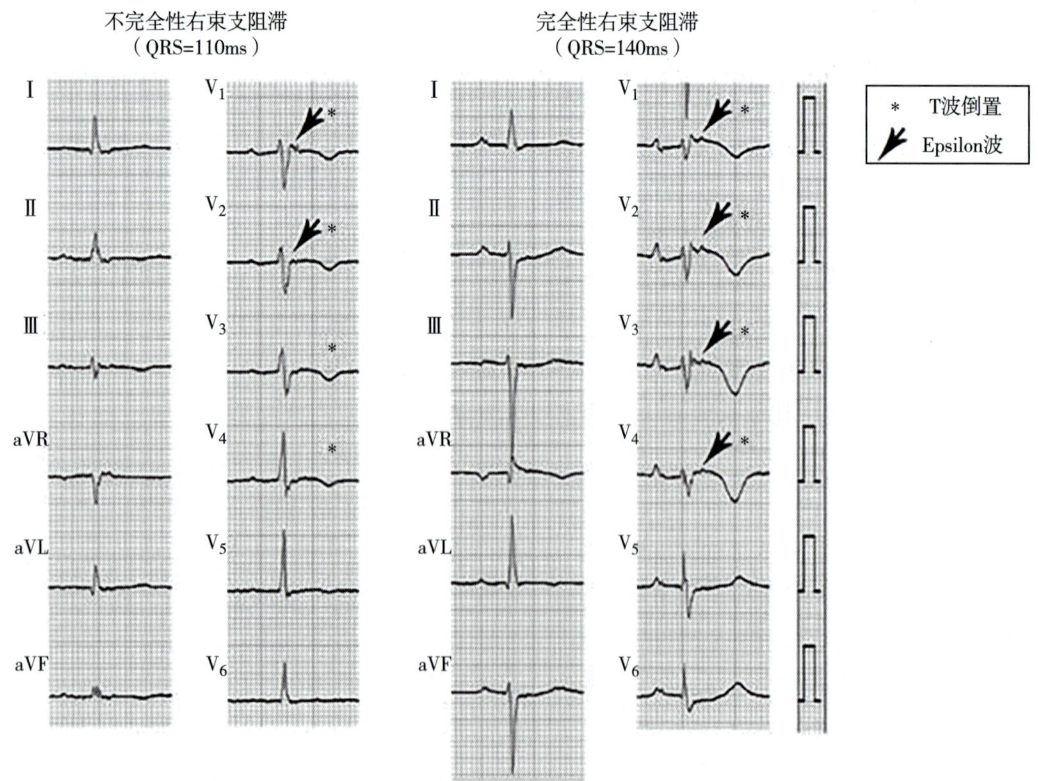

图18-10　伴不完全性右束支传导阻滞和伴完全性右束支传导阻滞的ARVC患者代表性12导联心电图

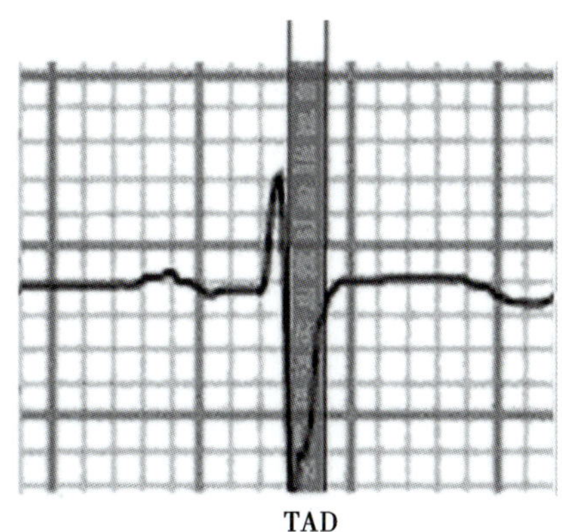

图18-11 终末激动时限(terminal activation duration, TAD)

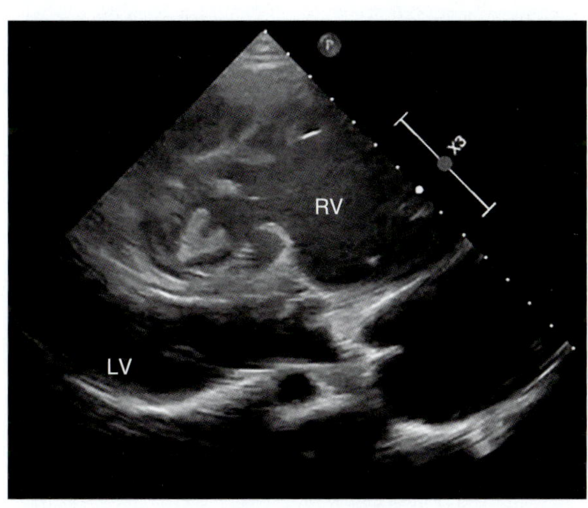

图18-12 超声心动图

右心室高度扩张,心肌发育不良并心室扩张,右室心尖扩张并挤压左室心尖,右心室游离壁中下段至心尖段室壁变薄,呈皱褶样改变,右心室交织的小梁纤维化显著,右心室内可见血栓。RV,右心室;LV,左心室。

2. CMR CMR可准确测量心室容积,以及心室节段和整体功能。CMR对局部室壁运动和组织特征评估可用于ACM的诊断。若存在室壁运动异常和造影前后信号异常(包括脂肪浸润和延迟钆增强),可诊断ACM。目前可通过增强CMR对该病进行确诊以及更好地了解临床特征。

(三)电生理检查

怀疑ACM的患者不必进行电生理检查协助诊断。多中心研究表明,电生理检查预测心脏性猝死和/或致死性心律失常的风险准确性很低。据报道,用于治疗快速室性心动过速/心室颤动的ICD电击在可诱发和不可诱发的患者中无显著差异。电生理检查在难治性室性心律失常的患者中在考虑消融以及与右心室流出道室性心动过速鉴别时可能有益。这种情况下,使用高剂量异丙肾上腺素上的电生理检查有助于鉴别特发性室性心动过速与ARVC起源的期前收缩。

(四)心内膜活检

活检可帮助识别全身性或炎症性病因(如结节病、心肌炎)所引起ACM。但心内膜活检是有创的,其敏感性和特异性差,诊断率低,因此在初始诊断中极少应用。ACM的特征性组织学特点是透壁性纤维脂肪替代右室心肌,2019年ACM主要、次要诊断标准的区别在于残余心肌比例不同(残余心肌细胞<60%为主要诊断标准,60%~75%为次要诊断标准)。但是ACM存在心室肌片状受累,活检取样可能存在误差,故导致继发的假阴性结果,因此心内膜活检的诊断意义有限。

【诊断标准】

2019年最新国际专家报告根据2010年ITF诊断标准进行修订,制定ACM的诊断标准,分为明确诊断、边界诊断、可能诊断三类(表18-9)。

表18-9 ACM诊断标准

	主要标准	次要标准
由超声、磁共振成像或右心室血管造影确定整体或节段功能障碍或结构改变		
超声	节段性右心室无运动、运动障碍或室壁瘤及以下情况之一(舒张末期):①PLAX RVOT ≥32mm(PLAX/BSA ≥19mm/m^2);②PSAX RVOT ≥36mm(PSAX/BSA ≥21mm/m^2);③面积改变分数≤33%	节段性右心室无运动、运动障碍或室壁瘤及以下情况之一(舒张末期):①PLAX RVOT ≥29mm且<32mm(PLAX/BSA ≥16mm/m^{2}且<19mm/m^2);②PSAX RVOT ≥32mm且<36mm(PSAX/BSA ≥18mm/m^{2}且<21mm/m^2);③面积改变分数>33%且≤40%

续表

	主要标准	次要标准
磁共振成像	节段性右心室无运动、运动障碍或右心室收缩不同步及以下情况之一：①RVEDV/BSA 比值≥110ml/m² (男性)，≥100ml/m²(女性)；②RVEF≤40%	节段性右心室无运动、运动障碍或右心室收缩不同步及以下情况之一：①RVEDV/BSA 比值≥100ml/m²且<110ml/m²(男性)，≥90ml/m²且<100ml/m²(女性)；②RVEF>40%且≤45%
右心室血管造影	节段性右心室无运动、运动障碍或室壁瘤	
室壁组织特征		
至少1处心内膜活检显示纤维替代右心室游离壁心肌，伴或不伴脂肪替代组织	形态学分析示残余心肌细胞<60%(或者估测<50%)	形态学分析示残余心肌细胞60%~75%(或者估测50%~65%)
复极异常		
心电图	右胸导联(V_1、V_2及V_3)T波倒置或在>14岁的患者中(无完全性右束支传导阻滞QRS时限≥120ms)	1. 在>14岁、无完全性右束支传导阻滞的患者中，V_1、V_2导联或者V_4、V_5或V_6导联T波倒置 2. 在>14岁、存在完全性右束支传导阻滞的患者中，V_1、V_2、V_3及V_4导联T波倒置
除极/传导异常		
心电图	右胸导联(V_1~V_3)epsilon波(QRS波群终末到T波起始的可重复低振幅信号)	1. 在标准心电图中无QRS时限≥110ms信号平均心电图晚电位3个参数中至少≥1个：①滤过的QRS时限(fQRS)≥114ms；②QRS波群终末<40μV低振幅信号时限≥38ms；③终末40ms的电压均方根≤20μV 2. QRS波终末激动时间≥55ms，从S波的最低点测量到QRS波终末，在无完全性右束支传导阻滞时V_1、V_2或V_3导联包括R'波
心律失常		
	左束支传导阻滞伴电轴左偏型非持续性或持续性室性心动过速(Ⅱ、Ⅲ、aVF导联QRS负向或无法判断以及aVL导联正向)	1. 非持续性或持续性室性心动过速或右心室流出道型、左束支传导阻滞伴电轴右偏(Ⅱ、Ⅲ、aVF导联QRS正向以及aVL导联负向)或电轴不明 2. 每24h室性期前收缩>500个(Holter)
家族史		
	1. 一级亲属中有符合国际特别工作组标准的确诊ARVC患者 2. 一级亲属中有经活检或手术病理证实ARVC患者 3. 在被评估的患者中识别出与ARVC有关或可能有关的致病性突变	1. 一级亲属中ARVC史，其不可能或不能实际确定是否符合国际特别工作组标准 2. 一级亲属中由于可疑ARVC导致的早发心脏性猝死(<35岁) 3. 在二级亲属中有病理确诊或目前国际标准确诊的ARVC患者

注：①明确诊断：从不同种类中符合2条主要标准，或1条主要和2条次要标准，或4条次要标准；②边界诊断：从不同种类中符合1条主要和1条次要标准，或3条次要标准；③可能诊断：从不同种类中符合1条主要标准，或2条次要标准。

BSA，体表面积；PLAX，胸骨旁长轴切面；PSAX，胸骨旁短轴切面；RVEDV，右心室舒张末期容积；RVEF，右室射血分数。

【治疗】

目前临床上治疗 ACM 患者最重要的目标包括：①降低死亡率，包括心律失常性 SCD 或心力衰竭（心衰）导致的死亡；②遏制右（左）心室或双心室功能障碍和心衰的进展；③通过减少（消除）心悸、室性心动过速再发、ICD 放电（适当的或不适当的）改善症状，提高生活质量；④改善心衰症状，增加心功能储备。治疗方法包括改变不健康的生活方式、药物治疗、导管消融治疗、植入除颤器治疗（ICD）和心脏移植治疗。

（一）改善生活方式

在 ACM 的年轻个体中，SCD 与剧烈运动之间已经建立了联系。竞技体育活动已被证明使患有 ACM 的青少年和年轻人患 SCD 的风险增加 5 倍。建议明确诊断为 ACM 的患者不要参加竞技和/或耐力运动（Ⅰ类）。明确诊断为 ACM 的患者应限制参加体育活动，娱乐性低强度运动（Ⅱa 类）除外。阴性表型的 ACM 家族成员也可以考虑限制竞技体育活动，不论健康基因携带者（Ⅱa 类）或基因型未知（Ⅱb 类）。

（二）药物治疗

1. 抗心律失常药物 抗心律失常药物（anti-arrhythmic drugs，AAD）治疗的目的是通过预防症状性室性心律失常来改善生活质量。在 ACM 中没有 AAD 治疗的前瞻性和随机试验，也没有治疗策略的系统比较。此外，由于 ARVC/D 患者随着时间的推移往往会出现多次心律失常事件，并且药物经常发生变化，故很难评估特异性 AAD 治疗效果。现有证据表明，胺碘酮（负荷剂量为每天 400~600mg，持续 3 周，然后维持剂量为每天 200~400mg）单独或与 β 受体阻滞剂联合使用，是预防症状性室性心律失常最有效的药物，即使在心室功能障碍患者中，其诱发心律失常的风险也相对较低，尽管其预防 SCD 的能力尚未得到证实。AAD 被推荐作为 ICD 的辅助治疗（Ⅰ类）。对于频繁室性期前收缩和/或非持续性室性心动过速（Ⅱa 类）患者，应考虑使用 AAD 来改善症状。对于有复发性、血流动力学稳定的室性心动过速（Ⅱb 类）患者，AAD 可作为导管消融的辅助治疗，无须备用 ICD。无室性心律失常和健康基因携带的无症状 ARVC/D 患者不推荐 AAD 治疗（Ⅲ类）。

2. β 受体阻滞剂 ACM 的室性心律失常和心脏骤停经常由肾上腺素能刺激引发，可能发生在体育锻炼期间或之后。对于存在复发性室性心动过速、室上性心动过速或高心室率房颤/扑动（Ⅰ类）的患者，推荐使用 β 受体阻滞剂治疗。所有 ARVD/C 患者均应考虑 β 受体阻滞剂治疗，而不考虑心律失常（Ⅱa 类）。不建议健康基因携带者预防性使用 β 受体阻滞剂（Ⅲ类）。

3. 抗心衰及抗凝治疗 右心衰竭和/或左心衰竭患者应采用血管紧张素转化酶抑制剂、血管紧张素Ⅱ受体阻滞剂、β 受体阻滞剂和利尿剂进行规范化药物治疗。无症状的右心室和/或左心室功能障碍的 ARVC 患者，可考虑应用血管紧张素转化酶抑制剂或血管紧张素Ⅱ受体阻滞剂治疗。有腔内血栓或静脉（动脉）血栓史的患者，长期口服抗凝药二级预防。

（三）导管消融治疗

对于有室性心动过速的患者，导管消融是一种治疗选择。纤维脂肪替代右室心肌会产生瘢痕区域，被认为是室性心动过速的致心律失常底物。室性心动过速是与瘢痕相关的宏观再入电路的结果，类似于心肌梗死后的情况，适合通过导管消融进行定位和中断。

建议对持续性室性心动过速的 ACM 患者进行导管消融，也包括尽管进行了最大限度的药物治疗，包括胺碘酮（Ⅰ类），但仍经常发生室性心动过速需 ICD 干预的患者。对于一次或多次心内膜室性心动过速消融（Ⅰ类）失败的患者，建议采用心外膜方法进行室性心动过速消融。对于持续性室性心动过速或频繁进行 ICD 干预的 ACM 患者，如果胺碘酮（Ⅱa 类）以外的药物治疗失败，则应考虑对其进行导管消融。应考虑将心内膜/心外膜室性心动过速联合消融术作为初始消融术策略，前提是操作员和电生理实验室对 ACM（Ⅱa 类）患者的心外膜室速消融术经验丰富。对于持续性室性心动过速或频繁进行 ICD 介入治疗的患者，如果药物治疗未失败且不希望接受药物治疗（Ⅱb 类），则可考虑对其进行导管消融。对于药物难治、血流动力学稳定、单形态室性心动过速（Ⅱb 类）的选定患者，导管消融术可作为无备用

ICD的首选治疗方法。不建议将导管消融作为ICD的替代方案用于预防ARVC/D中的SCD(Ⅲ类)。

(四)植入除颤器治疗

植入除颤器治疗是ACM患者最符合逻辑的治疗策略。建议在经历过≥1次血流动力学不稳定、持续性室性心动过速或心室颤动(Ⅰ级)发作的ACM患者中植入ICD。无论心律失常(Ⅰ类)如何,建议右心室、左心室或两者均存在严重收缩功能障碍的患者植入ICD。如果ACM患者出现>1次血流动力学稳定、持续性室性心动过速(Ⅱa级),则应考虑植入ICD。对于有"主要"危险因素的患者,如不明原因的晕厥、中度室性功能障碍或非持续性室性心动过速(non-sustained ventricular tachycardia, NSVT)(Ⅱa类),应考虑植入ICD。在仔细讨论植入式心脏复律除颤器植入的长期风险和益处(Ⅱb类)后,有"轻微风险因素"的患者可以考虑植入植入式心脏除颤器。不建议无危险因素或健康基因携带者(Ⅲ类)的无症状ARVC/D患者进行预防性ICD植入。

(五)心脏移植治疗

有无法治疗的心力衰竭或无法控制的室速心律失常的ACM患者可能需要心脏移植。

对于有严重、无反应的充血性心力衰竭或室性心动过速(ventricular tachycardia, VT)/心室颤动(ventricle fibrillation, VF)复发的患者,建议将心脏移植作为最终治疗选择。

二、实战病例

患者女性,12岁,因"间断胸闷、心悸2天"入院。入院前2天情绪激动后出现胸闷,自觉心跳快,当地心电图提示心律失常,超声心动图提示可疑心肌病变。进一步就诊我院门诊,查超声心动图提示右心室壁运动明显减低,右室心尖扩张,右心增大,右心室血流自发显影,右心功能减低,考虑右室心肌病可能(图18-13)。

查体:一般情况可,生长发育正常,心音有力,心律不齐,可闻及期前收缩,胸骨左缘第2~3肋间可闻及2/6级收缩期杂音,肝、脾不大,下肢无水肿。

心电图、动态心电图:室性期前收缩(频发)、短阵室性心动过速。

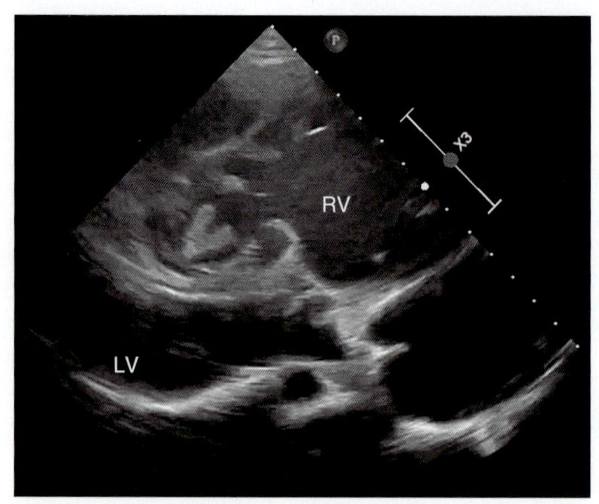

图18-13 超声心动图

右心室心肌发育不良并心室扩张,右心室心尖扩张并挤压左心室心尖,右心室游离壁中下段至心尖段室壁呈皱褶样改变,室壁心肌发育不良。右心室心尖部可见血栓形成。

心脏磁共振:双心室壁变薄,右心室游离壁多发瘤样膨出,右心室流出道增宽,左心室壁心肌瘤样膨出,运动减低、不协调,舒张受限。心肌延迟成像:右心室游离壁、左心室前壁、侧壁、下壁心外膜下多发延迟强化,间隔壁条形延迟强化。左室射血分数33.67%,右室射血分数32.35%(图18-14)。

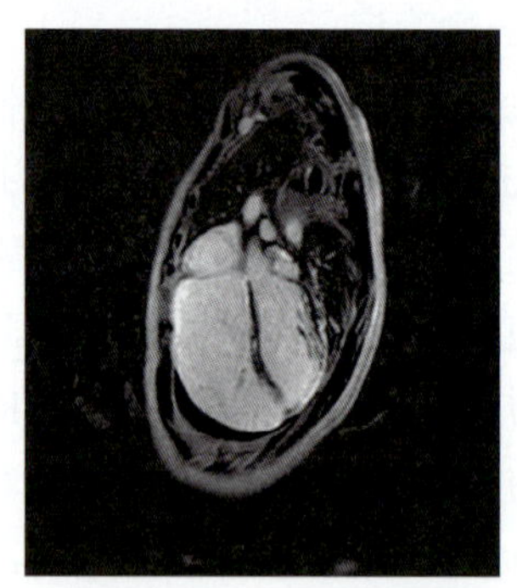

图18-14 心脏磁共振

双心室壁变薄,右心室游离壁多发瘤样膨出,右心室流出道增宽,左心室壁心肌瘤样膨出,运动减低、不协调,舒张受限。

基因检测:全外显子检测提示*PKP2*基因突变。

治疗方面:药物治疗,予强心利尿药物、沙库巴曲缬沙坦抑制心肌重塑,美托洛尔、胺碘酮等抗心律失常,以及给予抗凝、抗血小板药物。住院期间行EPS+RFCA术,提示右心室心内膜面三尖瓣靠近瓣环11点处为多形态频发室性期前收缩发作电位。术后口服强心利尿药物控制心衰,但仍有频发室性心动过速及室性期前收缩,右心功能进行性减低,考虑患儿为心衰终末期,进行心脏移植术，移植术后恢复良好。

（撰写：肖燕燕、叶文倩　审校：王霄芳）

参考文献

[1] OOMEN A W G J, SEMSARIAN C, PURANIK R, et al. Diagnosis of arrhythmogenic right ventricular cardiomyopathy: progress and pitfalls[J]. Heart Lung Circulation, 2018, 27(11): 1310-1317.

[2] CORRADO D, LINK M K, CALKINS H. Arrhythmogenic right ventricular cardiomyopathy[J]. N Engl J Med, 2017, 376(1): 61-72.

[3] SAYED A, PAL S, POPLAWSKA M, et al. Arrhythmogenic right ventricular cardiomyopathy diagnosis[J]. Cardiol Rev, 2020, 28(6): 319-324.

[4] 王鑫，刘彤 . 2019 致心律失常性右室心肌病（ARVC）目前诊断标准及鉴别诊断国际专家报告解读[J]. 中国循证心血管医学杂志，2020, 12(3): 257-258.

[5] HERREN T, GERBER P A, DURU F. Arrhythmogenic right ventricular cardiomyopathy/dysplasia: a not so rare "disease of the desmosome" with multiple clinical presentations[J]. Clin Res Cardiol, 2009, 98(3): 141-158.

[6] SATTAR Y, ABDULLAH H M, NEISANI SAMANI E, et al. Arrhythmogenic right ventricular cardiomyopathy/dysplasia: an updated review of diagnosis and management[J]. Cureus, 2019, 11(8): 1-11.

[7] 王立群 . 2019 HRS 关于致心律失常性心肌病评估、危险分层及管理专家共识[J]. 临床心电学杂志，2019, 8(28): 241-269.

[8] TOWBIN J A, MCKENNA W J, ABRAMS D J, et al. 2019 HRS expert consensus statement on evaluation, risk stratification, and management of arrhythmogenic cardiomyopathy[J]. Heart Rhythm, 2019, 16(11): 301-372.

[9] CORRADO D, WICHTER T, LINK M S, et al. Treatment of arrhythmogenic right ventricular cardiomyopathy/dysplasia: an international task force consensus statement[J]. Eur Heart J, 2015, 36(46): 3227-3237.

第 7 节　心动过速性心肌病的诊断与内科治疗

20 世纪初首次报道房颤患者出现心肌病，1998 年在频发室性期前收缩患者中发现心肌病。此时心律失常和心肌病之间的病因关系仍未完全建立，直到心动过速相关心肌病的实验动物模型分别在 1912 年和 2011 年建立后，证明持续的心律失常可能导致心脏结构改变及左心室功能障碍。

一、知识要点

【定义】

心动过速性心肌病（tachycardia-induced cardiomyopathy，TIC）是一种引起心脏扩大和心功能减低为特征，由不同类型的心律失常引起，如房颤、房扑、持续室上性心动过速和室性心律失常引起。及时诊断和适当治疗，大多数病例会在几个月内恢复。所有年龄阶段（新生儿、儿童以及成人，包括孕妇）都可发生此疾病。

【流行病学】

TIC 的发病率和流行率取决于引起快速性心律失常类型。文献报道，大约 37% 持续性房性心动过速（atrial tachycardia，AT）患者出现 TIC；持续交接区反复心动过速（permanent junctional reciprocating tachycardia，PJRT）TIC 发生率为 20%~50%；心房扑动（atrial flutter，AFL）出现 TIC 的概率大约为 25%；心房颤动（atrial fibrillation，AF）出现 TIC 的概率约为 50%。儿童发生 TIC，最常见的原因是 AT（59%）、PJRT（23%）和室性心动过速（ventricular tachycardia，VT）（7%）。

【发病机制和病理生理学】

目前，TIC 的发病机制和病理生理学尚不十分清楚，多项动物模型及临床试验能够初步证实 TIC 发病机制由多种因素构成，考虑与神经激素激活、血流动力学变化、钙离子通道改变及遗传基础等相关。

神经激素的活化：使用持续快速心房或心室起搏，随着时间的推移，所有实验动物均会出现不同程度的左心室重构和心衰的表现，因此推测人类心动过速也会发生同样改变。TIC 是基于一个快速进展的重构过程，左心室扩张，充盈压力增加，以及一系列在心衰发展过程中常见的病理生理反应，主要包括神经激素系统的激活（如

RAAS 系统)、利钠肽的释放和促炎细胞因子(如内皮素、TNF)的分泌等。

血流动力学变化:文献报道通过建立 TIC 动物模型,发现持续快速心脏起搏后,左、右心室每搏量逐渐显著下降,左心室充盈压、心房压显著升高,动脉血压和射血分数明显下降,循环阻力增加,肺动脉压力升高,心脏瓣膜关闭不全,心脏四腔扩大,逐渐进展为心力衰竭。血流动力学变化被认为是引起 TIC 的机制之一。

钙离子通道改变:长期心动过速导致心肌缺氧,钙泵活性下降,细胞内钙离子向肌质网的转运和通过细胞膜通道主动输出受到阻碍。细胞内钙离子积累。心肌舒张是一个耗能的过程,其消耗的能量远远超过心肌收缩所需的能量,因此心肌的舒张功能对损伤较为敏感,同时也伴随着心肌舒张功能减低。动作电位振幅减小,动作电位去极化减弱,细胞动作电位持续时间增加,破坏了兴奋 - 收缩耦合,使心肌收缩减少。最后,由于纤维胶原蛋白的损失和肌膜 - 基质界面的破坏,细胞外基质也受到损害,导致心肌纤维化。其他功能变化也已被描述,包括亚临床心肌缺血、线粒体活性降低、氧化应激增加和心肌细胞凋亡。

遗传基础:血管紧张素转化酶(angiotensin converting enzyme,ACE)的基因多态性异常,也可能是 TIC 发病机制之一。特定 ACE 基因型碱基缺失的个体,可以表现出对任何刺激,如持续心动过速,ACE 过量表达进而导致血管紧张素Ⅱ水平增加。

【临床特征】

临床表现包括年长儿主要症状包括心悸、心衰、晕厥、乏力、胸闷、头晕,低年龄儿童症状包括面色苍白、食欲缺乏、呕吐、腹泻、腹痛、咳嗽、激惹、哭吵不安。心源性猝死相对少见,但据报道仍有 8%~12% 发生。

病程:心动过速持续进展,大约 1 周后,肺动脉、主动脉血压和左心室压力降低,2~3 周后出现心衰,4 周以后心排血量、射血分数和左心室治疗持续恶化。当停止快速起搏可使体循环和肺循环压力恢复正常,48h 后 LVEF 和心输出量显著恢复,1~2 周后完全恢复正常。即便心动过速得到消除,左心室功能恢复正常,部分患儿的心肌纤维化也难以恢复正常。

临床分型:Fenelon 等认为,TIC 可分为两种类型。①单纯型,心动过速是导致左心室功能受损的唯一病因;②复杂型,除心动过速外,合并其他导致左心室功能障碍的相关原因。相对于单纯型,复杂型患者经常出现更早、更严重的心衰症状。

【辅助检查】

1. 心电图　体表心电图可判断快速心律失常类型。如果心动过速发作时 24h 动态心电图显示异位心动过速占总心率 >75%,则定义为无休止心动过速。

对于有左心室功能障碍和既往存在持续性或频繁且无明显病因的阵发性心动过速的患者,应怀疑为 TIC。如果存在心动过速,尽管存在继发性心肌病(缺血性、酒精性、药物性等),但仍应考虑叠加 TIC。因此,至少 2 周的动态心电图监测仪是确认或排除 TIC 的关键。动态心电图监测仪是确认或排除 TIC 的关键。

2. 超声心动图　超声心动图可以明确患儿心脏有无结构异常,有无扩大,以及心功能的改变。此外,二维斑点追踪技术也很有用。

3. 心脏磁共振　需要麻醉的幼儿目前无法进行心脏磁共振检查,年龄较大儿童增强 CMR 扫描对 TIC 具有重要的诊断价值。文献报道,AT 诱发的 TIC 患者进行射频消融治疗后进行随访,发现消融后 3 个月心功能明显改善,但多年随访发现 CMR 上仍可观察到弥漫性心肌纤维化。

4. 生物学标志　关于 B 型利钠肽(B-type natriuretic peptide,BNP)和 N 末端 B 型利钠肽原(N terminal pro-B type natriuretic peptide,NT-proBNP),TIC 心衰程度越重,此两项指标越高。文献报道 NT-proBNP 在诊断 TIC 作用中更明显,通过研究一组数据发现在心动过速消除后的 1 周,NT-proBNP 突然下降,考虑 NT-proBNP 水平下降与可逆性心肌病密切相关。在其他心肌病这种现象不明显。

【诊断及鉴别诊断】

目前 TIC 没有诊断标准,同时儿童期的特殊性,不能正确描述自己症状,因此诊断相对困难。阐明心动过速、心脏扩大和心功能不全之间的因果关系是诊断的关键。对于有明确完整病史的儿童，如首先出现持续性或反复性心动过速，随后出现心脏扩大和心力衰竭等症状，诊断 TIC 相对容易。当病史不清楚且存在心动过速、心脏扩大和心力衰竭时，很难与 DCM 相鉴别。TIC 的以下特征可为临床医生的诊断和鉴别诊断提供线索：初始诊断时明显的心动过速、高异位心律心动过速负荷合并左心室收缩功能下降和心脏扩大，以及随后的心脏复律或心室率控制，受损的左心功能迅速完全恢复，心脏扩大程度明显减轻，提示有可能发生 TIC。此外，在临床实践中还可以结合以下特点来进行综合评估：①TIC 患儿年龄较小，初诊超声心动图显示左心室收缩功能下降，心脏轻度扩大；②引起 TIC 的快速心律失常主要是房性心动过速，而 DCM 的继发性心律失常类型有所不同；③心动过速控制 1 周后再次检查 NT-proBNP，该指标下降在 TIC 患儿中更为明显；④DCM 患儿存在中重度心力衰竭，治疗重点是改善强心、利尿、扩张等症状，逆转心肌重构；TIC 儿童心力衰竭较轻，治疗重点是恢复窦性心律和降低心室率。因此，对于同时存在心脏扩大和心力衰竭以及快速性心律失常长期频繁发作的患者，应考虑 TIC 的可能，并结合心功能恢复和心脏重构的结果进行诊断。

【治疗】

TIC 患者的主要治疗目的是通过降低心率或控制节律来使心率正常化。目前治疗方法包括抗心律失常药物、电复律及射频消融术。对于房性心律失常的控制，首选药物是地高辛、胺碘酮、β 受体阻滞剂（美托洛尔、卡维地洛和比索洛尔）、钙通道阻滞剂。对于节律控制，胺碘酮通常是首选。在室性心律失常的情况下，使用的药物是 β 受体阻滞剂或胺碘酮。慎用负性肌力类的抗心律失常药。

导管射频消融对于房室折返性心动过速、房室结折返性心动过速、房性心动过速、心房扑动等的治疗有较高的成功率，同时，特发性室性心动过速、反复发作性室性心动过速或室性期前收缩心肌病等并发症的患者也应尽快进行导管消融术，这样可以达到完全治愈的效果。

在控制心律失常的基础上，需要应用优化心力衰竭和左心室收缩功能障碍的药物治疗（β 受体阻滞剂、血管紧张素转换酶抑制剂或血管紧张素受体阻滞剂、利尿剂和醛固酮阻滞剂）。

【转归】

快速性心律失常有效控制，心功能的最大改善是在第一个月，而其完全恢复可延长到半年（一般来说，中位恢复时间不超过 6 个月）。大部分儿童心脏大小可完全恢复，但部分患儿心室扩张伴肥厚情况可能持续存在。

国外 2020 年 Hasan 等对 26 名诊断 TIC 的儿童［中位年龄为 60 个月（2~214 个月）］进行射频消融治疗，总体成功率为 92%（24/26），在患者中 2 例消融失败而采用药物控制。所有患者心脏功能恢复正常中位时间为 3 个月（1~24 个月），心脏大小恢复中位时间为 6 个月（3~36 个月）。Moore 等报道，81 例 TIC 患儿中，1 例死亡，2 例心脏移植，其余心功能及心脏大小恢复时间的中位数分别为 51 天和 71 天。国内 2022 年向婉旖等报道 18 例诊断 TIC 患儿［中位年龄为 26 个月（8~73 个月）］中，6 例药物复律后维持窦性心律，12 例药物转复后不能维持窦性心律者中 7 例行射频消融术，均成功复律，其余 5 例予药物控制心律及心室率。患儿心功能恢复正常中位时间为 5 个月（4~9 个月）。2016 年韩晓华等报道 56 例 TIC 患儿，<1 岁婴儿 40 例，平均年龄为（1.8 ± 3.4）岁，最小年龄为 1 天。所有患儿均接受抗心律失常药物治疗，其中 2 例死亡，7 例行射频消融治疗，LVFS 与 LVEDD-Z 值恢复中位时间分别 10 天和 42 天。

笔者团队随访了 15 例 TIC 患儿，包括 AFL 1 例、AT 9 例、PVC 3 例、VT 2 例，最小年龄为 1 个月，最大年龄为 17 岁。所有患儿均接受抗心律失常药物治疗，1 例有效果，其余 14 例均接受射频消融治疗，其中 3 例心耳 AT 消融失败，行外科心耳切除治疗，心功能恢复正常中位时间为 6 个月（1~12 个月）。

二、实战病例

患儿男性，10 岁，因“腹痛、呕吐 8 天，加重伴胸闷 3 天”入院。8 天前无明显诱因出现腹痛，于当地医院完善腹部B超未见明显异常，未进一步诊治。3天前患儿自觉症状较前加重，伴有胸闷、面色苍白、呼吸急促，就诊于当地医院，查体发现心率180~190次/min，查NT-proBNP 6 898pg/ml，TnI 0.084ng/ml，甲状腺功能正常，TORCH阴性，呼吸道病原体抗体检测均阴性，超声心动图提示左室射血分数31%、左心扩大（LVEDD 63mm）、三尖瓣中量反流，心电图提示室上性心动过速（186次/min），腹部超声提示肝右静脉增宽。遂于2天前转诊至上级医院，诊断“心肌炎？心功能不全”，先后予丙种球蛋白30g冲击治疗，甲泼尼龙500mg、1次/d，连用2天抗炎，呋塞米利尿，米力农、地高辛强心，卡托普利改善心室重构，复查超声心动图提示左心扩大、射血分数18%，家属要求上级医院诊疗，救护车转送至我院急诊。自发病以来，患儿精神反应差，食欲缺乏，活动受限，体重无明显改变。

入院后完善超声心动图提示心脏扩大（LVEDD 63mm）、三尖瓣中量反流（图18-15），心电图提示房性心动过速可能性较大（图18-16），结合病史，

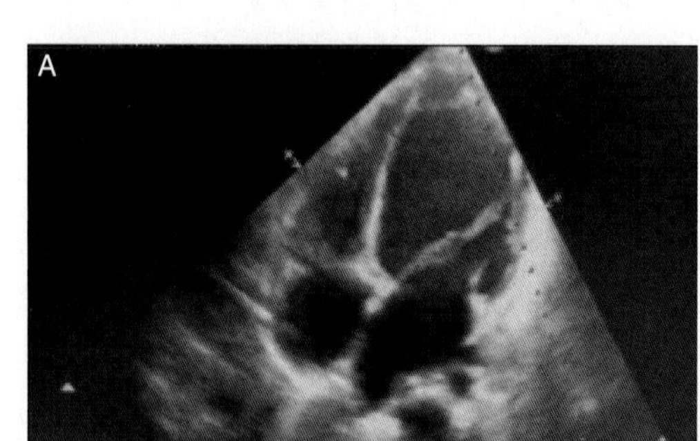

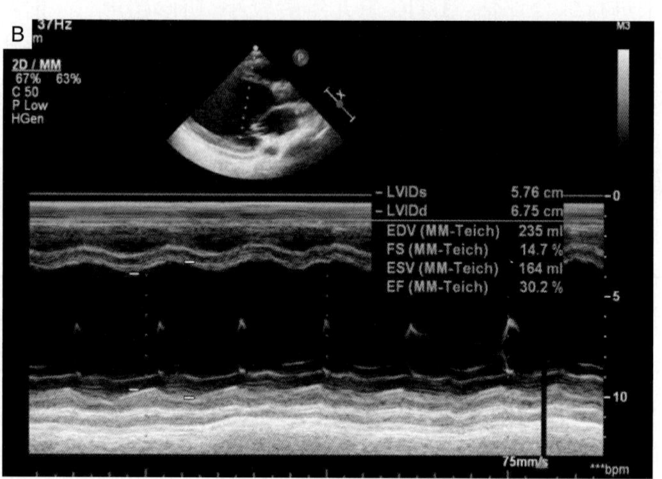

图18-15 超声心动图

A. 心脏四腔心切面；B. 左心室流出道切面，心脏扩大，心功能减低。

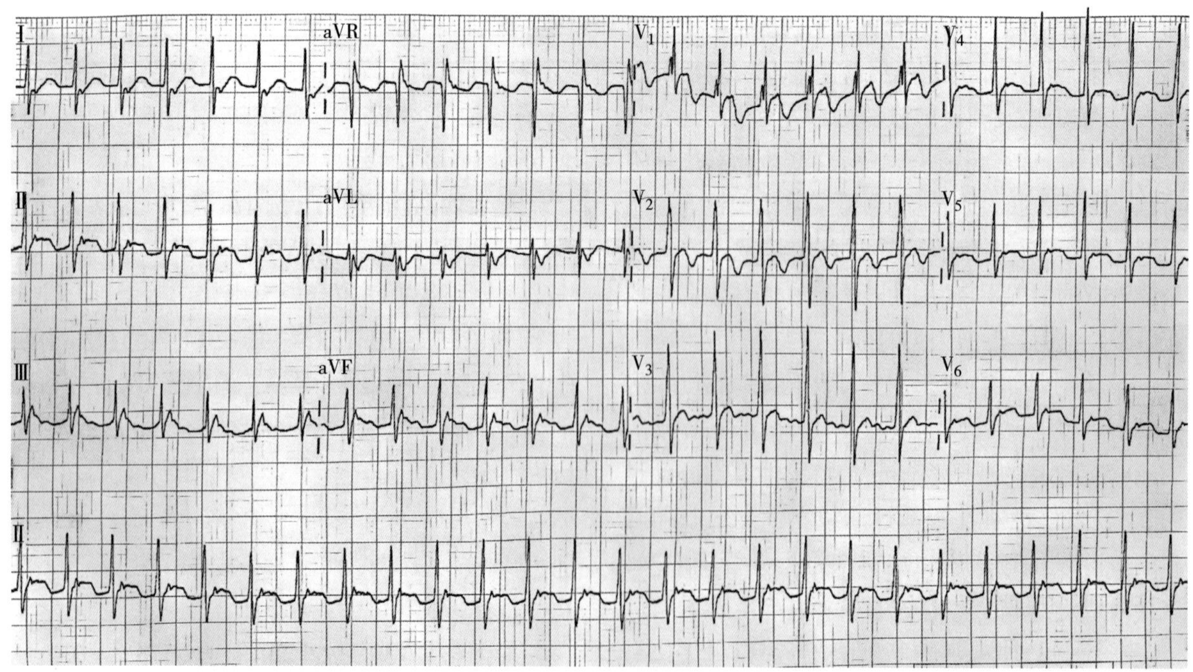

图18-16 房性心动过速

考虑为心动过速心肌病。住院期间给予静脉推注阿托品、普罗帕酮等药物效果欠佳，住院第5天非插管全身麻醉下行射频消融术，术中腔内图提示房性心动过速，根据12导联房性心动过速，P波V_1导联负向为主，aVL导联负正双向，Ⅱ、Ⅲ和aVF导联正向，考虑右心房源性心动过速可能性大。穿刺右股静脉，送入Deca十极导管于Cs，先行8Fr心腔内超声导管三维成像右心房室和右心耳（图18-17），而后Pentary 20极星状电极导管高密度标测，见右心耳上叶局部深处最早激动（图18-18），以35W功率盐水灌注消融，同时扩大消融范围包括上部右心耳前庭区域，心动过速终止恢复窦性心律，此时标测窦房结区域心房激动最早，ECG V_1导联P波呈正负双向。观察15min，效果可靠。拔除鞘管，加压包扎，安返病房。射频消融术后第1天患儿再次出现房性心动过速，考虑患儿年龄小、心腔结构小，靶点位置在心耳远端，导管消融到位困难，不能良好贴靠，再

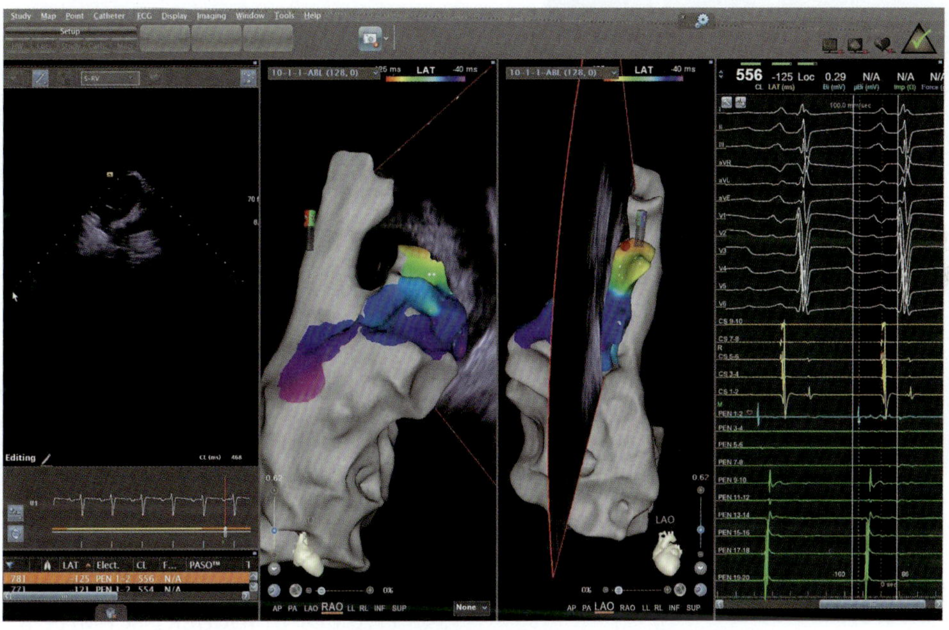

图 18-17　心腔内超声导管三维成像右心房室和右心耳

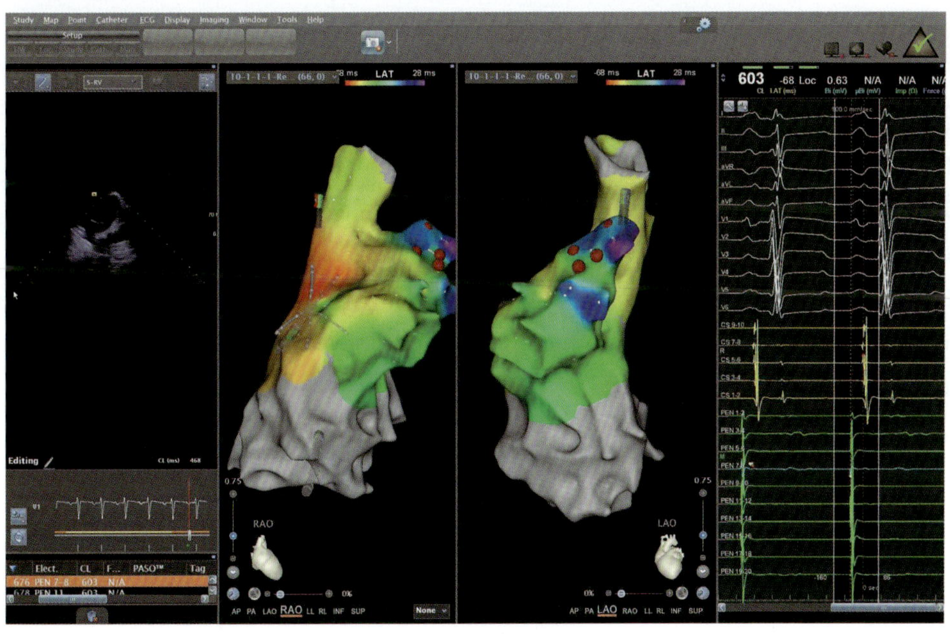

图 18-18　右心耳上叶局部深处最早激动

次消融失败可能性较大，与患儿家属沟通，选择外科开胸切除右心耳（图 18-19）。外科术后，患儿超声心动图提示恢复窦性心律，多次复查超声心动图提示左心室大小及心功能逐渐恢复，住院 20 天后出院。

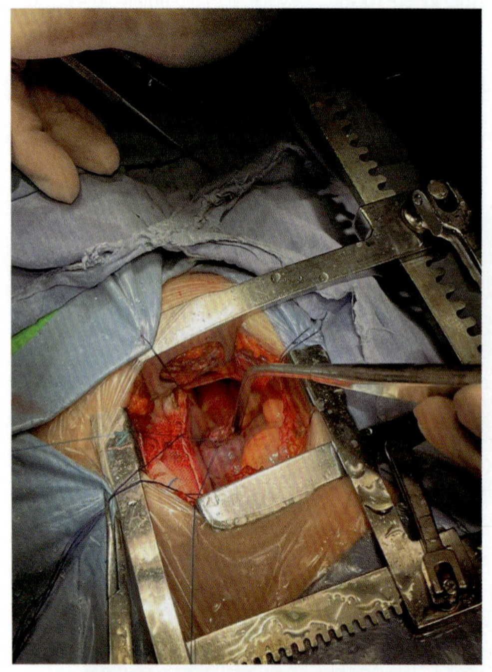

图 18-19　外科开胸切除右心耳

三、治疗体会

虽然近些年对于儿童 TIC 诊断已经积累了足够经验，但是仍会出现误诊，结合笔者经验，分享误诊的可能原因：①少数患者心搏相对不满意，尤其是缓慢无休止的房性心动过速，未意识到其危害性而不积极治疗；②临床医生因经验及技术水平误诊心动过速引起的心肌病和心力衰竭；③某些特定来源的房性心动过速，尤其是右心耳、右肺静脉的房性心动过速，很容易被误认为是窦性心动过速。因此，对于同时有心脏扩大和心力衰竭的患者，如快速性心律失常长期频繁发作，应考虑 TIC 治疗的可能性，以免误诊，也为进一步治疗指明了方向。

对于 TIC 经过药物治疗效果欠佳，转为射频消融治疗，此时不仅关注疗效，同时也需要重视安全。另外，麻醉药对心律失常发作有抑制作用，由于大部分儿童不能配合，需要全身麻醉，而麻醉药物对心肌兴奋性抑制使得心律失常诱发难度增加，因此，建议尽量吸入性麻醉加术中镇痛，减少丙泊酚等麻醉药的用量。最后，TIC 消融难度较大，同时有些心耳 AT 位置较深，加上儿童心脏结构发育未成熟，导致消融导管难以到达病灶，降低手术成功率，此时可选择外科切除心耳，最终达到治疗目的。

（撰写：肖燕燕、吕震宇　审校：王霄芳）

参考文献

[1] CHUGH S S, SHEN W K, LURIA D M, et al. First evidence of premature ventricular complexinduced cardiomyopathy: a potentially reversible cause of heart failure[J]. J Cardiovasc Electrophysiol, 2000, 11: 328-329.

[2] HUIZAR J F, KASZALA K, POTFAY J, et al. Left ventricular systolic dysfunction induced by ventricular ectopy: a novel model for premature ventricular contraction-induced cardiomyopathy[J]. Circ Arrhythm Electrophysiol, 2011, 4: 543-549.

[3] SHINBANE J S, WOOD M A, JENSEN D N, et al. Tachycardiainduced cardiomyopathy: a review of animal models and clinical studies[J]. J Am Coll Cardiol, 1997, 29: 709-715.

[4] PFALLER B, WICHERT-SCHMITT B, SPEARS D, et al. Tachycardia-induced cardiomyopathy in three consecutive pregnancies[J]. Obstet Med, 2021, 14(4): 269-271.

[5] ALBAKRI A. Tachycardia-induced cardiomyopathy: a review of literature on clinical status and meta-analysis of diagnosis and clinical management method[J]. Integr Mol Med, 2018, 5: 1-13.

[6] JU W, YANG B, LI M, et al. Tachycardiomyopathy complicated by focal atrial tachycardia: incidence, risk factors, and long-term outcome[J]. J Cardiovasc Electrophysiol, 2014, 25(9): 953-957.

[7] MOORE J P, PATEL P A, SHANNON K M, et al. Predictors of myocardial recovery in pediatric tachycardiainduced cardiomyopathy[J]. Heart Rhythm, 2014, 11(7): 1163-1169.

[8] WANG Y, ELTIT J M, KASZALA K, et al. Cellular mechanism of premature ventricular contraction-induced cardiomyopathy[J]. Heart Rhythm, 2014, 11(11): 2064-2072.

[9] PACCHIA C F, AKOUM N W, WASMUND S, et al. Atrial bigeminy results in decreased left ventricular function: an insight into the mechanism of PVC-induced cardiomyopathy[J]. Pacing Clin Electrophysiol, 2012, 35(10): 1232-1235.

[10] SALIMIAN S, THIBAULT B, FINNERTY V, et al. Phase analysis of gated blood pool SPECT for multiple stress testing assessments of ventricular mechanical dyssynchrony in a tachycardia-induced dilated cardiomyopathy canine model[J]. J Nucl Cardiol, 2017, 24(1): 145-157.

[11] TOMITA M, SPINALE F G, CRAWFORD F A, et al. Changes in left ventricular volume, mass, and function during the development and regression of supraventricular tachycardia-induced cardiomyopathy. Disparity between recovery of systolic versus diastolic function[J]. Circulation, 1991, 83(2): 635-644.

[12] SPINALE F G, DE GASPARO M, WHITEBREAD S, et al. Modulation of the renin-angiotensin pathway through enzyme inhibition and specific receptor blockade in pacing-induced heart failure[J]. Circulation, 1997, 96(7): 2385-2396.

[13] HUIZAR J F, ELLENBOGEN K A, TAN A Y, et al. Arrhythmia-induced cardiomy opathy: JACC state-of-the-art review[J]. J Am Coll Cardiol, 2019, 73: 2328-2344.

[14] PATEL H, MADANIEH R, KOSMAS C E, et al. Reversible cardiomyopathies[J]. Clin Med Insights Cardiol, 2015, 9(Suppl 2): 7-14.

[15] WATANABE H, OKAMURA K, CHINUSHI M, et al. Clinical characteristics, treatment, and outcome of tachycardia induced cardiomyopathy[J]. Int Heart J, 2008, 49: 39-47.

[16] GUPTA S, FIGUEREDO V M. Tachycardia mediated cardiomyopathy: pathophysiology, mechanisms, clinical features and management[J]. Int J Cardiol, 2014, 172: 40-46.

[17] SPAHIC A, CHEN T H, GELLER J C, et al. Life in the fast lane: clinical and immunohistological characteristics of tachycardia-induced cardiomyopathy-a retrospective study in 684 patients[J]. Herzschrittmacherther Elektrophysiol, 2020, 31(3): 292-300.

[18] LING L H, KALMAN J M, ELLIMS A H, et al. Diffuse ventricular fibrosis is a late outcome of tachycardia-mediated cardiomyopathy after successful ablation[J]. Circ Arrhythm Electrophysiol, 2013, 6(4): 697-704.

[19] CAMPOS B, JAUREGJI M E, PARK K M, et al. New unipolar electrogram criteria to identify irreversibility of nonischemic left ventricular cardiomyopathy[J]. J Am Coll Cardiol, 2012, 60(21): 2194-2204.

[20] LIP G Y, HEINZEL F R, GAITA F, et al. European Heart Rhythm Association/Heart Failure Association joint consensus document on arrhythmias in heart failure, endorsed by the Heart Rhythm Society and the Asia Pacific Heart Rhythm Society[J]. Europace, 2016, 18(1): 12-36.

[21] SPAHIC A, CHEN T H, GELLER J C, et al. Life in the fast lane: clinical and immunohistological characteristics of tachycardia-induced cardiomyopathy-a retrospective study in 684 patients[J]. Herzschrittmacherther Elektrophysiol, 2020, 31(3): 292-300.

第 8 节 儿童肥厚型心肌病的外科治疗

肥厚型心肌病(hypertrophic cardiomyopathy, HCM)是以无法解释的心室肥厚为特征的心肌疾病，是最常见的单基因心肌病，其中 2/3 为梗阻性肥厚型心肌病(hypertrophic obstructive cardiomyopathy, HOCM)。同时，HCM 也是儿童及青壮年心源性猝死(sudden cardiac death, SCD)的最常见原因之一。1958 年 Teare 首次描述一组经尸检证实的心肌病，表现为心室间隔高度肥厚，其厚度远远超过左心室游离壁，且心肌细胞粗而短、排列杂乱、细胞间侧向连接丰富，故称其为非对称性心室间隔肥厚。HCM 的临床表现和自然病程与其他心血管疾病有很大的不同，由于其病因复杂，临床表现呈高度异质性。HCM 的临床表现可以出现在从婴儿期到老年的任何年龄段，从无症状到严重症状，甚至 SCD。

一、知识要点

【流行病学】

HCM 在成年人群是一种相对常见的遗传性心脏病，但在儿童是罕见的。成人 HCM 发病率为 1：（200~500），儿童发病率尚不明确。仅有少数限于北美和欧洲的流行病学研究调查了儿童 HCM 的年发病率。芬兰于 2002 年发表了基于 20 岁以下人群的回顾性研究，以确定儿童特发性心肌病的流行病学，包括 HCM。研究期间估计 20 岁以下儿童 HCM 的年发病率为 0.24/10 万；2003 年澳大利亚和美国儿童心肌病研究中心的报告显示，10 岁以下的儿童中 HCM 年发病率分别为 0.32/10 万，18 岁以下儿童为 0.47/10 万。近年中华医学会儿科学分会心血管学组儿童心肌病精准诊治协作组回顾性调查了国内 16 家医院 2006—2016 年 10 年间 1 823 例心肌病住院患儿，其中 HCM 占 9.4%。

有限的数据表明，儿童 HCM 的预后取决于症状出现的年龄和病因。2010 年上海儿童医学中心报道随访的 57 例 HCM 患儿的生存率，1 年为 94.1%，2 年为 72.7%，5 年为 50%。2022 年一项回顾性纵向队列研究对 2010—2019 年间 564 例 HCM 患儿随访的结果显示，共有 149 例（26.4%）死亡。5 年、10 年生存率分别为 71.1% 和 57.1%，其中患有先天性代谢缺陷、婴儿期即诊断 HCM 的患儿预后最差，5 年预期生存率分别为 16.9% 和 56.0%。此研究也显示我国儿童 HCM 负担较重，医疗需求远未得到满足。与 1 岁以后的诊断相比，1 岁以内确诊与预后更差相关。HCM 患者中，携带致病突变的患儿预后差于未携带的患儿，且同一患儿携带 2 个或更多突变，可能导致更严重的临床表型和更差的预后。

儿童 HCM 的 SCD 发生率明显高于成人。一项关于儿童 SCD 危险因素的研究对 572 名患儿进行了为期 5 年的随访，SCD 发生率为 9.1%，该研究指出，年龄、晕厥史、非持续性室性心动过速、左心室壁厚和左心室直径与 SCD 风险呈正相关。

【病理解剖】

1. 左心室　典型表现为心肌明显肥厚、心脏重量增加而心腔狭小。肥厚的心肌分布不均匀，一般左心室受累多于右心室。左心室肥厚可表现为弥漫性肥厚或局限性肥厚。当肥厚心肌位于心尖部时，形成心尖肥厚型心肌病（apical HCM，AHCM），严重者心腔下部可发生闭塞。

2. 室间隔　部分病例肥厚主要在室间隔，其与左心室后壁的厚度之比≥1.3，当心脏收缩时室间隔凸向左心室腔，引起左心室流出道（left ventricular outflow tract，LVOT）梗阻，即 HOCM。室间隔肥厚（或由于乳头肌肥厚）最突出部位可位于室间隔中部，也可局限于室间隔后部，偶见室间隔全长均匀性肥厚（图 18-20）。

3. 二尖瓣　典型的 HOCM 病例中梗阻位于左心室流出道与二尖瓣前叶游离缘之间，心室收缩时，二尖瓣前叶突然向室间隔运动，于收缩期晚期又迅速回到二尖瓣关闭位置，这种现象加重了左心室流出道梗阻，称 SAM 征（systolic anterior motion，SAM）。SAM 征的可能机制是：左心室流出道中高流速血流产生的负压使二尖瓣前叶向左心室流出道移位，即文丘里效应（Venturi effect）；SAM 征发生的起始阶段，左心室流出道血液流速较低，此时血流的推力促使 SAM 征发生；正常情况下，二尖瓣前叶受到乳头肌的牵拉和血液流束

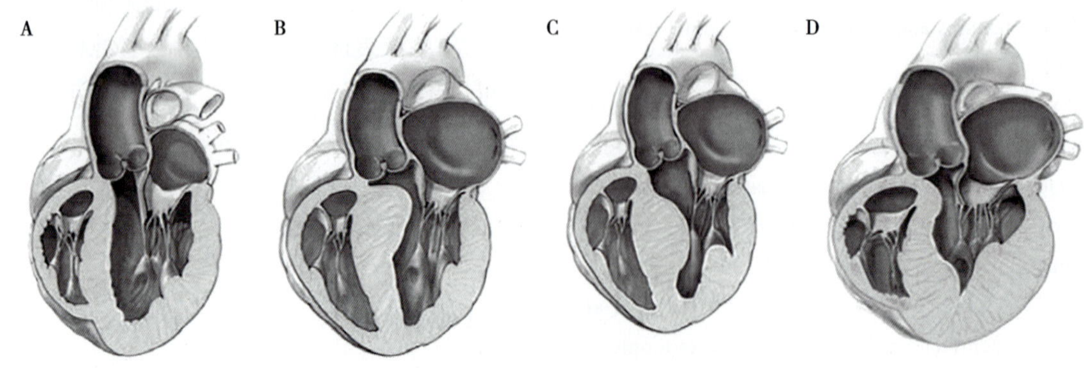

图 18-20　肥厚型心肌病的不同解剖形态

A. 正常心脏；B. 室间隔基底肥厚；C. 室间隔中间部肥厚；D. 心尖肥厚。

冲击，使瓣叶保持靠后的位置，而在 HOCM，血流须绕过腔内隆起的肥厚室间隔，形成曲线流束，撞击二尖瓣前叶向流出道方向运动，造成 SAM 征。二尖瓣的原发性异常也很常见，包括瓣叶冗长、发育不良或脱垂、腱索延长及位置异常；乳头肌肥大、乳头肌与室间隔或游离壁融合、异常起源等（图 18-21）。

4. 右心室　右心室肥厚可能是心室弥漫性肥厚表现的一部分，表现为右心室流出道异常肌束、乳头肌融合、腱索发育异常等。

5. 左心室游离壁　与非 HOCM 相比，HOCM 的左心室游离壁肥厚更明显，以前侧壁和心尖部最著，左心室后壁肥厚在各型 HCM 中都不明显。

6. 冠状动脉肌桥　HCM 患者中冠状动脉肌桥并不少见，多为单支病变，以左前降支中段受累为主，冠状动脉受压程度多超过 70%。

7. 微观结构　镜下可见肌细胞和肌纤维紊乱，心肌细胞异常肥厚、形态异常且呈多核样改变。心肌结构呈漩涡状，失去正常的平行排列形态。结缔组织增多，代偿性纤维化。均为原发的心肌细胞改变，而非继发于心脏负荷增加。

【病理生理】

1. 左心室流出道梗阻　HCM 左心室舒张末容积通常是正常的，射血分数通常在 65%~70%，部分病例射血分数可超过 70%，且收缩末期容积通常减少。心室收缩时，肥厚的室间隔更加突入左心室腔，位于流出道的二尖瓣前叶向前移位靠近突出的室间隔缺损（SAM 征），造成二尖瓣关闭不全和左心室流出道狭窄，在 HOCM 中十分常见。左心室流出道梗阻在本质上是动态的，是 HOCM 独有的特征。

左心室流出道梗阻（LVOT obstruction，LVOTO）的严重程度受心肌收缩力、心室前负荷和后负荷多因素影响：①增加心肌收缩力的因素可加重梗阻，例如应用正性肌力药物、紧张、心动过速等；应用负性肌力药物、钙通道阻滞剂及镇静药物，可以减轻心肌收缩力使梗阻减轻。②降低心脏前负荷可使梗阻加重，补充血容量、下蹲、心动过缓，增加心脏前负荷可增大左心室腔，减轻梗阻。③减轻心脏后负荷可使梗阻加重，血容量不足、应用血管扩张剂，可降低血压，较少左心室射血阻力可加重梗阻。

存在广泛、长期左心室流出道梗阻或严重间质纤维化的患者，晚期心肌收缩功能下降，左心室壁变薄，腔增大，表现为充血性心力衰竭。

2. 舒张功能障碍　由于 HCM 间质纤维化增加、心室壁增厚、活动度下降，舒张功能障碍相对常见。左心房压作为左心室舒张压的间接指标，在 HCM 患者中经常升高。

3. 心肌缺血　由于舒张期延长，心室壁内张力增高，可致室壁内冠状动脉狭窄，冠状动脉供血不足，引起心肌缺血。

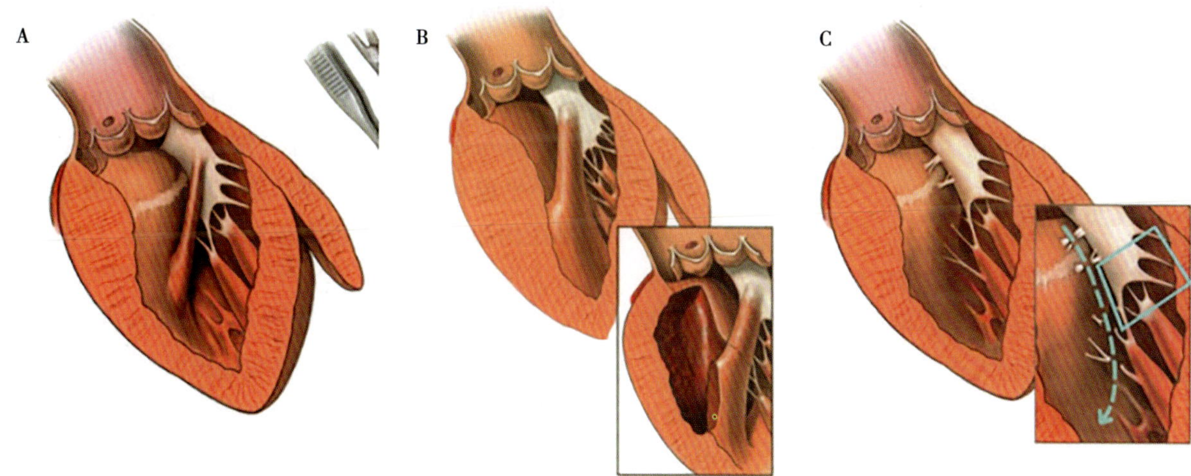

图 18-21　二尖瓣瓣下结构异常

A. 异常乳头肌插入二尖瓣前叶；B. 乳头肌与室间隔或左心室游离壁融合；C. 异常腱索附着于室间隔或心室游离壁。

【临床分型】

依血流动力学分型，是临床最常用的HCM分型方法。

1. 梗阻性HCM　指LVOT瞬时峰值压差≥30mmHg，包括LVOTO、左心室中部梗阻及左室心尖部梗阻，又分为静息梗阻型（静息状态即存在LVOTO）和隐匿梗阻型（静息时无梗阻，激发试验时出现LVOTO）。

2. 非梗阻性HCM　指静息时和激发时LVOT峰值压差均<20mmHg。

临床上静息梗阻型、隐匿梗阻型和非梗阻性HCM，各约占1/3。

【症状与体征】

1. 症状　HCM最常见的症状是呼吸困难，还可包括晕厥、心悸、心绞痛、阵发性夜间呼吸困难、头晕、充血性心力衰竭和猝死。在青少年患者人群中，猝死的主要原因是心律失常，偶有死于严重心力衰竭者。症状一般随年龄增大而加重，首次出现症状的年龄越小，预后越差。

2. 体格检查　多数患儿外观与正常儿童无明显差异。心脏查体可见心尖搏动增强，触及抬举性搏动。流出道梗阻的患者，可以在胸骨左缘第3~4肋间闻及粗糙的收缩期喷射样杂音，有时心尖部也可闻及，系二尖瓣前叶移向室间隔造成的二尖瓣关闭不全所致。另外，HCM的杂音可随心肌收缩力和心脏后负荷的变化而改变，增加心肌收缩力或减轻心脏后负荷，如含化硝酸甘油、使用多巴胺、取站立位等可以使杂音增强。相反，减弱心肌收缩力或者增加心脏后负荷，比如应用β受体阻滞剂或蹲位，可使杂音减弱。

【辅助检查】

1. 胸部X线检查　HCM患儿的胸部X线检查可见左心室增大，亦可在正常范围，晚期可见左心房、右心室增大。常有肺瘀血。

2. 心电图　超过90%的HCM患儿有心电图改变。以室间隔肥厚为主的患儿，心电图可见病理性Q波，尤其是下壁导联（Ⅱ、Ⅲ、aVF）和侧壁导联（Ⅰ、aVL或V_4~V_6）。心尖肥厚者常见V_2~V_4导联T波深倒置，部分合并预激综合征。部分HCM患儿的心电图改变对病因有提示性意义，例如短PR间期、高大QRS波和广泛T波倒置提示Pompe病（Ⅱ型糖原贮积病）；短PR间期伴房室传导阻滞提示线粒体心肌病或PRAKG2心脏综合征等。

3. 超声心动图　是目前HCM最重要的无创诊断方法，是诊断HCM的“金标准”之一。超声心动图主要表现为左心室壁（任何节段或多个节段）或室间隔异常增厚、室间隔厚度/左心室后壁厚度≥1.3、室间隔运动幅度明显降低、左心室收缩末内径变小、收缩起始时室间隔与二尖瓣前叶的距离常明显缩小及二尖瓣前叶收缩期前向运动（SAM征）阳性。在非HOCM，室间隔与左心室后壁对称性增厚，左心室流出道不狭窄；在HOCM，室间隔厚度/左心室后壁厚度≥1.3，常伴左心室流出道狭窄；在AHCM，可见左心室长轴切面心尖部室间隔和左心室后下壁增厚，心尖部心室腔狭小。

4. CMR　HCM患儿CMR的特征性改变是心肌节段状或弥漫性肥厚，肥厚的室壁与正常室壁厚度比值≥1.5；左心室前壁基底部及相邻的室间隔前部是最常见的受累部位；左心室流出道三腔心电影序列可动态观察左心室流出道有无狭窄、心脏瓣膜运动情况（二尖瓣前叶在收缩早期向室间隔靠拢，即SAM征）和该部位血流动力学特点。HCM可出现各种不同的强化类型及受累层面。延迟钆增强（late gadolinium enhancement，LGE）是CMR识别心肌纤维化最有效的方法，而心肌纤维化与猝死等风险呈正相关。若条件允许，确诊或疑似HCM的患者均应予CMR检查。但儿童与成人相比体积小，呼吸频率及心率快，呼吸不平稳且多不配合，须镇静或麻醉后检查，图像存在伪影或图像质量不如成人，限制了CMR应用于儿童HCM。

5. 心导管和造影检查　心导管检查提示左心室腔与左心室流出道收缩期压差超过2.67kPa（20mmHg），左心室舒张末压增高，左心室造影示心腔缩小、变形，主动脉瓣下呈“S”形狭窄，心室壁增厚，室间隔不规则增厚突入心腔，左心房也可同时显影，心尖部HCM左心室造影可显示“黑桃样”改变，右心室肥厚型 HCM 需行右心室造影。由于超声心动图的发展，有创心导管检查和造影术在 HCM 中已较少应用。但部分病例手术治疗前应完善心导管和造影检查，明确心室肥厚部位及程度、心腔变形、流出道狭窄及瓣膜反流等并测量血流动力学参数。

6. 心肺运动试验（cardiopulmonary exercise test，CPET） CPET对 HCM 患者是安全的。CPET 可客观评价 HCM 患者的心肺功能，定量评估活动耐力和功能受限程度，与 HCM 患者的预后相关。平板运动试验可评估 HCM 患者对运动的异常血压反应。对非梗阻性 HCM 和晚期心衰患者，CPET 可量化功能受限的程度，有助于心脏移植或机械循环支持的评估。

7. 心脏生物标志物检测 包括利钠肽及心肌肌钙蛋白检测，有助于 HCM 患者的危险分层及预后判断。对 HCM 患者的初始评估及定期随访，推荐将上述心脏生物标志物作为常规。

8. 遗传学检查 家族性 HCM 占 60%~70%，无论是家族性或散发性 HCM 均有相同的致病基因。约 10% HCM 患者携带复合基因突变，可导致严重的临床表型。目前认为，编码肌小节结构蛋白的基因突变与 HCM 有关。其中，β 肌球蛋白重链基因（*MYH7*）是常见的致病基因之一，占全部 HCM 致病基因突变的 30% 以上，绝大多数表现为错义突变。其他基因性或家族性 HCM 主要致病基因包括 *PTPN11* 基因（RAS-MAPK 病）、*PRKAG2* 基因（PRKAG2 心脏综合征）、*GAA* 基因（Pompe 病）、*GLA* 基因（Fabry 病）、*LAMP2* 基因（Danon 病）、*TTR* 基因（家族性淀粉样变性）和线粒体基因组（线粒体心肌病）等。

推荐 HCM 患儿常规接受遗传病因学筛查；筛查包括编码肌小节蛋白致病基因、HCM 相关类型综合征的已知致病基因等，必要时行线粒体基因组、医学外显子或全基因组筛查。建议将含有 8 个肌小节蛋白基因的目标基因（*MYH7*、*MYBPC3*、*TNNI3*、*TNNT2*、*TPM1*、*MYL2*、*MYL3*、*ACTC1*）作为一线检测，上述基因检测没有发现致病变异时，可考虑外显子测序。检测方法包括 Sanger 测序、二代测序，全基因组芯片等。HCM 患者一级亲属的基因及临床筛查可在所有年龄进行。基因型阳性、表型阴性个体是携带致病性或可能致病性基因变异，但影像学没有左心室肥厚证据的无症状个体。他们需要持续的心脏筛查。基因型阳性、表型阴性个体的猝死罕见，进行竞技性运动是合理的。

【诊断】

美国心脏病学会基金会（American College of Cardiology Foundation，ACCF）/ 美国心脏协会（American Heart Association，AHA）和欧洲心脏病学会（European Society of Cardiology，ESC）指南中，儿童 HCM 的诊断标准是左心室壁厚度增加超过同龄同性别儿童左心室壁厚度平均值 2 个标准差（*Z* 值 >2），排除引起心脏负荷增加的其他疾病，如先天性心脏病、高血压、主动脉瓣狭窄和先天性主动脉瓣下隔膜等引起的左心室壁增厚或全身性疾病。

【外科治疗】

外科治疗主要针对有症状的梗阻性 HCM 患者。药物治疗无改善的梗阻性 HCM 患者，建议接受室间隔心肌切除术，目的是将左心室流出道压差及室间隔厚度恢复至非梗阻水平。目前认为，室间隔心肌切除术有利于改善远期生存率、运动能力和生活质量。

1. 手术技术 目前我们主要开展改良扩大 Morrow 术，即扩大心肌切除术。一般采用主动脉瓣上横切口，滑线悬吊主动脉瓣以充分暴露肥厚的室间隔。第一个纵向切口开始于右冠瓣中部以下 4~5mm 处，向远端延伸至左室心尖。第二个平行切口开始于左、右冠状动脉瓣交接处下方 4~5mm，延伸至二尖瓣前交界水平。主动脉环下的第三个水平切口连接前两处切口，进一步切除从室间隔顶端 1/3 向后室间隔心肌进行，在室间隔顶端形成一个比底部宽得多的槽，切除深度一般为术前室间隔厚度的 40%~50%，通过主动脉根部切口可见乳头肌的根部，一般提示疏通满意（图 18-22）。

对主动脉瓣环小导致室间隔暴露困难，特别是梗阻部位延伸至室间隔中部水平，或存在广泛的双心室肥厚的患儿，建议行改良 Konno 手术，

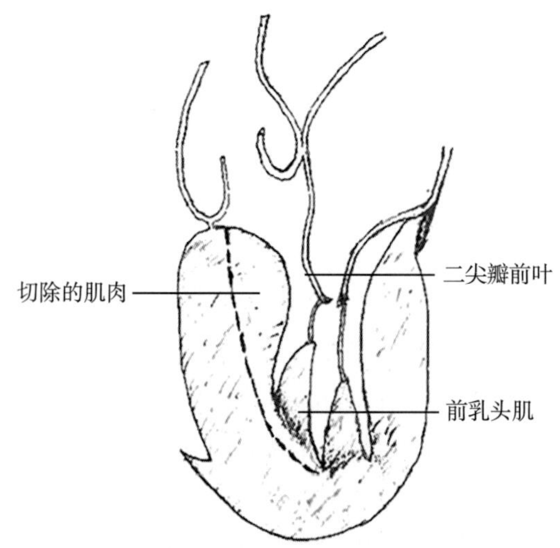

图 18-22　虚线部分为术中切除的心肌组织

经主动脉及右心室流出道切口，切开室间隔，剪开室间隔左心室面肥厚肌束，并用补片加宽室间隔切口。

AHCM 手术中，一般于左前降支外侧，经左室心尖切口暴露心室腔及乳头肌、腱索。自心尖部向心室基底部方向，逐层切除肥厚室间隔、左心室前壁及侧壁心肌，扩大心尖部心室腔，直至可清晰暴露二尖瓣瓣叶及前后组乳头肌（图 18-23）。

术前若发现右心室流出道压差超过 30mmHg 即存在双心室梗阻，应同时解除右心室流出道梗阻，包括室间隔肌切除术、漏斗部切除术、用自体心包或涤纶补片扩大右心室流出道（图 18-24）。

二尖瓣存在器质性病变时，其导致的二尖瓣关闭不全与 SAM 相对独立，或者流出道梗阻解除后仍有残余 SAM 时，应同期予二尖瓣成形术。瓣膜本身无器质性病变的患儿，二尖瓣无须处理。我们常用的方法是去除造成左心室流出道梗阻的二尖瓣下异常腱索和肌束，同时松解与室间隔或左心室壁融合的乳头肌（图 18-21B、C）。

对于冠状动脉心肌桥的处理，手术技术已经从冠状动脉搭桥手术转变为去顶术。需要强调的是，当心肌桥接长度大于 25mm 或深度大于 5mm 时，建议不加处理或行冠状动脉搭桥手术。

心脏复跳、脱离体外循环后，TEE 检查应明确左心室流出道通畅情况，排查医源性室间隔缺损及瓣膜损伤。若左心室流出道压差超过 30mmHg，应再次体外循环辅助，进一步扩大室间隔切除范围。室间隔肌切除术后，应常规置临时起搏电极。

2. 并发症　目前缺乏儿童室间隔心肌切术后相关并发症的确切数据，参考成人 HCM 术后相关并发症的报道。主要并发症的总体发生率低于 3%。

（1）死亡：早期室间隔肌切除术的手术死亡率为 5%~10%，目前在有经验的心脏外科中心死亡率低于 1%。

（2）房室传导阻滞：术前存在完全性右束支传导阻滞时，左束支损伤后可造成完全性房室传导阻滞，接受双心室心肌切除的患者中更为常见。

A

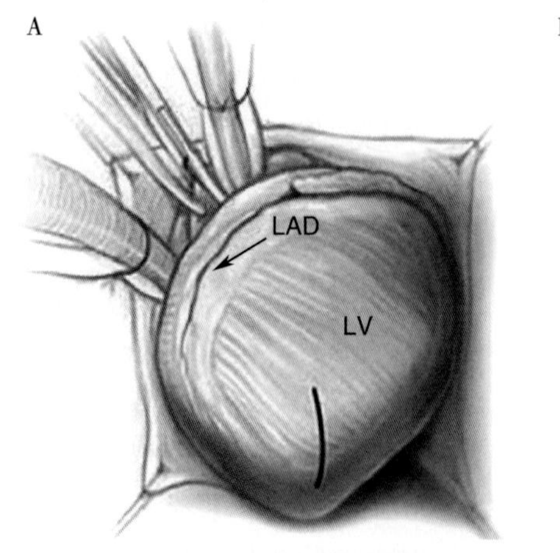

B

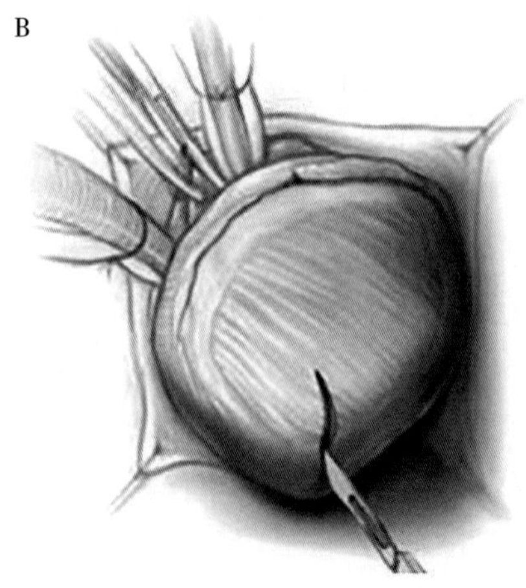

图 18-23　AHCM 手术

A. 切口位于心尖上方，位于左冠状动脉前降支外侧约 2cm 处；B. 在不损伤血管的前提下切开心室。LAD，左冠状动脉前降支；LV，左心室。

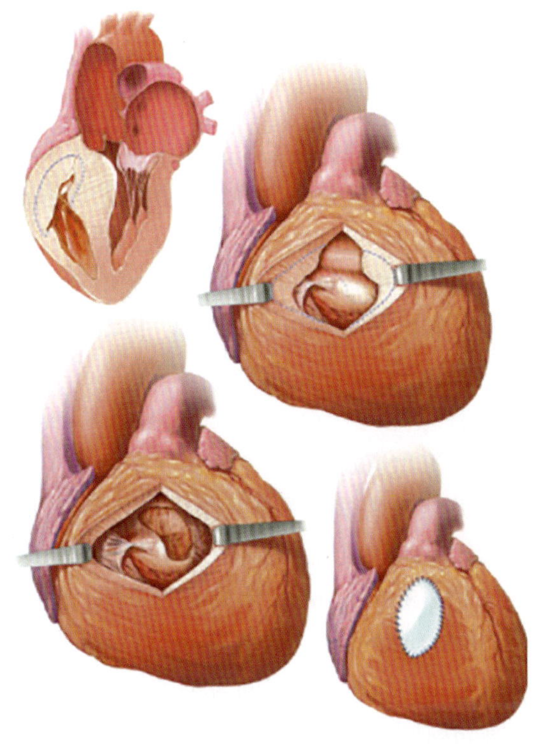

图 18-24　经右心室流出道，切除心室游离壁及室间隔异常肥厚肌肉，以自体心包或涤纶补片扩大右心室流出道

（3）室间隔缺损穿孔：可能为冠状动脉间隔支损伤造成室间隔梗死或肥厚肌肉切除过深所致，多发生在术后。

（4）主动脉瓣关闭不全：多见于主动脉细小的低龄患儿，与术中过度牵拉损伤有关。

（5）残余梗阻及复发性梗阻：残余梗阻指梗阻部位与术前相同，且发生梗阻时间与初次手术间隔小于 60 天；复发性梗阻则指术后 60 天以上发生的梗阻。发生率分别为 14.3% 和 13.0%，主要危险因素是手术年龄 2 岁以下和双心室梗阻。

3. 手术效果　室间隔心肌切除术（septal myectomy）是药物难以控制症状的左心室流出道梗阻 HCM 成人患者的首选治疗方法。多个 HCM 中心的报道认为，手术有利于本病患者远期生存、运动能力和生活质量的改善。

然而，有关 HCM 儿童手术治疗效果的数据很少，仅限于小样本或混合人群，不完全包括 18 岁以下的儿童。2023 年 Mayo Clinic 发表了一项儿童及青少年 HOCM 手术效果的报道：1976—2021 年完成手术 199 例，平均年龄为 13 岁。围手术期死亡 2 例，死亡率为 1%。16 例（8%）患儿需同期干预二尖瓣；13 例（7%）患儿行双心室心肌切除术。术后并发症包括医源性主动脉瓣损伤 13 例（7%），其中无冠瓣损伤最常见（8/13）；完全性房室传导阻滞 7 例（4%）。该组病例平均随访 4.8 年，术后 5 年及 10 年再行室间隔心肌切除术发生率分别 5.8% 及 8.3%，术后 10 年总生存率为 90%。中国医学科学院阜外医院 2022 年发表的报道中入选了 2009—2018 年期间接受室间隔心肌切除术的 HOCM 儿童患者 117 例，平均年龄为 11.3 岁。围手术期死亡率为 0.9%。9 例（7.7%）患儿需同期干预二尖瓣；22 例（18.7%）患儿行双心室心肌切除术。需要特别指出的是，该组患儿中有 25 例（21.4%）患儿因冠状动脉肌桥需同期干预冠状动脉。术后未观察到主动脉瓣的医源性损伤；5 例（4.3%）患者术后发生完全性房室传导阻滞，且均为双心室流出道狭窄患儿。平均随访 3.2 年，术后 1 年及 3 年生存率分别为 100% 及 96.5%，无患儿因左心室流出道狭窄需再次干预。虽然上文提及 HCM 术后残余梗阻及复发性梗阻率可达 14.3% 和 13.0%，但需再次干预率低。残留梗阻多见于初次手术时前室间隔切除不充分引起的主动脉下及室间隔中间部梗阻或未处理异常乳头肌；复发梗阻机制则多见于孤立性室间隔中间部梗阻及与新出现的 SAM 现象相关的主动脉瓣下梗阻合并二尖瓣装置异常。

AHCM 患者有严重的心室腔闭塞和舒张功能障碍。采用心尖入路进行心肌切除术的新手术技术已被证明可以改善左心室顺应性，从而改善症状。但在儿童患者人群中尚缺少大样本量病例的报道。

绝大部分 HOCM 患者同时合并 SAM 和二尖瓣反流，对于手术是否需要、如何同期处理二尖瓣，仍存争议。尽管各中心的二尖瓣处理策略不同，但治疗效果均较满意。目前来看在继发于 SAM 的二尖瓣反流患者中，超过 95% 的患者仅通过心肌切除术即可消除二尖瓣反流。而在当二尖瓣存在器质性病变（包括乳头肌前移、乳头肌肥大、肌束异常或二尖瓣腱索直接连接室间隔）时，其导致的二尖瓣反流与 SAM 无关；伴有不成比例的重度二尖瓣反流，或流出道梗阻解除后仍有残余 SAM 时，应选择处理二尖瓣，同期行二尖瓣成形术优于置换术。

室间隔心肌切除术可有效解决左心室流出道梗阻的问题，但手术无法消除患儿猝死的所有危险因素，目前尚无研究证明室间隔心肌切除术可降低 HCM 患者猝死的发生率，尤其是比较 HCM 的 SCD 发生率，儿童高于成人。植入式心律转复除颤器（implantable cardioverter-defibrillator，ICD）仍然是预防 SCD 最有效和可靠的治疗方法，国家心血管病中心在全国建立的心律失常介入治疗临床多中心研究信息平台数据显示，2013 年 5 月至 2015 年 11 月全国 20 家大型三甲医院共有 440 例患者植入 ICD，在患者基础心脏病的病因构成中，HCM 占比为 7.0%。前文 Mayo Clinic 发表的研究中，39 例（19.6%）患儿于术中植入 ICD；中国医学科学院阜外医院的报道中，随访过程中有 3 例猝死事件，但未有患儿初次手术时植入 ICD 的建议。因此，准确筛选适宜 ICD 植入的患儿，将是未来工作的挑战。国际儿童肥厚型心肌病协会最近开发了一种 SCD 风险预测模型，采用预选变量建立儿童模型，预测 SCD 的风险。验证了该模型预测 5 年风险的能力：对 5 年 SCD 风险 6% 及以上的患者，每植入 10 台 ICD 就有 1 位患者可在 5 年内免于 SCD 发生。这种针对儿童 HCM 的新的 SCD 风险预测模型可以量化个体 SCD 风险，有助于更好地制定 ICD 植入决策。

二、病例总结

2023 年 5 月至 2023 年 11 月，北京安贞医院小儿心脏中心完成梗阻性肥厚型心肌病外科手术治疗 14 例，入院年龄为 10.0（3.5~11.5）岁，平均体重为 29.0（15.1~56.0）kg，14 例 HOCM 患儿中，11 例（84.6%）仅存在左心室流出道梗阻，其余 3 例（21.4%）同时存在右心室流出道梗阻。术前平均 LVOT 峰值压差为 100.0（91.0~122.5）mmHg，平均室间隔厚度为 23.0（18.0~29.5）mm。术前 SAM 征阳性患儿 11 例，二尖瓣反流中度以上 8 例。3 例患儿术前基因检测阳性，其中 2 例诊断为 Noonan 综合征。

所有患儿均行改良扩大 Morrow 术，3 例附加右心室流出道疏通术。9 例患儿根据术中探查发现合并有二尖瓣瓣下异常腱索和乳头肌，加行二尖瓣瓣下结构成形术。术中平均心肌阻断时间为 81.0（62.5~86.5）min，体外循环时间为 119.0（96.5~138.0）min。

术后平均机械通气时间为 41.5（23.5~84.5）h，ICU 滞留时间为 3.0（3.0~8.0）天。术后死亡 1 例（7.1%），该患儿术前诊断合并多基因异常及右心室流出道狭窄，术后并发多重细菌感染，最终因多脏器功能衰竭死亡。术后平均 LVOT 峰值压差为 6.5（4.0~9.8）mmHg，术后平均室间隔厚度为 13.0（10.0~16.5）mm。

三、实战病例

患儿男性，9 岁 4 个月，因“间断胸痛、心悸 1 年余”就诊。患儿 1 年前因活动后胸痛心悸、持续 2~3h，伴大汗，于当地医院就诊，提示“左心室流出道狭窄”，未接受进一步治疗。近 1 年患儿胸痛症状发作频率增多，为进一步治疗就诊于我院。

心电图：左束支传导阻滞（图 18-25）。

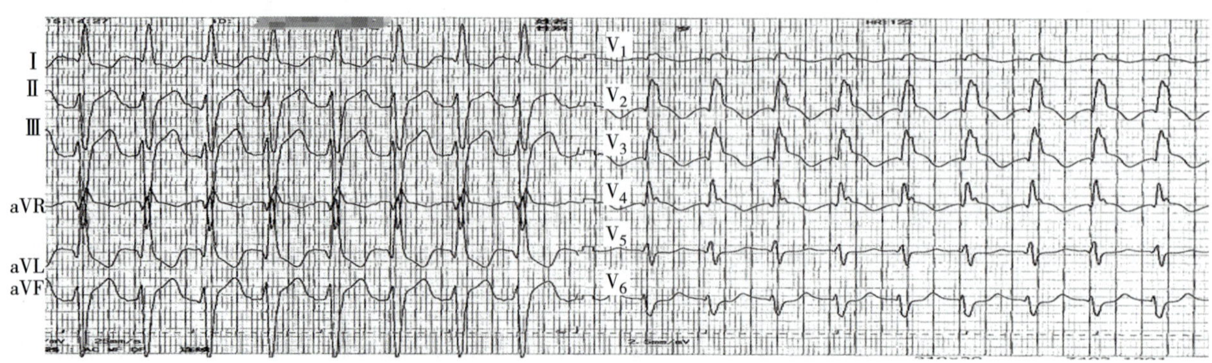

图 18-25　右束支合并左前分支传导阻滞

超声心动图：室间隔呈梭形肥厚，最后位于室间隔中部，厚约 35mm，基底段厚约 27mm，心尖段厚约 35mm；左心室后壁厚约 19mm；心肌回声呈磨玻璃样改变；左心室流出道血流最窄处宽约 3.7mm，流速 538cm/s，压差 116mmHg；二尖瓣前叶左心室侧探及副瓣样组织，连接左心室流出道，二尖瓣可见中量反流信号，SAM 征阳性（图 18-26）。

CMR：左心室普遍增厚，以间隔增厚为显著，左心室流出道狭窄；左心室基底段 - 中央段 - 心尖心肌中层见散在分布的斑片状、条索状延迟强化高信号，提示中层纤维化改变（图 18-27）。

冠状动脉 CT：右冠状动脉远段肌桥管腔受压；前降支中远段管腔受压（图 18-28）。

结合多项检查结果，考虑患儿符合手术指征，于全身麻醉体外循环下行室间隔心肌切除术。室间隔心肌切除从右冠瓣底部开始，向二尖瓣前乳头肌根部延伸，切除前乳头肌根部部分肥厚心肌，切除范围向左达二尖瓣环水平，扩大切除室间隔基底部至前乳头肌水平的心肌。心尖部肥厚心肌暴露后，将由前往后扩大切除后室间隔肥厚心肌，最终形成心尖部宽基底部窄的心肌槽。探查发现二尖瓣后内侧乳头肌和前外侧乳头肌部分融合，遂切开二尖瓣融合的乳头肌。术后脱离体外循环顺利。行经食管超声心动图示左心室流出道通畅，二尖瓣未见明显反流（图 18-29）。

术后一般情况：患儿术后循环稳定，呼吸机带管时间 23h，ICU 治疗时间 5 天，于术后 9 天康复出院。

术后病理：部分心肌细胞肥大，细胞核大、畸形，间质局灶纤维化。

复查超声心动图：LVOT 血流通畅，流速 92cm/s；二尖瓣微量反流信号。

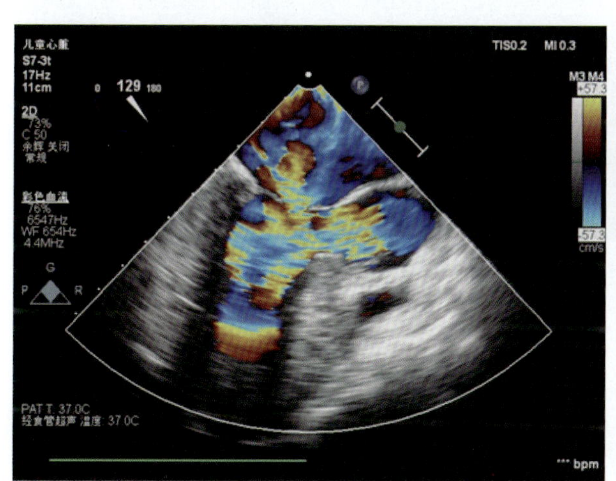

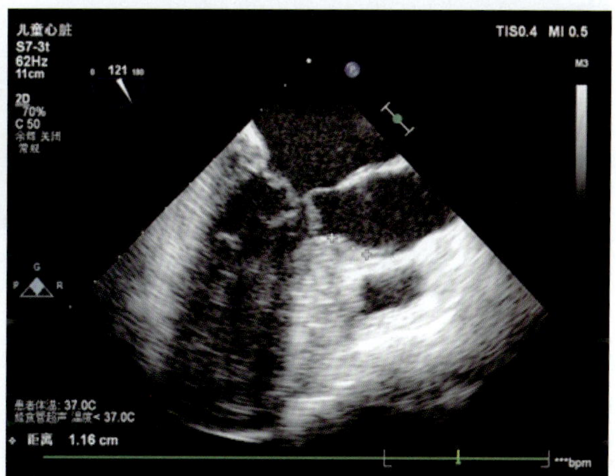

图 18-26　术前超声心动图

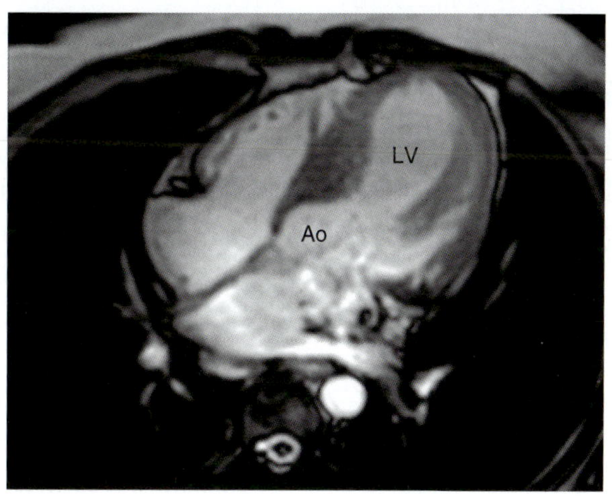

图 18-27　术前 MRI

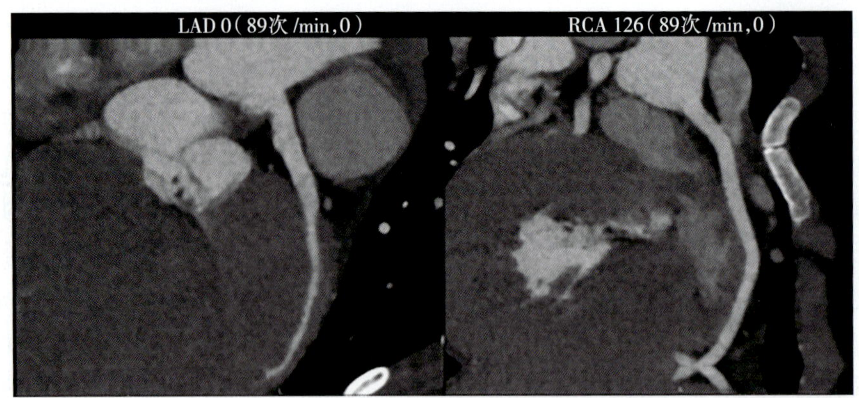

图 18-28 术前冠脉 CTA

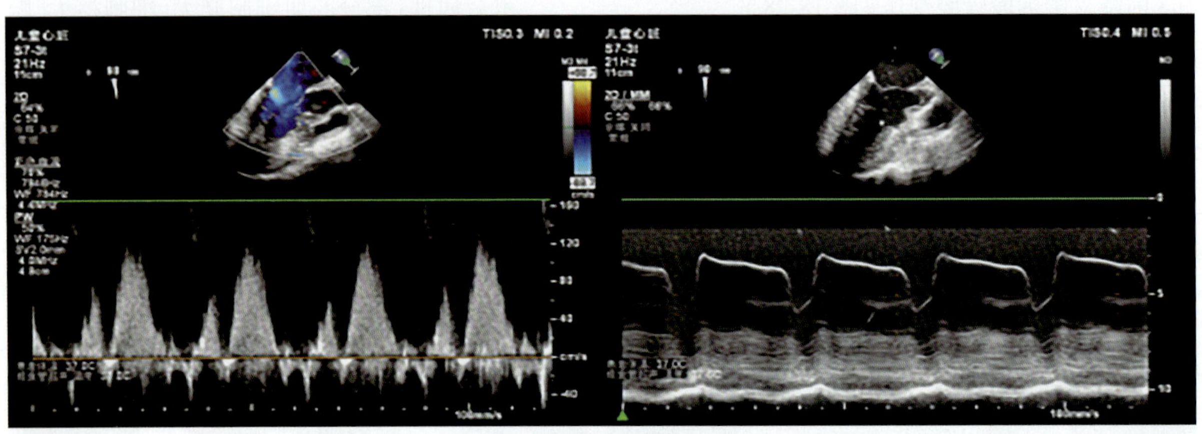

图 18-29 术中经食管超声心动图

四、治疗体会

儿童 HCM 药物治疗和手术指征与成人类似,但手术更具挑战。儿童 HCM 主动脉瓣环小,手术视野暴露不足,容易损伤主动脉瓣和二尖瓣,增加并发症的发生率。此外,手术器械开发尚不完善,制约了手术技术的发展。目前国内外仅有少数心脏中心开展了小儿 HOCM 的外科治疗,手术操作规范(如切除深度、切除范围、瓣膜保护等)没有形成广泛共识。总体来看,尽管 HCM 患儿的病情复杂,但在经验丰富的心脏中心,采用改良扩大 Morrow 手术是安全、有效的手术方式,合并右心室肥厚是 HCM 术后发生严重并发症和死亡的危险因素。

(撰写:闫军、张晗 审校:闫军)

参考文献

[1] MARON B J. Hypertrophic cardiomyopathy: a systematic review[J]. JAMA, 2002, 287: 1308-1320.

[2] SEN-CHOWDHRY S, JACOBY D, MOON J C, et al. Update on hypertrophic cardiomyopathy and a guide to the guidelines[J]. Nat Rev Cardiol, 2016, 13(11): 651-675.

[3] TEARE D. Asymmetrical hypertrophy of the heart in young adults[J]. Br Heart J, 1958, 20(1): 1-8.

[4] MARON B J, OMMEN S R, SEMSARIAN C, et al. Hypertrophic cardiomyopathy: present and future, with translation into contemporary cardiovascular medicine [J]. J Am Coll Cardiol, 2014, 64: 83-99.

[5] JENSEN M K, HAVNDRUP O, CHRISTIANSEN M, et al. Penetrance of hypertrophic cardiomyopathy in children and adolescents: a 12-year follow-up study of clinical screening and predictive genetic testing[J].

Circulation, 2013, 127: 48-54.

[6] MALCIĆ I, JELUSIĆ M, KNIEWALD H, et al. Epidemiology of cardiomyopathies in children and adolescents: a retrospective study over the last 10 years [J]. Cardiol Young, 2002, 12: 253-259.

[7] ALAN W N, PIERS E F, PATTY C, et al. The epidemiology of childhood cardiomyopathy in Australia [J]. N Engl J Med, 2003, 348(17): 1639-1646.

[8] LIPSHULTZ S E, SLEEPER L A, TOWBIN J A, et al. The incidence of pediatric cardiomyopathy in two regions of the United States [J]. N Engl J Med, 2003, 348(17): 1647-1655.

[9] 杨思源，陈树宝. 小儿心脏病学[M]. 北京：人民卫生出版社，2012.

[10] CHAN W X, YANG S W, WANG J, et al. Clinical characteristics and survival of children with hypertrophic cardiomyopathy in China: a multicentre retrospective cohort study [J]. EClinicalMedicine, 2022, 49: 101466.

[11] NORRISH G, FIELD E, MCLEOD K, et al. Clinical presentation and survival of childhood hypertrophic cardiomyopathy: a retrospective study in united kingdom [J]. Eur Heart J, 2019, 40: 986-993.

[12] MIRON A, LAFRENIERE-ROULA M, STEVE FAN C P, et al. A validated model for sudden cardiac death risk prediction in pediatric hypertrophic cardiomyopathy [J]. Circulation, 2020, 142(3): 217-229.

[13] REBECCA K H, KRISTOPHER D K, JAMES M, et al. Apical hypertrophic cardiomyopathy: the variant less known [J]. J Am Heart Assoc, 2020, 9(5): e015294.

[14] JOSEF V, NANDAN S A, PHILIPPE C. Hypertrophic obstructive cardiomyopathy [J]. Lancet, 2017, 389: 1253-1267.

[15] 谭桐，郭惠明. 肥厚型梗阻性心肌病中二尖瓣前叶收缩期前向运动的机制与处理策略[J]. 岭南心血管病杂志，2022, 28(2): 182-186.

[16] MARON M S, OLIVOTTO I, HARRIGAN C, et al. Mitral valve abnormalities identified by cardiovascular magnetic resonance represent a primary phenotypic expression of hypertrophic cardiomyopathy [J]. Circulation, 2011, 124: 40-47.

[17] ZHU C, WANG S, MA Y, et al. Childhood hypertrophic obstructive cardiomyopathy and its relevant surgical outcome [J]. Ann Thorac Surg, 2020, 110: 207-213.

[18] OKAN Y, FIRAT H A, OYKU T, et al. Myocardial bridging in a child with hypertrophic obstructive cardiomyopathy [J]. World J Pediatr Congenit Heart Surg, 2014, 5(4): 611-614.

[19] MARON B J, SATO N, ROBERTS W C, et al. Quantitative analysis of cardiac muscle cell disorganization in the ventricular septum. Comparison of fetuses and infants with and without congenital heart disease and patients with hypertrophic cardiomyopathy [J]. Circulation, 1979, 60: 685-696.

[20] FACTOR S M, BUTANY J, SOLE M J, et al. Pathologic fibrosis and matrix connective tissue in the subaortic myocardium of patients with hypertrophic cardiomyopathy [J]. J Am Coll Cardiol, 1991, 17: 1343-1351.

[21] TANAKA M, FUJIWARA H, ONODERA T, et al. Quantitative analysis of narrowings of intramyocardial small arteries in normal hearts, hypertensive hearts, and hearts with hypertrophic cardiomyopathy [J]. Circulation, 1987, 75: 1130-1139.

[22] ALI J M, EUGENE B. Hypertrophic cardiomyopathy: genetics, pathogenesis, clinical manifestations, diagnosis, and therapy [J]. Circ Res, 2017, 121(7): 749-770.

[23] JENSEN M K, HAVNDRUP O, CHRISTIANSEN M, et al. Penetrance of hypertrophic cardiomyopathy in children and adolescents: a 12-year follow-up study of clinical screening and predictive genetic testing [J]. Circulation, 2013, 127(1): 48-54.

[24] MARON B J, MARON M S, SEMSARIAN C. Genetics of hypertrophic cardiomyopathy after 20 years: clinical perspectives [J]. J Am Coll Cardiol, 2012, 60(8): 705-715.

[25] GERSH B J, MARON B J, BONOW R O, et al. 2011 ACCF/AHA guide-line for the diagnosis and treatment of hypertrophic cardiomyopathy: executive summary: a report of the American College of Cardiology Foundation/American Heart Association Task Force on Practice Guidelines [J]. Circulation, 2011, 124(24): 2761-2796.

[26] ELLIOTT P M, ANASTASAKIS A, BORGER M A, et al. 2014 ESC guidelines on diagnosis and management of hypertrophic cardiomyopathy: the task force for the diagnosis and management of hypertrophic cardiomyopathy of the European Society of Cardiology (ESC) [J]. Eur Heart J, 2014, 35(39): 2733-2779.

[27] WANG S, CUI H, YU Q, et al. Excision of anomalous muscle bundles as an important addition to extended

septal myectomy for treatment of left ventricular outflow tract obstruction[J]. J Thorac Cardiovasc Surg, 2016, 52: 461-468.

[28] MIKAEL L, DIALA K, OLIVIER R, et al. Long-term results of the modified Konno procedure in high-risk children with obstructive hypertrophic cardiomyopathy[J]. J Thorac Cardiovasc Surg, 2018, 156(6): 2285-2294.

[29] HODGES K, RIVAS C G, AGUILERA J, et al. Surgical management of left ventricular outflow tract obstruction in a specialized hypertrophic obstructive cardiomyopathy center[J]. J Thorac Cardiovasc Surg, 2019, 157(6): 2289-2299.

[30] CORBAN M T, HUNG O Y, ESHTEHARDI P, et al. Myocardial bridging: contemporary understanding of pathophysiology with implications for diagnostic and therapeutic strategies[J]. J Am Coll Cardiol, 2014, 63: 2346-2355.

[31] RICK A N, HUBERT S, HARTZELL V S. Hypertrophic obstructive cardiomyopathy: surgical myectomy and septal ablation[J]. Circ Res, 2017, 121(7): 771-783.

[32] MARON B J, DEARANI J A, OMMEN S R, et al. Low operative mortality achieved with surgical septal myectomy: role of dedicated hypertrophic cardiomyopathy centers in the management of dynamic subaortic obstruction[J]. J Am Coll Cardiol, 2015, 66: 1307-1308.

[33] STEPHENS E H, DEARANI J A, JOHNSON J N, et al. The surgeon's view of the left ventricular outflow tract in congenital heart surgery[J]. World J Pediatr Congenit Heart Surg, 2020, 11: 595-610.

[34] SHUO D, CHUHAO D, JIANG P S, et al. Residual or recurrent obstruction after septal myectomy in young children and infants with hypertrophic cardiomyopathy: cohort study[J]. Int J Surg, 2023, 109(6): 1699-1707.

[35] OMMEN S R, MITAL S, BURKE M A, et al. 2020 AHA/ACC guideline for the diagnosis and treatment of patients with hypertrophic cardiomyopathy: a report of the American College of Cardiology/American Heart Association Joint Committee on Clinical Practice Guidelines[J]. J Am Coll Cardiol, 2020, 76: e159-e240.

[36] ELAINE M G, JOSEPH A D, HARTZELL V S, et al. Septal myectomy outcomes in children and adolescents with obstructive hypertrophic cardiomyopathy[J]. Ann Thorac Surg, 2023, 116(3): 499-507.

[37] KUNKALA M R, SCHAFF H V, NISHIMURA R A, et al. Transapical approach to myectomy for midventricular obstruction in hypertrophic cardiomyopathy[J]. Ann Thorac Surg, 2013, 96: 564-570.

[38] HONG J H, SCHAFF H V, NISHIMURA R A, et al. Mitral regurgitation in patients with hypertrophic obstructive cardiomyopathy: implications for concomitant valve procedures[J]. J Am Coll Cardiol, 2016, 68: 1497-1504.

[39] HODGES K, RIVAS C G, AGUILERA J, et al. Surgical management of left ventricular outflow tract obstruction in a specialized hypertrophic obstructive cardiomyopathy center[J]. J Thorac Cardiovasc Surg, 2019, 157(6): 2289-2299.

[40] NORRISH G, DING T, FIELD E, et al. Development of a novel risk prediction model for sudden cardiac death in childhood hypertrophic cardiomyopathy (HCM risk-kids)[J]. JAMA Cardiol, 2019, 4(9): 918-927.

[41] 戴研，陈柯萍，华伟，等. 置入型心律转复除颤器临床应用现状（20家医院注册研究）[J]. 中华心律失常学杂志，2017，21(1): 26-30.

第9节 改良 Morrow 术的麻醉管理

小儿 HCM 约占小儿心肌病的 34%，每 10 万名儿童中有 0.47 例，是儿童及青壮年 SCD 最重要的原因之一。小儿 HCM 病因各不相同，婴儿期 HCM 最常见于先天性代谢缺陷或畸形综合征，如神经肌肉病、线粒体心肌病、溶酶体贮积症和代谢性疾病等。而 50%~60% 青春期发病的 HCM 则以肌小节蛋白基因突变为主。HOCM 定义为心导管检查静息时左心室流出道压差 ≥30mmHg。

HCM 从婴儿到老年的任何生命阶段均可发病，仅 7% 确诊病例为 <10 岁的儿童，大多数患儿终身无症状。对于有 HCM 家族史、心脏杂音或异常心电图的小儿均应考虑行 HCM 评估，包括三代家族史、动态心电图、超声心动图和磁共振成像。评估旨在检测与 HCM 相关的异常，包括动态 LVOT 梗阻、二尖瓣反流、心室舒张功能障碍、

心肌缺血、心律失常和自主神经功能障碍。小儿HOCM可有呼吸困难、心绞痛和晕厥的症状，伴有劳累和心脏杂音。

药物或手术治疗旨在减轻LVOT梗阻程度，以缓解呼吸困难、胸痛和疲劳。β受体阻滞剂和钙通道阻滞剂通常被列为内科一线治疗用药。改良扩大Morrow术是治疗HOCM的标准手术方式，小儿手术成功率与成人相似，5年生存率高达98.6%。二尖瓣异常可同时行二尖瓣修复，但由于左心室血流改善，术后二尖瓣反流通常亦随之减轻。老年患者LVOT梗阻复发很少见（2%），但在新生儿和婴儿则更为常见，原因在于小儿心肌的持续生长发育和相关伴随疾病。

一、围手术期麻醉管理的目标

小儿HCM围手术期治疗的主要目的是尽量减少左心室流出道梗阻。降低心率和收缩力、保持最佳前负荷和维持后负荷都有助于最大限度地减少左心室流出道梗阻。

【维持左心室前负荷】

各种因素导致的左室心腔减小将加重动态LVOT梗阻，原因在于室间隔和二尖瓣前叶更加接近后流出道变窄，可加重二尖瓣前叶SAM和流出道梗阻。因此，增加左心室前负荷对于维持心室容量至关重要。与主动脉狭窄类似，舒张功能障碍导致左心室顺应性降低，左心室舒张末压（left ventricular end diastolic pressure，LVEDP）升高，需要足够的前负荷来维持正常每搏输出量。

【控制心率和维持窦性心律】

心动过速会减少心室容量、加重动态LVOT梗阻以及增加耗氧量，小儿HCM应严格避免。减慢心率可延长舒张期，以留出更多时间进行心室充盈。由于左心室顺应性降低导致舒张早期充盈减少，窦性心律对于心房收缩促进左心室充盈至关重要。

【降低心肌收缩力】

降低心肌收缩力有助于减轻LVOT梗阻。β受体阻滞剂、挥发性麻醉剂和抑制交感神经兴奋药物都有潜在的益处。术中如使用正性肌力药，可增加心肌收缩力，加重LVOT梗阻，并导致严重血流动力学波动，应避免使用。

【维持外周血管阻力】

外周血管阻力降低必须立即积极使用血管加压药（如去氧肾上腺素或加压素）进行治疗。左心室舒张功能障碍会导致LVEDP升高，需提升血压以维持足够的冠状动脉灌注压（coronary perfusion pressure，CPP），因此HCM尤其应避免低血压（CPP=主动脉舒张压–LVEDP）。应避免使用硝酸甘油或其他血管扩张剂。

【维持肺血管阻力】

大多数患儿肺动脉压相对正常。

二、术中麻醉管理

麻醉医生了解小儿HCM围手术期管理原则非常重要，旨在最大限度地减少左心室流出道梗阻和预防心律失常。由于压力负荷过重，麻醉期间发生心肌缺血的风险很大，尤其与体循环低血压和心动过速有关。心肌肥厚引起心肌氧耗增加和舒张末期压力升高，收缩期冠脉血流可能明显减少甚至消失，可发生心内膜下缺血。麻醉诱导和维持的总体原则是维持前后负荷和窦性心律、降低心率和收缩力，通过增加心室舒张末期容积，延迟LVOT的闭合，从而减少动态梗阻，以及维持心肌灌注压和预防心律失常。

【术前用药】

术前常规使用抗焦虑药（如苯二氮䓬类药物），有利于降低儿茶酚胺水平、减弱交感神经反应，预防焦虑引起的心动过速和全身血管阻力增加。为防止心动过速，应避免使用格隆溴铵和阿托品，可用东莨菪碱替代。围手术期不应长时间禁食和脱水，建议根据禁食指南进行充分的术前补液，或在诱导前或诱导期间积极补液，防止麻醉诱导期间出现血管容量不足和低血压，最大限度地减少正压通气对前负荷的不利影响。当存在左心肥厚、僵硬时，须谨慎扩容，因为可能导致左心房压力过度升高，引起肺水肿。小儿 HCM 正在接受 β 受体阻滞剂或钙通道阻滞剂治疗时，应在手术当天继续给予，并在整个围手术期持续使用。

【麻醉诱导】

麻醉诱导主要目标是达到最佳插管条件的同时减弱对插管刺激的交感神经反应。静脉麻醉和吸入麻醉诱导均是可取的，氯胺酮虽然传统上使用，但可引起不必要的心动过速。依托咪酯对血流动力学影响小，更适合 HCM。在没有静脉通路的情况下，通常使用七氟醚，但需警惕存在低血压的风险。双频指数监测可用于指导适量的麻醉诱导和维持。所有麻醉药都应以可滴定的剂量缓慢给药。诱导期间可通过给予 α_1 受体激动剂（如去氧肾上腺素）和快速输液来预防和处理低血压。麻醉诱导和气管插管时，应注意避免后负荷降低，以及交感神经刺激导致心率和收缩力增加。气管插管引起的心动过速可通过在插管前静脉注射美托洛尔或艾司洛尔进行预防。

【麻醉维持】

有文献提到挥发性麻醉药物对于维持麻醉是有利的，原因在于它们具有心肌抑制的作用。但在服用维拉帕米时，需警惕挥发性麻醉药物可能导致房室传导阻滞。由于对心率和 SVR 的影响最小，七氟醚比异氟醚或地氟醚更适合维持麻醉，并且后者可能增加心率。一氧化二氮由于交感神经刺激和增加肺血管阻力的作用，不推荐使用。术中须维持足够的前负荷，发生血液或体液丢失时应积极补充。当前负荷降低时，应避免高潮气量和呼气末正压的机械通气模式，否则将引起 LVOT 梗阻。应选择不含组胺释放（阿曲库铵）或具有解迷走神经（泮库溴铵）特性的肌肉松弛药，如顺式阿曲库铵、维库溴铵、哌库溴铵。在选择肌肉松弛药前，应考虑小儿基础心率。据报道，在接受 β 受体阻滞剂和阿片类药物的患儿使用维库溴铵，会导致心脏骤停。右美托咪定可降低心率并阻断交感神经刺激，可酌情选择使用。在切皮、劈胸骨前，应及时应用阿片类和挥发性药物加深麻醉，预防交感神经刺激引起的心动过速。去氧肾上腺素是一种无正性肌力作用的纯 α_1 受体激动剂，是治疗低血压的首选。它可增加全身血管阻力，并减轻 LVOT 梗阻，同时具有减慢心率的作用，从而改善肥厚心肌的灌注。应严格避免使用 β 受体激动剂如多巴胺、多巴酚丁胺或异丙肾上腺素，因为它们具有正性肌力作用，会加速血流动力学恶化，增加 LVOT 梗阻和二尖瓣反流的程度，导致循环衰竭和肺水肿。

【心律失常】

术中可能发生房性和室性快速性心律失常，必须做好立即心脏复律或除颤的准备。当发生心房颤动时，早期同步心脏复律是首选的治疗方法。由于心室充盈非常依赖心房收缩，应立即通过直流电心脏复律而不是药物来逆转心房颤动的急性发作。由于胺碘酮作用需要时间，且推注可能导致低血压，对心房颤动使用胺碘酮是不合适的。LVOT 梗阻患儿不能耐受前负荷的显著下降，必要时可置入 DDD 起搏器以维持与节律相关的前负荷，有研究报道放置起搏器后 LVOT 压差可从 100mmHg 降到 6mmHg。因此，若患儿戴起搏器入室，麻醉诱导期间务必确保 DDD 起搏器的正常运行。

【术中监测】

必须持续监测有创动脉血压，因为这类患儿对低血压的耐受性较差。由于左心室顺应性降低，CVP 数值可能不可靠，术中可观察其变化趋势。可以术前经皮穿刺颈内静脉留置长单腔静脉导管，术中通过房间隔放置到左心房，监测 LAP，反映左心系统容量状态。术中 TEE 可定位室间隔肥厚的位置和程度，SAM、LVOT 梗阻以及二尖瓣反流程度。常规测量室间隔与二尖瓣前叶接触点厚度，为外科医生评估 HCM 室间隔切除的范围、程度以及是否需要进行二尖瓣成形手术提供参考。另外，TEE 可直接评估左心室舒张末期、收缩末期容积和收缩力，对 HCM 患儿改良扩大 Morrow 术脱离 CPB 后治疗有指导性意义。HCM 患者容易发生心肌缺血，因此术中监测左心室收缩功能和室壁运动是有益的。此外，TEE 对手术效果和并发症的评估也非常准确、可靠，对于指导后续治疗至关重要。

【术后管理】

术后并发症包括 LVOT 残留梗阻、SAM 残留、MR 残留、完全性心脏传导阻滞和室间隔缺损的产生。术后必须遵循 HCM 患儿术前、术中相同的原则，根据手术范围和临床状况，HCM 小儿应留在监护室严密监测下直至病情稳定。麻醉苏醒类似于诱导插管，通常引起交感神经张力增加，会加重 LVOT 梗阻，应积极预防心动过速。同时，应关注小儿术后镇痛。如果不能控制心动过速，可静脉注射短效 β 受体阻滞剂如艾司洛尔。

此外，有一些小儿 HCM 进展为扩张型心肌病（dilated cardiomyopathy，DCM，即左心室扩张且室壁变薄），被称为肥厚型心肌病的扩张期（dilated phase of hypertrophic cardiomyopathy，dHCM），定义为 R 波在新的一次心电图低于前一次或新发现一个异常 Q 波和室内传导阻滞（特别是 QRS 波升支出现切迹）。dHCM 患儿的麻醉管理原则与 HCM 是不同的，因此必须根据疾病的进展过程来制定围手术期麻醉管理原则。

三、结语

随着现代小儿心脏手术与麻醉技术的进步，我们可能会看到更多需要手术和麻醉的 HCM 患儿。麻醉医生必须了解这种疾病高度特异的病理生理学特点，做好严密的术前评估、麻醉管理和术后镇痛。维持血管内容量、窦性心律和控制心率，以及减弱交感神经反应和避免大量使用正性肌力药物，避免围手术期不良事件，是围手术期麻醉管理的核心。

（撰写：吴金晶、王晟　审校：林霖）

参考文献

[1] YUAN S M. Cardiomyopathy in the pediatric patients[J]. Pediatr Neonatol，2018，59（2）：120-128.

[2] OMMEN S R，MITAL S，BURKE M A，et al. 2020 AHA/ACC Guideline for the Diagnosis and Treatment of Patients With Hypertrophic Cardiomyopathy：A Report of the American College of Cardiology/American Heart Association Joint Committee on Clinical Practice Guidelines[J]. Circulation，2020，142（25）：e558-e631.

[3] TSUDA E，ITO Y，KATO Y，et al. Thirty-year outcome in children with hypertrophic cardiomyopathy based on the type[J]. J Cardiol，2022，80（6）：557-562.

[4] BOGLE C，COLAN S D，MIYAMOTO S D，et al. Treatment Strategies for Cardiomyopathy in Children：A Scientific Statement From the American Heart Association[J]. Circulation，2023，148（2）：174-195.

[5] Authors/Task Force members，ELLIOTT P M，ANASTASAKIS A，et al. 2014 ESC guidelines on diagnosis and management of hypertrophic cardiomyopathy：the task force for the diagnosis and management of hypertrophic cardiomyopathy of the European Society of Cardiology（ESC）[J]. Eur Heart J，2014，35（39）：2733-2779.

第 10 节　儿童心肌病的术后护理要点

一、儿童梗阻性肥厚型心肌病改良 Morrow 术后的护理

1. 循环系统　术后严密监测各项指标，每 30~60min 观察并记录一次，包括有创血压、CVP、左心房压、肺动脉压、尿量及引流量，及时查看术后心功能、循环血容量和血流动力学的变化，尽早发现术后左心室流出道残留压力阶差或主动脉瓣关闭不全（瓣反流）所引起的不良影响。动态监测患儿的心率（律）、CVP、有创血压、心电图等变化，防止血压波动过大，待循环稳定 \ 血管活性药物用量减少后，方可改用无创监测。入 ICU 的 24h 内，严密观察氧饱和度的变化，并监测 PaO_2，如发生低氧血症（PaO_2<60mmHg），及时报告，如明确存在残余狭窄，应准备再次手术。

2. 密切监测心率（律）的变化，如放置临时起搏器，及时观察是否为起搏或自主心率，以及输出电压，触发灵敏度，发现异常及时纠正处理。术后严密观察患儿心率的变化，控制心率 70~90 次 /min。

3. 密切观察患儿的神志及末梢循环情况，术

后遵医嘱留取动脉血气分析，及时了解患儿内环境和肺通气、换气功能。

4. 每小时观察记录尿量，保持尿量 1~2ml/(kg·h)。

5. 做好容量管理，保持出入量平衡。根据患儿血压、CVP、尿量情况进行补液。根据患儿体重，保证入量充足（入量的算法：第一个 10kg 100ml/kg；第二个 10kg 50ml/kg；第三个 10kg 25ml/kg）。在保证循环平稳的前提下，遵医嘱应用利尿剂。

6. 术后遵医嘱使用血管活性药物，保持血流动力学稳定，有效改善心功能。药物使用过程中掌握药物用量及用法，应用静脉注射泵持续静脉泵入，保证药物均匀、精准输注；时刻保持静脉通路通畅，监测用药效果。

7. 手术、缺血、低氧、术后早期心肌组织水肿、心肌细胞电位不稳定、内环境紊乱，易诱发心律失常。维持电解质平衡，根据血气分析结果进行调整，补钾过程应严密监测患儿心电图变化，2h 复查动脉血气，保证血钾在正常范围。

8. 若患者发生心律失常，可小剂量应用胺碘酮。注意观察药物的不良反应，如静脉炎、低血压等。注意用药后心率变化，及时调整药物的剂量。改良扩大 Morrow 术后常出现心房颤动、室性心律失常、房室传导阻滞等，特别是患者术前有完全性右束支传导阻滞，术后完全性房室传导阻滞发病率较高，多需植入永久起搏器。

9. 观察呼吸节律、深度以及双肺呼吸音，血氧饱和度≤95% 应及时纠正缺氧，予气道湿化，按时更换体位并予体疗，清理呼吸道分泌物。

10. 严密观察引流液的颜色、性质及量，同时注意敷料渗血渗液情况。

11. 严格无菌操作，并按要求定期更换所有管路，如 CVC、呼吸机，尿管等；严密监测感染相关指标，包括血常规、CRP、PCT、G 试验、痰、血培养等。

12. 皮肤护理　受压部位皮肤应用泡沫敷料保护，应用气垫床，按时翻身。

13. 若患儿出现腹胀，应持续胃肠减压或开塞露灌肠，肛管排气，必要时应用西甲硅油。

14. 心理护理　根据患儿年龄情况，多沟通、多解释、多陪伴。

二、儿童肥厚型心肌病的长期管理

儿童 HCM 的长期管理，应建议避免竞技性或剧烈运动，因 SCD 最易发生于体力活动期间，HCM 患儿需严格限制体育活动，尽量避免哭闹、烦躁、情绪激动、劳累，避免营养过剩的肥胖等，长期药物治疗控制症状，预防猝死。在药物治疗方面，应避免使用正性肌力药物，谨慎使用强效利尿剂。对于有家族史的患者，要做好规律的临床随访，对 HCM 患者的一级亲属提供临床（体格检查、ECG、超声心动图、CMR）及基因筛查，发现潜在的 HCM 患者。

（撰写：张倩倩、冯建辉　审校：闫军）

参考文献

[1] 那嘉，袁越．儿童肥厚型心肌病的临床分型、危险因素评估及药物治疗［J］．中国实用儿科杂志，2019，34(5)：367-370.

[2] 中华医学会儿科学分会心血管学组儿童心肌病精准诊治协作组，《中国实用儿科杂志》编辑委员会．中国儿童肥厚型心肌病诊断的专家共识［J］．中国实用儿科杂志，2019，34(5)：329-334.

[3] 张旌，徐海涛，陈亮，等．改良扩大 Morrow 手术治疗儿童肥厚型梗阻性心肌病的临床研究［J］．中国循环杂志，2018，33(10)：1011-1015.

[4] 许斌，王艳超，马骏．改良 Morrow 术治疗梗阻性肥厚型心肌病的治疗效果及围手术期护理要点［J］．中华损伤与修复杂志（电子版），2021，16(1)：85-88.

[5] 苏丽华，易春玉．肥厚型心肌病围手术期护理［J］．实用临床护理学杂志，2018，3(41)：111，114.

[6] 郭加强，吴清玉．心脏外科护理学［M］．北京：人民卫生出版社，2003.

第 19 章　儿童心律失常

第 1 节　预激性心肌病

自 1930 年 Wolff、Parkinson、White 三位科学家首次报道预激综合征以来，我们对这种疾病的研究已近 1 个世纪。在过去的很长时间中，我们把心室预激患者出现的心功能下降归因为心动过速。然而近些年随着影像学检查的进步，以及心室同步化治疗的研究深入，学界意识到心室预激导致的心肌病是一类需要独立定义的疾病。1976 年有学者注意到 B 型预激综合征患者窦性心律时即存在室间隔运动异常。2004 年国际上首次提出心室预激可能导致扩张型心肌病的观点，国内我们于 2010 年关注并提出了预激性心肌病的概念。

一、知识要点

【定义及发病机制】

预激性心肌病是指心室预激所致的心肌病，不同于心动过速性心肌病，其发病机制为房室旁路提前激动部分心室肌致心室收缩不同步，继而左心室收缩功能受损及左心室扩大。目前认为 B 型预激才会导致预激性心肌病，右侧游离壁旁路和间隔旁路均可导致预激性心肌病。窦性心律时一部分右室心肌被提前激动导致收缩期时室间隔运动不协调，这种左、右心室间及左心室内收缩不同步使得心室做功效率下降，久而久之则出现心功能下降及左心室扩大。

【流行病学】

预激综合征在儿童群体中的发病率为 0.7‰~1.4‰，而预激性心肌病则是一个较新的概念，缺乏大样本量研究，因部分潜在患者在出现心功能下降之前已行射频消融治疗，且旁路有可能在婴幼儿期自行退化，其发病率较难统计。预激性心肌病多见于儿童及青少年群体，文献报道的最早发病年龄不到 2 个月，仅有少量病例报道见于 50 岁以上人群。

【临床表现】

预激性心肌病的临床表现具有异质性，大部分患儿表现为食欲缺乏、乏力、多汗、体力下降等，严重者生后数月即可表现为严重心力衰竭。部分患者病情隐匿进展，即使已出现室间隔运动异常，亦无临床症状。少部分患者在心功能及心脏大小正常的情况下，可于窦性心律时出现胸前区不适感，此时超声心动图仅表现为室间隔运动不协调，Szmit 将其命名为症状性预激。超声心动图是预激性心肌病的重要早期诊断手段。

预激性心肌病具有特征性的超声心动图表现，包括左心室扩大、左心室收缩功能下降及心室运动不同步。心室运动不同步包括左、右心室间及左心室内的运动不协调，以后者为著，表现为室间隔基底段或中间段变薄，呈现瘤样矛盾运动，即别的节段尚未收缩时该节段收缩，待别的节段收缩时该节段舒张；M 型超声可见室间隔与左心室后壁同向运动或运动错位；左心室长轴二腔心、三腔心及四腔心切面，左心室短轴瓣环、乳头肌及心尖水平切面可发现运动不协调的室间隔节段，后间隔的基底段或中间段最常被累及；二维斑点追踪分析可显示出室间隔应变曲线异常，受累室间隔出现两次收缩峰值或运动方向与别的节段相反。

【诊断】

预激性心肌病的诊断需包含以下几点：①体

表心电图显示B型心室预激；②超声心动图可见室壁运动不协调，心室收缩不同步；③左心室扩大，收缩功能下降；④除外心动过速性心肌病及其他原因所致的心肌病；⑤旁路阻断成功后，左心室大小及左心室收缩功能可恢复。

【治疗】

射频消融术可根治预激性心肌病，为首选治疗。患儿体重在15kg以上的预激性心肌病已经被列为Ⅰ类消融适应证。患儿体重在15kg以下且药物治疗效果欠佳或不能耐受药物不良反应者，为射频消融的Ⅱa类指征。对于年龄过小、体重太低、旁路位于前间隔或中间隔而无法行射频消融术，或间歇预激旁路有可能自行消退的婴幼儿，可以尝试药物阻断旁路。已有胺碘酮、氟卡尼及普罗帕酮可成功阻断房室旁路从而恢复心功能的个案报道，其中以胺碘酮应用经验最多。笔者经验是以胺碘酮5mg/(kg·d)负荷量口服4周后，以2~2.5mg/(kg·d)的剂量维持治疗，随访中的4例患者心室预激均消失，心功能及心脏大小均恢复正常，均未发生不良反应。其中2例患者停用胺碘酮后预激未恢复，考虑旁路自身退化。抗心衰药物治疗在术前可改善临床症状，一定程度上改善心功能，术后则可以帮助心脏大小及心功能更快恢复，推荐在心功能恢复正常前规律应用。

【预后】

相较于特发性扩张型心肌病，预激性心肌病的预后佳。当旁路消融成功后，多数病例心功能在术后1周至17个月内恢复正常，已报道最长恢复时间为4年。近10年笔者团队共诊断治疗预激性心肌病40余例，射频消融术后辅助药物治疗现心功能均已恢复正常。术前左室射血分数越低，术后心功能恢复需要的时间可能也越长。亦有部分病例报道在射频消融成功后心功能不能恢复，此时应寻找是否存在其他引起心功能下降的病因，心室预激可能只是心肌病的部分致病因素。需要注意的是，并非存在B型预激和扩张型心肌病就可以诊断为预激性心肌病，室间隔存在节段性的运动异常具有重要提示意义，最终的确立诊断还要看旁路消融成功或被药物抑制成功后心功能及心脏大小是否能恢复。

二、研究进展

心室预激进展至预激性心肌病的具体发病机制以及危险因素至今尚未阐明。有学者推测，其严重程度主要取决于旁路激动心室肌的提前程度，而这与旁路的位置、旁路的前传速度以及房室结自身的传导速度相关。更为复杂的是，神经系统对房室结的竞争性前传速度的调节会影响到心室肌的预激程度。Kwon对一组心室预激患儿的发病年龄、旁路位置、QRS波宽度及超声心动图中室间隔运动情况进行多因素分析，发现仅室间隔运动不协调是预激性心肌病的危险因素。室间隔运动不协调及左心室收缩不同步会先于心功能下降出现。当左心室收缩不同步时，局部心肌的工作负荷及应力会受扰，进一步影响冠脉血流及心肌灌注。长时间局部负荷下降及灌注不足则可能导致局部心肌变薄出现所谓的瘤样改变，进一步加重室壁运动不协调，形成恶性循环。

目前已报道的预激性心肌病均见于B型预激，即右侧旁路。尽管很多研究认为间隔旁路离房室结更近，更易引起左心室运动不同步。但笔者研究发现，不管是间隔旁路还是游离壁旁路，只要引起一定范围的心室肌提前激动，都有可能引起左心室收缩不同步，从而导致预激性心肌病的发生。

已报道的大部分患儿在旁路射频消融成功后，左心室功能可完全恢复正常。早发现、早治疗可以帮助心功能尽早恢复。部分患儿术后心功能难以恢复，有专家推测可能是因为心肌记忆现象。

近期有学者提出，预激性心肌病、左束支传导阻滞所致心肌病、慢性右心室起搏性心肌病这三类疾病具有相似的致病机制，即心室收缩不同步，心电图表现亦存在一定的相似之处，即QRS波增宽的左束支传导阻滞图形，更为重要的是，这三种均为非缺血性可逆性心肌病，故将这三种疾病归为一类并提出了传导异常所致心肌病的概念，以帮助基层医院早期识别及转诊。

或许大部分心肌病都有其潜在的病因，受限于科技水平及人类对疾病认知水平的限制，许多病因还潜伏在水面之下，使得我们对大部分心肌病的治疗只能以对症为主。B 型心室预激是近年来浮出水面的病因之一，当我们根除了心室预激，心肌病也随之治愈，而当我们能越来越多发现并根除这些病因，能被根治的心肌病的范畴将被逐步扩大。

三、实用技巧

即使治疗方案同样都是射频消融术，预激性心肌病不应该与心动过速性心肌病导致的心功能下降相混淆，而这种情况在显性旁路患者中并不少见。对于年龄较大、可明确描述症状的患儿，根据病史症状，可判断心动过速发作程度；对于幼龄患儿，可通过多次动态心电图检查或心电监护评估心动过速负荷，以此排除心动过速对心功能的影响。另外，预激性心肌病需要与扩张型心肌病合并心室预激、完全型左束支传导阻滞导致心功能不全等相鉴别，心室预激与心功能不全之间的因果关系是诊断关键，所以通常预激性心肌病为回顾性诊断，当旁路阻断后若心功能恢复，则可诊断预激性心肌病。

对于心室预激尤其是 B 型预激患者，若超声心动图提示室壁运动不协调或心功能下降，不管是否有心动过速发作，建议尽早行射频消融术。在射频消融或抗心律失常药物治疗的基础上，系统抗心衰药物治疗可让心脏大小及心功能更快恢复，推荐心功能恢复正常前常规应用。

心室预激患者随诊时应常规完善超声心动图关注室间隔运动及心功能情况。对于预激性心肌病患者，在普通超声心动图的基础上，可利用斑点追踪二维应变分析对左心室收缩同步性进行更多细节性评估。扩张型心肌病患儿在做鉴别诊断寻找病因时，亦应关注心电图是否存在心室预激波。

四、实战病例

患儿女性，7 岁 6 个月，体重 20kg，身高 125cm，因“心功能下降伴心电图异常 5 年”入院。患儿 5 年前偶然查胸部 X 线片发现心脏扩大，超声心动图提示左心室舒张末径（left ventricular end diastolic dimension，LVEDD）47mm、左室射血分数（left ventricular ejection fraction，LVEF）42%，心电图提示 B 型心室预激（图 19-1），考虑为扩张型心肌病，予系统强心、利尿、抗心衰治疗，先后多次应用丙种球蛋白治疗，心功能改善不明显。起

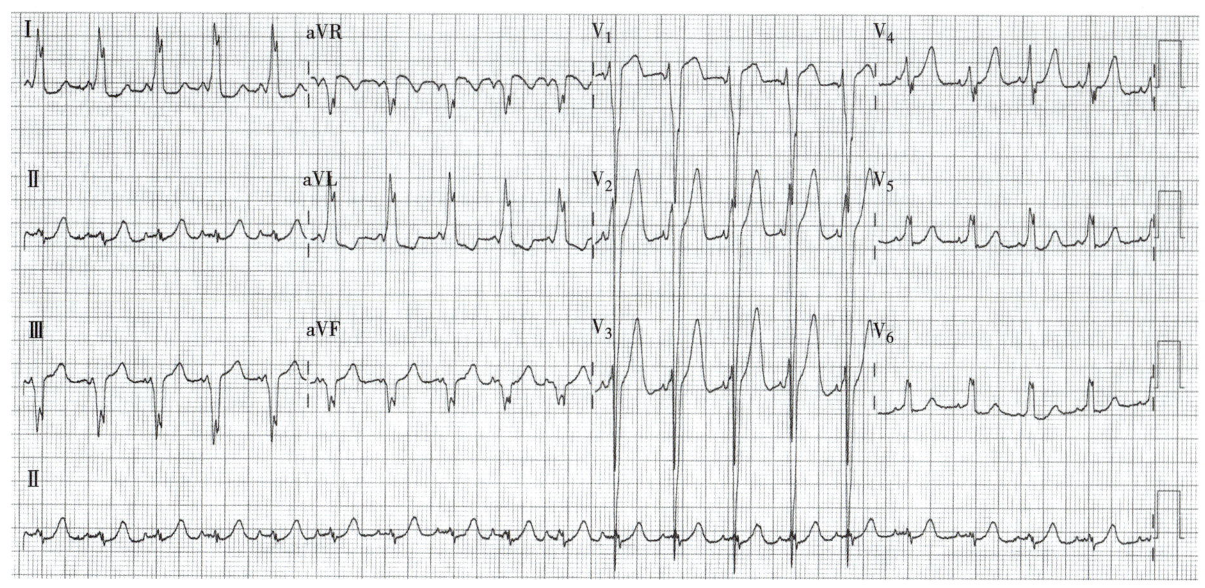

图 19-1　术前心电图

窦性心律，可见 QRS 波增宽，PR 间期缩短，为 B 型心室预激。

病以来，患儿无自觉心悸，多次心电监护及动态心电图未记录到阵发性室上性心动过速发作。患儿生长发育尚可，精神食欲可，睡眠可，大小便正常，运动耐量降低。入院后完善术前检查，我院超声心动图提示 LVEDD 48mm，LVEF 42%，四腔心切面可见室间隔基底运动幅度减低，收缩期矛盾运动，M 型超声下可见左心室间隔及左心室后壁收缩期同向运动（图 19-2），左心室环向运动及纵向运动曲线提示左心室运动不同步。结合患儿病史、超声心动图及心电图表现，考虑诊断预激性心肌病可能，于 2012 年 4 月 10 日行射频消融术，于右后侧游离壁（三尖瓣环 8 点）成功消融房室旁路，术后即刻心室预激波消失，术后 24h 复查心电图未见心室预激波（图 19-3），超声心动图示 LVEDD 42mm，较术前缩小，LVEF 50.9%，较术前明显上升（表 19-1），继续系统抗心衰治疗，术后 4 个月复测室间隔矛盾运动消失（图 19-4），左心室环向及纵向应变曲线提示左心室运动同步性良好（图 19-5~ 图 19-7），6 个月后复查心功能恢复正常，停用强心及利尿药物，继续口服卡托普利治疗，2 年后心脏大小恢复正常，停用卡托普利。

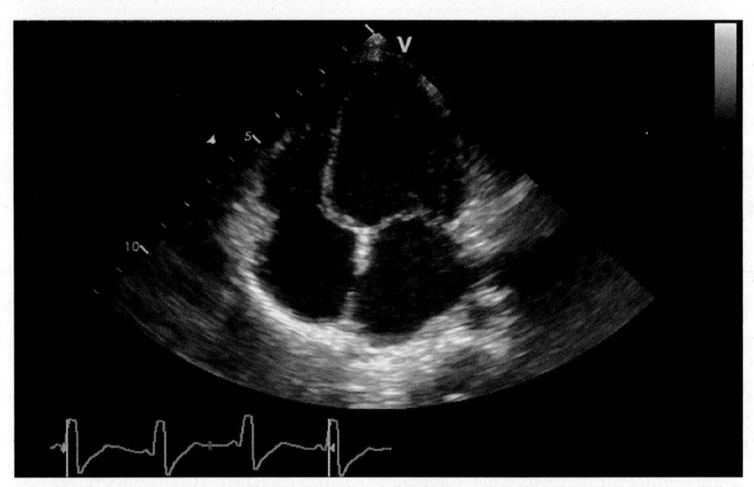

图 19-2　术前超声心动图

四腔心切面下，收缩期时室间隔基底段向右心室侧反向矛盾运动。

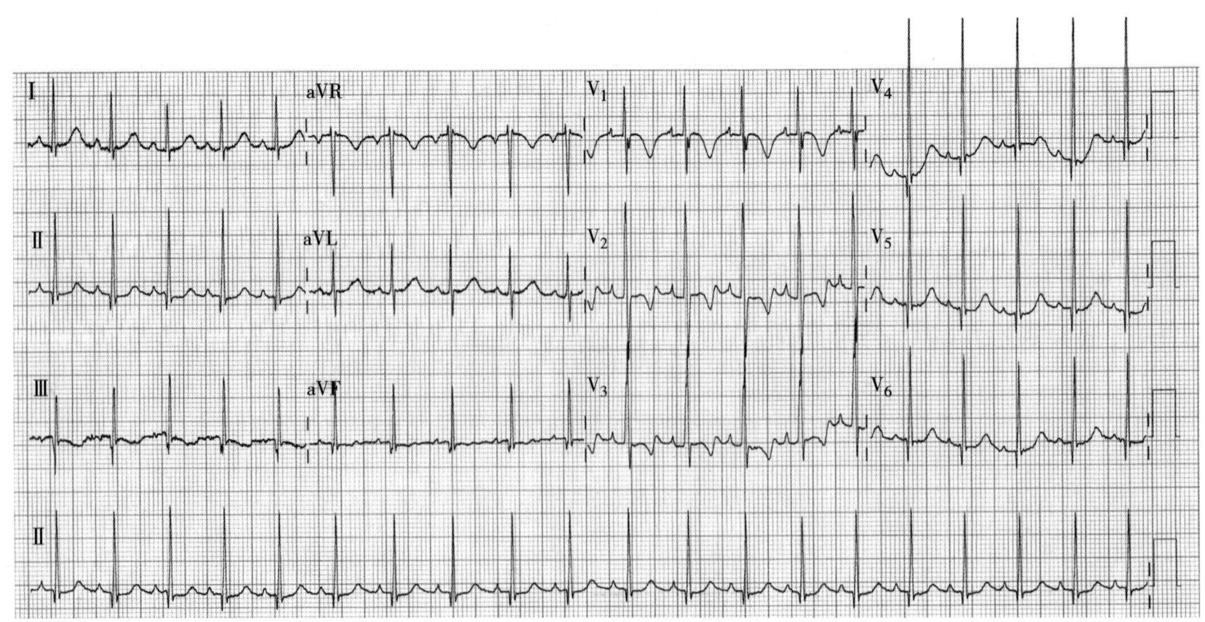

图 19-3　术后心电图

窦性心律，心室预激波消失。

表 19-1　治疗前后超声心动图数值

	术前	术后 24h	术后 1 个月	术后 3 个月	术后 6 个月	术后 24 个月
LVEF/%	42	50.9	51	52	62	63
LVEDD/mm	48	42	43	40	39	38

注：术后 24h 心功能即明显好转，术后 6 个月心功能恢复正常，术后 2 年心脏大小恢复正常。

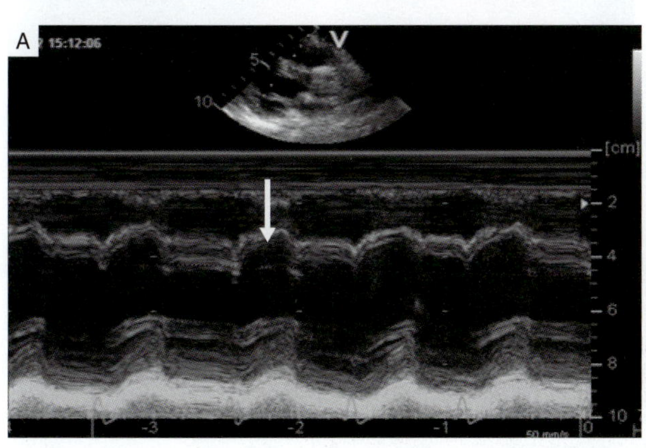
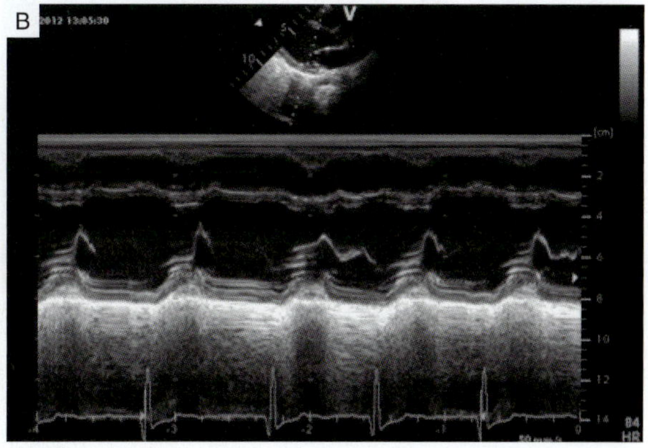

图 19-4　M 型超声

A. 术前，室间隔及左心室后壁肌肉收缩期同向运动（箭头）；B. 术后，室间隔及左心室后壁运动恢复正常。

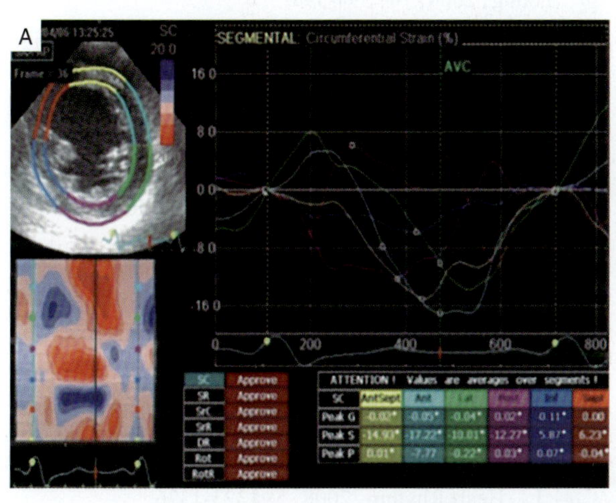
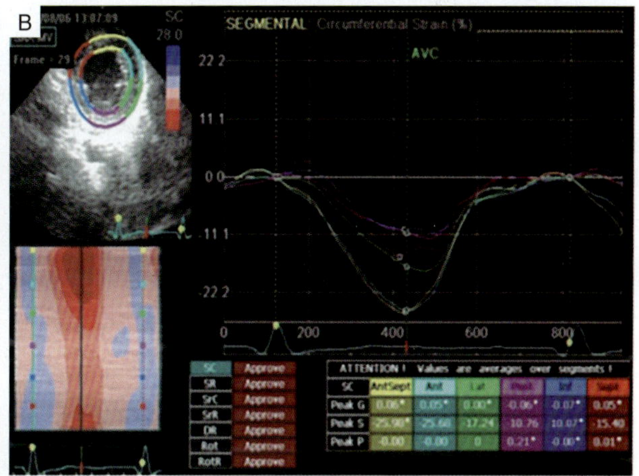

图 19-5　短轴切面左心室基底段水平的环向应变曲线及 M 超下斑点追踪

A. 术前可见该节段心室肌圆周运动不同步；B. 术后恢复同步运动

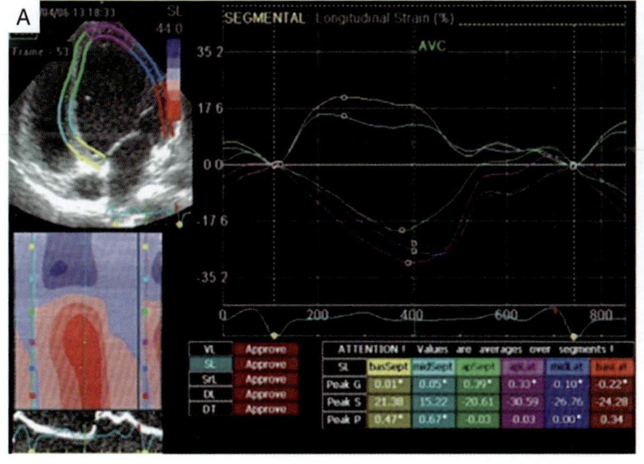
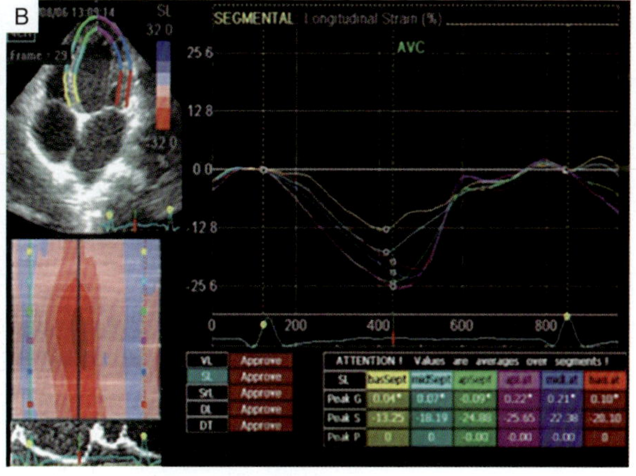

图 19-6　四腔心切面左心室纵向应变曲线及 M 超下斑点追踪

A. 术前可见室间隔基底段及中间段反常运动；B. 术后 4 个月恢复正常运动。

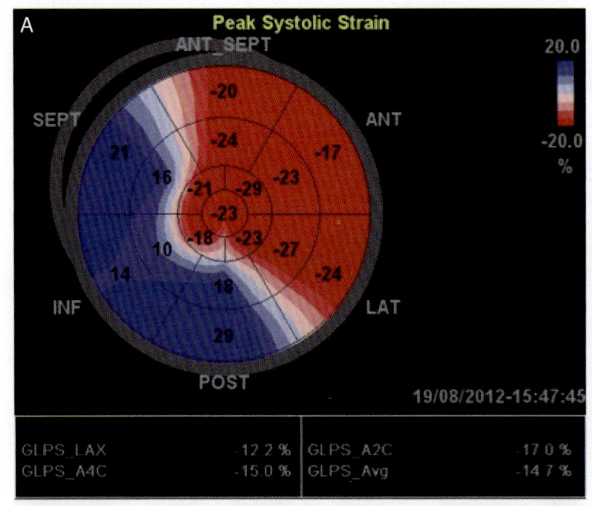

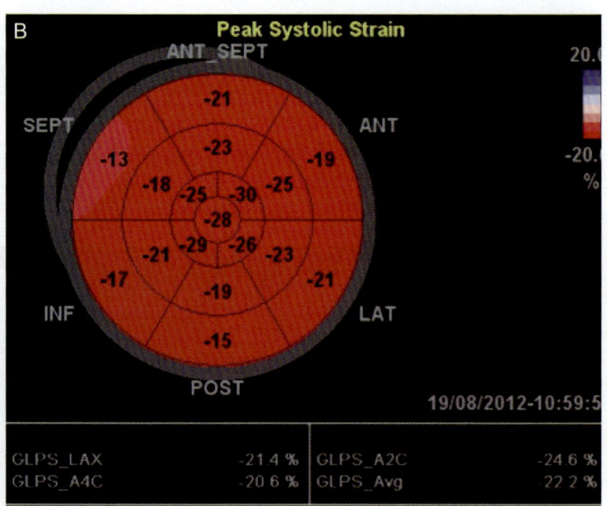

图 19-7 牛眼图

A. 术前左心室纵向应变曲线可见室间隔基底段、中间段以及左心室后下壁矛盾性运动；B. 术后 4 个月恢复正常运动。

治疗体会：本患儿为我们最早诊断的预激性心肌病之一，病程较长，按扩张型心肌病规律药物治疗 5 年心功能未见明显好转，心电图提示持续存在 B 型心室预激，术前超声提示心脏扩大，心功能下降，室间隔矛盾运动，左心室运动不协调。患儿病程中无心动过速发作，不支持心动过速性心肌病。在既往治疗过程中已除外其他导致心功能下降因素，心室运动不同步明确，遂行射频消融术，术后短期患儿心功能即明显上升，且在抗心衰药物辅助治疗下半年后心功能即恢复正常，回顾性诊断预激性心肌病明确，射频消融联合抗心衰药物治疗效果理想。

（撰写：戴辰程、上官文　审校：戴辰程）

参考文献

[1] HUIZAR J F, ELLENBOGEN K A, TAN A Y, et al. Arrhythmia-induced cardiomyopathy: JACC State-of-the-Art Review[J]. J Am Coll Cardiol, 2019, 73: 2328-2344.

[2] HISHIDA H, SOTOBATA I, KOIKE Y, et al. Echocardiographic patterns of ventricular contraction in the Wolff-Parkinson-White syndrome[J]. Circulation, 1976, 54(4): 567-570.

[3] MATHIAS E, SESHADRI B, NARAYANSWAMI S, et al. Ventricular preexcitation associated with dilated cardiomyopathy: a causal relationship[J]. Cardiol Young, 2004, 14: 594-599.

[4] CHIU S N, WANG J K, WU M H, et al. Cardiac conduction disturbance detected in a pediatric population[J]. J Pediatr, 2008, 152: 85-89.

[5] CADRIN-TOURIGNY J, FOURNIER A, ANDELFINGER G, et al. Severe left ventricular dysfunction in infants with ventricular preexcitation[J]. Heart Rhythm, 2008, 5: 1320-1322.

[6] SZMIT S, STEC S, SZYMANSKI P, et al. Improvement of cardiopulmonary exercise capacity after radiofrequency ablation in patient with preexcitation during sinus rhythm: a new definition of symptomatic preexcitation[J]. Heart Rhythm, 2008, 5: 1323-1326.

[7] NAGAI T, HAMABE A, ARAKAWA J, et al. The impact of left ventricular deformation and dyssynchrony on improvement of left ventricular ejection fraction following radiofrequency catheter ablation in Wolff-Parkinson-White syndrome: a comprehensive study by speckle tracking echocardiography[J]. Echocardiography, 2017, 34(11): 1610-1616.

[8] GUO B J, DAI C C, LI Q Q, et al. Hazards of ventricular pre-excitation to left ventricular systolic function and ventricular wall motion in children: analysis of 25 cases[J]. Cardiol Young, 2019, 29(3): 380-388.

[9] KIM S H, JEONG S I, HUH J, et al. Amiodarone and catheter ablation as cardiac resynchronization therapy for children with dilated cardiomyopathy and Wolff-Parkinson-White syndrome[J]. Korean Circ J, 2013,

43: 57-61.

[10] SEKINE M, MASUTANI S, IMAMURA T, et al. Improvement in dyssynchrony with pharmacological ablation of right-sided accessory pathway-induced cardiomyopathy in infants[J]. Int Heart J, 2019, 60: 1201-1205.

[11] DAI C C, GUO B J, LI W X, et al. Dyssynchronous ventricular contraction in Wolff-Parkinson-White syndrome: a risk factor for the development of dilated cardiomyopathy[J]. Eur J Pediatr, 2013, 172: 1491-1500.

[12] KWON B S, BEE E J, KIM G B, et al. Septal dyskinesia and global left ventricular dysfunction in pediatric Wolff-Parkinson-White syndrome with septal accessory pathway[J]. J Cardiovasc Electrophysiol, 2010, 21: 290-295.

[13] TOMASKE M, JANOUSEK J, RÁZEK V, et al. Adverse effects of Wolff-Parkinson-White syndrome with right septal or posteroseptal accessory pathways on cardiac function[J]. Europace, 2008, 10: 181-189.

[14] UDINK TEN CATE F E, KRUESSELL M A, WAGNER K, et al. Dilated cardiomyopathy in children with ventricular preexcitation: the location of the accessory pathway is predictive of this association[J]. J Electrocardiol, 2010, 43(2): 146-154.

[15] DAI C C, GUO B J, LI W X, et al. The effect of ventricular pre-excitation on ventricular wall motion and left ventricular systolic function[J]. Europace, 2018, 20(7): 1175-1181.

[16] GHOSH S, RHEE E K, AVARI J N, et al. Cardiac memory in patients with Wolff-Parkinson-White syndrome: noninvasive imaging of activation and repolarization before and after catheter ablation[J]. Circulation, 2008, 118: 907-915.

[17] JOSE F H, KAROLY K, ALEX T, et al. Abnormal conduction-induced cardiomyopathy[J]. J Am Coll Cardiol, 2023, 81(12): 1192-1200.

第 2 节 儿童快速性心律失常的消融

近年随着射频导管消融技术日臻成熟、三维标测系统的广泛应用及标测和消融工具的改进，消融的成功率及安全性进一步提升，目前已成为根治各种类型小儿快速性心律失常的首选方法。国内外多中心回顾性和前瞻性研究显示，其治疗儿童快速性心律失常的成功率与成人相仿。儿童属于对放射损伤敏感的人群，消融术中应遵循“尽可能低剂量(as low as reasonably achievable, ALARA)”的原则。心腔内超声心动图(intracardiac echocardiography, ICE)、CT 图像和三维技术的融合成像及 Carto-Univu 等技术的应用，可显著降低 X 线辐射剂量。冷冻消融术可选择性地用于治疗邻近房室结起源的心律失常，在儿科领域的应用亦有报道。

一、导管射频消融术的儿童适应证

2016 年 PACES/HRS 专家共识针对儿童快速性心律失常射频消融适应证的推荐意见如下。

Ⅰ类：①预激综合征发生心脏骤停后复苏成功；②预激综合征合并晕厥，心房颤动时最短 RR 间期或旁路前传不应期≤250ms；③室上性心动过速(简称室上速)反复或持续性发作伴心功能不良且药物治疗无效；④体重≥15kg，反复发作的症状性室上速；⑤体重≥15kg，药物治疗无效或不能耐受药物治疗的预激性心肌病；⑥反复发作的单形性室性心动过速(简称室速)伴心功能不良。

Ⅱa 类：①体重≥15kg，反复发作的室上速，长期药物治疗可有效控制；②体重<15kg(包括婴儿)的室上速，Ⅰ类及Ⅲ类抗心律失常药物治疗无效或出现难以耐受的不良反应；③体重<15kg，药物治疗无效或不能耐受的预激性心肌病；④体重≥15kg，无症状的心室预激，旁路前传不应期≤250ms；⑤体重≥15kg，Ebstein 畸形合并预激综合征，外科矫治术前；⑥体重≥15kg，反复或持续发作症状明显的特发性室速，药物治疗无效或家长不愿接受长期药物治疗者；⑦体重≥15kg，伴有相关症状的频发室性期前收缩。

Ⅱb 类：①体重<15kg，反复发作的症状性室上速；②体重≥15kg，发作不频繁的室上速；③体重≥15kg，无症状的心室预激，未发现有心动过速发作，医生已详细解释手术及发生心律失常的风险及获益，家长有消融意愿；④无症状性预激综

合征合并结构性心脏病，需行外科矫治手术，且术后会影响导管消融途径的患儿。

Ⅲ类：①体重<15kg，无症状的心室预激；②体重<15kg，发作不频繁或常规抗心律失常药物可以控制的室上速；③束-室旁路导致的预激综合征；④体重<15kg，药物控制良好或无明显血流动力学改变的室性心律失常；⑤可逆原因导致的室性心律失常（如急性心肌炎或药物中毒）。

二、各种儿童快速性心律失常的导管消融术及实用技巧

【预激综合征及房室折返性心动过速】

（一）概述

预激综合征在普通人群中的患病率为0.1%~0.5%。国内外多中心资料分析表明，房室折返性心动过速（atrioventricular reentrant tachycardia，AVRT）占儿童快速心律失常的63.6%~67%以上（其中右侧旁路49.6%，左侧旁路47.2%，多旁路3.2%）。不同部位旁路消融的成功率、复发率及并发症发生率各不相同。2014年发表的国内多中心资料分析显示AVRT患儿首次消融成功率为97.7%，其中右侧旁路96.2%，左侧旁路99.1%，多旁路98%，与国内成人结果相近（97.8%）。旁路消融的风险和复发率取决于旁路的部位与消融技术。

（二）电生理检查及标测消融方法

1. 标测方法　常规标测电极应放置于冠状静脉窦（coronary sinus，CS）、希氏束部位（His）及右室心尖部（right ventricular apex，RVA）。电生理检查确定旁路的位置和数目。显性预激可于窦性心律下直接标测，隐匿性预激需在心室起搏或心动过速下标测：①偏心性室房逆传顺序可确诊为房室旁路；②向心性室房逆传顺序需鉴别逆行激动是通过房室结还是房室旁路。

2. 消融方法　左侧旁路消融可以通过以下两种途径：经动脉逆行途径和经静脉顺行房间隔穿刺途径；右侧旁路多采用经股静脉途径，特殊情况可采用经颈内静脉途径。显性旁路以最早前向心室激动点（earliest ventricular activation，EVA）和/或最早逆向心房激动点（earliest atrial activation，EAA）为消融靶点；隐匿性旁路以EAA为消融靶点。另外，也可以旁路电位记录部位为消融靶点。预设温度为50~60℃，功率设置与患儿体重及旁路位置相关。放电过程中应严密监测阻抗。若放电左侧旁路7s、右侧旁路10s内旁路传导被阻断，继续巩固放电60~90s；若7~10s内旁路传导未被阻断者，应停止放电重新标测。

3. 消融终点　心电图及起搏标测证实旁路顺传及逆传功能阻滞。旁路顺传和逆传功能阻断表现为体表心电图预激图形消失，心室起搏示室房分离或经房室结逆传。

4. 消融风险　对希氏束旁旁路消融，完全性房室阻滞发生率高达3%，特别对于儿童患者，该部位消融应极其慎重，选择冷冻消融可降低风险。

【房室结折返性心动过速】

（一）概述

房室结折返性心动过速（atrioventricular nodal reentrant tachycardia，AVNRT）占儿童射频消融病例总数的25%~29.3%，其占儿童室上性心动过速的构成比例随年龄增长而增加。慢快型AVNRT是最常见的形式，非典型AVNRT（快慢和慢慢型）不足10%。国外多中心注册资料显示AVNRT消融成功率为99%，复发率为4.8%；国内多中心回顾性资料显示AVNRT消融成功率达99.3%，复发率为4%。

（二）电生理检查及标测消融方法

AVNRT心内电图可呈多种表现，临床需结合程序刺激、心室拖带、Para His起搏及RS_2刺激等方法排除AVRT、房性心动过速、室性心动过速才能诊断。一旦确诊AVNRT，应采用慢径改良消融技术。

1. 标测方法　心房或心室程序刺激可显示房室结跳跃传导，即以10ms递减的A_1A_2/V_1V_2刺激时，AH/HA跳跃>50ms，并可诱发AVNRT或符合AVNRT特征的一个或多个折返回波。若无AVNRT发作，静脉滴注异丙肾上腺素后重复心房或心室程序刺激，可以帮助诱发AVNRT。

2. 消融方法　先标测希氏束电位，再在冠状静脉窦口附近标测小A和大V波，且A波碎裂，AV之间无H波，可作为消融靶点。预设温度为

50~55℃，功率 20~35W。窦性心律下进行消融，放电时出现慢交界心律为可能成功消融标志，巩固放电 60s，放电过程需严密观察心律变化。若常规慢径的位置消融无效，在确定诊断无误的前提下，可在冠状窦内或左后间隔消融左后延伸支。

3. 消融终点　AVNRT 不能被诱发，慢径传导消失，或残留慢径传导但不伴或仅伴单个心房回波。

4. 消融风险　房室传导阻滞是最需要警惕与避免的并发症。AVNRT 射频消融术后发生房室传导阻滞的风险约为 1%。精细标测消融靶点，在放电消融中需严密监测，一旦出现快交界心律、VA 阻滞、AV 延长或阻滞，应即刻停止放电。滴定消融可降低房室传导阻滞发生的风险。低龄儿童更应谨慎操作。

【快速性房性心律失常】

（一）概述

根据发生的电生理机制和解剖学基础，快速性房性心律失常可分为房性心动过速（atrial tachycardia，AT）、心房扑动和心房颤动。儿童中房性心动过速较为常见，规则的 AT 可分为局灶性 AT 和大折返 AT。

局灶性 AT 激动规律地起源于心房很小区域，然后离心扩布，此后心动周期的一段时间内无心房肌的激动，其机制多为自律性增高。自律性与大折返 AT 临床及电生理特点的鉴别见表 19-2。

表 19-2　自律性 AT 与折返性 AT 的特点比较

	自律性 AT	大折返 AT
通常合并 SHD	否	SHD/CHD/AF 消融后
ECG P 波间等电位线	是	否
记录 >80% 的心动过速周长	否	是
拖带 PPI-TCL<20ms	否	是
拖带 PPI-TCL<20ms，两点间 >2cm	否	是
激动模式	放射状	大环
消融方法	局灶	线性或局灶

注：SHD，结构性心脏病；CHD，先天性心脏病；AF，心房颤动；PPI，起搏后间期；TCL，心动过速周长。

大折返 AT 包括典型三尖瓣峡部依赖的房扑和心房其他位置的具有固定大折返的房性心动过速。折返环的中央常为较大的解剖或功能屏障，面积长达数平方厘米，整个心动周期内均可记录到电活动。心房广泛瘢痕或左心房起源的大折返房扑，P 波有等电位线，心动过速频率无助于鉴别，需依赖电生理检查与局灶性房性心动过速鉴别。

局灶性房性心动过速约占室上速的 5%，3 岁以前发生且能被药物控制的房性心动过速 70% 以上能自行缓解。3 岁以后发生的房性心动过速，不足 50% 的儿童经药物治疗后可恢复窦性心律，自行缓解率不足 25%。3 岁以上的房性心动过速或任何年龄药物无法控制的、不能忍受药物不良反应的房性心动过速均为射频消融的指征。

局灶性房性心动过速通常无明显器质性心脏病，也可见于心肌缺血、洋地黄中毒、代谢紊乱、饮酒、缺氧。其机制包括自律性增高、微折返及触发机制。AT 可表现为阵发性或无休止性发作，动态心电监测提示房性心动过速比例达 50% 以上时即为无休止发作。阵发性 AT 主要出现阵发性室上性心动过速的临床表现。Holter 常可记录到短阵 AT，当 AT 频率不快时很少伴临床症状。当患者伴有器质性心脏病时，临床症状更严重或出现心功能失代偿。婴幼儿无法表述，可表现为烦躁哭闹、乏力或嗜睡。

房性心动过速起源可分布于右心房、左心房及与心房相连的血管，可起源于界嵴、冠状静脉窦、肺静脉、腔静脉、希氏束旁、左右心耳、二尖瓣环、三尖瓣环，甚至有主动脉二尖瓣结合部（aortomitral continuity，AMC）报道。国内李小梅总结 125 例局灶房性心动过速消融效果发现，右心房起源占 54.4%（68/125），左心房起源占 34.4%（43/125），儿童局灶性房性心动过速起源于心耳比例较成人明显高，且常表现为无休止发作的特性，可致心动过速性心肌病。

84% 心耳起源房性心动过速表现为无休止发作，消融成功率约 50%，原因在于：①心耳内梳状肌丰富，消融导管难以精准到达病灶或贴靠困难；②心耳壁薄，为避免心肌穿孔，导管操作受限。

对于消融失败或复发的心耳房性心动过速可行心耳切除术，为安全、有效的补充根治方法。另外，亦有心外膜消融成功及用冷冻球囊将心耳实现电隔离实现消融成功的报道。

无休止AT可导致心动过速性心肌病（tachycardia-induced cardiomyopathy，TIC），出现充血性心衰症状。97%TIC患者在消融成功后的3个月内恢复正常的左室射血功能。长期随访其左心室功能仍保持正常，但MRI可发现微小的异常，如左心室轻微扩大，左室射血分数尽管在正常范围但较正常对照组低，存在散在轻微的纤维化。这与心动过速反复持续发作致线粒体等细胞器损伤、心肌细胞内肌原纤维局灶性丢失及部分细胞凋亡有关。因此，TIC的恢复并非总是完全的，需早识别、早治疗。

射频消融是心动过速性心肌病的一线治疗，因为消融能使绝大多数患儿的心功能恢复正常。在有可能的情况下，消融前的心率控制及心功能的改善有助于血流动力学的稳定。对于心功能严重受损的患儿，甚至需要在体外膜肺氧合（extracorporeal membrane oxygenation，ECMO）的辅助下完成射频消融。三维时代房性心动过速消融成功率达90%以上，消融不成功归因于房性心动过速起源于心外膜或心耳，或术中AT发作少而不足以完成完整的激动标测。心房扑动及大折返AT在心脏结构正常的儿童少见。心房扑动可见于新生儿，同步电复律效果优于药物，不需要在新生儿期消融。若不合并其他心律失常，很少复发。

（二）房性心动过速的起源点及定位

房性心动过速的起源点是影响成功率的唯一的独立预测因素。与其他室上性心动过速的射频消融一样，房性心动过速消融可能会出现血管和导管操作引起的并发症。对于儿童来说，尤其需要警惕三度房室传导阻滞（atrioventricular block，AVB）及心脏压塞等严重并发症的发生。在希氏旁（Koch三角内）或肺静脉口的局灶房性心动过速，要严格控制放电次数和时间，注意“宁少勿多”，消融范围广可导致瘢痕挛缩、牵拉，增加三度AVB发生率或肺静脉口狭窄甚至闭塞。

局灶性房性心动过速基于P波的形态进行起源定位：消融术前分析局灶性房性心动过速的体表12导联心电图P波形态或向量，大致判定房性心动过速的起源部位，这对治疗方案的选择尤为重要，并可指导消融靶点的标测。P波有时融在T波或QRS波里，刺激迷走神经、静脉应用腺苷或心室起搏有助于清晰显露出P波。合并有心房显著结构异常、既往心房外科或消融手术者，P波形态影响定位的准确性。V_1及aVL导联为鉴别右心房及左心房AT的最好指标。Ellenbogen等综合多篇文献得出的AT起源算法在临床上应用较广泛（图19-8）。此外，以下有助于判断房性心动过速的起源点。

1. V_1导联P波正向，房性心动过速起源于左心房灵敏度为93%，特异度为88%，正性预测值为87%，负性预测值为94%。Ⅰ导联P波等电位线后呈负向诊断左心房起源的房性心动过速的特异度达100%，但左心房的房性心动过速仅约50%表现为此。

2. 界嵴起源的房性心动过速P波形态与窦性相似，aVR导联P波负向诊断的灵敏度为100%，特异度为93%。

3. 三尖瓣环房性心动过速P波在V_1、V_2导联均为负向，移行晚，P波在aVL导联呈正向，Ⅰ导联呈正向或等电位线。房性心动过速若起源于后壁，则P波在下壁导联为负向，前壁起源则为低幅正向或双向。右心耳基底侧壁起源的房性心动过速与三尖瓣环前壁起源的房性心动过速从P波形态上难以鉴别，前者V_1导联P波常有切迹。

4. Cs口起源房性心动过速　下壁导联P波负向，V_1导联呈等电位-正向或负正双向，P波在aVL及aVR导联均呈正向。Cs口内起源的房性心动过速P波在V_1导联呈正向。

5. 房间隔起源的房性心动过速　P波较窄，体表心电图较难以区分是左侧面还是右侧面。房性心动过速起源于AMC时P波的特点为：V_1导联呈负正双向，aVL导联呈等电位或负向，下壁导联呈低振幅或等电位线；与主动脉无冠状窦起源的房性心动过速P波从形态上难以鉴别。

6. 肺静脉起源的房性心动过速　肺静脉位于左心房后壁，因此V_1及其他胸前导联房性心动

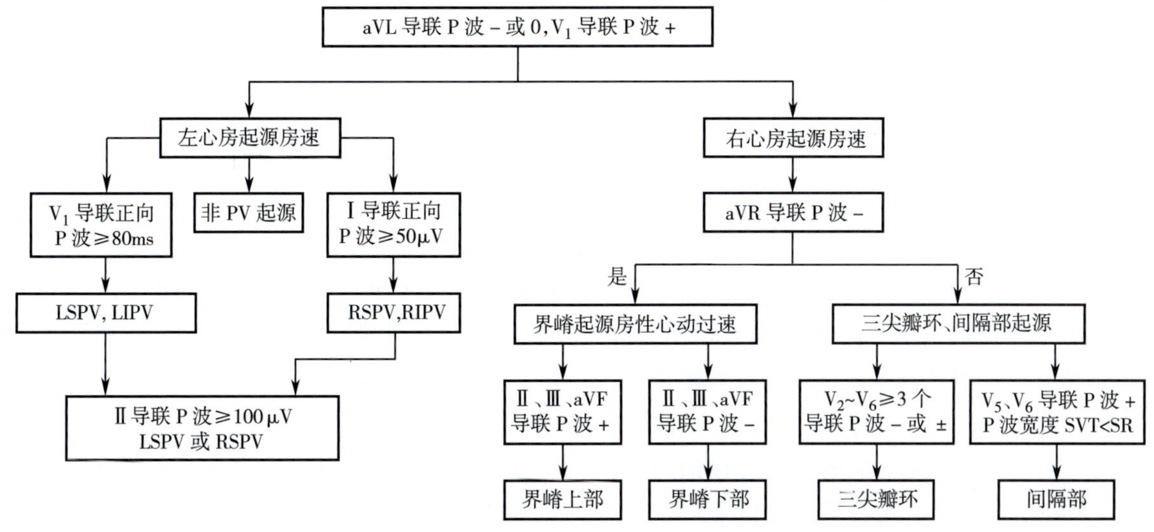

图 19-8　判断局灶房性心动过速源的流程

+，P 波正向；–，P 波负向；0，P 波在等电位线；±，P 波正负双向；PV，肺静脉；LSPV，左上肺静脉；LIPV，左下肺静脉；RSPV，右上肺静脉；RIPV，右下肺静脉；SVT，室上性心动过速；SR，窦性心律。

过速 P 波均为正向，aVR 导联均为正向，aVL 导联呈负向或等电位。左肺静脉起源 P 波在 V_1 导联更宽，且在 V_1 及下壁导联均有切迹。右肺静脉起源房性心动过速 P 波在Ⅰ导联通常呈正向。因上、下肺静脉之间距离近及解剖变异，从心电图 P 波鉴别两者有困难。界嵴上部起源和右上肺静脉起源的房性心动过速因解剖位置相近，从 P 波形态上难以区分。通常右上肺静脉起源的房性心动过速 P 波在 V_1 导联直立，窦性心律时 P 波呈负正双向，而约 10% 界嵴起源的房性心动过速 P 波在 V_1 导联直立，窦性心律时 P 波依然直立。左心耳和左上肺静脉邻近，起源于这两个位置的房性心动过速 P 波鉴别亦有困难，前者在Ⅰ和 aVL 导联均为负向，其灵敏度及特异度分别达 92% 和 97%。

（三）房性心动过速射频消融术的操作与实用技巧

1. 标测方法　目前推荐应用三维标测系统进行电解剖标测，标测过程在房性心动过速下取点建模。

2. 靶点定位　局灶性房性心动过速在心房电激动图上表现为由最早激动区域呈放射状向四周扩布，再在该区域内精细标测找到最早起源点即为靶点。

3. 消融方法　建议使用冷盐水灌注消融导管在房性心动过速下标测最早起源点后，预设流量 17ml/min，温度 43℃，功率 30~35W，放电 10s 内出现房性心动过速频率加快，随之转复为窦性心律，则继续巩固放电 60~90s。若房性心动过速频率加快，但不能转复为窦性心律，则需重新标测靶点。

4. 消融终点　静脉滴注异丙肾上腺素及心房刺激均不能诱发房性心动过速。

5. 消融风险　心耳房性心动过速消融或左心房房性心动过速行房间隔穿刺时有导致心脏压塞的风险，起源于冠状静脉窦内的房性心动过速消融要警惕冠状静脉窦穿孔或狭窄。

（四）典型三尖瓣峡部依赖的房扑射频消融术的操作与实用技巧

1. 标测方法　建议使用冷盐水灌注消融导管或多极标测导管在三维标测系统指导下行右心房建模及激动标测，激动顺序显示右心房内经三尖瓣峡部围绕三尖瓣环的大折返环，提示为三尖瓣峡部依赖的典型房扑。若为左侧激动早或右心房激动时间不足房扑周长的 80%，需穿刺房间隔到左心房行激动标测。

2. 消融方法　建议选择冷盐水灌注消融导管，预设流量 17ml/min，温度 43℃，功率 35W，三维标测系统指导下自三尖瓣环口下缘标测到小 A 波大 V 波、A 波碎裂处至下腔静脉口行峡部线性消融。儿童房扑 28%~48% 合并病态窦房结综合征，在消融过程中应备心室起搏，房扑终止时一旦发生窦性停搏或严重窦性心动过缓即给予起搏。

3. 消融终点　消融线两侧双向传导阻滞。

4. 消融风险　消融过程中注意防止损伤房室结。

【先天性心脏病合并室上性心动过速的消融治疗】

先天性心脏病合并的室上性心动过速发生机制复杂，既包括心脏传导系统的先天发育异常，又包括血流动力学变化对心脏组织电生理学特性所造成的影响。合并先心病的室上速包括两类，一类为未经手术治疗的先心病合并心律失常（如Ebstein畸形合并预激综合征）；另一类为术后获得性心律失常（如Fontan术后并发房性心动过速）。

约半数Ebstein畸形的患者合并阵发性室上性心动过速，预激综合征的发生率在30%以上，15%~20%为多旁路。当Ebstein畸形患者心电图无典型右束支传导阻滞图形时，多为心室预激引起的“伪正常化”，此为心室预激存在的间接征象之一。虽然瓣叶下移，旁路附着点仍在正常三尖瓣环，因此消融需在三尖瓣环进行。因右心结构变异及房化右心室的存在，三尖瓣环靶点的稳定贴靠存在一定困难，必要时可借助可调弯鞘和心腔内超声导管。右心室双出口、单心室、矫正型大动脉转位等先心病亦可在外科矫治术前或术后发生室上性心动过速，因患儿心功能储备较心脏结构正常的儿童低，心动过速对药物反应通常不佳，围手术期可发生顽固的室上速，严重影响患儿心功能的恢复。因此，先心病合并的室上速应积极消融。然而，因患儿心脏结构畸形，冠状窦电极的放置及希氏束电位的寻找存在挑战，消融难度较常规病例显著增加。当冠状窦电极放置困难，或全腔术后已不存在放置冠状静脉窦电极的入路时，可将电极置于一侧房室瓣环，记录到V和A，利于进一步鉴别诊断。因此，消融术前及术中熟悉心脏的解剖结构非常重要。心脏CT检查与消融术中的影像融合成像可提高消融成功率，必要时心腔内超声的辅助可能提升标测及消融效率。

心脏术后晚期发生的快速性心律失常，与外科瘢痕造成的传导障碍、既往存在的致心律失常病灶以及先心病患者血流动力学有关。导管消融效果优于药物治疗。先心病术后心律失常患者如治疗得当，可长期维持窦性心律，减少病死率。

心房内折返性心动过速（intratrial reentrant tachycardia，IART）发生在伴有心房异常（结构或内径异常）的先天性心脏病患者。先心病矫治术前或术后均可发作IART，其机制为窦房结区之外的心房大折返。除心动过速外，IART还增加血栓、心衰事件风险。死亡相关的危险因素包括：心功能差、单心室循环、肺动脉高压及瓣膜病。随着先心外科的发展，复杂先心术后IART的发生率可达20%左右，部分合并窦房结功能不良，猝死发生率可高达6.5%。发绀或长期慢性超负荷引起的心肌肥大、纤维化可导致心房局部组织病变，使心房内组织传导不均匀或不应期不一致，手术瘢痕以及外管道的植入均是大折返的基质，临床可表现为典型或非典型的房扑、大折返房性心动过速及房颤。先天性心脏病术后切口处可形成传导阻滞带，其两端若不与生理性传导阻滞区如房室环或腔静脉口相连，则可形成房性心动过速或房扑折返环的病理基础，在此基础上形成的房性心动过速或心房扑动，称为“切口”房性心动过速或心房扑动。非峡部依赖的非典型房扑，其P波之间可有等电位线，与心房多处瘢痕及纤维化致扑动波传导延缓有关。

抗心律失常药物只对少部分IART患者有效，因IART的折返环与解剖屏障及瘢痕相关，通过消融对心房基质进行改良是最终理想的治疗方案。然而，IART患者的致心律失常基质复杂，其标测与消融充满挑战，成功率较心脏结构正常者低，复发率也高。术前需熟悉患儿的心脏解剖畸形及外科矫治方案，了解血管入路及消融入路是否存在困难，术中再根据标测结果制定消融策略。切口性房性心动过速或房扑多依赖三尖瓣峡部，若激动标测显示峡部并未参与心动过速，也建议对峡部进行干预阻断。三维标测时代的电解剖心内膜标测便于构建复杂的心内膜解剖并能显示IART的折返环路，从而可以提高IART导管消融的成功率。心腔内超声导管可实时显示心腔的结构及导管的贴靠，对基质和解剖复杂患者的手术操作有一定的帮助。计划行先心病外科矫治术的IART患儿尽量在术前完成射频消融，一方面因为围手术期 IART 的发作增加死亡率，另一方面全腔类手术后再行消融手术存在入路受限的问题。Fontan 术后的 IART 若需要进行左心房标测和消融，遇到的最大挑战便是跨越板障，目前的房间隔穿刺针鞘几乎难以实现，射频打孔装置的引进有望解决此问题。

【室性心律失常】

（一）概述

室性心律失常最常起源于右心室流出道，其次为左后分支、左心室流出道及三尖瓣环等处。右心室起源的室性心律失常心电图呈左束支传导阻滞图形，左心室起源的室性心律失常心电图呈右束支传导阻滞图形。流出道起源的室性心律失常下壁导联呈高大 R 波，右心室流出道起源 aVL 导联呈负向，三尖瓣环起源Ⅰ、aVL 导联均呈正向。不同部位起源的室性心律失常具有不同心电图特点（图 19-9~ 图 19-16）。

室性期前收缩若频繁发作，一旦引起室壁运动不协调、射血分数降低或心脏扩大，应积极干

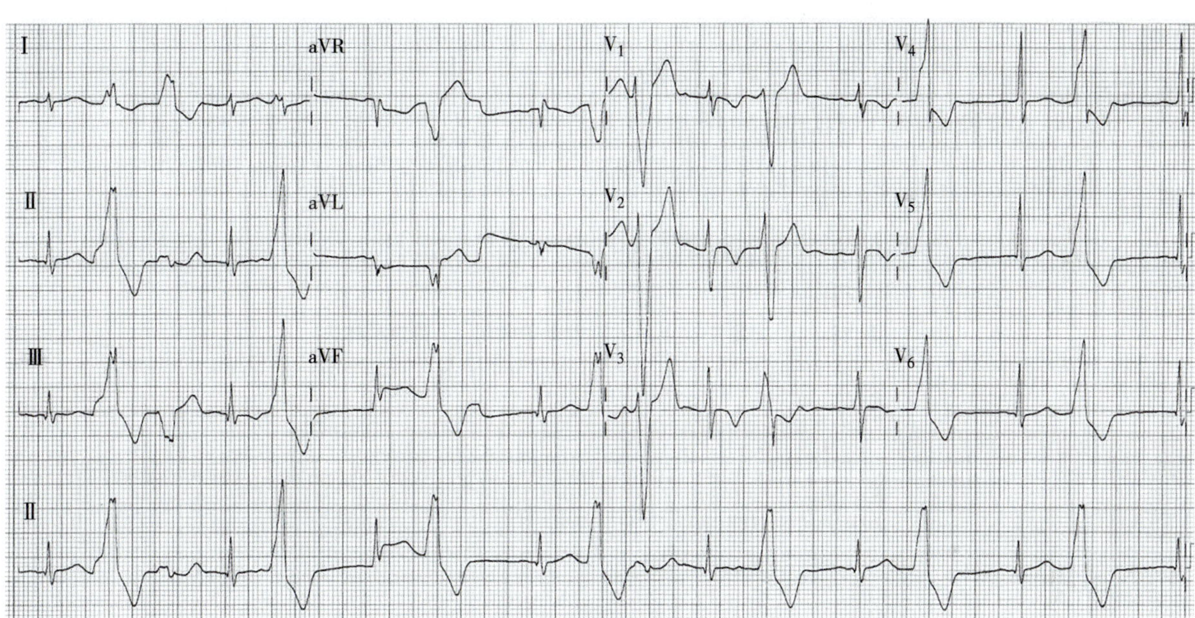

图 19-9　起源于右心室流出道的室性期前收缩 12 导联心电图

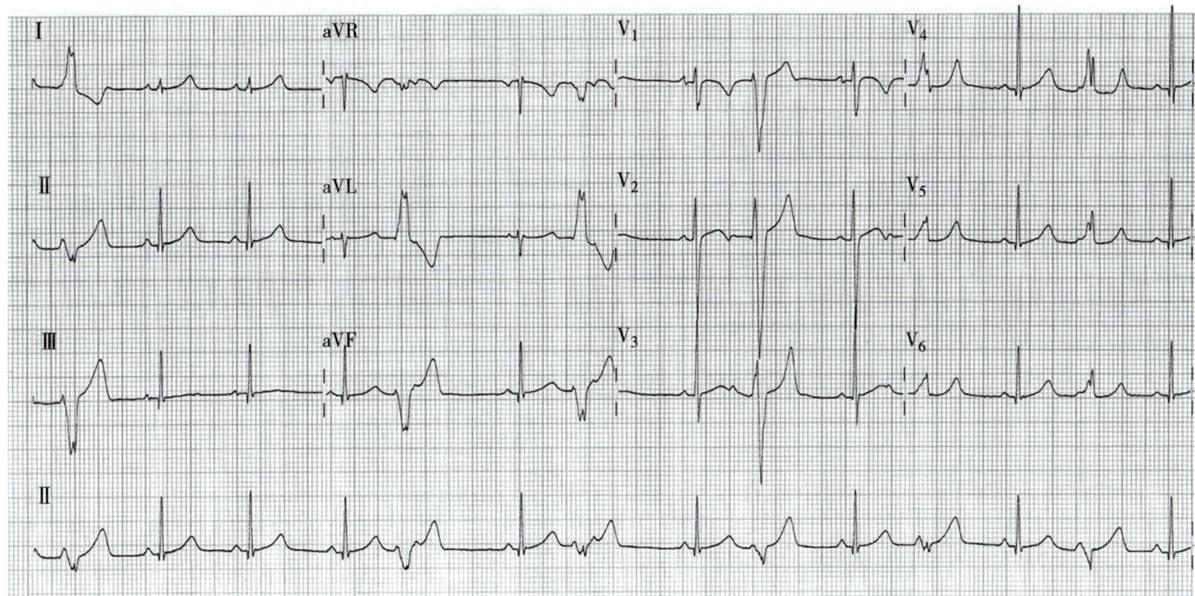

图 19-10　起源于三尖瓣环的室性期前收缩 12 导联心电图

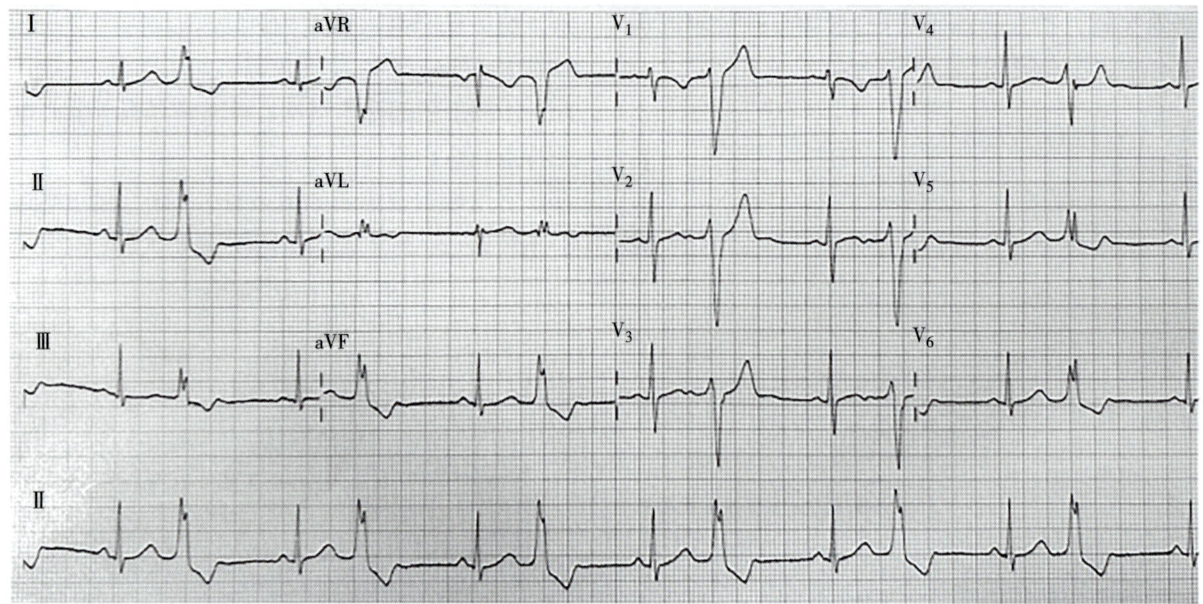

图 19-11　起源于室上嵴的室性期前收缩 12 导联心电图

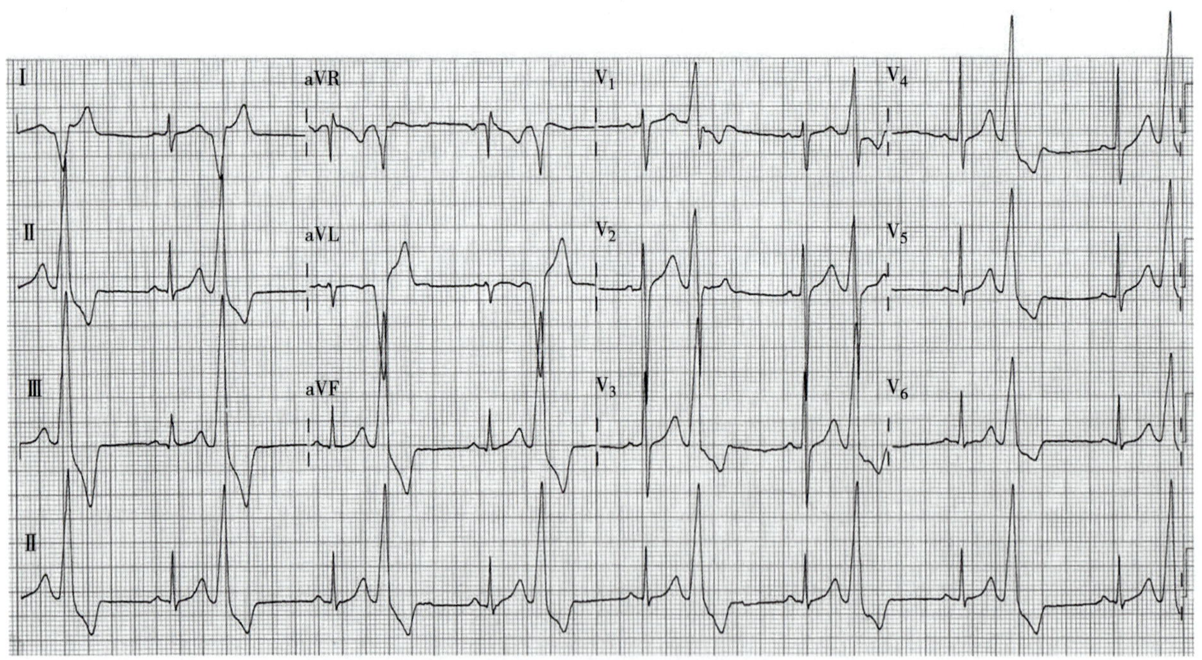

图 19-12　起源于主动脉左窦的室性期前收缩 12 导联心电图

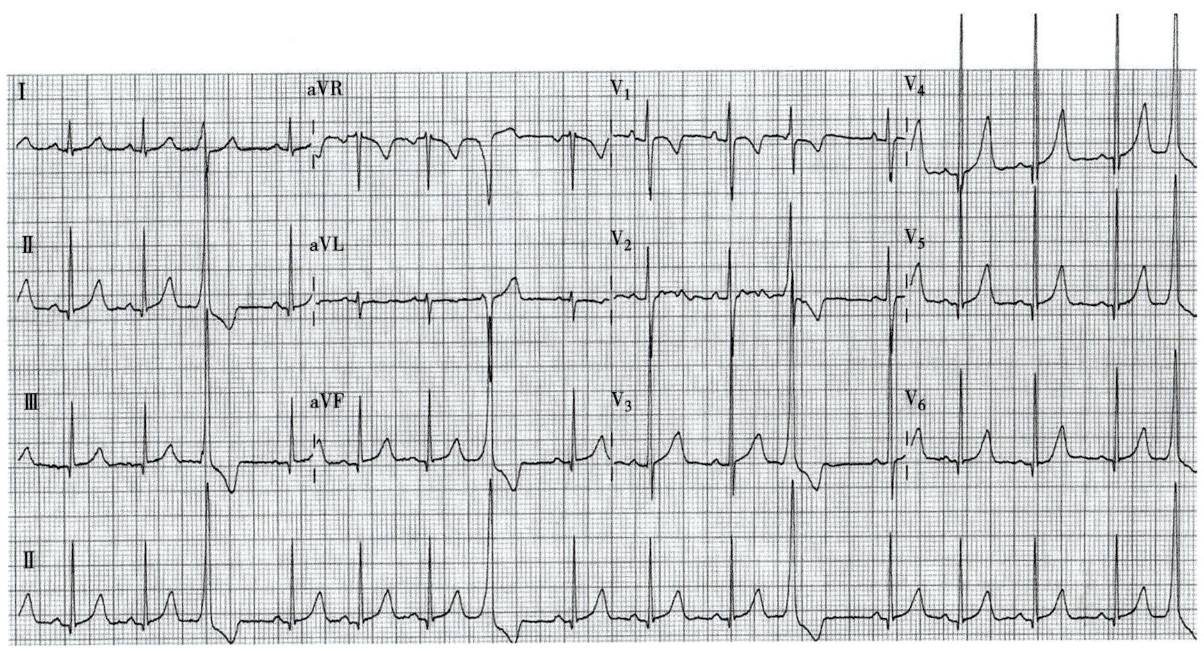

图 19-13 起源于主动脉右窦的室性期前收缩 12 导联心电图

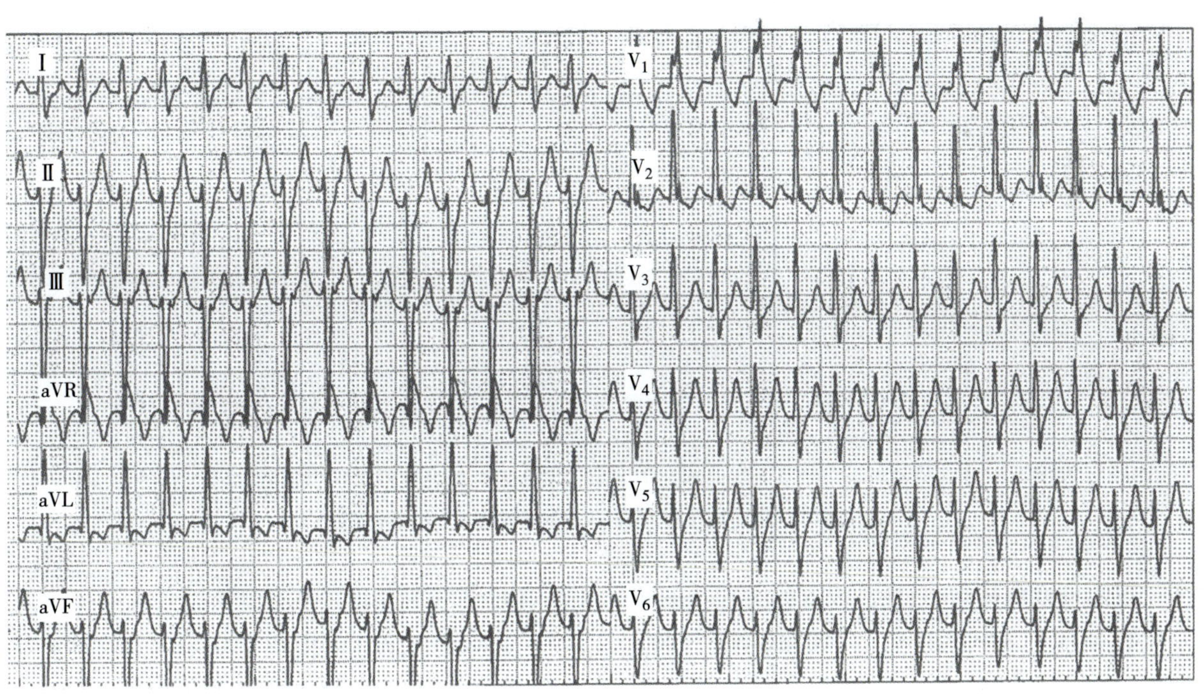

图 19-14 左后分支室速 12 导联心电图

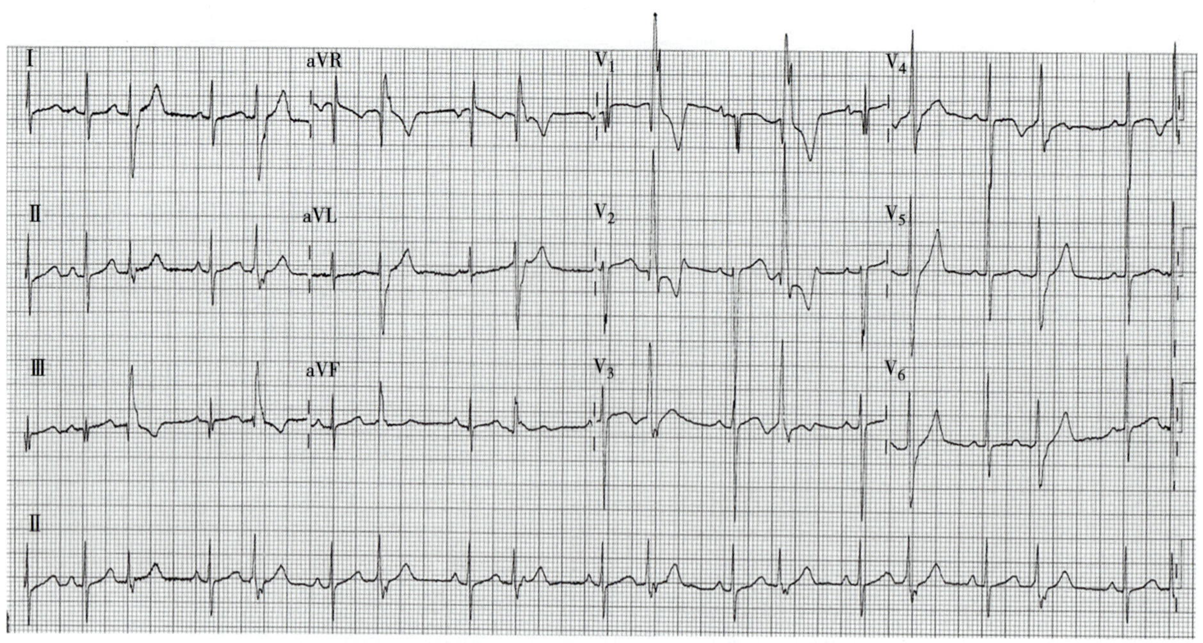

图 19-15　左前乳头肌起源室性期前收缩 12 导联心电图

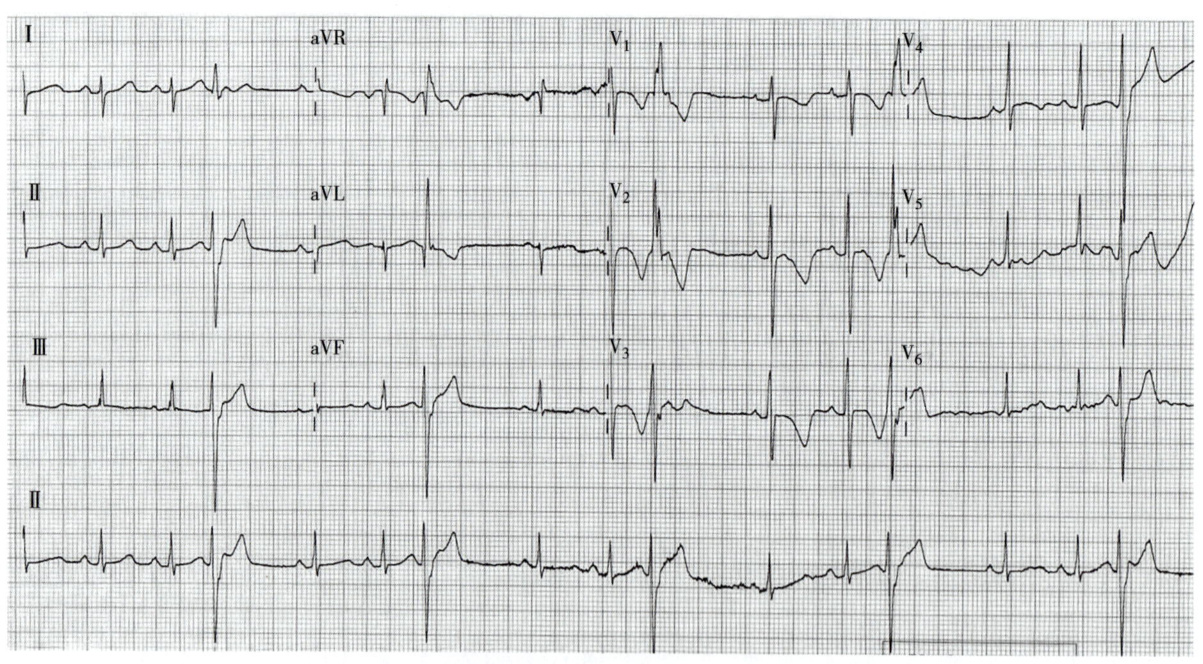

图 19-16　左后乳头肌起源室性期前收缩 12 导联心电图

预。目前指南将体重≥15kg，伴有相关症状的频发室性期前收缩列为射频消融的Ⅱa 类适应证。期前收缩时行激动标测，理想靶点除 V 波领先 QRS 波 20ms 以上外，一些部位可记录到碎裂电位或反转电位。标测时应在毗邻部位充分标测，明确病灶起源后再放电。对于流出道或瓣环起源的室性期前收缩，若术中期前收缩数太少，可结合起搏标测。

（二）电生理检查及标测消融方法

1. 标测方法　起搏频率应与自发室性心律失常的频率接近，以能起搏成功的最低电压起搏，12 导联体表心电图 QRS 波形态应与自发室性心动过速或室性期前收缩完全相同。体表心电图判断为流出道起源者，如在右心室流出道（right ventricular outflow tract，RVOT）标测无满意靶点或经 RVOT 消融不成功的病例可尝试在肺动脉瓣上或 RVOT 毗邻的主动脉窦内标测，寻找到满意靶点再进行消融。

2. 消融方法　建议三维标测系统指导消融，采用冷盐水灌注消融导管，放电 15s 内室性心动过速终止或室性期前收缩消失，则继续巩固放电 60~90s。

3. 消融终点　静脉滴注异丙肾上腺素，心室程序刺激不能诱发原室性心律失常。

4. 消融风险　低位流出道消融时，应注意避免损伤希氏束。左心室流出道（left ventricular outflow tract，LVOT）标测消融时，应行主动脉根部造影了解靶点与冠状动脉开口的距离，避免损伤冠状动脉。

（三）不同类型室性心律失常的治疗体会

起源于左心室的室性期前收缩导管操作的难度可能大于右侧，另外国内并无针对儿童设计的射频消融导管，为避免动脉血栓的发生，笔者建议择期手术的患儿待体重 20kg 以上进行更为稳妥。导管于左心室流出道标测消融时，应了解靶点与冠状动脉开口的距离，避免损伤冠状动脉。

特发性左心室分支室速又称维拉帕米敏感性室速，即心动过速对维拉帕米敏感，可分为三型：①左后分支起源，右束支传导阻滞（right bundle branch block，RBBB）图形合并电轴左偏（约占 90%）；②左前分支起源，RBBB 图形合并电轴右偏；③高位间隔支起源，QRS 波窄，电轴不偏或右偏，QRS 形态极似窦性心律。左后分支室速常见，左前分支室速少见，间隔支室速罕见。其机制为折返，目前认为室间隔中段记录到的舒张期电位 P1 是由有递减特性的对维拉帕米敏感的异常浦肯野细胞产生的。左后分支室速发作时，P1 电位由近及远，而 P2 电位远端早于近端，近心尖处的心室肌被最早激动（这与心室肌在窦性心律下的激动顺序一致）。目前认为 P1 为折返环的前传支，左后分支浦肯野细胞（P2）是否参与折返环的逆传支尚不明确。学术界对假腱索是否参与左心室分支室速也存在争论。

左后分支室速的消融策略：因 P1 电位在折返环里非常关键，心动过速下可在中间隔寻找 P1 电位并消融，从而治愈室速，任何能记录到 P1 电位的靶点均是理想靶点。为了避免左束支传导阻滞（left bundle branch block，LBBB）的发生，远端 1/3 的 P1 电位通常选作靶点。当无法记录到 P1 电位时，可寻找最早的 P2 电位作为靶点，即折返环的出口。常见的消融靶点位于室间隔中远端 1/3 处，避免在左束支近端消融引起 LBBB 及房室传导阻滞。放电过程中 P1 与 QRS 波的间期逐渐延长，直至阻滞，心动过速终止。消融后 P1 出现在 QRS 波后，激动顺序与心动过速时一致。

分支室速消融最大的障碍是因不能稳定诱发室速而不能完成激动标测。异丙肾上腺素可使 60%~70% 基础状态不能诱发的患者诱发出室速。导管的机械压迫亦会导致室速不易诱发，所以导管操作要轻柔。有报道少部分患者静脉应用小剂量Ⅰa 类抗心律失常药物能使具有缓慢传导特性的希浦系细胞传导减慢，从而有利于室速的诱发。若心房起搏能稳定诱发与室性心动过速（ventricular tachycardia，VT）形态一致的室性期前收缩，该室性期前收缩可用来行激动标测。若应用这些方法均不可行，通过在折返环出口起搏标测出与 VT 形态一致的 QRS 波，可在与左心室长轴垂直的方向往近端消融 10~15mm。消融后可在窦性心律 QRS 波后观察到 P1 电位，这也是可靠的消融终点。

乳头肌室速与分支室速从体表心电图难以鉴别，尤其是乳头肌表面的浦肯野纤维起源的室速（图 19-15，图 19-16），需心动过速下分别在分支区域与乳头肌区域行激动标测才能明确心动过速的起源。近来假腱索相关的特发室速逐渐被报道。心腔内超声不仅可以清晰显示心腔内乳头肌、假腱索等结构，还可以指导导管的到位及贴靠，提高左心室特发室速的标测与消融的效率。

三、手术并发症

房室传导阻滞：儿童射频消融术房室传导阻滞总的发生率为 0.56%~0.89%，AVNRT 和希氏束旁旁路的房室传导阻滞发生率较高，分别为 1%~2% 和 3%。

心脏压塞：导管操作的机械性因素和消融术均有可能造成心腔壁损伤、穿孔而导致心脏压塞，报道的发生率为 0.56%~0.89%。对于急性心脏压塞，应行心包穿刺抽取积血并保留导管引流，必要时外科手术。

血栓形成及栓塞：指血管穿刺部位血栓造成的血管梗阻、血栓移位或消融所致的组织碳化栓子脱落引起的异位栓塞，发生率为 0.19%~0.37%。高风险部位如冠状静脉窦内的血栓形成和栓塞将导致严重不良后果。

血管穿刺相关并发症：血肿、动静脉瘘、假性动脉瘤等，报道的发生率为 1%~3%。

气胸和 / 或血胸：穿刺锁骨下静脉和颈内静脉时损伤胸膜所致。在送入鞘管前应透视导丝路径，如肺受压缩程度重，需行胸腔闭式引流。

其他并发症：消融能量可能直接造成邻近结构如食管、冠状动脉及膈神经的损伤。

四、儿童导管射频消融术中的麻醉与镇静

目前国内外小儿心律失常射频消融术多采用中到深度镇静或全身麻醉，对≤12 岁、合并心肺疾病、血流动力学不稳定或术中需完全制动的患儿采用全身麻醉；对能够配合的年长儿，可局部麻醉复合镇静麻醉。

建议由具有心血管、小儿麻醉和急救复苏经验的麻醉医生实施。所有患儿都应进行美国麻醉医师协会（American Society of Anesthesiologists，ASA）标准的基本监测，包括连续无创血压、心率、经皮血氧饱和度、呼气末二氧化碳浓度、心电图、体温。如有条件，推荐进行动脉血气监测，这对于手术时间长和合并先心病的儿童尤其重要。

可选择喉罩或气管插管。喉罩可减少小儿咽部和气道并发症，应用较广。但对涉及颈部操作、需变动体位或合并缺氧性疾病的患儿，仍首选气管内插管全身麻醉。术中避免过量使用肌肉松弛药，术毕待患儿自主呼吸和保护性反射恢复良好，方可拔出气管导管或喉罩。转运途中应连续监测心率和经皮血氧饱和度，吸氧并注意保持气道通畅。

应尽量避免使用影响自律性和交感迷走神经张力的麻醉药物，现有的经验尚不全面。临床剂量的阿片类、苯二氮䓬类、吸入麻醉药和非除极化肌肉松弛药是相对安全的；异丙酚应避免用于小儿异位房性心动过速；氯胺酮不宜用作基础麻醉，但小剂量或可减轻其他麻醉药物对自主神经的影响。

常见麻醉并发症有低氧血症、喉痉挛、支气管痉挛、苏醒期躁动和尿潴留等，多与麻醉药物残余、舌后坠、分泌物和局部刺激有关，一般可经吸氧或加深麻醉而缓解。严重气道痉挛需加压给氧辅助呼吸甚至气管插管。

五、实战病例

【病例 1】

患者男性，17 岁，体重 58kg，因“间断心悸、黑矇 6 个月，发现心电图异常 2 天”于急诊收入院。患者幼年发现心脏杂音，11 年前曾于我院行经皮房间隔缺损封堵术，术后无不适，复查超声心动图、心电图均无异常，近年来未再复查。至 6 个月前无明显诱因突发心悸，自觉心跳明显加快，频发黑矇，否认意识丧失，该症状持续 5 天后自行缓解，未就诊。近 4 天室上速反复发作，发作持续时间长时伴黑矇及晕倒，曾在当地静脉推注普罗帕酮注射液后转复窦性心律，但不能维持，遂凌晨就诊于我院急诊。急诊测血压 80/55mmHg，心电图示室上性心动过速（图 19-17）与窦性心律交替心率，部分时段呈宽 QRS 波心动过速（图 19-18），心率波动于 139~160 次 /min。

入院后，患者间断诉心悸、黑矇，测血压 75/45mmHg，心电监护示无休止室上性心动过速发作，偶见窦性心律。查体：神志清，心音低钝，心律不齐、心动过速，心率 168 次 /min，四肢多处皮损及瘀斑（心动过速时晕倒所致）。超声心动图示 LVEDD 62mm，LVEF 44%，房间隔缺损封堵术后。予三磷酸腺苷二钠注射液 15mg 静脉推注无效，先后应用胺碘酮注射液、艾司洛尔注射液静脉泵入均未能转复窦性心律，黑矇症状无改善，血压仍进一步下降，收缩压最低至 60mmHg，遂急诊行心脏电生理检查及射频消融术治疗。

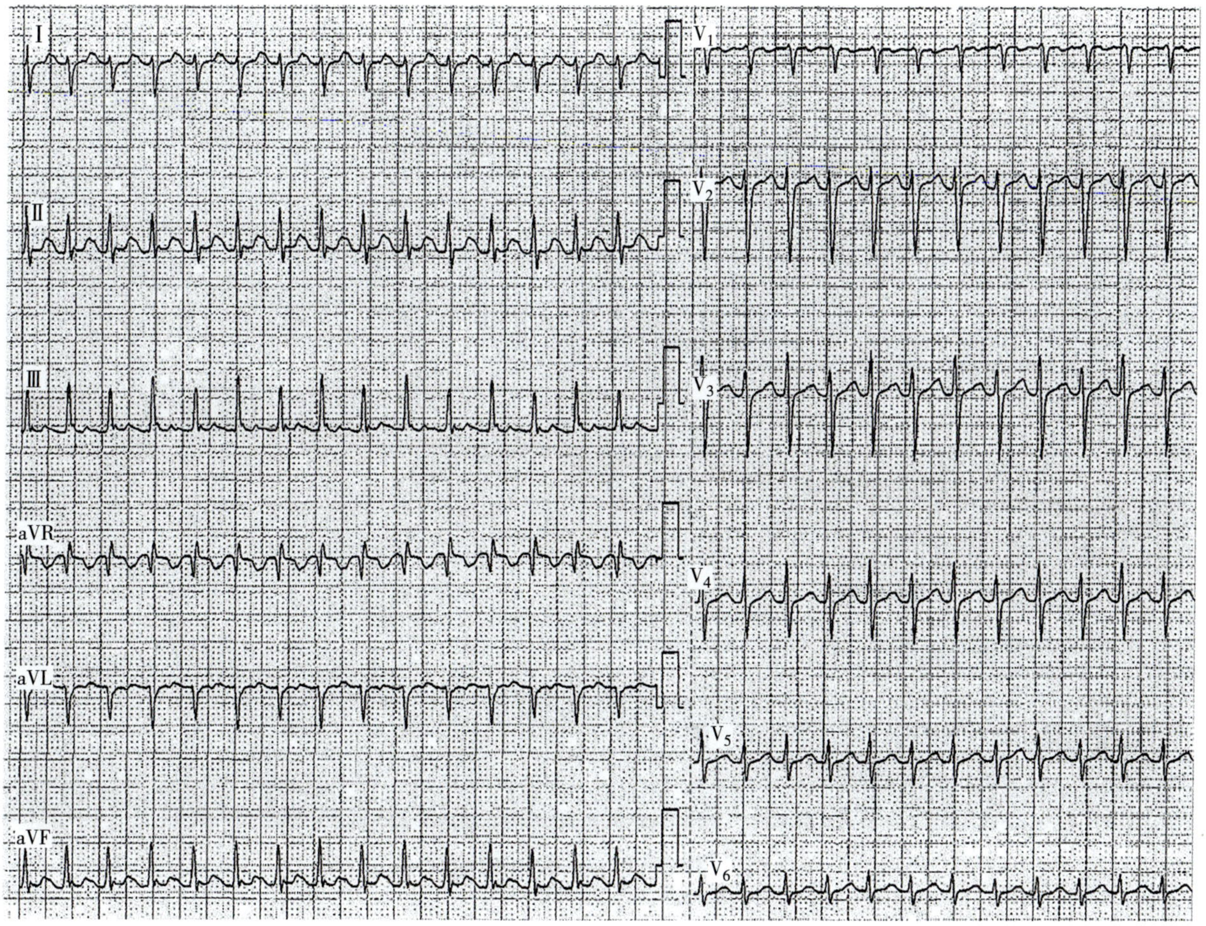

图 19-17 心电图示室上性心动过速

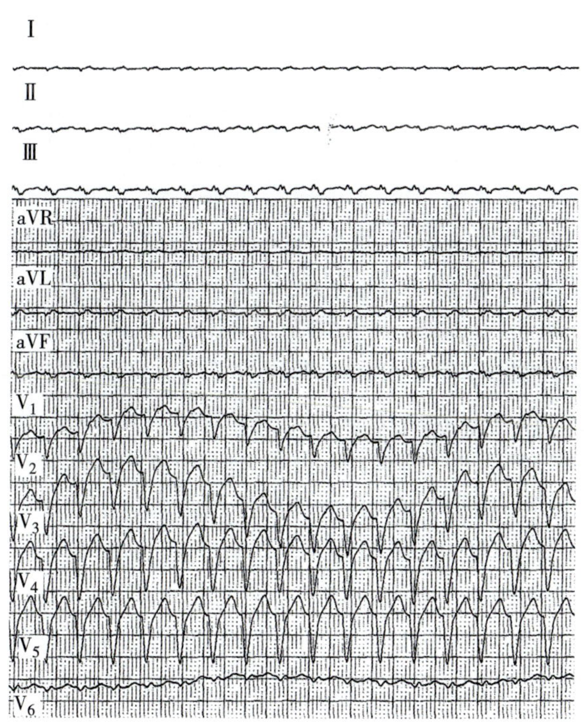

图 19-18 心动过速时心电图示室上速伴差异性传导

术中股动脉测压 70/48mmHg，心动过速周长 330mg，V-A 呈 1∶1 关系，His 处 A 领先于 Cs 口，心动过速终止于 V，心室拖带呈 V-A-V-A 顺序，PPI-TCL=90ms。以 8Fr SmartTouch 蓝把消融导管在 Swartz 鞘支撑下到达三尖瓣环，心动过速下行激动标测，His 处 A 明显提前且 V-A 融合，该处机械压迫可致心动过速短暂终止。以顺行及瓣下反钩方式贴靠靶点（极小 His）（图 19-19），以 35℃温控模式滴定放电，共消融 180s。心室 S_1S_1 450ms V-A 分离，心房 S_1S_1 300ms A-V 文氏传导。心房、心室程序刺激均未诱发心动过速。观察 20min 重复检查效果可靠，术毕。

患者明确诊断为房室折返性心动过速（Para His 旁路），术后心悸、黑朦症状消失，复查心电图呈窦性心律，术后 48h 复查超声心动图提示 LVEDD 缩小至 51mm，LVEF 58%。

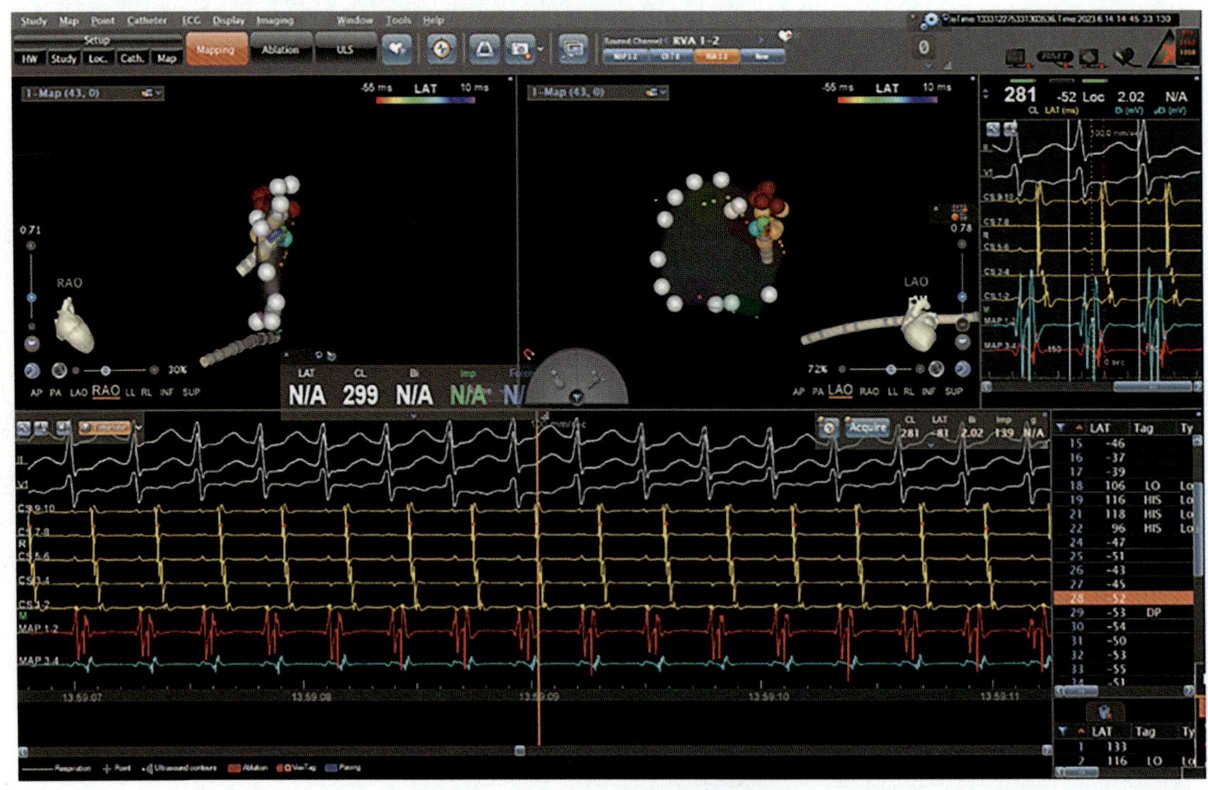

图 19-19　射频消融术中消融靶点

【病例 2】

患者男性，11 岁，40kg，诊断为单心室、肺动脉闭锁、房间隔缺损，10 年前行 Glenn 术（上腔静脉与肺动脉吻合），近 1 个月 3 次室上速发作，心室率 209 次 /min（图 19-20），发作持续约 30min，伴黑矇及晕厥。此次为行全腔术入院。入院后超声心动图提示三尖瓣及右心室几乎未发育，残腔位于右前，极狭小。主腔位于左后，为左心室结构，仅见一组房室瓣位于左侧，呈二尖瓣形态；动脉发自主心腔，肺动脉发自残腔，主肺动脉内无血流信号；巨大房间隔缺损。考虑患儿室上速发作时伴明显血压下降，且全腔围手术期及术后再发室上速处理更为棘手，遂行射频消融术。入院后完善心脏 CT（图 19-21），消融术前在 Carto 系统 merge（图 19-22）。

入院第 11 日，患者在非插管全身麻醉下行经皮心脏室上速射频消融术。穿刺右侧股静脉，送入二极电极导管于 HRA/RVa，尝试用 DECA 电极放入冠状静脉窦未成功，遂将 DECA 电极通过房间隔缺损放置于二尖瓣环行激动标测并构建瓣环（图 19-23），His 电位记录并不十分清晰，似位于主心腔与残腔之间的区域。心室 S_1S_1 280ms 稳定诱发心动过速，DECA 电极激动标测示二尖瓣环前游离壁处 A 最早，近 V-A 融合，心动过速发作时收缩压降至 50mmHg，心室拖带示 PPI-TCL=20ms，诊断房室旁路。经股静脉送入 8Fr SmartTouch 蓝把消融导管在 Swartz 鞘支撑下到达理想靶点，可记录到旁路电位，以 35W 温控放电消融，温度 34~38 ℃，消融 10s 后心室 S_1S_1 400ms V-A 分离，巩固消融 120s。心房程序刺激未诱发心动过速。观察 15min 效果可靠，术毕，安返病房。术后复查心电图提示窦性心律。至入院第 14 日患者在全身麻醉体外循环下行全腔手术，术后恢复好转出院，围手术期及术后未发作室上性心动过速。

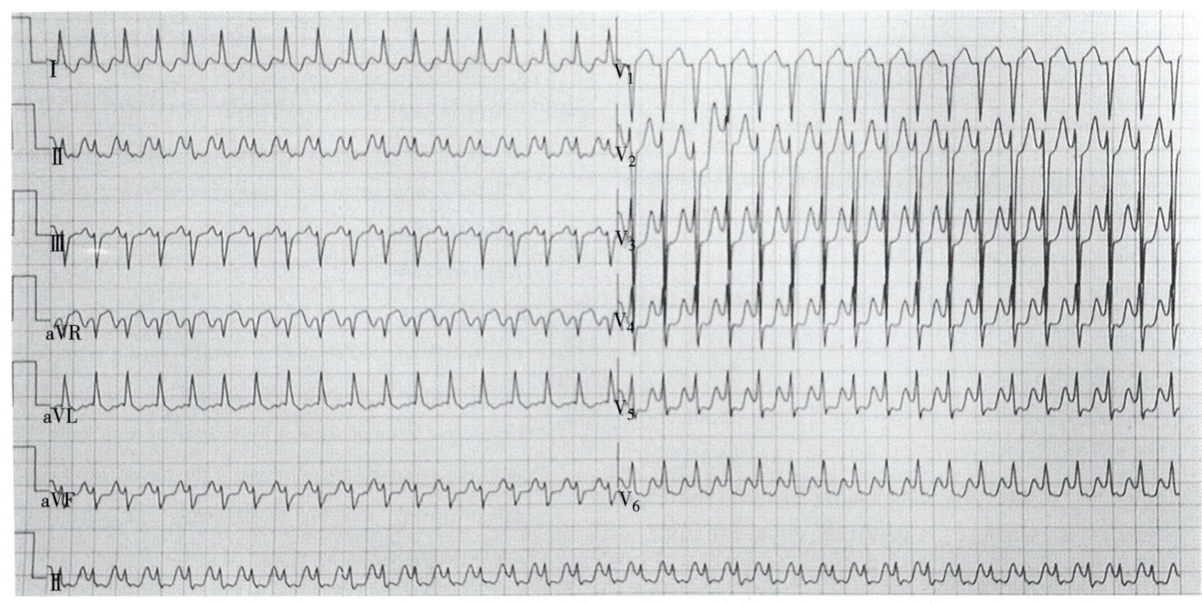

图 19-20　室上速发作时心电图

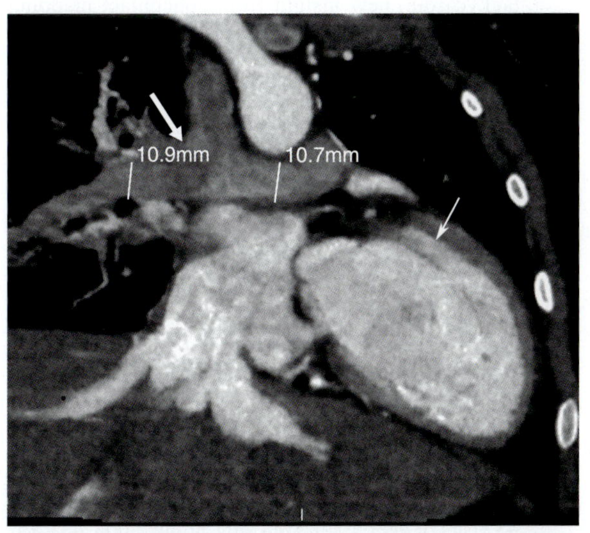

图 19-21　心脏 CT 显示上腔静脉与肺动脉吻合（粗箭头）及右心室残腔（细箭头），三尖瓣环几乎未发育

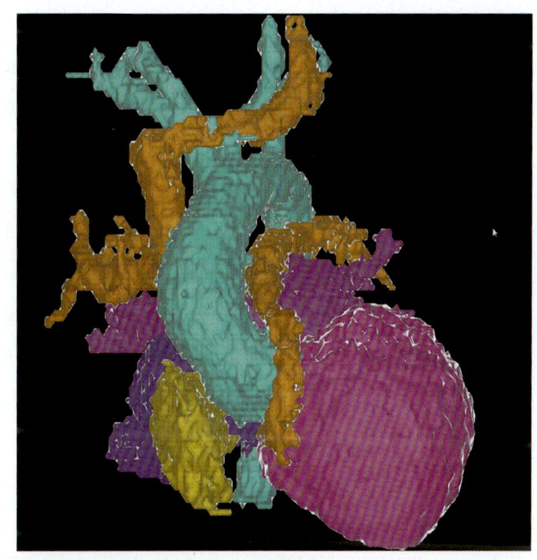

图 19-22　心脏 CT 与 Carto 系统 merge

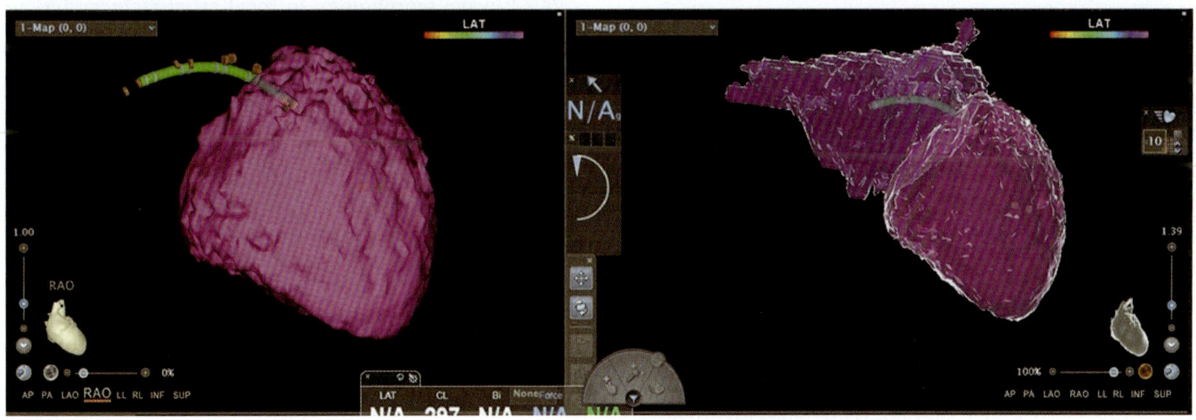

图 19-23　经股静脉送入 DECA 电极经房间隔缺损达二尖瓣环

（撰写：戴辰程、上官文　审校：戴辰程）

参考文献

[1] STEPHEN HUANG S K, MILLER J M. Catheter Ablation of Cardiac Arrhythmias[M]. 3rd ed. Philadephia: Saunders, 2014.

[2] 李小梅,李奋,曾少颖,等. 全国儿童心内电生理检查及射频消融多中心资料分析[J]. 中华心律失常学杂志, 2014, 18(1): 9-16.

[3] FAZEL R, GERBER T C, BALTER S, et al. Approaches to enhancing radiation safety in cardiovascular imaging: a scientific statement from the American Heart Association[J]. Circulation, 2014, 130(19): 1730-1748.

[4] 江河,李小梅. 冷冻消融治疗儿童右前/中间隔旁路疗效探讨[J]. 中华心律失常学杂志, 2015(3): 184-188.

[5] DRAGO F. Paediatric catheter cryoablation: techniques, successes and failures[J]. Curr Opin Cardiol, 2008, 23(2): 81-84.

[6] PHILIP SAUL J, KANTER R J, WRITING COMMITTEE, et al. PACES/HRS expert consensus statement on the use of catheter ablation in children and patients with congenital heart disease: Developed in partnership with the Pediatric and Congenital Electrophysiology Society (PACES) and the Heart Rhythm Society (HRS). Endorsed by the governing bodies of PACES, HRS, the American Academy of Pediatrics (AAP), the American Heart Association (AHA), and the Association for European Pediatric and Congenital Cardiology (AEPC)[J]. Heart Rhythm, 2016, 13(6): e251-e289.

[7] BRUGADA J, BLOM N, SARQUELLA-BRUGADA G, et al. Pharmacological and non-pharmacological therapy for arrhythmias in the pediatric population: EHRA and AEPC-Arrhythmia Working Group joint consensus statement[J]. Europace, 2013, 15(9): 1337-1382.

[8] 中国生物医学工程学会心脏起搏与电生理分会,中华医学会心电生理与起搏分会. 2000年全国导管射频消融治疗快速心律失常资料总汇[J]. 中国心脏起搏与心电生理杂志, 2001, 15(6): 368-370.

[9] KUGLER J D, DANFORD D A, HOUSTON K A, et al. Pediatric radiofrequency catheter ablation registry success, fluoroscopy time, and complication rate for supraventricular tachycardia: comparison of early and recent eras[J]. J Cardiovasc Electrophysiol, 2002, 13(4): 336-341.

[10] VAN HARE G F, JAVITZ H, CARMELLI D, et al. Prospective assessment after pediatric cardiac ablation: recurrence at 1 year after initiallysuccessful ablation of supraventricular tachycardia[J]. Heart Rhythm, 2004, 1(2): 188-196.

[11] SAOUDI N, COSÍO F, WALDO A, et al. A classification of atrial flutter and regular atrial tachycardia according to electrophysiological mechanisms and anatomical bases; a statement from a joint expert group from the working group of arrhythmias of the European society of cardiology and the North American society of pacing and electrophysiology[J]. Eur Heart J, 2001, 22(14): 1162-1182.

[12] HIGA S, TAI C T, LIN Y J, et al. Focal atrial tachycardia: new insight from noncontact mapping and catheter ablation[J]. Circulation, 2004, 109(1): 84-91.

[13] WANG J N, WU J M, TSAI Y C, et al. Ectopic atrial tachycardia in children[J]. J Formos Med Assoc, 2000, 99(10): 766-770.

[14] KANG K T, ETHERIDGE S P, KANTOCH M J, et al. Current management of focal atrial tachycardia in children: a multicenter experience[J]. Circ Arrhythm Electrophysiol, 2014, 7(4): 664-670.

[15] SALERNO J C, KERTESZ N J, FRIEDMAN R A, et al. Clinical course of atrial ectopic tachycardia is age-dependent: results and treatment in children < 3 or > or =3 years of age[J]. J Am Coll Cardiol, 2004, 43(3): 438-444.

[16] KISTLER P M, CHIENG D, TONCHEV I R, et al. P-wave morphology in focal atrial tachycardia: an updated algorithm to predict site of origin[J]. JACC Clin Electrophysiol, 2021, 7(12): 1547-1556.

[17] 江河,李小梅,李梅婷,等. 儿童局灶性房性心动过速125例临床特征及射频消融效果分析[J]. 中华儿科杂志, 2020, 58(11): 900-904.

[18] YAMADA T, MCELDERRY H T, ALLISON J S, et al. Focal atrial tachycardia originating from the epicardial left atrial appendage[J]. Heart Rhythm, 2008, 5(5): 766-767.

[19] GOPINATHANNAIR R, ETHERIDGE S P, MARCHLINSKI F E, et al. Arrhythmia-induced cardiomyopathies: mechanisms, recognition, and

management[J]. J Am Coll Cardiol, 2015, 66(15): 1714-1728.

[20] MUELLER K A L, HEINZMANN D, KLINGEL K, et al. Histopathological and Immunological Characteristics of Tachycardia-Induced Cardiomyopathy [J]. J Am Coll Cardiol, 2017, 69(17): 2160-2172.

[21] KENETH A, ELLENBOGEN A W M. Atrial tachycardia[M]// ZIPES D P, JALIFE J. Cardiac Electrophysiology: From cell to beside. Philadephia: Saunders, 2004.

[22] ROBERTS-THOMSON K C, KISTLER P M, KALMAN J M. Focal atrial tachycardia Ⅰ: clinical features, diagnosis, mechanisms, and anatomic location[J]. Pacing Clin Electrophysiol, 2006, 29(6): 643-652.

[23] TANG C W, SCHEINMAN M M, VAN HARE G F, et al. Use of P wave configuration during atrial tachycardia to predict site of origin[J]. J Am Coll Cardiol, 1995, 26(5): 1315-1324.

[24] TADA H, NOGAMI A, NAITO S, et al. Simple electrocardiographic criteria for identifying the site of origin of focal right atrial tachycardia[J]. Pacing Clin Electrophysiol, 1998, 21(11 Pt 2): 2431-2439.

[25] ROBERTS-THOMSON K C, KISTLER P M, HAQQANI H M, et al. Focal atrial tachycardias arising from the right atrial appendage: electrocardiographic and electrophysiologic characteristics and radiofrequency ablation[J]. J Cardiovasc Electrophysiol, 2007, 18(4): 367-372.

[26] CHEN C C, TAI C T, CHIANG C E, et al. Atrial tachycardias originating from the atrial septum: electrophysiologic characteristics and radiofrequency ablation[J]. J Cardiovasc Electrophysiol, 2000, 11(7): 744-749.

[27] CHEN Y, XIA S, TAO Q, et al. Ablation of atrial tachycardia originating from the noncoronary sinus: case report and literature review[J]. J Cardiovasc Med(Hagerstown), 2010, 11(5): 389-393.

[28] YAMADA T, MURAKAMI Y, YOSHIDA Y, et al. Electrophysiologic and electrocardiographic characteristics and radiofrequency catheter ablation of focal atrial tachycardia originating from the left atrial appendage[J]. Heart Rhythm, 2007, 4(10): 1284-1291.

[29] YANG Q, MA J, ZHANG S, et al. Focal atrial tachycardia originating from the distal portion of the left atrial appendage: characteristics and long-term outcomes of radiofrequency ablation[J]. Europace, 2012, 14(2): 254-260.

[30] 江河，李小梅，张仪，等. 心房扑动患儿射频消融治疗及临床资料分析[J]. 中华儿科杂志，2017, 55(4): 267-271.

[31] 张宴，李小梅. 先天性心脏病术前相关性心律失常[J]. 中国实用儿科杂志，2003, 18(6): 371-373.

[32] 李奋. 先天性心脏病术后难治性心律失常临床处理[J]. 中国实用儿科杂志，2013, 28(12): 897-900.

[33] SAUL J P, TRIEDMAN J K. Radiofrequency ablation of intraatrial reentrant tachycardia after surgery for congenital heart disease[J]. Pacing Clin Electrophysiol, 1997, 20(8 Pt 2): 2112-2117.

[34] UHM J S, YU H T, KIM T H, et al. Intraatrial reentrant tachycardia originating from the prior suture line of the baffle in a patient who underwent the Mustard operation: ultra-high-density 3-dimensional mapping[J]. Heart Rhythm Case Rep, 2018, 4(10): 451-454.

[35] KISTLER P M, ROBERTS-THOMSON K C, HAQQANI H M, et al. P-wave morphology in focal atrial tachycardia: development of an algorithm to predict the anatomic site of origin[J]. J Am Coll Cardiol, 2006, 48(5): 1010-1017.

[36] NOGAMI A. Idiopathic left ventricular tachycardia: assessment and treatment[J]. Card Electrophysiol Rev, 2002, 6(4): 448-457.

[37] TALIB A K, NOGAMI A, NISHIUCHI S, et al. Verapamil-sensitive upper septal idiopathic left ventricular tachycardia: prevalence, mechanism, and electrophysiological characteristics[J]. JACC Clin Electrophysiol, 2015, 1(5): 369-380.

[38] NOGAMI A, NAITO S, TADA H, et al. Demonstration of diastolic and presystolic Purkinje potentials as critical potentials in a macroreentry circuit of verapamil-sensitive idiopathic left ventricular tachycardia[J]. J Am Coll Cardiol, 2000, 36(3): 811-823.

[39] MORISHIMA I, NOGAMI A, TSUBOI H, et al. Negative participation of the left posterior fascicle in the reentry circuit of verapamil-sensitive idiopathic left ventricular tachycardia[J]. J Cardiovasc Electrophysiol, 2012, 23(5): 556-559.

[40] LIU Q, WANG Y, EHDAIE A, et al. False tendons in

the left ventricle: implications for successful ablation of left posterior fascicular tachycardias [J]. JACC Clin Electrophysiol, 2023, 9(9): 1914-1929.

[41] LIN F C, WEN M S, WANG C C. Left ventricular fibromuscular band is not a specific substrate for idiopathic left ventricular tachycardia [J]. Circulation, 1996, 93(3): 525-528.

[42] TADA H, NOGAMI A, NAITO S, et al. Retrograde Purkinje potential activation during sinus rhythm following catheter ablation of idiopathic left ventricular tachycardia [J]. J Cardiovasc Electrophysiol, 1998, 9(11): 1218-1224.

[43] LIN D, HSIA H H, GERSTENFELD E P, et al. Idiopathic fascicular left ventricular tachycardia: linear ablation lesion strategy for noninducible or nonsustained tachycardia [J]. Heart Rhythm, 2005, 2(9): 934-939.

[44] VAN HARE G F, JAVITZ H, CARMELLI D, et al. Prospective assessmentafter pediatric cardiac ablation: demographics, medical profiles, and initial outcomes [J]. J Cardiovasc Electrophysiol, 2004, 15(7): 759-770.

第3节　过缓性心律失常及心血管电子器械植入

一、知识要点

【概念与定义】

1. 窦性心动过缓　儿童的诊断标准有年龄差异，1岁以内<100次/min，1~6岁<80次/min，6岁以上<60次/min。窦房结自主神经分布丰富，迷走神经张力过高是儿童及青少年窦性心动过缓最常见病因，以硫酸阿托品注射液以0.02~0.04mg/kg静脉推注后记录心电图（阿托品试验），心动过缓消失，通常无须治疗。继发性窦性心动过缓应首先治疗原发病，排除电解质紊乱等诱因。

2. 房室传导阻滞（atrioventricular block, AVB）　房室结的自主神经分布较窦房结少，以迷走神经占优势，当迷走神经功能亢进时，抑制房室交界区的传导，可引起一度及二度房室传导阻滞。儿童患者常无器质性心脏病，常表现为白天轻、夜间（尤其深睡眠状态）加重，心率显著减慢后发生一度或二度Ⅰ型甚至Ⅱ型房室传导阻滞，心率加快后传导阻滞消失。患者可能出现卧位房室传导阻滞程度较运动后加重，阿托品试验可使房室传导阻滞减轻。此类患者预后良好，通常无须治疗。但合并器质性心脏病或有晕厥症状的患儿应积极治疗。

【心血管电子器械植入手术】

我国儿科患者心血管植入性电子器械（cardiovascular implantable devices, CIEDs）总体落后于我国成人领域及国外儿科领域。儿科患者CIEDs适应证、电极导线植入路径、起搏系统的选择、植入技术和程控策略等方面都具有其特殊性。

（一）缓慢性心律失常的起搏治疗

儿童缓慢性心律失常的患者若无症状或风险，可选择观察。急性三度或高度传导阻滞、三分支传导阻滞，无论是否有症状，均应及时行临时起搏治疗以策安全。临时起搏治疗之前可持续泵入异丙肾上腺素。

1. 永久心脏起搏器植入的适应证　儿科患者起搏器植入最常见的适应证为先天性完全性房室传导阻滞（congenital complete atrioventricular block, CCAVB）或获得性完全性房室传导阻滞，如重症心肌炎、先天性心脏病外科术、介入封堵术和射频消融等手术并发症，以及窦房结功能障碍。

对于CCAVB的新生儿和婴儿，平均心室率可以为起搏器植入决策提供客观依据，但决定起搏治疗时机时尚需考虑出生体重、心功能和并发症等因素。起搏器是否需要植入，需依据全天心率变化范围，而不是单纯某一时间点的心率情况。在>1岁的儿童，永久起搏器植入主要适合于那些具有临床症状者。对于无症状的CCAVB儿童或青少年，应仔细评价其平均心率，是否存在心脏停搏，是否合并心脏扩大、QT间期是否延长及运动耐力是否降低。

年长儿非手术原因的房室传导阻滞可能为

先天性、炎症、浸润性疾病或为特发性。基于对临床症状和风险收益比等方面的考虑，对于心室率可接受、窄 QRS 波形态且心功能正常的青少年特发性高度房室传导阻滞，起搏器植入指征同 CCAVB。合并先心病的高度房室传导阻滞或窦房结功能障碍患者，因心脏储备能力更低，起搏治疗需更积极。

先天性心脏病外科或射频消融术后 10 天仍未恢复的持续性二度或三度 AVB、迟发性高二度或三度 AVB，尤其是既往有术后短暂房室传导阻滞病史，均为起搏器植入的Ⅰ类适应证。外科术后出现短暂的高二度或三度 AVB 患者，术前心电图没有双束支传导阻滞表现，术后心电图表现为双束支传导阻滞，日后存在晚发性房室传导阻滞或心源性猝死的风险，一旦发生晕厥或近乎晕厥，需尽快植入起搏器。

神经介导的心源性晕厥通常不需要起搏治疗。严重反复的屏气发作，心电图监测记录到心脏抑制反应，伴有晕厥、缺氧后抽搐和其他心动过缓相关的严重症状，为起搏治疗的Ⅱa 类适应证。

左心房异构患者常伴窦房结缺失或发育不良，故多有窦房结功能不良。先天性矫正型大动脉转位患者在病程中可逐渐出现房室传导阻滞，发病率随患者年龄增长，以每年 2% 的幅度递增。阻滞可发生于窦房结与房室结之间、右心房下部与希氏束之间或希氏束内部与希氏束下部。其中，阻滞发生于希氏束下部的患者容易发生晕厥与猝死。各种类型先天性心脏病均可能合并窦房结功能不良，原因包括窦房结先天发育异常及窦房结供血障碍等。

关于起搏器应用于各种遗传性心律失常作为辅助治疗，尚无明确定论。目前多数研究基于长 QT 综合征（long QT syndrome，LQTS）患者。在某些高危 LQTS 患者中，永久性起搏器植入有助于减少与心动过缓或心脏停搏依赖的室性心律失常的负荷（称为短 - 长 - 短现象）。研究显示，QT 间期延长导致功能性房室 2∶1 传导阻滞的婴儿，植入起搏器联合其他治疗临床获益明显，且无猝死病例出现。有报道在部分猝死高危的 LQTS 患者，心房起搏频率的设置高于自身窦性心律，可缩短 QT 间期并降低反复晕厥事件发生的比例。当遗传性心律失常患者存在窦房结功能障碍和 / 或 AVB 时，或应用抗心律失常药物治疗后出现窦房结功能障碍和 / 或 AVB 时，可考虑植入起搏器。对于继发于遗传性心律失常或 *Lamin* 基因突变所致心肌病出现心房静止的患者，心房失夺获发生率高，不建议单腔心房起搏。

2. 植入路径的选择　心脏起搏电极导线可经静脉心内膜途径和经胸心外膜途径植入。心外膜电极导线随儿童生长易出现电极导线断裂等故障，因此心外膜方式主要应用于体重≤10kg 的低龄婴幼儿或合并先天性心脏病没有静脉入路或单心室患儿。尽管诸多研究表明在婴幼儿植入心内膜电极导线技术上是可行的，但没有被普遍认可，因为儿童起搏治疗周期长，需要终身起搏。起搏器更换升级以及电极导线拔除有赖于静脉血管的通畅。体重≥15kg 的儿童可采用心内膜途径植入电极导线。

3. 起搏位置　儿科患者起搏周期长，起搏比例高，是起搏综合征发生的高危人群，因此选择最优的起搏部位可最大限度地减少心室失同步的发生。心内膜起搏常规选择右室间隔部起搏，然而右室间隔部起搏虽优于右室心尖起搏，仍不能避免起搏综合征的发生。左束支区域起搏为希浦系统起搏的一部分，已有报道可安全、有效地应用于儿科患者，且能获得较窄的起搏 QRS 波时限及维持稳定的较低起搏阈值。儿童室间隔较成人薄，处于生长发育阶段，儿童左束支起搏发生穿孔或远期脱位的风险是否高于成人，目前尚缺乏临床循证医学证据，有待增加样本规模及随访时间评估其远期疗效。心外膜起搏时电极位置优选左室心尖或游离壁，对心功能可起到更好的保护作用，并可逆转因右室起搏所致的心功能损伤。

4. 起搏模式选择　在低龄完全性房室传导阻滞患儿可植入 VVIR 模式的单腔起搏器，待生长发育后升级为双腔起搏器。在合并先天性心脏病和 / 或体循环心室功能障碍的儿童中首次植入心外膜起搏器时，应考虑植入双腔起搏器。

5. 电极选择与放置　因儿童血管内径限制或为了避免电极植入后血管闭塞，尽量选择内径较细的电极。植入心内膜的心室电极导线应在右心房内预留一定的长度，以备患儿生长发育所需。

6. 囊袋的位置选择与处理　低龄婴幼儿及儿童皮下组织较薄，营养状态较差，囊袋缝合需更加细致地逐层缝合，避免囊袋感染或愈合不佳。心外膜起搏的囊袋位于腹直肌表面。在低龄儿或皮下组织薄的患儿，起搏脉冲发生器可置于胸大肌下以减少囊袋张力避免感染风险，以及达到更好的美容效果。但起搏脉冲发生器置于胸大肌下，组织增生粘连会较严重，为今后起搏器更换升级增加了难度。

（二）心脏同步化治疗的实施

儿童因体重及血管直径所限，一半以上的儿童心脏同步化治疗需借助外科。目前已报道的儿童心脏再同步化治疗（cardiac resynchronization therapy，CRT）多为病例报告，多中心、随机对照研究只有 2 项，且均为回顾性。电极脱位、囊袋感染、恶性室性心律失常等 CRT 相关并发症较成人明显高。儿童和成人心肌病的病因不一样，儿童体格较成人小，生存期更长，心内传导速度更快，然而儿童心衰患者实施 CRT 没有公认的共识或指南，CRT 的适应证参照成人显然不合理。这便呼吁更多儿童 CRT 的实践，寻找儿童 CRT 更安全、有效的方式。除了传统的 CRT 外，左室心外膜单位点起搏植入技术操作简单、效果良好，应用于低龄儿童较双心室 CRT 更具优势。近年有左束支起搏在儿童心衰合并左束支传导阻滞的患者中应用并取得理想效果的个案报道。

（三）植入型心律转复除颤器的植入

排除具有可逆原因的室速或室颤引起的心源性猝死幸存者（包括心脏结构正常、先天性心脏病、心肌病和遗传性心律失常），并且经评估植入植入型心律转复除颤器（implantable cardioverter defibrillator，ICD）较药物治疗和/或去心脏交感神经更能显著降低心源性猝死风险，为 ICD 植入的Ⅰ类适应证。ICD 的植入需考虑儿童的特征，包括年龄、身高、体重、生理和心理健康等。此外，所有 ICD 植入建议都需要以预期生存期 >1 年作为前提，更换时需要重新评估患者 ICD 的适应证。

二、实战病例

患者 6 岁，体重 20kg，身高 119cm，出生后检查发现右心室双出口、室间隔缺损、肺动脉瓣狭窄，5 年前行 Glenn 术（1 岁时）、1 年前行 Rastelli 术（5 岁时），术后继发三度 AVB，行心外膜单腔永久起搏器植入术。术后 9 个月患者反复发作意识丧失，考虑阿-斯综合征发作。入院后心电监护提示间歇性三度 AVB，起搏器程控提示电极阻抗 >2 000Ω，考虑心外膜电极断裂。患者曾先后 3 次开胸手术治疗，胸骨后及心包腔内存在粘连，需要广泛分离分粘连才能暴露，故不适宜再次心外膜起搏器置入。考虑患儿仍存在右心室与肺动脉间的连接，遂行心内膜永久起搏器植入术治疗。经左锁骨下途径，穿刺腋静脉成功后送入导丝到达右心室（图 19-24，图 19-25），送入 C315 鞘管过程中鞘管打折，电极无法送达右心室（图 19-26），沿导丝换入 6250VIC 鞘，再送入主动固定电极，固定电极前端，参数满意后撤除鞘管（图 19-27），术后影像见图 19-28，连接脉冲发生器后缝合囊袋。起搏后心电图见图 19-29，胸部 X 线片见图 19-30。

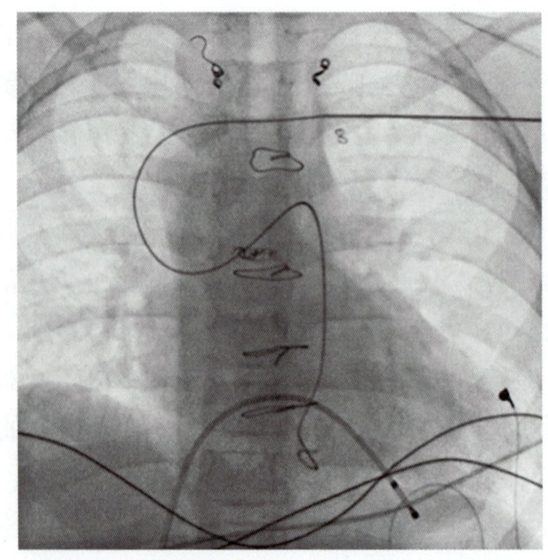

图 19-24　穿刺左锁骨下静脉送入导丝，后前位透视可见导丝经左锁骨下静脉→手术吻合口→肺动脉→右心室

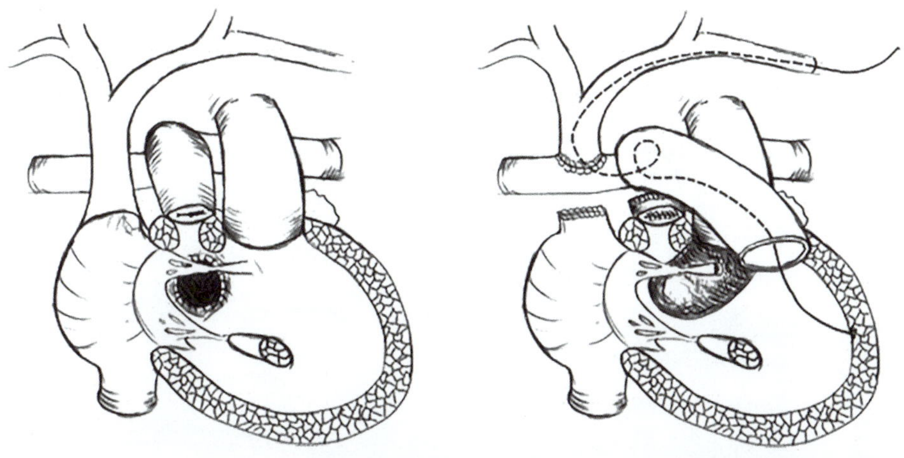

图 19-25　右前斜视角右心室切面导丝经左锁骨下静脉→手术吻合口→肺动脉→右心室

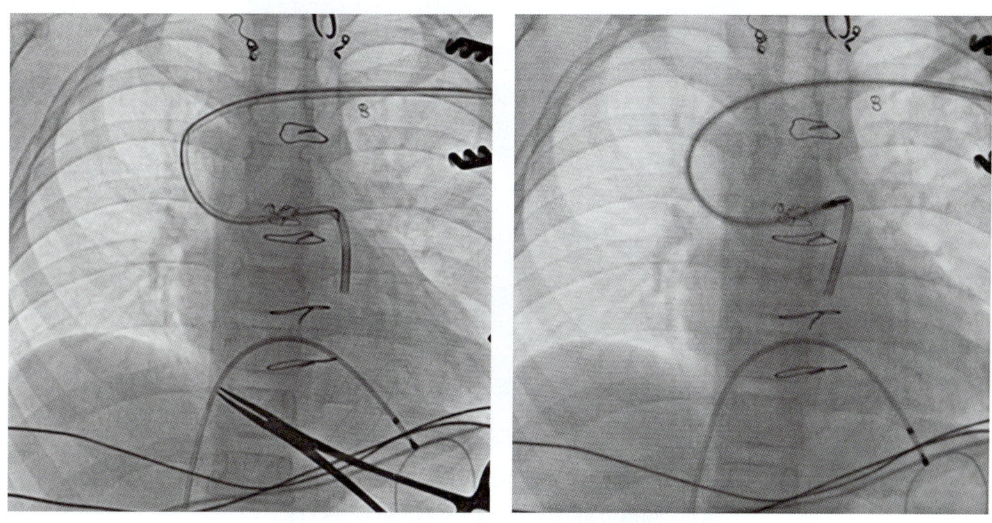

图 19-26　送入心室导线 C315 鞘管（S4）

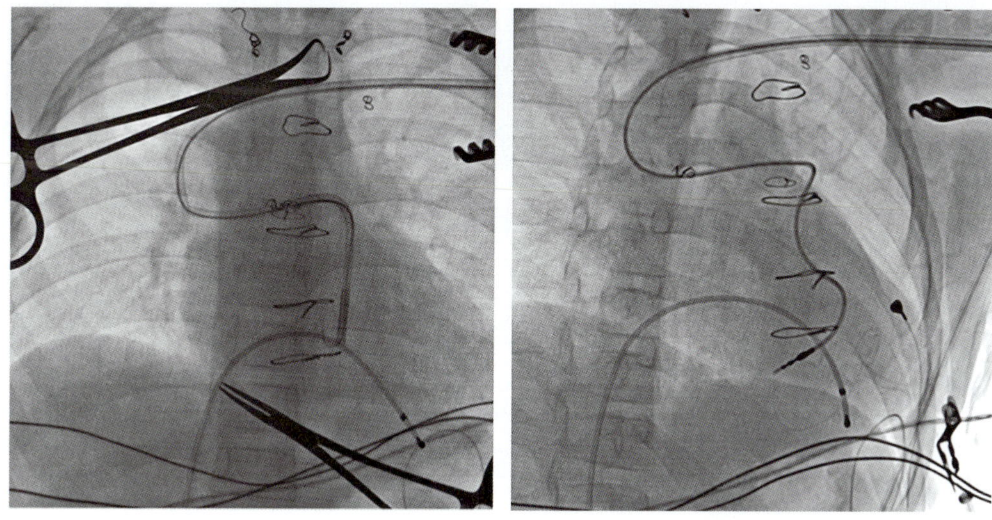

图 19-27　送入 6250VIC 鞘，固定电极前端，参数满意后撤除鞘管

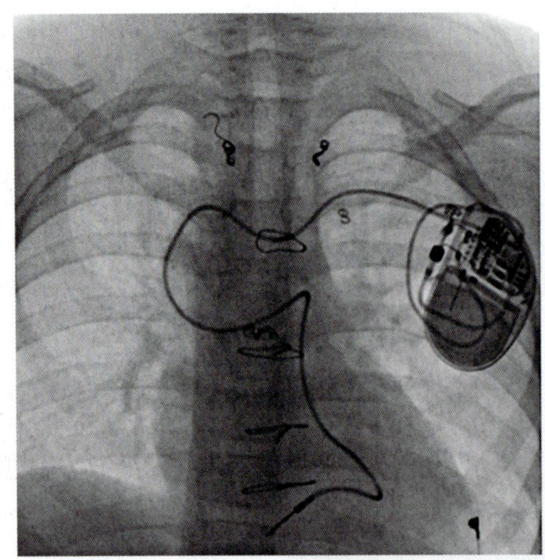

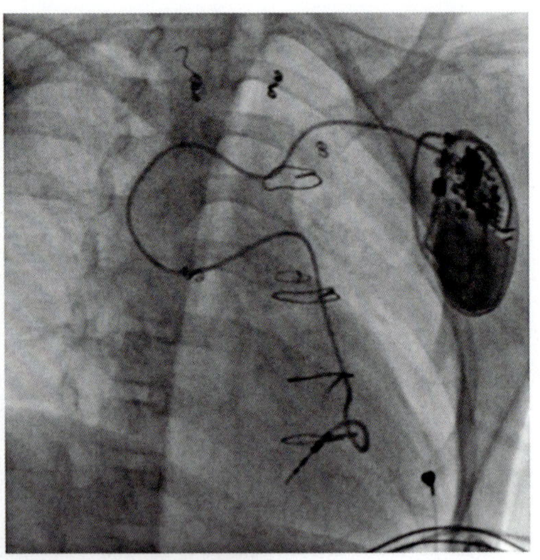

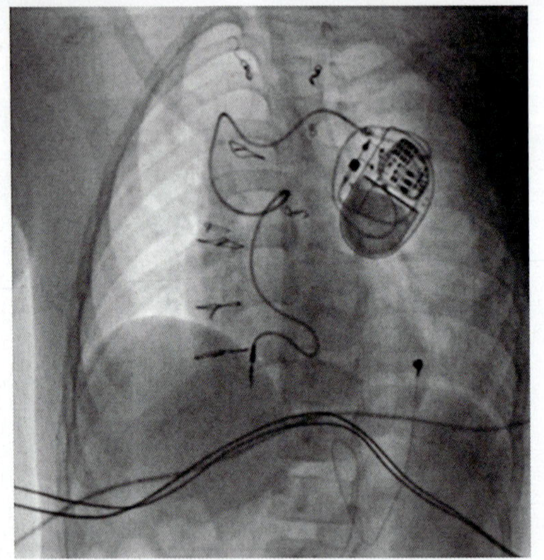

图 19-28　心内膜起搏器植入术后影像

参数：阈值 0.8mV，感知 12.5mV，阻抗 753Ω。

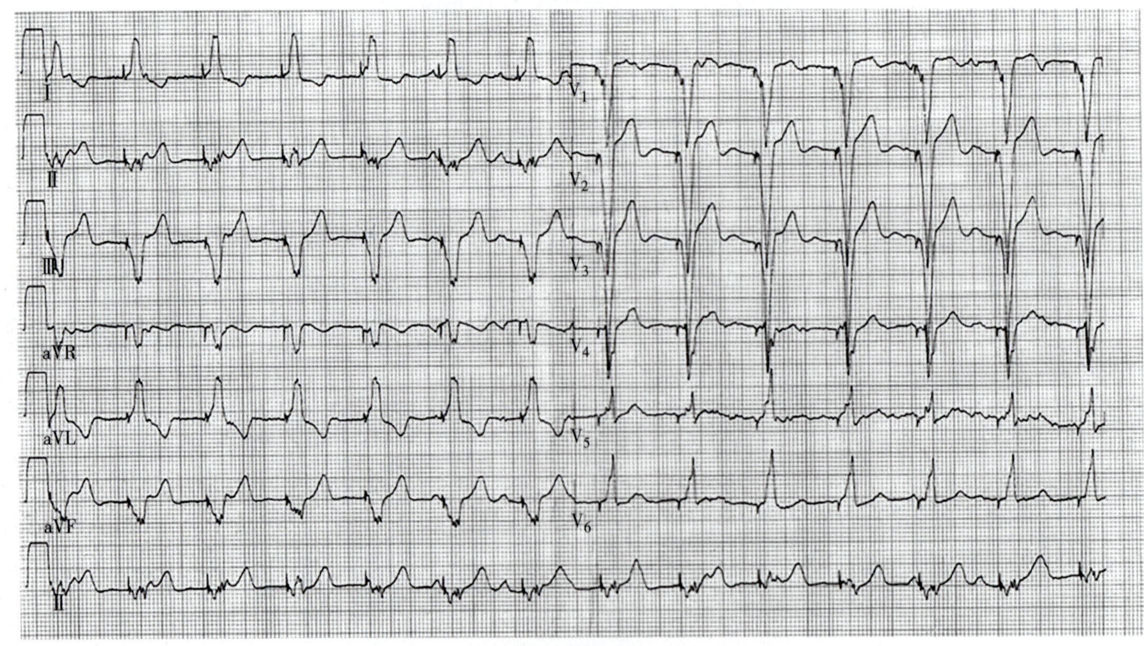

图 19-29　患者起搏器植入术后心电图

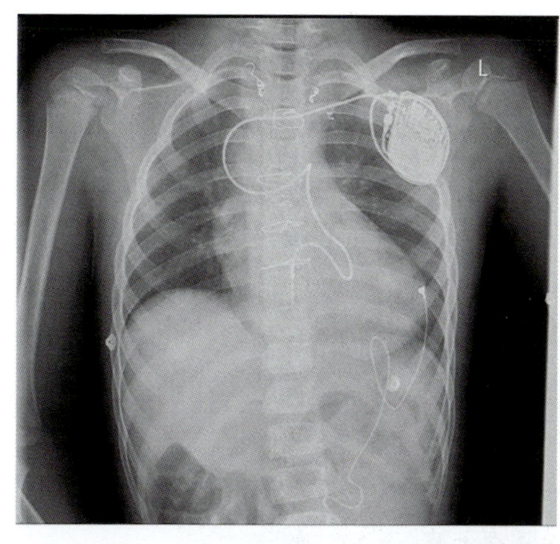

图 19-30　患者起搏器植入术后胸部 X 线片

（撰写：戴辰程、上官文　审校：戴辰程）

参考文献

［1］中国生物医学工程学会心律分会．中国儿童心血管植入性电子器械专家共识［J］．中国心脏起搏与电生理杂志，2023，37（1）：1-11.

［2］JIČÍNSKÝ M，KUBUŠ P，PAVLÍKOVÁ M，et al. Natural history of nonsurgical complete atrioventricular block in children and predictors of pacemaker implantation［J］. JACC Clin Electrophysiol，2023，9（8 Pt 1）：1379-1389.

［3］VILLAIN E. Indications for pacing in patients with congenital heart disease［J］. Pacing Clin Electrophysiol，2008，31 Suppl 1：S17-S20.

［4］VAN DEN BERG M P，VIERSMA J W，BEAUFORT-KROL G C，et al. A large family characterised by nocturnal sudden death［J］. Neth Heart J，2002，10（7-8）：304-312.

［5］戴辰程，戴文龙，郭保静．儿童左束支区域起搏六例临床观察［J］．中华儿科杂志，2020，58（2）：107-108.

［6］WENLONG D，BAOJING G，CHENCHENG D，et al: Preliminary study on left bundle branch area pacing in children：clinical observation of 12 cases［J］. J Cardiovasc Electrophysiol，2022，33（7）：1558-1566.

［7］曾梓亮，曾少颖，许刚，等．儿童左室高位侧后壁心外膜起搏对心功能的远期影响［J］．临床儿科杂志，2019，37（7）：487-493.

［8］曾少颖，梁东坡．儿童心脏起搏治疗进展［J］．中华心脏与心律电子杂志，2015，3（2）：120-126.

［9］刘海菊，李小梅，崔建，等．经胸植入左心室心外膜永久起搏器治疗儿童完全性房室传导阻滞、完全性左束支传导阻滞的疗效及心脏同步性研究［J］．中华实用儿科临床杂志，2016，31（23）：1787-1791.

［10］LI X，LI J，JIN Y，et al. Left ventricular pacing in the treatment of pediatric cardiac dysfunction caused by idiopathic complete left bundle branch block［J］. Pacing Clin Electrophysiol，2023，46（6）：445-453.

［11］JI W，CHEN X，SHEN J，et al. Left bundle branch pacing improved heart function in a 10-year-old child after a 3-month follow-up［J］. Europace，2020，22（8）：1234-1239.

第 4 节　左束支起搏在儿科中的应用

希氏束起搏是目前研究最多的生理性起搏技术，可提升心力衰竭患者的心功能，但由于存在操作难度较高、感知偏低、远期阈值升高及不能纠正希氏束水平以下阻滞等缺陷，限制了该技术的广泛应用，在儿科难以应用。Huang 等于 2017 年提出“左束支起搏（left bundle branch pacing，LBBP）”这个全新概念，左束支区域起搏可直接激动左束支传导阻滞区域，激动沿传导系统下传，保持了较好的电 - 机械同步，是相对生理性的起搏方式，起搏阈值低且稳定，具有更广泛的适应证，为目前起搏领域研究的热点。左束支分布丰富的特点及电极导线、辅助工具的改良使得左束支起搏手术操作相对简单，起搏电极越过房室结及希氏束这些易损区域，使其临床适应证范围扩大，最终会成为右心室起搏和很大比例的双心室起搏的替代品。儿童生存期长，窦房结功能障碍及先天性或后天不可逆的高度房室传导阻滞等需要起搏治疗，对生理性起搏的需求更多。从目前研究报道看，儿童行左束支起搏可实现窄 QRS 波起搏，接近生理性起搏，起搏参数稳定，可快速、有效地纠正长期心动过缓所致的左心扩大及长期右室心尖起搏所致的心功能低下及心脏扩大。5 年随访研究表明，儿童行左束支区域起搏近期安全性、有效性好，远期潜在风险有待进一步观察研究。

一、左束支起搏的手术方法

经腋静脉或锁骨下静脉路径，在前后位及右前斜位 30° X 线透视下，经 C315 希氏束鞘管导入长度为 59/69cm 的 3830 主动固定导线置于希氏束区域。用 Bard 多导仪记录单或双极起搏和局部激活电位。在希氏束远端 1.5~2.0cm 的室间隔部位，左前斜 45° 下逆时针旋转使鞘管和导线垂直于室间隔，鞘和导线接触到间隔的右侧面，起搏输出 5.0V/0.5ms，起搏心电图 QRS 形态呈 LBBB 型时提示右束支或近右束支起搏。

逐渐将起搏导线拧向间隔左侧，拧进深度可参考术前超声提示的室间隔厚度。在电极旋进过程中，密切监测起搏时的心电图形态和起搏阻抗。单极阻抗应 >500Ω，以避免导线穿至左心室腔内。旋入后期 QRS 波呈 Qr 形态，一旦起搏时心电图 QRS 形态出现右束支传导阻滞样特征（V_1 导联呈 rSr’ 型）或接近正常时，提示电极位于左束支区域。C315 鞘（身高 140cm 以下建议应用 S4 鞘）内注射对比剂判断导线头端位置，阳极环是否进入室间隔亦有助于电极旋入室间隔的深度。当起搏心电图示 V_1 导联呈右束支传导阻滞样图形或有 r 波，阈值稳定且 <1.5V/0.5ms，阻抗及感知适当，电极头端位于左侧室间隔心内膜下且未穿出室间隔，电极不再拧进（图 19-31），撤离传送鞘。固定电极有困难时适当松弛电极，去除螺旋电极里的组织，若仍未实现，可更换位置、电极及鞘。

植入过程中记录起搏参数（阈值、阻抗和感知）、起搏钉至左心室激动时间（stimulus to left ventricular activation time，Sti-LVAT）、透视时间、QRS 时限、心内电图及影像资料。

二、左束支起搏成功的标准

1. 起搏 QRS 形态为右束支传导阻滞形态或 V_1 导联有 r 波。

2. 自身心律下记录到左束支电位（图 19-32）。

3. 高低起搏输出测得的 Sti-LVAT（V_4~V_6 导联脉冲钉到 R 波峰值）均短而恒定。

4. 造影或超声提示电极位于左侧室间隔内膜下（图 19-33）。

第 1、3、4 条为必须达到的标准，第 2 条为电极到达左束支区域的直接指征。

三、实战病例

【病例 1】

患者女性，14 岁，体重 48kg，9 年前于我院诊断心房静止，植入单腔永久心脏起搏器（右室心尖）。近期患者因疲乏，查超声心动图提示 LVEF 45%，LVEDD 55mm，室壁运动不协调，诊断为

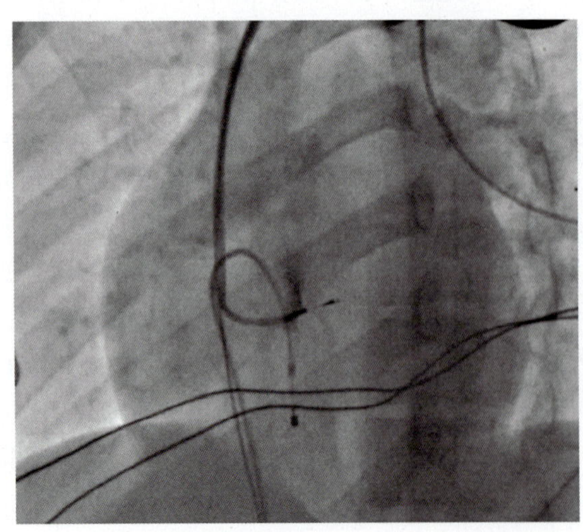

图 19-31　三度房室传导阻滞患儿起搏器植入术中左前斜 30° 造影示阳极环未进入室间隔

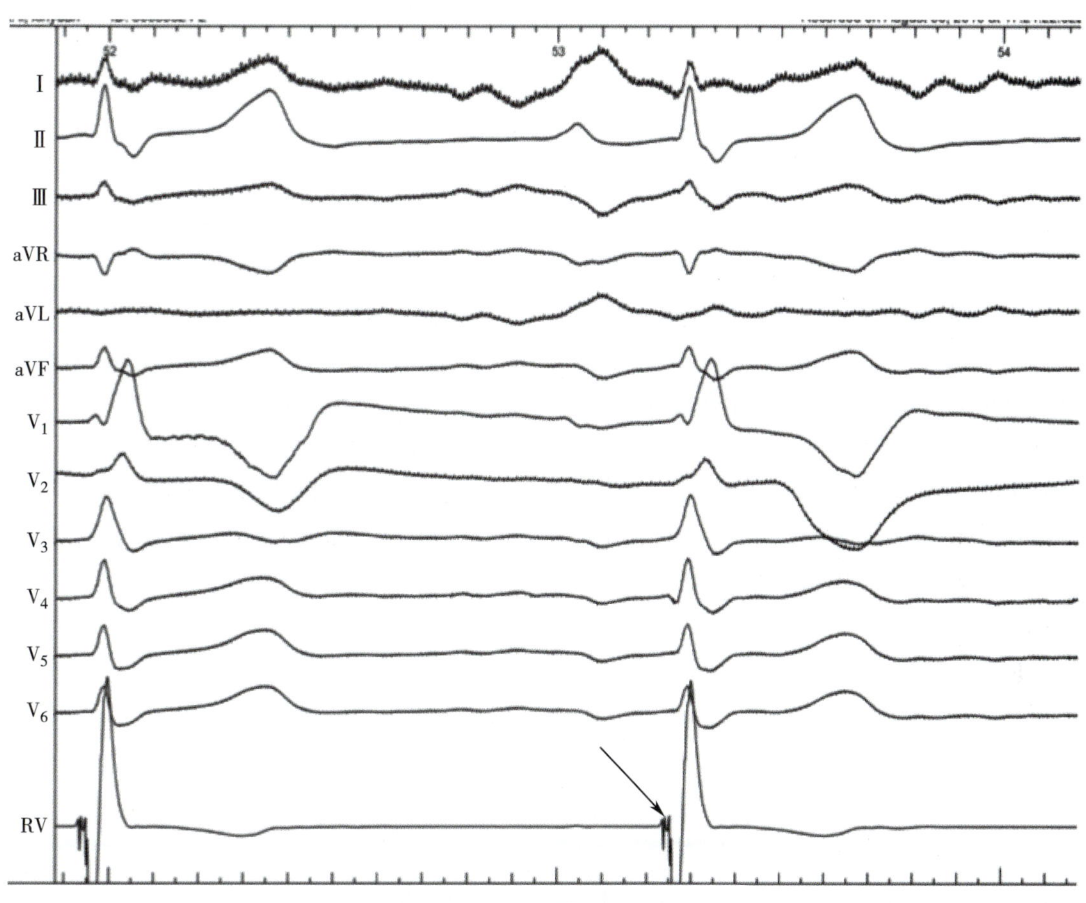

图 19-32　心内电图示三度房室传导阻滞患儿心室电极放置处自身心律下可见 P 电位（箭头），提示心室电极（RV）位于左束支区域

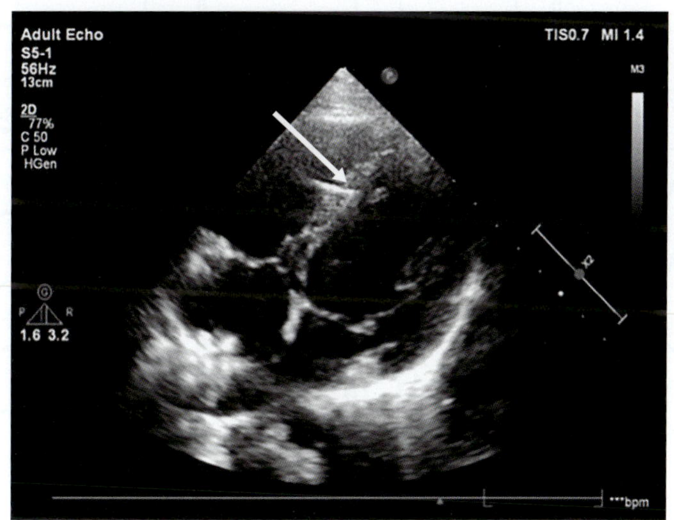

图 19-33　胸骨旁长轴四腔心切面超声图像示三度房室阻滞患儿心室电极位于左侧室间隔内膜下

起搏器综合征。遂行左束支起搏，术中实现左束支夺获（图 19-34），起搏前后心电图见图 19-35，起搏后影像见图 19-36。起搏后 3 天复查 LVEF 63%，1 个月心脏大小恢复正常。

【病例 2】

患者男性，3 岁 8 个月，体重 11kg，因“发现心功能不全及心脏扩大 3 年半”入院。患者生后 2 个月因咳嗽、面色苍白就诊当地医院，超声心动图提示左心室球形扩张，心内膜回声增厚，LVEDD 52mm，LVEF 15.1%，室间隔运动不协调，二尖瓣、三尖瓣中度反流，估测肺动脉收缩压 53mmHg；BNP>4 904pg/ml；心电图提示完全性左束支传导阻滞（complete left bundle branch block，CLBBB）；抗感染及抗心衰治疗后症状好转，LVEDD 43mm，LVEF 31.5%。患者经强心、利尿、扩血管、丙种球蛋白冲击治疗（1 个疗程）、激素治疗（疗程 3 年余），病情相对稳定，LVEF 30% 左右，左心室扩大及室间隔矛盾运动未改善，脐带间充质干细胞治疗 6 个月，LVEF 升至 49%，停用 2 个月后降至治疗前水平。

既往史：胎儿超声心动图显示室间隔运动不协调，收缩中期室间隔见弹跳征（心室预激？左束支传导阻滞？）。

家族史：母亲 ANA、SSA、Ro-52 及 Scl-70 强阳性，诊断为无症状的干燥综合征。

查体：体格发育落后，心前区明显隆起，心率 118 次 /min，律齐，心尖区可闻及 2/6 级收缩期杂音。

心电图：窦性心律，LBBB（图 19-37）。

超声心动图：左心室增大、变形，LVEDD 55mm，室间隔运动紊乱，呈波浪形，室间隔中下段及心尖段收缩期向右心室摆动，致右心室流出道功能性狭窄；心室间机械延迟时间（inter-ventricular mechanical delay，IVMD）70ms（图 19-38，图 19-39）。

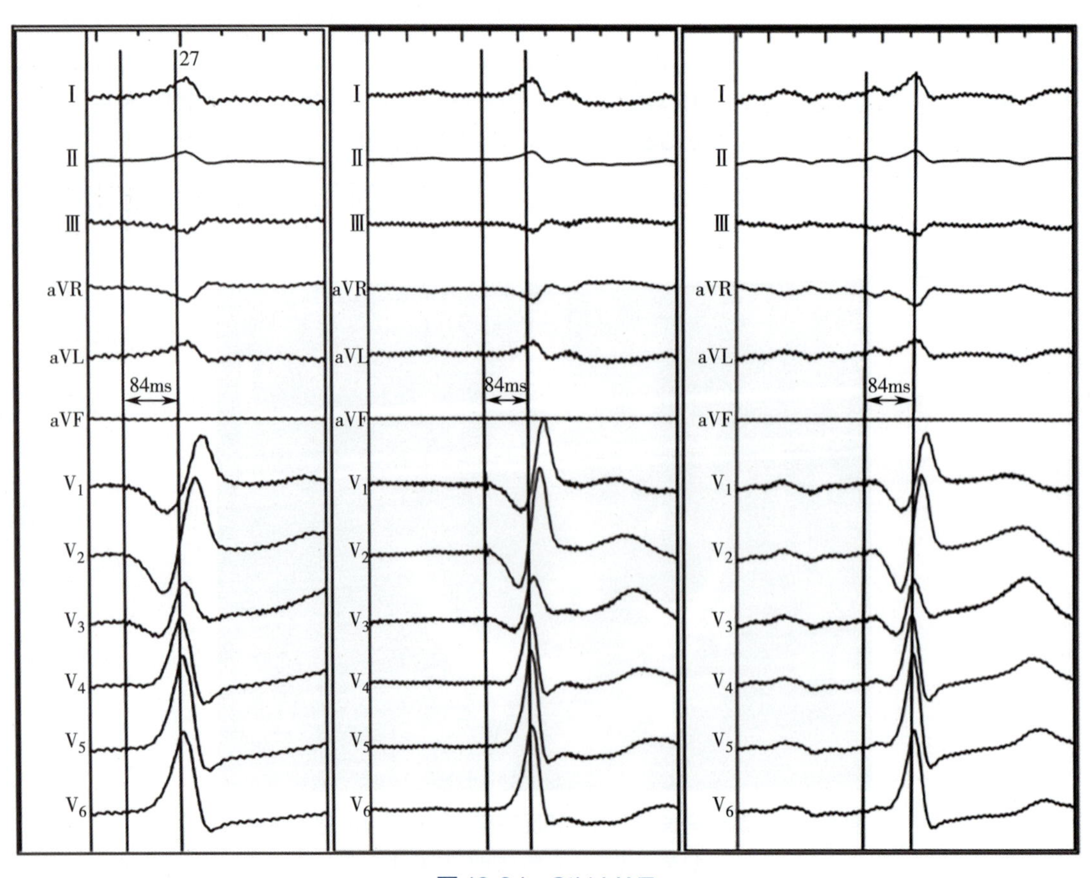

图 19-34 Sti-LVAT

在 1.5V、3V 和 5V 输出下均为 84ms。

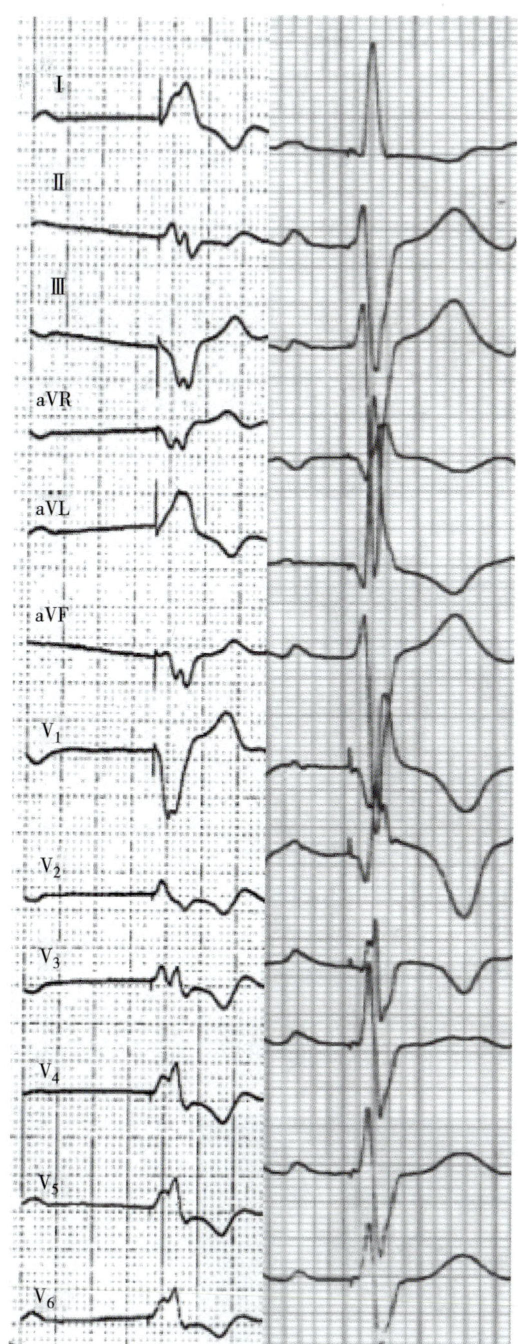

图 19-35　左束支起搏前后心电图

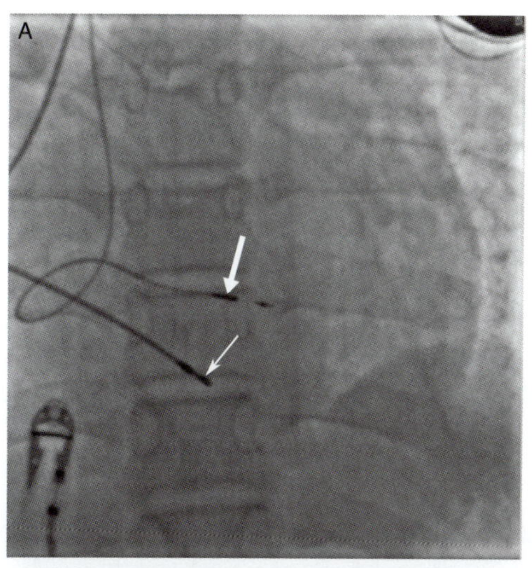

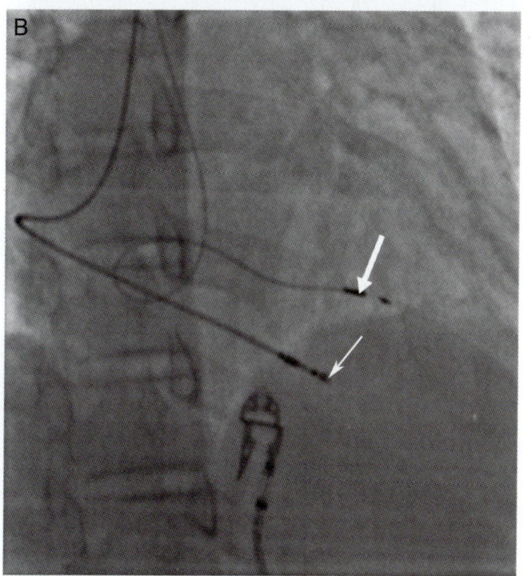

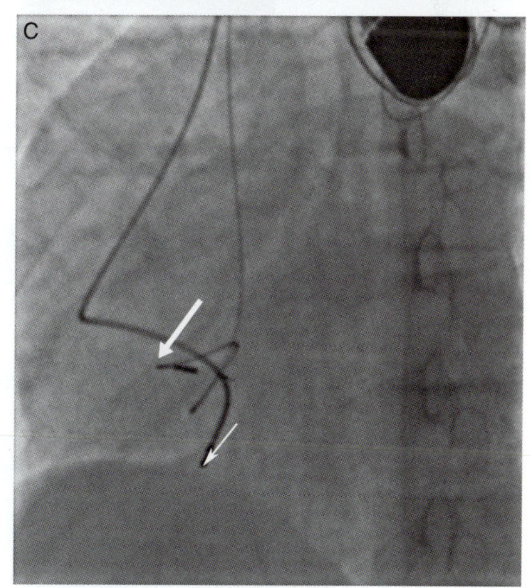

图 19-36　左束支起搏术中透视影像

图中显示 LBBP 导线植入位置（图 A 为正位，图 B 为右前斜 30°，图 C 为左前斜 45°），白色粗箭头示此次植入的 LBBAP 电极，白色细箭头示既往植入的右室心尖电极。

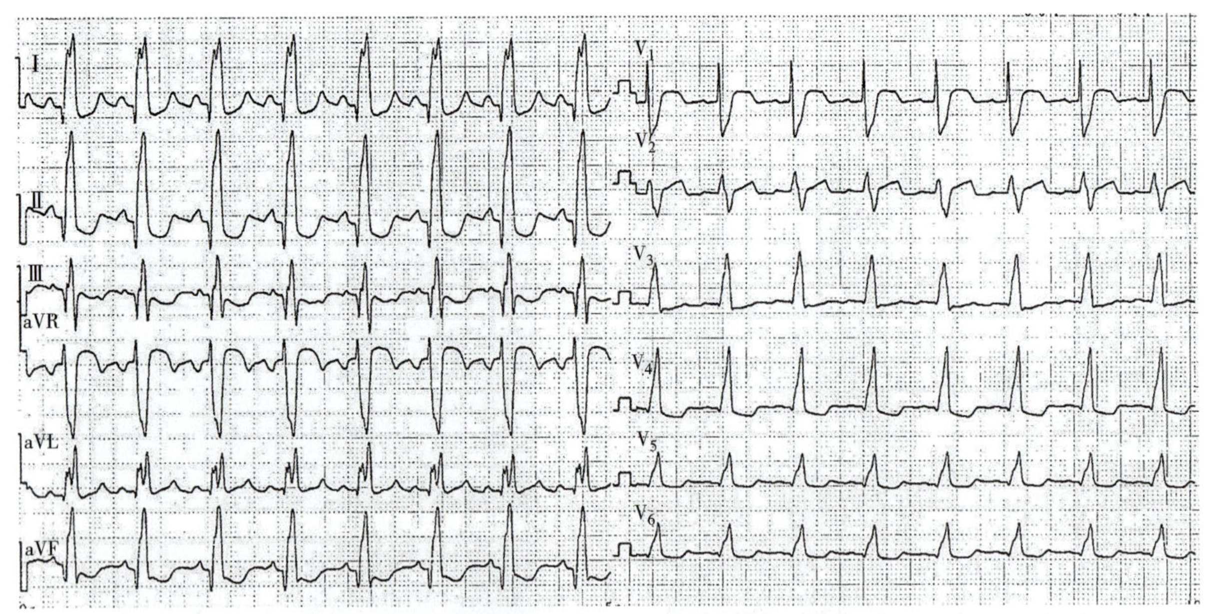

图 19-37　起搏术前心电图

心电图呈 LBBB，QRSd=178ms。

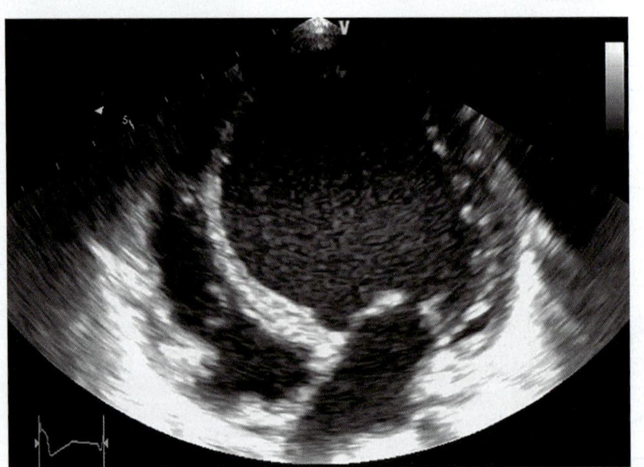

图 19-38　左心室长轴心尖四腔心切面中左心室明显扩大，室间隔变形

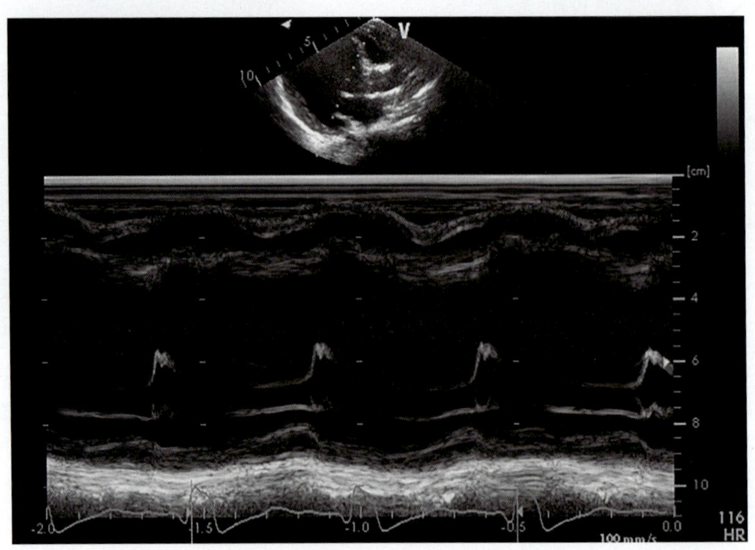

图 19-39　胸骨旁长轴 M 型示室间隔与左心室后壁运动不协调

心脏磁共振：左心室高度扩大，室间隔运动显著不协调，可见左心室延迟强化（图 19-40）。

诊断：扩张型心肌病，完全性左束支传导阻滞。

治疗：双腔起搏（左束支起搏），术中影像见图 19-41，起搏后心电图 QRS 波宽度（QRS duration，QRSd）由 178ms 缩短至 130ms（图 19-37，图 19-42），囊袋愈合佳（图 19-43）；术后 80 天超声心动图示 LVEF 55.5%，LVEDD 39.7mm，IVMD 35ms（图 19-44）。

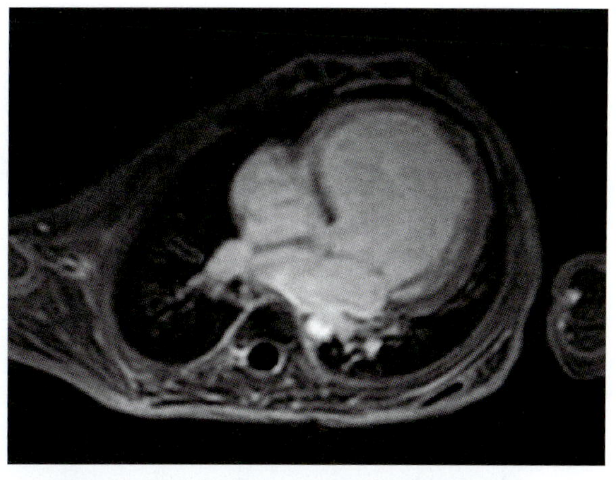

图 19-40　心脏磁共振可见左心室延迟强化

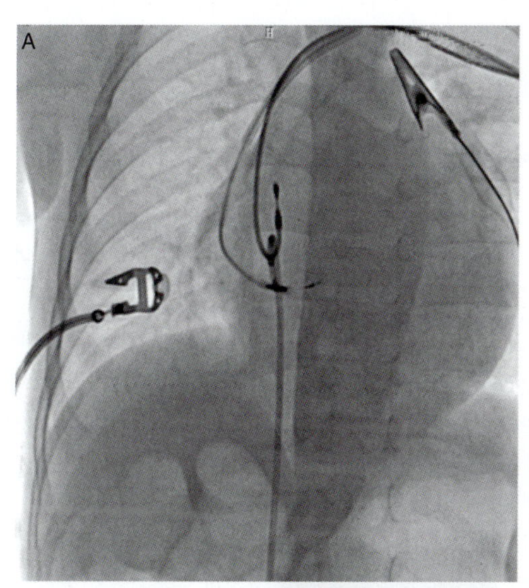

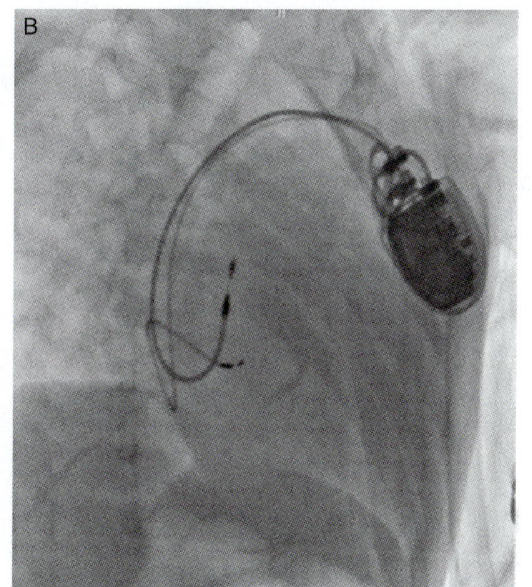

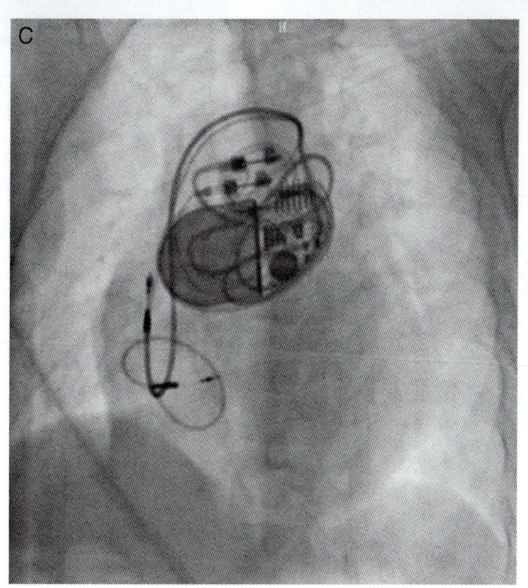

图 19-41　起搏电极到位及植入后影像

A. 正位；B. 右前斜 30°；C. 左前斜 45°。

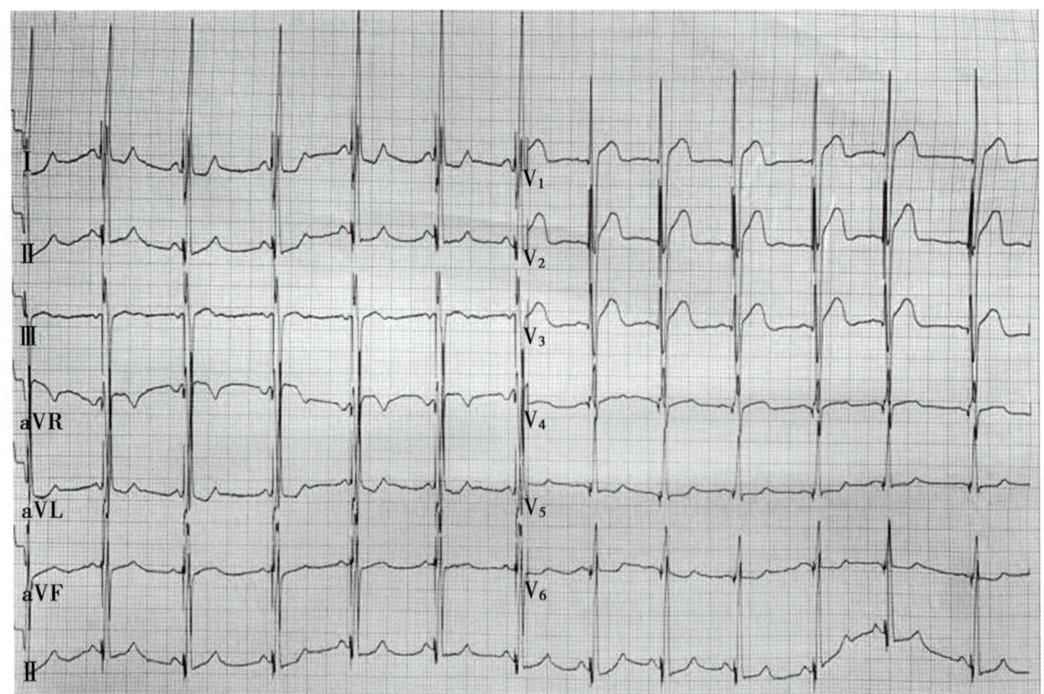

图 19-42　起搏后心电图，QRSd=130ms

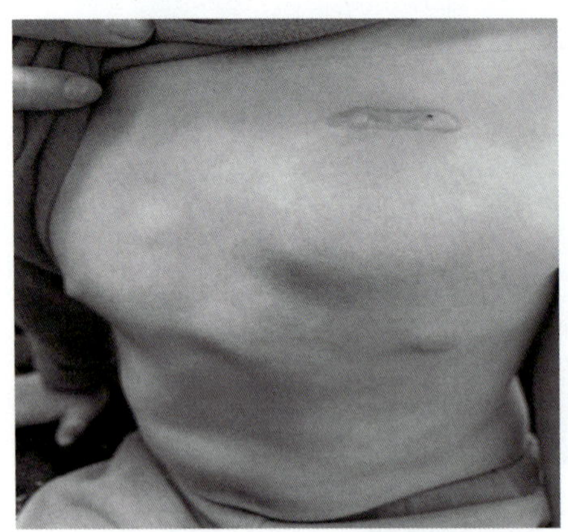

图 19-43　囊袋愈合佳

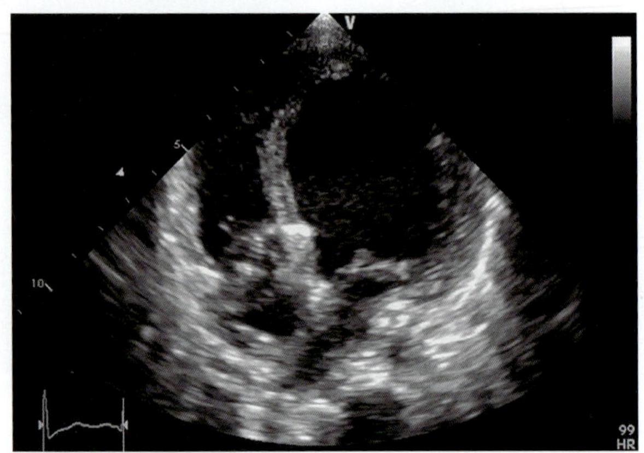

图 19-44　术后 80 天超声心动图示电极位于左心室心内膜下，左心室明显回缩

随访：术后 1 年超声心动图示 LVEF 65%，LVEDD 35mm。

（撰写：戴辰程、上官文　审校：戴辰程）

参考文献

[1] VIJAYARAMAN P, CHUNG M K, DANDAMUDI G, et al. His bundle pacing[J]. J Am Coll Cardiol, 2018, 72(8): 927-947.

[2] ZANON F, ELLENBOGEN K A, DANDAMUDI G, et al. Permanent His-bundle pacing: a systematic literature review and meta-analysis[J]. Europace, 2018, 20(11): 1819-1826.

[3] HUANG W, SU L, WU S, et al. A novel pacing strategy with low and stable output: pacing the left bundle branch immediately beyond the conduction block[J]. Can J Cardiol, 2017, 33(12): 1736. e1-e3.

[4] 李玉秋，陈柯萍．左束支起搏的现状与困惑[J]. 南京医科大学学报：自然科学版，2019, 39(6): 793-796.

[5] CHEN K, LI Y, DAI Y, et al. Comparison of electrocardiogram characteristics and pacing parameters between left bundle branch pacing and right ventricular pacing in patients receiving pacemaker therapy[J]. Europace, 2019, 21(4): 673-680.

[6] 刘曦，华伟．希浦氏起搏临床应用最新进展[J]. 心电与循环，2019, 38(4): 277-280.

[7] SU L, WANG S, WU S, et al. Long-term safety and feasibility of left bundle branch pacing in a large single-center study[J]. Circ Arrhythm Electrophysiol, 2021, 14(2): e009261.
[8] LI X, QIU C, XIE R, et al. Left bundle branch area pacing delivery of cardiac resynchronization therapy and comparison with biventricular pacing[J]. ESC Heart Fail, 2020, 7(4): 1711-1722.
[9] WANG Y, ZHU H, HOU X, et al. Randomized trial of left bundle branch vs biventricular pacing for cardiac resynchronization therapy[J]. J Am Coll Cardiol, 2022, 80(13): 1205-1216.
[10] LIANG Y, WANG J, GONG X, et al. Left bundle branch pacing versus biventricular pacing for acute cardiac resynchronization in patients with heart failure[J]. Circ Arrhythm Electrophysiol, 2022, 15(11): e011181.
[11] CHUNG M K, PATTON K K, LAU C P, et al. 2023 HRS/APHRS/LAHRS guideline on cardiac physiologic pacing for the avoidance and mitigation of heart failure[J]. Heart Rhythm, 2023, 20(9): e17-e91.
[12] 戴辰程, 戴文龙, 郭保静. 儿童左束支区域起搏六例临床观察[J]. 中华儿科杂志, 2020(2): 107-108.
[13] WENLONG D, BAOJING G, CHENCHENG D, et al. Preliminary study on left bundle branch area pacing in children: Clinical observation of 12 cases[J]. J Cardiovasc Electrophysiol, 2022, 33(7): 1558-1566.
[14] HUANG W, CHEN X, SU L, et al. A beginner's guide to permanent left bundle branch pacing[J]. Heart Rhythm, 2019, 16(12): 1791-1796.
[15] CHEN X, WU S, SU L, et al. The characteristics of the electrocardiogram and the intracardiac electrogram in left bundle branch pacing[J]. J Cardiovasc Electrophysiol, 2019, 30(7): 1096-1101.

第 5 节　儿童心律失常的护理经验

心律失常作为一种常见的心血管疾病，主要指患者的心搏节律以及频率呈现出系列异常现象。在心律失常疾病发作后，患者往往会出现心悸、胸闷、气短等系列疾病症状，更为严重者会发生眩晕、晕厥等症状，甚至会导致猝死。

一、心律失常护理常规

【护理评估及观察要点】

（一）症状

1. 心悸，心慌，常见于各种快速性心律失常。

2. 胸闷、头晕、乏力、抽搐、晕厥。常见于缓慢性心律失常及快速性心律失常致心输出量减少，如高度房室传导阻滞、窦性停搏及室上性或室性心动过速。

3. 询问患者症状发作的诱因及持续时间、缓解方式、是否应用抗心律失常药物。

4. 基础心脏疾病，如心肌病、心功能不全或遗传性心律失常。

（二）体征

心律失常的血流动力学改变的临床表现主要取决于心律失常的性质、类型、心功能及对血流动力学影响的程度，如轻度窦性心动过缓、窦性心律不齐、偶发房性期前收缩、一度房室传导阻滞等对血流动力学影响甚小，故无明显的临床表现。较严重的心律失常，如病窦综合征、快速心房颤动、阵发性室上性心动过速、持续性室性心动过速等，可引起心悸、胸闷、头晕、低血压、出汗，严重者可出现晕厥、阿 - 斯综合征，甚至猝死。

（三）相关检查及实验室化验指标

完善血液检查：血常规及血型、凝血功能、生化、免疫、甲状腺功能等。完成胸部 X 线检查、超声心动图检查、24h 动态心电图检查等术前检查。心电图是诊断心律失常的最重要依据。

（四）重点观察项目

1. 联律间期短于 350ms（可表现为 R-on-T 现象）、QT 间期延长、电解质紊乱或合并心功能不全的室性期前收缩需格外关注。

2. 多形性室性期前收缩。

3. 心脏停搏，或高度房室传导阻滞伴长间歇。

【护理措施】

（一）心电监护

对严重心律失常进行心电监护，护士应熟悉监护仪的性能、使用方法，要注意有无引起猝死的危险征兆，一旦发现立即报告医师，做出紧急处理。

（二）氧疗护理

缺氧患者遵医嘱给予吸氧，呼吸功能不全者予以面罩加压吸氧，必要时进行机械辅助通气。

（三）阿-斯综合征抢救的护理配合

1. 心脏骤停应立即叩击心前区及进行人工呼吸，通知医师，备齐各种抢救药物及物品。

2. 建立静脉通道，遵医嘱按时正确给药。

3. 心室颤动时，积极配合医师做电击除颤或安装人工心脏起搏器。

4. 存在脑缺氧者尽早应用头部冰袋或冰帽行脑保护。

5. 监测24h出入量，必要时留置导尿管。注意保暖，防止并发症。

二、电生理检查及射频消融术护理常规

（一）术前护理

1. 询问患者有无晕厥史，必要时加床挡，防止坠床。

2. 向患者、家属解释检查的目的、操作方法及可能发生的不适感觉等，消除顾虑。

3. 遵医嘱停用所有抗心律失常药物至少5个半衰期（心房颤动除外）；遵医嘱完善各种检查等。

4. 术前禁食水6h，双侧腹股沟和双侧颈胸部备皮。

5. 左上肢（首选）保留静脉通路。

6. 练习床上排便，术前排空大小便。

7. 检查各种心电监护仪、除颤仪、起搏器的性能处于最佳状态，以备需要。

（二）术后护理

1. 持续心电监护，观察心率、心律、血压情况，术后次日复查心电图或动态心电图。

2. 穿刺静脉者观察穿刺点有无出血、下肢皮肤颜色和温度，加压包扎4~8h，卧床6~8h；穿刺动脉者观察穿刺点有无出血、血肿、足背动脉搏动情况、下肢皮肤颜色和温度，加压包扎8~12h，平卧12h，12h下地活动。改包扎时护士观察是否有血肿，并使用听诊器听穿刺血管是否有杂音。

3. 卧床期间保持术侧下肢制动，指导患者每半小时可活动踝、趾关节，做踝泵运动，减轻局部僵硬、麻木感，防止深静脉血栓。

4. 做好生活护理，协助患者饮食，选择清淡、易消化食物，少食多餐，避免食用过于粗糙、刺激性的食物。卧床期间避免易产生气体的豆浆、鲜奶等食品，均衡营养，适量饮水。避免卧床期间腹胀不适。

（三）心理护理

1. 加强巡视，主动关心患者。

2. 患者卧床期间协助患者生活护理，满足生活护理需求。

3. 用通俗易懂的语言向患者及家属讲解射频消融治疗的相关知识，解除恐惧、焦虑心理。

（四）并发症护理

1. 穿刺局部血管并发症，如皮下及腹膜后血肿、动静脉瘘、假性动脉瘤等。

2. 血胸、气胸，观察患者有无咳嗽、胸痛及呼吸困难。

3. 心脏压塞，术中、术后密切观察生命体征及面色、心电图变化，发现患者出现胸闷、烦躁、心率呼吸加快、出冷汗等症状时，需注意是否心脏压塞；压塞程度重者表现为意识模糊、血压下降。一旦有上述征象，及时联系医生，迅速备好心包穿刺用物。

4. 血栓栓塞，术后观察患者神志、呼吸、足背动脉搏动情况及术肢皮肤温度、颜色的改变。

三、永久心脏起搏器植入术护理常规

（一）术前护理

1. 向患儿及家属做好解释工作，介绍起搏器的有关知识及指导，练习床上排便。

2. 完成常规检查，复查EKG、血常规、出凝血时间、血小板计数等。

3. 皮肤准备　备皮范围包括全胸、双腋窝，必要时需行腹股沟及会阴区皮肤准备。做好个人卫生（重点清洗胸前、颈部、大腿根部及耳廓、脐周，按需修剪指/趾甲），更换清洁衣裤。

4. 进行静脉留置针穿刺，为方便术中行腋静脉造影，穿刺部位尽量选择左侧肘正中静脉。

5. 手术前要预防感染而影响手术。减少探视，保持室内空气新鲜流通。

6. 术前应注意有无牙龈炎。

7. 手术前合理安排饮食，切忌暴饮暴食，以免引起消化不良性腹泻。

8. 术前30min遵医嘱预防性应用抗生素。

（二）术后护理

1. 遵医嘱予心电监护，观察起搏器植入后的工作状况。

2. 活动　术后 6h 去枕平卧，术后 24h 平卧，沙袋按压伤口 24h；术侧上臂制动 3 天；术后停心电监护后可适当下床活动，术侧上肢可轻微活动，但不可做举高、外展动作。

3. 伤口　术后 1 周每天伤口换药，观察伤口有无出血，注意伤口周边皮肤颜色、温度，有无红、肿、热、痛等症状。

4. 不要按压、挤压起搏器。通过心电监护，观察起搏器工作情况。

5. 术后 48h 内遵医嘱应用抗生素。

（三）出院指导

1. 饮食　建议吃清淡、易消化、含高维生素的食物，适量饮食，避免过饱，切记勿暴饮暴食，注意饮食卫生。

2. 沐浴　拆线方可洗澡，应避免摩擦起搏器植入处的皮肤，做好保暖措施，防止感冒。

3. 运动　适当进行体力活动，术后 1~3 个月避免剧烈运动，手术侧肢体要避免举高、大幅度活动，以免电极导线及机器发生移位。术后 3~6 个月恢复正常活动。

4. 外出　需随身携带起搏器植入卡，过安检时需出示。

5. 生活　一般家电不会影响起搏器工作。使用手机尽量距离起搏器 15cm 以上，接听电话时尽量使用离起搏器较远的一侧接听。勿靠近高磁场区域，如大型电站、雷达天线等，如需进行 MRI 检查，应告知医生并提前程控更改模式。

6. 自我监测　每天自测脉搏 2 次并记录，如出现明显高于或低于起搏器设定的频率，或者出现心悸、头晕、乏力等症状，都应及时就医检查。

7. 随访　术后 1、3、6 个月需进行随访检查及程控检查，此后每年一次，当电池即将耗尽时需缩短随访时间，一般 1~2 个月一次或遵医嘱。

四、改良 Valsalva 动作

改良 Valsalva 动作是指在标准 Valsalva 动作后立即进行仰卧位，以及被动腿抬高。改良 Valsalva 动作治疗阵发性室上性心动过速（paroxysmal supraventricular tachycardia，PSVT）成功率可达 43%，持续吹气 10~15s，保持胸腔内压 40mmHg 被定义为新改良 Valsalva 动作。

（一）改良 Valsalva 禁忌证

1. 血流动力学不稳定需电复律者。

2. 年龄 >75 岁。

3. 意识障碍，无法配合完成动作。

4. 妊娠期。

5. 合并心力衰竭，严重肺动脉高压、气胸、胸腔积液、青光眼、视网膜病变、下肢静脉血栓、右侧颈内静脉血栓。

6. 伴有脊柱畸形及严重创伤、股疝、腹水、腹内压增高者。

（二）改良 Valsalva 操作流程

1. 患者体位取半卧位约 45°。

2. 使用 10ml 注射器 1 支（压力约 40mmHg）去掉针头，深吸气后口含注射器用力吹气 15s 并憋住。

3. 医务人员协助患者立即平卧并抬高双腿 45°~90°，保持姿势 1min 不变，观察心率变化，采用床旁 12 导联心电图判断复律是否成功。

4. 再恢复半卧位，若未成功可反复，如果复律失败，改为药物复律。

五、抗心律失常药物（表 19-3）

表 19-3　抗心律失常药物

分类	药物	作用	应用
Ⅰ类：钠通道阻滞药			
ⅠA 类：适度阻滞钠通道	奎尼丁	全心抑制——抑制自律性、传导性、兴奋性和收缩性	适用于各种心律失常。房颤的转律宜选用；治疗房颤合用强心苷
	普鲁卡因胺		房性、室性心律失常

续表

分类	药物	作用	应用
ⅠB 类：轻度阻滞钠通道	利多卡因	选择作用于浦肯野纤维，提高室颤阈值	主要用于室性心律失常，对房颤无效；对急性心肌梗死并发的室性心律失常为首选药
	苯妥英钠		治疗强心苷中毒引起的快速性心律失常首选
ⅠC 类：明显阻滞钠通道	普罗帕酮		室上性和室性期前收缩，室上性和室性心动过速，伴发心动过速和心房颤动的预激综合征
Ⅱ类：β 受体阻滞剂	美托洛尔	降低自律性，减慢传导速度，延长或相对延长 ERP；作用部位在窦房结和房室结	高血压、心绞痛、窦性心动过速首选
	普萘洛尔	降低窦房结、心房、浦肯野纤维的自律性	用于室上性心律失常。对交感神经兴奋性增高、甲状腺功能亢进及嗜铬细胞瘤等引起的窦性心动过速效果好
Ⅲ类：延长动作电位时程药（钾通道阻滞剂）	胺碘酮	延长心房肌、心室肌和浦肯野纤维的 APD 和 ERP，有利于消除折返激动	各种室上性和室性心律失常，广谱抗心律失常药
Ⅳ类：钙通道阻滞剂	维拉帕米	作用部位为窦房结、房室结：①降低窦房结自律性；②减慢房室结传导性；③延长 ERP	治疗室上性和房室结折返引起的心律失常，阵发性室上性心动过速的首选药；房颤、房扑

注：APD，动作电位时程；ERP，有效不应期。

六、心脏骤停院外急救

（一）概述

需要对存在恶性心律失常或心脏骤停风险的患儿家属进行心肺复苏培训，包括已经植入 ICD 的患者家属。

心脏骤停，通俗来讲就是患者受外界环境、自身情绪或病理因素等影响出现的心脏突然停止跳动的情况，此时心脏的正常功能停止，严重影响全身血液、氧气循环，若停止时间较长，则会导致体内重要脏器缺血缺氧，最终导致患者死亡。因此，面对心脏骤停这样较为紧急的情况，急救人员应在第一时间实施心肺复苏，尽快帮助患者恢复呼吸和心脏搏动，保护患者重要器官，如心脏、大脑等，促进患者自主呼吸与循环功能的恢复，为患者入院救治奠定基础，降低患者残疾或死亡的概率。心脏骤停的患者很难依靠自身力量恢复正常呼吸功能，经调查可知，患者在心脏骤停 10min 后进行心肺复苏的成功率几乎为 0，只要能够提前 1min 开展心肺复苏，就能够将抢救成功率提升 10%。

（二）心肺复苏的流程

1. 评估现场和周围环境，确保儿童处于安全的位置，避免二次伤害。

2. 判断意识，呼喊并拍打患儿肩部或婴儿足底，判断其有无意识。

3. 判断生命体征，让患儿平躺在平地或硬板上，解开患儿上衣，判断其有无大动脉搏动和自主呼吸。以上操作需在 10s 内完成，若患儿无呼吸，胸廓无起伏，摸大动脉无搏动，此时应立即实施心肺复苏。

4. 当遇到这种情况下，首先要做的是立即拨打急救电话号码。有条件情况下，先尽快取得 AED，如果无人帮忙，应在进行心肺复苏的同时，免提拨打急救电话，以免影响心肺复苏操作。

5. 进行胸外按压。

（1）施救者跪在患儿身体的任何一侧。

（2）开始胸外按压，找准患儿两乳头连线中点即胸骨下方，用一手掌根部紧贴患者胸骨，另一只手叠放在该手上，十指交叉，双臂伸直，且双臂位于胸骨正上方，也可单掌操作。保证按压频率和深度，利用上身重量垂直下压，连续按压 30 次，每分钟 100~120 次，即每秒按压 1.5~2 次。每次按压深度为 4~6cm，按压深度不宜过深。

（3）开放气道，按压胸部后，开放气道及清理口鼻分泌物。施救者一只手按在患儿前额，稍用力向后压；另一只手将患儿下巴向上抬起，使患儿的口腔、咽喉呈直线，需注意角度不宜过大；清理口腔分泌物，若患儿口腔内有分泌物或异物，如呕吐物、痰液、血液等，应立即清理干净。需立即将患儿头偏向一侧，使液体状异物流出。另外，还可用食指或小指将能看见的口腔异物钩取出来，以防止异物堵塞气道或造成误吸，导致进一步缺氧。

6. 人工呼吸

（1）口对口人工呼吸，施救者保持患儿气道开放后，用口唇严密地包住患儿口唇，平稳向其口内吹气 1s。吹气后，松开捏住患儿鼻子的手指，使其自然呼气，排出肺内气体。如果吹气有效，可观察到患儿胸部起伏，再进行第二次吹气，注意避免过度通气和漏气。

（2）口对口鼻人工呼吸，如果施救者可以直接用嘴覆盖患儿口鼻，则可进行口对口人工呼吸。

（3）口对鼻人工呼吸，如果患儿口腔严重外伤或牙关紧闭，可采用口对鼻人工呼吸。

保证有效通气时，以上三者任选其一即可。

以上步骤按照 30∶2 的比例，重复进行胸外按压和人工呼吸，直到医护人员赶到。30 次胸外按压和 2 次人工呼吸为一个循环，每 5 个循环后，检查一次患儿呼吸和心搏是否恢复。如旁边有其他人可交替进行心肺复苏操作，保证按压的频率和深度。

7. AED 的使用

（1）检查患儿大血管搏动时，应摸颈动脉或股动脉。

（2）1~8 岁患儿建议使用儿科剂量衰减型 AED。

（3）若患儿胸部有水，应擦净后再使用 AED，但胸部无需过于干燥。

（4）儿童心脏骤停一旦发生，如果不能得到及时抢救，4~6min 就会造成儿童脑和其他重要组织器官不可逆性损伤。因此，儿童心脏骤停后心肺复苏，必须在现场立即进行。

（撰写：荣敬　审校：戴辰程）

参考文献

［1］PANCHAL A R, BARTOS J A, CABANAS J G, et al. Part 3: adult basic and advanced life support: 2020 American Heart Association Guidelines for Cardiopulmonary Resuscitation and Emergency Cardiovascular Care［J］. Circulation, 2020, 142（16_suppl_2）: S366-S468.

［2］蒋艳妮，许咏梅，杜少兰，等．心脏骤停患者院前急救复苏成功率的相关影响因素分析［J］. 临床医学研究与实践，2020，5（18）：4-5，10.

［3］HINDRICKS G, POTPARA T, DAGRES N, et al. 2020 ESC Guidelines for the diagnosis and management of atrial fibrillation developed in collaboration with the European Association for Cardio-Thoracic Surgery（EACTS）: the task force for the diagnosis and management of atrial fibrillation of the European Society of Cardiology（ESC）developed with the special contribution of the European Heart Rhythm Association（EHRA）of the ESC［J］. Eur Heart J, 2021, 42（5）: 373-498.

［4］姜明慧，沈莹，刘文娟．难治性室性心律失常射频消融术的围手术期护理［J］. 护士进修杂志，2021，36（9）：821-823.

［5］JANUARY C T, WANN L S, CALKINS H, et al. 2019 AHA/ACC/HRS focused update of the 2014 AHA/ACC/HRS guideline for the management of patients with atrial fibrillation: a report of the American College of Cardiology/American Heart Association task force on clinical practice guidelines and the Heart Rhythm Society［J］. J Am Coll Cardiol, 2019, 74（1）: 104-132.

［6］王强，刘晋豫，凡瑞俭，等．修订版 Valsalva 动作在阵发性室上速心动过速急诊患者中的应用［J］. 中国急救复苏与灾害医学杂志，2019，14（2）：119-121.

［7］葛均波，徐永健，王辰．内科学［M］. 9 版．北京：人民卫生出版社，2018.

［8］李海燕，李帼英．心血管介入标准化护理管理手册［M］. 北京：人民军医出版社，2015.

第 20 章　儿童心脏瓣膜病治疗

第 1 节　Ebstein 畸形的外科治疗经验

一、知识要点

【概述】

Ebstein 畸形(Ebstein's anomaly)又称三尖瓣下移畸形,以 19 世纪德国医生 Wilhelm Ebstein 的名字命名,是一种罕见而复杂的先天性心脏病,发病率不到先天性心脏病的 1%。这类心脏畸形导致右心房异常发育,特别是三尖瓣位置下移,同时伴随着心脏的其他结构异常。

1. 三尖瓣位置异常　三尖瓣位置过低,附着在心室的底部,而不是通常中央的位置。

2. 三尖瓣结构异常　三尖瓣通常分为三个瓣膜,但在 Ebstein 畸形中,这些瓣膜可能过于薄弱或不规则,即发育不良。

3. 右心室发育异常　由于三尖瓣的位置异常,右心室也可能异常发育,变得扩大和变薄。虽然部分患者可活到较大年龄,但生活质量受到影响。死亡的主要因素是心力衰竭、缺氧、心律失常和猝死。

【病因】

Ebstein 畸形的确切病因尚不完全明确,但有几个因素可能与其发生有关。

1. 遗传因素　有些家庭可能有遗传性 Ebstein 畸形的倾向,表明基因可能在该病的发病机制中起到作用。多代家系研究表明,该疾病可能具有家族聚集性,虽然遗传模式尚未完全阐明。遗传学家已经鉴定出与 Ebstein 畸形相关的一些基因变异,如 *MYH7*、*TBX5*、*NKX2.5* 等,可能导致心脏发育过程异常从而形成 Ebstein 畸形。此外,复杂的多基因遗传因素也可能在病因中起到作用。

2. 胚胎发育过程中的异常　在胚胎发育过程中,心脏结构的形成涉及多个复杂步骤。Ebstein 畸形可能是由于心脏管道形成和分化的过程中出现异常所导致。一种假说是,在心脏管道形成早期,三尖瓣的原始细胞定位错误,导致三尖瓣畸形和右心房扩大。这一过程可能受到遗传因素和环境因素的共同影响。

3. 遗传和环境因素的相互作用　最近的研究表明,遗传和环境因素之间可能存在复杂的相互作用,对 Ebstein 畸形的风险产生影响。母体在怀孕期间暴露于某些药物、化学物质或感染性因素,可能会增加胎儿发展 Ebstein 畸形的风险。这种相互作用的机制还需要更深入的研究。

【病理解剖和分型】

(一) Ebstein 畸形的病理解剖特征

1. 三尖瓣瓣叶黏附在其下方的心肌壁,瓣叶分化障碍。

2. 瓣叶附着部位沿心尖方向向下移位,移位程度隔瓣 > 后瓣 > 前瓣。

3. 从真正的三尖瓣环水平到隔瓣、后瓣附着水平的这一段右心室组织异常变薄且发育不全,被称为"心房化"。"房化"心室部分扩张,并有不同程度的肥大和心室壁变薄。

4. "房化"心室远端的右心室腔变小,通常缺少流入道腔体,且其小梁部窄小。

5. 前瓣冗长、穿孔和活动障碍,且可能有多根腱索附着到心室壁及漏斗部,导致流出道梗阻。

(二) Carpentier 分型(根据病理解剖的严重程度分成四型)

1. A 型　三尖瓣下移不明显,房化心室扩张不明显。

2. B 型　三尖瓣明显下移，房化心室明显扩张。

3. C 型　三尖瓣明显下移，三尖瓣前瓣冗长并造成右心室流出道梗阻，房化右心室明显扩张。

4. D 型　三尖瓣明显下移，三尖瓣前瓣冗长和活动障碍并造成右心室流出道梗阻，右心室几乎完全被“房化”心室所占据（图 20-1）。

【病理生理学】

Ebstein 畸形的病理生理学涉及心脏结构和功能的多个方面。

1. 三尖瓣功能障碍　由于三尖瓣位置异常、不能正常关闭，导致血液在心室之间逆流，从而进一步导致右心室负荷过重，心脏逐渐扩大。

2. 右心室功能减弱　由于三尖瓣启闭异常，右心室在推动血液时需要克服更大的阻力。三尖瓣反流、“房化”心室被动储血和右心室扩张，均可能导致右心室功能逐渐减弱。右心功能不全又加剧了三尖瓣反流，右心房和“房化”心室部分扩张明显，最终导致心力衰竭。

3. 心律不齐　由于心房异常扩张，经常出现房性、室上性心律不齐和窦房结功能障碍，均可加重症状和并发症。

4. 新生儿功能性肺动脉闭锁　从出生就有症状的新生儿存在严重的心脏肿大和因此造成的双肺发育不良，且合并肺阻力增高。无功能的右心室可能无法输出前向血流，所以就存在生理性肺动脉闭锁，患儿依赖于动脉导管开放得以存活。所有体静脉回流血必须经卵圆孔进行右向左分流。右心房容积巨大、房化右心室无效血流泵出，导致左心室无法有效充盈而被巨大右心室压成“薄饼状”。所以，这些患儿同时具有严重发绀和代谢性酸中毒。

【临床表现】

Ebstein 畸形临床症状取决于三尖瓣反流程度、是否有心房内交通、右心室功能损害程度和其他并发心脏畸形，且不同年龄段的患者病情程度不同。

1. 心脏症状　Ebstein 畸形患者可能会经历以下心脏症状：①心律不齐：房性心律不齐、房室传导阻滞等心律异常是典型表现。约 10% 患者有 Wolff-Parkinson-White 类型的旁路且合并预激。②心悸和心慌：患者可能感到心脏跳动不规则或过快，伴有心慌感。③发绀：部分患者可能出现发绀或青紫，特别是在体力活动后。

2. 生长和发育问题　儿童患者可能在生长和发育方面出现问题，包括智力发育迟缓和身体发育延迟。这些问题可能与心脏异常、低氧血症和药物治疗有关。

3. 呼吸道症状　Ebstein 畸形患者中一部分患儿可能经历呼吸道症状，如咳嗽、喘息和呼吸急促。这些症状可能与右心室功能不全和肺部充血有关。

4. 合并其他心脏畸形症状　在一些患者中，Ebstein 畸形可能伴随其他心脏畸形，如房间隔缺损、室间隔缺损或法洛四联症。这些合并症状可能导致更复杂的临床表现。

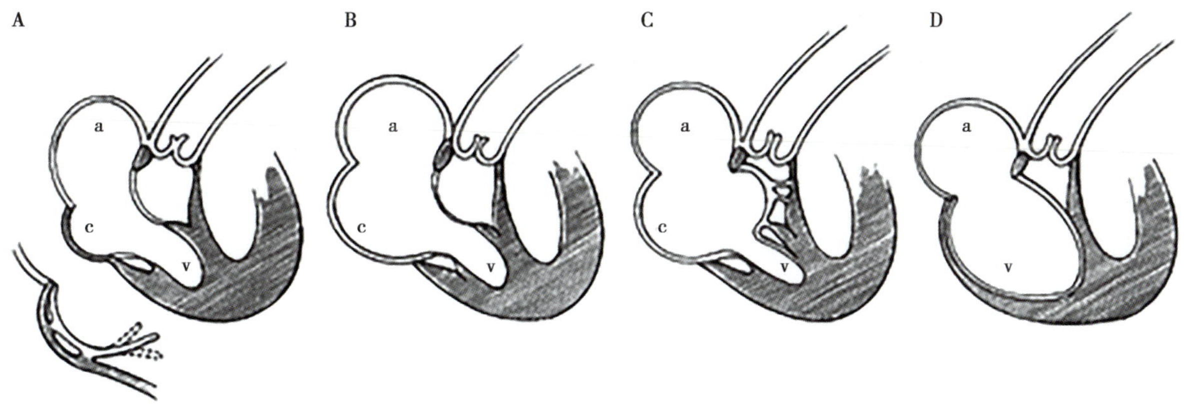

图 20-1　Ebstein 畸形的 Carpentier 分型

图 A、B、C、D 分别对应着 Ebstein 畸形 Carpentier 分型 A、B、C、D 四型。

5. 体征和体格检查　体格检查通常会显示以下特征：①三尖瓣反流杂音；②颈静脉充盈度：颈静脉可能异常充盈，可观察到颈静脉搏动；③肝大：右心房扩大可导致肝脏淤血，引起肝脏肿大；④杵状指：患者的指尖可能呈杵状（指甲发育异常），与低氧血症有关。

6. 儿童和新生儿的不同表现　Ebstein 畸形在儿童和新生儿时可能呈现不同的表现。新生儿期由于肺动脉阻力高、三尖瓣重度反流，可能出现呼吸急促、发绀和喂养问题，易导致心力衰竭和低心排血量综合征。在儿童中，疾病的表现可能更加多样化，包括心脏症状、生长问题和智力发育延迟。较大年龄患儿，临床主要表现为易疲劳、活动后呼吸困难和发绀。

7. 突发性加重和并发症　一些患者可能在任何时候经历突发性的病情加重，如心力衰竭、心律失常或感染。突发性房性和室性心律失常引起心悸，晚期患者出现腹水和外周水肿。此外，Ebstein 畸形可能伴发其他并发症，如血栓形成、脑卒中和心包炎。

【诊断】

诊断 Ebstein 畸形通常需要多种方法的综合应用。

1. 体格检查　医生可能通过体格检查发现唇甲发绀、颈静脉充盈度异常、心脏杂音、呼吸急促以及肝脏肿大等特征。

2. 胸部 X 线片　在出生数小时内就有发绀和酸中毒的新生儿病例中，胸部 X 线片具有特异性表现，心脏轮廓几乎占满了整个胸腔。

3. 心电图　典型心电图特征包括房性心律不齐、房室传导阻滞、心房颤动和右束支传导阻滞。对有心悸或心动过速的患儿，需进行 24h 心电图监测或其他无创的电生理检查。

4. 超声心动图　超声心动图是明确诊断 Ebstein 畸形的最佳方法。超声心动图可以精确评估三尖瓣瓣叶的解剖学异常（移位、活动限制、发育不良和缺如等）、右心房大小（包括房化心室）、左右心室的大小和功能。多普勒和彩色血流图可以发现房间隔缺损和血流方向。计算 GOSE 比值（Great Ormond Street Echo score），即右心房面积与房化右心室面积之和，除以右心室小梁部面积与左心房面积以及左心室面积之和，对 Ebstein 畸形具有良好的预后预测价值。笔者经验是 GOSE 比值在评估大年龄患儿及成人 Ebstein 畸形患者时，其值易被高估，仅供外科医生参考，同时应充分考虑长期的病程对右心房及房化右心室扩张带来的影响。

5. 磁共振成像　磁共振成像可以提供更为详细的心脏结构信息，尤其在三尖瓣瓣叶病变严重、固有右心室小的病例中非常有用。它可以准确测量右心室容积、心室壁运动情况，预测瓣膜修复后右心室大小和功能。

6. 心导管检查　心导管检查通常在需要更准确的心血管参数时，特别是在固有右心室很小，考虑加做 Glenn 手术时，需由右心导管提供肺循环血流动力学参数。有文献报道，因致命性室上性和室性心律失常导致心导管检查的危害性大于获益。当存在动脉导管未闭时，并不能得出关于右心室功能和肺动脉狭窄程度的有用信息。

【治疗】

（一）药物治疗

极端危重的新生儿期 Ebstein 畸形患儿可以通过吸入 NO 或使用降低肺动脉压力药物（输注前列腺素 E_1 等）、血管活性药物、气管插管以及肌肉松弛药等降低肺动脉高压和改善右心功能，必要时实施体外膜式氧合。但对较大年龄患儿，除非是针对严重心律失常进行的抗心律失常治疗，药物治疗效果较差。目前不存在有助于治疗新生儿危重型 Ebstein 畸形的介入治疗技术。

（二）手术治疗

1. 手术适应证　如果患儿无临床表现、发绀不明显、心脏轻度增大，可临床随访观察。手术适应证包括：①临床症状明显（包括严重的心律失常）；②心功能大于Ⅱ级；③发绀加重；④胸部 X 线片提示心脏增大明显；⑤超声心动图提示三尖瓣反流大于中度和右心室扩张明显（分型大于 Carpentier B 型）。

2. Ebstein 畸形的外科处理要点

（1）三尖瓣成形技术：三尖瓣成形技术是 Ebstein 畸形处理的核心。从 1958 年，Hunter

和 Lillehei 第一次在外科手术中施行三尖瓣成形术以来，成形技术百花齐放，较为常见的有 Daneilson 技术（从心尖部向心底部方向对右心室房化部分进行折叠，使移位的瓣叶位于一个相对于三尖瓣环其余部分更合适的水平）、Carpentier 技术（将前上瓣从瓣环上分离下来，纵向折叠房化右心室，再将前瓣缝到瓣环水平）、Hetzer 技术（三尖瓣成形不包含房化心室折叠）等。2004 年 Da Silva 报道三尖瓣锥形重建（Cone）技术。笔者经验是全瓣叶成形技术，其技术要点包括：将三尖瓣部分前瓣、后瓣、隔瓣（如果有隔瓣）从瓣根或瓣叶附着点剪离，充分游离前瓣和后瓣的乳头肌和腱索；顺时针旋转后瓣和前瓣，将后瓣一部分和发育不良的隔瓣边缘对合缝合；缩小扩大的三尖瓣环，房化心室做部分折叠；将新建三尖瓣缝合在三尖瓣正常解剖瓣环处。如果三尖瓣隔瓣或后瓣严重发育不良，则用自体心包扩大隔瓣或后瓣。如果新建瓣环较薄弱，可采用“三明治”缝合方法，用心包条加固瓣环，大年龄或成人患者可应用人工成形环。

（2）“房化”心室的处理：“房化”心室的处理是另一外科难点。其方式有横行折叠、切除、纵行折叠、不折叠或部分折叠。因为房化心室的外壁即是右冠状动脉，横行折叠、切除、纵行折叠都有可能导致冠状动脉扭曲，从而发生术后右心功能不全，所以目前越来越多的学者提倡不折叠或部分折叠，笔者经验是经心外膜适度纵行或横行折叠房化右心室。

（3）一个半心室修补术的应用：对于 Carpentier 分型是 C 型或 D 型的患儿，如果术前已经存在右心功能严重不全、不能承担双心室修补的患儿，需要施行一个半心室修补。其优点在于：减轻右心负担，室间隔居中，保证了左心负荷；右心容量减少，保证了成形之后三尖瓣的功能；避免成形术后医源性的三尖瓣狭窄。尤其是 D 型，加做 Glenn 手术概率更高。判断术前右心室功能不全的标准是，在超声心动图四腔切面中，房化心室占右心室面积的一半以上。对于 Carpentier 分型是 A 型或 B 型的 Ebstein 畸形，一般可以行双心室修补。

（4）房间隔缺损是否保持开放：如果术前患儿的右心功能处于临界数值，术中也可以考虑保留房间隔缺损或房间隔开窗，从而减轻右心负荷。如果体外循环后血流动力学不稳定或术后再发生右心功能不全，可以再次转流行一个半心室修补。缺点是术后存在一定程度的发绀以及长期右心功能不全，术后三尖瓣反流加重，从而增加了再手术的风险。

（5）心律失常的处理：心律失常是导致三尖瓣下移患儿死亡的首要原因，因此对于伴有严重心律失常的患儿，需要同时进行心律失常外科手术或术前射频消融术，方法包括术中电生理定位、术中切断旁路传导、冷冻消融、迷宫手术。

【预后】

新生儿期即出现明显症状需要治疗的 Ebstein 畸形患儿预后不佳，近远期死亡率高达 40%。Boston 等为 23 名新生儿和 9 名小婴儿 Ebstein 畸形患者行根治术，平均体质量 3.9kg（1.9~8.6kg），早期外科干预的指征包括：持续性呼吸机依赖、药物治疗无反应的右心衰竭、重度三尖瓣反流并发绀、持续性血管活性药物需求、持续性前列腺素依赖；同期行肺动脉闭锁矫治 15 例，室间隔缺损修补 4 例；早期死亡 7 例，生存率为 78.1%，远期死亡 1 例，15 年生存率为 74%。较大年龄的 Ebstein 患儿治疗效果较为满意，术后早期死亡率在 2% 以内，术后远期死亡率在 7% 左右，92% 患儿心功能分级在Ⅰ级和Ⅱ级之间，16% 患儿需要再次手术行换瓣或瓣膜成形。

二、临床实践

【病历摘要】

患儿女性，12 岁，因“发现心脏杂音 3 个月余”入院。超声心动图检查提示：三尖瓣下移将右心房分为固有右心房（49mm × 45mm）及房化右心室（54mm × 42mm），残余右心室可见少部分流入部及小梁部，内径约 28mm × 38mm，GOSE 比值 1.2（3 级），右心室流出道尚可，隔瓣下移距瓣环 29mm，后瓣未见确切发育，仅见条索样结构与室壁粘连，前瓣冗长呈帆状（图 20-2）。彩色

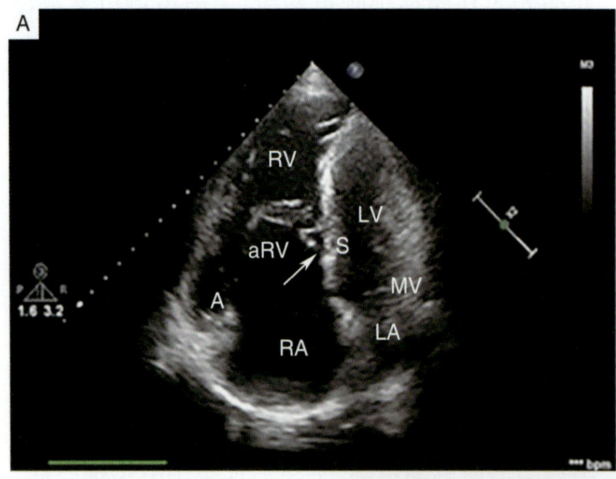

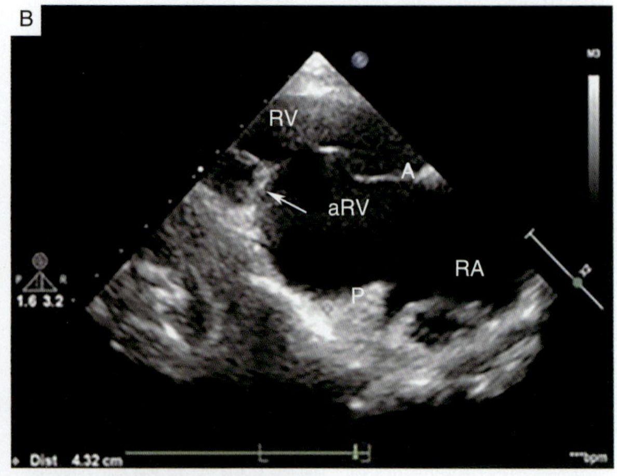

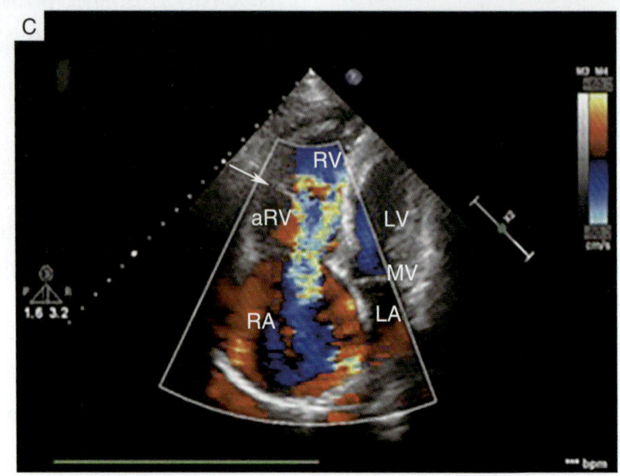

图 20-2 三尖瓣下移点(箭头),彩色血流显示三尖瓣反流点位置下移

A. 心尖四腔心切面二维图像;B. 右心室流入道切面;C. 心尖四腔心切面彩色多普勒图像。

RA,右心房;RV,固有右心室;LV,左心室;LA,左心房;aRV,房化右心室;MV,二尖瓣;S,隔瓣;A,前瓣;P,后瓣。

多普勒:三尖瓣见大量反流,缩流颈宽约 11mm。连续多普勒:三尖瓣反流流速 221cm/s,压差 20mmHg。采用全瓣叶成形技术将三尖瓣前瓣游离移植于新的瓣环处,纵向折叠房化右心室,瓣环过 25#Hegar 探子。术后超声心动图提示三尖瓣少量反流,右心室流入道及流出道通畅。患儿于术后 13 天出院,随诊正常。

【治疗体会】

Ebstein 畸形不仅是三尖瓣功能、结构的问题,更是右心室功能和结构的问题。新生儿或小婴儿若药物治疗后仍有充血性心力衰竭或有严重青紫,提示需要外科治疗。目前的治疗策略主要有双心室修补和单心室修补,绝大多数儿童需要外科手术治疗。推荐三尖瓣全瓣叶成形术,早期效果良好。一个半心室修补适合严重右心室扩大和右心功能不全的患儿。

(撰写:王栋、吴江 审校:刘爱军)

参考文献

[1] BROWN M L, DEARANI J A, DANIELSON G K, et al. The outcomes of operations for 539 patients with Ebstein anomaly[J]. J Thorac Cardiovasc Surg, 2008, 135(5): 1120-1136.

[2] KNOTT-CRAIG C J, GOLDBERG S P, OVERHOLT E D, et al. Repair of neonates and young infants with Ebstein's anomaly and related disorders[J]. Ann Thorac Surg, 2007, 84(2): 587-592; discussion 592-593.

[3] HOLST K A, CONNOLLY H M, DEARANI J A. Ebstein's anomaly[J]. Methodist Debakey Cardiovasc J, 2019, 15(2): 138-144.

第 2 节　先天性二尖瓣畸形的外科治疗

一、知识要点

解剖二尖瓣是指解剖左心室的流入道瓣膜。当心室、动脉连接一致时，左心室负担体循环血流，二尖瓣则作为体循环心室流入道的瓣膜。先天性二尖瓣畸形较为少见，常合并其他心内畸形，例如 Shone 综合征和各种代谢性疾病。二尖瓣畸形可以是先天性狭窄、关闭不全或两者兼有。二尖瓣闭锁或严重狭窄常发生在左心发育不良综合征和功能性单心室病例，这类患者按单心室治疗，二尖瓣畸形在诊断或治疗上并不起主要作用，因此不在本节讨论之列。

【二尖瓣的解剖】

二尖瓣是一组复杂的装置，包括瓣环、瓣叶、腱索和乳头肌，其功能取决于结构完整性，且与左心室的功能和结构密切相关。二尖瓣的解剖关系见图 20-3。

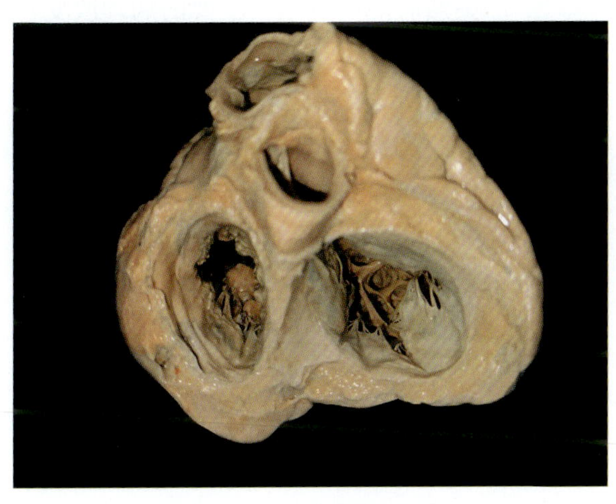

图 20-3　二尖瓣解剖关系

一个纤维瓣环将心房和心室分隔开；瓣叶附着在瓣环上，并与重要的相邻结构产生联系，二尖瓣环沿左侧房室沟延伸，并固定在主动脉根部的中心纤维骨架内侧。

二尖瓣是双叶瓣结构，较宽而大的前瓣呈梯形结构，较长而窄的后瓣分为三个扇贝样部分。前后瓣叶交界位于前外侧和后内侧位置，前瓣附着在瓣环上占据弧度为 150°，后瓣为 210°。收缩期时，瓣叶相互对合，而位于对合点的瓣叶并不光滑，叫粗糙带（图 20-4）；每个瓣叶位于游离缘的光滑瓣叶，叫光滑带；位于瓣环附着区域的增厚的瓣叶，叫基底带（图 20-5）。

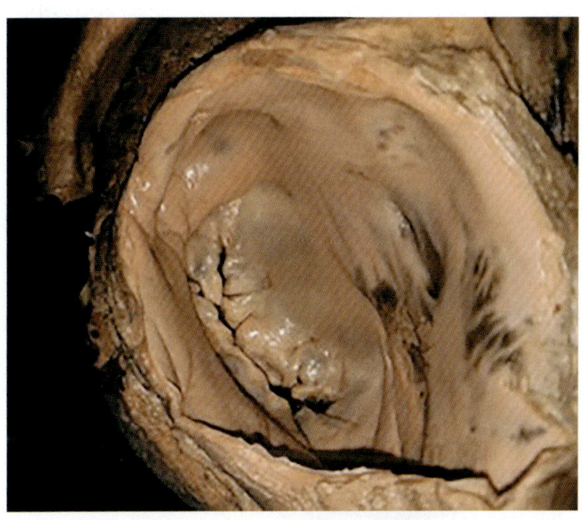

图 20-4　二尖瓣瓣叶粗糙带

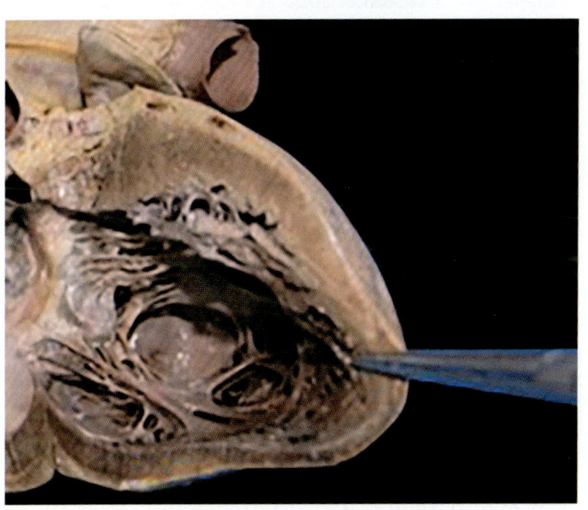

图 20-5　二尖瓣瓣叶基底带

瓣叶与由两组乳头肌发出的腱索相连，分别为附着到前外侧的前乳头肌和后内侧心室壁的后乳头肌。前乳头肌由冠状动脉回旋支的分支血管供血，后乳头肌由冠状动脉后降支的分支血管供血（图 20-6）。腱索分为三级：第一级腱索，从乳头肌尖端或靠近乳头肌尖端的位置发出，像一根细缆绳一样连接到瓣叶的游离缘；第二级腱索，从乳头肌尖端或靠近乳头肌尖端的位置发出，并连接到距离游离缘不远处的瓣叶心室面，常比第一级腱索更粗，数量更少；第三级腱索，呈索带状或皱褶状结构，有时还含有来源于心室壁的肌肉，在闭合线附近或沿着瓣叶的基底区与之相连。第三级腱索多见于后瓣。乳头肌的解剖变异较多，一些根部宽大，另一些则呈手指样，也有同时存在根部宽大和手指样结构。二尖瓣在收缩期的正确关闭，依赖于正常的结构和心房-心室的序贯收缩，也与左心室的性能密切相关。

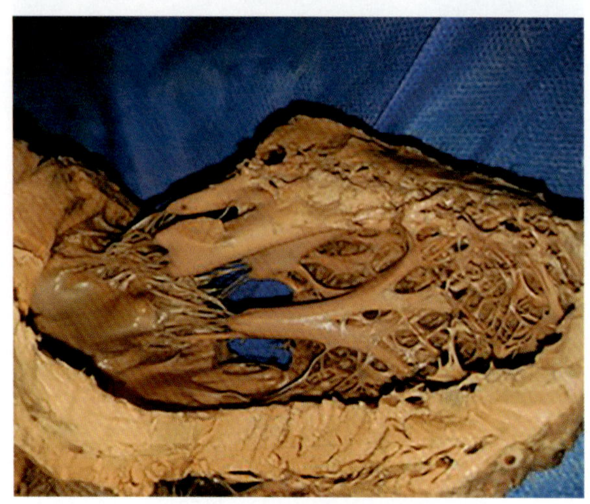

图 20-6　二尖瓣乳头肌、腱索

【病理解剖分型及病理生理】

（一）先天性二尖瓣狭窄

根据二尖瓣病变部位，先天性二尖瓣狭窄可发生在瓣上、瓣环和瓣下水平。Carpentier 根据乳头肌正常与否，将二尖瓣狭窄分为两大类。

1. 乳头肌正常的二尖瓣狭窄　包括腱索缩短或乳头肌交界融合、瓣环发育不良以及瓣上环。

（1）腱索缩短或乳头肌交界融合：最常见的是 2 个乳头肌直接与二尖瓣的前后交界融合，导致瓣膜和瓣下开口严重狭窄。

（2）瓣环发育不良：单纯的二尖瓣瓣环发育不良极为少见，最常见的是合并左心室发育不良。

（3）瓣上环：指在紧靠二尖瓣环上方心内膜增厚形成嵴样纤维组织，常形成一层膜，或紧靠瓣环上方，或向下延伸附着在瓣环水平，甚至延伸至瓣叶及瓣下结构。可以合并其他二尖瓣畸形的存在，如降落伞形二尖瓣、Shone 综合征等。

2. 乳头肌异常的二尖瓣狭窄　常见的病理类型有降落伞形二尖瓣、吊床样二尖瓣以及二尖瓣乳头肌缺如。

（1）降落伞形二尖瓣：单一乳头肌或两组乳头肌融合连接所有腱索，过剩的瓣膜组织堆积在腱索间隙导致严重二尖瓣狭窄。

（2）吊床样二尖瓣：正常的乳头肌缺失，替代以多个细小乳头肌或肌性纤维条束附着在左心室后壁，左心房血流通过多个小的开口进入左心室。

（3）二尖瓣乳头肌缺如：通常是由于腱索间空隙没有孔隙导致二尖瓣狭窄。

先天性二尖瓣狭窄的主要病理生理表现为肺静脉回流受阻，肺淤血，长期肺淤血使肺静脉压升高，肺小动脉痉挛，内膜增生进而继发肺动脉高压，最终引起右心功能不全。

（二）先天性二尖瓣关闭不全

根据二尖瓣叶的病理改变，将先天性二尖瓣关闭不全分为三种类型。

1. 二尖瓣叶活动无异常　包括二尖瓣环扩大、变形，二尖瓣叶裂及瓣叶缺损。

2. 二尖瓣叶脱垂　多见于连接二尖瓣游离缘的 1 个或多个腱索缺如，腱索冗长或乳头肌延长，引起二尖瓣局部瓣叶对合不良。

3. 二尖瓣叶活动受限　主要的病理改变包括交界融合、腱索缩短、瓣叶挛缩以及由于乳头肌异常短缩、粘连所导致的二尖瓣关闭不全，如降落伞形或吊床样二尖瓣等。

先天性二尖瓣关闭不全的主要病理生理改变为左心室容量负荷明显增加，继发充血性心力衰竭和肺动脉高压。

【临床表现】

临床表现取决于患儿年龄、二尖瓣病变程度，以及合并其他心脏畸形类型等。单纯二尖瓣狭窄的临床表现症状较早，主要表现为活动受限、呼吸困难、咳嗽、端坐呼吸以及反复肺部感染等；听诊 P_2 增强，心尖部可闻及舒张期杂音。而患儿对二尖瓣关闭不全的耐受性相对较好，临床症状出现较晚，患儿常生长缓慢，严重者可反复肺部感染和心力衰竭；听诊心尖区可闻及全收缩期杂音，常有第三心音；合并肺动脉高压时，P_2 亢进。

【辅助检查】

1. 心电图　左心房增大，二尖瓣关闭不全患儿表现为左心室肥大和扩张。

2. 胸部X线片　左侧房室增大，肺部充血性改变。

3. 超声心动图　左侧心房、心室增大，二尖瓣环增大，瓣叶活动程度，脱垂，瓣叶裂，二尖瓣瓣下腱索以及乳头肌功能等；另外可以测定二尖瓣开口面积，跨瓣压差。

4. 心导管检查　在单纯性二尖瓣病变诊断中较少应用，通常在合并其他心脏畸形时辅助诊断。

【手术治疗】

大多数有症状的二尖瓣病变的婴儿和儿童，尽可能早地给予强心、利尿和补钾治疗，主要包括地高辛、利尿剂和钾剂，尤其是治疗显著二尖瓣反流的患儿。药物治疗的目的是减轻症状，允许患者继续生长发育。

（一）治疗原则

外科手术目的是尽可能保护心室功能，防止肺动脉高压及肺血管病变的发展，减少瓣叶结构变形。

（二）手术适应证

当症状严重影响患儿生活或存在明显的生长发育停滞，则有外科干预的适应证；当二尖瓣病变伴发其他“可纠治”的疾病时，可以同期行二尖瓣修复。

对于婴幼儿患者而言，受限于年龄和体格有生长发育的需要，临床上没有理想的医学装置来进行二尖瓣置换，因此手术方法选择有限。一般而言，外科干预主要是对病变二尖瓣进行瓣膜修复手术，而对部分解剖条件不理想的患儿进行瓣膜修补则是难题。在二尖瓣修补的同时，解除伴发的梗阻性病变，如主动脉缩窄、主动脉瓣狭窄；或者对造成容量负荷的病变进行修补，如动脉导管未闭和室间隔缺损，术后会改善二尖瓣功能，可以推迟二尖瓣再次手术的时间。在矫治先心病畸形时，术中同期探查伴发的二尖瓣病变，给予修复成形，除非断定二尖瓣畸形是极其轻微的。如果二尖瓣的病变属于中度或重度受累，解剖条件适宜于瓣膜修复成形，也可以对相对无症状的患者进行预防性手术治疗。

（三）手术方法

1. 二尖瓣狭窄　手术方法有限。北京安贞医院小儿心脏外科经验，对乳头肌正常者可以行二尖瓣交界切开；乳头肌融合或者短缩者，可以行乳头肌劈开，松解乳头肌粘连，往往可以取得不错的效果。对于降落伞形二尖瓣，可以选择乳头肌劈开和腱索间开窗等方式，但手术难度较大，常只能部分解除解剖畸形或者需要瓣膜置换。

2. 二尖瓣关闭不全　手术方法包括：矫正二尖环扩大、腱索缩短、人工腱索植入或腱索转移矫正瓣叶脱垂。

（1）瓣环扩大：成形方法主要是瓣环交界环缩和人工瓣环植入，增加瓣叶对合面积。根据北京安贞医院小儿心脏外科经验，10 岁以下儿童不建议使用人工瓣环，以防日后二尖瓣狭窄。大龄儿童如果左心室很大，二尖瓣环扩大接近正常人，可以应用人工瓣环，建议使用软环及 C 型环，便于瓣叶生长；对于接近正常体型的青年患者，可以植入人工瓣环以获得良好的长期效果。

（2）瓣叶脱垂：对腱索缺如的二尖瓣脱垂可选择矩形切除和缝合矫治；单纯腱索延长可选择腱索缩短技术，即将延长的腱索埋藏在相应的乳头肌内。北京安贞医院对脱垂患儿行 Gore-Tex 人工腱索植入，即将人工腱索缝合在瓣膜的游离缘和相应的乳头肌上，此技术适用于大多数瓣叶脱垂，目前看对于儿童患者也可以起到很好的效果。

（3）瓣叶裂：前叶裂多见，单纯裂可用滑线带自体心包垫片间断褥式缝合修补，注意瓣根部。

（4）瓣叶运动受限：对于乳头肌融合、腱索过短的患儿，可以行乳头肌劈开或开窗延长腱索。

二、临床实践

患儿 4 岁，15kg，术前诊断房间隔缺损（28mm），动脉导管未闭（2mm），二尖瓣环增大 21mm，前叶收缩期脱向左心房侧 3mm，二尖瓣前叶瓣尖对合点后移，收缩期源于 A2~A3 区中量反流，左心室 34mm。考虑患儿二尖瓣有脱垂且大房缺，术后左心室回心血量增大可能会加重二尖瓣反流。患儿采用右腋下小切口行房缺修补+动脉导管结扎术，同期行二尖瓣成形。术中探查发现二尖瓣环增大，A2 区瓣叶增厚、脱垂，瓣下腱索冗长。用 5-0 滑线带垫片环缩后内交界；用 6-0 Gore-Tex 人工腱索固定 A2 区脱垂瓣叶。术后早期微少量反流二尖瓣，左心室 32mm；术后 4 年复查，二尖瓣极少量反流。

（撰写：刘爱军　审校：刘爱军）

参考文献

[1] IDDAWELA S, JOSEPH P J S, GANESHAN R, et al. Paediatric mitral valve disease - from presentation to management[J]. Eur J Pediatr, 2022, 181(1): 35-44.

[2] KUTTY S, COLEN T M, SMALLHORN J F. Three-dimensional echocardiography in the assessment of congenital mitral valve disease[J]. J Am Soc Echocardiogr, 2014, 27(2): 142-154.

[3] COHEN M S, DAGINCOURT N, ZAK V, et al. The impact of the left ventricle on right ventricular function and clinical outcomes in infants with single-right ventricle anomalies up to 14 months of age[J]. J Am Soc Echocardiogr, 2018, 31(10): 1151-1157.

[4] FISHBEIN G A, FISHBEIN M C. Mitral valve pathology[J]. Curr Cardiol Rep, 2019, 21(7): 61.

[5] AL-WAKEEL N, FERNANDES J F, AMIRI A, et al. Hemodynamic and energetic aspects of the left ventricle in patients with mitral regurgitation before and after mitral valve surgery[J]. J Magn Reson Imaging, 2015, 42(6): 1705-1712.

[6] MAHER K O, TWEDDELL J S. Aortic and mitral valve disease and left ventricular dysfunction in children[J]. Pediatr Crit Care Med, 2016, 17(8 Suppl 1): S131-S139.

[7] MAEDER M T, WEBER L, BUSER M, et al. Pulmonary hypertension in aortic and mitral valve disease[J]. Front Cardiovasc Med, 2018, 5: 40.

[8] TOPILSKY Y. Mitral regurgitation: anatomy, physiology, and pathophysiology-lessons learned from surgery and cardiac imaging[J]. Front Cardiovasc Med, 2020, 7: 84.

[9] UNGER P, LANCELLOTTI P, AMZULESCU M, et al. Pathophysiology and management of combined aortic and mitral regurgitation[J]. Arch Cardiovasc Dis, 2019, 112(6-7): 430-440.

[10] HARB S C, GRIFFIN B P. Mitral valve disease: a comprehensive review[J]. Curr Cardiol Rep, 2017, 19(8): 73.

[11] CIFRA B, DRAGULESCU A, BORDER W L, et al. Stress echocardiography in paediatric cardiology[J]. Eur Heart J Cardiovasc Imaging, 2015, 16(10): 1051-1059.

[12] PRIFTI E, VANINI V, BONACCHI M, et al. Repair of congenital malformations of the mitral valve: early and midterm results[J]. Ann Thorac Surg, 2002, 73(2): 614-621.

[13] OVERMAN D M, MOGA F X, STEPHENS E H, et al. Infant mitral valve replacement: current state of the art[J]. Semin Thorac Cardiovasc Surg Pediatr Card Surg Annu, 2023, 26: 75-80.

[14] DEL NIDO P J, BAIRD C. Congenital mitral valve stenosis: anatomic variants and surgical reconstruction[J]. Semin Thorac Cardiovasc Surg Pediatr Card Surg Annu, 2012, 15(1): 69-74.

[15] MCELHINNEY D B, SHERWOOD M C, KEANE J F, et al. Current management of severe congenital mitral stenosis: outcomes of transcatheter and surgical therapy in 108 infants and children[J]. Circulation, 2005, 112(5): 707-714.

[16] QI L, MA K, ZHANG B, et al. Pediatric mitral regurgitation: standardized repair-oriented strategy with leaflet plication[J]. Semin Thorac Cardiovasc Surg, 2020, 32(4): 1002-1012.

[17] LAWRIE G M. Structure, function, and dynamics of the mitral annulus: importance in mitral valve repair for myxamatous mitral valve disease[J]. Methodist Debakey Cardiovasc J, 2010, 6(1): 8-14.

[18] MINAMI K, KADO H, SAI S, et al. Midterm results of mitral valve repair with artificial chordae in children[J]. J Thorac Cardiovasc Surg, 2005, 129(2): 336-342.

[19] MATSUMOTO T, KADO H, MASUDA M, et al. Clinical results of mitral valve repair by reconstructing artificial chordae tendineae in children[J]. J Thorac Cardiovasc Surg, 1999, 118(1): 94-98.

[20] KAWAHIRA Y, YAGIHARA T, UEMURA H, et al. Use of expanded polytetrafluoroethylene sutures as artificial tendinous cords in children with congenital mitral regurgitation[J]. Eur J Cardiothorac Surg, 1999, 15(3): 289-293.

[21] 董军，苏俊武. 胸心外科解剖图谱[M]. 北京：中国医药科技出版社，2021.

第 21 章　法洛四联症的治疗经验

第 1 节　法洛四联症的诊疗进展

一、知识要点

法洛四联症（tetralogy of Fallot，TOF）是最常见的发绀型先天性心脏病，1671 年 Stensen 首次描述了法洛四联症的解剖特征，1888 年 Fallot 首次描述了此病的 4 种病理特点：漏斗部狭窄在内的右心室流出道狭窄、对位不良的室间隔缺损、主动脉骑跨，以及继发性右心室肥厚。1970 年 Van Praagh 等认为法洛四联症的本质是单联症，即胚胎时漏斗部发育不良及漏斗部间隔向头侧，向前和向左移位所致。2023 年小儿心脏中心收治的 2 321 例先心病手术患者中 TOF 共 114 例，占全部手术患者的 4.9%，其中新生儿手术 21 例，占全部 TOF 患儿的 18.4%。我们通常提到的 TOF 包括其合并的主肺动脉狭窄或左右肺动脉分支狭窄，从而不再提 TOF 合并 PS 这一诊断。

【病理解剖及病理生理改变】

（一）解剖结构

1. 右心室流出道狭窄　右心室漏斗部、肺动脉瓣及肺动脉瓣环的发育异常形成病理性狭窄，可以同时合并肺动脉主干或分支狭窄。狭窄既可以发生在单一部位，也可同时存在多处狭窄。其中，单纯漏斗部狭窄较少见，发生率仅为 20%。其他 80% TOF 患者的右心室流出道狭窄均合并肺动脉瓣狭窄，同时常伴有肺动脉瓣环狭窄和 / 或肺动脉主干及其分支开口狭窄，甚至会发生一侧肺动脉重度发育不良或缺如的情况。肺动脉瓣环狭窄的患者中：①约 2/3 为二叶肺动脉瓣，多数为交界粘连，也有交界无粘连但游离缘明显短小以致肺动脉瓣环显著受限的情况；②10% 为左、右瓣叶融合呈鱼口样改变；③仅少数为三叶肺动脉瓣。

2. 对位不良的室间隔缺损（图 21-1）　多为非限制性室间隔缺损。根据周边结构也有不同情况：①错位型室间隔缺损通常称为嵴下缺损；②漏斗部严重发育不良或者缺如可表现为肺动脉干下缺损，此类缺损肺动脉瓣通常发育更差，在保留肺动脉瓣环时需要更精细的操作和丰富的经验；③此外，1%~3% TOF 可合并多发肌部或心尖部室间隔缺损。

3. 其他联合畸形　包括源自圆锥动脉干发育不良的主动脉骑跨（骑跨范围≤50%）和代偿性右心室肥厚。

4. 合并其他心内畸形　①冠状动脉畸形占 5%~15%，包括右冠状动脉粗大的圆锥分支横跨右心室流出道、前降支起源于右冠状动脉、单冠状动脉等；②体肺侧支：TOF 的肺内侧支循环可来源于支气管动脉，少数起源于主动脉及其分支，极少数患者合并粗大的侧支动脉。

（二）病理生理改变

法洛四联症的病理生理改变主要源自其心血管解剖畸形，尤其是右心室流出道狭窄的程度在临床表现上有决定性的意义。右心室流出道狭窄较轻者，可通过左向右分流代偿，此时患者可无明显的青紫；右心室流出道狭窄严重时，肺内血流明显减少，右心血流通过骑跨的主动脉进入体循环，临床上出现明显青紫，婴儿期就可能出现典型的“蹲踞”现象。此外，由于进入肺动脉的血液减少，扩张的支气管动脉与肺血管之间可能代偿性形成体肺侧支循环，这种现象在根治手术后存在残余右心流出道狭窄时更容易出现，其具体形成机制不详。

总结北京安贞医院小儿心脏中心 2023 年新生儿期完成的 21 例 TOF 根治术发现，通常患儿在新生儿期时肺动脉瓣环发育符合正常值，在手术过程中，术中回血少，观察流出道梗阻不严

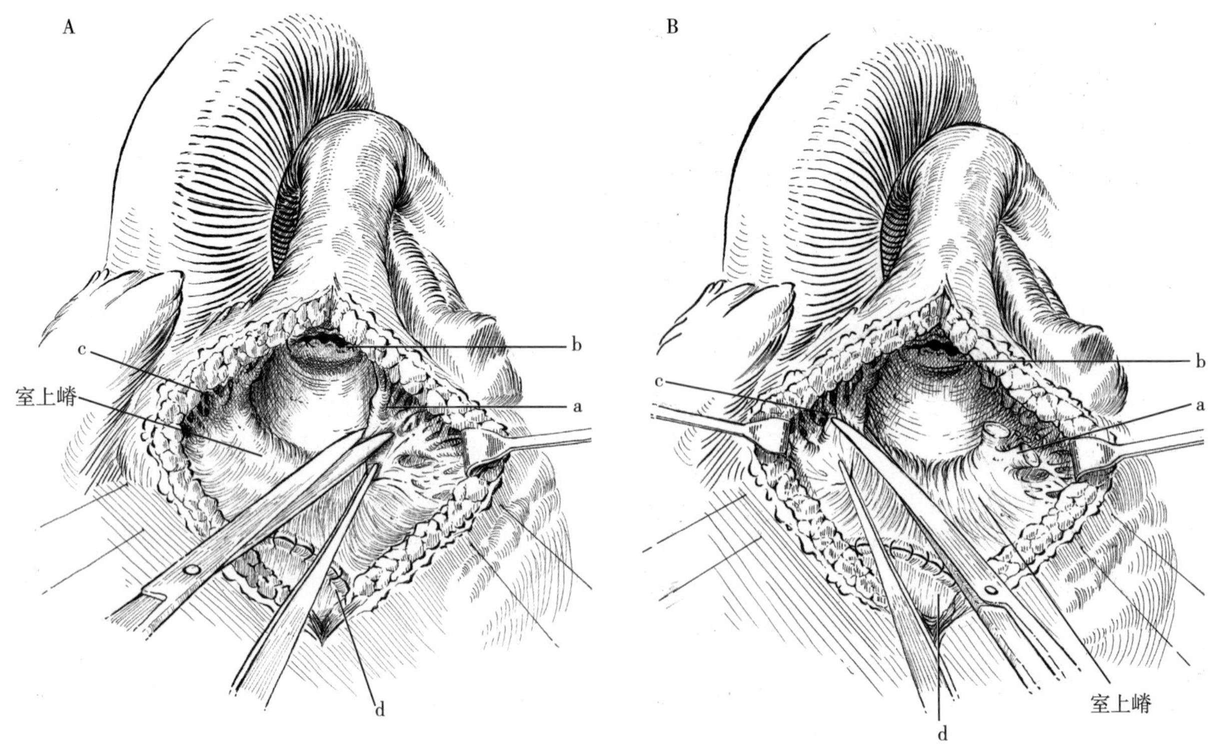

图 21-1 对位不良的室间隔缺损手术治疗

A. 正常情况下漏斗隔位于隔束分叉形成的两个隔束支之间，肺动脉瓣呈三叶式：a. 剪除隔束侧室上嵴与右心室流出道游离壁之间的肌束，形成室上嵴上方的通道；b. 尚未剪断的室上嵴与右心室流出道之间的肥厚肌肉；c. 发育不良的二瓣化肺动脉瓣；d. 已修补好的 VSD。B. TOF 时漏斗隔相对于室间隔的前向对位不良造成了位于隔束支和前向移位的漏斗隔之间的前向对位不良型圆锥心室型 VSD，因为漏斗隔向前移位，所以其挤入右心室流出道，肺动脉瓣通常为双叶式：a. 已剪断的肌束；b. 发育不良的二瓣化肺动脉瓣；c. 正在剪断的壁束侧流出道肌肉，该侧肌肉剪断并疏通后，室上嵴与右心室流出道游离壁之间形成有效高度，形成通道样结构；d. 已修补好的 VSD。

重，从而推测 TOF 的右心室流出道梗阻可能伴随患儿生长发育进行性加重。考虑其病理生理学原因可能为：如无医学干预，PDA 在出生后将在短期内生理性闭合，引起通过肺动脉及其分支的血流逐渐减少，造成肺动脉瓣环及肺动脉的发育缓慢甚至停滞。严重肺前向血流减少的患儿因机体缺氧而代偿形成体肺侧支，这个发现在国内外均多有报道。针对这种情况，可以尽早使用前列腺素治疗，使 PDA 保持开放，保证患儿的经皮饱和度维持在较高的水平，维持机体及肺动脉的发育。笔者中心与妇产科建立先天性心脏病一体化路径，可保证生后就应用前列腺素治疗，避免了因院外延期而出现缺氧症状的 TOF 患儿。

【外科手术治疗概述】

（一）法洛四联症外科治疗方法及理念

TOF 的外科手术治疗经过多年的发展，术式已基本固定，在大型医疗中心治疗 TOF 已非常安全。笔者自 2011 年开始连续采用不跨肺动脉瓣环解剖矫治以来，尚未有死亡病例。极个别患者因就诊相对晚、肺动脉发育差，需先行体肺分流后分期矫治，也无死亡。在手术适应证方面，笔者的观点是：TOF 一经确诊，均应积极进行外科解剖矫治。对于产前检查发现的胎儿 TOF，建议孕妇在产前及时转诊，到有新生儿心脏手术经验的一体化妇幼中心进行生产，尽量在新生儿期完成解剖矫治手术。此阶段进行手术，符合前述 TOF 患儿新生儿期的病理生理学改变，而在胎儿期无论是否罹患先心病，除非 PDA 和肺动脉瓣同时闭合，只要有约 15% 肺血流，肺的发育不会受到畸形的心脏结构影响（胎儿血流动力学参看第 2 章第 1 节），胎儿的肺内血流依然是上腔静脉→三尖瓣→右心室→主肺动脉，其中 85% 血流通过 PDA 进入下半身循环，其余约 15% 血流进入肺循环。根据病理生理学推断和笔者初步研究观察，患儿刚出生时左、右肺动脉发育尚在正常范畴，且肺动脉瓣环均发育良好，我们考虑新生儿期 TOF 治疗可行一期解剖矫治手术。同时，由于新生儿的肺血管床发育未达到正常水平，仍处于高阻状态，所以解剖矫治后保持肺动脉瓣无反流以保护右心室功能就至关重要。综合上述两个原因，我们优先采取不跨肺动脉瓣环的手术方式。

目前国内外通常手术适应证是以肺动脉发育为指标：McGoon 比值 >1.2、肺动脉指数（Nakata 指数）>150mm^2/m^2。而左心室大小早已不作为一期矫治手术的判定指标，所谓的左心室舒张末期容积指数过小（即左心室舒张末期容积指数 <30ml/m^2，二尖瓣 Z 值不小于 –2.5~–2，超声心动图四腔心切面左心室长轴小于房室瓣到心尖长度的 80%）这种情况，笔者在 TOF 的临床治疗中从未碰到过，也不符合 TOF 的病理生理学发展特征，在此不作展开论述。

对于手术时间相对较晚、PDA 已闭合，同时右心室流出道重度狭窄的患儿，会因肺内血流长期减少，使肺动脉瓣环、肺动脉及肺远端血管床发育缓慢甚至停滞，以至于其肺血容量难以承担一期解剖矫治手术。这在较早时期 TOF 手术时还比较多见，但目前临床已很少发现，此类患儿只能先行姑息分流手术以促进肺动脉及肺血管床的发育，再考虑完成解剖矫治。

无法进行解剖结构根治的 TOF 患儿只能先进行姑息手术。姑息手术通常采用 B-T 分流或右心室 - 肺动脉连接。B-T 分流手术相对简单，在高水平麻醉配合下，多数不需要应用体外循环。一般采用升主动脉至主肺动脉的 Gore-Tex 管道连接，这种术式的优势在于升主动脉和主肺动脉的位置相对固定，随着年龄增长发生肺动脉牵拉变形的概率相对较低，同时血流向两侧肺动脉均匀灌注，可以促进主肺和左、右肺动脉发育。其难点在于管道摆放容易折曲，需要术者有丰富的临床经验。根据随诊资料，随着生长发育，其他位置的分流在远期可能会出现因肺动脉受牵拉造成狭窄甚至闭塞。因此，管道选择要根据年龄体重、肺动脉直径和肺血管床的评估进行综合考虑。远端肺动脉发育越差，管道应尽可能选大号，因为无论选择多粗的管道，发育极差的远端自体肺血管床限制了过多的血流进入，不会造成因肺内高灌注形成"灌注肺"。同时需要考虑到，随着年龄增长和肺动脉的发育，肺血管床会缓慢适应较粗的管道带来的高流量灌注，这样尽管管道的有效内径会因发生内膜增生而略微狭窄，依然能有效促进肺动脉及血管床的发育，从而创造二次完成解剖矫治的条件。综合来说，固有肺动脉发育越差，选择的管道应越粗，而对于肺动脉发育接近解剖矫治水平，管道一定不能过粗。对于右心室 - 肺动脉连接手术，笔者认为仅可应用在肺动脉发育稍好、没有粗大体肺侧支的病例。因为如果肺动脉直径过细，则远端无法吻合相对较粗的管道，同时合并的粗大体肺侧支或多个细小体肺侧支形成的"对冲"血流在心脏舒张期会反流入右心室，造成右心室舒张末期压力增高，右心室负荷明显过重，会造成术后恢复异常艰难。特别有可能形成右心室的窃血，使本该进入肺内的侧支血流通过右心室进入体循环，反而术后饱和度明显低于术前，这种情况一旦发生，将很难撤离体外循环辅助而被迫采用体肺分流手术。

（二）临床经验

北京安贞医院小儿心脏中心 2022 年 5 月至 2023 年 12 月已开展新生儿期 TOF 外科手术矫治手术 34 例，全部一期根治，无延迟关胸和严重并发症，仅 1 例需早期腹透支持，所有病例无死亡，均痊愈出院。

1. 一期解剖矫治　手术目标：①完全保留肺动脉瓣环；②纠正所有主肺动脉和肺外左、右肺动脉的狭窄；③充分解除右心室流出道任何存在的狭窄；④完整修补 VSD。

手术操作流程及技巧（视频 21-1）：

视频 21-1　法洛四联症一期解剖矫治

切开—室间隔缺损—疏通—加宽。

（1）常规建立体外循环。

（2）侧支处理要点：如果合并需要处理的体肺侧支（非融合的侧支），在体外循环开始主动脉张力明显下降后进行游离。对于左侧降主动脉发出的侧支采用左肺动脉后入路，将左肺动脉用片钩向患儿足侧牵拉，就可显露左肺动脉下面（背侧）的左主支气管，其走行由中央向左侧走行，游离后同样用片钩将其和左肺动脉一起向足侧牵拉，在左主支气管的外侧下方（患儿的背侧），就可发现垂直走行的降主动脉。将降主动脉外膜彻底游离以方便牵拉暴露包括后方的降主动脉各部位，根据术前 CT 显示的位置，用钛夹直接将侧支夹闭。对于右降主动脉，一般是沿降主动脉走行直接寻找侧支并夹闭。

（3）腔静脉阻断：阻断下腔静脉时，需常规观察下肢引流，任何液面下降都有可能是肝静脉或下腔静脉引流不畅，必须及时进行调整，再依次阻断上腔静脉，观察引流。这在做小体重和新生儿手术时至关重要，是防止术中术后渗漏的最有效手段。

（4）阻断停跳：阻断升主动脉后，需立即打开右心房进行左心减压，包括房间隔的及时切开引流或通过三尖瓣将吸引器通过 VSD 放入左心减压，以减轻肺血管床压力。

（5）修补 VSD 的切口选择：常规采用右心室流出道切口（不用担心会造成术后右心功能影响和远期心律失常发生），需重点关注 VSD 位置、室上嵴发育、肺动脉瓣结构情况。如回血多或肺动脉瓣结构显露不清，可切开主肺动脉，将另一软质右心吸引器从头侧放入左肺动脉辅助吸引。同时，将切口向肺动脉瓣侧延伸。

（6）处理肺动脉、瓣及瓣环：肺动脉瓣通常为二瓣化结构，如交界粘连可直接切开交界，如果瓣环大小仍不够，可将肺动脉切口向两侧窦内延伸至近瓣环处，在肺动脉瓣环上方形成方形切口，即可得到显著扩张。扩大后，肺动脉缺失部分用自体心包修补，过程如下：取自体心包，裁剪成三角形，在底边加宽肺动脉瓣环，三角形的两腰加宽主肺动脉。首先从瓣环处开始缝合，用 6-7/0 滑线连续缝合把三角形心包片的底边缝合在肺动脉瓣环处，再用另一根滑线从自体心包补片的三角形顶点进针，分别沿两侧缝合加宽主肺动脉，两侧缝合至肺动脉瓣环时，用相应大小探子放在肺动脉瓣环处打结以防止瓣环缩小。如发现肺动脉瓣为二瓣，交界无明显粘连，但瓣膜游离缘极短，影响瓣叶开合，形成狭窄。这种情况下，一般瓣环发育是够用的，可以将两个肺动脉瓣叶从中间剪开，用三角形自体心包片分别楔形加宽两个肺动脉瓣叶，使瓣叶游离缘明显延长，此时再用探子测量，肺动脉瓣环的有效内径就能达到标准。

（7）疏通右心室流出道：流出道疏通除了要切断肥厚的壁束外，更重要的是将切口附近在室上嵴两边的肥厚肌束（图 21-2），使室上嵴与对应的游离壁有明显的距离，形成立体的通道结构，多数残余流出道狭窄的病例均是对此处没有足够的认识。

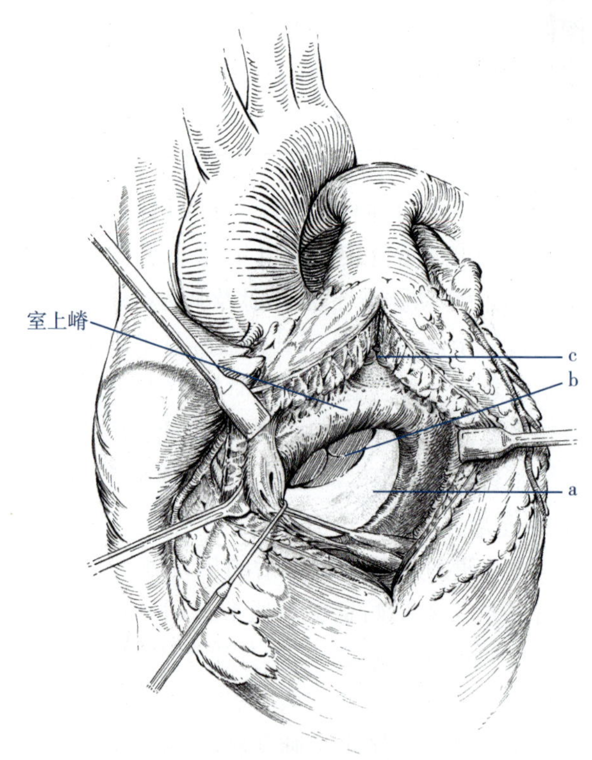

图 21-2　右心室流出道疏通示意

a. VSD；b. 通过 VSD 可看到骑跨的主动脉瓣；c. 肺动脉瓣。

（8）修补 VSD：属于 TOF 外科治疗操作里面最简单的部分。经右心室流出道切口，在三尖瓣隔瓣部分用 6-7/0 滑线间断缝合 1~3 针，离开三尖瓣后开始连续缝合，在室上嵴部位打结，材料可选择涤纶补片或牛心包补片。涤纶补片质地偏硬，在新生儿手术中，我们一般选择牛心包补片。

结合笔者临床经验，在进行 TOF 一期解剖矫治时应完全保留瓣环，但流出道不能存在任何狭窄。

就算瓣环径暂时不达到标准值，术后肺动脉前向充足的血流仍可以促进发育不良的瓣环有效、快速发育。肺动脉瓣环发育极差的患儿通常合并丰富的体肺侧支，会造成肺血管床压力升高，保留肺动脉瓣环可以阻止增多的肺血直接反流入右心室，对术后右心功能有明显保护作用。术中 TEE 发现瓣环处存在较大压差的患儿只要观察到其血管活性药物量不大，停机时右心室不胀，还血试验效果好，右心房压力在正常范围，TEE 检查三尖瓣无明显反流，即可顺利结束手术，此类患儿在术后监护室可以达到血流动力学的平稳。

2. 分期矫治　手术目标：尽可能促进主肺动脉及左、右肺动脉的发育。在保证中远期肺动脉可持续发育的同时，防止术后肺血过多，并防止肺内体肺侧支血流逆灌入右心室。

由于前述提到的右心室 - 肺动脉连接手术的局限性，北京安贞医院小儿心脏中心不采用此方式来治疗 TOF，我们采用升主动脉至主肺动脉的体肺分流或常规改良 B-T 分流。

手术操作流程及要点：

（1）一般采取常温非体外下进行，充分游离主肺动脉和部分左肺动脉，注意尽量避免 PDA 受牵拉，从而引起饱和度波动。

（2）用透明导尿管初步测量需要的管道长度。

（3）心耳钳钳夹主肺动脉，可以部分钳夹左肺动脉，使吻合口方向朝向远端肺门，避免朝向肺动脉瓣，以免形成肺动脉瓣前向血流的对冲血流增加右心室负荷和并发的三尖瓣反流。

（4）按照主肺动脉和左肺动脉逐渐向下的走行，把 Gore-Tex 人工血管一端修剪成相应斜面后，切开主肺动脉至融合部或延伸至部分左肺动脉开口，用 6-7/0 滑线连续缝合进行人工管道和肺动脉的端 - 侧吻合，开放心耳钳后用弯阻断钳再次钳夹人工管道，仔细检查吻合口是否出血。

（5）把管道另一端裁剪成可以趴在升主动脉相应位置的斜面，一般我们裁剪的斜面与肺动脉端斜面成 90° 角。在相应位置用较大的心耳钳钳夹升主动脉，尖刀切开并用打孔器开孔，用 6/0 滑线连续缝合人工管道另一端。

（6）排气后打结并开放升主动脉阻断钳，观察饱和度上升情况、呼吸机呼末肺血增多及主动脉脉压差是否增大，判断管道通畅度。任何管道过长、过短及扭曲变形不要抱有侥幸心理，应立刻拆掉重新吻合，并不花费太多时间。

行体肺分流手术时需要关注的病理生理学问题：①远端自体肺动脉的发育情况决定了肺内血流的多少，发育越好，体肺分流管道越要参考体重、年龄采取合适直径以防止肺血过多，但是这样可能随着年龄增长、管道内膜化和部分血栓形成，导致肺血流逐渐减少，B-T 分流的目标难以实现，甚至还会造成吻合侧的分支肺动脉受牵拉变形狭窄或闭塞。因此，我们对发育接近解剖矫治指标的肺动脉仍采取解剖根治的方法，一般很少做分流手术。对于发育极差的肺动脉我们采用尽可能粗的管道，这样早期由自体肺动脉限制肺血流，随着生长发育逐步适应粗大管道的血流且不会发生肺内高灌注，同时较粗的管道也可满足生长发育的需要。②新生儿或小婴儿体肺分流手术应非常慎重，主要是其肺血管床没有很好发育完全，阻力偏高，导致管道内血流缓慢，加之此年龄段患儿多合并高凝状态，因此极易发生管道血栓闭塞。③判断管道是否畅通有很多方法：a. 动脉血压压差增大；b. 相同呼吸机条件下，表现肺血增多；c. 术后超声未看到管道内血流或流速缓慢，此时应尽量通过调整呼吸机参数或药物降低肺血管阻力，可能会看到血流再次通畅。④肺血调整可以通过药物或改变呼吸机参数进行调整，如过多可增加肺血管阻力，而肺血不够就设法降低肺血管阻力。术后肺血过多，应果断采取措施避免发生渗出，因为渗出后阻力明显增加，反而更容易造成血氧下降，容易引发内环境紊乱，人工管道也容易闭塞。

二、临床实践

笔者选取两个病例，从实践的角度帮助大家理解 TOF 手术治疗。其中一例为出生后刚过新生儿期的患儿，此例患儿的特点是生后1个月肺动脉、肺瓣及瓣环均未随体重发育，造成狭窄和缺氧加重，大家通过这个病例了解TOF的发育特点的同时可以了解如何处理肺动脉瓣叶。另一例为新生儿期手术，手术过程更简单容易，恢复也更快。

【病例一：肺动脉瓣发育不良】

（一）病历摘要

患者于孕23^{+6}周在我院母胎医学中心行胎儿超声心动图检查（图21-3），诊断为TOF：肺动脉瓣狭窄，主肺动脉内径细，瓣环径3.2mm（*Z*值：-2.59），主干内径3.3mm（*Z*值：-2.3），肺动脉分支发育尚可，左肺动脉内径2.2mm（*Z*值：-0.2），右肺动脉内径2.3mm（*Z*值：-0.4），CDFI示肺动脉瓣口血流加速。

孕37周于我院剖宫产娩出，生后Apgar评分10-10-10分，生后入我中心ICU。患儿出生时面部皮肤黄染，伴肠积气，经皮血氧饱和度95%（安静未吸氧）。经治疗后黄疸改善，体重上升，鉴于家属原因拟择期返院再行手术治疗。

患儿出生后1天监护室床旁超声心动图（图21-4）：右心室流出道狭窄内径约4.3mm（*Z*值：-6.5），肺动脉瓣叶增厚，瓣环径6.8mm（*Z*值：-1.7），主干内径约5.3mm（*Z*值：-3.7），肺动脉分支发育尚可，左肺动脉内径4.2mm（*Z*值：-0.2），右肺动脉内径4.6mm（*Z*值：0.7），CDFI示肺动脉瓣口血流花彩，CW测Vmax 245cm/s，PG 24mmHg。

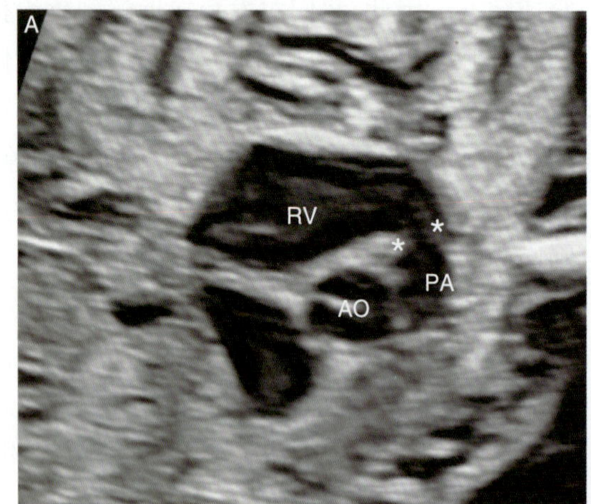

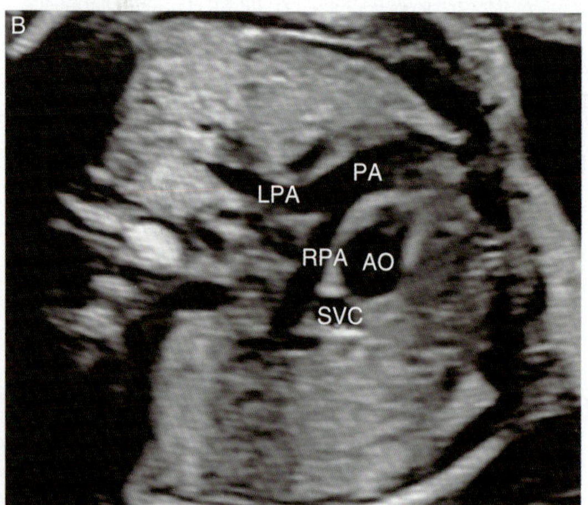

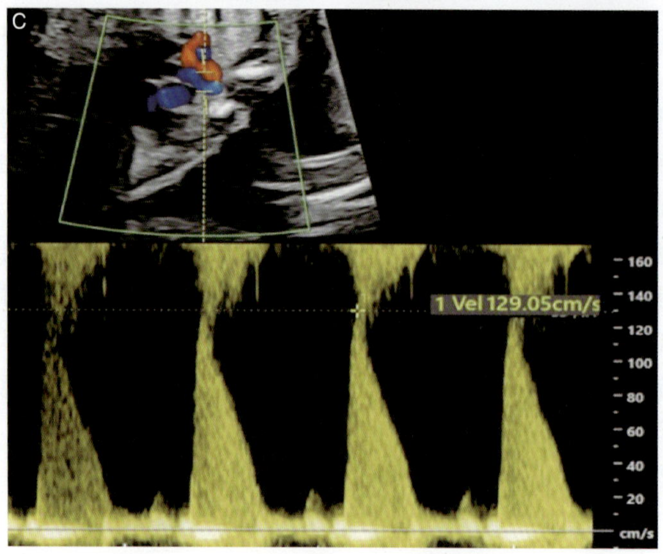

图21-3　23^{+6}周胎儿超声心动图检查

A. 胎心大动脉短轴示右心室流出道狭窄，星号示右心室流出道；B. 胎心大动脉短轴示肺动脉分支发育尚可；C. 胎心频谱示肺动脉流速增快。

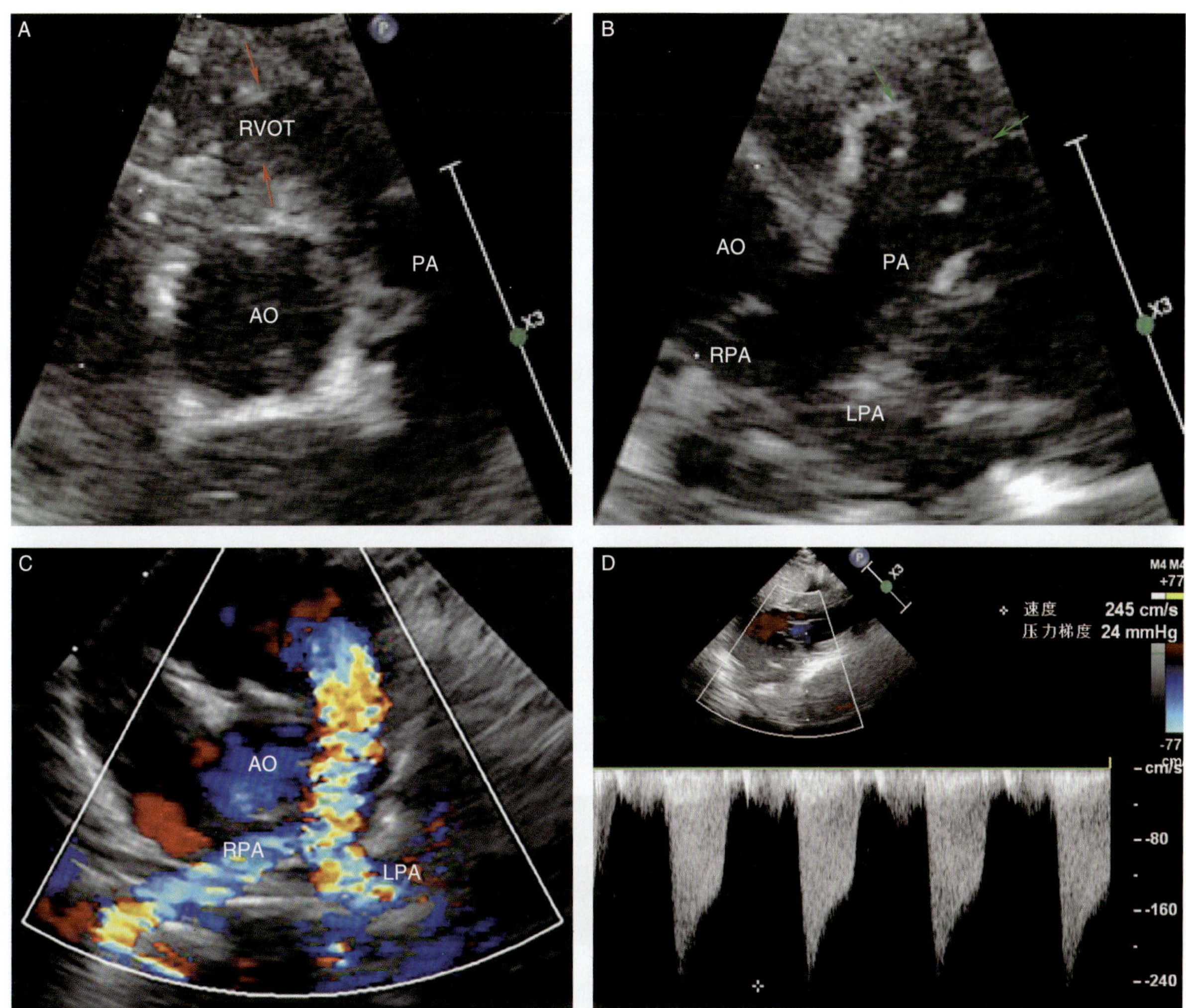

图 21-4　患儿生后 1 天经胸超声心动图检查

A. 大动脉短轴示右心室流出道狭窄；B. 大动脉短轴示肺动脉瓣环、主干及分支，红色箭头示右心室流出道，绿色箭头示肺动脉瓣环；C. 大动脉短轴示肺动脉血流花彩；D. 频谱多普勒示肺动脉流速增快。

患儿生后 33 天因喂养困难再次就诊于我院，入院诊断为法洛四联症、房间隔缺损、先天性主动脉弓右位、心功能Ⅱ级（NYHA 分级）。

（二）体格检查

体温 37℃，脉搏 145 次 /min，呼吸 23 次 /min，血压 70/50mmHg，体重 4.5kg。经皮血氧饱和度 92%（安静未吸氧），余无特殊。

（三）超声心动图

超声心动图检查具体的数据见表 21-1。

其中，患儿出生 1 天时，肺动脉前向流速 245cm/s，肺动脉瓣压差 24mmHg。生后 33 天生长发育再行超声心动图检查，流出道及瓣环未见明显发育。右心室流出道异常肌束增厚导致管腔狭窄，最窄处内径 4.5mm。肺动脉瓣环及主干发育差，瓣环内径约 6.5mm，主干内径约 5.4mm，左、右肺动脉偏细，左肺动脉内径 4.3mm，右肺动脉内径约 4.5mm。肺动脉前向流速 500cm/s，肺动脉瓣压差 100mmHg。

经胸超声心动图（生后 44 天，图 21-5）：基本同前，右心室流出道最窄处内径 6mm。肺动脉瓣环及主干发育差，瓣环内径约 5.4mm，主干内径约 6.2mm，左肺动脉内径 4.1mm，右肺动脉内径约 4.2mm。肺动脉前向流速 478cm/s，肺动脉瓣压差 91mmHg。

（四）心脏 CT

心脏 CT（图 21-6）：右心室流出道狭窄，内径约 3.2mm，肺动脉瓣环内径约 4.9mm，主肺动脉内径约 5.5mm × 4.5mm，右肺动脉开口处内径约 4.4mm × 4.3mm，远段内径约 4.1mm × 4.7mm，左肺动脉开口处内径约 3.8mm × 5.0mm，远段内径

表 21-1　病例 1 超声心动图指标

	1 天	33 天	44 天（术前 1 天）	45 天（手术当天）	50 天（术后 5 天）	53 天（术后 8 天）	101 天（术后 56 天）
肺动脉前向流速 /（$cm \cdot s^{-1}$）	245	500	478	150	236	268	280
肺动脉瓣压差 /mmHg	24	100	91	9	22	29	31
肺动脉瓣反流	无	无	无	无	无	无	无
肺动脉瓣环直径 /[mm/（Z 值）]	6.8/（−1.7）	6.5	5.4/（−4.0）	—	—	—	—
右心室流出道最窄处内径 /[mm/（Z 值）]	4.3/（−6.5）	4.5	6/（−5.5）	—	—	—	14
右心室前后径 /mm	—	12	11.5	—	—	11	13
左心室舒张末径 /mm	15	16	15.3	17.5	15	16	20
主肺动脉直径 /[mm/（Z 值）]	5.3/（−3.7）	5.4	6.2/（−3.8）	—	7.3	8	10
左肺动脉直径 /[mm/（Z 值）]	4.2/（−0.2）	4.3	4.1/（−0.9）	—	—	—	4.8
右肺动脉内径 /[mm/（Z 值）]	4.6/（0.7）	4.5	4.2/（−0.5）	—	—	—	5.5
射血分数 /%	61	74	66	59	66	75	76
室缺残余分流宽度 /mm				无	1	1	无

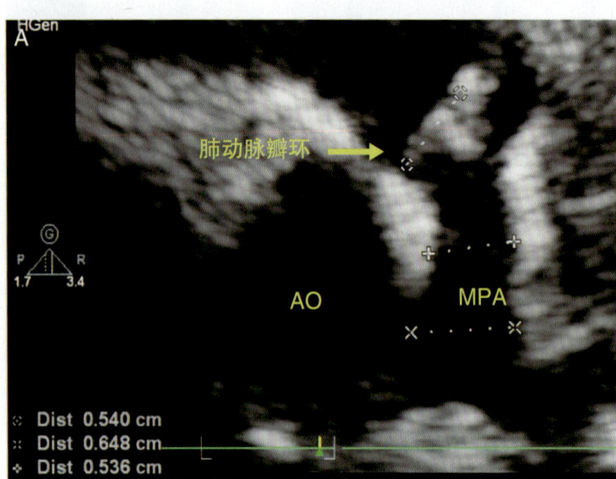

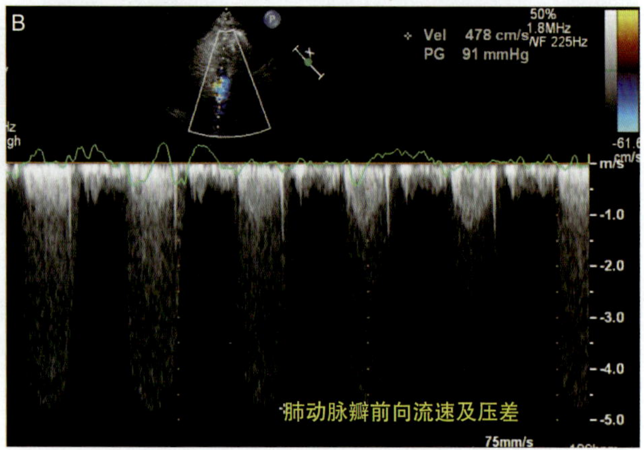

图 21-5　术前 1 天（生后 44 天）超声心动图检查

A. 箭头处肺动脉瓣环 5.4mm；B. 肺动脉瓣前向流速 4.8m，压差 91mmHg。

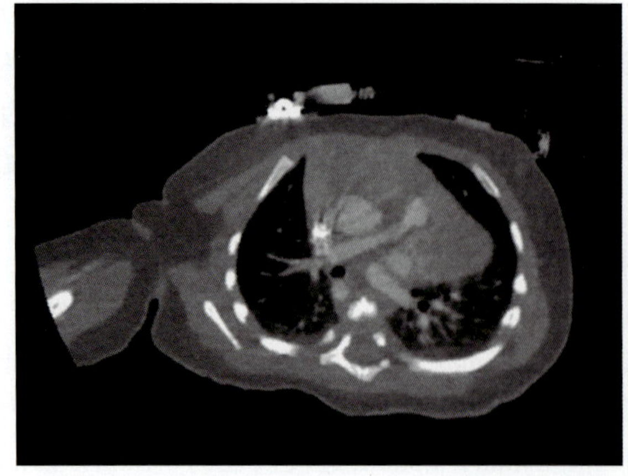

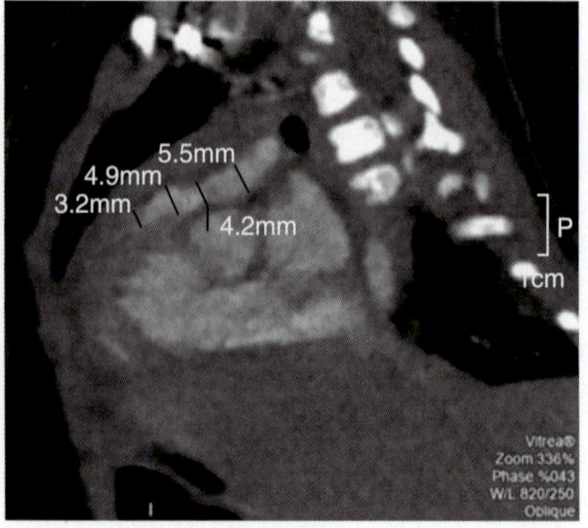

图 21-6　心脏 CT 显示左、右肺及肺血管床发育及流出道狭窄

约 4.2mm×4.5mm。室间隔缺损位于嵴下，大小约 11.4mm×6.0mm。主动脉骑跨于室间隔之上，骑跨率约 1/2。右心房室增大，左心房室发育可。先天性心脏病：法洛四联症，房间隔缺损。

（五）实验室检查

无明显病理性异常。

（六）手术经过

患儿出生后 45 天手术，仰卧位，胸部正中切口，常规建立体外循环，阻断下、上腔静脉及升主动脉，HTK 液心肌保护。切开右心房，切开右心室流出道和主肺动脉，术中看左心及肺动脉回血较多。因为肺动脉瓣环发育较差，切口向两侧窦内延伸。观察肺动脉瓣为二瓣，交界无明显粘连，但瓣叶游离缘短小，切开前、后瓣叶，沿瓣叶中心向瓣环纵行延伸至近瓣环处，分别用三角形自体心包 7/0 滑线连续缝合加宽前、后瓣叶，自体心包加宽主肺动脉，所有处理操作完毕后可通过 6 号探子（应过 8 号），左、右肺动脉可通过 4 号探子，取相应大小牛心包片，6-0 prolene 连续缝合闭合室间隔缺损，自体心包＋涤纶补片复合扩大右心室流出道，缝合房间隔缺损。排气，开放升主动脉，心脏自动复跳，7-0 prolene 线连续缝合右心房切口，平衡容量，常规停机，超滤，鱼精蛋白中和肝素，放置心包引流管，严格止血，Gore-Tex 膜关闭心包，逐层关胸。体外循环时间 158min，阻断时间 108min。

（七）术后及出院随访情况

术后入 ICU，呼吸机辅助 97h。术后血管活性药物用量：多巴胺＋多巴酚丁胺合剂 1.2μg/（kg·min）。共计 ICU 时间 4 天，住院时间 10 天。术后复查超声心动图（图 21-7），右心室流出道及前向血流通畅，各瓣膜结构未见异常，未见心包积液。术前、术后不同时间点超声心动图具体参数见表 21-1。术前及术后经皮血氧饱和度见表 21-2。

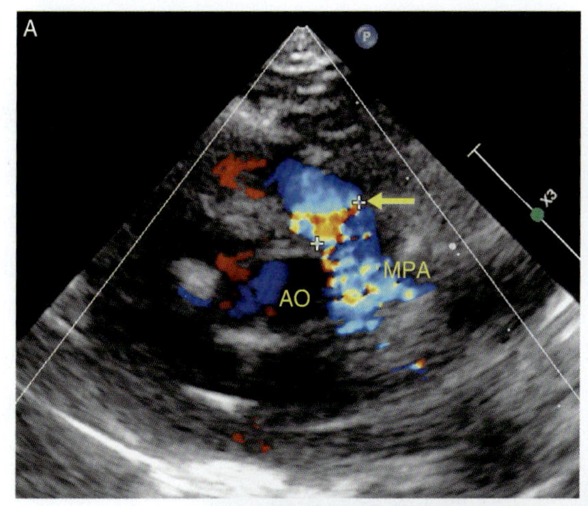

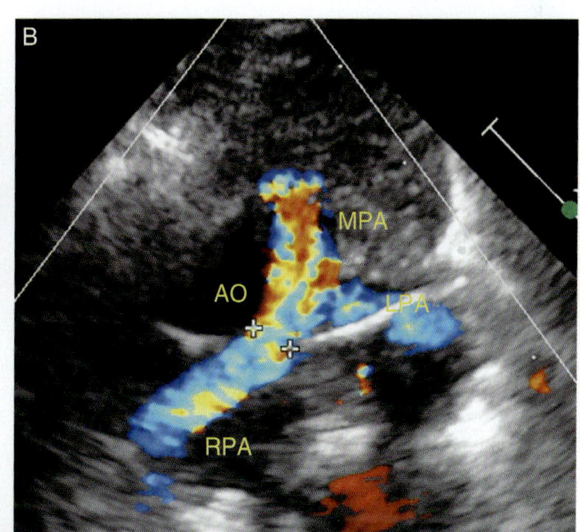

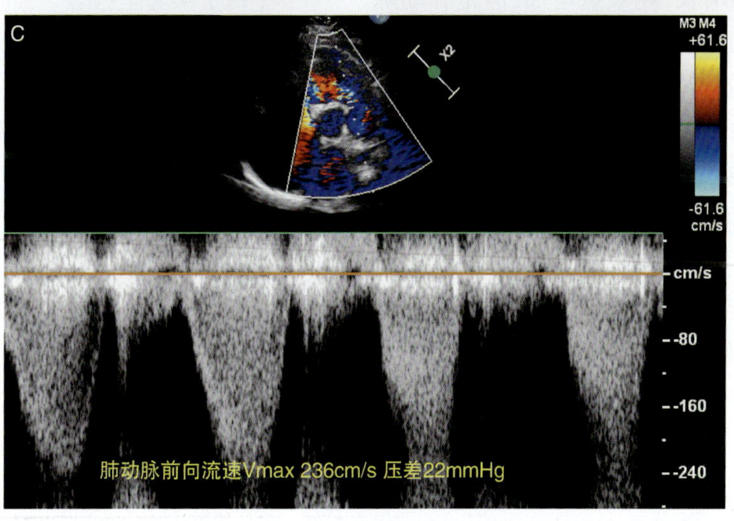

图 21-7　术后复查超声心动图

A. 肺动脉瓣环及主干；B. 肺动脉主干及分支血流通畅；C. 肺动脉瓣前向速度不快，流速 2.36m/s，压差 22mmHg。

表 21-2 病例 1 生长发育及氧供变化

	生后 1 天	术前 1 天	术后当天	术后 1 天	术后 3 天	术后 1 周	术后 1 个月
SpO_2/%	95（未吸氧）	92（未吸氧）	100（气管插管）	100（气管插管）	100（吸氧 2L/min）	100（吸氧 2L/min）	100（未吸氧）
体重 /kg	3.03	4.5	4.5	4.5	4.5	4.6	4.9

（八）病例讨论

此例患儿出生后肺动脉瓣环、主肺动脉及左、右肺动脉发育良好，经过 1 个月的发育，尽管体重增加，但是因为右心室流出道相对狭窄和缺少 PDA 血流灌注，肺血管相关结构的发育基本处于停滞状态，相关指标较出生时差，其术中回血较多也反映部分体肺侧支已形成。

术中我们同期进行了肺动脉瓣叶的成形和肺动脉窦部的加宽，以尽可能提升瓣环周径。该例患儿对前后位的两个肺动脉瓣叶均进行了“楔形”加宽（个别病例可能只需加宽一个瓣叶即可达到标准）。虽然主肺动脉窦部的加宽也能延展瓣环周径，但是在此病例中瓣环依然不能达到需要的大小。我们坚持采用非跨环的根治术，术中停机时 TEE 显示肺动脉瓣环水平压差 9mmHg，观察右心室流出道通畅，右心不胀，测右心室收缩压 40mmHg 左右，右心房压 5~7mmHg，三尖瓣无反流。

患儿术后恢复顺利，呼吸机辅助时间 97h。术后 11 天出院。术后 2 个月复查肺动脉瓣压差 31mmHg（表 21-1）。在这个病例里能很明显发现，随着患儿体重增长，耗氧量增加，但是肺动脉瓣环并未发育，因此跨瓣压差增长明显（表 21-1）。结果是患儿身体各器官缺氧较前严重，不但影响生长发育，也增加了手术矫治的困难。其术中回血较新生儿期增多，影响手术操作，同时需要花费大量时间在肺动脉瓣及主肺动脉成形以延展肺动脉瓣环这个环节。

此例患儿术后早期肺动脉瓣压差较高，是因为未及时在新生儿期进行手术，瓣环发育略有不足。考虑到保护瓣环功能减少肺动脉瓣反流对患儿远期右心功能有明显的保护作用，同时术中停机时患儿的血流动力学稳定。根据以往经验，随着患儿长期的发育，未受损的瓣环也会跟随机体发育，压差会进一步减小。

【病例二：新生儿期根治 TOF】

（一）病史摘要

孕 27 周于北京安贞医院行胎儿超声心动图提示胎儿心脏异常：法洛四联症。

患儿于我院孕 38 周顺产娩出，生后 Apgar 评分 10-10-10 分，出生体重 3 250g，生后 6 天行手术治疗。

（二）体格检查（术前）

体温 37℃，脉搏 178 次 /min，呼吸 38 次 /min，血压 45/31mmHg。经皮血氧饱和度 85%（吸氧 2L/min），余无特殊。

（三）影像学检查（术前）

经胸超声心动图（出生当天）：室间隔膜周高位回声连续中断 9mm；卵圆孔未闭 3mm。主动脉骑跨于室间隔缺损之上，主动脉骑跨 50%。右心室流出道异常肌束增厚导致管腔狭窄，最窄处内径 5mm。肺动脉瓣环内径约 6mm，主干内径约 6mm，左肺动脉内径 3.6mm，右肺动脉内径约 3.6mm。肺动脉前向流速 220cm/s，肺动脉瓣压差 20mmHg。

（四）实验室检查

血细胞分析：Hb 138g/L，余无特殊。

（五）入院诊断

法洛四联症，卵圆孔未闭，心功能Ⅱ级（NYHA 分级）。

（六）手术经过

患儿出生后 6 天手术，正中开胸，常规体外循环插管。阻断循环后，切开右心房，房间隔放置左心引流，HTK 液心肌保护。右心室切口，经三尖瓣口用 5-0 滑线及相应大小牛心包片连续缝合修补室间隔缺损。切除右心室肥厚隔束、壁束，疏通右心室流出道。切开肺动脉瓣交界、钝性扩张，可以过 11 号探子，左、右肺动脉过 8 号探子。牛心包片加宽右心室流出道，剪取牛心包加宽右肺动脉。直接缝合闭合卵圆孔，右心室打水，三尖瓣关闭良好，未见明显反流。左心排气，开放循环，自动复跳，窦性心律。三尖瓣关闭好，无残余分流。关闭右心房切口，顺利脱离体外循环机。

患儿常规矫治，未进行主肺动脉成形及肺动脉瓣叶加宽，仅交界粘连部分予以切开，术中回血少，右心室游离壁无继发性肥厚改变。体外循环时间 108min，心脏阻断时间 50min。术中 TEE 显示肺动脉瓣环及右心室流出道前向血流通畅，血流速度 120cm/s。

（七）术后情况

术后呼吸机辅助时间 28.5h，术后血管活性药物用量：多巴胺 + 多巴酚丁胺合剂 1.2μg/（kg·min），ICU 时间 4 天，住院时间 10 天。术后 1 天、术后 3 天、术后 4 天均复查超声心动图，右心室流出道及前向血流通畅，各瓣膜结构未见异常，未见心包积液。术前、术后不同时间点超声心动图具体参数见表 21-3。术前及术后经皮血氧饱和度、体重见表 21-4。

表 21-3 病例 2 超声心动图详细数据

	出生当天	术后当天	术后 1 天	术后 3 天	术后 4 天
肺动脉前向流速 /（$cm \cdot s^{-1}$）	220	91	144	170	150
肺动脉瓣压差 /mmHg	20	3	8	11	9
肺动脉瓣反流	无	少量	微量	微量	无
肺动脉瓣环直径 /mm	6	—	—	—	—
右心室流出道最窄处内径 /mm	5	—	—	—	—
右心室前后径 /mm	13	—	—	11	10
左心室舒张末径 /mm	15	17	19	20	18
主肺动脉直径 /mm	6	—	—	7-8	8
左肺动脉直径 /mm	3.6	—	—	—	—
右肺动脉内径 /mm	3.6	—	—	—	—
射血分数 /%	68	72	72	73	74
室缺残余分流宽度 /mm		1	1	1	无

表 21-4 病例 2 经皮血氧饱和度及体重变化

	出生当天	术后当天	术后 1 天	术后 3 天	术后 4 天
SpO_2/%	85（吸氧 2L/min）	100（气管插管）	100（气管插管）	100（吸氧 2L/min）	100（吸氧 2L/min）
体重 /kg	3 250	3 230	3 250	3 300	3 320

（八）病例讨论

患儿出生后 6 天手术，常规矫治，术中回血少，右心室游离壁无继发性肥厚改变，瓣环发育好，术中主要修补 VSD 和简单疏通右心室流出道。术后瓣环没有残存压差，恢复相对更快。

综合以上 2 个病例，可以佐证我们 TOF 的治疗理念：在新生儿期，在肺部还在快速生长发育期时，进行完全的心脏畸形矫治，以及时恢复正常的肺部供血，同时优先保护肺动脉瓣环，在保证血流动力学稳定的前提下，可以保留部分跨瓣压差，但不能有肺动脉瓣反流。当然，要想在新生儿期安全、有效地完成心脏根治手术，是一个系统工程，需要有孕 - 产 - 心一体化诊疗团队，需要有完善的产房 –ICU– 手术室转诊流程，需要有 NICU 和心脏重症监护的全面精通，需要内科、外科、超声、体外、麻醉、监护、护理各团队长期的协作磨合。总之，就像建造航空母舰需要一个伟大的国家一样，新生儿期根治复杂先心病需要一个强大的综合性心脏中心。

（撰写：王强、陈哲　审校：王强）

参考文献

[1] Expert Consensus Panel, MILLER J R, STEPHENS E H, et al. The American Association for Thoracic Surgery (AATS) 2022 Expert Consensus Document: Management of infants and neonates with tetralogy of Fallot[J]. J Thorac Cardiovasc Surg, 2023, 165(1): 221-250.

[2] JIANG X, LIU J, PENG B, et al. Contemporary patterns of management of tetralogy of Fallot: data from a single center in China[J]. Congenital Heart Disease, 2021, 16(1): 53-64.

[3] 王辉山，李守军. 先天性心脏病外科治疗中国专家共识（十）：法洛四联症[J]. 中国胸心血管外科临床杂志，2020, 27(11): 1247-1254.

[4] LIU J, JIANG X, PENG B, et al. Association of pulmonary valve morphology differences with outcomes in tetralogy of Fallot repair with right ventricular outflow tract incision[J]. Front Cardiovasc Med, 2021, 8: 695876.

[5] JIANG X, LIU J, PENG B, et al. Impact of annulus-sparing on surgical adequacy of pulmonary valve in complete repair of tetralogy of Fallot with right ventricular outflow tract incision[J]. Pediatr Cardiol, 2021, 42(2): 379-388.

[6] KARL T R, STOCKER C. Tetralogy of Fallot and its variants[J]. Pediatr Crit Care Med, 2016, 17(8 Suppl 1): S330-S336.

第2节　法洛四联症的围手术期超声评估

临床实践工作中，超声心动图因其广泛无创、快捷经济、适于床旁检查且可重复性强的特点，被作为法洛四联症（tetralogy of Fallot，TOF）围手术期评估的首选影像学手段，尤其适用于监护室新生儿的诊断评估。TOF 手术治疗的目的是解除右心室流出道（right ventricular outflow tract，RVOT）梗阻、修补室间隔缺损（ventricular septal defect，VSD）、尽可能保留肺动脉瓣及维护右心室功能。因此，围手术期超声心动图评估围绕上述关键点开展。

一、术前超声心动图评估要点

我院对复杂先天性心脏病患儿实行产前产后一体化管理模式，产前诊断的 TOF 患儿可以宫内转运至我院产科生产，生产后即刻转入小儿心脏监护室行床旁超声心动图检查。依据国际儿童超声心动图检查指南，常规通过二维成像以及彩色和频谱多普勒进行完整的解剖和功能检查，新生儿选用高频的心脏探头（如 S12-4）有助于获得清晰的图像和细节信息（图 21-8~ 图 21-12，视频 21-2）。

1. 关注 TOF 病理生理的关键点　RVOT 狭窄程度，包括漏斗部狭窄、肺动脉瓣狭窄以及肺动脉狭窄。测量 RVOT 内径、肺动脉瓣环、肺动脉主干及分支内径、穿膈降主动脉内径。获得具体数值后，需要定量转换用于临床解读，如 McGoon 比值、Nakata 指数（结合心脏 CT 检查）以及超声心动图标准化 Z 值。超声心动图 Z 值 <-2，则提示狭窄或发育不良；当 RVOT 或肺动脉 Z 值 <-4 时，提示狭窄严重，患儿需要早期干预。除探查肺动脉分支的发育情况外，还应关注有无合并肺动脉分支起源及走行异常。

2. 明确室间隔缺损 VSD 的位置及大小，TOF 的 VSD 一般为非限制、对位不良型。由于右心室流出道梗阻，室水平呈双向分流不易显示，如合并肌部 VSD 需要仔细探查。

3. 大动脉水平探查有无动脉导管（PDA）及体肺侧支形成，区分 PDA 和粗大体肺侧支血管（major aortopulmonary collateral arteries，MAPCAs）。本中心现有新生儿 TOF 治疗经验发现，新生期 TOF 儿乎没有体肺侧支的形成。

4. 涉及 RVOT 疏通的手术操作，需要术前探查有无合并冠状动脉起源及走行异常，有无横跨 RVOT 走行的冠状动脉主干或分支。

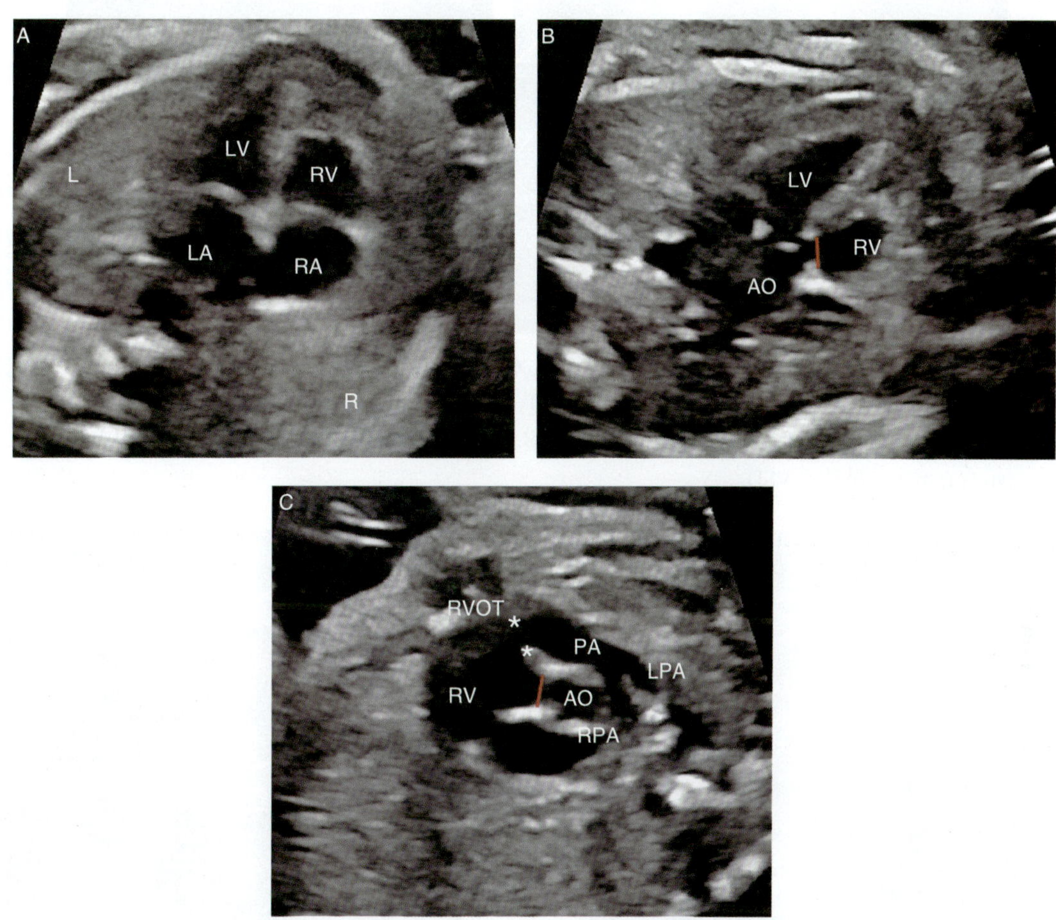

图 21-8　TOF 胎儿超声心动图表现

A. 胎儿心脏四腔心切面显示左、右心比例大致正常；B. 左心室流出道切面显示主动脉骑跨于 VSD 之上；C. 大动脉短轴切面显示两大动脉包绕关系存在，但右心室流出道及肺动脉狭窄，肺动脉分支可见。LA，左心房；LV，左心室；RA，右心房；RV，右心室；RVOT，右心室流出道；PA，肺动脉；LPA，左肺动脉；RPA，右肺动脉；AO，主动脉。星号示右心室流出道最窄处，红线示 VSD。

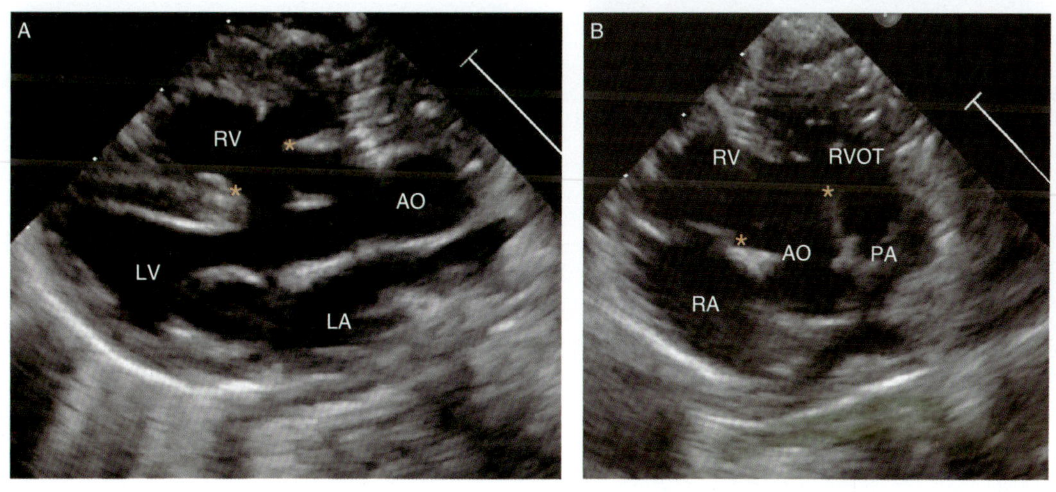

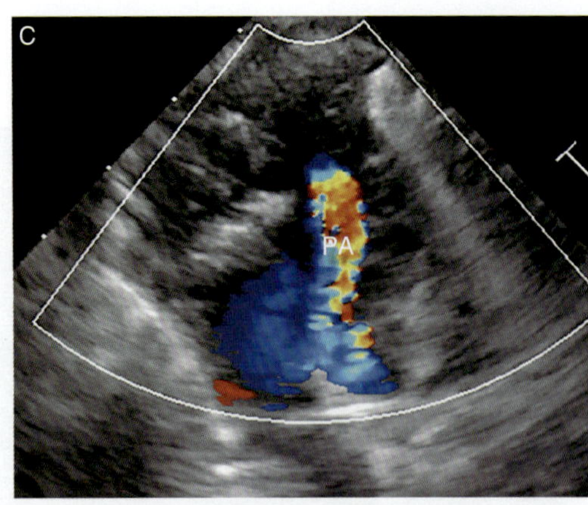

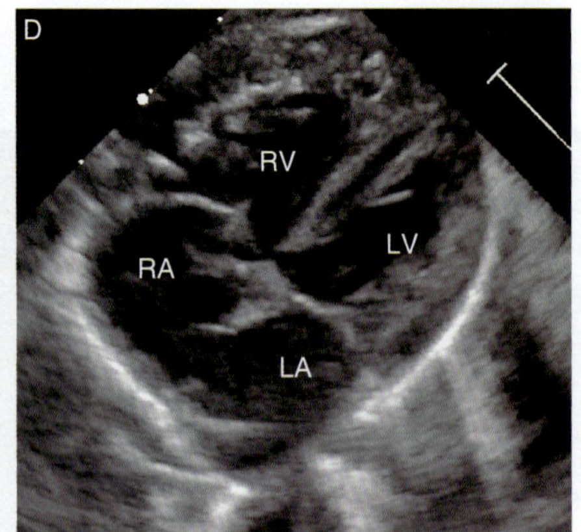

图 21-9 TOF 新生儿术前超声心动图表现

A. 左心室长轴切面显示主动脉增宽前移，骑跨于 VSD 之上；B. 大动脉短轴切面显示右心室流出道狭窄，肺动脉瓣环及主干发育细；C. 彩色多普勒显示肺动脉血流花彩；D. 四腔心切面显示右心增大。星号示 VSD。

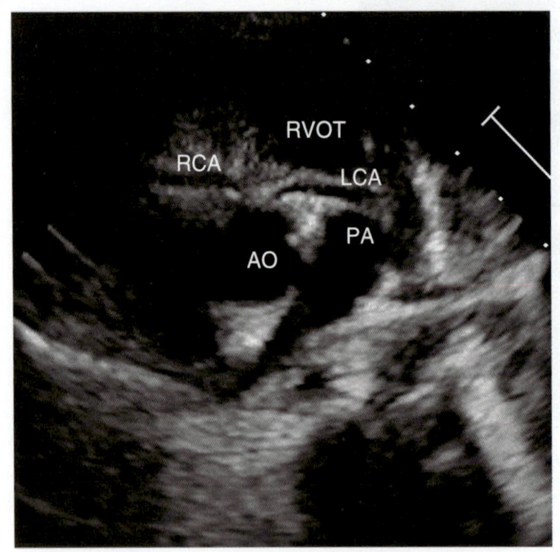

图 21-10 冠状动脉异常表现 1

单一冠状动脉起自右冠窦，且左冠状动脉横跨于肺动脉瓣环水平走行。LCA，左冠状动脉；RCA，右冠状动脉。

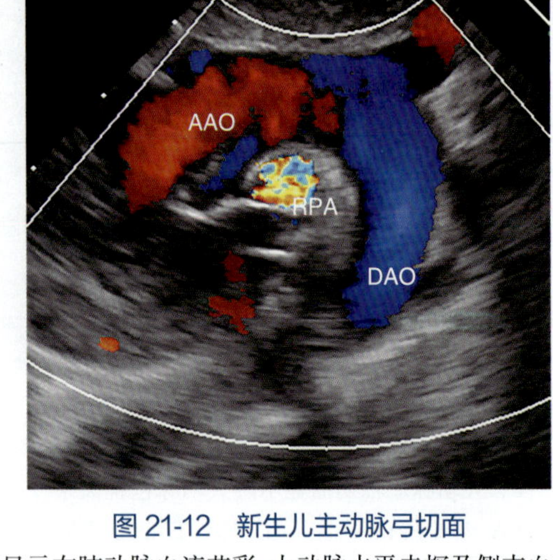

图 21-12 新生儿主动脉弓切面

可显示右肺动脉血流花彩，大动脉水平未探及侧支血流信号。AAO，升主动脉；DAO，降主动脉。

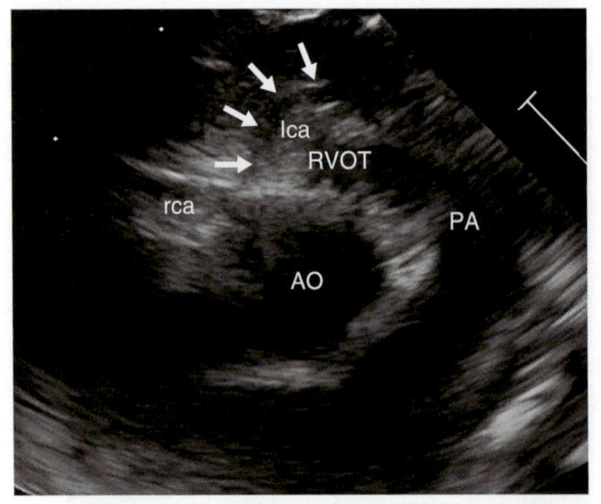

图 21-11 冠状动脉异常表现 2

左冠状动脉起自右冠窦，并横跨走行于右心室流出道。箭头示左冠状动脉走行。

视频 21-2 TOF 患儿超声心动图表现

5. 探查主动脉弓的位置及形态，有无主动脉弓及分支血管的畸形。

6. 术前右心室增大，右心室壁增厚，结合二维和 M 型超声记录右心室形态学参数。

7. 其他，如合并房间隔缺损、瓣膜反流等。

二、术中经食管超声心动图评估要点

TOF 术中评估主要依靠经食管超声心动图，如食管探头放置困难，术者也可通过操作心表探头来完成。了解手术修复的细节对于术中评估至关重要，因此需要超声心动图医生和外科医生有良好沟通。

1. 评估 RVOT 重建情况（图 21-13）　彩色多普勒探查血流有无花彩，并结合频谱多普勒获得流速及压差，探查肺动脉瓣反流。根据本中心经验，新生儿应保证右心室流出道彻底疏通，血流通畅，可允许肺动脉瓣前向有一定流速。RVOT 梗阻解除欠满意时，超声心动图要提示梗阻部位和压差，必要时术者也可以通过穿刺测压来确认超声数据，如右心室流出道流速 >3m/s，需要积极重新处理右心室流出道或者再次手术解除残余狭窄。

2. 检查 VSD 补片形态、室水平有无残余分流。残余分流需要提示分流束宽及位置（图 21-13）。

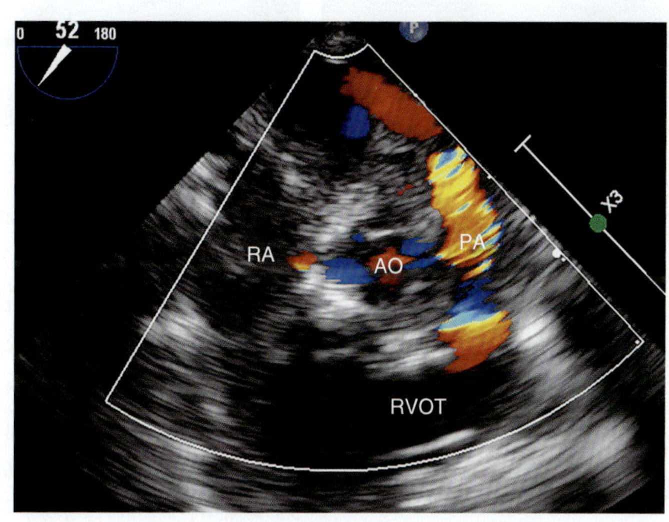

图 21-13　术中经食管超声心动图表现

RVOT 疏通 +VSD 修补术后，室水平分流消失，RVOT 梗阻解除效果满意，肺动脉瓣前向流速通畅。

3. 探查三尖瓣及主动脉瓣情况，VSD 修补可能会导致相邻瓣膜形变。测量三尖瓣反流压差也可用于评估右室收缩压。

4. 除了评估心内畸形矫治情况外，经食管超声心动图还可以指导体外循环的撤除，包括：①动态监测心脏容量，双心室大小及比例；观察室壁运动情况，评估心脏功能。②指导心腔排气。

三、术后经胸超声心动图评估要点

1. 明确 RVOT、肺动脉瓣前向流速以及肺动脉分支血流是否通畅，测量肺动脉瓣环、主干及分支内径。观察肺动脉瓣反流情况（图 21-14）。

2. VSD 修补后室水平有无残余分流。

3. 三尖瓣反流程度及压差，通过三尖瓣反流压差估测右心室压。

4. 右心结构评估　右心房、右心室的各个径线、二维面积及相应比值。

5. 右心功能评估　右心室复杂的几何形态，使得右心室功能的评估具有难度。尽管目前对于右心室功能的评定尚不完善，但有些超声心动图指标具有操作简便、可重复性高的优点，可供临床参考。右心室收缩功能指标：三尖瓣环收缩期位移（tricuspid annular plane systolic excusion，TAPSE）、面积变化分数（fractional area change，FAC）、三尖瓣环收缩期运动速度（S'）等。右心室舒张功能指标：三尖瓣 E/A 值、三尖瓣环心肌舒张早期峰值速度（E'）与舒张晚期峰值速度（A'）比值（E'/A'）、下腔静脉内径及呼吸变化率等，对于儿科患者来说，各类指标的动态监测和纵向比较可以为预后评估提供依据。

6. 合并畸形矫治情况，如动脉导管结扎、房间隔缺损修补，残余房水平分流的影响取决于左、右心室的相对顺应性。

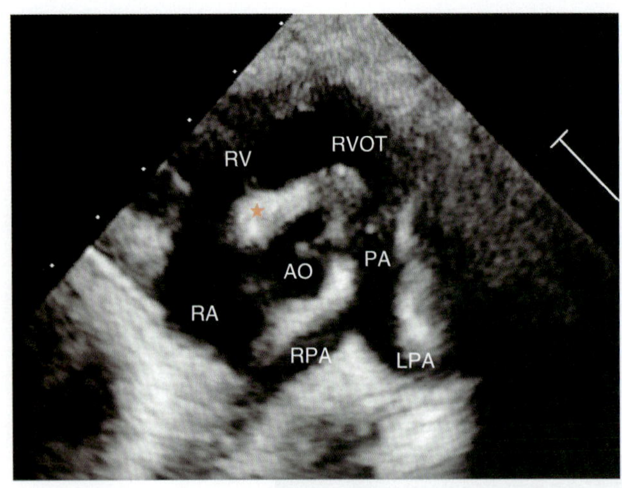

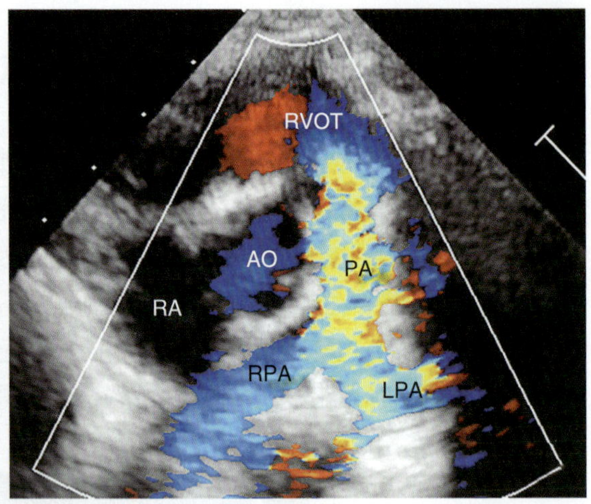

图 21-14 TOF 矫治术后表现

大动脉短轴切面显示 VSD 补片强回声，室水平分流消失。右心室流出道血流通畅，肺动脉瓣前向流速稍快，较术前明显减低。五角星示补片。

7. 其他 RVOT 粗大肌束切除后，可能会出现细小的冠状动脉瘘；注意有无浆膜腔积液；术后膈肌运动情况等。

TOF 术后早期患儿在监护室需行床旁超声心动图检查，可实时动态监测，并需要结合临床表现进行综合评估。术后远期最主要的并发症是肺动脉瓣反流（PR）和残余狭窄，也是再干预的主要原因。PR 或残余狭窄会导致右心扩大、三尖瓣反流及右心功能不全等。超声心动图、心脏 CT、磁共振及心导管检查等多模态成像的综合评估对于进一步临床决策至关重要。

（撰写：杨爽、陈哲 审校：王强）

参考文献

[1] LOPEZ L, COLAN S D, FROMMELT P C, et al. Recommendations for quantification methods during the performance of a pediatric echocardiogram: a report from the Pediatric Measurements Writing Group of the American Society of Echocardiography Pediatric and Congenital Heart Disease Council[J]. J Am Soc Echocardiogr, 2010, 23(5): 465-495.

[2] 黄仪，夏焙．超声心动图 Z 值在先天性心脏病法洛四联症中的应用现状与展望[J]．中华医学超声杂志（电子版），2021, 18(6): 529-533.

[3] 刘弘励，郑景浩．超声心动图右心室功能评价在法洛四联症术后患者中的应用[J]．中华胸心血管外科杂志，2021, 37(12): 759-764.

[4] KOESTENBERGER M, RAVEKES W, EVERETT A D, et al. Right ventricular function in infants, children and adolescents: reference values of the tricuspid annular plane systolic excursion (TAPSE) in 640 healthy patients and calculation of z score values[J]. J Am Soc Echocardiogr, 2009, 22(6): 715-719.

[5] 马紫君，丁文虹，王霄芳，等．婴幼儿重症肺动脉瓣狭窄球囊扩张术后早期的右心功能研究[J]．心肺血管病杂志，2019, 38(7): 756-760.

第 3 节 法洛四联症侧支血管的处理

主动脉-肺动脉侧支血管，或称体肺侧支血管，严格的定义是指起自主动脉及其第一级分支血管且其远心端与肺血管系统连接并向肺内供血的血管。临床一般将所有起自体循环动脉系统且与肺实质相连接的异常血管均称为体肺侧支血管。体肺侧支血管多合并于先天性心脏病，亦可合并于心内结构正常的其他疾病。合并于先天性心脏病的体肺侧支血管多为肺血减少型先天性心脏病的肺血代偿。鉴于法洛四联症合并肺动脉闭锁在命名学上更倾向于归类为室间隔缺损合并肺动脉闭锁，且法洛四联症-肺动脉闭锁合并体肺侧支的处理与室间隔缺损-肺动脉闭锁合并体肺侧支血管的处理原则是一致的，所以法洛四联症 - 肺动脉闭锁合并体肺侧支血管的内容请参阅肺动脉闭锁章节。

一、体肺侧支血管的形成

体肺侧支血管根据其形成时间的不同，可以分为先天性和获得性。先天性体肺侧支血管形成于胚胎期，而于胎儿期及出生后形成的体肺侧支循环血管则为获得性。

正常胎儿的发育过程中，在胚胎期，肺芽的血管丛与发自背主动脉的一些阶段动脉相连接，由这些阶段动脉提供血供。随着胚胎的发育，第六对动脉弓发出的分支至两侧肺芽，第六对动脉弓逐渐吸收演变形成左、右肺动脉，随着动脉干的分隔和发育，左、右肺动脉与肺动脉干相连，形成右心室的前向血流通路。在妊娠第 40 天时，肺除了接受阶段动脉的血供外，还开始接受由第六对动脉弓演化而来的左、右肺动脉及其分支的血供。在妊娠第 50 天时，一部分连接于肺段和肺叶的阶段动脉已开始逐渐退化，没有退化的阶段动脉继续供应着相应的肺段和肺叶。而其余的肺段和肺叶开始由肺动脉供血。随着肺的进一步发育，阶段动脉退化消失，而双肺由肺动脉供血。患有法洛四联症等肺血管发育异常的先天性心脏病胎儿如果缺乏肺动脉前向血流，或肺动脉前向血流不足，动脉导管逆向血流向肺供血，并由阶段动脉来补偿肺血流的不足。由此，一些阶段动脉在胎儿期不会退化而得以持续存在，从而形成先天性体肺侧支血管。

二、体肺侧支血管的病理解剖

体肺侧支血管最常见的发出部位为气管隆嵴水平的降主动脉前壁或者前侧壁；其他常见起源部位依次为锁骨下动脉、腹主动脉、主动脉弓、冠状动脉、胸主动脉其他节段及升主动脉，也可发自体循环的其他动脉血管。根据起源位置的不同，可以分为三型：第一型被认为是支气管动脉的分支；第二型是直接起自主动脉的侧支血管，多位于胸 4 至胸 6 胸椎水平；第三型为间接起自主动脉，即起自主动脉的分支。起自主动脉弓连于肺动脉及其分支或进入肺内的部分侧支血管，从解剖结构上与喉返神经并无关系，虽然其起源位置近似于动脉导管，但实质上仍为体肺侧支血管。体肺侧支血管自主动脉及其分支发出后，在进入肺实质前可以呈单支，也可以分为多支；大部分侧支血管向一侧肺走行，少数则向双肺走行。侧支血管在行程中可以与肺血管相交通，但是连接的部位存在很大的差别，可以连接于中心肺血管或于肺叶内与肺动脉的分支相连，也可以在肺小动脉水平甚至在毛细血管水平等较远的位置相连接。如与肺循环系统相连接，即形成相应供血区肺组织的双重血供，此时肺内肺血管的分支是充分的，即 18 个肺段均有肺血管的分支供血，可有一个到多个肺段同时由体肺侧支血管供血。而肺内的肺血管分支不充分时，则可能这些肺段由体肺侧支血管供血，也是这些肺段的单一血供。需要强调的是，即使存在侧支血管与肺循环系统的连接，若连接不充分，且仅由侧支血管和仅由肺循环系统都无法给相应的肺组织提供足够的血流时，该相应肺组织虽然从形式上是双重血供，但实质上仍近似于单一血供，称为功能性单一血供。尽管体肺侧支血管的起源与肺内肺血管的分支情况并无确切的对应关系，但是源于腹主动脉和锁骨下动脉的侧支，相应的肺段几乎都是双重血供；心包内肺血管缺失时，体肺侧支血管多起自胸主动脉。

侧支血管的行程中多有迂曲，并可以存在局部的狭窄和 / 或扩张。狭窄的部位可以发生于侧支血管行程中的任何位置，包括肺内。狭窄最多见于体肺侧支血管的起始部位及进入肺门处。体肺侧支血管的局部狭窄对其供应的局部肺组织的血管床在一定程度上起到了“保护作用”。侧支血管对肺组织造成的影响还与侧支血管的径值有关。直径≥3mm 的体肺侧支血管行程中如无狭窄，尤其是近心端无狭窄，则可能会导致相应肺段发生肺血管的梗阻性改变而形成肺段的肺动脉高压，从而影响术后恢复和预后。细小的体肺侧支血管（<2mm）一般不会引起相应肺段发生肺血管的梗阻性改变及肺动脉高压。

三、体肺侧支血管的病理生理学意义

体肺侧支血管的病理生理学意义在于，经侧

对于右位主动脉弓右位降主动脉，侧支血管起自右侧降主动脉的情形，可由上腔静脉和升主动脉之间的间隙入路，游离右肺动脉及右主支气管，按照类似于左位降主动脉的显露方式游离、显露和夹闭侧支血管。如侧支血管起源位置较低，或位于肺静脉水平，虽然也能以肺静脉为解剖标志由上、下肺静脉间入路显露降主动脉，但是由于肺静脉相对固定及解剖层次相对复杂，所以此入路游离起来较为困难。因前述经支气管和一侧肺动脉上方入路亦能很容易地向下游离至降主动脉平肺静脉水平，所以对于起自胸主动脉较低位置的侧支血管，我们更倾向于采用前述的显露和游离入路。

对于术中回血较多的患儿，应根据停机时左心房压监测的结果评估侧支血管的影响，以决策是否尽早处理体肺侧支。如左心房压高，而体循环维持困难，则提示侧支血管的分流量大，致使左心前负荷过重，而肺循环压力增高会导致术后肺的渗出甚至出血，此种情况应在术后尽早行心血管造影检查并封堵侧支血管；如果遇到无法介入封堵的侧支血管，应该选择侧切口手术结扎，而不应执着地等待寄希望于患儿自行恢复。如果左心房压正常，体循环血流动力学平稳，一般提示侧支血管的分流量影响轻微，临床可以接受，术后随着肺动脉前向血流的增多，可以对冲细小侧支的血流，这些侧支的血流往往会逐渐变得缓慢而闭合。术后可以通过降低呼吸机条件的同时严密监测肺有无渗出，结合循环监测指标和影像学检查资料进行评估。如临床无渗出表现，且血流动力学稳定，影像学检查显示肺部渗出不明显，则提示这些侧支血管无须处理。

（撰写：李晓锋　审校：王强）

参考文献

[1] HARSHITH K, ANOOP A, JINEESH V. A Rare Cause of Hemoptysis in West Syndrome-Isolated Aortopulmonary Collaterals in Structurally Normal Heart[J]. Indian J Radiol Imaging, 2021, 31(3): 745-747.

[2] JACOBS M L. Congenital heart surgery nomenclature and database project: tetralogy of Fallot[J]. Ann Thorac Surg, 2000, 69(4 Suppl): S77-S82.

[3] SASIKUMAR D, SASIDHARAN B, AYYAPPAN A, et al. Coronary-to-pulmonary artery collaterals in pulmonary atresia[J]. Ann Pediatr Cardiol, 2018, 11(3): 328-329.

[4] ADAMSON G T, MCELHINNEY D B, ZHANG Y, et al. Angiographic Anatomy of Major Aortopulmonary Collateral Arteries and Association With Early Surgical Outcomes in Tetralogy of Fallot[J]. J Am Heart Assoc, 2020, 9(24): e017981.

[5] ADAMSON G T, PENG L F, PERRY S B, et al. Comprehensive diagnostic catheterization in children with major aortopulmonary collateral arteries: A review of catheterization technique and anatomic nomenclature[J]. Catheter Cardiovasc Interv, 2022, 99(4): 1129-1137.

[6] SHARMA A, VADHER A, SHAW M, et al. Basic Concepts and Insights into Aortopulmonary Collateral Arteries in Congenital Heart Diseases[J]. Indian J Radiol Imaging, 2023, 33(4): 496-507.

[7] DIMOPOULOS K, DILLER G P, OPOTOWSKY A R, et al. Definition and Management of Segmental Pulmonary Hypertension[J]. J Am Heart Assoc, 2018, 7(14): e008587.

[8] AMIN Z, MCELHINNEY D B, REDDY V M, et al. Coronary to pulmonary artery collaterals in patients with pulmonary atresia and ventricular septal defect[J]. Ann Thorac Surg, 2000, 70(1): 119-123.

[9] HOANG L X, TUYEN L K, GIA T M, et al. Large isolated major aortopulmonary collateral artery causing dilated left ventricle[J]. Radiol Case Rep, 2023, 18(4): 1530-1535.

[10] YIN L, LU B, HAN L, et al. Quantitative analysis of pulmonary artery and pulmonary collaterals in preoperative patients with pulmonary artery atresia using dual-source computed tomography[J]. Eur J Radiol, 2011, 79(3): 480-485.

[11] VAN DE WOESTIJNE P C, BAKHUIS W, SADEGHI A H, et al. 3D Virtual Reality Imaging of Major Aortopulmonary Collateral Arteries: A Novel Diagnostic Modality[J]. World J Pediatr Congenit Heart Surg, 2021, 12(6): 765-772.

[12] KRISHNAMURTHY R, GOLRIZ F, TOOLE B J, et al. Comparison of computed tomography angiography versus cardiac catheterization for preoperative evaluation of major aortopulmonary collateral arteries

in pulmonary atresia with ventricular septal defect[J]. Ann Pediatr Cardiol, 2020, 13(2): 117-122.

[13] BAUSER-HEATON H, BORQUEZ A, HAN B, et al. Programmatic Approach to Management of Tetralogy of Fallot With Major Aortopulmonary Collateral Arteries: A 15-Year Experience With 458 Patients[J]. Circ Cardiovasc Interv, 2017, 10(4): e004952.

第 4 节　法洛四联症的麻醉管理

一、病例描述

患儿女性，5 个月 24 天，身长 65cm，体重 6.2kg，因胎儿期发现心脏畸形，出生后体检存在心脏杂音，进一步检查诊断为法洛四联症。患儿体重增长慢，哭闹后口唇颜色发绀。拟行法洛四联症根治术、房间隔缺损修补术。检查如下：

1. 超声心动图　右心增大，室壁增厚。左心室舒张末期内径（left ventricular end diastolic dimension, LVDD）23mm，室间隔缺损（膜周部，11mm，双向分流）。主动脉骑跨于室间隔缺损之上，骑跨率 50%。右心室流出道局部狭窄，最窄处内径约 4.3mm，压差 75mmHg。房间隔缺损 2 处（中央型，8.3mm、3.1mm），左、右肺动脉发育好。

2. 胸部 X 线片　肺血少，心影近似靴形，右心增大。

3. 心电图　右心室肥厚。

4. 实验室检查　血红蛋白 142.0g/L。

5. 静息脉搏血氧饱和度 87%。

二、麻醉要点

【术前评估及麻醉前准备】

法洛四联症（tetralogy of Fallot, TOF）是最常见的发绀型先天性心脏病。其主要病理解剖特点为右心室流出道梗阻，室间隔缺损、主动脉骑跨和右心室肥厚。右心室流出道梗阻可表现为肺动脉狭窄、右心室漏斗部狭窄或瓣膜及漏斗部联合狭窄。右心室流出道梗阻越严重，右心室后负荷越大，肺循环血流量越少，动脉血氧饱和度越低，机体缺氧越重。

术前评估及术前麻醉准备主要包括：

1. 了解病史及各项检查，包括患儿喂养情况、营养状态、缺氧的症状及体征、有无缺氧发作及发作的频率和严重程度。

2. 术前时间禁食禁水时间不宜过长。避免患儿出现脱水、低血糖、电解质紊乱，导致麻醉期间血压下降，加重缺氧，或因血液浓缩而增加脑、肾栓塞的风险。

3. 重症或接台手术建议开放静脉通路　可静脉补液，也可应对可能发生的紧急情况。由于存在大量右向左分流，应特别注意防止静脉系统进气，气栓可通过分流直接进入体循环，有造成冠状动脉或脑血管栓塞的风险。

4. 保持患儿安静，避免因剧烈哭闹加重缺氧，甚至出现缺氧发作。对于不能合作的患儿，可肌内注射氯胺酮 5~6mg/kg 或口服咪达唑仑 0.5~1mg/kg，可有效减轻开放静脉通路时的紧张和哭闹。

5. 除常规抢救药物外，还应准备去氧肾上腺素和艾司洛尔。

【术中监测、诊断与治疗】

患儿入室后保温，常规心电及脉搏、血氧饱和度监测。安静状态下心率（heart rate, HR）126 次 /min，SpO_2 87%。开放外周静脉，输注含糖盐溶液和碳酸氢钠。

（一）麻醉诱导

静脉注射咪达唑仑 0.6mg、哌库溴铵 1.5mg、舒芬太尼 5μg。经口明视下行气管插管（导管型号 4.0 带套囊，导管深度 11.5cm），吸入氧浓度 50%。行机械通气并监测呼气末二氧化碳分压（$ETCO_2$）。行桡动脉穿刺置管并直接测压，血压 89/53mmHg。右颈内静脉置管监测中心静脉压 6mmHg。经右颈内静脉置入 22G 长单腔静脉导管，留置备用左心房管。

（二）麻醉维持

咪达唑仑、哌库溴铵、舒芬太尼持续静脉泵入。密切观察，并预防缺氧发作。维持 HR 110 次 /min，有创血压监测（invasive blood pressure, IBP）80/40mmHg，SpO_2 89%，顺利过渡至体外循环开始。

体外循环下行 TOF 根治术 + 房间隔缺损修补术。手术顺利，体外循环时间 158min。开放升主动脉后自动复跳，窦性心律，心率 153 次 /min。经食管超声心动图提示畸形矫治满意。撤除体外循环后：窦性心律，心率 155 次 /min，IBP 87/50mmHg，中心静脉压（central venous pressure，CVP）8mmHg，左心房压（left atrial pressure，LAP）8mmHg，SpO_2 100%。血管活性药：多巴胺 5μg/（kg·min）。鱼精蛋白中和肝素，止血关胸。术中出血 70ml，尿量 220ml，输晶体液 210ml，洗涤红细胞 40ml，新鲜冰冻血浆 50ml。术毕，安返 ICU。

（三）术后转归

术后第 1 天：持续泵入多巴胺 5μg/（kg·min），窦性自主心律，心率 139 次 /min，血压 76/52mmHg、CVP 9mmHg，LAP 8mmHg，SpO_2 100%。术后第 2 天：复查超声无明显异常，循环稳定，血气满意，拔除气管插管。术后第 10 天顺利出院。

三、麻醉管理经验

【麻醉药物的选择】

麻醉诱导及维持可选用静脉麻醉，或复合低浓度吸入麻醉药。避免扩血管作用明显的麻醉药物，如丙泊酚、高浓度异氟烷。我们常用小剂量苯二氮䓬类镇静药（如咪达唑仑 0.05~0.1mg/kg），复合大剂量麻醉性镇痛药（舒芬太尼）以减轻伤害性刺激引起的心率加快。

可采用吸入七氟烷诱导，但由于法洛四联症患者肺血少，右向左分流为主，其混合血液可能会减慢体循环动脉血与吸入麻醉药浓度达到平衡的时间，应注意发绀患儿采用吸入诱导起效较慢，一旦起效后要减浅麻醉也相对较慢。

氯胺酮可增加体循环阻力和心排血量，从而减少右向左分流，可用于发绀患儿的麻醉诱导。

【补液及容量管理】

建立静脉通路后应积极扩充血容量，这对术前禁饮食的发绀患儿非常重要。可静脉输注含糖液体、5% 白蛋白扩容，同时补充适量 5% 碳酸氢钠纠正缺氧和禁食引起的代谢性酸中毒。

低体重患儿输液建议使用微量泵。建立中心静脉后，参考 CVP 调整输液速度。根据血气结果，进一步优化内环境。

【体外循环前的管理】

TOF 患儿肺血流随着梗阻部位、程度、侧支循环情况，以及体、肺循环血管阻力的变化而异。肺血流的情况与麻醉管理密切相关。

麻醉诱导至体外循环开始的主要目标是维持有效的肺循环血流，避免右向左分流加重。充分扩容，注意维持外周血管阻力，必要时可给予小剂量去氧肾上腺素 0.5~1μg/kg 静脉注射。维持足够的麻醉深度，避免各种刺激引起心率和心肌收缩力增加。

【避免和及时处理缺氧发作，积极处理严重低氧血症】

缺氧发作是 TOF 患者最常见的临床急症，是患儿入手术室直至 CPB 开始这段时间内麻醉医师面临的最大风险。缺氧发作的机制尚可能与右心室流出道痉挛梗阻、体肺循环血管阻力不平衡等原因导致肺血流急剧减少有关。临床上，患儿剧烈哭闹、麻醉药引起的血管扩张、外科手术操作、疼痛等应激性刺激，都可以成为缺氧发作的诱因。麻醉医生应注意积极防范，及时处理。在麻醉状态下，$ETCO_2$ 能很好地反映肺血流量减少，其变化比 SpO_2 更为灵敏，$ETCO_2$ 进行性下降常第一时间提示缺氧发作。

（一）预防术中缺氧发作

1. 维持正常的心率、心肌收缩力、体循环阻力，保证心输出量。

2. 维持足够的麻醉深度，避免各种刺激引起的心率加快、心肌收缩力加强。

3. 维持充足的血容量，有利于避免因右心室前负荷过低而加重流出道梗阻，还可以防止反射性心率过快、心肌收缩力加强。

4. 外科手术操作轻柔，减少对心脏尤其是对右心室流出道的直接刺激。

（二）缺氧发作处理

1. 快速补液，增加右心室充盈和肺血容

量。适用于缺氧发作早期处理，可输注晶体溶液 15~30ml/kg。

2. 没有静脉通路的紧急情况，可压迫股动脉或腹主动脉，或双腿抬高并屈膝屈髋，增加体循环阻力并增加回心血量，增加肺血。

3. 提高吸入氧浓度。

4. 静脉输注碳酸氢钠 1~2mEq/kg，以纠正严重的代谢性酸中毒。

5. 静脉给予短效 β 受体阻滞剂（如艾司洛尔 0.5~1mg/kg）减慢心率和降低收缩力，有助于缓解右心室流出道痉挛。

6. 静脉给予 α 受体激动剂如去氧肾上腺素，增加体循环阻力，从而增加肺血流量。

【体外循环后的管理】

TOF 畸形矫治后，麻醉管理的重心转向心功能和心输出量的优化，包括维持心率，支持心功能，降低肺动脉压，防治低心排血量综合征。

CPB 后的心输出量主要依赖于心率的变化，因此维持与年龄相符的窦性心律是较理想的状态。如出现心率减慢，或房室传导阻滞等情况时，应考虑安置临时起搏器。

TOF 根治术后，很多因素可导致心室收缩和舒张功能受损，甚至低心排血量综合征，例如右心室流出道疏通不满意、肺动脉瓣关闭不全、右心室切口和右心室流出道补片造成室壁运动障碍、CPB 期间心肌缺血、心律失常等。由于 TOF 长期处于肺血流少的状态，左心室前负荷不足，左心室发育偏小，矫治后注意左心室容量和心功能状态非常必要。监测左心房压（LAP）有助于评估左心功能变化情况。支持心功能可持续使用正性肌力药物多巴胺 5~10μg/（kg·min），或多巴酚丁胺 5~10μg/（kg·min）。严重低心排可加用肾上腺素 0.03~0.1μg/（kg·min）。也可同时应用米力农 0.5~1μg/（kg·min），改善心肌收缩和舒张功能，同时降低肺血管阻力。

常伴有凝血功能异常，CPB 后应注意及时补充血容量，包括红细胞和新鲜冰冻血浆等。如果体外循环时间过长，停机后出血多，可考虑补充血小板和凝血因子。

TOF 矫治术后的麻醉管理是一个综合处理过程，其主要目的是维护左、右心功能，避免肺渗漏。任何一个单一的处理（如容量控制、呼气终末正压大小等）对循环的影响都可能有两面性，在临床实践中应仔细、连续观察各项生命体征，包括血压、中心静脉压、左心房压、氧饱和度、尿量变化，选择最为适宜、平衡的处理方法。

（撰写：康红玲、林霖　审校：林霖）

参考文献

[1] NASR V G, DINARDO J A. 小儿心脏麻醉手册[M]. 郑吉建，张马忠，白洁，主译. 北京：世界图书出版公司，2018.

[2] LAKE C L, BOOKER P D. 小儿心脏麻醉学[M]. 晏馥霞，李立环，译. 4 版. 北京：人民卫生出版社，2008：279.

[3] MILLER R D, COHEN N H, ERIKSSON L I, et al. 米勒麻醉学：第 8 版[M]. 邓小明，曾因明，黄宇光，主译. 北京：北京大学医学出版社，2017.

[4] CUYPERS J A, WITSENBURG M, VAN DER LINDE D, et al. Pulmonary stenosis：an update on diagnosis and therapeutic options[J]. Heart, 2013, 99(5)：339-347.

[5] HASIJA S, CHAUHAN S, JAIN P, et al. Comparison of speed of inhalational induction in children with and without congenital heart disease[J]. Ann Card Anaesth, 2016, 19(3)：468-474.

第 22 章　肺动脉闭锁的治疗实践

第 1 节　肺动脉闭锁合并室间隔缺损的诊疗经验

肺动脉闭锁合并室间隔缺损（PA-VSD）是一种复杂先天性心脏畸形，曾被称为共同动脉干Ⅳ型；也被认为是法洛四联症的极端状态，称为法洛四联症合并肺动脉闭锁，但与法洛四联症不同，必须通过心外途径维持肺血流。发病率为每10 万例新生儿中有 7 例，占先天性心脏病患儿的1%~2%。随着对该疾病认识的深入和防治措施的完善，发病率呈明显下降。该疾病表现出较大的变异性和个体差异，诊断和治疗方法尚无统一标准。由于受社会因素影响，国内大龄患儿占比较高。

一、病因

PA-VSD 的病因尚不清楚，但有几个危险因素与它的发病有关，包括父亲或母亲有先天性心脏病史、母亲服用致畸药物的史、怀孕期间或怀孕前吸烟、糖尿病控制不佳、高龄妊娠，但这些危险因素不是 PA-VSD 所特有的，也经常与其他先天性异常有关。

二、病理与分型

PA-VSD 主要包括两个解剖畸形：对位不良的非限制性室间隔缺损和右心室与肺动脉之间没有直接的管腔连续，肺血流来源于动脉导管和 / 或粗大体肺侧支血管（MAPCAs）等心外途径。Tchervenkov 和 Castaneda 分型是 PA-VSD 的常用分类方式。我们更倾向于采用 Tchervenkov 的分类，其中 A 型包括 Castaneda 的Ⅰ型和Ⅱ型，即肺动脉血流依赖动脉导管，有或没有主肺动脉均可，但有发育良好的左、右肺动脉和融合部；B 型对应 Castaneda 的Ⅲ型，即固有肺动脉发育不良，多发 MAPCAs 向肺循环供血；C 型对应Castaneda 的Ⅳ型，即没有固有肺动脉，完全依赖MAPCAs 向肺循环供血。

三、临床表现

中枢性发绀是 PA-VSD 的典型表现，面部青紫为主，嘴唇周围明显，严重者也可出现外周肢体青紫，婴幼儿可仅表现为口唇颜色偏暗。依赖动脉导管、肺动脉发育较好的患者，通常氧合良好，病情稳定。如果出现动脉导管关闭，患者发绀加重，需尽快使用前列腺素 E 复苏。依靠 MAPCAs供血的患者，婴儿期可无明显症状，直到发绀逐渐加重，出现缺氧的相关表现。其他表现，包括缺氧引起的呼吸急促，哭泣、哺乳等用力时明显，哭声微弱等容易疲劳的表现，喂养困难等。部分婴儿由于 MAPCAs 粗，分流量大，可能会表现出肺循环过度和充血性心力衰竭。未手术的患者，随着年龄的增加逐渐出现杵状指 / 趾、红细胞增多症，可并发卒中或脑脓肿。

体格检查可显示中枢性发绀，胸骨左缘全收缩期杂音，可辐射至背部或腋窝，单一加重的第二心音，上胸或背部肩胛间区最易听到机器样连续的杂音，握力弱，体重轻，嗜睡。

PA-VSD 可合并心外畸形，常见伴发有 22q缺损综合征、DeGeorge 综合征、VATER（脊柱、肛门、气管、食管和肾脏）综合征和 Alagille 综合征。增粗的主动脉可能会造成气管、支气管压迫，尤其是右弓右降时。常见的伴发心脏畸形包括房间隔缺损、多发性室间隔缺损、冠状动脉畸形、左上腔静脉和主动脉弓下无名静脉。因肺血供的性质无法预测，临床表现变化不一。

四、诊断学检查

【常规检查】

经皮血氧饱和度是 PA-VSD 的重要检查之一，尤其是在皮肤颜色比较深的患儿中更显重要，必要时可行血气分析。对于大龄儿童或成人，血红蛋白也是评价缺氧的重要指标。胸部 X 线片常表现为肺动脉段缺如、靴型心和肺血管纹理稀疏。除了这些初步检查外，主要是明确肺动脉和侧支血管的情况。

【超声心动图】

超声心动图是 PA-VSD 的常规检查，可以确定肺动脉闭锁、主动脉骑跨、室缺等心内畸形和准确评价心脏功能，初步评价肺动脉发育和肺组织血供来源，但对血管评估的精确性较差。心包内中央肺动脉发育良好，由动脉导管供血的患者，超声心动图可确定诊断。

【CT 血管造影】

在 MAPCAs 无法明确的情况下，CT 评估肺血管和体肺侧支的准确度较高，特别是 CTA 可以明确固有肺动脉的发育、侧支血管的数量、起源和形态特征，了解 MAPCAs 与气管、食管等周围气管的关系；然而，CT 在确定侧支血管走行、肺段供应以及与固有肺动脉的交通情况上存在难度。

【心导管检查】

如果肺动脉粗细、血供来源及分布不清楚，则需要进行心导管检查。它可以显示侧支数量、起源和分布，供应的肺段以及与固有肺动脉的交通情况。通过观察造影图像上的“海鸥”征，可以明确为固有肺动脉；还可以通过对比剂在肺动脉内的冲刷情况来分析血供来源。此外，可以计算总的新肺动脉指数（total neopulmonary arterial index，TNPAI），即固有肺动脉和拟行肺血管单源化的侧支血管的横截面积之和除以体表面积。

【磁共振血管造影】

磁共振血管造影是一种可以相对准确地显示肺循环血供来源的诊断技术，被认为是可以替代心导管检查的非侵入性方法。然而，由于检查时间较长，需要全身麻醉，目前尚未广泛应用。

五、外科治疗原则

由于肺血供应存在很大变化，特别是肺动脉粗细、起源、走行和梗阻的部位差异很大，很难有统一的治疗意见，我们一贯坚持早期单源化重要侧支和尽早建立低压的肺循环原则，包括同期的心内修补以最大限度降低右心压力；当然不同类型的病例，个体化治疗非常关键。

【A 型 PA-VSD】

对于依赖动脉导管开放的患儿，通常在新生儿时期进行一期根治术。手术指征包括 McGoon 指数≥1.2~1.5、Nakata 指数≥150mm^2/m^2、肺动脉条件临界的病例可术中肺动脉流量试验。对于不符合一期根治手术适应证的小婴儿，建议进行体 - 肺动脉分流术或动脉导管支架植入；对于大龄婴儿，可以考虑右心室 - 肺动脉连接术，促进右心室发育。

【B/C 型 PA-VSD】

该类型的个体差异大，存在较多争议，但早期侧支血管单源化重建肺循环，促进固有肺动脉发育，并尽早完成 PA-VSD 根治是普遍共识。根治指征包括 TNPAI ≥150mm^2/m^2、肺血管单源化后 75% 以上肺段血流来源于肺动脉、解除了肺动脉分支血管狭窄、评估困难的情况下，通过术中流量试验。肺血管发育不良的病例，一期可选择姑息手术，具体术式依据各单位经验，选择体 - 肺动脉分流术或右心室 - 肺动脉连接术，一般固有肺动脉直径 >2.5mm，首选右心室 - 肺动脉连接术。

七、实战病例

【病历摘要】

患儿男性，因“胎儿期发现心脏结构异常”入院。胎儿期发现先天性心脏病，孕37周转入我院建档并剖宫产分娩，出生体重2 860g，经皮血氧饱和度91%，Apgar评分10分。生后明确诊断为肺动脉闭锁、室间隔缺损、动脉导管未闭、卵圆孔未闭、体肺侧支形成，转入我科。

查体：体温36.3℃，脉搏160次/min，呼吸35次/min，血压80/45mmHg，身高48cm，体重3.0kg。神志清，反应可，口唇和四肢末梢颜色偏暗，无明显黄染，心率160次/min，律齐，仅闻及单一心音，胸骨左缘第2~3肋间可及连续性杂音，双肺呼吸音清，肝未触及。

超声心动图：心房正位，心室右袢，右心比例大，右心室壁厚，室壁运动幅度可，房间隔缺损约3.7mm，房水平左向右分流；室间隔缺损约8.5mm，室水平双向分流；未探及肺动脉瓣及主干，可见较短的肺动脉共汇及分支，左肺动脉4.2mm，右肺动脉3mm，动脉导管4mm，多发体肺侧支。

CT成像：心房正位，心室右袢，房室连接未见异常。右心室流出道狭窄，内径2mm，主肺动脉及肺动脉显影纤细，主肺动脉约1.6mm，左肺动脉约3.2mm，右肺动脉约1.6mm，降主动脉发出一2.2mm侧支连接右肺动脉近端（图22-3）。房间隔缺损9.7mm×10mm，室间隔缺损8.2mm×9.5mm。

病例特点：①新生儿病例；②B型PA-VSD，固有肺动脉存在，但发育不良；③一支有供血意义的侧支需要汇聚。

治疗经过：①外科治疗：生后13天进行根治

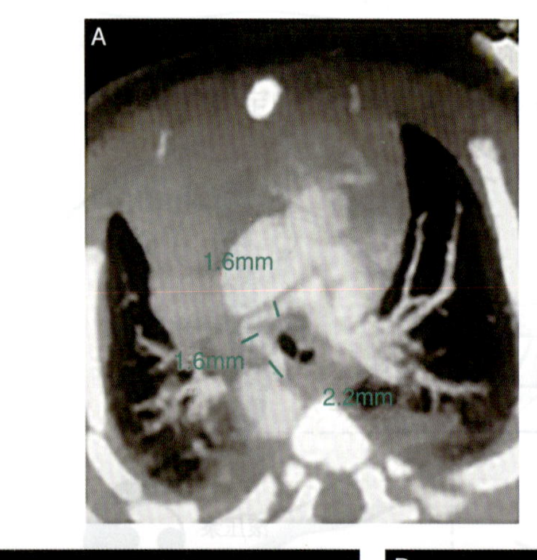

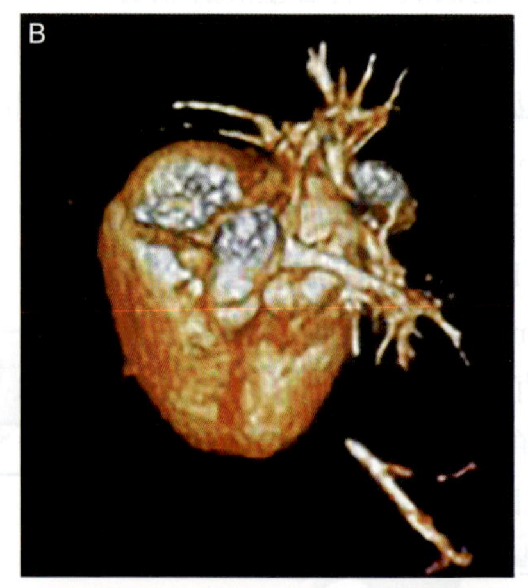

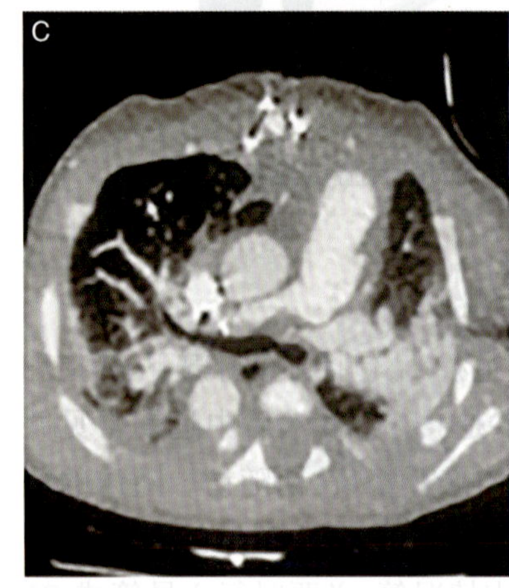

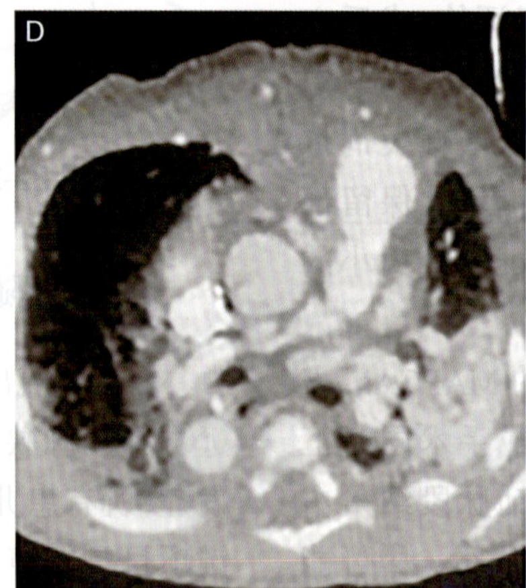

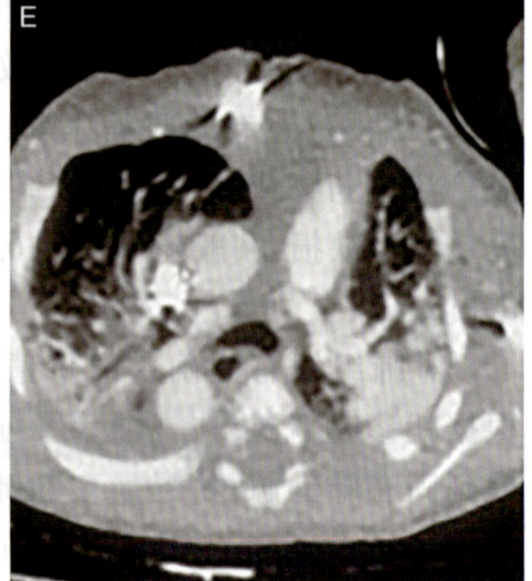

图22-3 围手术期图片

A. 术前体肺侧支连接右肺动脉；B. 术前左、右肺动脉融合存在；C. 术后右肺动脉连接肺动脉融合部；D. 术后体肺侧支连接肺动脉融合部；E. 术后左肺动脉连接肺动脉融合部。

脉。因肺血供的性质无法预测，临床表现变化不一。

四、诊断学检查

【常规检查】

经皮血氧饱和度是 PA-VSD 的重要检查之一，尤其是在皮肤颜色比较深的患儿中更显重要，必要时可行血气分析。对于大龄儿童或成人，血红蛋白也是评价缺氧的重要指标。胸部 X 线片常表现为肺动脉段缺如、靴型心和肺血管纹理稀疏。除了这些初步检查外，主要是明确肺动脉和侧支血管的情况。

【超声心动图】

超声心动图是 PA-VSD 的常规检查，可以确定肺动脉闭锁、主动脉骑跨、室缺等心内畸形和准确评价心脏功能，初步评价肺动脉发育和肺组织血供来源，但对血管评估的精确性较差。心包内中央肺动脉发育良好，由动脉导管供血的患者，超声心动图可确定诊断。

【CT 血管造影】

在 MAPCAs 无法明确的情况下，CT 评估肺血管和体肺侧支的准确度较高，特别是 CTA 可以明确固有肺动脉的发育、侧支血管的数量、起源和形态特征，了解 MAPCAs 与气管、食管等周围气管的关系；然而，CT 在确定侧支血管走行、肺段供应以及与固有肺动脉的交通情况上存在难度。

【心导管检查】

如果肺动脉粗细、血供来源及分布不清楚，则需要进行心导管检查。它可以显示侧支数量、起源和分布，供应的肺段以及与固有肺动脉的交通情况。通过观察造影图像上的“海鸥”征，可以明确为固有肺动脉；还可以通过对比剂在肺动脉内的冲刷情况来分析血供来源。此外，可以计算总的新肺动脉指数（total neopulmonary arterial index，TNPAI），即固有肺动脉和拟行肺血管单源化的侧支血管的横截面积之和除以体表面积。

【磁共振血管造影】

磁共振血管造影是一种可以相对准确地显示肺循环血供来源的诊断技术，被认为是可以替代心导管检查的非侵入性方法。然而，由于检查时间较长，需要全身麻醉，目前尚未广泛应用。

五、外科治疗原则

由于肺血供应存在很大变化，特别是肺动脉粗细、起源、走行和梗阻的部位差异很大，很难有统一的治疗意见，我们一贯坚持早期单源化重要侧支和尽早建立低压的肺循环原则，包括同期的心内修补以最大限度降低右心压力；当然不同类型的病例，个体化治疗非常关键。

【A 型 PA-VSD】

对于依赖动脉导管开放的患儿，通常在新生儿时期进行一期根治术。手术指征包括 McGoon 指数≥1.2~1.5、Nakata 指数≥150mm^2/m^2、肺动脉条件临界的病例可术中肺动脉流量试验。对于不符合一期根治手术适应证的小婴儿，建议进行体 - 肺动脉分流术或动脉导管支架植入；对于大龄婴儿，可以考虑右心室 - 肺动脉连接术，促进右心室发育。

【B/C 型 PA-VSD】

该类型的个体差异大，存在较多争议，但早期侧支血管单源化重建肺循环，促进固有肺动脉发育，并尽早完成 PA-VSD 根治是普遍共识。根治指征包括 TNPAI ≥150mm^2/m^2、肺血管单源化后 75% 以上肺段血流来源于肺动脉、解除了肺动脉分支血管狭窄、评估困难的情况下，通过术中流量试验。肺血管发育不良的病例，一期可选择姑息手术，具体术式依据各单位经验，选择体 - 肺动脉分流术或右心室 - 肺动脉连接术，一般固有肺动脉直径 >2.5mm，首选右心室 - 肺动脉连接术。

【肺动脉生长评估】

姑息手术后1~6个月行心导管检查，肺血管发育良好时需及时根治；出现肺动脉狭窄，及时行球囊扩张术，促进肺动脉发育。根治手术大多可在姑息手术后半年到1年完成，超过这个时期肺动脉仍发育欠佳，根治手术的概率降低。

六、外科手术技术

【姑息性手术】

中央分流术是PA-VSD常选择的术式，尤其左、右肺动脉之间缺乏中央共汇的情况下，可先行血管成形建立共汇，再行中央分流；C型PA-VSD可在肺血管单源化术后，在新肺动脉和升主动脉间行中央分流术。手术以聚四氟乙烯（polytetrafluoroethylene，ePTFE）血管连接主肺动脉和升主动脉；也可将主肺动脉直接吻合于升主动脉，称作Melbourne分流；前者更常用，有助于维持稳定的肺血流和防止肺动脉扭曲。新生儿期选择直径为3.5~4.0mm的人工血管分流，婴幼儿期选择直径为4~6mm的人工血管分流。

对于左、右肺动脉有中央共汇的病例，可以选择改良B-T分流术，即ePTFE血管连接同侧锁骨下动脉与肺动脉。为了避免管道或肺动脉的扭曲，术中需要充分游离肺动脉和锁骨下动脉。

在左、右肺动脉发育良好的情况下，也可以选择右心室-肺动脉连接术，即人工血管或补片连接右心室和肺动脉。手术通常在常温或浅低温体外循环辅助下进行，但应防止左心进气和避免右心室流出道肌肉撕裂。心脏停跳下完成，安全性更高。肺动脉瓣膜性闭锁和主干闭锁局限的病例也可选择右心室流出道补片加宽。

【单源化技术】

肺血管单源化是将有明确供血价值的MAPCAs连接到固有肺动脉或新建肺动脉，使其纳入正常肺循环供血的手术方式。手术方式取决于MAPCAs的起源、走行和形态，没有固定的术式（图22-1）。在手术中，应尽量使用弹性良好的自身

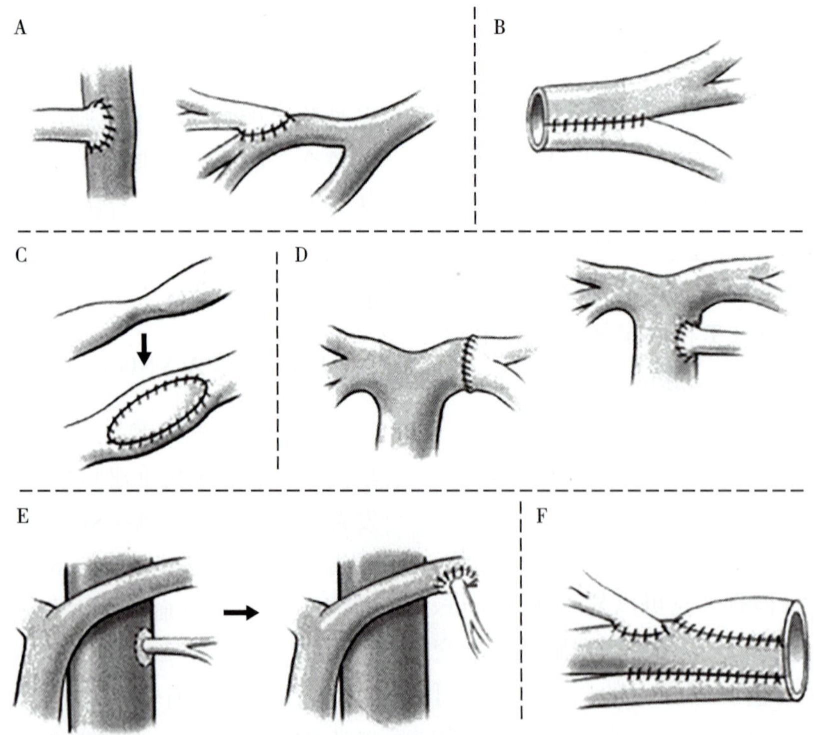

图22-1　单源化技术

A. 侧支与其他侧支，或与中央肺动脉实施端-侧或斜行端-侧吻合；B. 侧支与中央肺动脉的侧-侧吻合或长岛状吻合；C. 自体补片扩大远端侧支狭窄；D. 侧支与中央管道的端-端或端-侧吻合；E. 降主动脉发出多根无梗阻侧支，将带纽扣状降主动脉壁的侧支开口吻合到真正的肺动脉上；F. 自体补片扩大重建的中央肺动脉。

组织直接进行吻合，对于游离困难或距离较远的侧支血管，可以采用人工血管连接或血管成形。充分游离出固有肺动脉和侧支血管后，再建立体外循环，降低血管张力后进行吻合。如遇侧支血管狭窄，需继续游离至肺门处吻合，必要时先血管成形。

我们完成了大量单源化手术，从新生儿到成人不同年龄段病例均有，术后效果良好，但肺血管狭窄仍是困扰我们的难题，包括吻合口和其他部位的狭窄，尤其是直径小于 2.5mm 的小侧支，吻合难度大，术后狭窄概率高。根据笔者经验，术后早期球囊扩张能够一定程度缓解术后狭窄，促进肺动脉发育，必要时短期反复多次球囊扩张。

【根治手术】

对于符合根治手术指征的病例，应尽早进行根治手术，以改善中远期预后。右心室和肺动脉的连接通常需要使用带有瓣膜的管道，可以选择同种、异种或自体心包管道，但无法确定哪种是更优的选择。新生儿小婴儿通常选择自体心包与 ePTFE 膜缝制带瓣管道，其他年龄较大者可能选择 ePTFE 血管和 ePTFE 膜缝制带瓣管道。一般新生儿可选择 10~11mm 直径的管道，1 岁左右患儿可选择 14~16mm 直径的管道。

在固有肺动脉、单源化后或汇聚后肺动脉条件良好的病例中，可以考虑一期关闭室间隔缺损。对于难以判断是否能关闭室间隔缺损的情况，可以通过肺动脉流量试验进行评估；术后心室测压也可以用于确定是否开放室间隔缺损，右心室收缩压 / 主动脉收缩压 >0.75，依赖大剂量血管活性药物或者循环难以维持者，需保留部分室间隔缺损，一般建议保留 $0.8cm^2/m^2$ 大小的缺损。

对肺组织有明确供血价值的 MAPCAs，需根据就诊时情况，在根治手术前或手术同时汇聚到固有肺动脉，将尽量多的肺动脉段纳入右心室流出道范围，重建完善的肺循环。尽可能采用自体血管作组织 - 组织吻合，避免人工材料重建肺动脉，结扎或切断无供血意义的侧支血管时需作合理松解。合并 MAPCAs 的病例，如与固有肺动脉有充分交通，可手术前介入封堵术；如 MAPCAs 较粗，封堵术后可能对 SaO_2 影响较大，建议在杂交手术室封堵。未行封堵的侧支，对肺供血意义不大，可术中结扎或以血管夹夹闭。

【Flow study 试验】

通过单源化重建肺循环后，可以进行 Flow study 试验以评估肺血管容积。该试验从主肺动脉插入肺动脉灌注管，测量肺动脉压力，并通过两根引流管进行左心房引流。呼吸机保持良好的呼吸状态时，试验从较低的肺动脉流量 $0.5L/(min \cdot m^2)$ 逐渐增加到较高的流量 $3L/(min \cdot m^2)$，并保持 30s，稳定后记录肺动脉压力，以此来评估肺动脉的功能和容积（图 22-2）。

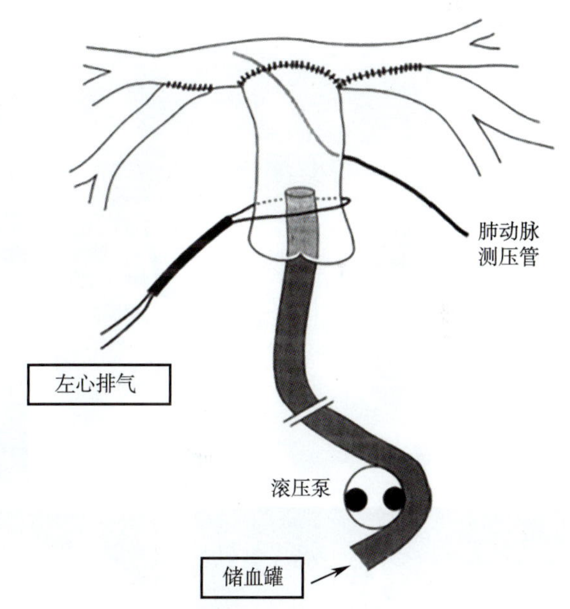

图 22-2　肺动脉流量试验操作示意

【中远期随访】

右心室流出道狭窄，包括肺动脉瓣下、瓣上和远端肺动脉狭窄是 PA-VSD 术后中远期常见并发症，所有患儿均需严密、长期随访。随访的关键项目是超声心动图，主要了解右心室流出道、吻合口、体肺侧支情况等，必要时行心导管或 CT 检查。

七、实战病例

【病历摘要】

患儿男性，因“胎儿期发现心脏结构异常”入院。胎儿期发现先天性心脏病，孕37周转入我院建档并剖宫产分娩，出生体重2 860g，经皮血氧饱和度91%，Apgar评分10分。生后明确诊断为肺动脉闭锁、室间隔缺损、动脉导管未闭、卵圆孔未闭、体肺侧支形成，转入我科。

查体：体温36.3℃，脉搏160次/min，呼吸35次/min，血压80/45mmHg，身高48cm，体重3.0kg。神志清，反应可，口唇和四肢末梢颜色偏暗，无明显黄染，心率160次/min，律齐，仅闻及单一心音，胸骨左缘第2~3肋间可及连续性杂音，双肺呼吸音清，肝未触及。

超声心动图：心房正位，心室右袢，右心比例大，右心室壁厚，室壁运动幅度可，房间隔缺损约3.7mm，房水平左向右分流；室间隔缺损约8.5mm，室水平双向分流；未探及肺动脉瓣及主干，可见较短的肺动脉共汇及分支，左肺动脉4.2mm，右肺动脉3mm，动脉导管4mm，多发体肺侧支。

CT成像：心房正位，心室右袢，房室连接未见异常。右心室流出道狭窄，内径2mm，主肺动脉及肺动脉显影纤细，主肺动脉约1.6mm，左肺动脉约3.2mm，右肺动脉约1.6mm，降主动脉发出一2.2mm侧支连接右肺动脉近端（图22-3）。房间隔缺损9.7mm×10mm，室间隔缺损8.2mm×9.5mm。

病例特点：①新生儿病例；②B型PA-VSD，固有肺动脉存在，但发育不良；③一支有供血意义的侧支需要汇聚。

治疗经过：①外科治疗：生后13天进行根治

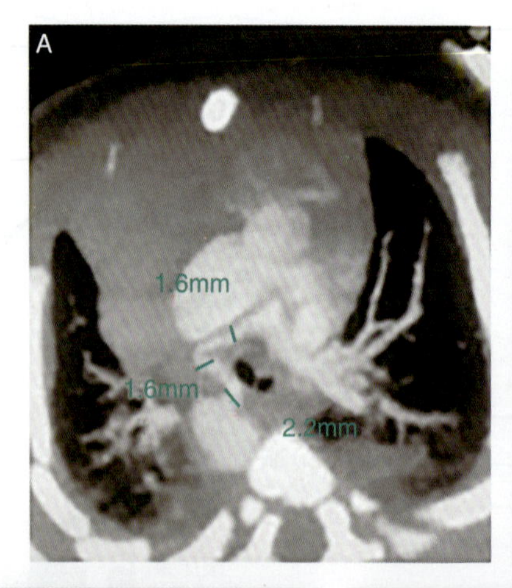

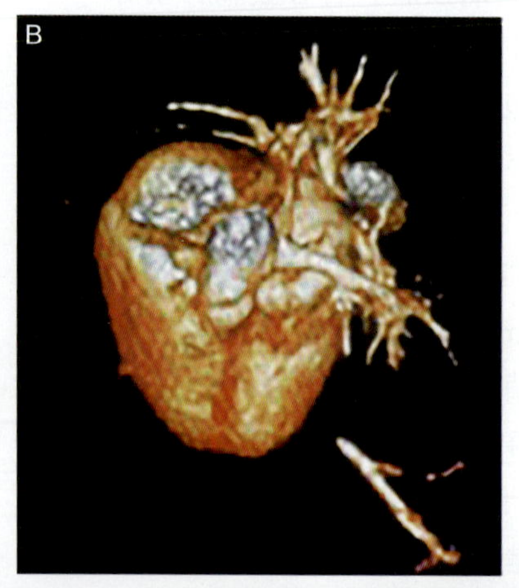

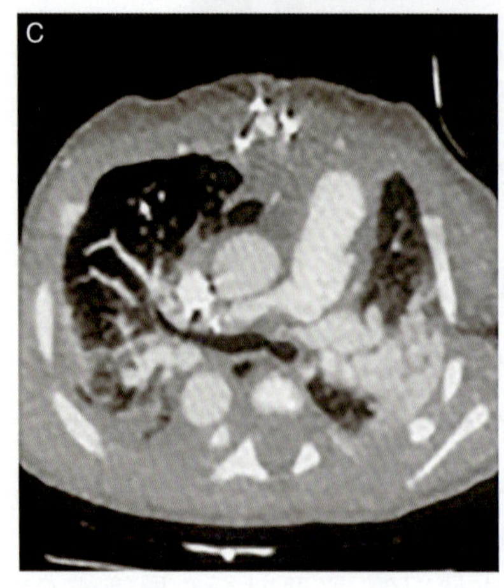

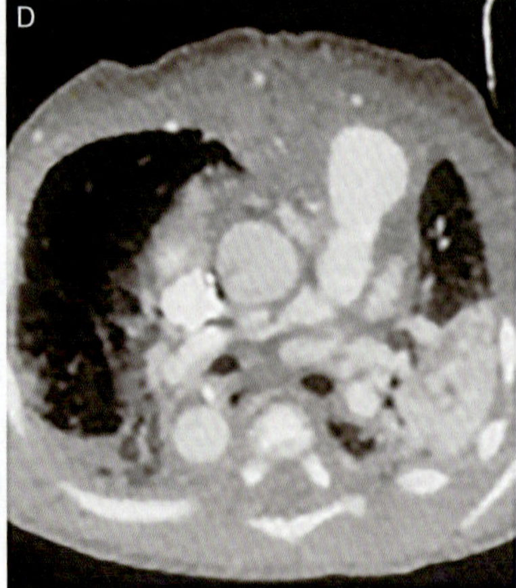

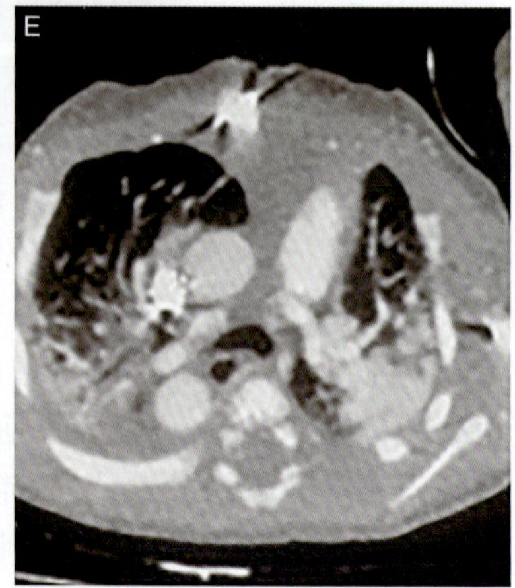

图22-3　围手术期图片

A. 术前体肺侧支连接右肺动脉；B. 术前左、右肺动脉融合存在；C. 术后右肺动脉连接肺动脉融合部；D. 术后体肺侧支连接肺动脉融合部；E. 术后左肺动脉连接肺动脉融合部。

手术，肺动脉闭锁矫治，室间隔缺损修补，动脉导管结扎，卵圆孔缝合，肺动脉汇聚。牛心包与ePTFE膜缝制11mm带瓣管道，右侧侧支吻合于肺动脉融合处后，带瓣管道连接远心端吻合于左、右肺动脉融合处，近心端连接右心室；补片修补室间隔缺损。术后主动脉血压52/32mmHg，右心室压30/5mmHg。延迟关胸，返回ICU。②术后恢复：术后乳酸偏高，尿量偏少，及时腹膜透析，术后第2日心脏水肿减轻后，行关胸术。术后第5日停止腹膜透析，第6日拔除气管插管，术后2周出院。

【治疗体会】

1. 虽然肺动脉发育欠理想，但考虑新生儿病例肺血管生长能力强，选择一期根治，术后测压，右心室 / 主动脉 =0.58，符合关闭室间隔缺损条件。

2. 将有供血价值的MAPCAs汇聚到肺循环。

3. 新生儿胸腔小，缺乏合适管道，可选择牛心包与ePTFE膜手工缝制带瓣管道建立右心室 - 肺动脉连接。

4. 手术指征、时机和方式把握得当，术后恢复顺利。

（撰写：李刚、刘扬　审校：李刚）

参考文献

[1] CHAN K C, FYFE D A, MCKAY C A, et al. Right ventricular outflow reconstruction with cryopreserved homografts in pediatric patients: intermediate-term follow-up with serial echocardiographic assessment [J]. J Am Coll Cardiol, 1994, 24(2): 483-489.

[2] 陈欣欣，李守军．先天性心脏病外科治疗中国专家共识（三）：肺动脉闭锁合并室间隔缺损[J]．中国胸心血管外科临床杂志，2020，27(4): 401-407.

[3] ZHENG S, YANG K, LI K, et al. Establishment of right ventriclepulmonary artery continuity as the first-stage palliation in older infants with pulmonary atresia with ventricular septal defect may be preferable to use of an arterial shunt[J]. Interact Cardiovasc Thorac Surg, 2014, 19(1): 88-94.

[4] TCHERVENKOV C I, ROY N. Congenital Heart Surgery Nomenclature and Database Project: pulmonary atresia--ventricular septal defect[J]. Ann Thorac Surg, 2000, 69(4 Suppl): S97-S105.

[5] BARBERO-MARCIAL M. Classification of pulmonary atresia with ventricular septal defect[J]. Ann Thorac Surg, 2001, 72(1): 316-317.

[6] MCGOON D C, BAIRD D K, DAVIS G D. Surgical management of large bronchial collateral arteries with pulmonary stenosis or atresia[J]. Circulation, 1975, 52(1): 109-118.

[7] FALETRA F, GIARDINA A, PETRONI R, et al. Evaluation of pulmonary atresia with 64-slice multidetector computed tomography(MDCT)[J]. Echocardiography, 2007, 24(9): 998-999.

[8] REDDY V M, PETROSSIAN E, MCELHINNEY D B, et al. One-stage complete unifocalization in infants: when should the ventricular septal defect be closed [J]. J Thorac Cardiovasc Surg, 1997, 113(5): 858-868.

[9] GEVA T, GREIL G F, MARSHALL A C, et al. Gadolinium-enhanced 3-dimensional magnetic resonance angiography of pulmonary blood supply in patients with complex pulmonary stenosis or atresia: comparison with X-ray angiography[J]. Circulation, 2002, 106(4): 473-478.

[10] KERSTING-SOMMERHOFF B A, SECHTEM U P, HIGGINS C B. Evaluation of pulmonary blood supply by nuclear magnetic resonance imaging in patients with pulmonary atresia[J]. J Am Coll Cardiol, 1988, 11(1): 166-171.

[11] BAQUE J, PAUL J F. Evaluation of pulmonary atresia with magnetic resonance imaging[J]. Heart, 2002, 87(2): 159.

[12] MAINWARING R D, REDDY V M, PERRY S B, et al. Late outcomes in patients undergoing aortopulmonary window for pulmonary atresia/stenosis and major aortopulmonary collaterals[J]. Ann Thorac Surg, 2012, 94(3): 842-848.

[13] ZHU J, MEZA J, KATO A, et al. Pulmonary flow study predicts survival in pulmonary atresia with ventricular septal defect and major aortopulmonary collateral arteries[J]. J Thorac Cardiovasc Surg, 2016, 152(6): 1494-1503.

[14] KIM H, SUNG S C, CHOI K H, et al. A central shunt to rehabilitate diminutive pulmonary arteries in patients

with pulmonary atresia with ventricular septal defect [J]. J Thorac Cardiovasc Surg, 2015, 149(2): 515-520.

[15] METRAS D, CHETAILLE P, KREITMANN B, et al. Pulmonary atresia with ventricular septal defect, extremely hypoplastic pulmonary arteries, major aorto-pulmonary collaterals[J]. Eur J Cardiothorac Surg, 2001, 20(3): 590-597.

[16] BAUSER-HEATON H, BORQUEZ A, HAN B, et al. Programmatic approach to management of tetralogy of Fallot with major aortopulmonary collateral arteries: a 15-year experience with 458 patients[J]. Circ Cardiovasc Interv, 2017, 10(4): e004952.

[17] MUMTAZ M A, ROSENTHAL G, QURESHI A, et al. Melbourne shunt promotes growth of diminutive central pulmonary arteries in patients with pulmonary atresia, ventricular septal defect, and systemic-to-pulmonary collateral arteries[J]. Ann Thorac Surg, 2008, 85(6): 2079-2084.

[18] 蒋显超,刘锦阳,张恒,等. 选择性单源化技术治疗合并粗大体肺侧支及室间隔缺损的肺动脉闭锁的疗效研究[J]. 中国分子心脏病学杂志, 2021, 21(2): 3839-3844.

[19] DAVIDSON J, TONG S, HANCOCK H, et al. Prospective validation of the vasoactive-inotropic score and correlation to short-term outcomes in neonates and infants after cardiothoracic surgery [J]. Intensive Care Med, 2012, 38(7): 1184-1190.

[20] GAIES M G, JEFFRIES H E, NIEBLER R A, et al. Vasoactive-inotropic score is associated with outcome after infant cardiac surgery: an analysis from the Pediatric Cardiac Critical Care Consortium and Virtual PICU System Registries[J]. Pediatr Crit Care Med, 2014, 15(6): 529-537.

[21] HONJO O, AL-RADI O O, MACDONALD C, et al. The functional intraoperative pulmonary blood flow study is a more sensitive predictor than preoperative anatomy for right ventricular pressure and physiologic tolerance of ventricular septal defect closure after complete unifocalization in patients with pulmonary atresia, ventricular septal defect, and major aortopulmonary collaterals[J]. Circulation, 2009, 120(11 Suppl): S46-S52.

第 2 节　室间隔完整型肺动脉闭锁的诊疗经验

室间隔完整型肺动脉闭锁（PA-IVS）是一种罕见的发绀型先天性心脏病，发病率为（4~8）例/10 万活产儿，无性别差异。随着产前诊断技术的发展，该病出生率呈下降趋势。该病的病理包括肺动脉瓣的完全闭锁、右心室的正常到不同程度的发育不良，可能伴随冠状动脉 - 右心室瘘。如果未经药物和手术干预，PA-IVS 的自然病死率非常高，2 周死亡率为 50%，6 个月死亡率为 85%。大多数 PA-IVS 病例在胎儿期就能被发现，有计划地积极干预可显著提高患儿的生存率。然而，由于病理解剖复杂多样，其治疗仍存在争议。

一、病因

PA-IVS 的病因尚不明确，Kutsche 和 Van Mierop 推测该病变是在室间隔形成后的胚胎发育晚期，各种损伤因素造成肺动脉瓣环、右心室、三尖瓣和冠状动脉的病变。该团队也曾认为 PA-IVS 是产前的炎症学过程，但是缺乏有力的证据支持。有学者还提出了 PA-IVS 的基因异常学说，Wnt 和 Cadherin 信号通路异常可能与 PA-IVS 的发病有关。

二、病理生理学

PA-IVS 患儿出生后依赖动脉导管获取肺血流，给全身供氧。全身静脉血通过心房水平右向左分流也进入主动脉，患儿表现为不同程度的发绀。体循环氧饱和度决定于肺血流量，体、肺血流量的比值通常在（2~4）：1，经皮血氧饱和度通在 70%~90%。血氧饱和度超过 90% 提示动脉导管过粗。一旦动脉导管闭合或呈闭合趋势，将很快出现严重缺氧血症、进行性酸中毒和血流动力学崩溃。

【关于右心发育不良】

右心室腔的大小受到发育情况、心肌肥厚和

三尖瓣畸形的影响，其大小直接决定手术方式和预后。大多数患者右室心腔轻至中度缩小，但严重的发育不良或扩大情况较为罕见。如果未能及时疏通右心室流出道，前向梗阻可能导致向心性肥厚，引发继发性漏斗部狭窄。这种狭窄在术前评估中容易被忽视，常在重建右心室流出道术后12h内表现为明显的右心室流出道梗阻，这也是在建立右心室-肺动脉连接后需常规疏通右心室流出道的病理生理基础。

【关于卵圆孔】

在大多数情况下，心房内分流是非限制性的，右心血流通过卵圆孔通畅地进入主动脉。然而，也有少数病例卵圆孔分流是限制性的，导致中心静脉压升高和左心容量减少，出现显著的低血压。在年龄稍大的患者中，这种情况更加值得关注，卵圆孔过小可能影响冠脉血供，引起全身酸中毒，甚至导致患儿死亡。

【关于右心室依赖的冠脉循环】

右心室依赖的冠脉循环是PA-IVS的严重并发症，对预后产生显著影响；但其发生率较低，在左、右冠状动脉开口正常的新生儿病例中更为罕见。根据笔者经验，即使存在少量冠状动脉-右心室瘘，只要左、右冠状动脉发育正常，未出现继发性狭窄或闭锁，在新生儿早期及时建立右心室-肺动脉连接，降低右心室压力，术后这些冠状动脉瘘有望闭塞，避免对右心功能造成严重影响。对于确诊右心室依赖的冠脉循环患者，右心室高压是冠脉供血的先决条件。任何原因导致右心室压力降低，如低血容量、右心室流出道减压等，都将引起严重的不良后果。

【关于三尖瓣】

三尖瓣与右心室腔大小存在一定程度的相关性，但不能仅通过三尖瓣 *Z* 值大小来评估右心室腔的大小。尤其在反流不显著的情况下，右心室高压可能导致右心室腔的大小被高估，而向心性肥厚引起的流出道梗阻在这种情况下也容易被忽视。大多数病例存在中到重度三尖瓣反流，除右心室血流梗阻引起的继发反流外，还常伴随着瓣叶、腱索及乳头肌本身的结构异常。

【B-T 分流难以控制的病理生理】

在新生儿和小婴儿中，B-T分流管道的选择范围非常有限。过小的管道极易形成术后血栓，而过粗的管道则容易导致肺血流量过多，严重者可能在术后出现急性左心衰竭。因此，我们常选择使用前列腺素E来控制动脉导管的粗细；在新生儿早期，动脉导管对前列腺素E非常敏感，即使已经关闭，及时应用前列腺素E也可能再次开通。

三、病理解剖和分型

根据闭锁情况，PA-IVS可分为膜性闭锁和肌性闭锁，膜性闭锁预后优于肌性闭锁，后者常合并冠状动脉-右心室交通，但发病率较低。三尖瓣功能良好的患儿，出现冠状动脉-右心室交通的概率较高；由于三尖瓣关闭良好，右心室没有出口，冠状脉成了可能的出路。长时间的冠状动脉-右心室瘘，将导致部分冠状动脉狭窄或闭锁，引起右心室依赖的冠脉循环（图22-4），预后不佳。相对较少见的是PA-IVS伴随肺动脉发育不良和粗大的体肺侧支，其手术方式常受右心室发育情况影响，但新生儿早期的根治手术有望改善右心室发育，改善远期预后。

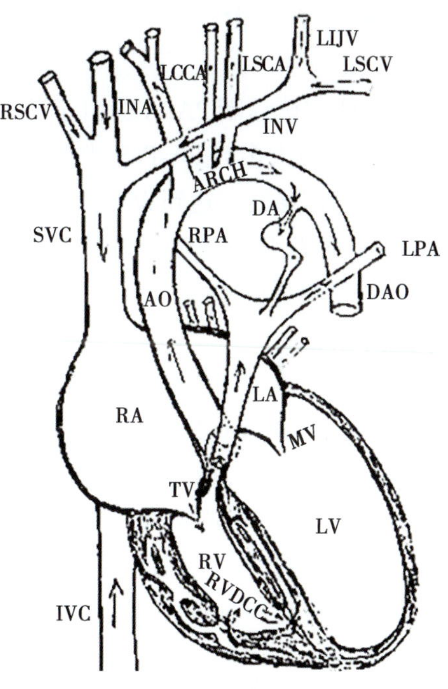

图 22-4 右心室依赖的冠脉循环

结合病理解剖和三尖瓣 Z 值大小，可将右心室发育分为三型：①右心室发育良好 / 轻度发育不良：三尖瓣 Z 值 $\geqslant -2$，右心室流入道、小梁部和流出道均存在；②右心室中度发育不良：三尖瓣 Z 值在 $-4\sim-2$，只有流入道和流出道两部分，小梁部闭塞或缺如；③右心室重度发育不良：三尖瓣 Z 值 $\leqslant -4$，只有流入道。而合并右心室依赖的冠脉循环时应另行考虑，仅能选择单心室类手术，以避免治疗导致右心室压力降低。

四、临床表现

PA-IVS 一般在新生儿或婴儿早期就诊，缺氧是 PA-IVS 患儿的主要表现。出生后，随着动脉导管的缩小，发绀渐进性加重；一旦闭合，会发生氧疗毫无反应的严重低氧血症、酸中毒、循环崩溃。患儿还常表现为心动过速和呼吸急促。听诊时可闻及动脉导管血流的连续性杂音和单一的第一、第二心音，当三尖瓣反流明显时，在胸骨左缘可闻及全收缩期杂音。心电图显示左心室电压优势，与新生儿的右心室电压占优势相反。在胸部 X 线检查上，显示心脏轮廓一般正常，除非有严重的三尖瓣反流合并右心房和右心室扩大。

五、诊断学检查

2D 超声能明确诊断 PA-IVS，由于胎儿超声心动图的发展，绝大多数 PA-IVS 能在胎儿期诊断，文献报道产前诊断率达到 86%。如果怀疑冠状动脉 - 右心室瘘，需行右心导管检查以明确冠状动脉 - 右心室交通情况。

【超声心动图】

超声心动图是 PA-IVS 的首选检查，能够明确诊断，提供分型依据，指导外科术式选择。心尖四腔心切面显示的右心室流出道缺如和室间隔完整是其主要诊断标准，房间隔交通、三尖瓣、右心室、肺动脉分支和冠脉情况是超声的主要关注点。

PA-IVS 患者依赖房间隔右向左分流来维持心输出量和全身灌注，评价房间隔的通畅程度至关重要，结合胸骨旁切面二维成像、彩色多普勒成像和频谱多普勒成像可完成通畅程度的评估。三尖瓣的评估非常重要，但它与右心室的发育不呈绝对相关性，是影响手术方式主要因素之一。三尖瓣评估包括瓣环大小、瓣叶形态和功能状态（闭合或开放，关闭良好或反流），三尖瓣反流可以右心室减压，它的存在意味着右心室依赖的冠脉循环可能性较小。此外，三尖瓣和二尖瓣直径的比值也是右心室发育情况的参考指标，新生儿时比值小于 0.7 可能提示右心室发育不良，建议在一期手术时考虑进行体肺分流。

右心室是超声需要详细评估的关键指标，除了评价右心室的大小外，其形态特点也很重要，尤其右心室游离壁的厚度值得关注。右心室包括三个部分，包括流入道、流出道和小梁部。如果这三个部分都存在，即使有一些发育不良，一般也能双心室矫治，而且越早手术越有利于右心室的重塑；新生儿期手术，短期内右心室就能明显改善。超声心动图对冠状动脉畸形的判断难以满意，需心导管检查明确；但三尖瓣 Z 值也有一定预测价值，Z 值越小，存在冠状动脉畸形可能性越大，Z 值 <-2.5 对冠状动脉瘘和右心室依赖的冠脉循环有较好的预测价值。

【心导管检查】

怀疑冠状动脉畸形的 PA-IVS，建议心导管检查，其主要目的是明确是否存在右心室依赖的冠脉循环。其诊断标准包括 2 支以上主要冠脉狭窄或闭锁，远端心肌依赖右心室瘘供血，Loomba 等认为主动脉向冠脉供血所占比例是患者预后的预测因素之一。心导管检查也可提供部分右心室形态学指标，如右心室指数（right ventricular index，RVI）、右心室发育指数（right ventricular development index，RVDI），辅助判断右心室发育情况。

【CT】

多排 CT 可以协助明确固有肺动脉发育情况、侧支血管数量、起源以及形态特点（图 22-5）。

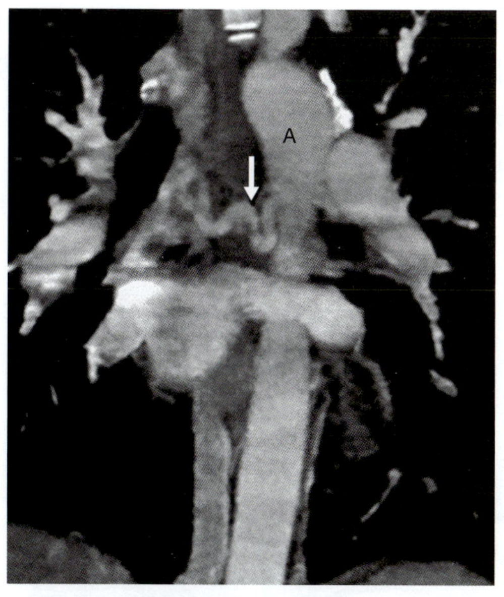

图 22-5 体肺侧支（箭头）

六、治疗原则

【药物治疗】

PA-IVS 一旦诊断，立即应用前列腺素以维持动脉导管的开放，不要吸氧，这对患儿的生存至关重要。同时，还要调整肺循环和体循环的阻力，使体 / 肺循环血流达到良好的平衡。如存在代谢性酸中毒，应及时以纠正；如有灌注不足，则应给予正性肌力药物支持；病情严重的新生儿，必要时行机械通气、急诊手术。

【外科治疗原则】

PA-IVS 诊断本身就是手术适应证，一般新生儿期急诊或限期手术、介入干预；由于其病变复杂性和多样性，单一或固定的术式难以满足疾病治疗需要；双心室根治是理想的选择，其术式选择上高度个体化。手术方式由右心室发育情况、是否冠脉畸形和肺动脉闭锁的类型决定。总的原则是尽可能建立充足的右心室 - 肺动脉前向血流，促进右心室和三尖瓣的发育，并提供确切的肺循环血供，以改善血氧，创造双心室矫治的条件。对于右心室发育不良，或伴有右心室依赖的冠脉循环病例，保证肺循环有效供血，促进肺动脉发育，为 Fontan 类手术做准备；而对于右心室在这两种情况之间的患儿，则尽量选择一个半心室矫治的手术方式。

虽然目前具体治疗方案上很难统一，但根据右心情况决定治疗方式的原则高度一致，基本原则如下：

1. 右心室大小足够、三尖瓣 Z 值 >-2.5、冠状动脉解剖正常的患者，可双心室修复。采用肺动脉瓣射频穿孔、经胸或经皮球囊扩张或手术切开肺动脉膜性闭锁，则需手术重建右心室流出道；然后，在患儿 3~6 个月进行双心室根治。

2. 对于右心室中度发育不良的患者，可以初期建立右心室 - 肺动脉连接，同时结扎动脉导管和建立体肺分流，然后在 3~6 个月后评估右心室发育情况，如果良好，可进行双心室矫治；如果仍不理想，则可能需要一个半心室修复。

3. 对于严重右心室发育不良和右心室依赖的冠脉循环患者，选择单心室修复，可能需要一期体 - 肺动脉分流术或动脉导管支架植入术，最终完成双向 Glenn 手术和全腔静脉 - 肺动脉连接术。对于冠脉畸形导致心肌缺血的患者，原位心脏移植可能也是一个可行的选择。这样的治疗原则旨在保证患者生存的同时，尽可能地促进心脏正常发育。

七、手术技术

【非体外循环下 Hybrid 术】

内科和外科技术在治疗 PA-IVS 上都可发挥了各自的优势。Hybrid 术结合内科操作和外科手术，通过经胸穿刺肺动脉瓣球囊扩张，操作比较简单，也不需要体外循环，同时可在经食管超声心动图引导下进行，避免 X 射线辐射。此外，Hybrid 术对于小婴儿和新生儿来说，也减少了血管损伤的风险。

【肺动脉瓣直视切开术】

该术式是一种传统的手术方式，体外循环下或非体外循环下进行，常规建立体外循环，切开闭锁的肺动脉瓣，根据情况是否同时行右心室流出道补片术，卵圆孔或房间隔缺损可保留。

【右心室流出道补片扩大术】

如果同时存在右心室流出道狭窄，可以选用右心室流出道补片扩大术。并行循环下，建立右心室流出道到肺动脉的跨环补片，同时可以结扎未闭的动脉导管。

【介入肺动脉瓣球囊扩张术】

这种内科技术是另一种选择，采用激光或射频肺动脉瓣打孔后再球囊扩张；然而，由于径路和血管大小的限制，这种方式的并发症发生率较高，术后有一部分患者需要进行体 - 肺动脉分流术。

【体 - 肺动脉分流术】

体 - 肺动脉分流术是 PA-IVS 治疗中的重要的姑息术式，包括中心分流术和改良 B-T 分流术。改良 B-T 分流术采用 ePTFE 人造血管连接同侧肺动脉和锁骨下动脉，而中心分流术则采用 ePTFE 人造血管在升主动脉、肺动脉干之间建立连接。改良 B-T 分流术更为常用，新生儿一般选用直径为 3.5mm 的管道，体重小于 2.5kg 者选择直径为 3mm 的管道。需要注意的是，体肺分流无法降低右心室压力，可能耽误右心室的发育，而较细的分流管道也增加了术后闭塞的风险。

【双心室矫治术】

双心室矫治术是一种在经历初期手术后需要达到的治疗目标，有的不要外科手术，采用介入封堵体肺分流和房间隔缺损即可完成双心室根治。手术操作包括疏通右心室流出道梗阻、关闭体肺分流通道、进行三尖瓣和肺动脉瓣成形，同时闭合房间隔缺损。高风险病例可以术后部分保留房间隔缺损，减轻术后早期的右心室容量负荷。我们更倾向于一期双心室矫治，通过建立右心室 - 肺动脉连接、疏通右心室流出道、扩大右心室容积等措施来实现。

【一个半心室修补术】

一个半心室修补术是另一种手术选择，包括双向 Glenn 术、疏通右心室流出道、关闭体肺分流通道、三尖瓣成形等步骤。根据术中探查的右心室和三尖瓣发育情况，决定是否部分保留房间隔缺损。如果难以确定单心室矫治还是一个半心室修补术更好，建议选择单心室类手术。一个半心室修补术通过分期手术完成，很少一期进行（图 22-6）。

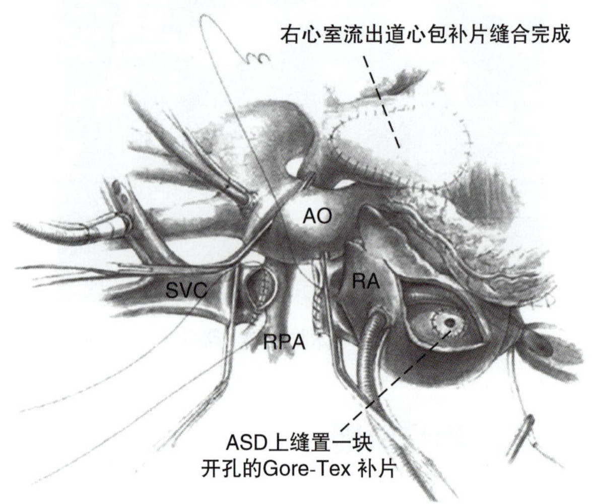

图 22-6 一个半心室修补术

在心肺转流下实施一个半心室修补，在左无名静脉内插一根直角插管，下腔静脉内插一根直插管，利用以往 Blalock 分流的吻合口作为远端吻合口，来构建一个双向 Glenn 分流，离断之上腔静脉的近心端予以封闭，如果右心室显得发育足够好，并接近进行双心室修补的条件时，那么可用一块开孔的补片关闭房间隔缺损。

【单心室矫治术】

单心室矫治术是一种治疗 PA-IVS 的选择。一般患儿 3~6 个月时，可进行心导管检查明确肺动脉发育情况和压力。如果肺动脉条件良好，可行双向 Glenn 术，同时去除体肺动脉分流。生长发育和肺血管条件良好时，4~6 岁是全腔静脉 - 肺动脉吻合（Fontan 类手术）最佳时机。对于右心室依赖的冠脉循环患者，任何手术时均需保持足够的右心室压力，并扩大房间隔，以确保冠状动脉获得足够的含氧血。

【胎儿干预】

胎儿干预是一种根据先心病发病的流量理论，在胎儿期扩张肺动脉瓣来解除右心室梗阻的治疗方法。然而，目前这一方法仍未被广泛接受，因为缺乏手术成功率和长期结果的数据。

【动脉导管保留与体肺分流选择】

在右心室轻中度发育不良的患者中，对于在右心室 - 肺动脉前向血流开通时是否同期进行体 - 肺动脉分流术和结扎动脉导管存在争议。一些专家建议根据术后动脉血氧饱和度来判断是否需要结扎动脉导管；有专家主张在新生儿时保留动脉导管，通过药物将其控制在直径 3~4mm，以增加肺血流，同时尽量减少动脉导管对冲血流对主肺动脉前向血流的影响。

【预后】

预后方面，PA-IVS 患者的生存率在过去 10 多年间有了显著提高。在以爱尔兰和英国人群为基础的研究中发现，1 年生存率约为 71%，5 年生存率为 64%。主要的死亡危险因素包括低出生体重和右心室严重发育不良，尤其是合并冠脉闭锁的右心室依赖的冠脉循环。

八、实战病例

【病历摘要】

患儿男性，因"胎儿期检查发现心脏畸形"入院。患儿系双胎之一，胎儿期发现肺动脉狭窄可能，于我院产科娩出后，皮肤发绀，经皮血氧饱和度 70%，Apgar 评分 9 分，转入我科，完善超声后诊断为肺动脉闭锁、室间隔完整、右心室发育不良、三尖瓣反流、动脉导管未闭、卵圆孔未闭，予以前列腺素 10ng/（kg·min）维持动脉导管开放。

查体：体温 36.5 ℃，脉搏 135 次 /min，呼吸 40 次 /min，血压 70/40mmHg，身高 48cm，体重 3.0kg。神志清，反应可，颜面及指端青紫明显，SpO_2 70%，应用前列腺素后 SpO_2 85%，无明显黄染，心率 135 次 /min，律齐，心音低钝，胸骨左缘第 2~3 肋间可闻及连续性杂音，双肺呼吸音清，肝未触及，四肢末梢稍凉。

超声心动图：心房正位，心室右袢。主动脉发自左心室，左、右冠状动脉开口正常，冠脉内可见前向血流，未见窦状隙开放。右心房增大，右心室壁增厚，腔内见较多肌小梁回声，流入道、流出道存在，小梁部发育不良，右心室腔小；左心室收缩活动正常。肺动脉瓣膜性闭锁，瓣环 0.77cm，右心室流出道 9mm，主干及分支发育可，主干内径 11mm，左肺动脉内径 4.8mm，右肺动脉内径 4.5mm。三尖瓣环径 10.5mm，二尖瓣环径 15mm，三尖瓣大量反流，最大流速 556cm/s，压差 24mmHg。房间隔缺损 5~6mm，右向左分流。室间隔完整。左位主动脉弓。动脉导管未闭，肺动脉端 5~6mm，左向右分流，CW 测 Vmax 314cm/s。

诊断：肺动脉闭锁 / 室间隔完整，动脉导管未闭，房间隔缺损，三尖瓣重度反流，右心室发育不良。

病例特点：室间隔完整的肺动脉瓣膜性闭锁；右心室中度发育不良；无冠脉畸形；肺动脉发育良好。

治疗经过：①药物治疗：持续前列腺素泵入，维持动脉导管未闭效果良好。②手术治疗：出生后 20 日手术，并行循环下游离并阻断动脉导管，阻断循环后，经右心室流出道切口，切开闭锁的隔膜，切除右心室流出道肥厚肌束，自体心包片外加涤纶片加宽右心室流出道，保留卵圆孔，经食管超声心动图提示右心室流出道、肺动脉瓣血流通畅，卵圆孔双向分流，部分结扎动脉导管为 3~4mm。右心室发育情况见图 22-7。③术后过程：术后尿少，乳酸升高，血管活性药物和利尿效果不佳，及时腹膜透析。血氧偏低，PaO_2 35~40mmHg，持续前列腺素输注，维持动脉导管开放。术后 1 天床旁超声提示右心腔偏小，右心室横径约 9.9mm；右心室流出道血流稀少（图 22-7），肺动脉血流宽 8mm，流速 143cm/s，少量反流信号；三尖瓣少量反流，流速 214cm/s，压差 18mmHg；房间隔 4mm 右向左分流；动脉导管约 2.5mmHg，左向右流速 325cm/s，肺动脉可见动脉导管向肺动脉逆向血流。术后恢复过程较长，右心室逐渐生长，到出院时右心室内径稍小，游离壁增厚，房间隔可见 3~4mm 右向左分流为主的双向分流，右心室流出道、肺动脉血流通畅，三尖瓣少量反流，大动脉水平极细小的左向右低速分流。④出院后复查：术后 3 个月右心室已经接近正常（图 22-7）。

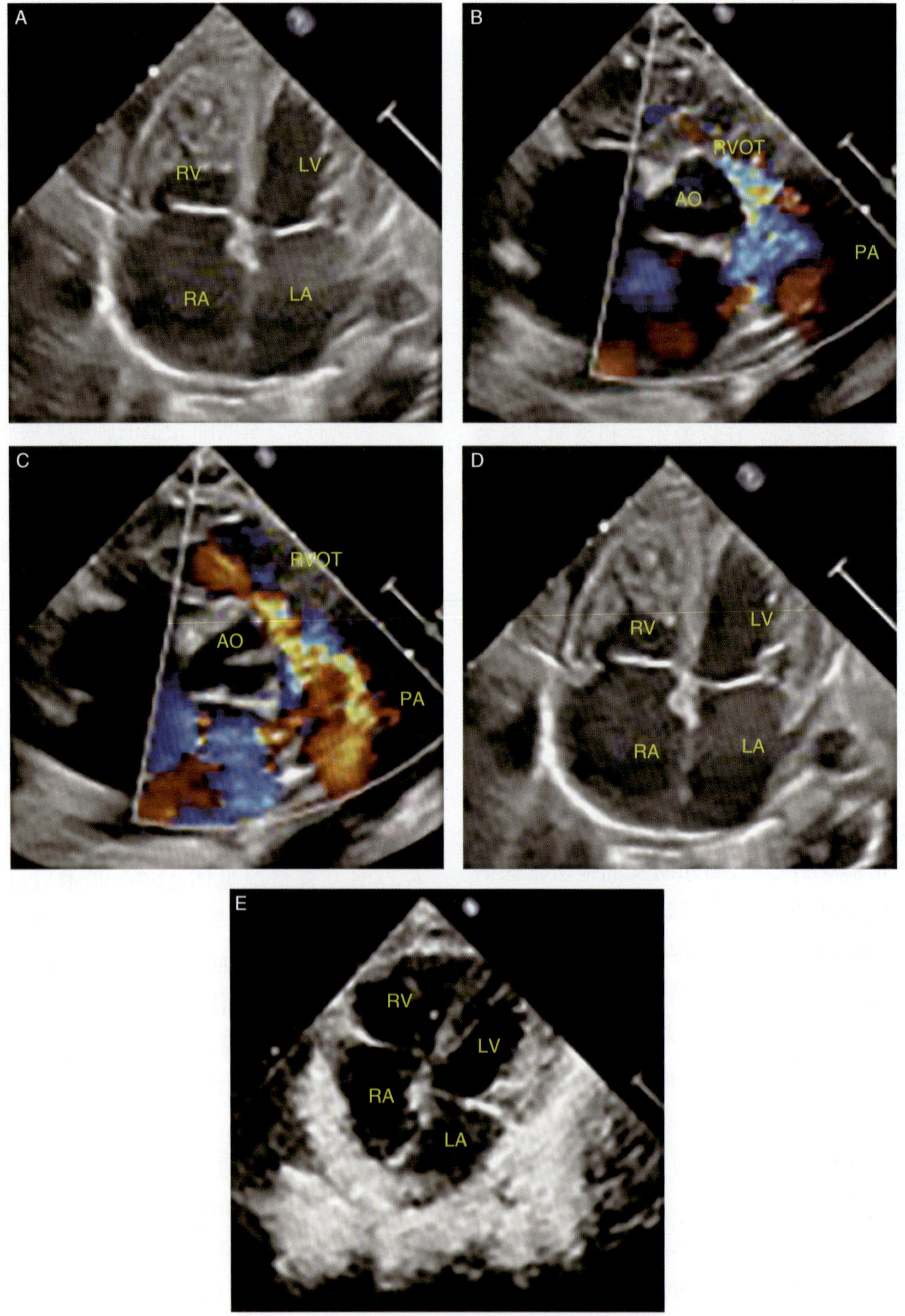

图 22-7 术前、术后和随访期间超声心动图

A. 术前，右心室发育不良；B. 术后 1 天，右心室流出道血流稀少；C. 术后 14 天，右心室流出道血流改善；D. 术后 33 天，右心室发育改善；E. 术后 3 个月，右心室接近正常。

【治疗体会】

右心室中度发育不良的病例，应综合评估右心室发育情况，新生儿期积极行一期双心室根治，术后右心室可较快生长。术后早期前列腺素维持动脉导管有助于改善术后早期低氧，肺动脉前向血流稳定后可停药，动脉导管逐渐闭合。术中保留的卵圆孔，术后可逐渐缩小，甚至闭合。

（撰写：李刚　审校：李刚）

参考文献

[1] DAUBENEY P E, SHARLAND G K, COOK A C, et al. Pulmonary atresia with intact ventricular septum: impact of fetal echocardiography on incidence at birth and postnatal outcome. UK and Eire Collaborative Study of Pulmonary Atresia with Intact Ventricular Septum[J]. Circulation, 1998, 98(6): 562-566.

[2] KUTSCHE L M, VAN MIEROP L H. Pulmonary atresia with and without ventricular septal defect: a different etiology and pathogenesis for the atresia in the 2 types?[J]. Am J Cardiol, 1998, 51(6): 932-935.

[3] ZHOU Y, BAI K, WANG Y, et al. Identification of rare variants in right ventricular outflow tract obstruction congenital heart disease by whole-exome sequencing[J]. Front Cardiovasc Med, 2022, 8: 811156.

[4] 丁文祥，苏肇伉. 现代小儿心脏外科学[M]. 济南：山东科学技术出版社，2013: 492-504.

[5] BULL C, DE LEVAL M R, MERCANTI C, et al. Pulmonary atresia and intact ventricular septum: a revised classification[J]. Circulation, 1982, 66(2): 266-272.

[6] HANLEY F L, SADE R M, BLACKSTONE E H, et al. Outcomes in neonatal pulmonary atresia with intact ventricular septum. A multiinstitutional study[J]. J Thorac Cardiovasc Surg, 1993, 105(3): 406-427.

[7] 祝忠群，刘锦纷，苏肇伉，等. 室间隔完整型肺动脉闭锁的个体化手术治疗[J]. 中华医学杂志，2008, 88(11): 738-741.

[8] GORLA S R, CHAKRABORTY A, GARG A, et al. Emerging trends in the prenatal diagnosis of complex CHD and its influence on infant mortality in this cohort[J]. Cardiol Young, 2019, 29(3): 270-276.

[9] MINICH L L, TANI L Y, RITTER S, et al. Usefulness of the preoperative tricuspid/mitral valve ratio for predicting outcome in pulmonary atresia with intact ventricular septum[J]. Am J Cardiol, 2000, 85(11): 1325-1328.

[10] CHEUNG E W, RICHMOND M E, TURNER M E, et al. Pulmonary atresia/intact ventricular septum: influence of coronary anatomy on single-ventricle outcome[J]. Ann Thorac Surg, 2014, 98(4): 1371-1377.

[11] AHMED A A, SNODGRASS B T, KAINE S. Pulmonary atresia with intact ventricular septum and right ventricular dependent coronary circulation through the" vessels of Wearn"[J]. Cardiovasc Pathol, 2013, 22(4): 298-302.

[12] LOOMBA R S, PELECH A N. Aortic perfusion score for pulmonary atresia with intact ventricular septum: An antegrade coronary perfusion scoring system that is predictive of need for transplant and mortality[J]. Congenit Heart Dis, 2018, 13(1): 92-97.

[13] LEWIS A B, WELLS W, LINDESMITH G G. Right ventricular growth potential in neonates with pulmonary atresia and intact ventricular septum[J]. J Thorac Cardiovasc Surg, 1986, 91(6): 835-840.

[14] YOSHIMURA N, YAMAGUCHI M, OHASHI H, et al. Pulmonary atresia with intact ventricular septum: strategy based on right ventricular morphology[J]. J Thorac Cardiovasc Surg, 2003, 126(5): 1417-1426.

[15] ZHANG H, LI S J, LI Y Q, et al. Hybrid procedure for the neonatal management of pulmonary atresia with intact ventricular septum[J]. J Thorac Cardiovasc Surg, 2007, 133(6): 1654-1656.

[16] BURKE R P, HANNAN R L, ZABINSKY J A, et al. Hybrid ventricular decompression in pulmonary atresia with intact septum[J]. Ann Thorac Surg, 2009, 88(2): 688-689.

[17] LI S, CHEN W, ZHANG Y, et al. Hybrid therapy for pulmonary atresia with intact ventricular septum[J]. Ann Thorac Surg, 2011, 91(5): 1467-1471.

[18] SANO S, ISHINO K, KAWADA M, et al. Staged biventricular repair of pulmonary atresia or stenosis with intact ventricular septum[J]. Ann Thorac Surg, 2000, 70(5): 1501-1506.

[19] MARASINI M, GORRIERI P F, TUO G, et al. Long-term results of catheter-based treatment of pulmonary atresia and intact ventricular septum[J]. Heart,

2009, 95(18): 1520-1524.

[20] HASAN B S, BAUTISA-HERNANDEZ V, MCELHINNEY D B, et al. Outcomes of transcatheter approach for initial treatment of pulmonary atresia with intact ventricular septum[J]. Catheter Cardiovasc Interv, 2013, 81(1): 111-118.

[21] HIRATA Y, CHEN J M, QUAEGEBEUR J M, et al. Pulmonary atresia with intact ventricular septum: limitations of catheter- based intervention[J]. Ann Thorac Surg, 2007, 84(2): 574-580.

[22] LAKS H, PEARL J M, DRINKWATER D C, et al. Partial biventricular repair of pulmonary atresia with intact ventricular septum. Use of an adjustable atrial septal defect[J]. Circulation, 1992, 86(5 Suppl): II159-II166.

[23] GULESERIAN K J, ARMSBY L B, THIAGARAJAN R R, et al. Natural history of pulmonary atresia with intact ventricular septum and right ventricle-dependent coronary circulation managed by the single ventricle approach[J]. Ann Thorac Surg, 2006, 81(6): 2250-2258.

[24] 郑景浩,徐志伟,刘锦纷,等. 室间隔完整型肺动脉闭锁手术治疗的个体化方案[J]. 中华胸心血管外科杂志, 2013, 29(2): 69-72.

[25] ASHBURN D A, BLACKSTONE E H, WELLS W J, et al. Determinants of mortality and type of repair in neonates with pulmonary atresia and intact ventricular septum[J]. J Thorac Cardiovasc Surg, 2004, 127(4): 1000-1008.

[26] LIAVA' A M, BROOKS P, KONSTANTINOV I, et al. Changing trends in the management of pulmonary atresia with intact ventricular septum: the Melbourne experience[J]. Eur J Cardiothorac Surg, 2011, 40(6): 1406-1411.

第3节 肺动脉闭锁的围手术期护理要点

肺动脉闭锁是一种严重的发绀型先天性心脏畸形。患儿缺乏右心室与肺动脉的功能连接，肺血供多起源于动脉导管（patent ductus arteriosus，PDA），少数起源于粗大体肺侧支血管（major aortopulmonary collateral arteries，MAPCAs），同时还伴有右心室、三尖瓣以及冠脉的发育异常，故导致不同个体的术式不同，肺动脉闭锁的患者需要术前完善各项检查来决定不同的治疗方案，故每一个肺动脉闭锁患儿的治疗方案以及术后护理都不尽相同。

一、术前护理

【术前常规检查】

采集各种标本化验、X线检查、心电图、超声心动图、CT检查和心脏造影以明确诊断，亦可初步决定手术方式。

【预防感染】

肺动脉闭锁患儿的年龄偏小，部分患儿出生后即出现症状，开始干预治疗，患儿的抵抗力低，应保持适宜的温度及湿度，避免感冒，定时通风，减少不必要的探视，直接进入监护室的患儿要注意保护性隔离，加强喂养及手卫生。

【预防动脉导管闭合】

部分肺动脉闭锁的患儿肺血供应需要PDA的开放，生后动脉导管往往有闭合的趋势，要注意人为干预动脉导管的开放。

【预防心力衰竭】

入院后的各种有创操作检查等刺激，有可能加重患儿的心脏负担，需要严密观察患儿有无呼吸困难、发绀、心率加快等，及时发现患儿的病情变化，对症处理。

【预防缺氧发作】

减少对患儿的刺激，集中治疗及操作，缺氧发作时给予膝胸卧位，可用镇静剂以保持患儿的安静。

二、术后护理

【维持右心功能】

肺动脉闭锁患儿右心室发育差，盲目补液会

使右心室进一步扩张导致右心衰竭，术后实时监测各项生命体征以维持右心功能。术后使用多巴胺以增加心肌收缩力，低心排患儿则予肾上腺素应用，维持适当的体循环压力以保持分流管路通畅，同时维持足够的舒张压以保持心脏有效灌注，应用米力农扩张肺小血管。术后肺血流量增加，肺动脉压力增加，右心室做功增加，Fontan 术后可采取中凹卧位，利用重力作用促进腔静脉血液回流，应用硝酸甘油、CO 吸入、西地那非等减轻肺血管阻力。

【预防低心排】

肺动脉闭锁患儿术前心肺功能差、术后呼吸功能差、缺氧或者血容量不足时，容易出现低心排，需密切观测生命体征的变化，应用强心药物来增加心肌收缩力，应用扩血管药物控制血压、降低后负荷。

【呼吸管理】

1. 术后常规行气管插管，呼吸机辅助通气，正确使用呼吸机。较小月龄患儿鉴于生理结构的原因，气道窄，容易出现堵管现象，要及时清理呼吸道，妥善固定气管插管，避免脱管或气管插管过深滑入一侧气管而导致窒息或一侧肺不张。

2. 如患儿出现心率加快，血压先上升后突然下降，充分给氧后血氧饱和度仍不能维持，四肢湿冷，肝进行性增大等情况时，需考虑肺动脉高压危象，此时要减少刺激并予充分镇静，避免低氧血症使肺血管阻力增加，充分给氧，遵医嘱使用降肺动脉压力的药物，扩张肺血管，纠正酸中毒。

3. 部分肺动脉闭锁的患儿体肺侧支多，重建肺循环后肺血流改变，部分患儿肺血流增多，带呼吸机的患儿可见气管内喷出大量血性稀薄样痰，或因呼吸困难，低氧等引起呼吸衰竭而死，在护理过程中要注意观察患儿有无鼻翼扇动、口唇指甲发绀、呼吸心率加快等缺氧表现，适度吸痰，避免过度刺激。应用呼吸机的患儿可适当增加 PEEP。

4. 肺动脉闭锁的患儿术后应用呼吸机，其正压作用导致胸腔压力增加，氧分压处于较低水平，如患儿出现发绀、气急、呼吸困难等症状，积极查找低氧原因，予对症处理。

【出血护理】

肺动脉闭锁患儿手术血管吻合口多，人工血管吻合口易出血，手术过程中体外循环时间长，术后低体温均是引起出血的高危因素。术后勤挤引流管防止心脏压塞，观察引流颜色、性质、量，保持引流通畅，有活动性出血者且应用止血效果差时，及时通知医生开胸探查。

【积液处理】

肺动脉闭锁患儿静脉压力高，胸腹部组织间隙的组织液回流受阻，渗出的液体聚集形成了积液，需密切观测引流性质的变化，遵医嘱输注白蛋白等提高胶体渗透压，减少组织液排出。

【保持人工管路通畅】

肺动脉闭锁的患儿大部分需要留置人工管路，术后常应用肝素等抗凝剂预防管路血栓，保持管路通畅，在管路通畅的情况下，注意抗凝剂剂量，关注有无出血倾向，尤其是颅内出血。

【感染护理】

肺动脉闭锁的患儿年龄偏小，生长发育差，术后长期保留侵入性管路，部分患儿可能同时要经历多次手术或者介入检查，在护理过程中要注意无菌操作，注意保护性隔离，预防性应用抗生素，关注体温及血常规的变化，及时控制感染。应用呼吸机期间，及时倒掉管路积水，避免冷凝水回流；定期更换呼吸机管路，避免肺部感染。

【心理护理】

肺动脉闭锁的患儿往往接受不止一次手术，患儿对手术的恐惧以及医院环境的不适应，常会使患儿出现恐惧心理，在护理过程中，保持对患儿的爱心及耐心，让家长送一些患儿喜欢的零食或者玩具来分散患儿的不安。对于家长来说，及时沟通，缓解家长的焦虑。病情允许的情况下可通过探视，让家长陪伴患儿来缓解患儿的不安，同时也可以让家长看见患儿的情况，来缓解家长的焦虑。

（撰写：邢鑫欣　审校：王强）

第 23 章　其他先天性心脏病临床实践

第 1 节　主动脉瓣上狭窄的外科治疗

【知识要点】

先天性主动脉瓣上狭窄（supravalvular aortic stenosis，SAS）是一种罕见的左心室流出道梗阻性疾病。临床分为三种亚型，即单发型、家族型（常染色体显性遗传）及 Williams-Beuren 综合征。Williams-Beuren 综合征还包括智力发育迟缓、特殊面容、牙齿异常和婴儿期高钙血症等。SAS 病例中，Williams-Beuren 综合征占 14%~61%，而且在 Williams-Beuren 综合征中主动脉瓣二瓣化及右心室流出道狭窄的发生率明显高于非 Williams-Beuren 综合征的病例。主动脉瓣上狭窄的病理解剖可分为局限型和弥漫型两类。局限型狭窄病变位于主动脉瓣交界处上方，即窦管交界，腔内有一突出的嵴样结构形成环形狭窄，外观类似沙漏（图 23-1）。弥漫型狭窄病变除了位于窦管交界处的狭窄外，还有升主动脉发育不良，病变范围可以直达主动脉弓分叉处，甚至降主动脉。SAS 的病理生理特征为左心室压力后负荷升高、左心室向心性肥厚及心肌灌注不良。冠状动脉位于高压区，近端扭曲、扩张，有可能引起心内膜下缺血，导致低心排血量综合征以及心律失常，甚至发生猝死。

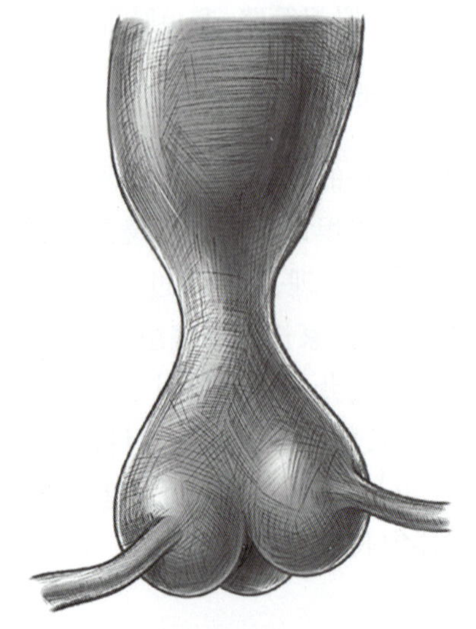

图 23-1　主动脉窦管结合部沙漏样狭窄

外科手术的目的是解除梗阻，避免主动脉瓣膜退化病变。手术指征为左心室流出道平均压差大于 40mmHg（1mmHg=0.133kPa），如果合并有主动脉瓣关闭不全、冠状动脉受累以及右心室流出道梗阻，即使压差低于 40mmHg，也要考虑手术。理想状况是在心室出现代偿性肥厚重构之前就进行外科干预。目前主流的矫治术式有三种：单窦法（McGoon 术式）、双窦法（Doty 术式）和三窦法（Brom 术式）。单窦法是沿主动脉瓣上狭窄部位纵行切开，延伸至无冠状窦，采用泪滴状补片扩大主动脉无冠状窦（图 23-2A）。如果为弥漫型狭窄，根据狭窄的范围，补片可以修补到达主动脉弓部。双窦法是沿倒 Y 形切口切开无冠状窦和右冠状窦，采用裤衩样补片重建主动脉窦部（图 23-2B）。如果是弥漫型主动脉瓣上狭窄，则还需要额外的补片修补主动脉弓部和峡部。三窦法是采用三个独立的盾牌样补片行主动脉窦部扩大（图 23-2C），理论上这种方法使得主动脉窦修补更具有对称性，出现术后主动脉瓣反流和残余压差的概率较低。上述三种外科方法都可以有效解除狭窄梗阻，但哪种手术方式最优目前尚无定论。如果术后平均压差大于 40mmHg 是不能接受的，可以认为其是再干预的指征。最近一篇荟萃研究分析了截至 2022 年的 27 篇关于 ASA 外科治疗的文献，研究发现三种术式治疗后，术后跨瓣压力梯度没有显著差别。但相比于单窦法，应用双窦法和三窦法的患者术前跨瓣压力梯度更高，且伴随其他合并心脏畸形的比例更高，这表明临床医生面对狭窄程度更严重的患者更倾向于选择双窦法或三窦法。该研究发现，对于随访期间的再干预率，双窦法显著优于其他两种术式，而三窦法相较其他两种术式术后发生主动脉瓣反流的风险更低。但对于弥漫性狭窄或术前合并有右心室流出道梗阻的 ASA 患者，Hu 等发现外科治疗效果都不理想，早期死亡率和远期再干预率都显著增高。目前对于手术成功的定义，不仅是尽可能恢复正常对称的主动脉结构，降低术后压差，更重要的是考虑到术后维持主动脉瓣的功能。

【临床实践】

1. 改良双窦法技术解析　所有病例均采用胸骨正中切口，升主动脉插管和上、下腔静脉插管建立常规体外循环。通过 Custodiol HTK 停搏液实现心脏停跳。沿主动脉瓣上狭窄部位纵行切开，切口向下分别延伸至右冠状窦和无冠状窦，直视下切除主动脉腔内纤维增生的狭窄环。传统双窦法应用裤衩样补片连续缝合行主动脉窦部重建（图 23-3A）。在改良双窦法中，将对称的裤衩样补片修剪成不对称形状（插入右冠状窦部的补片修剪成三角形），从而避免对右冠状动脉造成挤压和开口移位（图 23-3B）。

2. 病历摘要　患儿男性，4 岁 6 个月，因“发热”到当地医院就诊。超声心动图检查提示主动脉窦管交界处内膜增厚，重度狭窄，内径约 7.1mm，Z 值 =–5.3，主动脉瓣环内径 15mm，窦部前后径 17mm；二尖瓣前叶 A2、A3 区瓣下Ⅱ级腱索增多，收缩期前叶瓣尖轻度脱垂，瓣叶关闭不良。多普勒检查提示收缩期主动脉瓣至瓣上升主

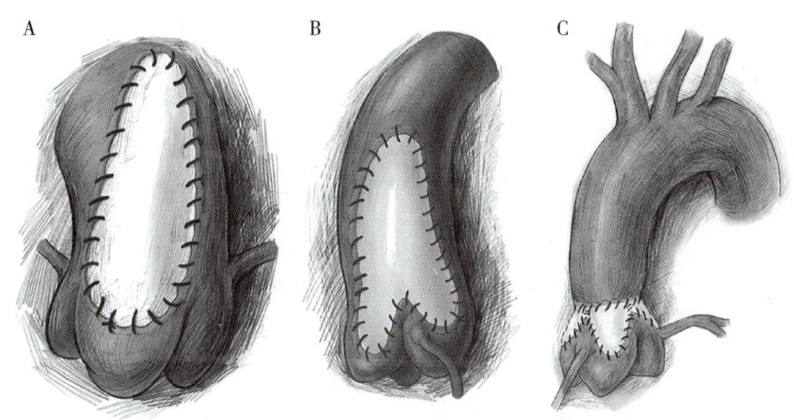

图 23-2　目前主流的矫治术

A. 单窦法；B. 双窦法；C. 三窦法。

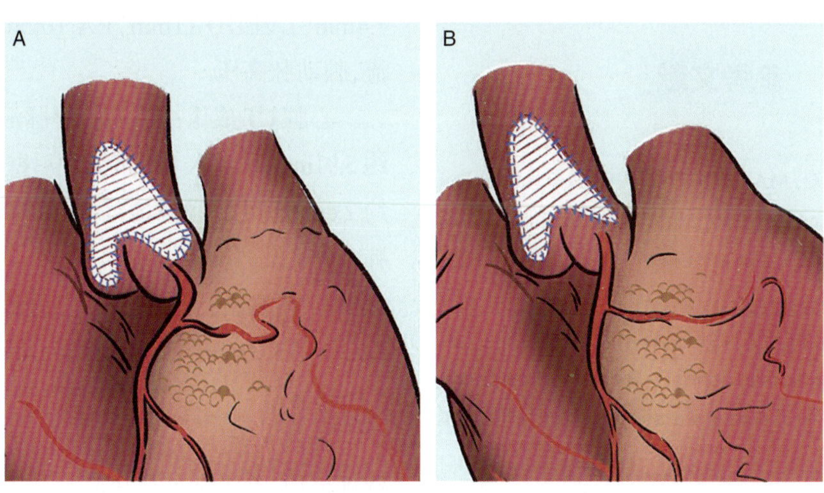

图 23-3　双窦法

A. 传统双窦法；B. 改良双窦法。

动脉前向血流速度明显增快，流速 5.3m/s，平均压差 56mmHg，二尖瓣中大量偏心反流。CT 检查提示主动脉瓣上局限性狭窄，最窄直径约 6.3mm，主动脉根窦部直径约 16mm。采用改良双窦法行 SAS 矫治术 + 直视下二尖瓣成形术。术后超声心动图提示主动脉瓣上血流通畅，峰值流速 1.7m/s，跨瓣压差 10.2mmHg，主动脉瓣微量反流，主动脉弓血流通畅，二尖瓣微少量反流，左、右冠状动脉开口未见狭窄。患儿于术后 10 天出院，随诊正常。

【技术讨论】

传统双窦法重建主动脉窦部，右冠状窦部因裤衩样补片的多余尺寸挤压和膨出，造成右冠状动脉的开口移位，近端向前、下、外侧移位，致使围手术期不良心血管事件风险增加。而改良双窦法减小了右冠状窦部补片的角度，使右冠状动脉开口保持原位，避免补片挤压右冠状动脉。对于补片材料的选择，可以采用自体心包片、涤纶片、牛心包片及肺动脉壁组织。其中，人工材料可以较好地重建主动脉根部形态，但是其不具有生长性，同时还有溶血以及血栓形成的风险，远期存在再狭窄的可能性，而采用心包片又可能会出现瘤样扩张。但无论采用何种补片，术后早期的压差基本一致，因此适宜的补片材料可根据术者的习惯来选择。

（撰写：吕力知　审校：陈哲）

参考文献

[1] MCGOON D C, MANKIN H T, VLAD P, et al. The surgical treatment of supravalvular aortic stenosis [J]. J Thorac Cardiovasc Surg, 1961, 41(1): 125-133.

[2] DOTY D B, POLANSKY D B, JENSON C B. Supravalvular aortic stenosis. Repair by extended aortoplasty[J]. J Thorac Cardiovasc Surg, 1977, 74(3): 362-371.

[3] BROM A. Obstruction of the left ventricular outflow tract[J]. Cardiac Surgery Safeguards & Pitfalls in Operative Technique, 1988.

[4] DEO S V, BURKHART H M, DEARANI J A, et al. Supravalvar aortic stenosis: current surgical approaches and outcomes[J]. Expert Rev Cardiovasc Ther, 2013, 11(7): 879-890.

[5] LV L, LANG X, ZHANG S, et al. Assessment of three types of surgical procedures for supravalvar aortic stenosis: A systematic review and meta-analysis[J]. Front Cardiovasc Med, 2022, 9: 987522.

[6] LV L, LANG X, ZHANG S, et al. Clinical Results of a Modified Doty's Technique for Supravalvular Aortic Stenosis[J]. J Clin Med, 2023, 12(5): 1731.

第 2 节　完全性肺静脉异位引流手术的麻醉经验

【病例描述】

患儿女性，出生后 14h，身长 50cm，体重 3.5kg。患儿母亲于孕 32 周产检发现心脏畸形，于我院自然分娩。患儿生后因口唇青紫，哭闹加重转入 ICU。精神及反应弱，全身发绀明显，呼吸急促，听诊双肺呼吸音粗，可闻及散在大中水泡音，脉搏氧饱和度 50%，于出生后半小时行气管插管，吸痰淡粉色。

超声心动图：完全性肺静脉异位引流（心上型），交通口梗阻、房间隔缺损（9mm 右向左分流）、动脉导管未闭（4.5mm，双向低速分流），LA 7.4mm，LVEDD 11mm，RA 10mm，三尖瓣微量反流，肺动脉高压。

心脏 CT 成像：左、右肺静脉汇成共同腔，管径约 5.91mm，回流入上腔静脉左后壁，入口偏窄，管径约 2.6mm。主肺动脉增宽，内径约 8.9mm × 7.6mm，肺内分支发育可。

动脉血气分析：pH 7.39，PaO_2 37.8mmHg，$PaCO_2$ 33.3mmHg，Hb 18.4g/dl，BE −3.5，Lac 5.1mmol/L。

胸部 X 线片：心影饱满，两肺野透过度减低，纹理模糊，右上肺见片状模糊稍高密度影。

拟行体外循环（CPB）下完全肺静脉异位

引流矫治术、房间隔缺损修补术、动脉导管结扎术。

【麻醉要点】

1. 术前评估　TAPVC 的临床症状和体征取决于 ASD 大小以及有无肺静脉梗阻。体肺静脉混合血均导致这类患儿有不同程度的发绀。由于肺循环静脉端压力升高造成肺淤血，出生后早期即可出现肺水肿、肺动脉高压、体循环灌注不良。梗阻严重者可导致明显的肺水肿，并迅速出现进行性低氧血症、酸中毒和血流动力学衰竭，需要急诊手术挽救生命。

本例患儿是梗阻型 TAPVC，梗阻部位在肺静脉入左心房处，ASD 为非限制性分流。该患儿出生后半小时就出现了肺水肿，严重低氧血症和代谢性酸中毒提示病情危重，应在超声心动图诊断明确后立即准备急诊手术，防止心、肺等重要脏器功能进一步恶化。

恰当的术前准备对提高患儿对手术的耐受性十分重要。在出现明显的缺氧、体循环低灌注、肺水肿等危重表现后，应及时给予正性肌力药支持和机械通气以支持心肺功能，积极纠正酸中毒，同时完善术前检查。

2. 麻醉管理要点　在完全建立心肺转流前，力图维持患儿循环稳定，保证氧供，同时避免过度通气和吸入高浓度氧，积极纠正内环境失衡。诱导采用大剂量芬太尼或舒芬太尼降低肺血管反应性，应用正性肌力药保证心输出量。手术矫治后，注意降低肺血管阻力，支持左心功能。

3. 术中监测、诊断与治疗

（1）麻醉诱导：患儿泵注多巴酚丁胺 5μg/（kg·min）带气管插管（4.0 带套囊，导管深度 10cm），股动脉压监测入室，进行保温措施，连接脉搏血氧饱和度和心电图。静脉注射咪达唑仑 0.6mg、阿曲库铵 2mg、舒芬太尼 5μg。吸入氧浓度 50%。心率 135 次 /min，血压 60/35mmHg，血氧饱和度 95%。

（2）有创监测和通路：右颈内静脉（4Fr 三腔静脉导管，深度 4cm）、右颈内静脉（4Fr 单腔静脉导管，深度 13cm，留备左心内房测压用）。

（3）麻醉维持：咪达唑仑、阿曲库铵、舒芬太尼持续静脉泵入。

（4）CPB 下行完全肺静脉异位引流矫治术、房间隔缺损修补术、动脉导管结扎术，手术顺利，自动复跳。

（5）TEE 诊断：肺静脉回流通常，房间隔未见明显分流，大动脉水平未见明显分流。畸形矫治满意，左、右心室运动协调。

（6）撤除体外循环后，窦性心律，心率 150 次 /min，血压 68/42mmHg，CVP 7mmHg，LAP 8mmHg。血管活性药：多巴胺 5μg/（kg·min），多巴酚丁胺 5μg/（kg·min），肾上腺素 0.05μg/（kg·min）。

4. 术后转归　术后第 1 天窦性心律，心率 155 次 /min，血压 80/47mmHg，CVP 7mmHg，LAP 9mmHg，SpO_2 97%；术后第 4 天复查超声无明显异常，循环稳定，拔除气管插管；术后第 8 天患儿术后恢复良好，转出 ICU；术后第 15 天顺利出院。

【麻醉管理经验】

TAPVC 指肺静脉不直接汇入左心房，而是与体静脉系统相连的一种畸形。其中，心上型最常见。本例患儿是肺静脉梗阻的心上型 TAPVC 新生儿，术前评估重点是肺静脉梗阻的严重程度及 ASD 的大小。患儿生后即出现明显的发绀、呼吸困难和肺水肿，继发呼吸衰竭，迅速进展为心力衰竭和代谢性酸中毒，处于循环衰竭边缘状态。麻醉风险较高，尤其是诱导阶段。

我们的目标是维持循环稳定，保障机体氧供。为了减小各种应激反应引起的血流动力学波动、PVR 增高，同时避免心血管系统的过度抑制，我们采用大剂量阿片类药物麻醉联合镇静和肌肉松弛药进行麻醉诱导和维持。积极纠正酸碱平衡失调和电解质紊乱（补钙、纠酸），对维持循环稳定非常有益。

注意呼吸调控和肺保护。维持呼吸道通畅，避免气道压过高。CPB 前需特别注意避免因 PVR 过度降低而导致肺淤血加重和体循环灌注进一步受损，故不提倡高浓度氧和过度通气。同时，也要避免高碳酸血症及伤害性刺激引起的 PVR 剧烈升高。应用抗炎性反应药物乌司他丁有一定肺保护作用。

停 CPB 前后需密切观察 CVP、LAP 和 BP 之间的关系，利用 TEE 评价肺静脉与左心房的吻合口通畅与否以及心功能状况。如果出现 CVP 明显高于 LAP 同时伴有低血压，提示存在肺静脉残余梗阻，应结合 TEE 综合评估是否需要再次手术纠正。

对于术后合并肺动脉高压和肺血管反应性增高的患儿，需保持一定麻醉深度减轻手术及体外循环所引起的应激反应。应用呼吸调控来帮助降低 PVR，维持轻度的过度通气。小潮气量、高频率有利于提高肺的顺应性，对于肺顺应性差、气道压高的患儿适当应用呼气末正压通气模式，还可降低左心前负荷。可应用磷酸二酯酶抑制剂，辅助降低肺动脉压力。

梗阻型 TAPVC 患儿术前均存在不同程度的左心发育不良，解剖畸形纠正后左心容量负荷相对术前加重。主动脉开放后积极应用正性肌力药，支持原本较小、功能不全的左心室，使之适应增加的前负荷。维持较快的心率，必要时安装房室顺序起搏器。可适当控制容量避免左心前负荷过重，同时应用正性肌力药，避免 LAP 过高。新生儿心肌发育不完善，心肌储备能力有限，需加倍重视 CPB 后心功能的维护。梗阻型 TAPVC 应常规左心房测压，以准确评估左心容量和心功能的匹配程度。

特别注意的一点，经食管探头可能会压迫肺静脉与左心房的吻合口，最终导致致命性血流动力学改变。

（撰写：陈方圆、林霖　审校：林霖）

参考文献

[1] KANTER K R. Surgical repair of total anomalous pulmonary venous connection[J]. Semin Thorac Cardiovasc Surg Pediatr Card Surg Annu, 2006: 40-44.

[2] ROSS F J, JOFFE D, LATHAM G J. Perioperative and Anesthetic Considerations in Total Anomalous Pulmonary Venous Connection[J]. Semin Cardiothorac Vasc Anesth, 2017, 21(2): 138-144.

[3] XI L, WU C, PAN Z, et al. Emergency surgery without stabilization prior to surgical repair for total anomalous pulmonary venous connection reduces duration of mechanical ventilation without reducing survival[J]. J Cardiothorac Surg, 2021, 16(1): 213.

[4] ELAMRY E, ALKADY H M, MENAISSY Y, et al. Predictors of in-hospital mortality in isolated total anomalous pulmonary venous connection[J]. Heart Surg Forum, 2019, 22(3): E191-E196.

第 3 节　合并室间隔缺损的大动脉转位手术治疗的麻醉管理

【病例描述】

患儿男性，4 个月 18 天，身长 62cm，体重 6kg。患儿生后因上呼吸道感染于外院就诊，体检发现心脏杂音。患儿体力差，活动后气促多汗。哭闹后青紫明显，休息可自行缓解。

超声心动图：完全型大动脉转位，室间隔缺损（20mm 右向左分流），房间隔缺损（9mm，左向右分流），重度肺动脉高压。

胸部 X 线片：心影增大，肺纹理增多。

拟行体外循环（CPB）下行动脉调转术、室间隔缺损修补术。

【麻醉要点】

1. 术前评估　患儿是伴有大 ASD 和大 VSD 的 TGA，特征是心室和大动脉连接不一致，但通 ASD 和 VSD 两个并联循环之间的混合充足，所以全身缺氧症状不严重，仅在剧烈活动后出现明显发绀。由于心室长期超负荷，已出现充血性心衰表现。肺血流增加引起肺动脉高压，晚期可引发阻塞性肺血管病变。

2. 麻醉目标　尽快建立全面的监测和可靠循环通路，帮助患儿安全过渡到 CPB。根据其特殊的病理生理，我们需要特殊关注的是肺血流、肺血管阻力和心功能状况。

3. 术中监测、诊断与治疗

（1）麻醉诱导：患儿入室保温，连接脉搏、血氧饱和度和心电图。静脉注射咪达唑仑 1mg、阿曲库铵 4mg、舒芬太尼 5μg。明视下经口气管插管，4.0 带套囊，导管深度 12cm，吸入氧浓度 50%。心率 136 次 /min，血压 66/43mmHg，SpO_2 95%。

（2）有创监测和通路：右颈内静脉（4.5Fr 三腔静脉导管，深度 6cm）、右颈内静脉（4Fr 两腔静脉导管，深度 13cm，左心房测压用）、左桡动脉穿刺置管。

（3）麻醉维持：咪达唑仑、阿曲库铵、舒芬太尼持续静脉泵入。

（4）CPB 下行动脉调转术（ASO），手术顺利，自动复跳。

（5）TEE 诊断：畸形矫治满意，左、右心室运动协调。

（6）撤除体外循环后，窦性心律，心率 155 次 /min，血压 65/40mmHg，中心静脉压力 9mmHg，左心房压 9mmHg。血管活性药：多巴胺 5μg/（kg·min），肾上腺素 0.05μg/（kg·min），米力农 0.5μg/（kg·min）。

4. 术后转归　术后第 1 天窦性心律，心率 143 次 /min，血压 75/43mmHg，中心静脉压 9mmHg，左心房压 8mmHg，SpO_2 98%~100%；术后第 3 天复查超声无明显异常，循环稳定，拔除气管插管；术后第 6 天患儿术后恢复良好，转出 ICU；术后第 12 天顺利出院。

【麻醉管理经验】

与 TGA-IVS 不同，合并大 VSD 的 TGA 婴儿，循环之间的混合较充足，一般为轻度缺氧，可能仅在哭泣或躁动时会出现明显发绀。然而，因心室负荷过重，患儿普遍存在充血性心力衰竭的表现：呼吸急促、心动过速、生长受限，后期出现肝淤血。动脉血氧饱和度在 75%~90%。与其他先天性心脏病变相比，TGA 患儿发生肺血管阻塞性疾病的风险特别高，尤其是 TGA 合并 VSD 的患儿。异常血流动力学状态（即肺血增多）引起的肺血管重构，在肺血管阻塞性疾病的发生、发展中起着重要作用。根治性 ASO 没有明确的年龄上限，大多数外科医生主张在婴儿期施行手术，避免发生顽固性心力衰竭和重度肺动脉高压。

整个围手术期，除了常规的呼吸、循环管理外，我们需要着重关注患儿的肺血管阻力和心功能状态。适合大剂量芬太尼 / 舒芬太尼麻醉，心肌抑制较轻并能够有效减轻应激反应。心功能较差的情况，诱导可选用氯胺酮代替咪达唑仑。CPB 前不主张过度通气和高氧，应适当维持 PCO_2 正常偏高，避免因肺血管阻力降低而心室水平右向左分流进一步增加，损害体循环灌注，且加重肺淤血。

完善的监测对保障患儿围手术期生命安全至关重要。停 CPB 前后需密切观察 CVP、LAP 和血压之间的关系，注重心功能维护。维持适当的前负荷，避免 LAP 过高。尽可能维持窦性心律，如需要安装临时起搏器，首选房室顺序起搏。TEE 可以观察各房室、瓣膜、流出道的形态和心室运动状态，评估心功能。心功能状态与冠脉吻合通畅度密切相关。通常需要不同程度的正性肌力药支持。

CPB 后应注重降低肺动脉压力，以减轻新左心室后负荷。可应用呼吸管理策略，轻度过度通气；静脉输注磷酸二酯酶抑制剂米力农，除了降低 PA 外，米力农还有正性肌力作用，并可以改善心脏舒张功能。吸入 NO 也有一定帮助。

此外，低龄患儿 CPB 下手术时间长、创伤大，要注意重要器官保护、抗炎性反应、血液保护，只有综合、细致管理，才能帮助患儿顺利度过围手术期。

（撰写：林霖、李淼　审校：林霖）

第 4 节　室间隔缺损完整的大动脉转位手术治疗的麻醉管理

【病例描述】

患儿男性，1 天，身长 48cm，体重 3.2kg。1 天前在当地医院足月顺产，Apgar 评分 10 分。出生后出现口唇及皮肤发绀，吸氧后饱和度 88%。超声心动图检查：完全型大动脉转位，动脉导管未闭（5mm，双向分流），房间隔缺损（3mm，左向右分流）。

动脉血气分析：pH 7.425，PaO_2 26.2mmHg，SpO_2 65.9%，$PaCO_2$ 30.5mmHg，Hb 15.9g/dl，BE 4.4，Lac 4.3mmol/L。

拟行体外循环（CPB）下行动脉调转术、动脉导管未闭结扎、卵圆孔未闭修补术。

【麻醉要点】

1. 术前评估　TGA/IVS 患儿的发绀程度和全身情况很大程度上取决于两个平行循环之间的混合程度，这也决定了新生儿的病程、治疗计划和手术时机。本例为非常典型的循环间混合不够，室间隔完整且 ASD 限制性（3mm），全身严重缺氧。心房混合不足的小婴儿术前因 PFO 关闭而猝死的风险很高，需要急诊手术。

麻醉目标是尽快建立确切的呼吸管控、全面的监测和可靠循环通路，帮助患儿安全过渡到 CPB，有机会接受手术矫治。根据其特殊的病理生理，我们要遵循的关键原则就是要注重稳定和优化体 - 肺循环间的混合。

2. 麻醉原则　维持动脉导管通畅，维持稳定的心血管指标，增加循环间混合。

3. 术中监测、诊断与治疗

（1）麻醉诱导：患儿入室后保温，连接脉搏、血氧饱和度和心电图。静脉注射咪达唑仑 0.3mg、哌库溴铵 0.5mg、舒芬太尼 3μg。明视下经口气管插管，3.5 带套囊，导管深度 9.5cm，吸入氧浓度 30%。心率 142 次 /min，血压 50/26mmHg，SpO_2 80%。

（2）有创监测和通路：股静脉（4Fr 双腔静脉导管，深度 5cm）、右颈内静脉（22G 单腔静脉导管，深度 12cm，左心房测压用）、股动脉穿刺置管。

（3）麻醉维持：咪达唑仑、哌库溴铵、舒芬太尼持续静脉泵入。5% 白蛋白持续输注，维持 CVP 5~8mmHg。乌司他丁 1kU，氨甲环酸 50mg。

（4）TEE 诊断：畸形矫治满意，左、右心室运动协调。

（5）撤除体外循环后，窦性心律，心率 160 次 /min，血压 65/50mmHg，CVP 6mmHg，LAP 5mmHg。血管活性药：多巴合剂（多巴胺 + 多巴酚丁胺）5μg/（kg·min），米力农 0.5μg/（kg·min）。

4. 术后转归　术后第 1 天窦性心律，心率 160 次 /min，血压 62/46mmHg，CVP 6mmHg，LAP 5mmHg，SpO_2 98%~100%；术后第 2 天复查超声无明显异常，循环稳定，拔除气管插管；术后第 5 天患儿术后恢复良好，转出 ICU；术后第 12 天顺利出院。

【麻醉管理经验】

新生儿体重小、器官发育不成熟、对手术和麻醉耐受性差，其复杂先心急诊手术具有极大的挑战性。麻醉医生必须详细了解 TGA 的病理生理学、其他相关异常、患儿整体状况以及为稳定患儿所采取的各种干预措施。TGA 是指心室和大动脉连接不协调的一系列病症，约占所有先天性心脏缺陷的 6%，患儿循环间混合对患儿的生存至关重要。室间隔完整的 TGA（TGA-IVS），如果 ASD 是限制性的，循环混合不足，导致在出生后几小时内即出现重度中心性发绀和呼吸急促。PO_2 通常在 50%~70%，对给氧无反应，需要急诊手术挽救生命。

我们麻醉的目标就是尽快建立确切的呼吸管控、全面监测和可靠的循环通路，帮助患儿安全过渡到 CPB，有机会接受手术矫治。根据其特殊的病理生理，我们要遵循的关键原则就是注重稳定和优化体 - 肺循环间的混合。具体措施为：①维持导管依赖性畸形的导管通畅，术前可静脉输注前列腺素 E_1 以维持 PDA 通畅。诱导期间至 CPB 建立前务必要避免高浓度吸氧。②维持稳定的心血管指标，维持心率、窦性节律、前负荷和心肌收缩力，维持心输出量（CO），CO 降低可降低混合静脉氧饱和度（SvO_2），从而使 PO_2 降低。选择负 CPB 性肌力较小的麻醉药，必要时可持续泵入小剂量正性肌力药。③避免 PVR 相对于 SVR 增加。PVR 增加将减少肺血流量，从而减少循环间混合。可以轻度过度通气来降低 PVR，增加肺血流量，增加混合。④避免 SVR 相对于 PVR 降低，SVR 降低增加了全身静脉血的再循环，加重缺氧。避免使用扩血管药物，选择对血管张力影响小的静脉麻醉药，并避免过量。诱导时小剂量咪达唑仑缓慢注射，舒芬太尼相对足量，避免过高浓度吸入麻醉药。

开放升主动脉后，注意观察心脏颜色、收缩状态，脱离 CPB 之前复查 TEE。维持合适的容量，注意 CVP、LAP 和血压之间的关系，可予以正性肌力药支持。

此外，新生儿器官系统发育不成熟，功能储备低，对麻醉、手术和 CPB 的耐受性差，器官保护非常重要。这需要一系列综合管理，比如应用乌司他丁减轻炎性反应，进行肺保护，应用氨甲环酸进行血液保护。全面监测有助于提高手术过程的安全性，常规项目之外，我们还采用了 LAP、TEE、近红外脑氧等，根据综合指标及时调整，帮助患儿平稳度过围手术期，顺利恢复。

（撰写：林霖、李淼　审校：林霖）

第 5 节　永存动脉干畸形的诊疗进展

一、概述

永存动脉干（truncus arteriosus，TA）是一种圆锥动脉干畸形，是单一动脉干起源于心脏，骑跨在室间隔上供应体循环、肺循环和冠脉循环的先天畸形。TA 属于罕见先天性心脏病，占 0.21%~0.34%。因圆锥动脉干分隔不良造成，主动脉瓣和肺动脉瓣融合，形成单独一组“动脉干”半月瓣，也叫动脉干瓣。TA 亦没有心室 - 肺动脉连接，在绝大多数情况下，存在一个大型的动脉下型室间隔缺损（VSD）。罕见的情况是共同瓣可能完全覆盖右心室，不合并 VSD，左心室和二尖瓣可能极度发育不全。

二、自然病史

未经治疗的患者预后较差，其 1 个月、6 个月和 1 年死亡率分别为 50%、65% 和 75%，死亡率高与快速进展的充血性心力衰竭和肺血管阻塞性疾病有关。因此，尽早进行完全修复，最好在生命的第一个月。

三、解剖

【TA 的解剖分型】

TA 的解剖分型是基于肺动脉起源位置的命名法。1949 年 Collect 和 Edwards 法发布了对 TA 的分型：Ⅰ型，主 - 肺动脉间隔存在，肺动脉主干存在并起源于动脉干的左侧壁；Ⅱ型，主 - 肺动脉间隔不存在，左、右肺动脉起源于总动脉干的后部，彼此距离较近；Ⅲ型，左、右肺动脉支起源于总动脉干的左、右后外侧，彼此距离更远；Ⅳ型，固有肺动脉分支缺失，肺血流来源于体 - 肺侧支，通常被称为假干，目前大多数人认为这不是一种动脉干，而是代表一种肺动脉闭锁合并 VSD。

1965 年 Van Praagh 提出了一种改良分型。首先根据是否合并 VSD，分为 A 型（存在 VSD）和 B 型（不存在 VSD），其中 A 型较为常见，并将 A 型进一步细化分型。A1 型同Ⅰ型；A2 型同Ⅱ型和Ⅲ型；A3 型仅有单一肺动脉分支起自共同动脉干供应同侧肺叶（通常为右肺动脉），而另一侧肺叶由体肺侧支或起自主动脉弓或降主动脉的肺动脉供应（通常为左肺动脉）；A4 型为 TA 合并主动脉弓发育不全或中断和粗大动脉导管。

1976 年 Van Praagh 重新审视了关于动脉干类型分类的争议，并引入了新的术语“大主动脉型”和“大肺动脉型”（亦称改良 Van Praagh 分型）。多数是大主动脉型，典型表现是肺动脉主干小或缺失不合并动脉导管，病例特点类似 Van Praagh A1 型和 A2 型以及 Collett Ⅰ型、Ⅱ型和Ⅲ型。大肺动脉类型描述较少，病例特点类似 Van Praagh A4 型以及 Collett Ⅳ型。

TA 除了明确肺动脉起源位置解剖特点（分型）外，还应包括：①动脉干瓣瓣叶数和发育情况：三叶瓣（60%）、四叶瓣（25%）、二叶瓣（5%）或其他（10%）。②动脉干瓣功能：关闭不全或狭窄，其中四叶瓣易导致关闭不全，二叶瓣易导致狭窄。另外，需要明确反流的级别（Ⅰ、Ⅱ、Ⅲ、Ⅳ），以及狭窄相关的梯度。动脉干瓣反流发生在多达 50% 的 TA 患者中，通常继发于瓣叶脱垂、瓣环扩张或瓣膜组织异常，是早期和晚期死亡的重要危险因素。对于中度或重度动脉干瓣反流的病例，必须进行瓣膜成形术或瓣膜置换术。动脉干瓣相对于室间隔的位置关系：合并 VSD 的 TA 通常动脉干瓣覆盖于双心室之上；不合并 VSD 的 TA 通常动脉干瓣覆盖于单一心室之上，如左心室或右心室，无动脉干瓣覆盖的心室往往存在发育不良。③冠状动脉异常：主要表现为冠状动脉起源异常和冠脉开口结构变异，发生率为64%。主要病变包括冠脉开口狭窄（发育细小或隔膜遮盖）、冠脉走行异常（壁内走行）、冠脉起源异常（起源于交界和其他窦）和单冠畸形。冠脉畸形复杂程度和生存率呈负相关，因此术前对冠脉解剖情况的诊断尤为重要。

【TA的合并畸形】

右主动脉弓，迷走左锁骨下动脉，卵圆孔未闭或房间隔缺损。30%~35%TA病例存在22q11.2染色体缺失（DiGeorge综合征），有趣的是DiGeorge综合征患者对同种移植物替代是延迟的，这与DiGeorge综合征患者T淋巴细胞缺陷相关。

【解剖学易混淆概念】

1. 半动脉干（hemitruncus） 准确的定义是肺动脉起源于升主动脉，即一支肺动脉起源于升主动脉，另一支肺动脉起源于右心室，通常与VSD无关。这不是永存动脉干的一种形式，需与Van Praagh Ⅲ型区分。

2. 假性动脉干（pseudotruncus） 准确的定义是一种法洛四联症型肺动脉瓣闭锁，肺血来源于粗大体肺侧支血管（MAPCAs）供应。假性动脉干并不是永存动脉干的一种形式。类似于Collect和Edwards Ⅳ型。

四、病理生理学

TA患者随着出生后肺阻力下降，因为在收缩期和舒张期均存在肺血流，所有肺血流量将会明显增加，患者可能出现充血性心力衰竭。此外，可能在舒张期出现冠状动脉和肺血管床血流竞争的情况。腹主动脉在舒张期也可能出现逆向血流，导致对肝、肾和肠系膜循环的窃血。当存在动脉干瓣关闭不全时，可能进一步加重舒张期窃血和逆向血流的发生。肺血流增多以及肺动脉在收缩期和舒张期均暴露在体动脉压力下，将加速肺血管病变的进展。

五、诊断

心脏杂音通常比较明显。早期表现为轻度发绀。胸部X线片显示肺血增多，双侧肺纹理增粗。超声心动图基本可以明确诊断，必要时可结合心脏CTA和/或心导管检查进行诊断和评估肺血管病变。新生儿期几乎不需要心导管检查。

六、治疗

【手术时机和适应证】

诊断即应该考虑外科手术治疗。理想状态下，应该在出生1周内手术治疗。国外文献报道手术死亡率为7%~11%。

【手术方法】

根据美国胸外科医师协会（STS）“先天性心脏手术命名与数据库项目”，将TA手术方式分为两大类，即双心室矫治手术或姑息手术（减状手术）。根据解剖和畸形情况细化为以下几类。

（一）双心室矫治手术类

1. VSD修补+RV-PA管道连接。
2. VSD修补+RV-PA直接连接。
3. VSD修补+RV-PA管道连接+主动弓成形。
4. VSD修补+RV-PA直接连接+主动弓成形。
5. RV-PA管道连接（不合并VSD）。
6. RV-PA直接连接（不合并VSD）。
7. RV-PA管道连接+主动弓成形（不合并VSD）。
8. RV-PA直接连接+主动弓成形（不合并VSD）。
9. 合并共同瓣成形术或瓣膜置换术。

（二）姑息手术（减状手术）

肺动脉环缩术：动脉干的第一个手术治疗方法是1条或2条肺动脉束带，对主肺动脉、左肺动脉或右肺动脉进行环缩，然而因死亡率高，被弃用。

七、麻醉处理

在体外循环建立前，维持 TA 患者的循环平稳可能比较艰难。低舒张压导致冠脉灌注压降低。动脉干瓣反流的存在加重以上情况，同时心室容量负荷加重造成心室舒张末期压力和心内膜下压力升高，这些共同作用易使患者出现心肌缺血和心室颤动。

麻醉诱导和维持时，麻醉药物可引起肺血管扩张，导致舒张压进一步下降。因此，多采用 21%FiO_2 进行通气，维持 PCO_2 在 45~50mmHg，pH 在 7.25~7.35，体外循环前常使用 12~15ml/kg 潮气量，吸呼比（I：E）为 1：（2.5~3）的呼吸机条件。

需警惕和预防麻醉诱导后心肌缺血的发生，监测Ⅱ导联和 V_5 导联波形是发现心肌缺血的最佳手段。心率过快（>160 次 /min）且同时存在舒张压降低（<20~25mmHg），则可能造成心肌缺血和 ST 段变化。加深麻醉能有效控制心率，避免快速扩容调整舒张压，小剂量多巴胺 3~5μg/（kg·min）对提升血压可能有一定帮助，而开胸后尽快游离并阻断肺血流是提升收缩压和舒张压的最有效手段。

八、手术方法

手术路径选择标准胸骨正中切口，根据术者习惯留取新鲜自体心包组织或 0.6% 戊二醛固定心包组织备用。体外循环建立前，应分别游离并阻断左、右肺动脉血流，这一点很重要。主动脉插管位置尽量高，以便留出足够空间解剖、离断和重建肺动脉，重建主动脉。新生儿可采用上、下腔静脉分别插管建立体外循环，如果新生儿体重小、暴露困难，也可以先在右心房单根插管转机，待心脏容量负荷明显减少后，再进一步转换成上、下腔静脉插管。如果患者合并动脉干瓣反流，避免左心胀，阻断后尽快切开升主动脉，冠脉开口直灌心脏停搏液。如遇到冠脉异常，可经冠状静脉窦口逆行性灌注心脏停搏液，但压力不超过 40mmHg。冷盐水置于心包腔保护心肌。

【肺动脉处理】

Ⅰ型 TA 通常于升主动脉左侧壁切下肺动脉干，安全的方式是切开主肺动脉远端，切口向近端延长至共同动脉干根部，注意观察和分辨右肺动脉开口和左冠状动脉开口。Ⅱ型和Ⅲ型通常横断下一段与肺动脉相连的动脉干。

【主动脉切口处理】

可采用直接缝合和补片修补两种方式。补片材料根据术者习惯可采用 0.4mm 聚四氟乙烯补片、新鲜自体心包、0.6% 戊二醛固定自体心包或牛心包，但补片不宜过大，避免主动脉内压力过高挤压补片而影响右肺动脉开口。

【室间隔缺损处理】

多位于动脉干瓣下，可采用右心室流出道纵切口，右心室切口需留意左前降支和是否有横跨右心室的重要分支。显露室间隔缺损较为满意，必要时可扩大室间隔缺损。可采用间断或连续缝合法，补片材料根据术者习惯可采用 0.4mm 聚四氟乙烯补片、新鲜自体心包、0.6% 戊二醛固定自体心包、涤纶补片或牛心包。

【右心室流出道重建】

理想者最好能够既减少肺动脉瓣反流、降低右心室前后负荷，又具有生长性，这是因为小儿生长发育快，重建的右心室流出道若具有生长性，可避免更换管道或推迟因右心室流出道狭窄再手术的时间，最终降低外科再干预的发生率。重建材料包括：①无瓣自体心包管道，即采用戊二醛固定的自体心包补片，缝制成心包管道，根据患者体重选择合适的直径大小，但因心包挛缩可能导致术后短期内狭窄，需慎用。②牛颈静脉带瓣管道，后期管道失功能后钙化严重可能导致再手术难度大。③肺动脉干直接下拉法，即将切下的动脉干后壁下拉，与右心室流出道切口直接连接，形成右心室流出道的后壁，注意防止左冠状动脉受压，前壁用心包补片或牛颈静脉带瓣补片修补，亦可以不切断动脉干，直接与右心室切口后壁缝合，前壁使用单瓣牛心包补片。如Ⅱ型共干，肺动脉距离右心室较远，可使用左心耳作为后壁，前壁使用单瓣或不带瓣补片。④同种异体肺动脉带瓣管道。⑤同种异体主动脉管道。以上两种同种异体管道存在取材问题，目前已少用。⑥ Gore-Tex 管道。右心室 - 肺动脉外管道大小选择应避免选择尺寸过大管道，多中心研究发现当右心室 - 外管道直径 >50mm/m^2 时 TA 修复后 MACE（术后需要体外膜氧合、心肺复苏或手术死亡率）发生率明显增加。

【动脉干瓣处理】

手术修复包括将脱垂瓣叶缝合到相邻的正常瓣叶，使其获得更好的支撑（瓣叶交界悬吊折叠术）、脱垂瓣叶中央三角形切除和瓣叶折叠、环缩扩张的瓣环（瓣环成形术）。对于瓣膜反流机制复杂且无法进行瓣膜成形术的病例，则瓣膜置换术应作为考虑的方案。对于四叶动脉干瓣，切除发育不良的瓣叶和对应的主动脉窦壁，重建新的“三叶主动脉瓣”亦是一种有效的成形方法。

【Lecompte 换位】

Lecompte 换位是将原本位于主动脉后方的肺动脉换位到主动脉前，并以此防止右肺动脉受压。肺动脉干直接下拉法术后可能出现右肺动脉起始部受压狭窄，或在 TA 合并 IAA 患者中由于弓重建后对升主动脉的后拉力，主动脉后区域进一步缩小，出现右肺动脉或左主支气管受压情况。肺动脉分叉的前易位（Lecompte 操作）被采用，通过使肺动脉远离这个有限的空间来减轻肺动脉的压迫。

九、右心室流出道再次手术

【右心室流出道再手术因素】

在初始修复时，肺动脉分支操作可导致多节段梗阻和发育不全；自体组织吻合术（右心室和肺动脉之间）缺乏生长；心包补片挛缩，瓣膜钙化。

【右心室流出道指证】

①超声心动图提示右心室流出道压差 >75mmHg；②心导管检查显示右心室压力 >75% 全身动脉压；③存在右心室流出道功能不全，右心室扩张和对应的右心室舒张末期容积指数 >150ml/m^2。

【手术方式】

外管道钙化狭窄时，应更换外管道；肺动脉分支狭窄时，应补片加宽重塑肺动脉。

十、动脉干瓣再次手术

动脉干瓣再手术的危险因素是在首次修复时存在动脉干瓣反流，以及四叶瓣形态。动脉干瓣为四叶瓣患者修复术后 20 年 20%~30% 需要再次手术，而非四叶瓣患者 20 年再手术率仅为 10%。动脉干瓣再次出现关闭不全与主动脉根部扩张有关。

再次手术旨在复位、稳定瓣环和窦管连接，以及实现瓣叶的良好对合。修复手术可以通过以下一种或多种技术实现：瓣叶悬吊成形术、瓣叶融合术、部分瓣叶及对应主动脉壁切除和主动脉壁环状复位成形、主动脉外主动脉窦及瓣环环缩成形术。通过系统地使用这些技术，大多数儿童都可以避免瓣膜置换。

（撰写：李斌　审校：吴永涛）

参考文献

［1］JACOBS M L. Congenital Heart Surgery Nomenclature and Database Project: truncus arteriosus［J］. Ann Thorac Surg, 2000, 69（4 Suppl）: S50-S55.

［2］COLLETT R W, EDWARDS J E. Persistent truncus arteriosus; a classification according to anatomic types［J］. Surg Chin North Am, 1949, 29（4）: 1245-1270.

［3］VAN PRAAGH R, VAN PRAAGH S. The anatomy of

common aortico-pulmonary trunk (truncus arteriosus communis) and its embryonic implications. A study of 57 necropsy cases[J]. Am J Cardiol, 1965, 16(3): 406-425.

[4] VAN PRAAGH R. Truncus arteriosus: what is it really and how should it be classified?[J]. Eur J Cardiothorac Surg, 1987, 1(2): 65-70.

[5] BONILLA-RAMIREZ C, IBARRA C, BINSALAMAH Z M, et al. Coronary Artery Anomalies Are Associated With Increased Mortality After Truncus Arteriosus Repair[J]. Ann Thorac Surg, 2021, 112(6): 2005-2011.

[6] RAO I M, SWANSON J S, HOVAGUIMIAN H, et al. Anterior pulmonary translocation for repair of truncus arteriosus with interrupted arch[J]. Ann Thorac Surg, 1995, 59(1): 216-218.

[7] CHIU I S, WU S J, CHEN M R, et al. Anatomic relationship of the coronary orifice and truncal valve in truncus arteriosus and their surgical implication[J]. J Thorac Cardiovasc Surg, 2002, 123(2): 350-352.

[8] KONSTANTINOV I E, BRIZARD C P, BURATTO E. Congenital Aortic Valve Repair When the Options aren't Good: Truncus Arteriosus and Transposition of the Great Arteries[J]. Semin Thorac Cardiovasc Surg Pediatr Card Surg Annu, 2023, 26: 56-62.

[9] BUCKLEY J R, COSTELLO J M, SMERLING A J, et al. Contemporary Multicenter Outcomes for Truncus Arteriosus With Interrupted Aortic Arch[J]. Ann Thorac Surg, 2023, 115(1): 144-150.

[10] MASTROPIETRO C W, AMULA V, SASSALOS P, et al. Characteristics and operative outcomes for children undergoing repair of truncus arteriosus: A contemporary multicenter analysis[J]. J Thorac Cardiovasc Surg, 2019, 157(6): 2386-2398.e4.

第 6 节　完全型大动脉转位的诊疗进展

一、概述

完全型大动脉转位（TGA）是一种罕见的严重复杂型发绀型先天性心脏病，在先天性脏病中发病率为 7%~9%。与正常位置不同，主动脉起自右心室，而肺动脉起自左心室。最常见的 TGA 类型被称为完全型 TGA（D-TGA），其特征是右心室位于左心室的右侧，主动脉位于肺动脉的右前侧，从而形成两个平行的循环系统（图 23-4）。患儿通常在出生后即出现严重低氧血症，未手术治疗的情况下，约一半的患者在 1 个月内夭折。完全并行的循环状态无法令患者继续生存，因动脉导管和房间隔缺损让两个平行的循环进行血液交换而存活。

TGA 患者中室间隔完整的约占 50%，这部分患者往往在出生后便需要急诊外科手术治疗；合并室间隔缺损（VSD）的患者占 50%，其中有 VSD 且合并肺动脉狭窄的则约占 25%。其他常见合并的畸形还有主动脉弓缩窄（CoA）或主动脉弓中断（IAA）等。

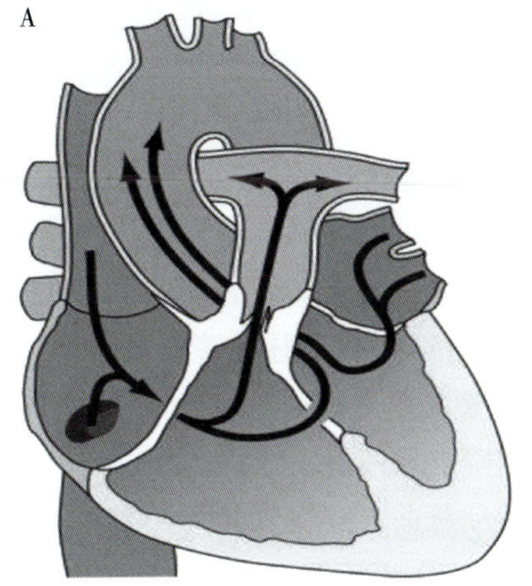

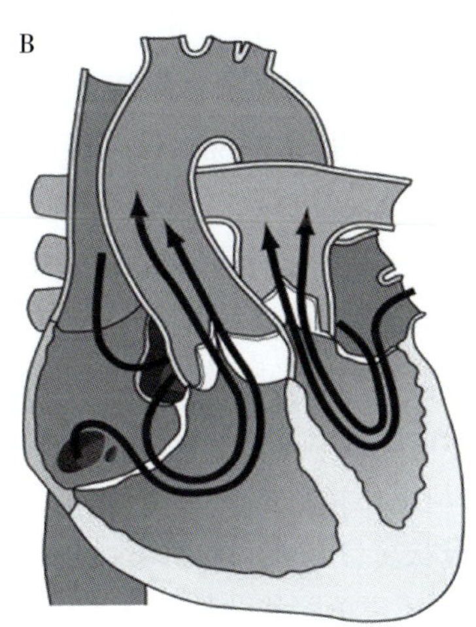

图 23-4　正常心脏内连接（A）和完全型大动脉转位（B）

二、胚胎学和解剖学要点

TGA 中导致心室动脉不一致的原因尚未完全明确。早在 1797 年 Baillie 阐述 TGA 后，出现了许多关于 TGA 病态发育的假设，其中包括直线动脉干圆锥隔假说、异常纤维骨架假说、异常胚胎血压动力学假说、动脉干反向发育理论等。其中，动脉干反向发育理论提出半月瓣下方反向发育的假设和后来 Van Praagh 的分析类似，即在正常心室右袢时主动脉下圆锥持续存在并发育，肺动脉圆锥则被吸收并与二尖瓣产生了纤维连续，两个半月瓣分别与远端大血管成对线排列并连接，从而没出现正常心脏中的旋转和解旋，产生了宫内 TGA。

主动脉圆锥或漏斗部上移是大动脉转位的特征之一，而肺动脉瓣与二尖瓣又存在纤维连接，主动脉下圆锥的存在使主动脉瓣位置比肺动脉瓣高。升主动脉常位于肺动脉主干的前方或稍偏右侧。TGA 通常会合并 PDA、卵圆孔未闭（PFO）或 ASD（主要为继发孔 ASD）。

合并 VSD 者，约占 TGA 的 50%，这些患者通常主动脉直径较肺动脉细（1/2~2/3），若主动脉瓣环或主动脉圆锥发育不良，升主动脉会更加细小。这类患者可能会伴有右心室、三尖瓣、主动脉弓发育不良及主动脉弓中断等。反之，若肺动脉瓣发育不良、肺动脉瓣狭窄、二瓣化，则下肺动脉会比主动脉细小。

约 25% 合并 VSD 的 TGA 患者存在肺动脉狭窄，室间隔完整的 TGA 患者偶有合并肺动脉狭窄，但较合并 VSD 的患者发病率低。左心室流出道梗阻有时是功能性的，因为出生后肺阻力下降、右心室压力相对升高时，室间隔会凸向左心室致使左心室流出道狭窄，若不及时治疗这种生理性左心室流出道狭窄，会随着病程进展，最终变为纤维化、隧道样的梗阻而不可逆。

TGA 患者常合并冠状动脉畸形，冠状动脉主干与乏氏窦异常融合，可致冠状窦口狭窄或闭锁。冠状动脉、冠状窦口发生偏移时，可导致冠状动脉狭窄。当畸形的冠状窦口和另一冠状窦口相距较近或完全融合时，则形成单冠状动脉开口。部分冠状动脉走行于主动脉壁内，与主动脉外膜无法分开为冠状动脉壁内走行，通常两个冠状动脉并不是从两个冠状窦发出，而是发出于同一冠状窦，一个开口位于窦中央，另一开口位于窦中央与后交界之间的位置。冠状动脉壁内走行往往移植冠脉的难度较大，术前超声一般很难诊断，多在术中探查时发现。

【冠脉发育的分类标准】

关于 TGA 患者的冠脉发育有多种分类标准，目前常用的临床分类标准有以下几种。

LEIDEN 分类标准（图 23-5）：将主动脉的两个乏氏窦分为窦 1 和窦 2，假设一个小人站在无冠状窦中面向肺动脉，其右手方向为窦 1，左手方向为窦 2。未标注的瓣窦没有肺动脉窦与之面对，也称其为非面向窦。根据不同冠状动脉起自不同的窦而进行分类。最常见的分布形式是左前降支和回旋支发自窦 1，右冠状动脉发自窦 2；最罕见的情况是冠状动脉自非面向窦发出。表述上 AD 代表前降支，Cx 代表回旋支，R 代表右冠状动脉，1 代表发自窦 1，2 代表起自窦 2。若患者的前降支、回旋支起自窦 1，右冠状动脉起自窦 2，则表述为“1AD，Cx；2R”；若右冠状动脉和回旋支、前降支汇聚的左主干均分别起自窦 2，则表述为“2R；2AD，Cx”。

Yacoub 和 Radley-Smith 分类标准：此分类由 Yacoub 和 Radley-Smith 在 1978 年提出，其中 A 型最为常见，分布正常；B 型为单个冠状动脉开口；C 型两个冠状动脉开口相互靠近瓣叶交界处；D 型回旋支起自右冠脉；E 型回旋支起自右后窦，绕肺动脉干后方走行。

Planche 分类标准：后期 Planche 及其同事将 Yacoub 分类进行改良，把 B 型、C 型归为一组，即二者冠状动脉起始部分走行于两大动脉之间，常合并冠状动脉壁内走行；而 D 型、E 型合并为一组，主要特征是冠状动脉异常起源，且绕大动脉根部走行。

Marie Lannelongue、French 分类标准：该分类将冠脉走行分为三类，即正常冠状动脉、Looping 冠状动脉和壁内冠状动脉。①正常冠状动脉占常见病例的 60%，左窦发出左主干后分为前降支和回旋支，右窦发出右冠，且冠脉不横跨两大动脉前或穿行于其间。② Looping 冠状动脉占 35%，分为后 Looping、前 Looping 和双 Looping。后 Looping（20%）为回旋支在后方发自右冠

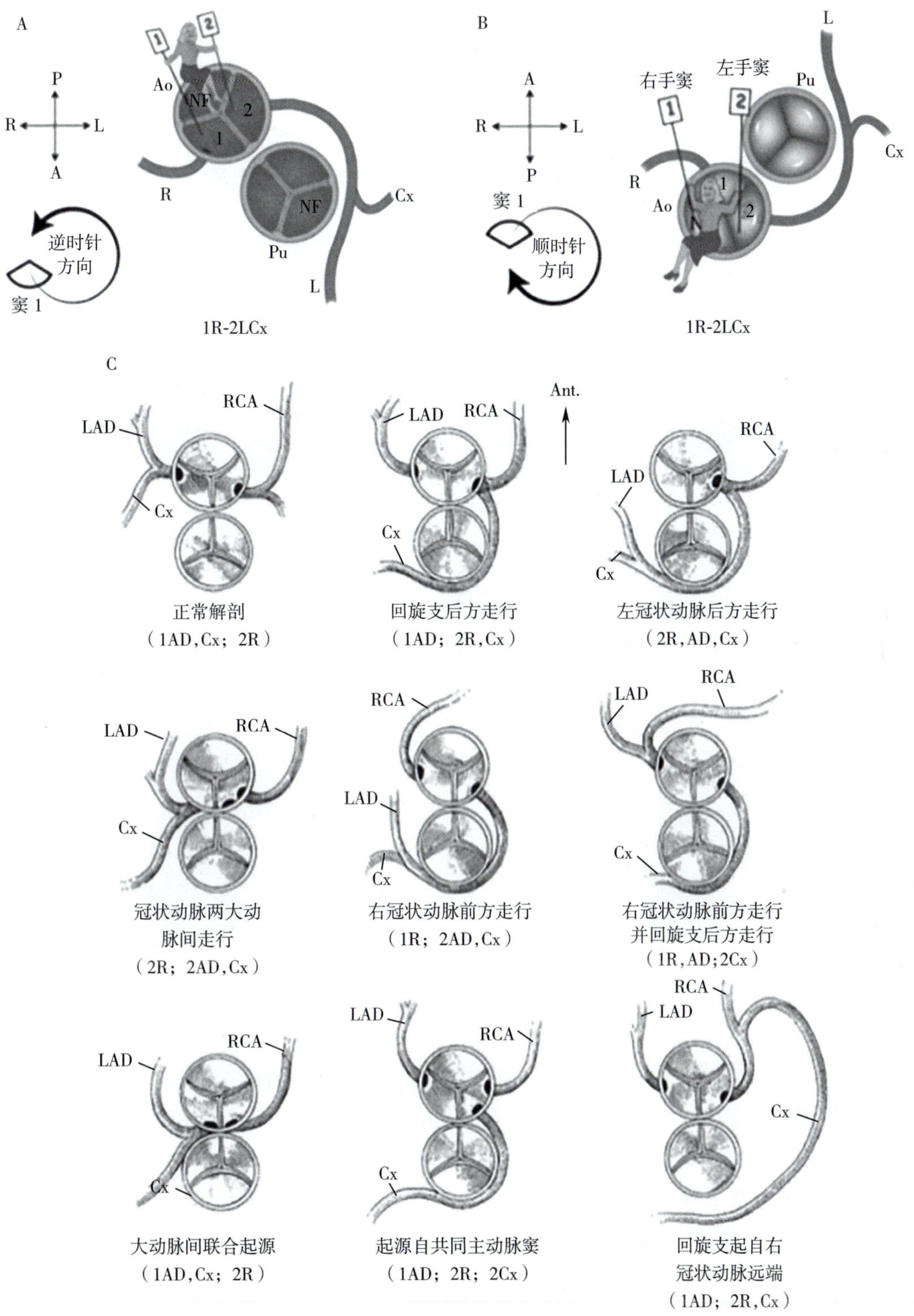

图 23-5　LEIDEN 分类标准

A. 外科手术视角；B. 图像检查视角；C. 具体分类。

（19%），单冠发自右窦后，左冠发自单冠后方。前 Looping（1%）两大动脉并排，且合并单冠畸形。双 Looping（14%）两大动脉多并列排列，分为回旋支由后绕，右冠从前绕（5%）；左冠由后绕，右冠由前绕（8%）；单冠发出回旋支后绕和前降支前绕（1%）。壁内冠状动脉（5%）为部分冠状动脉走行于主动脉壁内，与主动脉外膜无法分开。最常见情况是两个冠状动脉从同一个冠状动脉窦发出，通常右冠开口于窦部中央，左冠起源于右冠开口与后交界之间的位置（图 23-6）。

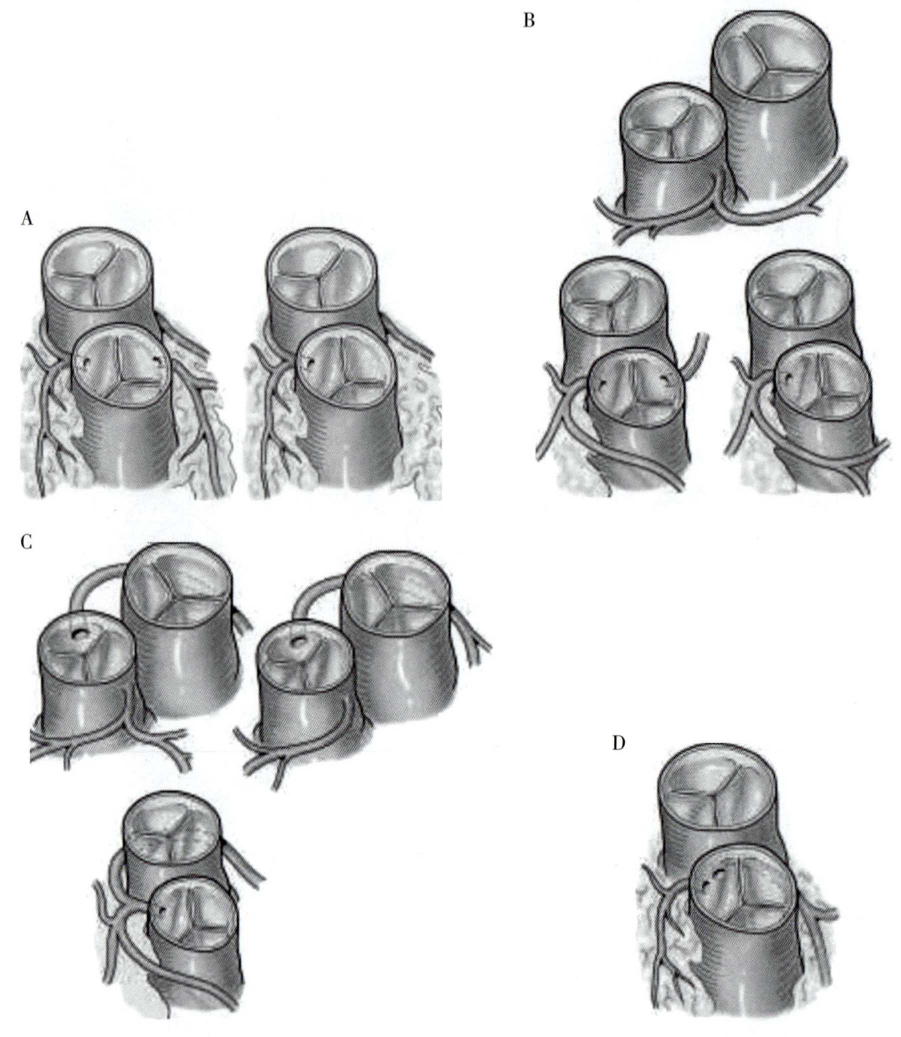

图 23-6　后 Looping（A）、前 Looping（B）、双 Looping（C）和壁内（D）

三、病理生理特点

未经治疗的 TGA 患者体循环和肺循环呈并行状态。氧含量低的体循环血液回流入右心房，通过主动脉从右心室泵到系统循环。氧含量高的肺静脉血液返回左心房和左心室，通过肺动脉循环到肺部。两个并行循环间必须存在交通，让血液得以混合，否则患者将无法存活。心腔内（房间隔缺损、室间隔缺损等）或心腔外（动脉导管）的分流量会决定氧饱和度和低氧血症的程度。这种混合在房间隔水平上最有效地发生，因为较低的压力差允许房间隔双向流动，收缩期和舒张期均可发生分流。在其他部位的心内（例如 VSD）和心外（例如 PDA）混合受限更多，因为压力梯度更大，若 PDA 关闭，不伴 ASD 或 VSD 的患儿将不能存活。

胎儿时期左、右心室压力相近，心室肌肉厚度相近。室间隔完整的 TGA 胎儿出生后肺阻力下降，连接肺动脉的左心室压力也随之下降，在出生后 2 周内压力小的左心室将不能适应高负荷压力的体循环血流环境。若伴有 VSD，左心室压力由分流量决定，但像单发的 VSD 一样，若此时 VSD 较小或属于自发闭合的膜周部 VSD，即限制性 VSD，几周之内左心室压力亦会下降。上述两种情况下，左心肌肉质量不足、收缩力不够将无法耐受一期动脉调转（artery switch operation，ASO）手术。

TGA 患儿伴随 VSD 较大时，分流量多，长期高流量、高压力和高氧饱和度的肺血会致不可逆的肺血管病变。若合并左心室流出道狭窄，肺血流会减少，左心室流出道狭窄严重时可导致严重的发绀。合并 IAA 或 CoA 的患者下半身供血仰赖于 PDA，而 TGA 患者 PDA 流出的血氧饱和度较高，上半身来自升主动脉的供血氧含量反而低，这使得患者脚趾端色粉红，而手指端呈蓝色的差异性发绀。

四、临床表现

TGA 患儿的症状取决于并行循环的血流间的血液混合程度，若房室水平分流很少而 PDA 趋于关闭，则胎儿出生后会出现严重的青紫，血氧饱和度通过吸氧无法改善并伴有不同程度的酸中毒。若房水平分流多，且伴 VSD 或 PDA，则患儿青紫比前者轻，但因心室容量负荷过重，易出现充血性心力衰竭。这种充血性心衰药物治疗效果差，加重时出现心率、呼吸频率增快等症状。若 TGA 伴大 VSD 和肺动脉瓣狭窄或左心室流出道狭窄，则循环血流特点更类似于法洛四联症，因肺血减少导致低氧血症同时较少发生心衰或心衰症状较轻。

五、诊断

最常用于诊断的检查方法为超声心动图。超声心动图不但可以明确诊断，还可为外科治疗策略提供参考。首先应明确两大动脉的位置关系，其次明确主动脉瓣及肺动脉瓣的形态、大小及两大动脉的内径大小，再者明确冠状动脉窦的位置及冠状动脉的走行，这点对手术治疗至关重要。心腔内房间隔、室间隔的分流大小和位置应通过超声确定。在超声检查时，还应明确主动脉弓、峡部以及动脉导管的形态。最后应注意观测二尖瓣、三尖瓣的形态、启闭情况等，测量包括二尖瓣环、三尖瓣环大小及左右心室的大小，观察左心室后壁的心肌厚度等。

心血管造影检查也可了解心脏及大血管的畸形形态，还可明确冠脉开口的位置和形态。导管检查可测量心房、心室和大动脉的含氧量及压力。目前 TGA 不管是否合并 VSD 都建议尽早手术，心血管造影很少应用。

心电图多示正常窦性心律，但随着病程延长，少数伴随着右心室肥厚的心电改变，若缺氧严重，T 波、ST 段会出现改变。胸部 X 线片在出生时往往结果是正常的，若存在大型 VSD，则肺纹理增粗，心脏增大，存在充血性心力衰竭的表现，病程长者可见因心脏中度肿大呈“直立蛋”形的心影改变。

六、术前准备

新生儿患者药物治疗的重点在于尽量稳定其血氧水平，减少灌注不足导致的内环境紊乱，为外科手术争取时间，调整状态。常规的治疗包括纠正酸碱平衡、确保足够的热量供给，在可以自主吸吮条件下尽可能让患儿自主纳奶。常规静脉泵入前列腺素 E_1（PGE_1）维持动脉导管开放，但应注意不同患儿卵圆孔形态不一，心内分流不同，当室间隔完整且卵圆孔分流受限时血氧难以维持，必须行急诊手术治疗，仅靠 PGE_1 是无法改善或维持患儿血氧水平的。静脉输注 PGE_1 会有抑制呼吸的作用，应关注患儿呼吸状态，若存在呼吸抑制的可能，应及时行辅助通气治疗。当不存在外科矫治手术条件的情况下，这类患者往往需要及时行球囊房间隔造口术（balloon atrial septostomy，BAS）保住性命。然而 BAS 治疗仍具有一定风险，因其是有创操作，有可能在治疗过程中对患儿打击过大而加重内环境的紊乱，也有研究显示 BAS 可增加房性心律失常、血管损伤、心房穿孔、心包积液和卒中的风险。TGA 患儿在产前明确诊断，出生后及时使用 PGE_1，若心房间分流小或无分流的患者，出生后早期及时行手术治疗或及时行 BAS 都能避免致命的结果。

七、外科治疗

【外科手术治疗的时机选择】

理论上室间隔完整只合并卵圆孔的 TGA 应

出生后尽早手术，因患儿的血氧水平通常难以维系，一旦开始出现低氧表现，患儿将会进入失代偿状态，此时术后预后风险也会增加。若房水平无限制血流，可在出生后数天再行手术治疗，但手术时间不宜超过2周，2周后随左心室内压力下降左心退化，左心收缩力将难以耐受调转手术。如超过2周，不足1个月，也可考虑一期根治加左心辅助或ECMO治疗，当左心室能承担根治后的负担后，再撤去左心辅助或ECMO。不具备及时手术条件的情况下，长时间使用PGE_1，还有可能需要BAS治疗。

【外科手术方法的选择】

目前大动脉调转手术（arterial switch operation，ASO）在TGA根治中最常应用。室间隔完整的TGA最宜在出生后早期行外科治疗。左心室功能是否退化，决定患儿是否可一期行ASO术。合并VSD或PDA足够大，左心室压力可维持在体循环压力的2/3以上时可以耐受一期ASO术；反之，随着手术年龄增大，左心室功能发生退化，则不可行一期ASO术，术前左心室功能可通过超声评估计算左心质量来衡量左心功能。一期ASO术后停机困难，可尝试ECMO或左心辅助进行过渡，使左心逐渐适应调转后的后负荷压力。若左心退化明显，可考虑一期行Banding术合并体-肺动脉分流术锻炼左心室功能，一般术后2周以上可行ASO术根治，但术前仍需评估左心质量。大动脉调转后，需要保持移植的冠状动脉形态自然不扭曲，故冠状动脉解剖位置和两大动脉的位置关系也对ASO术影响重大。最应注意的是单冠畸形和壁内型冠状动脉，单冠畸形在进行冠状动脉转移前应探明冠状动脉分支的大体走向，在移植Button时尽可能不发生扭转；而壁内型冠状动脉需与单冠畸形进行鉴别，以免在游离Button时误将壁内走行的冠脉离断。通常情况下，需要对壁内走行的冠脉进行去顶，以防灌注不足，并牺牲瓣交界周围组织以利于冠脉移植的吻合。还应注意是否有冠脉起自非面向窦，这种情况是无法进行冠脉转移的。

TGA合并VSD与LVOTO时可考虑行Rastelli术，但Rastelli术需要通过室间隔缺损处建立心内内隧道，使左心室血流经室间隔缺损流至主动脉，右心室的血流需要通过缝制的外管道流至肺动脉，因此无论是心内还是纵隔都需要足够的空间来完成手术，且人工管道不随年龄、体重生长，所以Rastelli术的手术年龄宜在3~4岁以上，VSD距主动脉较远时也不宜行Rastelli术。不适合Rastelli术的TGA合并VSD与左心室流出道狭窄（LVOTO）还可以行Nikaidoh术和REV术，Nikaidoh术的特点是左心室到主动脉的连接通路短而直接。REV术与Rastelli术相近，两种术式均通过室间隔缺损建立内隧道，将左心室与主动脉连接，再将主肺动脉挪至主动脉前方，并将主肺动脉后壁与右心室流出道相吻合，前壁往往用一补片扩大吻合至右心室流出道，早期所用补片为不带瓣补片，所以远期往往存在大量肺动脉反流，目前该术不常应用。

Mustard和Senning心房内板障手术也曾用于TGA外科治疗，目前只在不适合行ASO术的患者或双调转术中应用，但这类手术容易造成房性心律失常、板障狭窄、三尖瓣关闭不全、右心功能不全和猝死。

【手术方法】

因目前临床上最常用的外科治疗方法为ASO术，这里主要对ASO手术方法进行阐述。动脉调转术的步骤可简要归为以下几步：开胸，预留心包；建立体外循环、游离处理PDA；阻断后冠状动脉转移，Lecompte操作，新主动脉重建；新肺动脉重建。

（一）开胸，预留心包

患者仰卧位，正中切口，可游离预留心包用以重建肺动脉。自体心包是否需要戊二醛处理目前尚有争论，我中心目前常用的是未经戊二醛处理的自体心包，因此需要时再裁剪的心包。

（二）建立体外循环、游离

ASO的体外循环插管时，应将主动脉插管位置尽量靠近无名动脉，以便留出足够长度升主动脉进行Lecompte操作和新主动脉重建。静脉插管采用双腔插管。一些中心在动脉调转期间倾向于选择深低温和停循环或低温低流量心肺转流方法，关于停循环或低流量对患儿中枢神经并发症和神经系统发育、智力等影响并未有统一的定论。我们中心通常将温度降至 28~30℃。建立体外循环后，可对 PDA、主动脉肺动脉进行游离，游离出 PDA 后将其切断缝闭。

（三）阻断，心肌保护

在新生儿阻断后，我们常采用 HTK 液顺行灌注。

（四）冠脉转移、Lecompte 操作、新主动脉重建

阻断且心脏停搏后横断大血管，冠脉转移前，需先明确冠脉走行，可用冠脉探条探及冠脉开口和走行方向，TGA 患者常合并冠脉走行异常，尤其需甄别是否存在壁内型冠状动脉，这将直接决定选择何种冠脉转移方法。在冠脉走行正常情况下，取冠状动脉 Button 时可紧靠主动脉瓣交界位置，保证两边缝合缘足够的条件下，尽可能多带冠脉开口周围的血管壁组织，以便利于冠脉转移时缝合和重建。游离冠脉时需要极为小心，避免冠脉损伤，游离范围需合适，不可游离过少以免转移后张力过大，但我们也不推崇游离范围过大，在缺乏固有组织的牵引力下，转移后的冠脉也更易扭曲、变形造成灌注不良。游离下 Button 后在要接受冠脉转移的肺动脉面向窦做直线切口、L 型切口或 U 型窦壁切除，具体根据冠脉的位置而定，原则是不让冠脉扭折。

（五）特殊冠脉问题

TGA 患者合并冠脉畸形并不罕见，且类型多。主要应注意的有单冠畸形、壁内型冠状动脉和冠状动脉起源于非面向窦。单冠畸形包括开口是两个冠脉开口但互相紧靠着发出和真正意义上单一开口冠脉及 Yacoub B 型。移栽冠脉时主要根据单冠前后 Loop 的特点游离，若张力过大时可以牺牲小的冠脉分支，常用的移栽技术有以下几种。

1. Yacoub 技术，即游离完 Button 后以 Button 顶端作为底边与动脉壁吻合，Button 底端用自体心包扩大或远端主动脉壁构建一顶状样结构（图 23-7）。

2. Murthy 和 Cherian 报道了一种无冠脉转移的动脉转换术，以及在两大动脉上制造“活板门”将冠脉原位隔至新主动脉内（图 23-8）。

3. Imai 技术，即单冠开口保留在原位，沿单冠开口上缘切开，与原主肺动脉壁吻合，切取无冠状窦半月形主动脉壁或自体心包预估安装动脉开口下方吻合，建立“风帽”状结构，最后补片上缘与远端新主动脉壁相吻合，成为新主动脉壁的一部分（图 23-9）。

壁内型冠状动脉是另一种较为特殊的冠脉畸形，这类患者所面临的风险较大。首先此类冠脉走行很容易与单冠畸形混淆，在切开主动脉后探查冠状动脉时必须探查清楚是否存在壁内走行，目前对于壁内型冠状动脉的移栽技术有很多，但通常都需对其去顶以避免灌注不足，去顶后可使用心包补片吻合形成“风帽”结构，也可使用冠脉原位重置的动脉调转术，采取的方法还是有赖于冠脉的位置与两大动脉的位置关系（图 23-10）。但无论哪种新技术，在低体重患儿和新生儿中行壁内型冠脉移栽的难度都非常大，笔者经验是术前明确患儿是否存在此类冠脉走行很重要，若确定是壁内型冠状动脉，在条件允许下可待患儿 1~14 天行 ASO 术。

（六）重建新肺动脉

避免发生肺动脉瓣上狭窄是重建新肺动脉的重要目标。除对两侧肺门广泛游离避免动脉张力过大引起压迫外，注意补片扩大修复原主动脉乏氏窦被切除的部分，在吻合口上保证有自体动脉壁吻合以便其后续生长。我们常用不经戊二醛处理的自体心包，裁剪成长方形补片成型，注意肺动脉瓣环的固定。

（七）合并 VSD 的处理

早期认为 TGA 合并 VSD 的患者需推迟到 2~18 个月再行 ASO 术，但近年来趋于早期干预。VSD 修补常在动脉调转前完成，TGA 合并的 VSD 多为干下 VSD，通过肺动脉可以得到极好的暴露，通常不需要切开右心室流出道即可修补。合并 VSD 的 TGA 患者，我们通常新生儿期行一期调转术，手术效果较好。对于存在 PFO 的患者，缝闭 PFO。

（八）术后注意事项

动脉调转后应检查是否存在吻合口出血，可逐步脱离心肺转流，撤除体外循环辅助。在开放升主动脉及腔静脉后心脏复跳不满意，存在局部

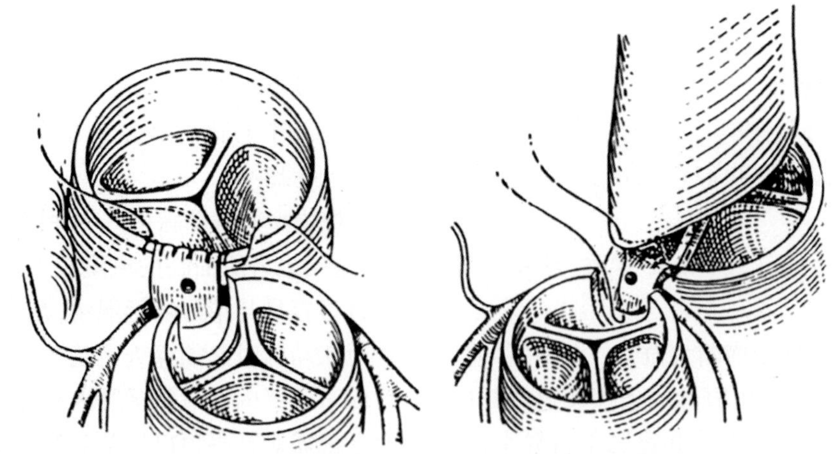

图 23-7　Yacoub 技术

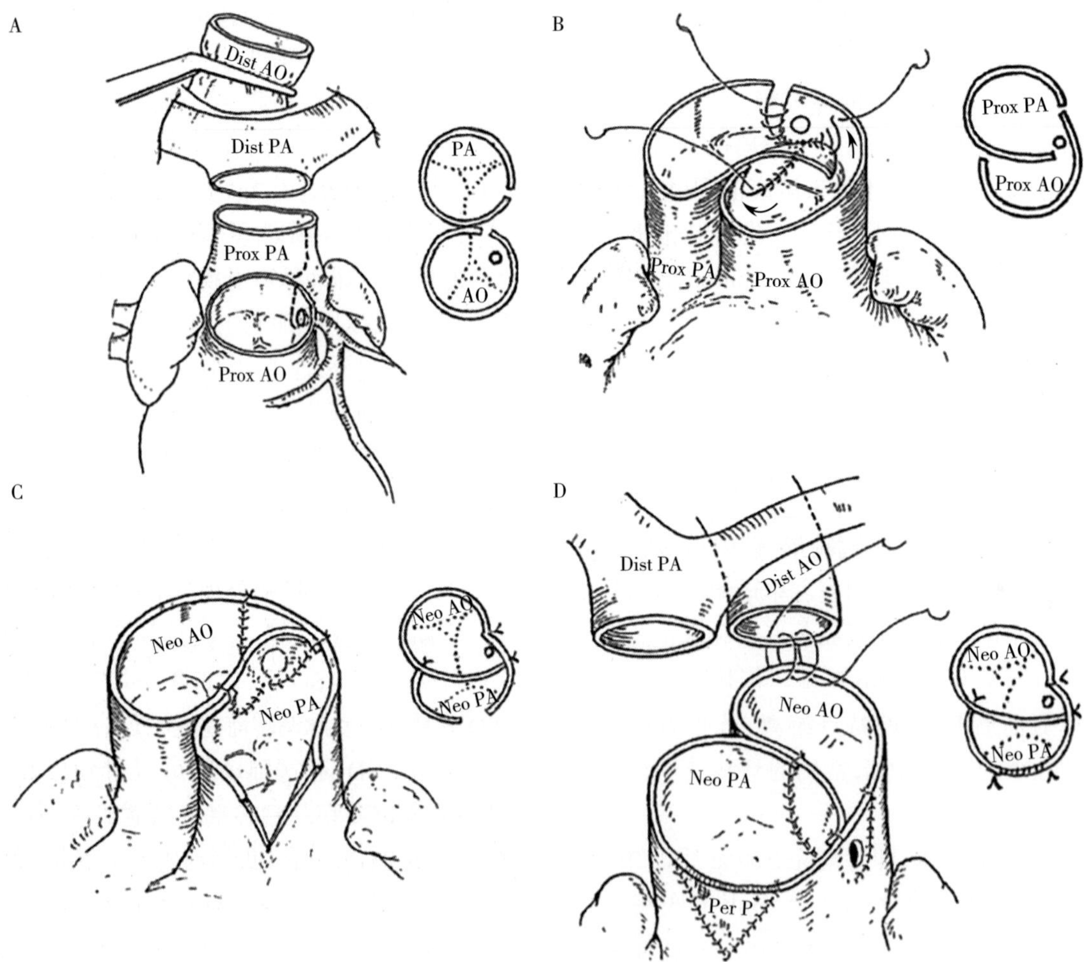

图 23-8　无冠脉转移的动脉转换术

A. 横断两大动脉；B. 将冠状动脉分隔至新升主动脉；C. 用补片和原大血管壁完成两大动脉间的分隔；D. 将两大动脉分别与远端主动脉、肺动脉吻合。

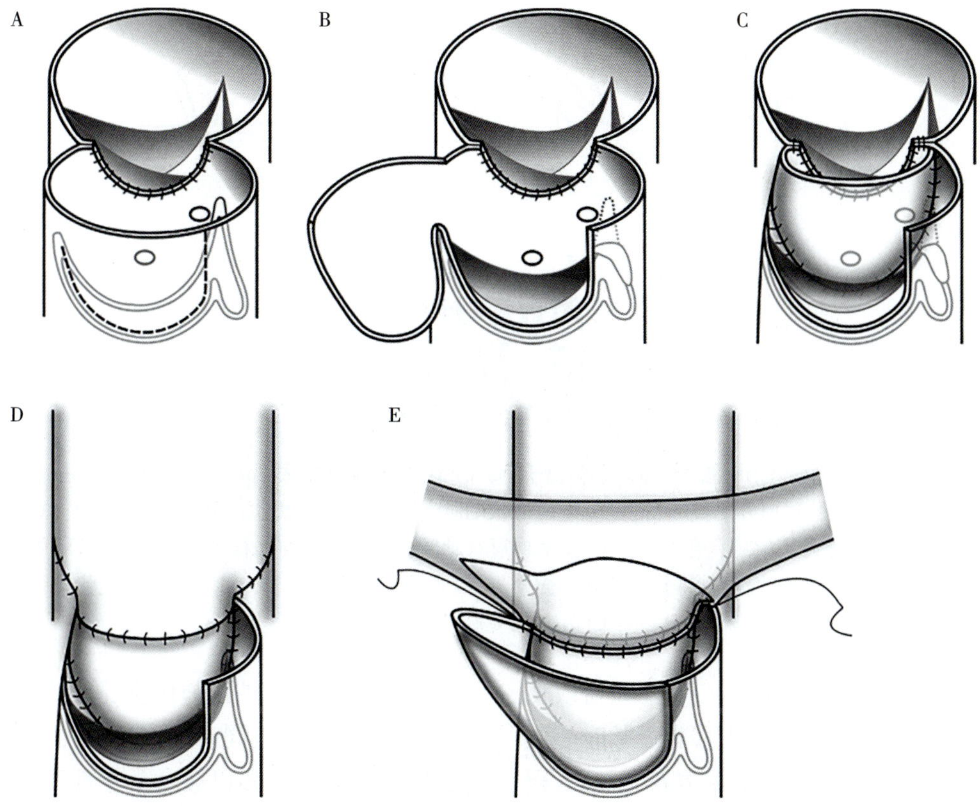

图 23-9　Imai 技术

A. 将右面窦切开后缝合；B. 将非面向窦切开作为“带蒂皮瓣样”结构，与面向窦相邻处可部分缝合；C. 将“带蒂皮瓣样”结构沿右面窦基部缝合，形成冠状动脉袋样结构；D. 主动脉与冠状动脉袋样结构吻合；E. 右肺动脉和主肺动脉缺口处以补片扩大缝合。

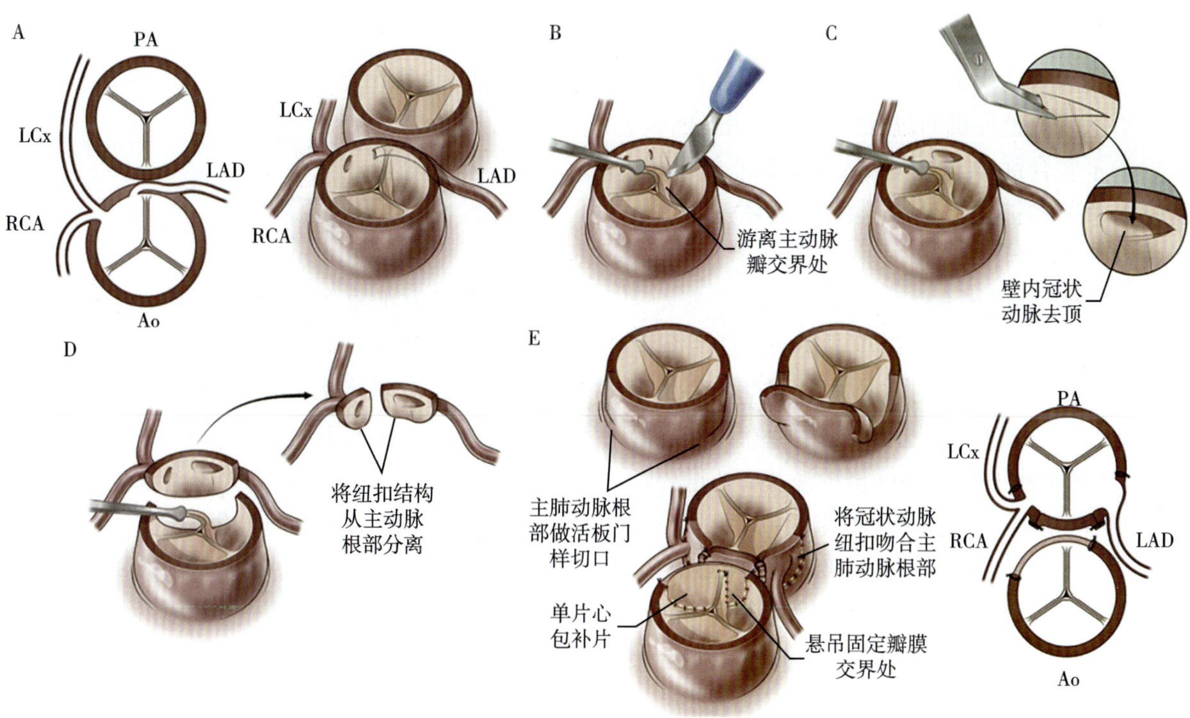

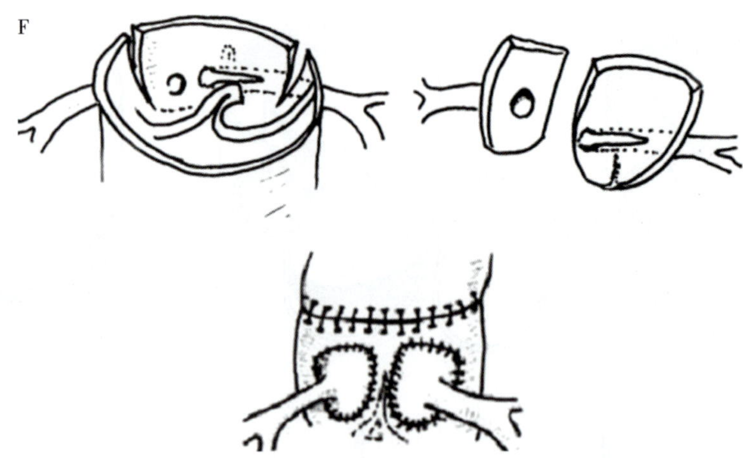

图 23-10　行 Lecompte 操作，将主动脉置于肺动脉下，与新主动脉根部进行吻合，重建新主动脉

Shaher IMCA 冠脉移植外科技巧：确定为壁内冠状动脉走行（A）后分离主动脉瓣后交界（B），对壁内冠状动脉进行去顶（C）。用“活板门”技术将冠状动脉分离为 2 个纽扣样结构进行移植，用单个自体心补贴片重建肺动脉，并将新肺动脉后瓣交界重新固定到补片上（D、E）。F. 单支冠状动脉纽扣技术。RCA，右冠状动脉；LCx，左回旋支；PA，主肺动脉；LAD，左前降支；Ao，主动脉。

室壁功能障碍、心肌颜色灰暗和心电图缺血改变等，需怀疑冠脉灌注不良。因为移栽冠脉时心脏并非充盈状态，故有些病例在心脏复跳充盈后，冠脉形态发生牵拉、扭曲、旋转导致的灌注不足才会逐渐显现。还有些冠脉灌注不足是因新肺动脉的压迫或 Button 内膜夹层造成。发生上述情况可再次转机阻断，补片扩大冠脉 Button 吻合处，对肺动脉进行悬吊处理来解除压迫。若仍然无法解除冠脉灌注不良的状态或发生心肌顿抑时，还需考虑使用 ECMO 支持治疗；若因阻断时间过长导致心肌功能不良或肺功能障碍，也应考虑 ECMO 支持治疗。调整停机的过程我们较常用多巴胺、多巴酚丁胺合剂和米力农泵入来提高心输出量、降低后负荷和扩管优化脏器灌注，具体药物剂量根据术中情况调整。

（九）术后监护治疗

术后早期需要关注以下几方面：是否有出血；心功能状态及心肌收缩力，是否存在灌注不足导致的低心排血量综合征；是否存在高肺血管阻力；呼吸功能如何。ASO 至少涉及 5 处重要动脉的吻合，所以对吻合技术要求很高，安放临时起搏导线和右心房壁的缝合口都是潜在的出血部位，外加新生儿凝血功能发育并不完善，在行长时间转机手术后排除是否有未充分止血至关重要。

多巴胺和米力农是术后常用的血管活性药物，米力农可有效扩张肺血管、降低肺血管阻力，但因为外周血管也同时扩张，容易出现血压降低的情况，这时合用多巴胺这类正性肌力药可以得到满意的治疗目的。若肺动脉压力较高，可予曲前列尼尔泵入或波生坦降低肺血管压力，同时还可以通过过度通气、充分氧合来降低肺动脉压力。左心房压高、体外循环时间过长或术中损伤可导致肺出血或肺水肿、肺淤血等情况，但通常都是自限性的，有些病情平稳的患儿在术后 24h 即可撤除呼吸机。对于心肌功能较差、需要术后 ECMO 辅助的患儿，需放置左心引流帮助肺部和心肌恢复。

八、结果和预后

经验较为丰富的中心常可将动脉调转术的死亡率控制在 5% 以内，且 20 年远期生存率 >95%。随着患者术后年龄不断增长，需要再干预的并发症也逐渐出现。其中，右心室流出道梗阻（RVOTO）是最常见的需要再干预的并发症，约占患者的 15%。常见的狭窄位置是远端右肺动脉，因为其跨在升主动脉上。经皮球囊扩张通常是首选治疗，若球囊扩张效果不佳，可考虑补片扩大肺动脉成形术。有 8% 患者会出现冠状动脉开口狭窄，可能与 Button 吻合口张力大有关，常见的解决方案包括球囊扩张和支架植入或搭桥手术。除上述情况外，还常见的远期并发症有新主动脉瓣反流，这通常与新主动脉根部扩张有关，类似于 Ross 手术后主动脉扩张。一些系列研究显示，接受动脉调转手术后 15 年，大多数患者都会出现新主动脉根部扩张（Z 值 >2.5）。迄今为止，在这些系列研究中，不到 5% 的患者需要再次干预。根据患者和主动脉大小，治疗选择包括瓣膜成形、瓣膜置换、新主动脉根部置换和保留主动脉瓣的新主动脉根部置换等。

（撰写：金灿　审校：吴永涛）

参考文献

[1] TALNER C N. Report of the New England Regional Infant Cardiac Program, by Donald C. Fyler, MD, Pediatrics, 1980, 65 (suppl): 375-461 [J]. Pediatrics, 1998, 102 (1 Pt 2): 258-259.

[2] FULTON D R, FYLER D C. D-Transposition of the Great Arteries [M] // KEANE J F, LOCK J E, FYLER D C. Nadas' Pediatric Cardiology. 2nd ed. Philadelphia, PA: Saunders Elsevier, 2006: 645.

[3] RELLER M D, STRICKLAND M J, RIEHLE-COLARUSSO T, et al. Prevalence of congenital heart defects in metropolitan Atlanta, 1998-2005 [J]. J Pediatr, 2008, 153 (6): 807-813.

[4] BECKER T A, VAN AMBER R, MOLLER J H, et al. Occurrence of cardiac malformations in relatives of children with transposition of the great arteries [J]. Am J Med Genet, 1996, 66 (1): 28-32.

[5] TYNAN M J, BECKER A E, MACARTNEY F J, et al. Nomenclature and classification of congenital heart disease [J]. Br Heart J, 1979, 41 (5): 544-553.

[6] DE LA CRUZ M V, DA ROCHA J P. An ontogenetic theory for the explanation of congenital malformations involving the truncus and conus [J]. Am Heart J, 1956, 51 (5): 782-805.

[7] GRANT R P. The morphogenesis of transposition of the great vessels [J]. Circulation, 1962, 26: 819-840.

[8] BREMER J L. The presence and influence of two spiral streams in the heart of the chick embryo [J]. Am J Anat, 1931, 49: 409-440.

[9] VANMIEROP L H, WIGLESWORTH F W. Pathogenesis of transposition complexes. Ⅲ. True transposition of the great vessels [J]. Am J Cardiol, 1963, 12: 233-239.

[10] VAN PRAAGH R, VAN PRAAGH S, VLAD P, et al. Anatomic types of congenital dextrocardia: diagnostic and embryologic implications [J]. Am J Cardiol, 1964, 13: 510-531.

[11] MOENE R J, OPPENHEIMER-DEKKER A, BARTELINGS M M. Anatomic obstruction of the right ventricular outflow tract in transposition of the great arteries [J]. Am J Cardiol, 1983, 51 (10): 1701-1704.

[12] KIRKLIN J W, BARRATT-BOYES B G. Complete Transposition of the Great Arteries [M] // KIRKLIN J W, BARRATT-BOYES B G. Cardiac Surgery. New York: Churchill Livingstone, 1993: 1383.

[13] WERNOVSKY G, SANDERS S P. Coronary artery anatomy and transposition of the great arteries [J]. Coron Artery Dis, 1993, 4 (2): 148-157.

[14] SMITH A, ARNOLD R, WILKINSON J L, et al. An anatomical study of the patterns of the coronary arteries and sinus nodal artery in complete transposition [J]. Int J Cardiol, 1986, 12 (3): 295-307.

[15] GITTENBERGER-DE GROOT A C, SAUER U, OPPENHEIMER-DEKKER A, et al. Coronary arterial anatomy in transposition of the great arteries: a morphologic study [J]. Pediatr Cardiol, 1983, 4: 15-24.

[16] YACOUB M H, RADLEY-SMITH R. Anatomy of the coronary arteries in transposition of the great arteries and methods for their transfer in anatomical correction [J]. Thorax, 1978, 33 (4): 418-424.

[17] PLANCHÉ C, BRUNIAUX J, LACOUR-GAYET F, et al. Switch operation for transposition of the great arteries in neonates. A study of 120 patients [J]. J Thorac Cardiovasc Surg, 1988, 96 (3): 354-363.

[18] WERNOVSKY G. Transposition of the Great Arteries [M] // ALLEN H D, SHADDY R E, DRISCOLL D J, et al. Moss and Adams' Heart Disease in Infants, Children, and Adolescents: Including the Fetus and Young Adult. 7th ed. Philadelphia, PA: Wolters Kluwer Health/Lipincott Williams & Wilkins, 2008: 1039.

[19] YACOUB M H, RADLEY-SMITH R, MACLAURIN R. Two-stage operation for anatomical correction

of transposition of the great arteries with intact interventricular septum[J]. Lancet, 1977, 1(8025): 1275-1278.

[20] GOTTLIEB D, SCHWARTZ M L, BISCHOFF K, et al. Predictors of outcome of arterial switch operation for complex D-transposition[J]. Ann Thorac Surg, 2008, 85(5): 1698-1702.

[21] PAUL M H. Transposition of the great arteries[M]// ADAMS F H, EMMANOUILIDES G C. Moss' Heart Disease in Infants, Children and Adolescents. Baltimore, MD: Williams & Wilkins, 1983.

[22] SKINNER J, HORNUNG T, RUMBALL E. Transposition of the great arteries: from fetus to adult [J]. Heart, 2008, 94(9): 1227-1235.

[23] ROWE R D, FREEDOM R M, MEHRIZI A. The Neonate with Congenital Heart Disease[M]. Philadelphia, PA: WB Saunders, 1981.

[24] MAVROUDIS C, BACKER C L. Transposition of the great arteries[M]// MAVROUDIS C, BACKER C L. Pediatric Cardiac Surgery. 3rd ed. Philadelphia, PA: Mosby, 2003.

[25] BUTTS R J, ELLIS A R, BRADLEY S M, et al. Effect of prostaglandin duration on outcomes in transposition of the great arteries with intact ventricular septum[J]. Congenit Heart Dis, 2012, 7(4): 387-391.

[26] MCQUILLEN P S, HAMRICK S E, PEREZ M J, et al. Balloon atrial septostomy is associated with preoperative stroke in neonates with transposition of the great arteries[J]. Circulation, 2006, 113(2): 280-285.

[27] PETIT C J, ROME J J, WERNOVSKY G, et al. Preoperative brain injury in transposition of the great arteries is associated with oxygenation and time to surgery, not balloon atrial septostomy[J]. Circulation, 2009, 119(5): 709-716.

[28] ANDERSON B R, CIARLEGLIO A J, HAYES D A, et al. Earlier arterial switch operation improves outcomes and reduces costs for neonates with transposition of the great arteries[J]. J Am Coll Cardiol, 2014, 63(5): 481-487.

[29] CHASOVSKYI K, FEDEVYCH O, VOROBIOVA G, et al. Arterial switch operation in the first hours of life using autologous umbilical cord blood[J]. Ann Thorac Surg, 2012, 93(5): 1571-1576.

[30] HICKEY E J, NOSIKOVA Y, ZHANG H, et al. Very low-birth-weight infants with congenital cardiac lesions: Is there merit in delaying intervention to permit growth and maturation?[J]. J Thorac Cardiovasc Surg, 2012, 143(1): 126-136.

[31] MUKHERJEE D, LINDSAY M, ZHANG Y, et al. Analysis of 8681 neonates with transposition of the great arteries: outcomes with and without Rashkind balloon atrial septostomy[J]. Cardiol Young, 2010, 20(4): 373-380.

[32] KHAIRY P, CLAIR M, FERNANDES S M, et al. Cardiovascular outcomes after the arterial switch operation for D-transposition of the great arteries[J]. Circulation, 2013, 127(3): 331-339.

[33] ORR Y, CHARD R B. Tailored strategies for staged management of complex congenital cardiac lesions [J]. Ann Thorac Surg, 2014, 97(4): 1436-1438.

[34] HU S S, LIU Z G, LI S J, et al. Strategy for biventricular outflow tract reconstruction: Rastelli, REV or Nikaidoh procedure?[J]. J Thorac Cardiovasc Surg, 2008, 135(2): 331-338.

[35] STARK J. Transposition of the great arteries: which operation?[J]. Ann Thorac Surg, 1984, 38(5): 429-431.

[36] KIRKLIN J W, BLACKSTONE E H, TCHERVENKOW C I, et al. Clinical outcomes after the arterial switch operation for transposition. Patient, support, procedural, and institutional risk factors. Congenital Heart Surgeons Society[J]. Circulation, 1992, 86(5): 1501-1515.

[37] MAVROUDIS C, GREENE M A. Cardiopulmonary bypass and hypothermic circulatory arrest in infants [M]// JACOBS M L, NORWOOD W I. Pediatric Cardiac Surgery: Current Issues. Stoneham, MA: Butterworth-Heinemann, 1992.

[38] BELLINGER D C, WYPIJ D, KUBAN K C, et al. Developmental and neurological status of children at 4 years of age after heart surgery with hypothermic circulatory arrest or low-flow cardiopulmonary bypass [J]. Circulation, 1999, 100(5): 526-532.

[39] RAPPAPORT L A, WYPIJ D, BELLINGER D C, et al. Relation of seizures after cardiac surgery in early infancy to neurodevelopmental outcome. Boston Circulatory Arrest Studly Group[J]. Circulation, 1998, 97(8): 773-779.

[40] RAISKY O, BERGOEND E, AGNOLETTI G,

et al. Late coronary artery lesions after neonatal arterial switch operation: results of surgical coronary revascularization [J]. Eur J Cardiothorac Surg, 2007, 31 (5): 894-898.

[41] YACOUB M H, RADLEY-SMITH R. Anatomy of the coronary arteries in transposition of the great arteries and methods for their transfer in anatomical correction [J]. Thorax, 1978, 33 (4): 418-424.

[42] YAMAGISHI M, SHUNTOH K, FUJIWARA K, et al. "Bay window" technique for the arterial switch operation of the transposition of the great arteries with complex coronary arteries [J]. Ann Thorac Surg, 2003, 75 (6): 1768-1774.

[43] AUBERT J, PANNETIER A, COUVELLY J P, et al. Transposition of the great arteries. New technique for anatomical correction [J]. Br Heart J, 1978, 40 (2): 204-208.

[44] FRICKE T A, KONSTANTINOV I E. Translocation of intramural coronary artery in the arterial switch operation: Divide and conquer? [J]. J Thorac Cardiovasc Surg, 2018, 155 (4): e131-e132.

[45] KIM H, SUNG S C, KIM S H, et al. Arterial Switch Operation in Patients with Intramural Coronary Artery: Early and Mid-term Results [J]. Korean J Thorac Cardiovasc Surg, 2011, 44 (2): 115-122.

[46] FRICKE T A, BULSTRA A E, NAIMO P S, et al. Excellent Long-Term Outcomes of the Arterial Switch Operation in Patients With Intramural Coronary Arteries [J]. Ann Thorac Surg, 2016, 101 (2): 725-729.

[47] HERMSEN J L, CHEN J M. Surgical Considerations in D-Transposition of the Great Arteries [J]. Semin Cardiothorac Vasc Anesth, 2015, 19 (3): 223-232.

[48] KUROCZYNSKI W, KAMPMANN C, CHOI Y H, et al. Treatment of supravalvar pulmonary stenosis after arterial switch operations (ASO)[J]. Z Kardiol, 2001, 90: 498-502.

[49] ANGELI E, FORMIGARI R, PACE NAPOLEONE C, et al. Long-term coronary artery outcome after arterial switch operation for transposition of the great arteries [J]. Eur J Cardiothorac Surg, 2010, 38 (6): 714-720.

[50] CO-VU J G, GINDE S, BARTZ P J, et al. Long-term outcomes of the neoaorta after arterial switch operation for transposition of the great arteries [J]. Ann Thorac Surg, 2013, 95 (5): 1654-1659.

第 7 节 矫正型大动脉转位的诊疗进展

一、定义及概述

先天性矫正大动脉转位（congenitally corrected transposition of the great artery, ccTGA）特征是存在房室连接不一致且心室动脉连接不一致，又称心室倒置或大动脉 L- 转位。ccTGA 是一种易于诊断的罕见病，占全部先心病病例的不足 1%。

1913 年 Monckenberg 及稍晚的 Uher 描述了房室结位置靠前，是它在 ccTGA 中的常见位置。1931 年，Walmsley 认识到本病心脏结构上的根本不同，包括冠状动脉走行、中心纤维体和传导系统的形态学改变。1963 年 Lev 等再次描述了房室结和 His 束的位置异常。然而，传导系统解剖知识服务于临床，乃 Anderson 等证实房室结位置异常且扩展了对 His 束的认识之后。1957 年 Anderson、Lillehei 和 Lester 等在明尼苏达大学首次报道了 ccTGA 相关的心脏手术。这一术式及来自梅奥医学中心报道的其他术式将形态学右心室作为体循环心室。1990 年，Ilbawi 等提出双调转术的概念，即将形态学左心室作为体循环心室。

二、解剖

ccTGA 的心尖通常指向左侧（左位心）或下方（中位心），右位心见于约 20% ccTGA 患者。内脏心房位置可为正位或反位，心室可呈左袢或右袢，主动脉通常位于左前。最常见的排列为（S、L、L）和（I、D、D）。心房正位时，心室倒置，即形态学右心室位于左侧，体循环静脉血从右心房经二尖瓣回流左心室，然后进入位于后方的肺动脉。肺静脉血由左心房经三尖瓣到达左侧的右心室，然后进入位于左前的主动脉。我们使用“矫正型”一词，因为双重不协调恰维持了血流的生理方向，某些 ccTGA 患者可能在儿童期无法识别并存活至老年。由于形态学右心室支持体循环；合并畸形可见于高达 95% 的患者［室间隔缺损（75%）、肺动脉或肺动脉瓣下狭窄（75%）和左侧房室瓣（三尖瓣，常为“Ebstein 样”）异常（75%）]；传导系统固有的异常，完全心脏传导阻滞对 5% ccTGA 患者出生即存在，约 25% 患者将在以后的发育中自发或手术后出现，导致患者预期寿命显著降低。本节仅介绍具有两个功能心室的 ccTGA。

另外，也可见无合并畸形的患者（“孤立的”ccTGA）存活至 70 岁或 80 余岁。体循环房室瓣（三尖瓣）反流和体循环（右）心室功能不全往往在 40 岁以后进展加重，而房性快速性心律失常自 50 岁以后更为常见。完全性心脏传导阻滞除先天性之外，后天性病例以每年 2% 的速度增加，主要集中在心脏手术时。有合并畸形[室间隔缺损、肺狭窄、左侧房室瓣（三尖瓣）异常]的患者接受姑息手术（因发绀行体 - 肺动脉分流术）或矫治合并畸形（见手术部分），但相当多的患者以 VSD 和肺动脉瓣下左心室流出道梗阻的组合而达到自然平衡。尽管存在发绀，此平衡常可无须干预而维持多年。

三、合并畸形

【室间隔缺损】

室间隔缺损（VSD）是最常见的合并畸形，约 80% 心脏存在室间隔缺损。多为肺动脉瓣下的大型缺损，且与膜性间隔（漏斗部间隔）缺失有关。肺动脉瓣通常骑跨在 VSD 上方，而部分起自左侧的右心室。自右侧（左心室方向）看，VSD 上缘由肺动脉瓣环甚至肺动脉瓣膜本身形成，根据骑跨程度各异。此边缘可能存在膜部间隔的残迹。其后缘为右侧二尖瓣的隔瓣环，前、下方分别为漏斗部和肌部室间隔。其后下缘可经二尖瓣 - 肺动脉瓣 - 三尖瓣纤维连续，延伸至二尖瓣环。亦可为膜部瘤或来自左侧三尖瓣的纤维结缔组织覆盖或关闭。

自左侧（右心室方向）看，膜周部 VSD 通常位于隔缘小梁的“Y”型范围内，漏斗间隔下方；即 VSD 位于漏斗部，常伴有漏斗间隔的对位不良，参与形成肺动脉瓣下狭窄。His 束走行于其前缘右侧（左心室）的心内膜下，并在其前下角分叉，右束支由此穿过缺损到达右心室。

在约 10% 病例中（在日本患者中更常见），VSD 位于漏斗间隔，恰位于两条大动脉正下方（双动脉下）。也存在罕见的肌部缺损，位于窦部（小梁）间隔。巨大且典型的流入部室间隔缺损亦可发生。此外，也可能为多发 VSD。

【肺动脉狭窄】

肺动脉狭窄（PS）可见于 50%~70% ccTGA 患者；狭窄可为膜性（51%）、瓣下狭窄（42%）或肺动脉闭锁（6%）。室间隔膜部瘤、纤维组织囊带、离散的纤维环、二尖瓣异常附着，或二尖瓣与三尖瓣之间的左心室流出道和肺动脉瓣的位置，均可导致肺动脉瓣下梗阻。成年 ccTGA 患者中，PS 是与心力衰竭、SAVV 反流（SAVVR）和 SRV 功能不全等的远期发病率较低有关的保护性因素。

【体循环房室瓣（三尖瓣）】

ccTGA 的形态学 TV 充当 SAVV，29%~70% 患者存在异常。左侧三尖瓣的 Ebstein 样异常与右侧三尖瓣不同。唯一的共同点是，三尖瓣隔瓣叶与后瓣叶明显下移进入 SRV 腔。最大位移点是隔瓣与后瓣节的交界，瓣叶可发育正常或贴附于心室壁。左侧 Ebstein 畸形的房室沟周长并无增加，且房化右心室变薄的程度较轻。前叶不呈帆状，但常是有瓣裂，且影响 SRV 流出道；异常 TV 对应的心室腔较小而非扩张。没有 Ebstein 畸形的病理特征时，异常的三尖瓣瓣叶增厚，腱索缩短。三尖瓣骑跨即腱索穿过 VSD 附着于对侧心室，可妨碍双心室修复。三尖瓣亦可跨越于室间隔上。

【冠状动脉】

冠状动脉解剖对根治手术设计非常重要。ccTGA 的冠状动脉通常起源于主动脉后窦（面向肺动脉），与各自供应的心室一致。左冠状动脉起自右窦，右冠状动脉起自左窦。SRV 的血液供应来自形态学右冠状动脉。可有单支冠状动脉起源于 Valsalva 右窦，并分出回旋支、左前降支和如正常右冠状动脉走行的第三支冠状动脉。

【传导系统】

窦房结在正常位置。房室结位于右心房前方，肺动脉瓣与二尖瓣连续处外侧。存在双房室结时，仅有前房室结与希氏束相连。位于正常心脏房室结位置的后房室结发育不全，且与心室不相连，但在内脏反位的情况下，后房室结形成传导系统。前束下降进入形态学左心室，环绕肺动脉瓣的前外侧。合并 VSD 时，传导组织位于缺损的前上缘。传导束在室间隔的前部分支。传导束分支倒置（即左 / 右束支仍支配解剖左 / 右心室），左束支的一薄层纤维到达室间隔左侧面中部，而后扇形散开深入左心室。右束支进入右心室，穿过圆锥乳头肌下方后，在右心室前小梁部扇形散开。

【合并其他畸形】

其他伴发于 ccTGA 的畸形包括：房间隔缺损（55%）、动脉导管未闭（33%）、左上腔静脉回流冠状静脉窦（17%）、右心室双出口（18%）、完全型房室通道缺损（6%）、腹部内脏异位（8%）、主动脉缩窄（5%），以及二尖瓣（肺动脉瓣下房室瓣）异常（5%）如瓣叶裂等。

四、遗传学与流行病学

ccTGA 是在先天性心脏病中占比不足 1% 的罕见病。在一项人群研究中，大动脉转位的患病率，包括完全型和先天性矫正型，约为每 1 000 名成年人 0.04 例。ccTGA 的遗传学和遗传特征尚不完全清楚。患者很少有染色体异常或心外畸形。内脏异位与完全型和矫正型大动脉转位间存在相关性。

五、儿童期的临床表现与治疗

ccTGA 患儿在胎儿期多生长发育正常。足月新生儿对动脉导管的闭合耐受性良好。完全性心脏传导阻滞合并动脉导管未闭可使新生儿有发绀的风险，因为舒张期延长有利于自体循环窃血。儿童期 ccTGA 表现为发绀（47%~54%）、心律失常（32%）或心力衰竭（25%~39%）。仅 5%ccTGA 患儿无症状。心力衰竭在合并室间隔缺损时，可继发于肺血增多和肺动脉高压，或存在重度 SAVVR 时继发于肺充血。可以利尿剂、地高辛和血管扩张剂作为初始治疗。左心室流出道梗阻合并室间隔缺损可导致明显发绀。

症状、合并畸形的性质及程度，决定儿科患者群体干预的必要性和时机。合并 VSD 损和 PS 且无症状婴儿可于 6~12 月龄接受手术，此时胸骨后空间可容纳大的右心室或左心室至肺动脉外管道，而不致扭曲或压迫冠状动脉。若患儿出现发绀，可予改良 Blalock-Taussig 分流。有症状的患儿接受常规（功能性）或解剖（双调转）矫治术。比较两种矫治术的治疗结果没有显著差异，因此两种策略都被采用。常规矫治术包括关闭室间隔缺损、解除肺动脉下流出道梗阻、置入左心室 - 肺动脉外管道以及单独或同期行三尖瓣成形或置换术。这一策略使三尖瓣和右心室处于体循环中。一些临床观察质疑 SRV 和 TV 是否可终身支撑体循环，因而倾向于解剖矫治，即将三尖瓣及形态学右心室置于肺循环中。解剖矫治是 15 岁以下常规矫治术失败后，出现重度三尖瓣反流（TR）、SRV 功能不全或二者兼有的患儿的首选治疗。

【儿童期的常规矫治】

尽管患儿很少经过预先筛选，常规（功能性）矫治的手术死亡率似乎高于解剖矫治。长期生存率可能较低（48%~90%），取决于手术年代。4%~32% 患儿存在术后心脏传导阻滞需起搏器治疗。

房室连接不协调时，室间隔缺损修补术于室间隔的形态学右侧置缝线而不进入体循环心室，以减少房室传导阻滞的发生。肺动脉环缩术于某些患儿可作为过渡性治疗，创造延期修补室间隔缺损的时间。

三尖瓣作为 SAVV 时，治疗三尖瓣反流难度高。对于 ccTGA，SAVVR 的总体患病率随患儿年龄增长而增加，一项随访中可从 36% 升至 64%。SAVVR 恶化与三尖瓣异常、VSD 关闭、体肺分流以及完全性房室传导阻滞有关。VSD 关闭后中度 SAVVR 的患者和三尖瓣需干预的患者预后较差。因此三尖瓣功能保全,应作为 ccTGA 患儿早期治疗的一部分,尤其是 SRV 射血分数保持在 40%~44% 以上,即更多见于低龄期。合并 VSD 和 PS 的患儿生存率最高,可能是因为 PS 使室间隔向 SRV 移位且减轻三尖瓣反流,正如肺动脉环缩术后所见。对不合并 PS 的 ccTGA,提倡早期行肺动脉环缩以减轻三尖瓣反流并为解剖矫治做准备。Acar 等主张尽量避免体 - 肺动脉分流术,因其增加通过三尖瓣的血流,同时左心室压力降低、室间隔形状改变,增加了三尖瓣反流(VSD 闭合、PS 减轻)。三尖瓣处于 SAVV 位置时,其成形术效果很难令人满意。成长中的患儿接受三尖瓣置换术将产生许多问题,包括最终的患者 - 植入物不匹配以及机械瓣需长期抗凝治疗。

解剖矫治:这一复杂的手术设计,是恢复左心室为体循环心室,将异常的三尖瓣自 SAVV 位置移除,即心房调转术(Mustard 或 Senning 手术)与动脉调转术的结合。VSD 以补片修补,双调转术的适应证包括左、右流出道无梗阻,两侧心室和房室瓣尺寸均衡,心室腔可分隔,没有主要房室瓣骑跨,冠状动脉可移位,左心室 / 右心室压力比 > 0.7,二尖瓣功能良好,左心室功能良好。存在肺动脉流出道梗阻或肺动脉膜狭窄时,行心房调转术联合 Rastelli 手术。若 VSD 大小足够且位置适宜,则经 VSD 将左心室流出通道连接主动脉,右心室与肺动脉之间以带瓣管道连接。如果 PS 不足以维持左心室压力在体循环水平,则需通过肺动脉环缩术对左心室再训练,使左心室压力在 6~12 个月内提高到体循环动脉压的 75%~80%,目标是左心室容积质量比达到 1.5。15 岁后左心室再训练的成功与否无法确知,故此策略不宜应用于成年患者。主动脉根部移位伴心房调转术也可实现 ccTGA 的解剖矫治。解剖矫治术后并发症包括完全性心脏传导阻滞、体静脉板障梗阻、肺静脉板障梗阻、残余 VSD、主动脉瓣反流(双调转术)及右心室 - 肺动脉外管道梗阻(Rastelli 术)。

ccTGA 的解剖矫治几乎只对婴儿和儿童施行,手术效果良好。术后 10 年生存率似乎优于常规矫治,尚无更远期的随访数据。需要起搏治疗的心脏传导阻滞发生率似乎并不比常规矫治低。一项随访研究中,术后 5 年约 12% 患者存在左心室功能障碍。无法行解剖矫治时,Fontan 手术的生存率可能优于回归常规矫治。

六、成年后的临床表现与治疗

成年 ccTGA 患者可能未接受手术,甚至未确诊,或可能曾接受过常规矫治(15%~70%)。大多数成年 ccTGA 患者有 SRV。经过解剖矫治的年轻患者终将返回成人先天性心脏病中心复诊。有症状的患者通常存在 SAVVR 和心力衰竭。

【常规根治术的远期预后】

儿童期常规矫治后长期(20 年)生存率在 48%~80%。目前最大宗的研究中,死亡原因包括再次手术(36%)、猝死(29%)、心肌衰竭(21%)、心律失常(11%)和感染(3%)。三尖瓣反流和肺动脉外管道衰竭约占再次手术的 80%,34% 患者最终需要三尖瓣成形或置换术。最初没有接受三尖瓣手术的患者中,14% 患者在 19 岁以内需三尖瓣手术。约半数(49%)的左心室 - 肺动脉外管道在植入后 12 年内须更换。

合并 VSD 和 PS 的成年发绀患者可通过体 - 肺动脉分流术缓解症状。若无重度肺动脉高压,应考虑心内矫治。

【未经手术的患者】

无合并畸形的 ccTGA 患者在 40~50 岁时可能仅有症状,通常表现为中度至重度 SAVVR 和明确的 SRV 功能不全。50 岁后,约 66% 患者出现心力衰竭。SAVVR 出现症状或 SRV 功能障碍,即是 SAVV 置换术的指征。SAVV 置换术应在 SRV 射血分数降至 40% 以下、肺动脉心室收缩压升至 50mmHg 以上之前完成。适时完成 SAVV 置换术,可阻止 SRV 功能下降;SRV 射血分数低于 40% 的患者,术后死亡率、SRV 功能障碍和室性心律失常发生率高。有症状的成年患者,可能需要 VSD 修补、手术解除重度 PS、植入左心室 - 肺动脉外管道或主动脉瓣置换术。解剖矫治手术风险极高,极少对成年患者施行。

【体循环右心室功能不全与体循环房室瓣反流】

成年患者至45岁，常见心力衰竭（单纯ccTGA，25%；复杂ccTGA，67%）和SRV功能不全（单纯ccTGA，32%；复杂ccTGA，56%）；死亡患者中超过50%存在SRV衰竭。SAVVR是成年ccTGA患者中最常见的病变（见于28%~67%患者），且似与SRV衰竭和死亡率密切相关。一项研究中，SAVVR是死亡的唯一独立预测因子；存在SAVVR的患者20岁时的存活率仅为49%，而在没有SAVVR的患者群体可达93%。SRV功能障碍与SAVVR之间似存在恶性循环，即SRV无法承担容量超负荷，扩张，出现功能不全，进而导致SAVVR加重。SAVVR的单一危险因素是三尖瓣形态异常，提示早期干预SAVV可避免SAVVR对SRV造成的不利影响。有长达80年的生存观察表明，ccTGA患者的SRV并非注定衰竭。SRV功能不全的其他潜在原因包括合并畸形、既往手术史、心律失常和使用永久起搏器。尚未证实血管紧张素转换酶抑制剂、血管紧张素受体阻滞剂和β受体阻滞剂可改善SRV功能。有观点认为对特定病例，可保留部分肺动脉流出道狭窄，因其可维持室间隔中立位，最大限度地减少SAVVR（三尖瓣）反流。若同时存在左侧房室瓣反流，室间隔缺损和肺动脉/外管道狭窄手术需同时行左侧房室瓣置换术。

【心肌缺血与瘢痕】

SRV为单冠状动脉心室，氧供需不匹配已被认为SRV功能不全的原因。运动负荷和腺苷负荷核素心肌血流灌注显像可识别ccTGA可逆的灌注不足与冠状动脉血流储备减少。SRV对多巴酚丁胺试验敏感。晚期钆增强心血管磁共振成像（CMR）中，35%~41% SRV病例可见透壁、内膜下或室间隔的插入点状心肌瘢痕。心肌瘢痕载量与SRV功能不全的关系仍有争议。

【心脏传导阻滞、心律失常及猝死】

ccTGA患儿中，约8%存在完全性房室传导阻滞。ccTGA中，房室传导阻滞的发生率为每年2%。通常需使用永久起搏器，尤其是在常规或解剖矫治后。最佳起搏方式为DDD。永久起搏治疗的适应证包括症状性心动过缓、伴宽QRS逸搏的先天性完全性房室传导阻滞，术后高度房室传导阻滞，或觉醒时心率低于每分钟50次的先天性完全性房室传导阻滞。肺动脉左心室起搏可导致SRV功能不全；经心内膜植入起搏器后应密切监测SRV功能，并寻求备选的起搏策略。SRV存在功能不全（射血分数低于35%）及扩张、心力衰竭症状或QRS波群时长超过150ms的完全性右束支传导阻滞时，可考虑心脏再同步化治疗。ccTGA的心静脉解剖结构异常，但大的室间静脉和Thebesian静脉可用于SRV的起搏。心外膜入路亦可考虑。由于形态学左心室缺少心尖部小梁，起搏电极需妥善固定。若存在心内分流，应避免经静脉起搏，因为可能会出现反常栓塞。在这种情况下，首选心外膜起搏。

心律失常在复杂ccTGA中更为常见（47%，单纯ccTGA为29%），且随年龄增长而增加。与SAVV的Ebstein样异常相关的旁路可致AV折返性心动过速。心律失常可催生SRV功能不全，故建议考虑控制心律的治疗。抗心律失常药物的选择必须考虑房室传导阻滞的风险。对于复发性房性心律失常的患者，导管消融术可能优于长期抗心律失常药物治疗，须同时注意避免损伤传导系统。折返性房性心律失常和心房颤动需长期抗凝治疗。

ccTGA患者约2%发生室性心律失常。ccTGA和SRV与心脏猝死的风险增加相关。心脏骤停幸存者和持续性室性心动过速患者是植入心律转复除颤器的候选人群；而对SRV功能不全患者预防性植入仍有争议。

【心室辅助装置与心脏移植】

ccTGA患者进展至心力衰竭终末期，须考虑使用心室辅助装置，无论作为移植前的过渡或终点治疗。已有SRV成功使用心室辅助装置的报道，但输入插管必须置于SRV肥厚调节束（MB）的后方。8%~13%患者需要心脏移植。心脏移植过程中，建议获取更长的主动脉弓供体，且在移植中适度旋转移植物。

【成人期的诊断性评估】

1. 临床评估　未经手术的患者。没有合并畸形的患者在成年晚期之前可没有症状。呼吸困难、充血性心力衰竭引起的活动耐量减低和室上性心律失常所致心悸最常见于50岁以后。平衡良好的室间隔缺损和肺动脉狭窄患者可出现反常栓塞或发绀，尤其是在肺动脉狭窄严重时。对无其他合并畸形的患者行体格检查，可发现心尖偏向内侧（由于两心室并列）。因主动脉位于前方，胸骨左缘第2肋间常可触及A_2。第二心音（S_2，即A_2）分裂，由于肺动脉位置靠后，P_2常听不到。可闻及合并的VSD或左侧房室瓣反流的杂音。由于主肺动脉右移，肺动脉狭窄的杂音向上向右辐射。若存在完全心脏传导阻滞，则有S_1强度不一的大炮音"A波"。

经手术治疗的患者，同样应于病史采集中留意有无运动耐量减低、心悸及晕厥。若合并PS或有左心室-肺动脉外管道，体格检查亦可见右侧胸前区隆起、第二心音明显分裂、TR所致心尖部全收缩期杂音和胸骨上缘喷射音。VSD的全收缩期杂音，外管道或主动脉瓣反流的舒张期杂音。

VSD补片及左心室至肺动脉外管道矫治术后。尽管手术矫治后常见体循环三尖瓣反流和体循环右心室功能不全，但大多数患者在手术后5~10年内仍有良好的心功能。呼吸困难、运动耐量减低和室上性心律失常引起的心悸通常发生40岁以后。体格检查可反映心脏畸形以及有无残余的合并畸形。

2. 功能状态与生活质量　超过60%的ccTGA成年患者全职工作或学习，生活不受症状影响（能力指数1）。然而，与健康对照组相比，ccTGA成年患者的健康状况及生活满意度较低。健康状况随年龄增长而下降。

3. 心电图　始于间隔的除极方向异常（从右向左）可导致心前区Q波分布逆转（Q波通常见于右侧胸前导联，而不见于左侧胸前导联）。可见心房心律失常。研究显示，6%患者有心房颤动，2%患者有心房扑动，其余患者为正常窦性心律。一度（21%）、二度（6%）和完全性（22%）房室传导阻滞多见。常见电轴左偏，8%患者存在右或左束支传导阻滞。室间隔激动方向自右向左，V_5和V_6导联无Q波，Q波见于Ⅱ、Ⅲ和aVF导联。预激（2%）与左侧三尖瓣的Ebstein样异常相关。

4. 胸部X线检查　中位心或右位心应怀疑ccTGA。胸部X线片可显示特征性的正常肺动脉段缺失，取而代之的是心影左侧上缘升主动脉形成的平滑凸起。肺动脉主干向内侧移位，因而不参与形成心脏轮廓；与左侧相比，右侧肺门通常突出且抬高，形成右侧"瀑布样"外观。

5. 超声心动图　超声心动图可以识别本病及合并畸形。经胸超声心动图检查始于肋下切面以发现右位心。由于心脏的大部分位于胸骨后，中位心的超声探查尤其困难。直接转换为心尖四腔心切面有帮助，即形态学右心室位于患者左侧。右侧的形态学左心室特征是其心内膜表面光滑，其房室瓣为二叶瓣（二尖瓣）且不直接连接室间隔。形态学右心室以其心尖部小梁和调节束为特征，其内为向心尖部移位且直接连接至室间隔的三叶瓣（三尖瓣）。因此，房室瓣呈示反向偏移，是诊断的有力线索。彩色多普勒可检出SAVVR。左侧房室瓣（三尖瓣）的Ebstein样异常指左侧房室瓣（三角瓣）向心尖部过度移位（超过$8mm/m^2$体表面积），伴有或不伴发育不良。超声探头自心尖四腔心切面向后成角可展示左心室流出道，存在PS时，可以连续波多普勒记录压力梯度。若存在Ebstein畸形，也可显示后瓣或附壁三尖瓣叶以及三尖瓣瓣叶向心尖位移最远点。探头向前成角可展示右心室流出道和主动脉瓣。胸骨旁短轴切面用于评估心室功能，以及了解主动脉瓣相对于肺动脉瓣向前向左移位。除非合并重度PS或肺动脉高压，室间隔曲线应偏向肺动脉瓣下的左心室。胸骨旁长轴视图可见二尖瓣-肺动脉瓣纤维连续。超声心动图评估SRV功能存在难度。通常使用目测估计SRV射血分数。其他指标包括dP/dt、心肌工作能力指数、三尖瓣环收缩期位移、三尖瓣环收缩期峰值流速及右心室面积变化分数，经胸声窗不满意时，经食管超声心动图可以更好地反映三尖瓣形态和反流的严重程度。

6. 心血管磁共振成像　对 ccTGA 患者而言，CMR 主要用于评估 SRV 容积和射血分数，目前其表现优于超声心动图。包括静态堆叠及动态图像，显示胸腔解剖结构、心室大小和收缩力、流出道，以及肺动脉通畅与否。也可测量主动脉和主肺动脉血流。负荷灌注和晚期钆增强 CMR 用于检出双调转术后或冠状动脉移植术后患者的冠状动脉狭窄。CMR 测得 SRV 舒张末期容积指数高于 150ml/m^2、运动血压峰值低于 120mmHg 的患者，死亡、心力衰竭、三尖瓣反流、血管事件和心律失常的发生率更高。对幽闭恐惧症患者或携带起搏器的患者，高分辨率放射性核素血管造影或带容积估测的 CT 血管造影可以作为 CMR 的替代。MRI 也用于评估其他问题，如外管道功能和房室瓣反流等。

7. 放射性核素血管造影术　放射性核素血管造影可作为评估 SRV 功能的备选方法，特别是对 CMR 有禁忌证的患者。

8. 运动试验　基线测试和定期运动试验可以客观评估功能容量，并可检出不易察觉的功能下降。ccTGA 患者的最大摄氧量减低［VO_2max 11~22ml/（kg·min）］，相当于健康受试者摄氧量的 30%~50%。

9. 动态心电监测　应定期安排动态心电图监测，评估房室传导状态。便携式或植入式心律监测器可明确阐明心律失常与症状的关系。

10. 心脏生物标志物　先天性心脏病成人患者 B 型利钠肽（brain natriuretic peptide，BNP）超过 78pg/ml 可预测死亡率。有一项包括 19 名 ccTGA 患者的研究，N 末端 B 型利钠肽原（N-terminal pro brain natriuretic peptide，NT-proBNP）水平 6 年中升高与 SRV 功能改变相关。对 ccTGA 成年患者 BNP 或 NT-proBNP 水平升高的研究有待深入。

11. 心导管术　ccTGA 的诊断很少需要心导管检查，但在外科手术前可能需要，以显示冠状动脉解剖结构、心室舒张末期和肺动脉压力。若肺动脉瓣下二尖瓣功能正常，超声心动图无法测量肺动脉压力。存在不明原因的 SRV 功能不全时，动态血管造影将有助于评估 SAVVR。40 岁以上患者需常规术前冠状动脉造影。

【术后随访】

1. 随访等级　心力衰竭的征象可伴随患者年龄增长而出现，故须终身随访。ccTGA 成年患者应每年或每 2 年至有成人先天性心脏病背景的心脏内科门诊复诊，SRV 功能不全或 SAVVR 的患者复诊周期须更短。常规检查包括临床评估、心电图、胸部 X 线检查、经胸超声心动图和运动试验。

2. 妊娠　ccTGA 患者允许妊娠，但孕前咨询以及妊娠、分娩的管理，应有经验丰富的心脏内科、产科医师和麻醉医师参与。妊娠禁忌证包括有症状的心力衰竭（心功能Ⅲ~Ⅳ级）、SRV 射血分数低于 40% 及重度 SAVVR。妊娠可加速 SRV 衰竭（妊娠的 3%~8%）及心律失常（2%~10%）。完全性房室传导阻滞若未经治疗，可致妊娠期心力衰竭。妊娠期无孕产妇死亡，但有早产（2%~11%）和小于胎龄儿（1%）的报道。分娩期间应避免容量状态的快速波动，应用 Swan-Ganz 导管有助于血流动力学管理。第二产程应尽量短。在一项为期 19 年的随访中，因心衰入院、死亡、SRV 功能不全及 SAVVR 的发生率在有妊娠与无妊娠的女性群体间没有差异。

3. 体育运动　参与竞技体育前的评估包括临床情况、心电图、心室功能评估和运动试验。冠状动脉解剖异常、运动性心肌缺血和流出道梗阻等应予排除。允许运动耐量正常且无 SRV 功能不全或严重快速性心律失常的患者参与中高强度的有氧运动。存在 SRV 功能不全、严重快速性心律失常或合并畸形的患者可参与低强度运动；静态运动仅应限于低强度。

4. 预防性抗生素治疗　建议人工瓣植入术后、VSD 残余分流、残余发绀或有心内膜炎病史的 ccTGA 患者，在牙科手术前接受预防性抗生素治疗。

（撰写：金戈　审校：吴永涛）

第 8 节　右心室双出口的诊疗进展

一、知识要点

【定义】

右心室双出口(double outlet of right ventricle，DORV)是指两大动脉完全或大部分起自形态右心室的一类先天性心脏病，标准定义在学术上还存在争议。目前越来越多的人主张按 50% 规则作为界定标准，即一个大动脉全部和另一大动脉开口的大部分(≥50%)起源于形态右心室，主动脉瓣与二尖瓣之间可存在或无纤维连续。

【分型】

约 85%DORV 有正常的心房心室连接，房室连接反位的 DORV 约占 10%，大动脉位置关系主要有三种情况：①正常大动脉位置，即升主动脉位于肺动脉的右后方，见于大多数 DORV；②升主动脉居右，肺动脉居左，两者平行并列；③升主动脉位于肺动脉的左前方，这种情况少见。

经典的 DORV 分型由 Lev 等根据室间隔缺损的位置分为 4 型：①主动脉瓣下室间隔缺损型，是 DORV 最常见的室间隔缺损，约占外科手术病例的 50%，通常见于大动脉位置正常和升主动脉左前移位的 DORV；②肺动脉瓣下室间隔缺损型，约占外科手术病例的 30%，它更多见于两大动脉左右并列或升主动脉在前移位的 DORV，缺损的上缘邻近肺动脉瓣口，与主动脉瓣口的距离较远，且两者之间通常有隆起的漏斗间隔隔挡；③双动脉瓣下室间隔缺损型，约占外科手术病例的 10%，这种情况多见于漏斗间隔缺如或发育不良的 DORV，主动脉瓣口与肺动脉瓣口为纤维延续或是两大动脉开口之间有漏斗间隔的残迹，两大动脉瓣口下方是室间隔缺损；④室间隔缺损远离型，约占外科手术病例的 10%，室间隔缺损距主动脉瓣口和肺动脉瓣口均有较大距离。在 2000 年国际胸外科医师协会(STS)和欧洲胸心外科协会(EACTS)上，有专家对 DORV 提出了新的分型，根据其解剖特点分为四型，即室间隔缺损型、法洛四联症型、大动脉转位型和室间隔缺损远离型。

DORV 的最重要病理构成是室间隔缺损。因两大动脉均发自右心室，室间隔缺损成为左心室血流的唯一出口。因此，室间隔缺损的有无、大小及与大动脉的位置关系等直接影响患者的病理生理状况和外科手术选择。

【临床表现及诊断】

DORV 患者的症状和体征因不同分型个体差异较大，主要为发绀、生长发育受限和充血性心力衰竭。症状的严重程度因室间隔缺损的大小和位置，以及是否存在右心室流出道梗阻、大动脉关系不同而不同。

右心室流出道无狭窄的 DORV，因室间隔缺损较大，心内存在大的左向右分流，肺血多易导致早期出现肺动脉高压，因为肺血氧合充分，发绀较轻。如室间隔缺损位于主动脉瓣下，左心室的氧合血自然顺畅地流向主动脉，经皮血氧饱和度可完全或接近正常，部分患者可表现为充血性心力衰竭、呼吸急促等症状。但 Taussig-Bing 畸形因肺动脉骑跨，发绀较明显，病理表现与完全型大动脉转位相似，少数左心室流出道梗阻的 DORV 也可因肺静脉淤血导致肺动脉高压和充血性心力衰竭。

右心室流出道狭窄的 DORV，因肺血减少易发生低氧血症，这种情况在 DORV 可高达 60%~70%，其病理生理改变与法洛四联症相似，常表现出明显发绀和缺氧。

超声心动图是目前诊断 DORV 最主要也最为安全快速的方法。通过超声检查，可以基本明确：主动脉与肺动脉的位置和关系、室间隔缺损与两大动脉的位置关系；主动脉骑跨的程度；双心室大小；肺动脉是否存在狭窄；以及合并的其他畸形。

CT 增强扫描可以明确两大动脉位置关系、室间隔缺损的位置、冠状动脉有无异常、肺动脉发育情况以及是否存在其他血管畸形等。

心血管造影和右心导管检查可以直观明确室间隔缺损的大小、与大血管的关系，是否存在肺动脉狭窄以及狭窄的部位和程度，以及体肺动脉侧支血管情况。同时，心导管检查对于患者的肺动脉压力和肺阻力评估有重要作用。

【手术选择】

DORV 作为介于法洛四联症和完全型大动脉转位之间的一种复杂先天性心脏病，具有多种病理形态和病理生理改变，且常合并其他心血管畸形。因此，手术种类的选择上主要包括根治性手术和姑息性手术，临床上需要根据具体情况做具体的手术选择。

双心室矫治术一般认为的条件为左心室容积足够大且双侧心室发育均衡，房室瓣发育较均衡，不合并严重的房室瓣骑跨或者跨越，肺动脉发育良好，不合并阻力型肺动脉高压。

左心室和二尖瓣发育不全；双侧心室发育不均衡；部分远离型 DORV，建立室间隔缺损与半月瓣之间的内隧道或管道连接困难。出现以上任意一条的情况下一般采用单心室矫治术。

合并阻力型肺动脉高压应作为手术禁忌证，如有怀疑，应行心导管检查明确。

其他姑息手术包括增加肺血流（体肺动脉分流）和限制肺血流（肺动脉环缩）的手术，这些手术多作为分期矫治术的前期手术或预备手术，以缓解临床症状，但能否行根治手术需根据患者姑息术后发育情况决定最终手术方案。

【手术方法】

1. 心室内隧道修复术　适用于主动脉瓣下室间隔缺损或室间隔缺损与两大动脉均邻近的 DORV，即室间隔缺损型 DORV 和部分法洛四联症型 DORV。该术式可选择右心房或右心室切口，经右心室切口暴露术野效果更好，切口方向需根据右心室的冠脉分布和右心室流出道狭窄情况而定。因室间隔缺损邻近主动脉瓣，其修补技术与法洛四联症相似。

2. 心室内隧道加心室外管道手术（Rastelli 手术）　主要适用于以下情况：①肺动脉严重狭窄或合并大动脉转位，单纯右心室流出道疏通术不能缓解梗阻；②心内隧道修复术时，室间隔缺损补片占据了右心室流出道的原有空间，易造成流出道狭窄；③主要冠状动脉横跨右心室流出道妨碍右心室流出道疏通。出现以上情况，需考虑术中在行心室内隧道修补的基础上加做外管道术。

3. 室间隔缺损修补加动脉调转术（Switch 术）　对于不合并肺动脉瓣狭窄，或者合并轻度肺动脉瓣狭窄、肺动脉瓣功能良好的患者，建立室间隔缺损至肺动脉的内隧道连接，然后再行动脉调转术；该术式尤其适用于 Taussing-Bing 畸形，其病理形态与完全型大动脉转位相似，因而较适合采用大动脉调转术。

4. 心室内隧道加肺动脉移位术（REV 手术）　适用于肺动脉瓣下室间隔缺损或合并肺动脉狭窄的右心室双出口。该手术的主要优点在于不使用外管道，以避免生物管道坏损带来的远期问题和再手术。

5. 主动脉根部移位加双心室流出道重建术（Nikaidoh 手术）　适用于室间隔缺损远离两大动脉且合并肺动脉瓣狭窄的 DORV。该类手术远期左、右心室流出道梗阻和再手术率相对低，但手术操作复杂、心脏停跳时间长、围手术期恢复时间长，临床上应用较少。

6. Damus-Kave-Stansel 手术　该手术目的是左、右心室流出道重建，适应证为室间隔缺损位于肺动脉瓣下的 DORV 且合并主动脉瓣及瓣上、瓣下严重狭窄的患者。这类患者临床上较为少见，手术临床应用很少。

7. 其他手术方式　包括双根部调转术（DRT）、心房调转术（Senning 或 Mustard）等，应根据患者实际临床情况酌情选择。

二、临床实践

【病历摘要】

患者女性，37 岁，因“生后发现心脏畸形、外院右心室流出道疏通术后 30 余年”入院，超声心动图显示心房正位，心室右袢，上、下腔静脉正常入右心房；右心房增大，余房室内径正常；室间隔膜周部累及嵴内可见回声缺失约 20mm，远离两大动脉，相对更靠近主动脉，可见左向右为主的双向分流信号；主动脉位于右侧大部发自右心室腔，肺动脉位于左侧完全发自右心室腔；右心室流出道疏通术后，肺动脉瓣叶增厚、开放受限，瓣环径约10mm，主干内径11mm，跨瓣压差95mmHg，右肺动脉起始部狭窄，远端内径19mm，左肺动脉内径15mm（图23-11）。心室造影检查显示两大动脉为正侧位，室间隔缺损远离两大动脉，右肺动脉起始部狭窄（图23-12）。心导管检查测肺动脉压力34/10（19）mmHg，右心室压121/0（10）mmHg，跨肺动脉瓣压差87mmHg，未见明显体肺侧支。该患者明确诊断为DORV（室间隔缺损远离型）、肺动脉瓣重度狭窄、右肺动脉狭窄。

手术在全身麻醉胸骨正中切口，标准双腔静脉插管体外循环下进行，经主动脉根部冷灌心停，切除原右心室流出道补片（补片钙化僵硬），切开右肺动脉至远端，采用自体心包加宽右肺动脉，切除部分异常增厚的肌束，VSD远离主动脉，二尖瓣与主动脉瓣没有纤维延续，采用连续+间断缝合的方法，用牛心包补片将主动脉隔入左心室，最后用带瓣补片重建右心室流出道。术中经食管超声心动图提示室间隔内隧道补片无残余分流，左、右心室流出道血流通畅，前向流速Vmax 92cm/s，PG 3mmHg。出院随访超声心动图结果满意。

【预后进展】

DORV是一种罕见且复杂的心脏畸形，其治疗难度较大，随着现代医疗技术的不断进步，围手

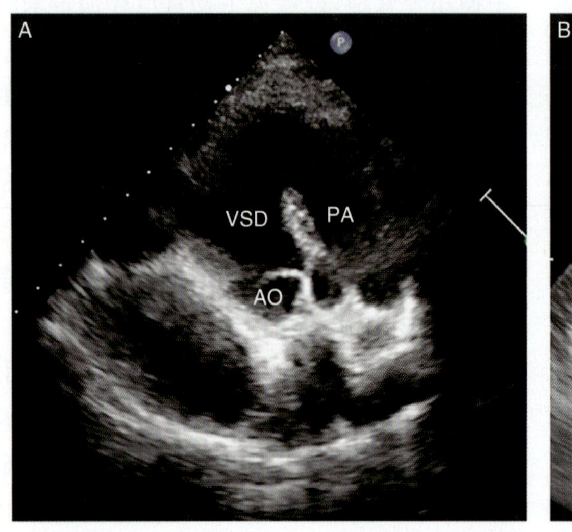

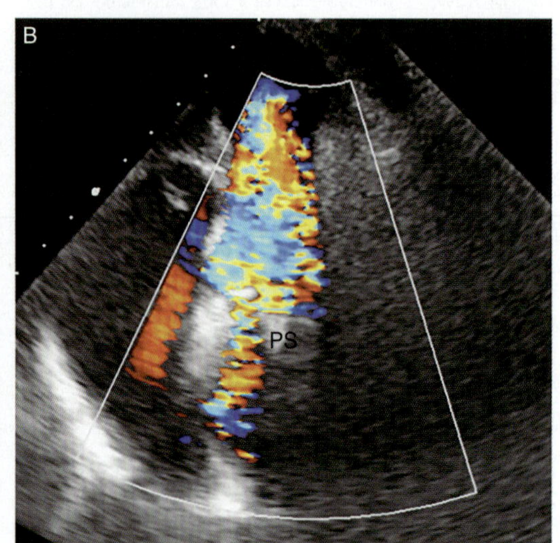

图23-11 术前超声心动图检查

A. 二维超声显示VSD远离两大动脉，但距主动脉相对更近；B. 多普勒超声检查显示肺动脉瓣重度狭窄。

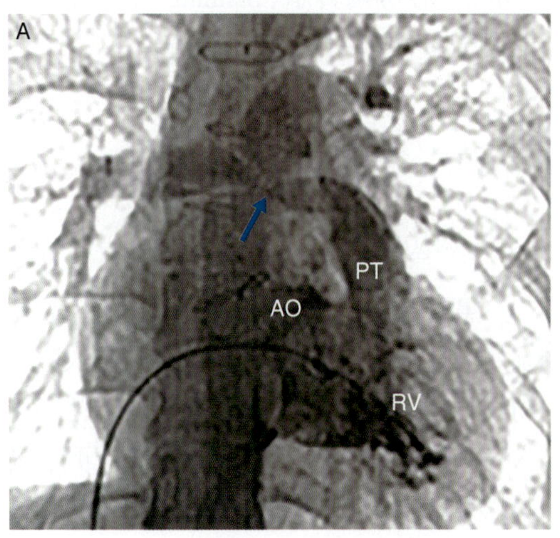

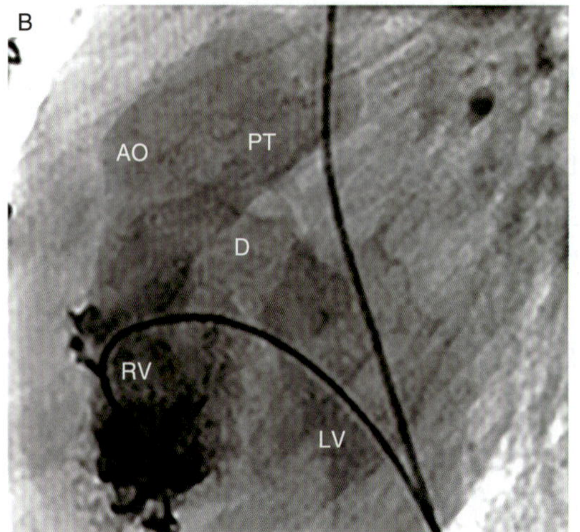

图23-12 术前心室造影检查

A. 右心室射血相正面观；B. 右心室射血相侧面观。

术期诊疗技术得到了长足的发展，这为 DORV 的治疗提供了更多的手段和更好的预后。经过双心室矫治的 DORV 总体早期死亡率已经降低至 4.5%，5 年生存率达到 89.0%。

DORV 的远期预后因类型而异。室间隔缺损型、四联症型和大动脉转位型这三种类型 DORV 的 10 年生存率高达 89.5%~95.2%，10 年再手术免除率也达到了 87%~97.9%。上述表明这些类型的 DORV 患者在接受了合适的手术术式治疗后，其长期生存率和生活质量可以得到明显改善。对于远离型 DORV 患者来说，其 5 年生存率略低于其他三种类型，为 83.6%~87.1%，左心室流出道狭窄是导致远期再手术的主要原因。尽管如此，远离型 DORV 患者在 5 年内的左心室流出道再手术免除率仍可达 72.3%。这表明即使面临再次手术的风险，远离型 DORV 患者仍有可能通过治疗获得较好的预后。

除了 DORV 的类型之外，手术结果还受到多种因素的影响。这些因素包括术式选择、是否合并肺血管病变等。Seese 等报道，2010—2019 年在美国接受 Nikaidoh、Rastelli 或 REV 手术的患者中，Rastelli 手术死亡率为 3.1%，Nikaidoh 手术死亡率为 4.4%，REV 患者的手术死亡率为 11.1%。低龄、合并复杂畸形（完全型房室通道、完全性肺静脉异位引流、主动脉弓缩窄）以及二尖瓣瓣叶裂、共同房室瓣中量以上反流等，都是导致远离型 DORV 术后死亡和再次手术的危险因素。

三、治疗体会

该患者诊断类型为室间隔缺损远离型，原则上尽早手术可实现最大获益，但因其肺动脉瓣狭窄、肺动脉发育不良，故在婴儿期未能实施根治手术，于外院先行右心室流出道疏通，保证氧饱和度、促进肺动脉发育。后鉴于患者自身原因至本次入院前未定期复诊，从结果看该患者婴儿期右心室流出道疏通效果良好，在保证患者基本生活质量的同时，一定程度上促进了肺动脉发育。目前该患者虽肺动脉瓣及右肺动脉起始部狭窄，但可通过跨环补片及肺动脉成形进行纠正，以满足双心室矫治的解剖条件。我们认为若具备根治条件，对于室间隔缺损远离型 DORV，在婴儿早期甚至新生儿期完成根治手术获益最大。但若判断心室内隧道建立困难，患儿无严重发绀，可在 6 月龄或 12 月龄以上行双心室矫治；患儿因流出道狭窄发绀严重，可在新生儿期或婴儿早期先行体肺分流或流出道疏通，待肺动脉发育后尽早实施双心室矫治。

在术式选择上，该病例两大动脉为侧侧位，室间隔缺损距离主动脉相对更近，术中探查三尖瓣到肺动脉瓣距离大于主动脉瓣口直径，故尝试建立室间隔缺损至主动脉的内隧道连接。为避免术后流出道狭窄，我们切除了部分增厚的壁束。该患者室间隔缺损空间足够，故并未进一步扩大，若为限制性室间隔缺损，则应予以扩大，可向主动脉瓣及肺动脉瓣方向切除，避免损伤间隔支引起传导阻滞。有些病例中三尖瓣下结构会阻挡内隧道，还需进行瓣下结构重建。此外，内隧道补片的尺寸和形态设计对于手术成功与否至关重要：既要避免补片过小或扭曲，影响内隧道通畅导致左心室流出道狭窄，或因补片张力过高心肌撕裂造成术后残余心内分流；亦要防止补片过大，过度占用右心室腔内空间，影响三尖瓣瓣口或引起右心室流出道狭窄，以及可能因影响室间隔运动而导致术后低心排血量综合征。根据笔者经验，在进行内隧道建立时，采用连续加间断相结合的缝合方式更便于进行补片塑形。

（撰写：段蔚然、王执一　审校：吴永涛）

参考文献

[1] LOFFREDO C A. Epidemiology of cardiovascular malformations: prevalence and risk factors[J]. Am J Med Genet, 2000, 97(4): 319-325.

[2] EBADI A, SPICER D E, BACKER C L, et al. Double-outlet right ventricle revisited[J]. J Thorac Cardiovasc Surg, 2017, 154(2): 598-604.

[3] LEV M, BHARATI S, MENG C C, et al. A concept of double-outlet right ventricle[J]. J Thorac Cardiovasc Surg, 1972, 64(2): 271-281.

[4] 逄坤静，孟红，王浩，等．先天性右心室双出口的新分型方法及其对术式选择的指导作用[J]．中华心血管

病杂志，2015，43（11）：969-974.

[5] LACOUR-GAYET F，MARUSZEWSKI B，MAVROUDIS C，et al. Presentation of the International Nomenclature for Congenital Heart Surgery. The long way from nomenclature to collection of validated data at the EACTS[J]. Eur J Cardiothorac Surg，2000，18（2）：128-135.

[6] 逄坤静，李守军．先天性右心室双出口新解剖分型超声心动图诊断规范专家共识[J]．中国超声医学杂志，2022，38（7）：721-729.

[7] 魏志潘，彭帮田，高万里，等．室间隔缺损远离型右心室双出口精准外科治疗的临床分析[J]．临床医学，2020，40（4）：4-8.

[8] FORTE M N V，HUSSAIN T，ROEST A，et al. Living the heart in three dimensions：applications of 3D printing in CHD[J]. Cardiol Young，2019，29（6）：733-743.

[9] 张本青，马凯，李守军．先天性心脏病外科治疗中国专家共识（七）：右心室双出口[J]．中国胸心血管外科临床杂志，2020，27（8）：851-856.

[10] LI S，MA K，HU S，et al. Surgical outcomes of 380 patients with double outlet right ventricle who underwent biventricular repair[J]. J Thorac Cardiovasc Surg，2014，148（3）：817-824.

[11] OLADUNJOYE O，PIEKARSKI B，BAIRD C，et al. Repair of double outlet right ventricle：Midterm outcomes[J]. J Thorac Cardiovasc Surg，2020，159（1）：254-264.

[12] YAMANAKA O，HOBBS R E. Coronary artery anomalies in 126，595 patients undergoing coronary arteriography[J]. Cathet Cardiovasc Diagn，1990，21（1）：28-40.

[13] BROWN J W，RUZMETOV M，OKADA Y，et al. Surgical results in patients with double outlet right ventricle：a 20-year experience[J]. Ann Thorac Surg，2001，72（5）：1630-1635.

[14] SEESE L，TURBENDIAN H K，THIBAULT D，et al. Utilization and outcomes of the Nikaidoh，Rastelli，and REV procedures：an analysis of the society of thoracic surgeons congenital heart surgery database[J]. Ann Thorac Surg，2022，114（3）：800-808.

[15] ARTRIP J H，SAUER H，CAMPBELL D N，et al. Biventricular repair in double outlet right ventricle：surgical results based on the STSEACTS International Nomenclature classification[J]. Eur J Cardiothorac Surg，2006，29（4）：545-550.

[16] VILLEMAIN O，BONNET D，HOUYEL L，et al. Double-outlet right ventricle with noncommitted ventricular septal defect and 2 adequate ventricles：Is anatomical repair advantageous?[J]. Semin Thorac Cardiovasc Surg，2016，28（1）：69-77.

第9节　完全性肺静脉异位引流的诊疗进展

完全性肺静脉异位引流（total anomalous pulmonary venous connection，TAPVC）占先天性心脏病的1%~5%，是少数需行急诊手术的儿科心脏外科疾病之一。TAPVC广义的定义是肺静脉异常连接到体静脉循环，导致氧合血回流到右心房，而不是左心房。TAPVC患者必须有房间隔缺损或者未闭的卵圆孔方能生存。本节重在讨论常见的TAPVC类型、最佳的手术方案和术后狭窄（pulmonary venous obstruction，PVO）的处理。

一、发病机制

呼吸系统发育的最初形态是原始咽板上形成萌芽，在26~27天时，形成一个囊袋样结构。这个起源于前肠的萌芽，后来溶入到脏丛中，形成主静脉和脐卵黄囊静脉系统的引流通道。在孕27~29天时，左心房上产生一个突起，并在第28~30天时与脏丛相交通，发育成肺总静脉。在5~8周期间，肺总静脉被吸收入左心房壁。导致4根肺静脉均直接开口于左心房。正常情况下，在此期间，肺静脉和主静脉及脐卵黄囊静脉之间的交通退化消失，肺血流均引流入左心房。

肺静脉系统发育过程中的任何一个正常环节中断，均会引起其中之一的肺静脉解剖异常，如TAPVC、PAPVC、三房心和涉及单独肺静脉的畸形。了解肺静脉系统的胚胎发育过程，对TAPVC的分类和治疗都非常有用。

二、病理生理和临床表现

TAPVC患者在婴儿期，由于轻度呼吸急促和发绀，以及以后生长迟缓和在新生儿早期血流动力学迅速衰竭等不同症状而就诊。这些影响症状严重程度的因素为，是否合并其他畸形，肺静脉回流的梗阻严重程度，房间隔水平的梗阻程度。

非梗阻性肺静脉异位引流的儿童，其症状和体征取决于肺血流的大小。所有 TAPVC 患者的体动脉血氧饱和度有不同程度的下降，其取决于肺循环血流和体循环血流的比值（$Qp:Qs$）。有两个因素决定 $Qp:Qs$。①房间隔缺损的大小和肺血管床的下游阻力。大多数患者经房间隔血流不受限，这些患者的 $Qp:Qs$ 取决于下游阻力。肺静脉回流没有阻力的患者，会引起进行性右心扩张和肺动脉高压，这种改变类似于大的房间隔缺损的患者，过去认为这种情况可能直接导致心衰，但临床发现这类患者可存活到成人，一般不会发生不可逆的肺血管梗阻性病变。②另一种情况，就是肺静脉回流有梗阻。有这种情况的患者，在出生后早期肺动脉压力就增高，并引起大量的右向左分流。因肺静脉回流梗阻，肺血流量减少和梗阻引起的肺水肿，会迅速导致进行性低氧血症，如果不加以治疗，血流动力学就会衰竭。胸部 X 线片常示因肺水肿引起的进行性肺间质显影。血气分析的结果显著异常，有低氧血症和代谢性酸中毒。这类患者需要急诊手术。这种临床症状和病情演变，多见于心下型和心上型 TAPVC，也见于房间隔缺损较小又没及时手术的患者。

三、病理解剖和分型

TAPVC 分为 4 个类型。Ⅰ型是肺静脉异位引流到心上静脉系统，包括上腔静脉和残存的左上腔静脉，或者奇静脉。最常见为经左侧垂直静脉入无名静脉；其次是经右侧垂直静脉汇合右上肺静脉入上腔静脉；再次为在右侧垂直静脉向后入奇静脉。Ⅱ型是在心内水平连接到右心房或者冠状窦。Ⅲ型是在心下水平的异位连接，最常见的是与门静脉或者门静脉分支相连。Ⅳ型 TAPVC 包括以上各种不同水平肺静脉连接发生混合病变。

Ⅰ型 TAPVC 是最常见的类型，发达国家占患者总数的 30%~40%，国内高达 60%。Ⅱ型在发达国家的发生率仅次于Ⅰ型，占患者总数的 20%~30%，在国内比较低。Ⅲ型在发达国家占患者总数的 15%~20%，在国内 27%~47%，占第二位。Ⅳ型或混合型最少见，占患者总数的 10% 左右（表 23-1）。

表 23-1　发达国家和中国 TAPVC 发生率占比

	发达国家 /%	中国 /%
心上型	30~40	38~60
心下型	20~30	1.5~13
心内型	15~20	27~47
混合型	10	10

Herlong 等建议，TAPVC 的详细描述应包括连接平面（心上型、心内型、心下型和混合型）和是否有梗阻。如果有梗阻，应表明梗阻的原因（静脉连接的外来压迫、内在压迫或梗阻性的房间隔交通）。分类时应包含以上信息，通过比较那些解剖和生理情况相同的患者，简化并精确评估治疗方法。心下型 TAPVC 垂直静脉穿膈肌入门静脉，一般会在穿膈肌水平和入门静脉水平梗阻。心上型 TAPVC，垂直静脉走行在肺动脉后方时会有梗阻。

四、诊断和辅助检查

因 TAPVC 常存在术前梗阻，出生后未及时诊断，常导致严重后果，因此产前诊断尤为重要。超声心动图是最常用的明确诊断 TAPVC 的手段，可以明确其解剖亚型。现代的超声心动图安全而准确。超声心动图常发现右心室扩张、左心室小，房水平完全右向左分流，左心房的肺静脉引流缺如、存在畸形的静脉通道（垂直静脉或者在心脏后方的肺静脉共汇）。

有经验的超声医生可以通过超声心动图判定 TAPVC 的解剖类型，但肺静脉变异性很高，同为心上型 TAPVC，肺静脉走行也有很多变异，因此心脏 CT 非常必要。心脏 CT 可明确肺静脉的走行，是否存在狭窄，肺静脉与心房的位置关系，这一点非常重要，是初步确定手术方案的重要参考。

胸部 X 线片的情况随肺静脉梗阻程度而变化。肺动脉充血，伴或不伴肺水肿的现象。部分心上型 TAPVC 的心影呈“雪人状”或者“8 字型”。心上型的回流通过垂直静脉进入左无名静脉的患者，当胸腺退化时，在上纵隔的心影边缘上方，呈现一个圆形的阴影，形成特征性的雪人样外观。这种情况起初并不出现，直到婴儿后期，肺静脉连接扩张，胸腺缩小时才出现。

心导管已经不再适用，曾经对于在房间隔两侧发现有明显的压力阶差，可行球囊房间隔切开术。目前这类患者直接手术即可。

五、术前准备及手术方法

【术前准备】

肺静脉回流无梗阻且非限制型房间隔缺损的患者，因其术前状况稳定，通常只需一般术前准备。对肺动脉高压和充血性心衰患者，正性肌力药物、轻度利尿、提高吸入氧浓度，有助于改善病情。

肺静脉梗阻患者可有进行性缺氧、体循环低灌注和进行性血流动力学衰竭，而需要急诊手术。对于情况严重的患者通常需要插管进行机械过度通气，临时给予100%氧，这样可以降低肺血管阻力，并最大限度地提高氧运输。前列腺素可以保持动脉导管的开放，动脉导管可以作为右向左分流的保护性通道，但作用不大。正性药物支持可改善右心室扩张和功能障碍，应纠正代谢性酸中毒，以提高对儿茶酚胺药物的敏感性。

【手术方法】

不同外科医生使用的手术技术也不尽相同。有些医生倾向使用深低温停循环技术（DHCA），而有些尽量避免使用DHCA。所有患者均先建立体外循环，然后结扎动脉导管。患者体温一般我们降到28℃。矫治方案的选择取决于患者的解剖情况。所有技术步骤的目的都是将肺静脉连接到左心房，将吻合口尽量做得大是非常重要的，避免缝线荷包样收缩，而造成肺静脉吻合口的残余梗阻。消除所有异常连接，并矫正任何合并的其他畸形，包括房间隔缺损。

1. 心上型TAPVC的手术方法　心房切口，我们一般选择肺静脉对应的右心房和左心房做切口，因四根肺静脉分散入共汇，心房切口为类似放射切口，对应的肺静脉做切口，不仅是在共汇静脉做切口，切口到达分支，这个在新生儿期手术尤为重要，因为新生儿期共汇很小。心房切口与肺静脉切口吻合后，补片重建房间隔，通常情况有一部分右心房变成了左心房。分支远端吻合最好应用无线缝合，避免缝线荷包样收缩，导致肺静脉开口狭窄。这样的手术结果是，四支肺静脉分别入左心房。

传统的手术方法：①左侧路径：适合心上型中的一种类型，就是肺静脉共汇通过左侧垂直静脉回流到无名静脉，是心上型最常见的一种类型。这种方法要求共汇足够大。心房切口容易只在左心耳，而导致做成三房心结构。②心内路径：适应于所有类型的TAPVC。共汇位于心房后方。通过右心房切口，切开房间隔，切开左心房后壁，切开肺静脉共汇，从心内进行切口的吻合。这种方法优点是保证原位吻合，不容易发生肺静脉扭曲狭窄，缺点是操作空间小、难操作。③右侧路径：适合共同腔位于心脏右侧，通常肺静脉共汇通过右侧垂直静脉回流到上腔静脉。对于肺静脉共汇在左心房投影之外的，可做左、右心房联合切口，在心脏右侧切开右心房、房间隔和左心房，肺静脉共汇做切口（一部分切口离心房较远），肺静脉共汇位于左心房后侧部分，与左心房切口吻合，共汇切口剩余部分，连同房间隔缺损，补片修补重建房间隔，剩余右心房切口可以补片修补。

2. 心内型TAPVC的手术方法　对于冠状窦回流的患者，将冠状窦与房间隔缺损之间剪开，沿肺静脉方向，将肺静脉与左心房之间组织剪除，房间隔缺损与冠状静脉窦口形成的大型开口，使用补片修补，做成肺静脉分别入左心房。有人单纯冠状窦去顶，做成冠状静脉窦无顶，再将冠状窦口封闭，肺静脉通过无顶的冠状静脉窦回流至左心房。这种方法去顶不充分，术后可能PVO。

如果肺静脉不是经冠状静脉窦回流入右心房，可以通过补片将肺静脉右心房入口通过房间隔缺损隔入左心房，不过这种方法入口到左心房路径远，有可能导致回流梗阻。推荐同时应用心内路径将肺静脉共汇与左心房吻合，这样吻合口足够大。

3. 心下型TAPVC的手术方法　心下型

TAPVC 术后 PVO 的发生率高，很多术者尝试运用不同手术技术希望解决术后 PVO 的难题。目前常见的方法有：①上翻法：指将心脏上翻，从心脏后方暴露左心房和肺静脉，经心外途径，吻合肺静脉共汇和左心房。此方法的优点是能充分暴露，缺点是上翻难度大，容易左心房切口和肺静脉共汇切口对位不良，造成扭曲、狭窄。有学者在此方法上进行改良，切开一个足够大的左心房切口，利用无线缝合技术，将左心房缝合到肺静脉共汇切口周围的心包组织，避免左心房切口和肺静脉共汇直接吻合导致“未发现的”吻合口扭曲或对位不良。亦有学者尝试将下腔静脉离断以获得更大的暴露空间，进行更好的吻合，待手术完成后再将下腔静脉缝合复原。②心内路径：同心上型，经右心房、房间隔、左心房路径吻合。随着我们对肺静脉和心房解剖结构投影与定位的进一步认识，我们更推崇一种改良的心内修复法，即通过左、右心房联合切口，目的是在充分掌握肺静脉和心房（左心房和 / 或右心房）的对位关系，联合切开心房或房间隔以创造一个足够大的吻合空间，使肺静脉回流口足够通畅，这往往需要“借用”一部分右心房空间和重建房间隔位置。切开右心房时，右心房切口以平行垂直静脉方向向下延伸，并逐层切开右心房、房间隔和左心房后壁，切口下方即可充分、全程暴露肺静脉共干和分支（图 23-13），我们认为充分的显露和原位无张力吻合是手术成功的关键。肺静脉切口需延伸至四支肺静脉，创造肺静脉回流达到“喇叭口”形态，左心房后壁与肺静脉切口可采用直接吻合，也可采用无线缝合技术。此方法优点是继承了心内法的原位缝合，也解决了暴露困难的问题，缺点是增加了手术操作。

4. 混合型 TAPVC 的手术方法 混合型 TAPVC 最常见的形态为三根肺静脉形成共汇，第四根肺静脉单独回流到体静脉系统。手术治疗的方法取决于三根肺静脉异位回流的类型，根据此类型处理三根肺静脉共汇。如果可能的话，单独引流的肺静脉也应该重新改向或者重新吻合到正确位置，但是这种单独的小静脉再吻合后，远期狭窄的发生率很高，所以决定是否矫治单独引流的肺静脉是比较困难的。如果单独引流的单根肺静脉并无梗阻的话，建议不予处理，可待其日后进一步生长后再重新移到正确位置，如右心增大不明显，可考虑无限期推迟。

混合型 TAPVC 因缺乏肺静脉共汇或肺静脉共汇较细，发生术后 PVO 的概率很高，需慎重对待。

5. 其他手术要点及注意事项 ①无线缝合技术：左心房缝合到肺静脉共汇切口周围的心包组织，避免直接缝合到肺静脉内膜而导致的荷包样收缩。有很多文献支持无线缝合技术能降低术后

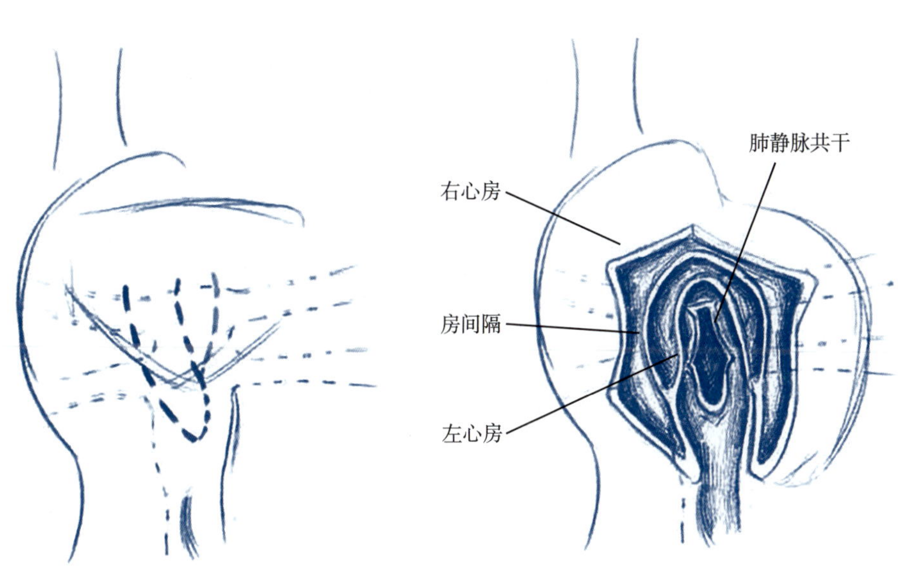

图 23-13 改良心内法切口

右心房切口切向垂直静脉方向，逐层切开右心房、房间隔和左心房后壁，此时可将心房拉开充分暴露肺静脉，肺静脉切口分别到四支肺静脉。

PVO 的发生，还有一些作者认为无线缝合技术与术后 PVO 没有差异。②垂直静脉的处理：在 TAPVC 矫治时，是否结扎垂直静脉意见不一致。垂直静脉可以缓解小的非顺应性左心室和术后 PVO 而导致的肺静脉压增高。未闭合的垂直静脉可能存在左向右分流，大部分会自行闭合，少部分也需要处理。Brian 及其同事研究发现，垂直静脉是否结扎对术后梗阻没有显著差异。作者认为开放的垂直静脉缓解了进展的 PVO 带来的严重后果，给再处理提供了充足的时间。③术后 PVO：大量文献报道的结果表明，TAPVC 患者手术后并发症的发生率变化范围很大。主要并发症是术后 PVO。术后 PVO 的发生率为 6%~11%，心下型或混合型 TAPVC 常有这种情况。有报道成功使用单纯切除瘢痕手术来解决肺静脉梗阻。球囊血管成形术和放置血管内支架也用于解除术后梗阻。但报道有反复需要手术和介入治疗的病例，说明此类方法效果不好。单纯瘢痕切除可能再次产生瘢痕，支架可能再次狭窄。大多数最后认为避免 PVO 的方法就是预防，最佳的一期手术方式，不产生 PVO。

我们尝试一种新的方法解决术后 PVO，通过 CT 检查分析梗阻具体情况，如有局限狭窄存在，可将远端与左心房或右心房重新吻合，建立新的交通，根据情况重建房间隔，避免再次产生瘢痕。

由此得出结论，TAPVC 是少数需要急诊手术的儿科先天性心脏病之一。大多数 TAPVC 婴儿或新生儿都可以进行手术治疗并效果良好。成功接受手术并度过术后早期的存活患者，可正常生长发育，长期效果良好。

六、病例分享

【病例 1】

患儿 1 个月，诊断为 TAPVC（心上型）、卵圆孔未闭（非梗阻）。超声心动图提示四支肺静脉未回流至左心房，在左心房后方汇合成共同腔约 15mm × 7mm 后，经上行垂直静脉（4mm）入增宽的无名静脉（10mm）后，经增宽的上腔静脉（8mm）回流入右心房。右心增大，左心偏小，各室壁厚度及运动幅度正常，房间隔卵圆窝处可见束宽约 6mm 的右向左分流信号。CT 显示共同腔位于心房上方，大小 15mm × 7mm，右上肺静脉离右心房较近（图 23-14）。手术：体外循环准备好后，从共同腔切开，向右延伸到右上肺静脉，分别向右下和左下肺静脉切开一部分，心房切口，从右肺静脉对应的右心房切开沿肺静脉切口向左心耳方向延长，向右下和左小肺静脉切口方向剪开，从右侧开始向左侧吻合，因垂直静脉切口起始位置偏高，垂直静脉切口剩余部分直接缝合，防止牵拉心房。补片重建房间隔，将一部分右心房隔入左心房。分支远端吻合应用无线缝合。手术顺利停机，恢复良好。复查超声未见流速增快。CT 显示四支肺静脉分别入左心房（图 23-14）。

【病例 2】

患儿 1 岁，诊断为 TAPVC（心内型）。超声心动图提示房间隔中部可见回声中断约 10mm，四根肺静脉形成共同腔，共同腔约 35mm × 11mm，与冠状静脉窦相通。手术：将部分冠状静脉窦壁去除，补片将肺静脉隔入左心房。术后 40 个月复查超声，共同腔左心房内开口约 9mm × 14mm。CDFI 示肺静脉回流血流速增快，PW 180cm/s，PG 13mmHg。复查 CT 显示肺静脉共同腔左心房开口局限，共同腔与左心房之间存在窦壁（图 23-15）。再次手术，充分剪除冠状静脉窦壁后，解除术后 PVO。

【病例 3】

患儿于母孕期当地医院行大排畸发现心脏结构异常“完全性肺静脉异位引流（心内型）”，后进一步就诊于我院，查胎儿超声心动图提示完全性肺静脉异位引流（心内型，冠状静脉窦），孕期其他检查未见异常，后于我院妇产科剖宫产娩出。出生体重 3 380g，四肢 SpO_2 73%~78%。

术前超声提示先天性心脏病，完全型肺静脉异位引流（心内型），动脉导管未闭，卵圆孔未闭，三尖瓣反流（轻度），肺动脉高压状态。

患儿生后行手术治疗。术中可见右心房室明显增大。大动脉关系正常，主动脉直径 0.6cm，肺动脉直径 1.0cm，动脉导管外径 0.5cm，4 支肺静脉汇合成共同静脉，与明显扩张冠状静脉窦连接，

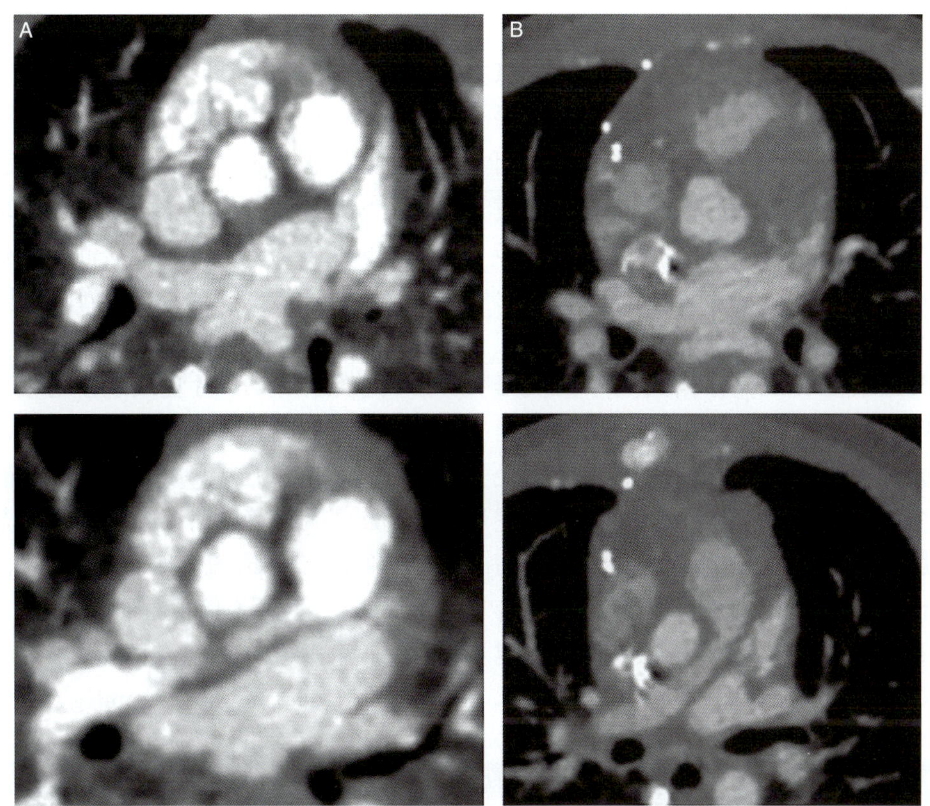

图 23-14　术前 CT（A）和术后 CT（B）

患儿 1 个月，术后 CT 显示未见明显吻合口，四根肺静脉分别入左心房。

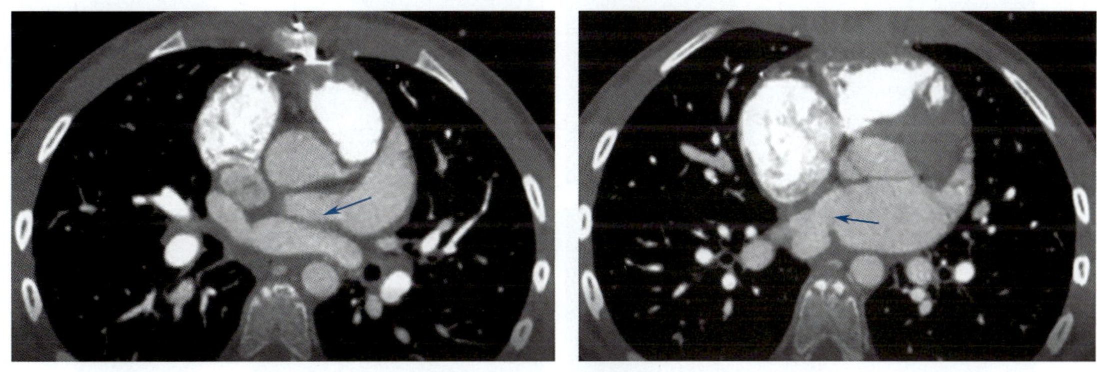

图 23-15　术后复查 CT

患儿 1 岁，肺静脉共同腔与左心房之间存在窦壁，共同腔与左心房连接口局限（箭头）。

共同静脉无狭窄，直径 0.8cm。继发孔房间隔缺损，直径 0.8cm。冠脉走行大致正常。手术胸骨正中开胸。常规建立体外循环，并行循环下游离并结扎动脉导管，扩大房隔缺损，相应大小补片修补房间隔缺损，将肺静脉隔入左心房。

术后生命体征平稳，术后 2 天拔除气管插管，术后 14 天出院。术后超声显示各房室内径正常静脉回流入左心房，回流通畅，流速 96cm/s。

术后 4 个月复查超声提示肺静脉回流梗阻、三尖瓣大量反流、重度肺动脉高压。具体结果：①右心明显增大，左心受压变小。②三尖瓣可见大量反流信号，三尖瓣反流流速 Vmax 479cm/s，压差 91mmHg。③肺静脉与左心房连接处梗阻，最窄处血流宽约 2.4mm，肺静脉流至左心房流速 250cm/s，压差 25mmHg。行心脏 CT 检查，左肺静脉入口狭窄，管径约 1.3mm × 1.6mm，远端稍增宽，右肺静脉入口大小约 1.1mm × 2.4mm，远端扩张（图 23-16）。根据超声和 CT 结果，患儿明确需要再次手术处理，有手术适应证，但手术处理困难，单纯瘢痕切除效果不佳，并且远期再狭窄概率很大，讨论采取新的手术方法。随后进行了再次手术治疗。术中可见右上、下肺静脉直径约 7mm，汇合后入左心房处狭窄，最窄处 4mm；左上、下肺静脉内径约 3mm，汇合后入左心房处狭窄，最窄处 1mm，房间隔增厚。三尖瓣形态及功能正常。切开右心房，切开房间隔，延至右心房 - 右肺静脉对应处，沿右肺静脉狭窄处切向右上、下肺静脉，沿左肺静脉狭窄处切向左上、下肺静脉及相应左心房，切除部分切缘。间断缝合吻合左心房与左肺静脉。连续缝合吻合左、右心房后壁与右肺静脉。牛心包补片重建房间隔。术后生命体征平稳，术后 2 日拔管，术后 24 日出院。术后超声：①右心轻大，较术前回缩；②三尖瓣可见少量反流信号，反流流速 Vmax 284cm/s，压差 32mmHg；③肺静脉分别回流至左心房，回流通畅，左侧肺静脉流速 107m/s，压差 5mmHg，右侧肺静脉流速 102cm/s，压差 4mmHg。术后 CT 提示左、右肺静脉汇成共同肺静脉后入左心房，左、右肺静脉入口较前扩张（图 23-16）。

再次术后 2 个月复查超声心动图：①右心饱满。②三尖瓣可见少量反流信号，反流流速 Vmax 393cm/s，压差 61mmHg。③肺静脉回流至左心房，右侧肺静脉回流通畅，右下肺静脉左心房开口宽约 7.2mm，流速 86cm/s，压差 3mmHg；左侧肺静脉见一束血流信号回流至左心房，左心房开口血流束宽约 3mm，左侧肺静脉左心房开口流速 Vmax 168cm/s，压差 11mmHg。

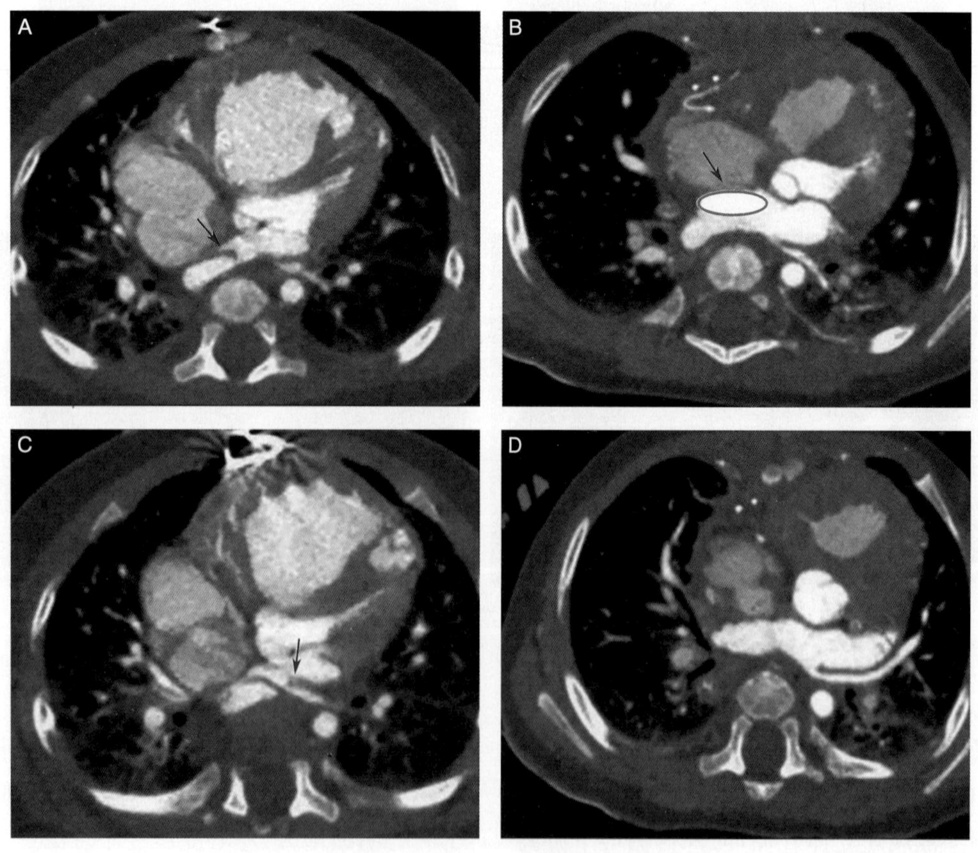

图 23-16　再次术前和再次术后

A. 再次术前，左心房小，右肺静脉入左心房狭窄；B. 再次术前，左肺静脉弥漫性狭窄，入口处局限狭窄；C. 再次术后，原右心房部分隔成左心房，右肺静脉入口宽敞；D. 再次术后，左肺静脉弥漫性狭窄仍存在，局限狭窄解除。

（撰写：吴永涛、渠亚伦　审校：吴永涛）

参考文献

[1] KAO C C, HSIEH C C, CHENG P J, et al. Total Anomalous Pulmonary Venous Connection: From Embryology to a Prenatal Ultrasound Diagnostic Update [J]. J Med Ultrasound, 2017, 25(3): 130-137.

[2] WU Y, XIN L, ZHOU Y, et al. Is Sutureless Technique Beneficial in the Primary Repair of Total Anomalous Pulmonary Venous Connection? A Systematic Review and Meta-Analysis [J]. Pediatr Cardiol, 2019, 40(5): 881-891.

[3] ST LOUIS J D, MCCRACKEN C E, TURK E M, et al. Long-Term Transplant-Free Survival After Repair of Total Anomalous Pulmonary Venous Connection [J]. Ann Thorac Surg, 2018, 105(1): 186-192.

[4] SAKAMOTO T, NAGASHIMA M, UMEZU K, et al. Long-term outcomes of total correction for isolated total anomalous pulmonary venous connection: lessons from 50-years' experience [J]. Interact Cardiovasc Thorac Surg, 2018, 27(1): 20-26.

[5] 易定华, 徐志云, 王辉山. 汪曾炜 刘维永 张宝仁心脏外科学[M]. 北京: 人民军医出版社, 2016.

[6] HERLONG J R, LI J S, BENGUR A R, et al. Pulmonary vein Doppler echocardiography after left atrial operation [J]. Ann Thorac Surg, 1995, 60(3): 678-680.

[7] WU Y, FAN X, CHEN L, et al. Emergency surgical treatment of total anomalous pulmonary venous connection [J]. J Card Surg, 2022, 37(1): 47-52.

[8] 张颖, 弓文清, 胥盼, 等. 房间隔完整的肺静脉异位引流超声影像特征分析[J]. 中国超声医学杂志, 2020, 36(10): 895-898.

[9] CAMPBELL M J, WHITE B R, RYCHIK J, et al. Fetal Doppler Echocardiographic Assessment Predicts Severe Postnatal Obstruction in Total Anomalous Pulmonary Venous Connection [J]. J Am Soc Echocardiogr, 2022, 35(11): 1168-1175.

[10] KARMEGARAJ B. Fetal snowman sign: four-dimensional imaging of supracardiac total anomalous pulmonary venous connection [J]. Ultrasound Obstet Gynecol, 2022, 60(6): 820-822.

[11] 欧艳秋, 聂志强, 庄建, 等. 单中心 328 例不同分型完全性肺静脉异位引流的临床特点和外科治疗早中期结果[J]. 中华胸心血管外科杂志, 2017, 33(1): 10-15.

[12] WEN C, SHI G, ZHANG Q, et al. Review of surgical experience in 61 patients with mixed total anomalous pulmonary venous connection [J]. Eur J Cardiothorac Surg, 2022, 61(6): 1299-1305.

[13] SPIGEL Z A, EDMUNDS E E, CALDARONE C A, et al. Total anomalous pulmonary venous connection: Influence of heterotaxy and venous obstruction on outcomes [J]. J Thorac Cardiovasc Surg, 2022, 163(2): 387-395.

[14] SHI G, ZHU F, WEN C, et al. Single-institution outcomes of surgical repair of infracardiac total anomalous pulmonary venous connection [J]. J Thorac Cardiovasc Surg, 2021, 161(4): 1408-1417.

[15] JI E, QIU H, LIU X, et al. The Outcomes of Total Anomalous Pulmonary Venous Connection in Neonates-10-Year Experience at a Single Center [J]. Front Cardiovasc Med, 2021, 8: 775578.

[16] 吴永涛, 王栋, 金灿, 等. 心下型完全肺静脉异位引流的心内法与上翻法的手术比较[J]. 中华胸心血管外科杂志, 2022, 38(7): 413-416.

[17] BRIAN C A, PAYNE R M, LINK K M, et al. Pulmonary arteriovenous malformation [J]. Circulation, 1999, 100(4): e29-e30.

[18] LIUFU R, SHI G, ZHU F, et al. Superior Approach for Supracardiac Total Anomalous Pulmonary Venous Connection [J]. Ann Thorac Surg, 2018, 105(5): 1429-1435.

[20] SHI G, ZHU Z, CHEN J, et al. Total Anomalous Pulmonary Venous Connection: The Current Management Strategies in a Pediatric Cohort of 768 Patients [J]. Circulation, 2017, 135(1): 48-58.

[21] HU S Y, CHOU H W, CHEN Y S, et al. Total Anomalous Pulmonary Venous Connection: Surgical Outcomes and Risk Factors for Postoperative Pulmonary Vein Obstruction [J]. Acta Cardiol Sin, 2023, 39(2): 254-265.

[22] AL-MUHAYA M A, NAJJAR A, JELLY A A, et al. Palliative emergency stenting of the vertical vein in obstructive supracardiac pulmonary venous drainage prior to surgical repair [J]. J Saudi Heart Assoc, 2019, 31(2): 64-68.

[23] 吴永涛, 王栋, 金灿, 等. 成人完全性肺静脉异位引流的手术体会[J]. 中华胸心血管外科杂志, 2021, 37(11): 673-675.

附录　常用名词中英文对照

英文全称	英文简称	中文
ventricular septal defect	VSD	室间隔缺损
atrioventricular block	AVB	房室传导阻滞
atrial septal defect	ASD	房间隔缺损
transesophageal echocardiography	TTE	经食管超声心动图
intracardiac echocardiography	ICE	心腔内超声心动图
patent ductus arteriosus	PDA	动脉导管未闭
ductus arteriosus	DA	动脉导管
pulmonary valve stenosis	PVS	肺动脉瓣狭窄
congenital heart disease	CHD	先天性心脏病
percutaneous balloon pulmonary valvloplasty	PBPV	经皮肺动脉瓣球囊扩张术
critical pulmonary stenosis	CPS	危重型肺动脉瓣狭窄
pulmonary atresia with intact ventricular septum	PA/IVS	室间隔完整的肺动脉闭锁
prostaglandin E_1	PGE_1	前列腺素 E_1
pulmonary transvalvular gradient	PTG	跨肺动脉瓣压差
dilated cardiomyopathy	DCM	扩张型心肌病
truncating variants	TV	截断变异
Epstein-Barr virus	EBV	EB 病毒
congestive heart failure	CHF	充血性心力衰竭
real-time 3-dimensional echocardiography	RT-3DE	实时三维超声心动图
cardiac magnetic resonance	CMR	心脏磁共振检查
speckle tracking imaging	STI	斑点追踪成像
global longitudinal strain	GLS	整体纵向应变
left ventricular ejection function	LVEF	左室射血分数
tissue Doppler imaging	TDI	组织多普勒
tissue synchronization imaging	TSI	组织同步显像
systolic dyssynchrony index	SDI	收缩不同步指数
endomyocardial biopsy	EMB	心内膜心肌活检
angiotensin converting enzyme inhibitor	ACEI	血管紧张素转化酶抑制剂

续表

英文全称	英文简称	中文
angiotensin receptor blockers	ARB	血管紧张素Ⅱ受体拮抗剂
B-type natriuretic peptide	BNP	B 型利钠肽
hypertrophic cardiomyopathy	HCM	肥厚型心肌病
left ventricular outflow tract obstruction	LVOTO	左心室流出道梗阻
sudden cardiac death	SCD	心源性猝死
calcium channel blocker	CCB	钙通道阻滞剂
angiotensin receptor neprilysin inhibitor	ARNI	血管紧张素受体脑啡肽酶抑制剂
heart failure with preserved ejection fraction	HFPEF	射血分数保留的心力衰竭
septal myocardial ablation	SMA	室间隔心肌消融术
percutaneous intramyocardial septal radiofrequency ablation	PIMSRA	经皮心肌内室间隔射频消融术
endocardial radiofrequency ablation of septal hypertrophy	ERASH	心内膜室间隔射频消融术
implantable cardioverter defibrillator	ICD	植入式心律转复除颤器
restrictive cardiomyopathy	RCM	限制型心肌病
desmin	DES	结蛋白
immunoglobulin light chain amyloidosis	AL	免疫球蛋白轻链淀粉样变性
amyloid transthyretin	ATTR	转甲状腺素蛋白淀粉样变性
iron overload cardiomyopathy	IOC	铁超载心肌病
hereditary hemochromatosis	HH	遗传性血红蛋白沉着症
endomyocardial fibrosis	EMF	心肌内膜纤维化
hypereosinophilic syndromes	HES	嗜酸性粒细胞增多综合征
constrictive pericarditis	CP	缩窄性心包炎
noncompaction of ventricular myocardium	NVM	心肌致密化不全
left ventricular noncompaction	LVNC	左心室致密化不全
noncompaction cardiomyopathy	NCCM	非致密性心肌病
non-compacted myocardium	NCM	非致密心肌
compacted myocardium	CM	致密心肌
N-terminal pro-brain natriuretic peptide	NT-proBNP	N 末端 B 型利钠肽原
cardiac resynchronization therapy	CRT	心脏再同步化治疗
endocardial fibroelastosis	EFE	心内膜弹力纤维增生症
cardiac index	CI	心指数
isovolumic relaxation time	IVRT	等容舒张时间
renin-angiotensin-aldosterone system	RAAS	肾素 - 血管紧张素 - 醛固酮系统
intravenous immunoglobulin	IVIG	静脉注射免疫球蛋白
arrhythmogenic right ventricular cardiomyopathy	ARVC	致心律失常性右室心肌病

续表

英文全称	英文简称	中文
arrhythmogenic cardiomyopathy	ACM	致心律失常性心肌病
terminal activation duration	TAD	终末激动时限
antiarrhythmic drugs	AAD	抗心律失常药物
non-sustained ventricular tachycardia	NSVT	非持续性室性心动过速
ventricular tachycardia	VT	室性心动过速
ventricle fibrillation	VF	心室颤动
tachycardia-induced cardiomyopathy	TIC	心动过速性心肌病
atrial tachycardia	AT	房性心动过速
permanent junctional reciprocating tachycardia	PJRT	交接区反复心动过速
atrial flutter	AFL	心房扑动
atrial fibrillation	AF	心房颤动
angiotensin converting enzyme	ACE	血管紧张素转化酶
pulmonary hypertension	PH	肺动脉高压
idiopathic pulmonary arterial hypertension	IPAH	特发性肺动脉高压
pulmonary arterial hypertension	PAH	动脉性肺动脉高压
persistent pulmonary hypertension of the newborn	PPHN	新生儿持续性肺动脉高压
heritable pulmonary arterial hypertension	HPAH	遗传性肺动脉高压
pulmonary vascular resistance	PVR	肺血管阻力
pulmonary arteriole wedge pressure	PAWP	肺小动脉楔压
pulmonary vascular resistance index	PVRI	肺血管阻力指数
cardiac output	CO	心输出量
peak tricuspid regurgitation velocity	TRV	三尖瓣反流峰值速度
bronchopulmonary dysplasia	BPD	支气管肺发育不良
calcium channel blocker	CCB	钙通道阻滞剂
inhaled nitric oxide	INO	吸入一氧化氮
ratio of pulmonary to systemic flow	$Qp : Qs$	肺循环血流量与体循环血流量比值
ratio of pulmonary to systemic vascular resistance	PVR/SVR	肺循环与体循环的阻力比
tricuspid annular plane systolic excursion	TAPSE	三尖瓣环收缩期位移
brain natriuretic peptide	BNP	B 型利钠肽
phosphodiesterase 5 inhibitors	PDE5I	磷酸二酯酶 5 抑制剂
endothelin receptor antagonist	ERA	内皮素受体拮抗剂
connective tissue disease	CTD	结缔组织病
left heart disease	LHD	左心系统疾病
6-minute walk test	6MWT	六分钟步行试验
arterial blood pressure	ABP	动脉血压
American Society of Anesthesiologists	ASA	美国麻醉医师协会

续表

英文全称	英文简称	中文
Congenital Cardiac Anesthesia Society	CCAS	(美国)先天性心脏麻醉学会
contrast-induced nephropathy	CIN	对比剂肾病
cardiopulmonary bypass	CPB	体外循环
computed tomography	CT	计算机断层扫描
central venous pressure	CVP	中心静脉压
extracorporeal membrane oxygenation	ECMO	体外膜肺氧合
95% effective dose	ED_{95}	95% 有效量
estimated glomerular filtration rate	EGFR	肾小球滤过率
enhanced recovery after surgery	ERAS	快速康复外科治疗
end tidal carbon dioxide	$ETCO_2$	呼气末二氧化碳浓度 / 分压
graft versus host disease	GVHD	移植物抗宿主病
left atrial pressure	LAP	左心房压
laryngeal mask airway	LMA	喉罩通气
minimum alveolar concentration	MAC	最低肺泡有效浓度
mean artery pressure	MAP	平均动脉压
magnetic resonance imaging	MRI	磁共振成像
near-infrared spectroscopy	NIRS	近红外光谱技术
non-operating room anesthesia	NORA	手术室外麻醉
non-steroidal anti-inflammatory drug	NSAID	非甾体抗炎药
pulmonary artery catheterization	PAC	肺动脉导管
partial pressure of carbon dioxide in artery	$PaCO_2$	动脉血二氧化碳分压
pulmonary arterial pressure	PAP	肺动脉压
pulmonary vascular resistance	PVR	肺循环阻力
regional cerebral oxygen saturation	rSO_2	局部脑氧饱和度
right ventricular pressure	RVP	右心室压
saturation of peripheral oxygen	SpO_2	血氧饱和度
mixed saturation of venous oxygen	SvO_2	混合静脉血氧饱和度
systemic vascular resistance	SVR	体循环阻力
aberrant left subclavian artery	ALSA	迷走左锁骨下动脉
aberrant right subclavian artery	ARSA	迷走右锁骨下动脉
coarctation of the aorta	CoA	主动脉缩窄
double aortic arch	DAA	双主动脉弓
extracorporeal membrane oxygenation	ECMO	体外膜肺氧合
hemoglobin	HGB/Hb	血红蛋白
interrupted aortic arch	IAA	主动脉弓中断
international normalized ratio	INR	国际标准化比值

续表

英文全称	英文简称	中文
left aortic arch	LAA	左位主动脉弓
major aortopulmonary collateral arteries	MAPCAs	粗大体肺侧支血管
pulmonary artery index	PAI	肺动脉指数
right aortic arch	RAA	右位主动脉弓
synchronized intermittent mandatory ventilation	SIMV	同步间歇指令通气
total cavopulmonary connection	TCPC	全腔 - 肺动脉连接术
ventilator associated pneumonia	VAP	呼吸机相关性肺炎
cardiopulmonary exercise test	CPET	心肺运动试验
double outlet right ventricle	DORV	右心室双出口
endothelium-derived relaxing factor	EDRF	内皮源性舒张因子
European Society of Cardiology	ESC	欧洲心脏病协会
left ventricular end diastolic pressure	VEDP	左心室舒张末压
left ventricular outflow tract	LVOT	左心室流出道
pulmonary arterio-venous malformation	PAVM	肺动静脉畸形
systolic anterior motion	SAM	SAM 征
single ventricle	SV	单心室
vascular endothelial growth factor	VEGF	血管内皮生长因子
pulmonary atresia with ventricular septal defect	PA/VSD	肺动脉闭锁合并室间隔缺损
pulmonary atresia/ventricular septal defect/major aortopulmonary collaterals	PA/VSD/MAPCAs	肺动脉闭锁 / 室间隔缺损 / 粗大体肺侧支血管
total neopulmonary arterial index	TNPAI	总的新肺动脉指数
polytetrafluoroethylene	ePTFE	聚四氟乙烯
pulmonary atresia with intact ventricular septum	PA/IVS	室间隔完整型肺动脉闭锁
right ventricular index	RVI	右心室指数
right ventricular development index	RVDI	右心室发育指数
heated humidified high-flow nasal cannula	HHHFNC	加温湿化高流量鼻导管吸氧
high-flow nasal cannula oxygen therapy	HFNC	经鼻高流量湿化氧疗
fraction of inspiration O_2	FiO_2	吸入气中的氧浓度分数
carbon dioxide	CO_2	二氧化碳
endotracheal intubation	ETT	气管插管
pulmonary rehabilitation	PR	肺康复
airway clearance therapy	ACT	气道廓清
intensive care unit	ICU	重症监护病房
pulmonary stenosis	PS	肺动脉狭窄
World Health Organization	WHO	世界卫生组织

续表

英文全称	英文简称	中文
positron emission computed tomography	PET	正电子发射型计算机断层显像
cardiovascular magnetic resonance	CMR	心血管磁共振成像
left atrium	LA	左心房
left atrial appendage	LAA	左心耳
left ventricle	LV	左心室
right atrium	RA	右心房
right ventricle	RV	右心室
atrioventricular septal defect	AVSD	房室间隔缺损
atrioventricular ductal defect	AVCD	房室管缺损
endocardial cushion defect	ECD	心内膜垫缺损
partial atrioventricular septal defect	PAVCD	部分型房室间隔缺损
intermediate atrioventricular septal defect	IAVCD	过渡型房室间隔缺损
total atrioventricular septal defect	TAVCD	完全型房室间隔缺损
primary pulmonary hypertension	PPH	原发性肺动脉高压
congenital diaphragmatichernia	CDH	先天性膈疝
meconium aspiration syndrome	MAS	胎粪吸入综合征
acute respiratory distree syndrome	ARDS	急性呼吸窘迫综合征
ventricular assist	VAD	心室辅助
pediatric cerebral performance category scale	PCPC	儿童患者脑功能分类指数
extracorporeal cardiopulmonary resuscitation	ECPR	体外心肺复苏术
extracorporeal life support organization	ELSO	体外生命支持组织
pressure regulated volume control	PRVC	压力调节容量控制
pressure support ventilalion	PSV	压力支持通气
activated partial thromboplastin time	APTT	活化部分凝血活酶时间
hematocrit	HCT	红细胞比容
parenteralnutrition	PN	肠外营养
total parenteral nutrition	TPN	全肠外营养
disseminated intravascular coagulation	DIC	弥漫性血管内凝血
activated clotting time	ACT	活化的全血凝固时间
central venous catheter	CVC	中心静脉导管
continuous renal replacement therapy	CRRT	连续肾脏替代疗法
nitric oxide	NO	一氧化氮
pulse indicator continous cadiac cutput	PiCCO	连续心排血量
venovenous extracorporeal membrane oxygenation	VV-ECMO	静脉 - 静脉体外膜肺氧合
venoarterial extracorporeal membrane oxygenation	VA-ECMO	静脉 - 动脉体外膜肺氧合
Ebstein's anomaly	EA	Ebstein 畸形，三尖瓣下移畸形

续表

英文全称	英文简称	中文
Great Ormond Street Echo score	GOSE	GOSE 比值
truncus arteriosus	TA	永存动脉干
total anomalous pulmonary venous connection	TAPVC	完全性肺静脉异位引流
pulmonary venous obstruction	PVO	肺静脉梗阻
dextro-transposition of the great arteries	D-TGA	完全型 TGA
patent foramen ovale	PFO	卵圆孔未闭
balloon atrial septostomy	BAS	球囊房间隔造口术
arterial switch operation	ASO	大动脉调转手术
pulmonary artery banding	PAB	肺动脉环缩术
congenitally corrected transposition of the great artery	ccTGA	先天性矫正大动脉转位
systemic atrioventricular valve regurgitation	SAVVR	全身房室瓣反流
tricuspid valve	TV	三尖瓣
systemic atrioventricular valve	SAVV	全身房室瓣
tetralogy of Fallot	TOF	法洛四联症
double root translocation	DRT	双根部调转术
partial anomalous pulmonary venous connection	PAPVC	部分肺静脉异位引流
deep hypothermia circulatory arrest	DHCA	深低温停循环
polyvinyl chloride	PVC	聚氯乙烯
polypropylene	PPL	聚丙烯
polymethylpentene	PMP	聚甲基戊烯
St.Thomas solution	STH	STH 停搏液
histindine-tryptophan-ketoglutarat solution	HTK	组氨酸 - 色氨酸 - 酮戊二酸盐液（HTK 液）
capillary oncotic pressure	COP	跨毛细血管胶体渗透压
transposition of the great arteries	TGA	大动脉转位
transposition of the great arteries/intact ventricular septum	TGA/IVS	室间隔完整型大动脉转位
fresh frozen plasma	FFP	新鲜冰冻血浆
vacuum-assist venous drainage	VAVD	负压辅助的静脉引流
ultrafiltration	UF	超滤
conventional ultrafiltration	CUF	常规超滤
modified ultrafiltration	MUF	改良超滤
zero-balanced ultrafiltration	ZBUF	零平衡超滤
double outlet right ventricle /Pulmonary stenosis	DORV/PS	右心室双出口合并肺动脉瓣狭窄
anomalous origin of the coronary artery from the pulmonary artery	ACAPA	冠状动脉异常起源于肺动脉
anomalous origin of the left coronary artery from the pulmonary artery	ALCAPA	左冠状动脉异常起源于肺动脉

续表

英文全称	英文简称	中文
anomalous origin of the right coronary artery from the pulmonary artery	ARCAPA	右冠状动脉异常起源于肺动脉
anomalous aortic origin of coronary arteries	AAOCA	先天性冠状动脉异常起源于主动脉
congenital atresia of the left main coronary artery	LMCAA	先天性左冠状动脉主干闭锁
coronary artery fistula	CAF	冠状动脉瘘
guglielmi detachable coil	GDC	电解脱式弹簧圈
Amplatzer vascular plug	AVP	Amplatzer 蘑菇伞封堵器
fractional area change	FAC	面积变化分数
invasive blood pressure	IBP	有创血压监测
right ventricular outflow tract	RVOT	右心室流出道
left ventricular end diastolic dimension	LVDD	左心室舒张末期内径
left pulmonary artery	LPA	左肺动脉
right pulmonary artery	RPA	右肺动脉
aorta	AO	主动脉
ascending aorta	AAO	升主动脉
decending aorta	DAO	降主动脉
cardiac computed tomography angiography	CTA	心血管 CT 成像